现代老年病防治学

（上）

吴东波 等◎主编

吉林科学技术出版社

图书在版编目（ＣＩＰ）数据

现代老年病防治学/ 吴东波等主编. -- 长春 :吉林科学技术出版社, 2016.9
ISBN 978-7-5578-1111-2

Ⅰ. ①现… Ⅱ. ①吴… Ⅲ. ①老年病—防治Ⅳ. ①R592

中国版本图书馆CIP数据核字(2016) 第167926号

现代老年病防治学
Xiandai laonianbing fangzhixue

主　　编　吴东波　蒲娟娟　董　玲　胡金成　钟聪敏
副主编　吴美海　孙　斌　吴宁鑫　刘伯岩　曹建恒
出版人　李　梁
责任编辑　张　凌　张　卓
封面设计　长春创意广告图文制作有限责任公司
制　　版　长春创意广告图文制作有限责任公司
开　　本　787mm×1092mm　1/16
字　　数　761千字
印　　张　31
版　　次　2016年9月第1版
印　　次　2017年6月第1版第2次印刷

出　　版　吉林科学技术出版社
发　　行　吉林科学技术出版社
地　　址　长春市人民大街4646号
邮　　编　130021
发行部电话/传真　0431-85635177　85651759　85651628
　　　　　　　　　85652585　85635176
储运部电话　0431-86059116
编辑部电话　0431-86037565
网　　址　www.jlstp.net
印　　刷　虎彩印艺股份有限公司

书　　号　ISBN 978-7-5578-1111-2
定　　价　120.00元

如有印装质量问题　可寄出版社调换
因本书作者较多，联系未果，如作者看到此声明，请尽快来电或来函与编辑部联系，以便商洽相应稿酬支付事宜。
版权所有　翻印必究　举报电话：0431-86037565

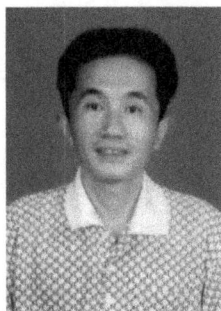

吴东波

　　1962年出生，1986年毕业于兰州医学院医疗系，大学本科。现就职于白银市疾病预防控制中心，副主任医师。主要从事非传染性慢性疾病、传染病防治及健康教育和健康咨询等疾病控制工作。主要研究方向为中老年非传染性慢性疾病与营养、生活方式、日常运动和身体质量指数（Body Mass Index）关系监测等内容。工作期间，在国家级期刊发表专业论文有《2010年白银市城乡居民慢性病知识知晓率调查》、《白银市公共场所从业人员吸烟状况、相关知识和态度调查》等10余篇；主持完成科研课题2项，均获科技进步奖。

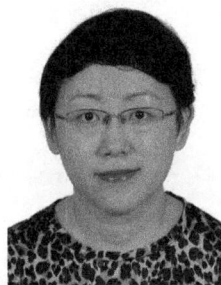

蒲娟娟

　　1974年出生，郑州大学第一附属医院老年医学部，副主任医师。2003年毕业于东南大学医学院心血管病专业，硕士学历。第七届河南省老年医学分会副主任委员，第八届中华医学会老年医学分会全国青年委员，郑州市五一劳动奖章获得者。2006年3月—2006年9月于阜外心血管病医院进修冠脉介入治疗，2015年8月于北京医院参加第一届中国老年医学科医师培训提高班。对老年人群疾病善于从预防、治疗、康复、抗衰老等不同方面进行综合评估及管理，精于老年心血管疾病诊治，对老年患者多脏器功能衰竭的抢救积累了丰富经验。发表核心及以上论文10余篇，参编人民卫生出版社《老年医学进展2014》。

编 委 会

主　编　吴东波　蒲娟娟
　　　　　董　玲　胡金成　钟聪敏

副主编　吴美海　孙　斌　吴宁鑫
　　　　　刘伯岩　曹建恒

编　委　(按姓氏笔画排序)
　　　　　王秀清　中国人民解放军第二五一医院
　　　　　刘伯岩　长春中医药大学附属医院
　　　　　孙　斌　武警河南省总队医院
　　　　　吴东波　甘肃省白银市疾病预防控制中心
　　　　　吴宁鑫　中国人民解放军第四○一医院
　　　　　吴美海　湖北省十堰市郧阳区人民医院
　　　　　胡金成　荆门市第一人民医院
　　　　　钟聪敏　保定市第一医院
　　　　　曹建恒　河南中医药大学第一附属医院
　　　　　董　玲　山东省青岛疗养院
　　　　　　　　　（山东省慢性病医院）
　　　　　蒲娟娟　郑州大学第一附属医院

前　言

　　随着医学科学技术的进步和人民生活水平的提高以及卫生条件的改善，人类平均寿命普遍延长，我国人口平均寿命已达72岁，老年人口所占比例逐年增高。目前，不少大城市已步入"老年化城市"的行列。老龄人群速增长的同时，与增龄相关的疾病明显增多，尤其是老年高血压、脑卒中、冠心病和恶性肿瘤等，已成为威胁老年人生命与健康的主要"杀手"，老年病已成为老龄化社会十分突出的问题之一。

　　《现代老年病防治学》共十七章，重点阐述了老年综合评估、老年病患者的营养、老年呼吸系统疾病、老年循环系统疾病、老年消化系统疾病、老年泌尿系统疾病、老年内分泌代谢性疾病、老年神经系统疾病、老年康复及其他老年疾病等内容，详细介绍了老年常见疾病的临床诊疗方式方法，内容详实、资料新颖，希望能为现代老年医学的发展注入一份新的力量。

　　参加本书编写的人员均长期从事老年病临床及教学工作，但由于老年病学是一个新兴的综合学科，涉及医学领域诸多方面，在编写中难免有疏漏和不足之处，殷切希望广大同道和读者不吝指正。

编　者
2016 年 9 月

目　录

第一章

老年综合评估

第一节　总论

老年人常罹患多种不可治愈的慢性疾病，既有高血压、糖尿病和肿瘤等，也有老年人特有的痴呆、骨质疏松、前列腺增生等疾病；老年人受衰老和慢性疾病的影响，常会出现老年问题或老年综合征，如跌倒、尿失禁、慢性疼痛、睡眠障碍、营养不良、抑郁及受虐等，还会发生不同程度的躯体和认知功能障碍。这些情况互为因果，严重影响老年人的生活质量，并使得老年人对环境的依赖性和对社会资源的需求更高。鉴于老年个体的高度异质性，在临床实践中，为了对老年患者实行个体化全人管理，需要进行全面的老年综合评估。

老年综合评估（comprehensive geriatric assessment，CGA）是以一系列评估量表为工具，从医学问题、躯体功能、认知功能、情感、生活环境、社会支持系统和信仰心灵状态等多层面对老年患者进行全面而详细的评估，以明确可以干预和治疗的目标。

传统的医学诊疗模式是以疾病为中心的专科诊疗模式，依据指南或循证医学证据予以相应诊治，这种诊疗模式适于患单个疾病的成年人。而老年患者是一个特殊而复杂的患者群，老年综合征和不同程度的功能下降常被专科医生、患者及其家属误认为是"衰老的自然现象"而未予诊治，而各种老年问题却可相互影响，形成恶性循环，引起患者的功能和生活质量进行性下降，甚至致残和致死。例如，营养不良、肌少症、尿失禁与跌倒有关；跌倒后发生骨折，继而卧床，出现压疮、感染、抑郁等；抑郁影响康复。而这些老年问题如果能被及早筛查，尽早干预，结局是可以改善的。所以，老年综合评估被认为是老年医学的核心内容和最重要的工作方法之一。

（蒲娟娟）

第二节　老年综合评估的目的、对象和应用原则

一、老年综合评估的目的

老年综合评估是一个诊断评估过程，也是一个治疗干预过程，最终目的是提高或恢复衰弱老年患者的功能状态，最大限度地保持其生活自理能力，提高其生活质量。这也正是老年

医学的目标。老年综合评估的具体目的如下：

（1）及早发现老年人潜在的老年问题和功能缺陷，以便早期干预，改善或维持患者的功能状态。

（2）全面了解患者的疾病诊疗、药物服用、功能、经济和社会支持系统情况，明确患者的医疗和护理需求，制定可行的治疗干预策略。

（3）通过随访，评估干预效果，便于调整下一步的诊疗方案。

（4）通过功能评估和随访再评估，可监测和预测患者的临床结局，安排患者合理使用慢性长期医护照料服务。

二、老年综合评估的国标人群

是指那些需要通过老年综合评估来发现问题，进而进行干预，并能从中获益的人群。

获益人群包括：

（1）共病老年患者。

（2）有或疑有多种老年问题/老年综合征者，如记忆问题、情绪障碍、眩晕、跌倒、尿失禁、多重用药等。

（3）因急性疾病而出现功能下降（ADLs下降），需要他人协助或照顾者。

（4）经常出入急诊、住院或门诊等，过多使用医疗资源，需要进一步评估其潜在医疗问题者。

（5）超过80岁老年人，需要全面了解其潜在健康问题，考虑进行针对性预防干预。

不获益人群：

（1）完全健康且功能健全的老人。

（2）重病卧床患者或慢病终末期患者，如肿瘤晚期、严重痴呆、完全功能丧失卧床。

三、老年综合评估的应用原则

尽管通过评估量表采集的信息可引导医生要特别关注患者的某些方面的问题，但不能替代临床的病史采集和查体。

在临床实践中，对所有门急诊、住院、住护理院和居家的老年人都进行全面评估不太可行，因为CGA费时、耗人力，并受到空间的限制。但要将CGA纳入日常的诊疗活动中。评估的内容因实施的地点和患者状态的不同而各异，可繁可简，可作重点评估。

（一）根据不同场所的老年人评估的侧重点不同

对于急性疾病住院的老年患者，在急性疾病稳定后即要评估患者的功能状态，制订康复计划；而当患者开始恢复并作出院计划时，则需对其社会支持系统和居家环境进行评估。在护理院中，则更关注老年人住者的生活自理能力、营养状态、跌倒和压疮风险等。而对于社区居住老年人，则更多关注慢性疾病、用药和老年综合征。

（二）根据老年人的健康状态评估的侧重点不同

对生活自理的共病老年患者，重点在于慢性疾病评估与管理，以预防器官功能下降，慢性疾病会增加老年问题的发生，也要详细评估老年综合征。对于日常生活能力下降，部分依赖的老年患者，则重点评估其功能状况、并存的老年综合征、社会支持以及居家安全情况，并进行积极康复治疗，尽可能提供所需要的帮助，如居家护理、送餐服务等，使患者残存功能得以改善、维持或替代，避免功能的进一步下降，尽可能延后其人住长期照料机构的时间。对于生活不能自理的老年患者，重点评估其社会经济和支持系统、长期医护照料的需求、有无居家养老的可行性，根据患者个体情况协助患者和家属确立治疗目标、干预计划和养老场所等。

（蒲娟娟）

第三节　老年综合评估内容

鉴于老年患者在疾病谱、功能状态和支持环境的异质性，老年综合评估超越了传统的疾病诊疗范畴，纳入了老年综合征、躯体功能与认知功能、情感、社会与环境、以及生前预嘱等多方面内容（图1-1）。

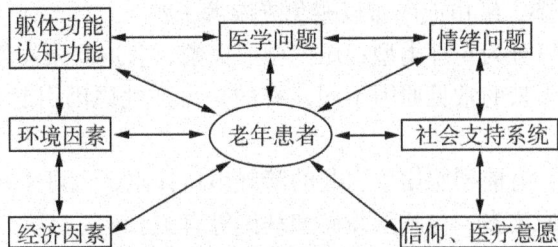

图1-1　老年综合评估内容

一、医学评估

包括慢病诊断和治疗、用药核查以及老年综合征。

（一）采集完整既往病史、家族史，生活方式，并进行症状系统回顾

全面的慢病诊断和管控可避免老年患者辗转多个专科就诊，方便患者，节省医疗资源；同时也可避免漏治、治疗不足或过度；保证老年患者得到全面和连续的慢病管理。

（二）用药核查是老年综合评估中不可或缺的重要部分

专科专病诊治模式下，开方医生多，信息沟通不足，造成多重用药这个严重的老年问题。老年患者常服用多种药物，甚至重复用药；医生习惯于开药，但疏于告知患者何时停药；多种药物之间的相互作用带来很大的潜在严重药物不良反应的风险；用一种药物去治疗另一种药物引起的副作用（处方瀑布）现象常见；故多重用药管理在老年患者中凸显重要。在用药核查中，除了处方药品外，也要询问和记录非处方药、中草药及保健品。明确是否有用药指征；注意药物剂量、服药时间、途径和剂型等用法用量是否正确，患者的服药依从性如何，药物—食物之间是否会有相互作用等细节；另外，根据老年人慢病、肝肾功能和合并用药等方面来评估用药的是否合理。药师和医生的配合、保存完整的用药记录、定期进行用药核查可以减少或避免药物不良反应的发生。

（三）老年综合征

是由多种原因引起的一种表现或一组综合征，是共病老年患者常见的问题，严重影响老

年人的身心健康和生活质量。不同功能状态的老年人常见的老年综合征不同，这里重点介绍常见的老年综合征，如尿失禁、营养不良、慢性疼痛、睡眠障碍等。

1. 尿失禁　尿失禁是老年人尤其是老年女性的常见问题，但患者常常羞于启齿或被认为是"人老了，都会出现的"而未提及，但会影响患者的社交，所以需要主动筛查。可通过下列问题进行筛查：

（1）最近一年中，您是否有不能控制排尿而弄湿裤子？

（2）上述情况是否至少有 5 天以上？

（3）且已经对您造成困扰以至于需要治疗？

也有建议用下列问题筛查：

（1）您是否有不能控制排尿而弄湿裤子的问题？

（2）您是否有咳嗽、大笑或活动时漏尿的情况？

（3）您是否有在去厕所的路上漏尿的情况？

（4）您是否使用尿垫、纸巾或尿布以避免弄湿裤子？

尿失禁从临床表现可分为 4 种类型：压力型尿失禁、急迫型尿失禁、充盈型尿失禁、混合型尿失禁。每一种尿失禁的常见原因不同，有的是可逆性原因引起，有结构性异常导致，故处理方法各异。

对于老年男性患者，有前列腺增生引起的膀胱出口梗阻，也可引起膀胱重构，不但与尿失禁有关，因尿频、夜尿增多，与睡眠障碍和跌倒等有关。

可通过下列问题进行筛查：

（1）您夜尿几次？是否影响睡眠？

（2）是否有排尿等待？尿线变细？

进一步需要应用国际前列腺症状评分表（onternational prostate symptom score，I – PSS），I – PSS 评分标准是目前国际公认的判断 BPH 患者症状严重程度的最佳手段，是 BPH 患者下尿路症状严重程度的主观反映、选择其他检查手段的依据。

另外，膀胱过度活动症是引起泌尿系症状的常见原因之一，表现为尿急、尿频、急迫性尿失禁等症状，可应用膀胱过度活动症调查表（overactive bladder symptom score，OABSS）自测表来评估症状和评估疗效。

2. 营养不良　广义的营养不良包括营养过剩和营养不足，两者均对老年人的健康有不利影响。可以应用下列方法进行营养筛查：

（1）询问：近 1 年内是否有体重下降？

（2）计算体重指数（body mass index，BMI），18.5 ~ 24 为正常范围。通常老年人 BMI 在 24 ~ 28 肌少症和死亡风险最低。

（3）采用自评筛查问卷：如微营养评定法（mlni nutritional assessment，MNA）或微营养评定简表（MNA – SF），欧洲营养风险筛查 2002（nutritionalrisk screening 2002，NRS2002）。MNA 是专为老年人设计的营养评估量表，MNA – SF 与 MNA 具有同样的筛查敏感性和特异性，评估与老年人营养不良的发生相关的多种因素，无需行生化检查。而NRS2002 主要是针对住院患者。

（4）血清白蛋白、前白蛋白，总胆固醇等指标对营养状态有提示作用，但也受到炎症影响，更多地反映了患者的预后。

3. 慢性疼痛　疼痛可影响功能、情绪、食欲和睡眠，严重影响生活质量。对疼痛地评估，需要了解疼痛性质、程度、部位、持续时间、诱发和缓解因素，以及对日常功能和生活质量的影响程度。

对疼痛程度的评定可采用的量表取决于患者的认知和交流能力，常用的评分量表有数字等级量表和面部表情疼痛量表。

在疼痛数字等级量表上，要求患者指定一个数值来评价其疼痛程度（0 代表没有疼痛，10 代表可以想象到的最严重疼痛）。对于老年人较为适用。

4. 睡眠障碍　对于老年人睡眠问题的筛查：

（1）您是否对您的睡眠情况满意？

（2）您是否有因为睡眠不好而影响日间活动？

（3）同住者是否讲过您有睡眠中的异常行为如打鼾、呼吸中断或腿部活动？

如果上述筛查发现问题，则需进一步详细评估。询问睡眠时间（老年人通常 5～7 小时），睡眠障碍的表现：入睡难（上床超过半小时不能入眠）、易醒、早醒（早醒后不能再入睡）、次日疲乏感。必要时作睡眠监测。

二、老年人功能评估

因为衰老和疾病的影响，老年人常有各种不同程度的功能下降。失能（disability）是指一个人在日常生活中的主要活动能力或生活能力丧失或受限。关注老年人的失能情况，目的是进行康复治疗、教会患者采用可替代的生活方法，必要时予以帮助支持。失能评估主要包括：活动能力及跌倒风险评估、日常生活能力评估、感官功能评估、认知功能和心理情绪评估。

（一）跌倒的评估

评估内容主要包括跌倒风险、平衡、步态、步速以及综合的躯体功能检查如起立行走测试和前伸功能测试等。

1. 询问跌倒史　在每次患者就诊时，应询问跌倒史。

（1）1 年内您是否跌倒过？是否造成伤害？

（2）你是否因为平衡或行走问题而害怕跌倒？

如患者有反复跌倒（≥2 次）或跌倒 1 次但造成伤害，则需要进一步评估。包括：对最近发生的跌倒进行详细描述，如跌倒的整个过程（场所、时间、做什么活动以及是否用辅助行走工具）、平衡问题、伴随的症状、惧怕跌倒的心理对跌倒和日常生活的影响以及之前采取的预防跌倒的措施的效果、长期用药等。

2. 跌倒风险　可通过神经系统和肌肉关节的查体来发现，评估老年人的下肢肌力、肌张力、共济试验、关节活动度等，并可通过下列常用的特殊检查来评价平衡、步态、步速及整体活动功能。

（1）平衡评估：站立平衡评估包括双足并立（side-by-side test）、半足距（semi-tandem stance）和全足距站立平衡（full tandem stance）评估。先双足前后错开半足距睁眼站立，正常 >10 秒；如果不能完成，则做并足站立试验并计时；如果能完成，则增加难度则做足跟抵足尖直线站立并计时。

（2）改良 Romberg 站立平衡测试（modifie-dromberg-tandem stance）：请患者双上肢交

叉抱于胸前，然后将一只脚置于另一只脚的前面，脚跟对脚尖，让患者尽可能长时间的保持这一姿势，计时，若达 10 秒则测试结束。让患者闭上双眼重复测试。

（3）步态：在受试者未注意自然行走的情况下（如患者走人诊室时），观察步态、步幅、对称性、抬脚高度、行走路线、膝关节、踝关节和髋关节的活动、躯干姿势、上肢伴随动作和转身情况等。也可以应用 Tinetti 步态平衡评估量表，评分标准：≤18 分，跌倒高风险；19～23 分，跌倒卒中险；≥24 分跌倒风险。

（4）步速：步速是反映机体活动能力的重要指标，国外数据提示正常步速超过 1.2m/s，当步速低于 0.6m/s 时即存在严重的活动功能异常。通常测定 4 米正常步速。

（5）前伸功能测试（functional reach test）：评估患者的神经肌肉对机体的整体支撑能力。嘱患者肩膀靠墙站直并握拳，保持稳定状态，尽量将拳头前伸，若拳头向前移动超过 15cm 仍能保持平衡，则提示患者平衡性尚可，其发生跌倒的危险性较低。

（6）起立行走试验（get up and go test）：可以计时或不计时，评价的是患者肌肉力量、平衡和步态的整体功能情况。

（二）日常生活能力评估

日常生活能力评估包括 3 个层面：个人基本日常生活活动能力（activity of daily living，ADL）、工具性日常生活活动能力（instrumental activity of dailyliving，IADL）和高级日常生活活动能力（advanced activity of daily living，AADL）。对老年人进行日常功能评估，目的明确指出其功能缺陷，可引起患者及家属的重视，进行必要的康复锻炼，并建议提供相应的帮助或采取有效的替代措施，以最大限度地保持老年人生活自理，保证其合理的生活需求得到满足，提高他们的生活质量。在门诊评估时首先筛查 IADL，如果正常，不再做 ADL。AADL目前使用尚不普及。

ADL 主要评估的是个人生活自理能力和活动能力，包括进食、洗漱、活动、如厕、穿衣和洗澡能力，有不同的评估量表，Katz ADL 量表对上述 6 方面生活活动进行评估，分别为独立完成、需要帮助以及依赖他人三个水平，对患者的功能进行评估和判断，简单而明确。而目前国内医疗机构多采用巴氏量表（barthel index，BI）（表 1-1），把具体的上述 6方面生活能力进一步详细评估共 10 项，包括：独立进食、床和轮椅之间的转移、洗漱、如厕、洗澡、平地行走、上下楼梯、穿衣和大便和小便控制能力，评估满分 100 分，评分越高独立生活能力越强，这有助于评估一段时间后的患者功能变化。

表 1-1　Barthel 日常生活活动能力量表

项目	分数	内容说明
1. 进食	10□	可自行进食或自行使用进食辅具，不需要他人协助。
	5□	需协助使用进食辅具。
	0□	无法自行进食或喂食时间过长。
2. 个人卫生	5□	可以自行洗手、刷牙、洗脸及梳头。
	0□	需要他人部分或完全协助。
3. 如厕	10□	可自行上下马桶、穿脱衣服、不弄脏衣服、会自行使用卫生纸擦拭。
	5□	需要协助保持姿势的平衡、整理衣服或使用卫生纸。
	0□	无法自己完成，需要他人协助。

项目	分数	内容说明
4. 洗澡	5□	能独立完成盆浴或淋浴。
	0□	需他人协助。
5. 穿脱衣服、鞋袜	10□	能自行穿脱衣裤鞋袜，必要时使用辅具。
	5□	在别人协助下可自行完成一半以上的动作。
	0□	需要他人完全协助。
6. 大便控制	10□	不会失禁，必要时能自行使用栓剂。
	5□	偶尔会失禁（每周不超过一次），需他人协助使用塞剂。
	0□	需他人处理大便事宜。
7. 小便控制	10□	日夜皆不会尿失禁，或可自行使用并清理尿布或尿套。
	5□	偶尔会失禁（每周不超过一次），使用尿布或尿套需他人协助。
	0□	需他人协助处理小便事宜。
8. 平地行走	15□	使用或不使用辅具，皆可独立行走50米以上。
	10□	需他人稍微扶持或口头指导才能行走50米以上。
	5□	虽无法行走，但可独立操纵轮椅（包括转弯、进门及接近桌子或床旁），并可推行轮椅50米以上。
	0□	完全无法行走或推行轮椅50米以上。
9. 上下楼梯	10□	可自行上下楼梯，可使用扶手、拐杖等辅具。
	5□	需稍微扶持或口头指导。
	0□	无法上下楼梯。
10. 上下床或椅子	15□	可自行坐起，由床移动至椅子或轮椅不需要协助（包括轮椅刹车、移开脚踏板），且无安全上的顾虑。
	10□	在上述移动过程中需些协助或提醒，或有安全上的顾虑。
	5□	可以自行坐起，但需他人协助才能够移动至椅子。
	0□	需他人协助才能坐起，或需两人帮忙方可移动。

IADL 主要评估的是个人独立居住的能力，目前常用的 Lawton IADL 量表（表1-2），内容包括：使用电话、使用私家车或公共交通工具、购买食物或衣服的能力、做饭、做家务、服药，以及理财能力。每项内容评估也分为独立、需要帮助或依赖他人三个水平。

表1-2 Lawton 工具性日常生活活动能力量表

A. 使用电话能力	( )
1. 能主动打电话，能查号、拨号。	1
2. 能拨几个熟悉的号码。	1
3. 能接电话，但不能拨号。	1
4. 根本不能用电话。	0
B. 购物	
1. 能独立进行所有需要的购物活动。	1

2. 仅能进行小规模的购物。	0
3. 任何购物活动均需要陪同。	0
4. 完全不能进行购物。	0
C. 备餐	（　　）
1. 独立计划，烹制和取食足量食物	1
2. 如果提供原料，能烹制适当的食物。	0
3. 能加热和取食预加的食物，或能准备食物但不能保证足量。	0
4. 需要别人帮助做饭和用餐。	0
D. 整理家务	（　　）
1. 能单独持家，或偶尔需要帮助（如重体力家务需家政服务	1
2. 能做一些轻的家务，如洗碗，整理床铺。	1
3. 能做一些轻的家务，但不能做到保持干净。	1
4. 所有家务活动均需要在帮忙下完成。	1
5. 不能做任何家务。	0
E. 洗衣	（　　）
1. 能洗自己所有的衣物。	1
2. 洗小的衣物；漂洗短袜以及长筒袜等。	1
3. 所有衣物必须由别人洗。	0
F. 使用交通工具	（　　）
1. 能独立乘坐公共交通工具或独自驾车。	1
2. 能独立乘坐出租车并安排自己的行车路线，但不能乘坐公交车。	1
3. 在他人帮助或陪伴下能乘坐公共交通工具。	1
4. 仅能在他人陪伴下乘坐出租车或汽车。	0
5. 不能外出。	0
G. 个人服药能力	（　　）
1. 能在正确的时间服用正确剂量的药物。	1
2. 如果别人提前把药按照单次剂量分好后，自己可以正确服用。	0
3. 不能自己服药。	0
H. 理财能力	（　　）
1. 能独立处理财务问题（做预算，写支票，付租金和账单，去银行），收集和适时管理收入情况。	1
2. 能完成日常购物，但到银行办理业务和大宗购物等需要帮助。	1
3. 无管钱能力。	0

　　AADL 评估的是个人完成社会、社区和家庭角色及参与娱乐、运动、休闲或职业事务的能力。AADL 的项目因人而异，主要是通过询问患者的日常生活安排，发现其上述生活能力的变化。值得一提的是，对于 70 岁以上的老年人的机动车驾驶能力的评估，是 AADL 的重要内容，日益得到重视。危险驾驶的因素包括：视力和视觉对比敏感性下降、痴呆尤其是空间和视觉注意力缺陷、颈部和躯干转体活动受限、以及运动不协调或运动速度下降。酒精和药物会影响警觉性，如麻醉药、苯二氮草类、组胺类、抗抑郁药、抗精神病药、镇静药、以及肌松剂，均会影响驾驶而增加交通肇事风险。所以，为了患者和公共交通安全，临床工作中，对仍在驾驶有上述危险因素的老年人，要告知其本人或家属，尽可能避免风险。

（三）感官功能

1. 视力　老年人远视眼是最先出现的老化表现，很常见；白内障、眼底黄斑变性、糖尿病眼底病变以及青光眼的发病率随增龄而增加。视力障碍影响老年人功能状态、生活质量和心理健康，增加跌倒风险，故老年人需要每年检查眼睛和评估视力。

（1）问题筛查：你的视力在驾车、看书、看电视等日常活动中有问题吗？

（2）视力检查：采用 Snellen 视力表，若患者最大矫正视力不能认别 20/40 行的字母则为筛查阳性。采用阿姆斯勒方格表（amsler grid），请患者凝视中心点时，如发现方格模糊，变形或颜色异常，提示眼底病变。需要眼科进一步就诊。

2. 听力　约 1/3 老年人存在听力障碍，而听力障碍与认知、情感、社交和躯体功能的下降有关。筛查听力的问题：

（1）房间内有人用正常声音跟你说话，如果不戴助听器、不看对方的脸，你能听到并听懂吗？

（2）耳语试验（whisper test）：在距离被测试者耳朵一定距离（15cm，20cm，30cm 或 60cm）随机说出 3 至 6 个词语（数字或词语），然后让患者重复。测试时，应站在被测试者身后，让患者把对侧耳朵盖住或堵塞。若患者不能正确重复半数词语则为筛查阳性。

（3）听力计：用 40 分贝的 1 000 赫兹和 2 000 赫兹进行检测，两侧耳朵对任何一个频率的声音听不到或任何一侧耳朵对两个频率的声音都听不到，则为筛查阳性。

进一步五官科检查。

（四）认知功能评估

认知功能损害是老年人的常见问题，但常常被认为"人老了记性差"而未得到重视和诊治。临床工作中需要鉴别是急性、波动性的认知功能下降还是慢性进展性认知功能损害。前者多为谵妄，多可以通过除去诱因使症状缓解，而后者多为痴呆，是老年人常见和重要的致残原因，通过筛查和诊断，一方面可以对一些有可逆性原因导致的痴呆进行干预治疗，另一方面尽管目前对退行性疾病导致的痴呆无治愈办法，但可以应用改善认知功能的药物来控制症状，最大限度地维持其功能，让患者也能有机会充分了解自己的病情，在尚有决策能力时有机会做好个人的生活、财产和医疗的安排。

（1）谵妄的评估：推荐使用谵妄评定方法（confusion assessment method，CAM）来进行谵妄评估，其敏感性 94%～100%，特异性 90%～95%。评估方法和诊断标准如下（表 1-3）。

表 1-3　谵妄评定方法（CAM）

急性发作且病程波动	1a. 与平常相比较，是否有任何证据显示病人精神状态产生急性变化？	否	是
	1b. 这些不正常的行为是否在一天中呈现波动状态？即症状时有时无或严重程度起起落落。	否	是
注意力不集中	2. 病人集中注意力是否有困难？例如容易分心或无法接续刚刚说过的话。	否	是
思维缺乏逻辑	3. 病人是否思考缺乏组织或不连贯？如杂乱或答非所问、或不合逻辑的想法、或突然转移话题。	否	是
意识状态改变	4. 整体而言，您认为病人的意识状态是过度警觉、嗜睡、木僵、或昏迷。	否	是
总评	1a+1b+2 "是" +3 或 4 任何一项 "是"		□谵妄

（2）痴呆的筛查：临床上可用单一检查即 3 个物品名称的 1 分钟后回忆测试。也可再加做时间定向力测试，即今天是星期几？哪年？哪月？若存在三个以上错误，对痴呆的诊断的敏感性和特异性近 90%。

也可先应用 Mini - cog 痴呆筛查量表进行评估，包括三个名词的延迟回忆和画钟测试，若患者对 3 个词语的回忆均正确或词语回忆正确≥1 个同时画钟测试正确则为痴呆筛查阴性，否则需要进一步评估。

上述两种评估办法，简便、易行、耗时少，但目前最常用的痴呆筛查量表是 Folstein 简易智能状态评估量表（minimental state examination，MMSE），评估项目包括：时间和地点定向力、记忆力、注意力和计算力、语言（复述、理解、阅读和书写）能力、执行力等（表1 -4），其总分为 30 分，其评分受年龄、教育程度等因素影响，通常认为评分低于 24 需要做进一步评估，小学文化的临界值为 21 分，文盲者为 16 分。值得一提的是，鉴于痴呆患者容易发生谵妄，所以在患者有谵妄时，不易作痴呆的评估。

（五）心理情绪评估

老年人因罹患多种慢性疾病、功能残缺、经历丧亲之痛和社会角色的转变等，抑郁症发病率很高。抑郁症的发病率在老年全科门诊达 6% ~ 10%，而住院老年患者中达 11% ~ 45%。抑郁症与各种不适症状、功能损害、死亡率增加和医疗资源的过多使用有关。国外的数据显示，抑郁症是人群主要的致残原因之一，它相关的残障生存时间远远超过糖尿病、心脏病和癌症对人群的影响，而对抑郁症的早期发现、诊断、预防和干预，可以避免致残性和不良事件的发生。在综合医院中使用抑郁状态作为较为合适的诊断用语。

表 1 -4 简易智能精神状态检查量表（MMSE）

项目	问题及指导语	评分	
1. 定向力	现在是（星期几）（几号）（几月）（什么季节）（哪一年）	（　）	5
	我们现在在哪里：（省市）（区或县）（街道或乡）（什么地方）（第几层楼）	（　）	5
2. 记忆力	现在我要说三样东西的名称，在我讲完以后，请您重复说一遍。请您记住这三样东西，一会儿我还要再问您。（请仔细说清楚，每样东西间隔 1 秒钟）。"皮球""国旗""树木"。请您把这三样东西说 1 遍（以第一次的答案记分）	（　）	3
3. 注意力和计算力	请您算一算 100 减 7，然后从所得的数目再减去 7，如此一直计算下去请您将每减一个 7 后的答案告诉我，直到我说停为止。93，86，79，72，65。（若错了，但下一个答案是对的，那么只记一次错误）	（　）	5
4. 回忆力	现在请您说出刚才我让您记住的三样东西？"皮球""国旗""树木"	（　）	3
5. 命名能力	（出示手表）这个东西叫什么？	（　）	1
	（出示铅笔）这个东西叫什么？	（　）	1
6. 复述能力	现在我要说一句话，请您跟着我清楚的重复一遍。"四十四只石狮子"	（　）	1
7. 理解力	（检查者给被测试者一张空白纸）我给您一张纸请您按我说的去做，现在开始："用右手拿着这张纸，用两只手将它对折起来，放在您的左腿上。"（不要重复说明，也不要示范）每个正确动作 1 分，共 3 分	（　）	3
8. 阅读	请您念一念这句话，并且按照上面的意思去做。（检查者把写有"闭上您的眼睛"大字的卡片出示给被测试者）	（　）	1

续 表

项目	问题及指导语	评分
9. 书写	您给我写一个完整的句子。（句子必须有主语，动词，有意义）记下所叙述句子的全文。	（　　）1
10. 复制（构图）	（指着下面的图形）"请您照着这个样子把它画下来"。	（　　）1

（1）问题筛查（PHQ-2）

1）最近2周是否常常觉得做事没有兴趣或乐趣？

2）最近2周是否常常觉得情绪低落、压抑、没有希望？

（2）量表筛查。

上述两个问题是对抑郁的两个核心症状进行筛查，如任何一个问题筛查为阳性，则可以继续应用较详细的量表进行筛查，美国常用的是老年抑郁量表（geriatric depression scale，GDS）（表1-5），该量表采用"是"或"否"的问题回答，较其他量表更容易理解。也可用其他量表，如PHQ-9和Zung氏抑郁量表，但两者对症状频度分4个层次，有时老年患者会出现理解错误，患者完成自评后需要医务人员的再核实。

表1-5 老年抑郁量表（geriatric depressionscale，GDS，简洁版）

1. 您对您的生活基本上满意吗？	是/否
2. 您减少了很多活动和嗜好（兴趣）吗？	是/否
3. 您觉得生活空虚吗？	是/否
4. 您常常感到厌烦吗？	是/否
5. 您是否大部时间内精神状态都好？	是/否
6. 您会害怕将有不好的事情发生在您身上吗？	是/否
7. 大部分时间内您觉得快乐吗？	是/否
8. 您是否经常感到自己是无能和没用的？	是/否
9. 您是否更愿意待在家里，而不喜欢外出和尝试新鲜事物？	是/否
10. 您是否觉得与多数人比较，您的记性更差？	是/否
11. 您是否认为"现在还能活着"是一件很好的事情？	是/否
12. 您是否感到您现在活得很有价值？	是/否
13. 您觉得体力充沛？	是/否
14. 您是否觉得您现在的处境有希望？	是/否
15. 您是否觉得大部分人比你过得更好？	是/否

总分

三、社会经济和居家环境评估

（一）经济和社会支持系统评价

了解患者的经济基础、家庭成员等社会支持系统，要明确可以照顾和支持患者的人员，了解照料者的心理和经济负担情况，明确治疗目标，必要时召开家庭会议，这有助于制定合理的、可行的老年综合干预措施。

（二）居家环境评估

对于功能残障的老年患者，由医生、护士或康复师进行上门家访，可评估患者居家的实际功能表现以及居家环境的活动安全性；了解患者在家里能得到的支持帮助情况；明确是否需要采取必要的安全措施。对居家环境的安全性评估和干预，有利于患者功能维持和减少跌倒，具体内容如下（表1-6）。

表1-6 居家安全评估和干预建议

评估内	安全考虑	干预建议
光线	户外的步行区域、过道、走廊、楼梯、浴室应光线充足	在卧室、浴室和到浴室的过道处安装夜明灯
		为预防夜明灯坏掉或停电，应在床旁备有手电筒
		户外和过道应安装感应灯
		所有灯的开关应位于门口附近，在楼梯或过道的两端
应急设备和通讯系统	应安装火灾报警器	定期检查
		至少每年换电池
	为预防突发紧急情况，必须有通讯系统可用	随身携带手机，每个房间里有老年人可用的电话，位置要允许倒在地上也能使用。必要时佩戴个人监测系统
地面	浴室、厨房和洗衣间的地板和瓷砖常常是易滑倒的或有闪光而影响视线	地面要非闪光和光滑
	松的、褶皱的地毯和脚垫增加绊倒的风险，也影响活动辅助用具的安全使用	抻平褶皱的地毯，或重新安放家具以使常走路经过的区域的地毯没有褶皱
		去掉脚垫，或使用背面有防滑的脚垫，或在边缘应用胶带固定好脚垫。在楼梯安装防滑条
	过道地面不平整，如不同的房间之间有门槛，增加跌倒的风险	将同房间之间的不平的过道做成斜坡
		在过道的每侧地面用荧光胶带或地面颜色强烈对比来改善老年人视觉的深度感觉
楼梯事宜	扶手松动或没有扶手	安装结实的老年人易于抓握的扶手
		如果安装扶手不可行，则可安装电动轮椅升降机，或让老人在一层楼生活。如果仅有几个台阶，厕可应用斜坡改造
浴室	坐便器太矮会影响老年人如厕后的安全站起	安装高的坐便器
		墙上安装把手
	浴缸或淋浴间是家中跌倒的主要场所之一	在淋浴间或浴缸内安装防滑条或脚垫
		安装把手
		鼓励使用淋浴椅和手持的喷头，以避免需要站立洗浴或反复自浴缸站起

评估内	安全考虑	干预建议
厨房	将常用的东西放在过高的或过低的架子上增加跌倒的危险	将常用的东西放于高度在肩部和髋部之间的橱柜里，将不常用的东西放于较高或较低的架子上
		可将最常用的东西放于厨房台面的一角
	因为操作空间不足，需要过多的从低处拿取东西	清理台面上的杂物以最大限度地增加工作空间
		安装更多的台面、桌面
	厨房内存放辅助用具的空间不足	重新安排厨房的用具摆放、用小的桌子或将很少用的桌子挪走
		对于不能再走路时手拿东西的老人，需要在厨房内清理出使用带有托盘或篮筐的助步器的空间
过道	堆有杂物的过道会影响助步器的安全使用	尽可能地使过道直而无杂物
		过道宽度设计要使个体及他或她的助行器每侧各有几英寸的空间
		避免将有尖锐边缘的家具和装饰品放于过道旁边
	电话和电器的电线以及其他如氧气管等有线管的东西可增加绊倒的风险	使用可伸缩收纳的氧气管或可搬动的氧气瓶，以避免因氧气罐固定而一根长期的吸氧管在家里到处连接使用
		将家里电器的导线沿墙边或培角铺设而不要横跨过道或放于脚垫下面
		使用无绳电话和其他应用电池供能的电器

四、生前预嘱的评估

通过生前预嘱（advanced directives，livingwills），了解患者对死亡的态度，了解其关于使用高级生命支持治疗（如呼吸机、管饲等）的意愿，另外一个重要方面是指定一个医疗代理人，在患者失去决策能力时替他作决定。目的是要尊重生命，尊重患者的知情权、自主权，即"我的生命我做主"。在许多国家患者签署的生前预嘱具有法律效力，在不具备法律效力的国家，患者和家属预先讨论过医疗问题，可以使家属明确知道患者的愿望。生老病死是人生都要经历的自然过程，对患者和家属进行生死观教育，也是老年医学的重要内容之一，这也有利于合理利用医疗资源。

五、生活质量评估

提高和维持生活质量是老年医学的诊疗目标之一，对生活质量的评定尽管目前尚无金标准，大多数调查量表内容是包括躯体功能、认知功能、心理健康和社会功能四个方面内容。最常用的是评定工具是"36项健康调查简表"（short form - 36health survey，SF - 36），包括36个问题，涵盖8个维度。也有较为简单易用的欧洲五维健康量表（EQ - SD），主要包括：活动能力、自我照料能力、日常工作、学习和杜会参与能力、疼痛和抑郁焦虑情绪共5个维度，以及对总体健康情况的自评。

生活质量取决于患者总的身心健康、功能状态以及信仰体系、文化背景、价值观和个人喜好等多种因素的综合影响，个体间差异很大，通过生活质量评估，可了解最影响患者生活质量和患者最关切的问题，可明确患者的诊疗意愿，有利于制定治疗目标，改善患者的依从性、增加患者的满意度。

（蒲娟娟）

第四节　老年综合评估的实施

一、老年综合评估的实施形式

CGA 的临床运用和实施：在临床实践中，常有两种实施方式：

1. 广义的老年综合评估　由多学科团队（包括老年科医生、临床药师、语言治疗师、临床心理师、营养师、社会工作者及护士等）在老年整合门诊、住院部护理机构中进行的评估。老年科医生是主持者，全面协调团队评估工作并制定干预决策。这种方式常受时间、空间的限制，但团队成员间可实时沟通交流，更容易形成有效合理的建议。

2. 狭义的老年评估　由老年科医生分步进行，在初次就诊时先处理关键问题，在随诊过程中分次完善其他的筛查评估，根据需要请专科医生如骨科、内分泌科、康复理疗科等以会诊的形式参与评估和治疗干预。与前一种方法比较，这种方式具有很好的灵活性和可行性较强。

二、老年综合评估的实施过程

老年综合评估不仅是一个评估和诊断过程，也是一个干预的过程。从理论上，老年综合评估的实施分为 6 个步骤：

（1）收集资料。

（2）组内讨论。

（3）制订治疗计划。

（4）实施干预计划。

（5）监测治疗计划的干预效果。

（6）修订治疗计划：老年综合评估作为老年医学的重要工作方法，是一个动态地不断监测、随访和干预的连续过程。针对一次评估和干预来说，鉴于老年评估涉及的内容繁多，为保证它的全面和有效地实施，首先可通过几个问题快速筛查，或患者自评问卷简单筛查；然后对筛查发现的问题进一步评估，可由专科医生或经过培训的专业人员来进行；最后，对发现的问题是进行针对性的干预，可由老年医学团队的专科医生分头进行干预。临床老年评估的实施过程总结如下（表1-7）。

表1-7 老年综合评估的实施总结简表

评估内容		筛查方法	干预措施
全面的医疗评估内容	疾病	完整的病史、查体	针对性化验和影像学检查
	用药管理	详尽的用药史（处方、非处方药物）	剂量个体化、规范治疗、必要时药剂师会诊
	营养	测体重、BMI、营养风险筛查	膳食评估，营养咨询和指导
	牙齿	牙齿健康、咀嚼功能评估	口腔科治疗，佩戴义齿
	听力	注意听力问题，听力计检测	除外耵聍，耳科会诊，佩戴助听器
	视力	询问视力问题，Senellen 视力表检测	眼科会诊，纠正视力障碍
	尿失禁	询问尿失禁情况	除去可逆原因，行为和药物治疗，请妇科、泌尿外科会诊
	便秘	询问排便次数和形状，是否费时费力？	除去可逆原因，行为和药物治疗
	慢性疼痛	评估疼痛程度、部位	治疗原因，控制症状
认知及情感		关注记忆力障碍问题，3 个物品记忆力评估、MMSE 或 Mini-cog 检测	老年科或神经科专业评估和治疗
		询问：抑郁情绪？GDS 评估	心理科、老年科诊治
躯体功能		ADL（Bathel 或 Katz Index）	康复治疗、陪伴和照顾
		IADL（Lawton Index）	
		跌倒史，步态和平衡评估	防跌倒宣教和居住环境改造
社会和环境		社会支持系统情况，经济情况	详细了解，社会工作者参与
		居住环境情况，居家安全性	家访，防跌倒改造

总之，老年综合评估是老年医学的重要工作方法，老年评估是一个多学科诊断和治疗干预过程，对老年人的疾病、认知心理、功能状态、经济和社会支持系统进行综合评估，进而制订全面、可行和个体化的干预治疗方案。通过评估和干预，目的是使老年患者最大限度地维持功能，提高他们的生活质量。另外，通过长期随诊和评估，有利于判断老年人预后，合理安排其医疗资源的使用。老年综合评估充分体现了老年医学的服务宗旨和现代医疗理念。

（蒲娟娟）

第二章

老年综合征

"综合征（syndrome）"一词，来源于希腊文，其原意是"走，跑，组合于一起"。现代医学中通常使用"综合征"时，是指一些相互关联的器官病变或功能紊乱同时出现的一类集合性症状，亦称"症候群"；"综合征"往往不是一种独立的疾病，而是常出现于几种疾病或由于几种不同原因所引起的疾病。如有显著的全身水肿、大量蛋白尿、血浆白蛋白降低和胆固醇增高时，称"肾病综合征"。

现代老年医学中，经常使用"老年综合征"一词。在此，"综合征"的含义，与上述医学其他学科使用的"综合征"的含义，有显著不同。老年医学核心性的基本理论之一，是人体随着年龄的老化，各器官系统的"功能代偿"能力下降。与此相关联，在临床上，老年患者，特别是"虚弱"的老年患者中，有一些症状特别常见，如跌倒、痴呆、尿失禁、谵妄、抑郁、疼痛、失眠、晕厥等。老年人在罹患多种急、慢性疾病时，往往不是出现某疾病典型的临床表现，而是突出表现出上述症状；另一方面，上述症状在老年人中，常常不是由某一种疾病或原因引起，而是老年人多种器官系统功能衰退及合并的多种疾病所共同引起。老年医学中，将这类老年人常见的症状，有时也包括一些老年人常见的医学问题，如"多重用药"、"营养不良"等，称为"老年综合征"。本章对"虚弱"其他一些常见的老年综合征，包括晕厥、营养不良和慢性疼痛进行简要介绍。

第一节　老年人虚弱

老年医学作为一门独立的临床学科，其临床服务的重点人群，是"虚弱"的老年人。"虚弱"是老年医学中的核心概念之一，但要对其进行简明的定义却非常困难。有些研究者将"虚弱"等同于"高龄（80岁或85岁以上）"；有人将其定义为合并多种疾病；亦有人将其定义为伴有残疾或生活不能自理。目前，老年医学界趋向于将"老年人虚弱"理解为一个具有生物学基础的临床综合征，即随着年龄增加，老化过程本身的生理学改变，合并疾病的影响，身体活动减少及营养不良等因素，导致机体各器官系统的功能储备下降，外界环境轻微的变化或刺激常引起急性事件如残疾或死亡的发生。虚弱主要表现为骨骼肌和骨质的丢失、炎症反应、免疫功能、神经内分泌功能及能量代谢调节的改变。因此，"虚弱"和年龄、合并疾病、残疾等均密切相关，但并不等同。例如，虚弱与年龄往往不平行。有些人因长期缺乏活动或因患疾病，未进入老年期就已虚弱，即所谓"未老先衰"，而有些老年人却精力充沛、身体强壮、很少患病。有研究显示，85 岁以上的老年人中，约 25% ~ 50% 处于"虚弱"状态，亦即可有高达一半的高龄老年人并无虚弱。

一、老年人虚弱的病理生理学机制

老年人虚弱是多种因素共同作用和相互作用的结果（图 2 – 1）。老年人随年龄增加，生理功能的贮备逐渐下降。虚弱的老年人，其下降速度加快，机体维持"稳态（homoeostasis）"的机制失调。遗传因素、环境因素及表观遗传学机制（epigenetic mechanlsms）影响个体发生虚弱的迟早和程度。Campbell 等提出，老年人虚弱是残疾的前驱状态，称为"不稳定性失能（unstable disability）"。残疾是功能的永久性丧失，虽经各种康复治疗措施也难以完全恢复从前的功能。不稳定失能或虚弱时功能虽未丧失，但稍遇外界环境的变化，如所用药物的更换、气候变冷、情绪激动或轻度感染就能导致残疾甚至死亡。

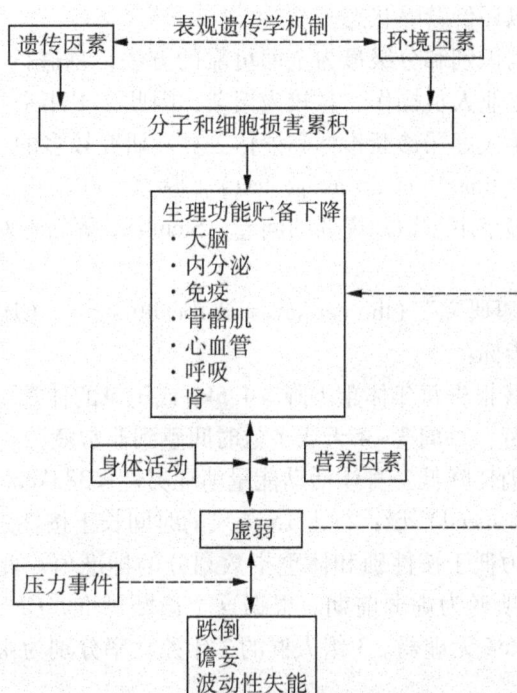

图 2 –1　虚弱的病理生理学机制

二、虚弱的临床表现及评估工具

老年人虚弱的常见临床表现有：
（1）非特异性症状，如严重疲劳感、不能解释的体重下降及频繁发生感染等。
（2）易摔倒、动作不灵活、平衡能力下降。
（3）谵妄。
（4）波动性失能，即生活自理能力时好时差。
（5）大小便失禁。
需要指出的是，一些严重的慢性消耗性疾病，包括心力衰竭、恶性肿瘤、慢性感染性疾病（如艾滋病）、类风湿性关节炎、帕金森病等，常可引起上述临床表现，甚至恶病质状态，一般不另外作出"虚弱"诊断。

Buchner 认为虚弱的体征主要由三部分组成：

（1）神经功能受损：如不能完成较复杂的动作。

（2）机械能力下降：如肌肉力量减弱。

（3）能量代谢受损：如由心肺疾病引起的氧气供应功能下降。Campbell 根据虚弱主要是由于机体与外界环境作用时应激的能力下降这一特点，提出了4项诊断标准：①肌肉骨骼功能；②有氧运动能力；③认知和神经整体功能；④营养储备。这4个标准基本能反映机体与环境作用时的状况以及机体对应激和损害进行调整的能力，具体诊断时可测定握力和坐椅子站立平衡试验以评价肌肉骨骼功能；进行亚极量踏车试验和限时步行试验以评价有氧运动能力；作简易精神状态测验（MMSE）和静态平衡试验以评价认知和神经整体功能；测定体质指数和上臂肌肉面积以评价营养状态。

目前，对老年人虚弱识别和分级最为全面可靠的方法，是进行"老年人综合评估"。但该方法需要经过培训的专业人员操作，且较为繁杂，因此，多年来，许多研究者致力于开发简明、实用、可靠的老年人虚弱诊断指标和评估工具。研究较多的与虚弱相关的简单指标包括：计时起立行走测试（timed get up andgo test）、握力、肺功能、步行速度（gait speed）等。欧美学者还开发了多个用于识别虚弱的问卷，Stemberg 等新近对此进行了较为详细的综述，读者可参阅。

Fried 等对"心脏健康研究"（the cardiovascularhealth study，CHS）队列研究的资料进行分析，提出虚弱的5项指标：

（1）体重下降：自我报告每年体重下降 >4.5kg 或记录的体重下降≥5%。

（2）自我报告的疲劳：每周 3~4 天或多数时间感到非常疲劳。

（3）身体活动能量消耗降低：身体活动能量消耗男性 <383kcal/周，女性 <270kcal/周。

（4）行走速度（gait speed）慢：行走 15 英尺的时间长于按性别和身高划分的标准值。

（5）握力降低：握力低于按性别和体重指数划分的标准值。此 5 项指标中，符合 3 项或以上者为虚弱；1~2 项者为虚弱前期。根据这个诊断标准，CHS 人群中，有7%属于虚弱，47%为虚弱前期，46%无虚弱。3 组人群的 7 年死亡率分别为43%，23%和12%。

三、老年人虚弱的治疗

除尽可能治疗合并的疾病外，对老年人虚弱的治疗，研究最多的是体育锻炼和营养干预。通过锻炼下肢力量如步行、下蹲、登楼梯、增加步速训练等有助于改善整个躯体的功能。

适当的体育锻炼对虚弱老年人的大脑、内分泌系统、免疫系统及骨骼肌均可产生有益的影响，改善患者的身体活动和生活自理能力。锻炼应包括有氧运动和力量训练，还应注意平衡训练的重要性，其中太极拳对老年人的益处，已有多项研究证实。但目前对虚弱老年人最适合的锻炼方式和锻炼强度，尚不确切。

营养干预虽然被认为在虚弱老年人的治疗中比较重要，但迄今为止，其有效的证据仍很少。虚弱老年人常合并有慢性营养不良，其处理方法可参见本章第三节。有研究提示，维生素 D 水平降低与老年人虚弱相关，对合并维生素 D 缺乏的虚弱患者，补充维生素 D 可能改善其神经肌肉功能，减少跌倒和骨折的发生。

老年虚弱患者的药物治疗性研究很少。有研究提示，血管紧张素转换酶抑制剂（ACEIs）可能有助于延缓老年人骨骼肌丢失，改善其功能；睾酮虽可增强老年人的肌肉力量，但会增加心血管病风险；中医药在老年人虚弱中的治疗价值，尚有待高质量的临床研究证实。老年人虚弱的药物干预，是老年医学中具有广阔前景的研究领域。

（蒲娟娟）

第二节　老年人晕厥

晕厥是指由广泛性大脑血流低灌注引起的突然发作、历时短暂并可自行完全恢复的意识丧失，通常会导致跌倒。晕厥是一个常见的临床症状。成年人一生中，大约30%经历过至少1次晕厥发作。在美国，65岁以上老年人，晕厥发病率显著增加，是急诊住院的第7位常见原因（图2-2）。

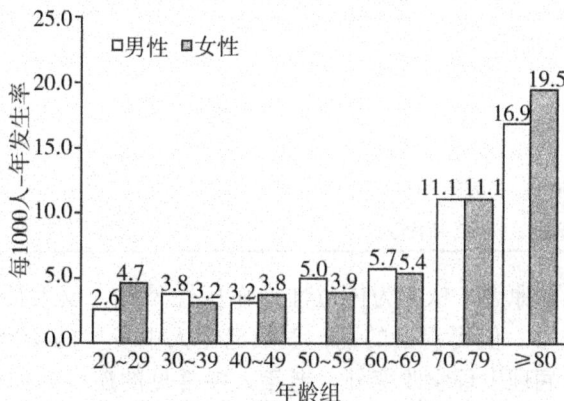

图 2-2　不同年龄段人群晕厥发病率

一、病理生理学机制

晕厥发作时的意识丧失，其直接原因，是与意识有关的脑部组织，即脑干网状结构上行激活系统和双侧大脑，其血流量突然而短暂地降低，氧供应下降。脑血流量的大小由心排血量、脑组织灌注压和脑血管床阻力决定。心排血量降低、脑组织灌注压降低或脑血管床阻力增高时脑血流量出现减少。脑血管具有自我调节功能，使得脑血流量可在系统血压的较大波动范围内，维持一个相对稳定量。一般认为，全脑血流减少到约为正常量的40%时，即可出现意识丧失，这通常在心搏出量减少了50%或以上，直立位动脉收缩压下降到40~50mmHg以下时才可发生。健康成年人，即使在收缩压下降到70mmHg时，亦可维持满足需要的脑供血。但老年人压力反射敏感性下降，心率、心排出量调节能力降低，血容量下降，脑血流量自我调节功能受损，即使较小的血压下降也可引发晕厥。

二、病因学和分类

晕厥的病因非常复杂。新近，欧洲心脏病学会指南将晕厥按病理生理学及病因学分为三大类：反射性（神经介导性）晕厥、体位性低血压性晕厥及心源性晕厥（表2-1）。

表2-1 晕厥的分类

反射性（神经介导性）晕厥

    血管迷走性（反射性）

    境遇性（situational）：如排尿、咳嗽、吞咽、排便性晕厥

    颈动脉窦综合征

    非典型发作形式（无明显诱发因素和（或）临床表现不典型）

体位性低血压性晕厥

    原发性自主神经衰竭

    继发性自主神经衰竭

    药物导致的体位性低血压

    血容量下降

心源性晕厥

心律失常性

    缓慢性心律失常

    快速性心律失常

结构性疾病

    心脏结构性疾病：心脏瓣膜病、心肌病、心包填塞等

    其他：如肺栓塞、主动脉夹层、肺动脉高压等

    老年人晕厥最常见的原因，依次为体位性低血压性晕厥、反射性晕厥（特别是颈动脉窦综合征）以及心律失常。值得提出的是，多数老年人中发生的晕厥，是由于多种因素共同引起。除前述老年人病理生理学改变外，老年人中常见的疾病，如贫血、慢性肺病疾病、心力衰竭、脱水，以及多种药物的使用，都可诱发晕厥。

三、检查和诊断

    对每一位主诉"晕倒"的老年人，首先应明确是否为晕厥发作。根据定义，晕厥的意识丧失应符合：①突然发作；②历时短暂；③可自行完全恢复并不留后遗症。只有符合这3个条件，才可基本明确为晕厥。明确为晕厥后，可按以下流程进行检查和评估（图2-3）。

    老年人晕厥检查，应特别注意以下几点：

    （1）体位性低血压是老年人晕厥最常见原因，但单次卧立位血压测量不一定能明确，尤其是可能由药物诱发者或年龄相关性的体位性低血压，可能需重复检查，最好于晨间检查，或在晕厥发作后立即检查。

    （2）颈动脉窦综合征是老年人晕厥的重要原因，因此CSM在老年人晕厥的检查中非常重要。但值得提出的是，该检查的特异性不强，因为很多无晕厥发作史的老年人也常有颈动脉窦过敏。

    （3）与非老年患者相比，倾斜试验在老年晕厥患者中同样安全，阳性率亦相似。

    （4）对怀疑血压波动性大的老年患者，24小时动态血压监测是一项有价值的检查。

    （5）由于老年人心律失常患病率更高，因此对未明确原因的老年人晕厥，埋植型事件

记录仪（ILR）更值得考虑。

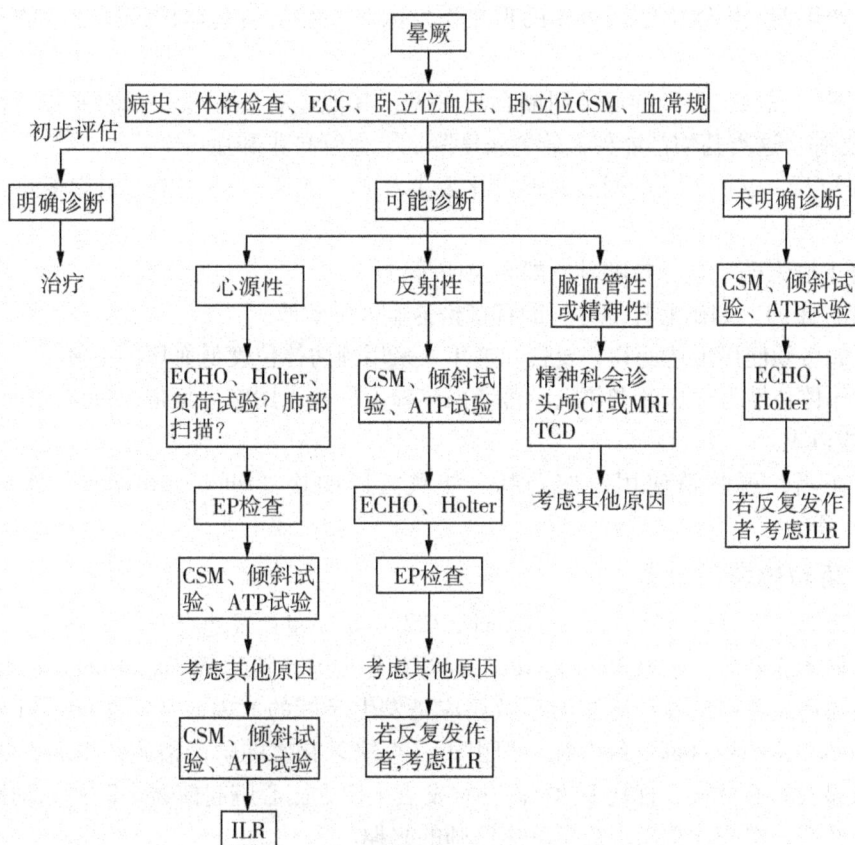

图 2-3 老年人晕厥诊断和处理流程

ECHO：超声心动图；EP：心脏电生理检查；CSM：颈动脉窦按摩；ATP：三磷酸腺苷；ILR：埋植型事件记录仪

四、治疗和预防

对明确为心源性晕厥者，应予以针对病因的治疗。以下仅对体位性低血压性晕厥及反射性晕厥的预防和处理予以简述。

（一）体位性低血压性晕厥

体位性低血压又叫直立性脱虚，是由于体位的改变，如从平卧位突然转为直立发生的血压下降。通常将站立后收缩压较平卧位时下降20mmHg或舒张压下降10mmHg作为体位性低血压的标准。体位性低血压是老年人晕厥的最常见原因。据不同研究报告，65岁以上老年人中，体位性低血压者患病率占4%～33%。约10%～20%的老年人晕厥发作可归因为体位性低血压。

为预防体位性低血压发生，老年人，尤其是长期卧床或患有高血压的老年人，在站立时动作应缓慢，在站立前先做准备动作，即做些轻微的四肢活动，也有助于促进静脉血向心脏回流，升高血压，做好体位转换的过渡动作，即卧位到坐位，坐位到站立位，从而避免体位性低血压发生。

药物是老年人发生体位性低血压的重要诱发因素。容易引起体位性低血压的药物包括四类：

1. 降压药　以胍乙啶和神经节阻断药最常见，其他还有肼屈嗪、双肼屈嗪、帕吉林和α-甲基多巴等。这类药物都能使血管紧张度降低，血管扩张和血压下降。

2. 镇静类药　以氯丙嗪最明显，但巴比妥类及苯二氮䓬类药物均可引起老年人体位性低血压。

3. 抗肾上腺素药　如妥拉唑林、酚妥拉明等。

4. 血管扩张药　如硝酸甘油等，能直接松弛血管平滑肌。

临床上如必须使用上述药物，要告知老年人采用预防体位性低血压的措施。

反复发作体位性低血压的老年人，可考虑穿弹力长袜，用紧身腰带，睡眠时可将床头垫高 5°~20° 或以上。

对有些患者，可酌情使用一些药物，如氟氢可的松（fludrocortisone）、盐酸米多君（midodrine）等。

（二）颈动脉窦综合征

颈动脉窦综合征（carotid sinus syndrome，CSS）是一组自发地突发性头昏、乏力、耳鸣以至晕厥的临床综合征，于 1930 年由 Roskam 等首先报道，随后 Weiss 和 Bake 对 15 例病例进行了详细描述，并提出颈动脉窦的超敏反应是发生晕厥的原因，又叫 Weiss-Baker 综合征，或 Charcot-Weiss-Baker 综合征。但由于一直缺乏有效的防治措施，本病在随后的 40 年中没有引起人们的重视。直到 1970 年 Voss 发表了用人工心脏起搏器来防治颈动脉窦综合征伴发的晕厥后，本病才重新引起了临床医师的兴趣。

CSS 的病理生理学基础是"颈动脉窦过敏"。根据患者对颈动脉窦按摩的反应，可分为心脏抑制型（颈动脉窦按摩时出现心室停搏≥3s，约占颈动脉窦综合征患者的 60%~80% 左右）、单纯血压降低型（刺激颈动脉窦时出现收缩压降低 50mmHg 或以上）及混合型。对反复发作晕厥的 CSS 患者，目前的标准治疗是植入双腔心脏起搏器。

（三）血管迷走性晕厥

血管迷走性晕厥发作是由于某种刺激作用于大脑皮层，影响下视丘，通过迷走神经反射引起周围血管阻力降低，血管扩张。早期心输出量可维持正常，但不出现正常情况下随血压下降所预期的心输出量增高。若迷走神经活动导致明显心动过缓时，心输出量减少，动脉血压降低，脑灌注减少。该型晕厥常于青少年期发病，尤多见于身材偏瘦高，平时不爱运动的体弱青年女性，但有动脉粥样硬化性心脑血管病、高血压及使用降压药的老年人，也较易出现血管迷走性晕厥。该型晕厥常为复发性，诱因包括情绪紧张、恐惧、疼痛、疲劳、饥饿、炎热、愤怒、看见血液等引起的精神紧张的任何刺激。发作突然并常常有与迷走神经有关的短暂先兆症状，如恶心，出汗，哈欠，上腹不适，呼吸深快急促，无力，视物模糊，心动过速，瞳孔扩大。部分先兆期患者若立即坐下或平卧可避免一次发作。发作期主要表现为跌倒，血压下降（收缩压一般在 50~75mmHg），心率下降，脉搏微弱，面色苍白，意识丧失，部分患者出现大小便失禁，四肢强直或阵挛性抽动。症状一般持续数秒钟到 1~2 分钟，醒后可出现全身无力，头昏，口渴等，也可能继发呕吐和暴发性腹泻。

倾斜试验对血管迷走性晕厥的诊断有一定意义。正常人头向上倾斜60°只引起轻度收缩压下降和心率上升，而血管迷走性晕厥患者在倾斜10～30分钟后可出现突然的血压下降，心动过缓或二者同时存在。如前所述，研究显示与非老年患者相比，倾斜试验在老年晕厥患者中同样安全，阳性率亦相似。

治疗除尽量避免诱发因素外，对有些患者，亦可考虑使用氟氢可的松、盐酸米多君等药物。对倾斜试验表现为心脏抑制型者，如晕厥反复发作，亦可考虑植入双腔心脏起搏器。

（蒲娟娟）

第三节　老年人营养不良

根据世界卫生组织的定义，广义的营养不良（malnutrition）不仅指营养缺乏，还包括营养过剩或营养失衡。本节使用的"营养不良"，为狭义的营养不良，即营养蛋白质、能量、维生素及矿物质等营养的摄入或利用不足，并重点讨论蛋白质－能量不足（PEU）。营养不良仍然是我国老年人中比较普遍的健康问题。2002年我国居民营养与健康状况调查显示，我国60岁及以上男女性老年人营养不良（BMI < 18.5）患病率分别为12.5%和12.2%，均显著高于非老年人群。有研究显示，体重不足是我国成年人群死亡的重要危险因素，其归因危险度为5.2%，在农村人群中更高达6.9%。

体重下降是营养不良的突出表现，但也与许多疾病，如恶性肿瘤、心力衰竭、慢性肺病、糖尿病等相关。有研究显示，与体重无下降者比较，5年内平均体重下降3kg或以上的老年人，其死亡率要高出2.5倍。一项对入住长期护理机构的老年人的研究显示，1月内体重下降5%以上者，其死亡风险是体重增加者的10倍。因此，在我国广泛流传的"千金难买老来瘦"这一说法，并不确切。

一、老年人营养不良的原因

多种慢性和急性疾病，是老年人营养不良的最主要原因。另外，老年人随年龄增加，其食欲和食物摄入量逐渐减少，胃肠道功能也出现老化性改变。老年人多种药物的使用、口腔疾病引起的咀嚼障碍，以及对膳食和营养知识不足和认识误区，也是老年人发生营养不良的重要原因。少数老年人，出现明显的食欲缺乏或厌食，但检查不能发现明确的原因，有学者将其称为"老年厌食症"（anorexia of aging）。

二、老年人营养不良的筛查和评估

对个体营养状况的评估，目前尚缺乏一个简明、准确、可靠的客观指标，一般采用综合性评价，包括膳食调查、人体测量、临床检查和实验室检查四个部分。其中实验室检查指标，常用的有血浆白蛋白、前白蛋白、转铁蛋白等测定，肌酐－身高指数，以及外周血淋巴细胞计数等。但这些实验室指标对营养不良的诊断，无论特异性或敏感性都较低。文献报道的综合性营养评价指标和工具繁多，但在老年人中，使用最广的是20世纪90年代Guigoz等开发的"简易营养评估表（mini－nutritional assessment, MNA）"（表2－2）。MNA共包括18个条目，前6个条目可作为营养不良的筛查，如得分11分或以下，可进一步完成后12个条目，以进一步评估。需提出的是，MNA虽然在欧美国家进行过较多准确性研究，但国内应用的研究不多，其中一些取值，包括 BMI、上臂围、小腿围等的取值，应用于我国人群时可能需要调整。

国际上应用较多的营养不良筛查工具，尚有营养不良通用筛查表（malnutrition unlversity screening tool，MUST），国内有较多应用性研究文献介绍，此处从略。

表 2－2　简易营养评估表

姓名	性别	日期
年龄：	体重（kg）	日期：

筛查项目

1. 近 3 月内是否因食欲缺乏、消化疾病、咀嚼吞咽困难等原因，导致进食减少？

　0＝严重减少　1＝中度减少　2＝无减少

2. 近 3 月内体重下降

　0＝＞3kg　1＝不知道　2＝1～3kg　3＝无

3. 活动能力

　0＝卧床　1＝可活动但很少活动　2＝外出活动

4. 近 3 月内有无精神压力或急性疾病

　0＝是　2＝否

5. 神经精神疾病

　0＝严重痴呆或抑郁　1＝轻度痴呆　2＝无

6. 体重指数（体重 kg/身高 m^2）

　0＝＜19　1＝19～小于 21　2＝21～小于 23　3＝＞23

筛查总得分

12 分或以上：正常，无需进一步评估

11 分或以下：可能有营养不良，需进一步评估

评估项目

7. 生活是否自理（不需住院）

　0＝否　1＝是

8. 每天使用药物大于 3 种

　0＝是　1＝否

9. 褥疮或皮肤溃烂

　0＝有　1＝无

10. 每天进餐次数

　0＝1 次　1＝2 次　2＝3 次

11. 蛋白质丰富性食物摄入

　每天至少进食 1 份奶制品

　每周至少进食 2 份豆制品或蛋类

　每天进食鱼肉类食物

　0＝符合 1 项以下　0.5＝符合 2 项　1＝符合 3 项

12. 每天食用至少 2 份水果或蔬菜

　0＝否　1＝是

13. 每天液体饮入量

　0＝＜3 杯　0.5＝3～5 杯　1＝6 杯或以上

14. 进食能力

　0＝依靠他人帮助进食　1＝可自行进食但有困难

　2＝可自行进食

15. 对营养状况的自我评价

　0＝自认为有营养不良　1＝不知道　2＝自认为无营养问题

16. 与同龄人比较，自找觉得健康状况如何？

　0＝不如别人　1＝不知道　2＝差不多　3＝比别人好

17. 上臂围（cm）

　0＝＜21　0.5＝21～22　1＝22 或以上

18. 小腿围（cm）

　0＝＜31　1＝31 或以上

注：1 份蔬菜、水果约 100 克；1 份奶、豆制品相当于约 250ml；1 杯约为 250ml。

三、老年人营养不良的处理

老年人营养不良原因各异，因而对每个患者，应采用个体化的处理策略。如前所述，多种慢性和急性疾病，是老年人营养不良的主要原因。以下列出一些对老年人营养不良干预的通用原则。

（1）重视对患者及其家人的营养学知识教育：在我国，由于传统文化的影响，许多患有疾病，甚至无明显疾病的老人，过于迷信各种所谓"饮食宜忌"，导致食物选择受限；也有医务人员，不分具体情况，机械使用"治疗"性膳食，如低脂、低胆固醇、低盐膳食等。实际上，对于一个已有营养不良的老人，最重要的是考虑尽可能改善营养，提高蛋白质和能

量的摄入水平。因此，通常应本着"想吃就吃、能吃就吃"的原则，可以辅用各种零食和佐餐品，尽可能增加食物摄入。

（2）对影响进食的疼痛、便秘、抑郁、口腔和牙齿疾病等，应积极治疗。

（3）喂药时可采用高热量、高蛋白质性饮料。

（4）如有可能，减少或停用会影响食欲的药物。

（5）提倡"家庭营养支持"，指导家庭成员努力改善患者的膳食。

（6）鼓励患者多活动，尽可能不在床上，而是在餐桌上进食。

（7）根据患者不同情况，选择肠内营养（enteralnutrition）或肠外营养（parenteral nutrition），前者包括口服营养和管饲营养（tube feeding），后者是指通过静脉途径输注营养物质，可分为完全肠外营养和不完全肠外营养。原则上，只要患者胃肠道功能存在，就应优先考虑肠内营养。

（蒲娟娟）

第四节　老年人慢性疼痛

疼痛是老年人最常见的症状之一，通常可简单分为"一过性疼痛"、"急性疼痛"和"慢性疼痛"。急性疼痛常发生于急性损伤或疾病过程中，常合并自主神经反应，如出汗和心率加快等，多在疾病痊愈之前即缓解。慢性疼痛通常是指疼痛持续 3 个月或 6 个月以上，或超过疾病或损伤预期的痊愈时间后，仍存在较长期的疼痛。本节主要讨论慢性疼痛。

一、老年人慢性疼痛的流行病学

慢性疼痛在老年人中非常普遍，是影响老年人生活质量和导致就医的最主要症状之一。据在美国进行的研究估计，社区老年人有 25%～50% 有慢性疼痛，女性较男性患病率高。流行病学资料显示，关节、下肢、足部疼痛随年龄增加而增加，而头、胸、腹部疼痛则相反。腰痛的患病率与年龄关系的结果报道则差异较大，难以得出明确结论。但一项对美国护理院老年人的调查显示，老年人慢性疼痛最常见的为腰痛（下背部痛）（40%）和四肢关节痛（24%），其次为陈旧性骨折部位疼痛及各类神经痛。

二、老年人疼痛感知的变化

与非老年人相比，老年人对疼痛的感知发生改变。一方面，大量的临床观察和实验性研究显示，老年人对短期伤害性刺激引起的疼痛的阈值随年龄增加而升高。例如，老年人无痛性心肌梗死的发生率高达 35%～42%，且年龄越大，其发生率越高。在各类急性病中，年龄越大疼痛症状越不明显。对患腹膜炎、肠梗阻、肺炎等疾病的患者进行调查发现，在 65 岁以上的老年患者中，约 40% 仅有轻微疼痛或无疼痛。也有一些观察性研究报道，老年人术后疼痛和癌症痛的程度都显著低于非老年人。在接受轻度伤害性刺激时，对疼痛的敏感性也随年龄增加而减弱。总的来说，多项研究显示老人的平均痛阈水平与年轻人的前 15% 相当。痛阈升高可能会削弱疼痛的报警功能，使得对伤害性刺激的感知减弱，也可使患者对疼痛症状的描述有误，导致误诊误治。

另一方面，基础和临床研究都发现，老年人内源性下行疼痛抑制系统尤其是阿片肽系统的效能随年龄增加而减弱，使得老年人对重度疼痛以及慢性痛的耐受程度明显下降。应用大鼠福尔马林疼痛模型发现，年长大鼠的痛敏程度增加。在外周神经损伤大鼠模型中，老年鼠的痛敏恢复期显著延长。临床研究显示，对于老年患者，辣椒素诱发的痛觉过敏时程显著增加，wind-up（时间总和）现象加强，较长的刺激间隔仍能引起显著的敏化等。这些都提示，老年人的中枢神经系统在受到刺激后更容易产生长时间的过度兴奋。综上可见，老年人伤害性信息处理系统的可塑性减弱，在组织损伤、炎症或神经损伤情况下功能修复所需的时间延长。这些可能是老年人慢性疼痛患病率较高的机制之一。

三、老年人慢性疼痛评估

慢性疼痛通常有以下特点：

（1）疼痛持续时间较长。

（2）病因有时不明确。

（3）可伴有疼痛行为（呻吟、面部疼痛表情、步态和体位改变等），但一般无交感神经兴奋的临床表现。

（4）一般存在心理和神经因素的影响。

（5）治疗比较困难，常不能以单一药物或方法缓解，需要综合治疗。

疼痛评估既包括疼痛强度的单维测量，也包括疼痛经历的多维全面评估。内容有疼痛强度、性质、部位、开始发作及持续时间、加重或缓解因素、体检、既往疼痛经历与知识、用药史及心理、社会和功能评估等。对于因认知障碍或语言、文化相关差异产生沟通问题而无法正常评估疼痛情形，应询问患者的家属或照顾者以及利用疼痛观察量表来评估。

（一）疼痛强度的测量

疼痛强度被认为是决定疼痛影响个体总体功能和健康感的主要因素。选择合适的疼痛测量量表首要的是确定个体阅读、听力及理解完成评估工具指导语的能力。

1. 词语描述量表（verbal descriptor scale，VDS） 研究表明，很多老年人更喜欢用描述性词语如无痛、轻度痛、中度痛、强烈痛、非常痛来表示疼痛强度。词语描述量表不仅可以测量疼痛强度，还可以看出患者的疼痛感觉变化，应用于老年人时有较好的信度和效度，容易使用，是评价老年人疼痛的首选。

2. 数字评定量表（numeric rating scale，NRS） NRS 要求患者从 0～10 中选择代表他们疼痛的数字，0 表示无痛，10 表示极痛。NRS 在临床上和研究中都较常用，但相当部分老年人，不论认知是否受损，感到回答量表时有困难。

3. 直观模拟量表（visual analogue scale，VAS） VAS 是一种比较常用的测量工具，其采用 100mm 水平线或垂直线，两端分别标有"无痛"和"剧痛"，患者可指出代表自己疼痛强度的一点。该方法简单、可重复性强，能用数值表达患者的疼痛程度。但需要抽象思维，对文化程度低及认知功能障碍的老年人可能不适合使用。

其他评估工具还有 Wong-Banker 面部表情量表、我国学者提出的"长海痛尺"、"五指法"等，较适用于文化程度低的老年人。

（二）疼痛部位的测定

老年人慢性疼痛可能存在于多个疼痛部位，可由老人用手在图表或自己身体上依次指出。McGill 疼痛量表问卷（McGill pain questionnaire，MPQ）中的身体图也可用于测量疼痛部位。另外，疼痛地图（pain map）适用于测定老年人的疼痛部位和范围，用于认知损害老年人时被证明是具有较高效度的测量工具。

（三）疼痛的多维评价

MPQ 提供了一种多维度的评价方法，可以全面评估疼痛的强度、感觉、情感、时间等。疼痛强度测量使用 100mmVAS 和一系列 0～5 数字描述现时疼痛强度（PPI）。MPQ 还包括身体空间位置图，患者可以指出疼痛部位。因为 MPQ 对于老年人太复杂且费时，现常用简化的 MPQ（SF - MPQ），由 11 个感觉类、4 个情感类对疼痛描述的词语及 VAS 和 PPI 组成，所有描述词均用 0 分至 3 分表示无、轻、中、重的不同程度，比较简单，适用于老年人。MPQ 应用于老年人慢性疼痛易于理解，且与其他疼痛强度量表具有较好的一致性效度，但它并不适合于文化程度低或有认知损害者。

（四）心理状态评估

慢性疼痛通常伴随着情绪反应，慢性疼痛可以导致情绪障碍，最常见的是抑郁和焦虑。一些慢性疼痛老年人常有明显的认知功能扭曲和无助感。有研究提示，对慢性疼痛老人，有效控制疼痛可以消除焦虑与抑郁。另外，疼痛和抑郁、焦虑相互影响，抑郁的老年人比正常老年人的疼痛耐受程度要低，疼痛老年人的抑郁程度比正常老年人的要高，抑郁的发病率也要高。由于抑郁情绪和疼痛相互影响，可形成恶性循环。因此，对患有慢性疼痛的老年人，尤其是其疼痛程度和疼痛行为，难以用器质性疾病解释的患者，应作相应的心理评估。但由于社会文化因素等原因，慢性疼痛患者常常对心理评估产生抵触，临床医生应注意采用恰当的方式与患者充分沟通。

四、老年人慢性疼痛处理

老年人慢性疼痛，其病因多不能根治或难以明确，因此，制订治疗计划时，应与患者及其家属充分沟通，强调治疗目的主要是减轻疼痛、改善功能及提高生活质量。

（一）药物治疗

对多数患者，口服药物是治疗慢性疼痛的主要和首选方法。治疗疼痛药物主要有四类：即传统非甾体类抗炎药（NSAIDs），或非选择性环氧酶（COX）抑制剂；选择性环氧酶 - 2 抑制剂；辅助性止痛剂，包括抗抑郁药及抗惊厥药；以及阿片类药物。

老年人药物代谢能力降低，药物半衰期延长，药物治疗时，应从低剂量开始，逐渐滴定到最低有效剂量。首选口服给药，避免肌内注射。持续疼痛时定时给药。监测药物的副作用。许多患者担心阿片类药物成瘾，医生应告诉患者成瘾与耐受的区别，阿片类药物用于止痛成瘾概率小于 1%。

对乙酰氨基酚（扑热息痛）具有价格低廉、副作用相对小的优点，应作为多数患者的首选止痛剂，其他传统非甾体类抗炎药，如阿司匹林、吲哚美辛、布洛芬等，均可明显增加老年人胃肠道出血的风险，长期应用均应谨慎；选择性环氧酶 - 2 抑制剂，如尼美舒利、塞来昔布、罗非昔布等，与传统非甾体类抗炎药相比，引起胃肠道出血的风险显著降低，但价格较贵，且其中罗非昔布曾因其增加心血管事件风险而撤市，可根据个人情况选择；抗抑郁药及抗惊厥药对神经痛及合并抑郁的患者，可作为辅助用药，但在老年人中尤应注意从小剂量开始，谨慎增加剂量；前述药物控制不佳的慢性疼痛，都可考虑采用阿片类药物，包括曲马多及吗啡类阿片受体激动剂。

（二）非药物治疗

非药物治疗主要包括物理治疗和认知行为治疗，其与药物治疗联合应用，能增强疗效或减轻药物治疗的副作用。

物理疗法主要有冷热疗法、按摩、针灸及经皮神经电刺激疗法（transcutaneous electrical nerve stimulation，TENS）。TENS采用电脉冲刺激仪，通过放置在身体相应部位皮肤上的双电极，使低电压电流透过皮肤对机体神经末梢进行温和的刺激，以达到提高痛阈、缓解疼痛的目的，目前已广泛用于慢性疼痛的治疗。另外，适当的体育活动可改善肌肉紧张度和活动性，是治疗慢性疼痛的重要措施。如已有研究证实太极拳活动对纤维肌痛症有较好的效果。

认知行为疗法应用于慢性疼痛由 Harding 和 Willing 首倡，主要包括放松技术、分散注意力、指导意象、催眠、生物反馈等技术，其目的主要是帮助患者认清自己的思想，增强改变现状的信念。

（蒲娟娟）

第三章

老年病患者的营养

第一节 老年人的膳食与营养

衰老是人类生命进程中一个不可抗拒的客观规律。随着年龄增长及环境因素对其的影响，老年人在身体形态、结构与生理功能方面发生衰老，其中膳食营养因素在此过程中也起到重要的作用。近年来，国内外营养学领域针对营养与衰老、营养与老年常见慢性非传染性疾病的关系进行了大量研究。在营养与衰老成因学研究中，有人提出衰老的自由基学说。该学说认为受环境、疾病因素的影响以及机体正常代谢过程中所产生的自由基，可引起一系列氧化还原反应，导致脂质过氧化。大量自由基造成组织损伤，加速衰老。维生素 A、维生素 C、维生素 E、胡萝卜素类维生素以及微量元素硒等营养素是人体内抗氧化系统中的重要成员，具有抵抗自由基损伤的作用。研究发现许多慢性病的发生与上述抗氧化营养素有关，如癌症与硒、类胡萝卜素、维生素 C、维生素 E 有关；黄斑变性与叶黄素缺乏有关；心脑血管疾病与叶酸、维生素 B_6、维生素 B_{12} 缺乏有关。合理营养有助于延缓衰老，营养不良或营养过剩、紊乱则有可能加速衰老的进程。了解老年时期的营养需求特点，探讨衰老的机制，合理安排老年人膳食，对于增强老年人体质，提高生活质量，延年益寿具有十分重要的意义。

一、影响老年人营养需要的主要因素

影响老年人营养需要的因素很多，与处于其他生理阶段的人群相比，老年人是一个差异性较大的群体。这种差异表现在他们的衰老程度、社会地位、教育背景、健康状况、活动能力、经济状况、享有的医疗保健条件等多方面。许多老年人患有一种或多种慢性疾病；约有1/3 的老年人身体活动受到不同程度限制，特别是那些年龄大于 85 岁的高龄老人；部分老人独居等多种因素都会不同程度地影响老年人的膳食与营养状况。

（一）生理改变的影响

1. 人体组成成分的改变 老年人人体成分改变主要表现为细胞量、总体水分和骨矿物质减少，而脂肪组织增多。细胞量减少以肌肉组织重量减少为主，伴随出现肌肉萎缩；总体水分减少以细胞内液减少为主，细胞外液变化不大；骨矿物质丢失最明显的是钙，因而出现骨密度降低；脂肪组织增加使脂肪在体内积聚和分布上的改变。有报道 70～80 岁健康男性瘦体组织比 20 岁时减少约 25%，其中近 50% 是骨骼肌。与中青年人相比，老年人的体脂可

增加35%，其中腹部、臀部及脏器周围脂肪增加显著，而面部、前臂及小腿的脂肪减少。

2. 代谢功能改变　肌肉减少、脂肪增加是老年人基础代谢降低的原因之一，使得老年人对能量的需求下降；而骨矿物质的丢失，增大了老年人对钙的需求。体内代谢功能改变，对营养素的消化、吸收、利用以及排泄均产生影响。由于体内分解代谢增强，合成代谢减弱，使得合成与分解代谢失去平衡，引起细胞功能下降。此外，无论男性还是女性，老年人各自所特有的性激素水平都会降低，从而引发机体代谢改变，促使某些营养素出现负平衡，如氮的负平衡、钙的负平衡等。

3. 器官功能改变

（1）消化功能：消化液、消化酶及胃酸分泌减少；胃扩张能力减弱，胃肠道蠕动功能降低，胃肠排空速度缓慢；加之牙齿脱落，咀嚼功能下降等原因，老年人容易发生消化吸收不良、胃动力不足、便秘等问题。

（2）免疫功能：免疫系统随年龄增长而老化，伴随免疫功能的降低，老年人易患感染性疾病。免疫功能与机体营养状况密不可分，营养是维护免疫功能的物质基础。

（3）感觉器官：随着味蕾的萎缩，老年人味觉敏感性下降，加之视觉、嗅觉、听觉的减弱，都在某种程度上影响老年人正常进食。

此外，老年人的心、肺、肝、肾、脑等器官功能也都逐渐减退，这些也都会不同程度地影响到营养物质的代谢过程。

（二）其他相关因素改变的影响

1. 疾病　老年人常患有一种或多种慢性疾病，如心血管疾病、肿瘤、糖尿病、痛风、慢性肾脏病等。这些疾病会限制某些食物的选择与利用，治疗疾病所用药物也会对营养物质的吸收与代谢产生干扰。

2. 饮食单调　现代家庭中成员变少、空巢老人增多，以及失去亲人等原因，使老年人对食物的选择、烹调加工等缺乏兴趣。一些老年人因离开工作岗位、失去劳动能力或机会，使得经济来源减少，间接影响食物购买力。膳食单一和孤独进餐干扰正常的摄食过程与摄食心态。食物摄入总量减少，易发生微量营养素缺乏，这种缺乏与产热营养素缺乏不同，因为没有饥饿感而被忽视，故被称之为"隐性饥饿"，临床早期缺乏或亚临床缺乏不易察觉。

3. 饮酒　经常饮酒的老年人，由于过量摄入乙醇干扰水溶性维生素的吸收，且乙醇在产生能量的同时并不能提供其他营养素，"空能量"的增加容易导致膳食营养不均衡。

二、老年人对能量和营养素的需求

（一）能量

老年人的能量需求主要从维持基础代谢和身体活动两方面考虑。随年龄增长基础代谢率下降，体力活动减少，从而使能量需要减少。但当出现创伤、手术、感染等应激状态时，能量需求又有所增加。老年人能量过剩可导致肥胖和代谢紊乱，增加慢性代谢性疾病的风险；能量不足体重丢失，则易诱发营养不良，降低抵抗力，增加感染几率。

健康老年人的能量摄入可参考中国营养学会为老年人推荐的能量摄入标准。该推荐摄入量分为60、70及80岁以上三种标准，其中60及70岁年龄段又分为轻体力与中等体力活动两大类，但三者相差幅度不大。

疾病状态下老年人的能量摄入，应在考虑基础代谢、体力活动的基础上，结合不同疾病对代谢影响的特点，酌情调节能量摄入。临床上常用的能量需要计算方法为：

能量需要 = BEE × 活动系数 × 体温系数 × 应激系数

BEE 可采用 Harris – Benedict 公式计算：

男性：BEE = 66.473 + 13.751 6W + 5.003 3H − 6.755A

女性：BEE = 655.095 5 + 9.563 4W + 1.849 6H − 4.675 6A

其中 W 为体重（kg），H 为身高（cm），A 为年龄。

活动系数：卧床 1.20，下床少量活动 1.25，正常活动 1.30。

体温系数：38℃为 1.10，39℃为 1.20，40℃为 1.30，41℃为 1.40。

应激系数：中等程度饥饿 0.85 ~ 1.00，术后（无并发症）1.00 ~ 1.05，腹膜炎 1.05 ~ 1.25，长骨骨折 1.15 ~ 1.30，严重感染 1.30 ~ 1.55。

对于极度危重病人短期内采取"允许的能量摄入不足"可能对病情控制有利，因为高能量摄入，常促使机体代谢处于高分解状态。

除需要减少体重的超重或肥胖患者外，应尽可能保持老年人能量摄入与能量消耗平衡，以维持体重处于合理状态。尽管适当限制能量的摄取，可以延长寿命已经被多项研究证实，也是目前比较公认的有希望延长人类寿命的措施之一。但需注意的是当老年人能量供给低于 105kJ/（kg/d）时，有可能存在蛋白质、维生素和钙、铁等矿物质的摄入不足，应注意及时补充。

（二）蛋白质

老年人的蛋白质的代谢特点是分解大于合成；加之胃蛋白酶及胃酸分泌减少，对蛋白质的消化吸收能力减弱，降低了蛋白质的利用率；他们更容易出现负氮平衡。若能量和蛋白质摄入同时存在不足，内脏器官的蛋白质合成与更新就面临威胁，从而加速脏器衰老和功能的损害。因此，为维持氮平衡的需要，老年人蛋白质的摄入量标准不应少于成年人，以 1.0 ~ 1.2g/（kg/d）为宜。在膳食中应注意增加生物利用率高的优质蛋白质，优质蛋白质最好达到蛋白质总量的 50% 以上。优质蛋白质的食物来源包括鱼、虾、瘦肉、蛋、奶等动物性食物和大豆类食物。动物性蛋白质虽然质量好，利用率高，但也会含有相当量的动物脂肪和胆固醇。选择适量动物蛋白质，适当增加大豆蛋白，不仅可以在替代动物蛋白的同时减少动物脂肪和胆固醇摄入，还可增加植物甾醇、大豆低聚糖等有益于老年人血脂代谢的物质。

随年龄增加，老年人发生退行性疾病和与代谢相关性疾病的比例增加，对蛋白质的需求个体间差异增大。对于肝肾功能降低的老年人，过多给予蛋白质可加重脏器负担，加速脏器功能损害，需要根据病情适当限制蛋白质摄入，同时应提供充足的能量，以保证有限数量的蛋白质能被充分利用。

（三）脂肪

老年人胆汁酸减少，酶活性降低，对脂肪的消化能力有所下降，故膳食中脂肪不宜过多。血脂代谢异常在老年人中常见，膳食结构与血脂异常的患病危险密切相关。2002 年中国居民营养与健康状况调查结果显示，与脂肪供能比 <20% 的人群组相比，随着膳食脂肪供能比的增加，人群患高胆固醇血症、高 LDL – C 血症的风险增加，当脂肪供能比 >35% 时，高胆固醇血症患病风险增高 82%、高 LDL – C 血症患病风险增高 89%。不同膳食脂肪对血脂的影响不同,膳食中胆固醇摄入量过多可引起血浆胆固醇升高,但并不是决定体内胆固醇合成速率和血浆总胆固醇、LDL－C 水平升高的最主要因素,而膳食中脂肪的摄入量和膳食脂肪酸的饱和度对其影响更为明显。单不饱和脂肪酸有助于降低 TC,用单不饱和脂肪酸替代膳食中的饱和脂肪酸可在降低 TC、LDL－C 的同时,不降低 HDL－C 或使其略有增加。食物中常见的多不饱和脂肪酸包括亚油酸和亚麻酸。多不饱和脂肪酸中的 ω－6 脂肪酸可降低血清 TC,但在降低 LDL－C 的同时也降低 HDL－C,亚油酸属于 ω－6 脂肪酸。膳食中的 ω－3 多不饱和脂肪酸,如 α 亚麻酸、EPA 和 DHA,不仅能降低血清 TC,还降低 TG,并可升高血清 HDL－Co 膳食中的反式脂肪酸多由植物油氢化而成,与饱和脂肪酸相似,反式脂肪酸可以升高 LDL－C,同时降低 HDL－C,从而增加心血管疾病的危险。反式脂肪酸还有可能取代必需脂肪酸在细胞膜中的地位,妨碍新陈代谢的进行,对人体正常的生理功能可造成不良影响。膳食脂肪过低也不利于老年人健康,脂肪可增加食物的风味与饱腹感,也有利于脂溶性维生素的吸收。

适当限制含胆固醇较高的食物,如动物内脏、鱼卵、蛋黄、蟹黄等,特别是患高胆固醇血症的患者。不过胆固醇的食物来源,也往往是优质蛋白质的主要来源,如果对这些食物过分限制,可导致蛋白质与其他营养素缺乏。

中国营养学会 2000 年修订的"中国居民膳食营养素参考摄入量"标准中关于 60 岁以上老年人脂肪的推荐量为:膳食脂肪占总能量的 20%～30%,其中饱和脂肪酸 6%～8%、单不饱和脂肪酸脂肪酸 10%、多不饱和脂肪酸 8%～10%,ω－6/ω－3 为 4：1,胆固醇＜300mg。

(四) 碳水化合物

碳水化合物对于老年人来说仍然是膳食能量的主体。膳食中缺乏碳水化合物,可造成膳食蛋白质的浪费和组织中蛋白质的分解加速;以及甘油三酯的分解与脂肪酸氧化作用增强,酮体积聚。考虑老年人的胰岛素受体敏感性降低,糖耐量下降,胰岛素分泌减少,对血糖调节能力减弱等因素,老年人膳食中的碳水化合物摄入不宜过高,但也不宜过分限制。营养学会推荐的我国老年人碳水化合物应占总能量的 55%～60%。这些碳水化合物应来自不同来源,包括淀粉、抗性淀粉、非淀粉多糖和低聚糖类等。尽量选择以多糖为主的粮谷类、薯类、杂豆类食物作为碳水化合物的主要来源,少吃含葡萄糖、蔗糖等简单糖多的点心、饮料、糖果等食物。

(五) 微量营养素

老年人对维生素、矿物质等微量营养素的需求与成年人相比并无明显差异,但由于他们摄取食物的总量较成年人明显减少,且消化吸收功能减弱,因此容易出现某些微量营养素缺乏。

1. 矿物质 矿物质是构成骨骼、牙齿的重要原料,调节酸碱平衡,维持组织细胞渗透压和神经、肌肉的兴奋性,还构成体内某些重要生物活性物质,如血红蛋白、甲状腺素等。

(1) 钙:由于胃肠功能降低、胃酸分泌减少、肝肾功能减退,老年人对钙吸收能力下降;户外活动减少,缺乏日照使皮下 7－脱氢胆固醇转变为维生素 D_3 减少,也影响钙吸收。膳食钙摄入不足,易使老年人出现钙负平衡,体力活动减少降低钙在骨骼沉积,故骨质疏松症在老年人中较多见。老年女性因雌激素水平下降,骨代谢呈负平衡状态,骨质疏松问题更加突出。因此，老年人在膳食中应注意增加钙的摄入，我国营养学会推荐 50 岁以上人群钙的适宜摄入量为 1 000mg/d。

（2）铁：铁是构成血红蛋白重要原料，参与体内氧的运输和利用，也是肌红蛋白、细胞色素酶、过氧化氢酶的组成成分，在组织呼吸、生物氧化过程中担负极为重要的作用。老年人胃酸分泌减少，影响铁的吸收；食欲下降使铁的摄入不足；蛋白质合成减少，维生素 B_{12}、维生素 B_6 及叶酸缺乏也降低对铁的吸收和利用，所以老年人容易出现缺铁性贫血。我国 50 岁以上人群膳食铁的适宜摄入量为 15mg/d。

铁的食物来源广泛，动物性食物中的各种动物血、内脏（肝脏含铁最多）、红色瘦肉含铁丰富且利用率高，植物性食物中菠菜、芥菜等绿色蔬菜中铁含量较多，但利用率不如动物性食物。

（3）钠：老年人饮食中不宜摄入过多食盐，体内钠离子过多，可引起高血压。建议每天食盐摄入量应控制在 6g 以下，对已患冠心病或高血压者，则以不超过 5g 为宜。低钠血症在住在医院和养老院的老年人群中比较常见，此时应适当补充钠。

2. 维生素　人体对维生素需要量虽然很少，但多数维生素不能在体内合成，或不能大量贮存，必须由食物供给。

（1）维生素 A 与 β - 胡萝卜素：维生素 A 能作用于生物体内的上皮细胞，促进其分化，具有维持皮肤黏膜层完整、维持正常视觉、维护免疫功能、抗癌等作用。β - 胡萝卜素作为维生素 A 的前体，除同样具有维生素 A 促进细胞分化的作用外，β - 胡萝卜素与其他类胡萝卜素还具有抗氧化的功效。这种抗氧化作用能清除体内过多的自由基，抑制细胞膜的脂质过氧化，起到延缓衰老的效果。对于防治老年性白内障、肿瘤与心血管疾病可能有辅助作用。

由于老年人的生理功能降低，进食量减少，对食物的消化吸收和利用能力减弱，故维生素 A 的摄入量不应低于青壮年。但考虑到老年人肝脏对维生素 A 的廓清能力降低，过量补充容易在体内蓄积中毒，故不建议过量摄入。营养学会推荐的我国老年人维生素 A 的摄入量与成年人相同，男性 800ug 视黄醇当量（RE），女性 700ug RE。

膳食中维生素 A 主要来源于动物性食物，如动物内脏（肝脏含量最多）、乳类、蛋类等。β - 胡萝卜素主要来源于红、黄色果蔬和绿叶蔬菜等植物性食物。

（2）维生素 D：维生素 D 是正常钙磷代谢的重要调节因子，利于钙吸收及骨质钙化，并通过甲状旁腺激素和降血钙素的调节作用而维持血钙水平正常，是维持正常骨骼矿化、肌肉收缩、神经传导功能不可缺少的重要物质。人类获得维生素 D 有两种途径，一是由膳食中获取，二是通过人体表皮和真皮内含有的 7 - 脱氢胆固醇经阳光或紫外线照射形成。由于户外活动减少，体内维生素 D 的合成减少，肝、肾功能减退影响 1, 25 - $(OH)_2D_3$ 活化，再加上胃肠吸收欠佳，老年人易出现维生素 D 缺乏。中国营养学会推荐 50 岁以后维生素 D 摄入量为 10ug/d，比中青年人增加一倍。过量摄入维生素 D 有潜在毒性，每日摄入量不宜超过 20ug。

鱼肝油、含脂肪高的海鱼、鱼卵、动物肝脏、蛋黄、奶油、奶酪等食物是维生素 D 的主要食物来源。除食物来源外，应鼓励老人到户外活动，通过皮肤接触阳光来获得维生素 D。

（3）维生素 B_1：维生素 B_1 具有构成辅酶，参与能量代谢、神经冲动传导、促进胃肠蠕动，调节心脏功能等生理功能。虽然老年人的能量消耗减少，对维生素 B_1 的需求量减少。

但因其生物利用率降低，故维生素 B_1 的需要量并不减少。乙醇干扰维生素 B_1 的吸收和利用，有嗜酒嗜好的老年人更应注意补充。维生素 B_1 推荐摄入量为男性 1.4mg/d，女性 1.3mg/d。

维生素 B_1 的主要食物来源为粗杂粮、瘦肉、动物内脏、豆类、坚果和经过酵母菌发酵的食物。

（4）维生素 B_2：维生素 B_2 参与体内生物氧化和能量生成；作为谷胱甘肽还原酶的辅酶，参与抗氧化。考虑膳食模式、能量代谢、年龄等因素对 B_2 的影响，老年人维生素 B_2 的需要量与成年人相仿，男性 1.4mg/d，女性 1.2mg/d。

维生素 B_2 广泛存在于动、植物食物当中，奶类、蛋类、肉类、动物内脏、未经精细加工的谷类、蔬菜与水果中。

（5）维生素 B_6：维生素 B_6 参与糖原、脂肪酸、氨基酸和一碳单位的代谢；参与免疫系统、神经系统功能调节，参与烟酸的形成；在降低慢性心血管疾病风险方面也有一定作用。老年人中常见萎缩性胃炎，影响维生素 B_6 的吸收，嗜酒和肝病也是维生素 B_6 缺乏的危险因素。营养学会针对 50 岁以上人群的维生素 B_6 适宜摄入量为 1.5mg/d，较成年人有所增加。

维生素 B_6 的主要食物来源为：白色肉类（鸡肉、鱼肉）、动物肝脏、豆类、蛋黄、未精细加工的谷物、坚果等。动物性食物中的维生素 B_6 的生物利用率要高于植物性来源的食物。

（6）维生素 C：抗氧化是维生素 C 的一个典型功能。此外还具有促进组织胶原蛋白合成，保持毛细血管弹性，促进铁吸收和增强机体免疫等功能。我国维生素 C 的推荐量老年与成年人相同为 100mg/d。

新鲜蔬菜、水果是维生素 C 的主要食物来源，绿叶菜、辣椒、西红柿、鲜枣、柑橘、猕猴桃、等都含有丰富的维生素 C.

三、老年人膳食指南

膳食指南是帮助人们合理选择和搭配食物的具有科学性的指导文件。制订膳食指南对于改善人群营养健康状况、防治慢性疾病、提高国民身体素质具有非常重要的意义。世界上很多国家都有属于自己的膳食指南，并定期对其进行必要的修订。我国卫生部委托中国营养学会组织专家制订的最近一版《中国居民膳食指南》是在 2007 年 9 月通过的，该指南既有一般人群指南，也包括针对老年人在内的特定人群指南。

一般人群膳食指南共有 10 条：

1. 食物多样，谷类为主，粗细搭配　每一种食物都具有自己独特的营养特点，只有选择多样化的食物，并将不同种类的食物进行合理搭配，才能更好地满足身体对各种营养素的需求。谷类是人体能量的主要食物来源，以谷类食物为主的膳食结构，符合平衡膳食的要求。粗杂粮与精细粮食相比，能更大限度地保存食物中原有的营养素，避免加工造成的流失。若能做到粗细搭配，就能更好地兼顾人体对食物营养与口感的需要。粗杂粮的升糖指数较低，且含有丰富的膳食纤维，适当吃一些粗杂粮有利于老年人控制体重、调节血糖、血脂。

2. 多吃蔬菜水果和薯类　蔬菜、水果和薯类富含多种维生素、矿物质和膳食纤维，还含有大量具有抗氧化功能的植物化学物质。这些营养素在冠心病、糖尿病等慢性病和癌症防治方面发挥重要作用。世界癌症研究基金会（WCRF）和美国癌症研究所（AICR）汇集了全球7 000余篇重要文献，总结分析各国研究材料，认为有充分证据表明蔬菜、水果能降低口腔、食管、胃、肺、大肠等多种癌症风险。蔬菜、水果含水分高、体积大、膳食纤维多，故能量密度低，有助于老年人控制体重和缓解便秘。

3. 每天吃奶类、大豆或其制品　奶类和大豆除富含优质蛋白质等营养素外，最大的特点是含钙较多，且钙的吸收利用率高，是很好的膳食钙来源。每天吃奶类、大豆或其制品有利于预防老年人的骨质疏松。

4. 常吃适量的鱼、禽、蛋和瘦肉　鱼、禽、蛋和瘦肉富含蛋白质，其蛋白质的氨基酸组成与人体需要相接近，是优质蛋白质的良好来源，建议"常吃"；考虑此类食物富含优质蛋白质的同时，也含有一定量的动物脂肪和胆固醇，过量摄入易造成能量及饱和脂肪、胆固醇超标，故强调"适量"。掌握好"常吃"和"适量"两个原则，既可满足老年人机体对蛋白质的需要，同时又可以避免能量及脂肪过剩对代谢造成的不良影响。

5. 减少烹调油用量，吃清淡少盐膳食　尽管烹调油是人体能量和脂肪来源的一部分，可提供必需脂肪酸，也有利于脂溶性维生素的消化吸收；但过量摄入可因能量过多导致肥胖，增加多种慢性疾病的发生风险。饮食中钠的摄入量与血压呈正相关，长期高盐饮食可增加高血压的患病风险。建议老年人每天烹调油用量20～25g；食盐不超过6g（包括酱油、各种调味酱、盐腌食品中的食盐）。

6. 食不过量，天天运动，保持健康体重　进食量与食物种类决定能量摄入，包括运动在内的体力活动是决定能量消耗的重要因素；能量摄入与能量消耗之间的平衡关系决定体重变化。正常情况下，能量摄入等于能量消耗时体重保持不变，能量摄入大于能量消耗体重增加，反之体重减少。体重过高增加多种慢性病风险，体重过低易发生营养不良，保持体重在合理状态有益于身体健康。建议老年人进食不宜过饱，在健康状况允许的情况下，选择适宜的运动（走路、太极、游泳、健身操等），循序渐进地增加运动量，最好每天能有30分钟以上的有氧运动。

7. 三餐分配要合理，零食要适当　一日三餐定时定量，将全日食物均衡合理地分配在一日三餐之中，有利于食物的消化吸收和利用。在食物总量不变的前提下，老年人可在早、午、晚三次正餐之间加餐。有研究显示将食物均匀分散食用比集中大量进食更有利于控制体重、减轻代谢负担。

8. 每天足量饮水，合理选择饮料　健康的成年人每日需要补充2 500mL水分，主要通过饮水、食物中所含有的水和体内代谢生成的水三条途径获得。水的需要受年龄、环境温度、身体活动等因素影响。正常情况下，老年人对水的需求不少于（有时还略高于）中青年人，每日饮水最好能达到1 200mL以上。因其对机体缺水的反应迟钝，故不应在感觉口渴时才饮水，而应定时有规律的主动饮水。此外，还要注意当老年人出现呕吐、腹泻、大量出汗时要注意及时补充所丢失的水分；而当肾脏、心脏、肝脏等脏器衰竭造成水的排出障碍时，需要视病情及尿量限制饮水。

饮用水可选择符合卫生要求的各种饮品，其中符合卫生要求的白开水、淡茶水是既经济实惠又适合老年人需求的饮用水。

9. 如饮酒应限量　酒是一种除了能量以外，几乎不含营养素的纯能量食品。长期大量饮酒可干扰多种营养素的摄取和代谢，影响肝脏功能，加重老年人骨质疏松、影响B族维生素的吸收利用等。尽管有研究证实，适量饮用含有白黎芦醇、原花青素、多酚等抗氧化植物化学物的葡萄酒对心血管系统有保护作用，但其机制尚待深入研究。不建议任何人出于预防心血管疾病的考虑开始或频繁饮酒。中国营养学会建议成年人一天内饮酒应不超过25g/d，相当于750ml 啤酒，或 250ml 葡萄酒，或 50ml 高度白酒。

10. 吃新鲜卫生食物　符合卫生要求是食物应当具备的基本条件。"卫生"的含义既包括食物本身无毒无害，也包括食物在运输、贮存、加工过程中不被有害物质污染。选择新鲜卫生的食物，不仅能最大限度地减少食品污染导致的食源性疾病，还能避免长时间贮存造成的食物中营养素损失。

考虑老年人群对营养需求的特殊性，以及他们患营养不良和慢性疾病的风险增大，营养学会针对老年人又增加了4条膳食指南。

（1）食物要粗细搭配，松软、易于消化吸收：老年人消化器官功能减退，咀嚼和胃肠蠕动功能减弱，松软和易于消化的食物更易于老年人接受，如馒头、面包、各种汤粥、馄饨、软烂的面条等主食；切碎、烹制软烂的蔬菜；蛋羹、牛奶、豆腐和各种剁碎的瘦肉等都非常适合老年人食用。

（2）合理安排饮食，提高生活质量：为老年人营造良好的进餐氛围，创造与家人、朋友共同进餐的环境。让他们在进食过程中心情愉悦，可起到增进食欲、促进消化的效果。

（3）重视预防营养不良和贫血：受生理、心理以及疾病的影响，老年人容易因摄入食物不足而发生营养不良和贫血。2002 年中国军民营养与健康状况调查结果显示，在 60 岁以上的老年人中低体重（BMI < 18.5）发生率为 17.6%，是 45～59 岁人群的 2 倍；贫血患病率为 25.6%，明显高于中年人。营养不良和贫血可导致抵抗力降低，增加感染几率，严重影响老年人健康状况，应予以足够重视。

（4）多做户外活动，维持标准体重：老年人适当增加户外活动，接受紫外线照射，有利于体内维生素 D 的合成、延缓骨钙流失；运动增加能量消耗，利于体重控制；通过运动结交朋友，有助于心理健康调节。

（吴东波）

第二节　老年患者的肠外肠内营养支持

亚太地区对老年人的定义为 ≥ 60 岁，按此标准，我国 2001 年已进入老龄化社会，到 2006 年底，全国 ≥ 60 岁的老年人口数为 1.49 亿，占总人口比重的 11.3%，占全球老年人口的 21.4%，居世界首位，并以每年 3.2% 的速度增长。随着社会老龄化的发展，老年住院患者将逐渐增多，2008 年卫生部北京医院住院患者中老年人占 36.8%（按照 WHO 标准 ≥ 65 岁）。老年外科患者术后并发症的发生率和围术期死亡率明显高于年轻人，尤其是老年急诊手术病人。其原因主要是老年人生理储备功能不足和应激能力下降，以及伴有的各种急、慢性疾病。而与之关系最为密切的是老年人营养不良所致的贫血、免疫功能降低，使手术、创伤或感染后引起多器官功能障碍综合征的危险性明显增加。

老年人营养不良可以是原发性或继发性的。原发性营养不良多为进食不足所致，继发性营养不良多为器质性疾病导致能量和蛋白质消耗增加并摄入不足所致。临床上，老年患者的营养不良较为常见，但文献报告发生率有差别，一项国外研究显示：老年人营养不良的发生率为15%，老年病人的发生率为62%，需要护理的老年住院病人的发生率为85%；Hill 等报告老年住院患者营养不良者为45%～50%；于康等用微型营养评估（MNA）方法筛查老年患者，结果外科老年住院患者营养不良率为41.6%；孙建琴等报道上海老年住院患者营养不良率20.3%，90 岁以上患者是 60 岁组的 1.75 倍。营导致老年人营养不良的原因较多，如胃肠功能下降、伴随的慢性疾病、孤独、食欲降低、牙齿功能不佳、药物性因素（药物对营养吸收和利用的影响）、认知功能减退以及医源性原因等，其中器官功能减退和代谢能力下降是主要因素，伴随疾病尤其是消化道疾病，更会加重营养不良。

一、老年人器官功能的特点

随着年龄的增长，老年人主要器官工作尤其是储备功能下降或丧失，在分子生物学上表现为基因表达和基因调节能力下降或失去平衡，从而使机体代谢能力发生改变，细胞变形和功能减退，导致机体各系统器官功能下降。

（一）心脏功能

老年人心肌细胞内脂褐质沉积，心脏萎缩、心内膜增厚硬化、瓣膜变硬增厚；冠脉血管内膜增厚、管腔狭窄，大动脉内膜变厚，脂质钙量增加，弹性减退和顺应性下降；心肌弹性和胶原组织增生，脂肪浸润硬化，传导系统呈退行变。因此老年人易患各类心脏疾病，如冠心病、心肌梗死、高血压、心律失常等。在严重感染、手术创伤等诱因下，容易导致心脏功能异常，Goldman 的研究发现，年龄大于 70 岁，围术期心脏原因死亡危险增加 10 倍，老年患者若接受急诊手术，心脏并发症增加 4 倍。

（二）肺功能

随着年龄增长，大多数老年人不同程度的伴有慢性阻塞性肺部疾患（COPD），由于胸廓活动受限，呼吸肌脂肪增加，导致气道收缩率下降，小气道管壁狭窄（周围组织衰退、弹性纤维减弱）。同时合并呼吸道黏膜萎缩、纤毛功能下降、咳嗽反射减弱，分泌物易潴留。肺容量在老年病人平均每平方米体表面积每年减少4.5ml，70 岁老年人的肺活量与青年人相比减少25%。营养不良会导致呼吸肌变薄，肌力下降，也是影响肺功能的重要原因。

（三）肝脏和胃肠道功能

老年人肝细胞数相对减少，功能易发生异常，尤其是合并慢性肝病（如乙肝）的老年人，肝脏的代偿功能进一步降低，严重感染和创伤后，易导致肝脏功能异常，进而影响营养素的代谢和加重营养不良。老年人的胃肠运动功能减退，蠕动少而且力量弱，各种消化酶分泌减少，直接导致消化功能下降。创伤后的肠黏膜屏障损害，会影响营养素的消化吸收，而且容易导致细菌和毒素移位，从而引发或加重感染。

（四）肾脏功能

肾脏重量随年龄增加而减轻，其中肾窦内脂肪增加和间质内纤维增生，替代部分肾实质。85 岁时肾单位减少原有的 30%～40%；肾血流量 40 岁以后每年减少 10%，90 岁比 20 岁大约减少 53%；肾浓缩功能降低，表现为青年人尿比重高值为 1.032，80 岁降至 1.024。总体而言，对于 60 岁以上的老年人，其肾功能已趋于减退，70 岁以上的肾功能较青年人减低 60% 左右。创伤本身和创伤后大量的药物应用，都会加重肾脏负担，严重者会导致肾衰竭。

（五）免疫功能

随着年龄增长，淋巴细胞总数减少，但 B 淋巴细胞相对增加，T 淋巴细胞减少明显。全身淋巴结中的淋巴细胞和淋巴滤泡均减少，仅为中青年的 50% 左右。由于免疫细胞和 T、B 淋巴细胞的功能变化，使免疫监测作用降低，以致老年人的恶性疾病发病率增加；淋巴组织内部的功能紊乱，也使抗原激发的反应不能抑制，可能导致淋巴系统恶性肿瘤。感染和严重创伤带来的免疫抑制，加重了老年人的免疫损伤，导致并发症的发生率增加。

二、老年人的营养代谢特点

（一）能量代谢

老年人肌肉组织和机体细胞总数量的减少，$Na^+ - K^+ - ATP$ 酶活性的下降，线粒体膜通透性的降低，导致基础代谢下降。文献报道：46 岁以后，每十年每公斤理想体重所需的能量下降 3%~5%。Batimore 等研究显示：20~30 岁平均基础热量为 11 300kJ/d，75~79 岁平均基础热量为 8 790kJ/d，基础代谢率下降三分之一。但老年人由于葡萄糖代谢和脂肪代谢能力的降低，导致维持其体细胞群所需的能量增加，年轻女性每增加 1kg 体重需要 7 500cal，而营养不良的老年人则需要 8 856~22 626cal（kcal×4.184 = kJ）。

老年人总热能摄入一般比年轻人下降 20%~30%。Brunov 等报道，老年人膳食营养能量在 104.6~125.5kJ/（kg/d）时，其发病率和病死率比小于 104.6kJ/（kg/d）或大于 125.5kJ/（kg/d）时明显要低；如能量增至 167kJ/（kg/d）[40kcal/（kg/d）]以上时，氮平衡增加亦不显著。目前尚无大样本的关于老年患者能量需求的研究报道，对于老年患者，能量的需求除生理需要量外，尚应考虑感染、创伤等应激因素，如无并发症大手术 BEE 增加 5%~10%，多发性创伤或合并有感染性并发症增加 20%~30%，大面积烧伤增加 40%~100%。目前的共识为，老年患者每日能量摄入一般为 84~126kJ/kg（20~30kcal/kg）。笔者的研究证实，对于中等创伤后老年外科患者，低热量（<20kcal/kg/d）的营养支持更符合其代谢特点，有利于应激反应的恢复，减少感染并发症的发生，缩短住院时间。

（二）碳水化合物的代谢

老年人葡萄糖的代谢率和耐受性随着年龄的增长而下降，其原因包括：

（1）胰岛素释放减少和释放高峰后移，胰岛素受体数目和活性降低，这与胰岛素样生长因子 – 1（IGF – 1）水平的降低有关。

（2）肝糖原分解增强，外周组织对胰岛素的敏感性降低。

（3）机体细胞总量减少，葡萄糖的氧化能力下降，表现为：空腹血糖可在正常范围，但餐后血糖却明显增高。糖浓度过高易导致老年人发生渗透性利尿、高渗性脱水，以致高糖、高渗、非酮性昏迷。对老年患者的营养支持来说，应适当减少葡萄糖的供给，一般为 2~4g/kg，提供所需非蛋白热量的 50%~60%，宜从低浓度开始逐渐增加，并且应密切监测血糖水平。

果糖是一种左旋六碳糖，可在无胰岛素参与的情况下直接转化为糖原。适合于患有糖尿病和糖耐量异常的老年病人。有一项在 2004 年的 RCT 研究结果显示：老年外科病人术后输注果糖（50g/d）对机体血糖和胰岛功能的影响明显小于同浓度的葡萄糖，应用小剂量果糖有益于老年患者的康复。肠内营养时应考虑使用含有纤维及果胶的摄入，膳食纤维有利于促进或刺激肠道蠕动、解毒及吸附和降低胆固醇等，但过量影响钙、磷、镁等矿物质的吸收。一般膳食纤维每日供给 10~20g。

（三）脂肪代谢

脂肪乳是重要的营养物质，除为机体提供高效的能量外，还是必需脂肪酸的来源，此外还有携带脂溶性维生素的作用。2001 年美国胃肠病学会（AGA）对肠外营养（PN）进行了系统评价，总结了 41 个随机对照研究，重点对比含脂肪乳的 PN 与不含脂肪乳的 PN，研究对象是围术期的患者，结果发现使用含脂肪乳的 PN 可显著降低术后并发症。临床上常用的脂肪乳有长链和中/长链两大类，从减少肝功能损害和快速代谢的角度考虑，后者明显优势。鱼油脂肪乳的主要成分 $\omega-3$ 脂肪酸，可减少过度炎症反应和免疫抑制；橄榄油脂肪乳富含单不饱和脂肪酸和天然维生素 E，可明显减轻创伤后的脂质过氧化反应，保护肝功能。

老年人体内脂蛋白酶和核蛋白脂肪酶的水平及活性下降，使脂肪分解代谢和脂肪廓清能力降低，过量的脂肪供给，可使体内低密度脂蛋白及胆固醇水平升高，多余的脂肪在组织及血管中沉积，导致高脂血症和血管粥样硬化。因此，老年患者的脂肪供给要适度，在营养支持期间应定期监测血脂，根据血脂水平调整用量，脂肪供热占每日总热量供给的 30%~40%。一般而言，每日 1~1.5g/kg 可以满足对热量和必需脂肪酸的需求。

（四）蛋白质代谢

老年人胃肠道发生退行性变，功能降低，使蛋白质的消化、吸收和利用均明显低于年轻人。创伤后的老年患者蛋白质分解代谢增强，而合成代谢减弱，易发生负氮平衡。老年人血中氨基酸的模式发生变化，必需氨基酸的含量下降，聚合胶原上升。一般老年人蛋白质摄人应为每天 0.8~1.2g/kg，如合并严重感染、创伤等应激情况，尤其是有大量的引流液丢失，而且肝肾功能基本正常，可适当增加蛋白质的摄入。肠内营养时，高生物效价蛋白质应占总供给量 50%（奶蛋白、卵蛋白、瘦肉蛋白等），可提供生命过程所需的全部氨基酸。

（五）维生素、矿物质和微量元素的代谢

维生素为某些酶的主要成分，而大多数维生素不能在人体内合成，须依靠食物供给。老年人胃肠和肝肾功能逐渐减退、进食量减少和饮食习惯改变，均可造成维生素的摄入量及利用不足，出现维生素缺乏。维生素缺乏的主要表现为厌食、疲劳及皮肤、口、头发变化等，与老年人中常见的一些生理或病理变化很难区别。维生素 D 缺乏在老年患者较为常见，表现为骨痛和骨质疏松等。老年患者易发生维生素缺乏，营养支持时应特别注意补充。

老年人矿物质和微量元素的代谢也明显有别于年轻人，老年门诊和老年住院患者低钠血症的发生率分别为 7% 和 11.3%，其中医源性原因占 73%，主要是输液和药物的不当使用。引起低钠血症最常见的药物：利尿剂、氯丙嗪、氟西汀、盐酸阿密曲替林、硫酸长春碱和环磷酰胺等。Sunderam 等的研究发现，发生低钠血症的老年外科患者的死亡率比对照组高 2 倍。Snyder 等回顾分析 15 148 例老年住院病人，高钠血症的发生率为 1%，血浆钠的平均浓度为 154mmol/L，发生高钠血症的老年外科患者的死亡率比对照组高 7 倍。低钠血症和高钠血症引起细胞容量的改变，造成脑组织的肿胀和皱缩，在老年患者易出现精神症状，从轻微精神错乱到昏迷，而且恢复缓慢，并且在临床上钠离子水平已纠正在正常范围，其精神症状仍将持续一段时间。另外原发性高血压的老年患者对食盐负荷引起的升压反应随年龄增长而增强，且水钠潴留加重心肾负担。

老年患者易发生药物性高钾血症，易引起高血钾的药物包括：钾补充剂、盐的替代物、保钾利尿剂、非类固醇抗炎药物、血管紧张素转化酶抑制剂、β-受体阻断剂、肝素、过量洋地黄和硫酸钾氧苄酰胺等。手术、创伤或其他原因引起的组织破坏，也能引起血钾明显升高。老年患者也易发生低钾血症，如服用洋地黄和处于创伤诱导的儿茶酚氨应激释放状态等情况，低血钾可诱发快速型心律失常。

有研究发现，术后老年危重患者中超过 52.8% 伴有低磷、低镁、低钙，严重低磷可影响维生素和酶的活性，以及红细胞功能下降，携氧能力降低，产生低氧血症等。此外，微量元素铬和镁具有防止脂代谢失常和动脉粥样硬化作用，临场营养是应注意补充。一般说来，营养支持尤其是肠外营养支持持续 7~10 天后，应适量补充矿物质和微量元素。

（六）影响老年人营养代谢的其他因素

老年患者常合并有其他多种疾病，在 60~69 岁的老年病人中，合并有其他疾病的占 44%；75 岁以上的老年人中，合并有其他疾病占 65%。这些老年病人常服用多种药物，这些药物对营养代谢的影响是医源性营养不良的原因之一。

三、老年患者的营养支持策略

对于评估有中、重度营养不良的老年患者，先维持机体内环境的稳定，然后再选择的合适的营养支持。有诸多证据表明，合理的营养支持能改善营养状况，维护脏器、组织和免疫功能，促进脏器组织的修复，提高对手术的耐受能力，减少并发症、缩短住院时间和节省医疗费用。

对于没有营养风险的患者，不加选择的给予营养支持（尤其是肠外营养），可增加其并发症（如感染性并发症）和住院时间。2002 年欧洲肠外肠内营养学会（ESPEN）发表了一种新的营养评定工具"营养风险筛查"（nutrition risk screening，NRS），用以反映营养风险的核心指标来源于 128 个 RCT，通过对这些 RCT 进行系统评价发现，采用这些指标进行营养评定且达到营养风险标准的患者，其使用营养支持后的临床结局好于未达到营养风险标准的患者。2002 年以后发表的一个多中心临床研究（有 212 个中心参加）表明，NRS 在预测营养风险和患者对营养治疗的反应方面，具有其他工具所不可比拟的优势。蒋朱明等率先在国内 13 个大城市的大医院内外科 6 个专业开展营养风险筛查，入组患者 15 089 例，其中顺应性达 99.2%，总营养不足率 12.0%，营养风险率 35.5%，与国外同期研究结果相近。因此，中华医学会肠外肠内营养学分会（CSPEN）推荐"NRS"为住院病人营养不良风险评定的首选工具，将 NRS2002 评分 ≥3 分作为应用营养支持的标准，现有的国内外的研究显示，NRS 同样适合于老年住院患者。

微型营养评定（MNA）是一种联合的营养状况筛查方法和评定工具，在欧洲和美洲常用来监测老年患者，尤其是社区老人营养不良的状况和出现营养不良的风险。MNA 内容包括了影响老年人营养状态的生理、精神因素，还有饮食调查问卷，所以对于老年人中屡弱的群体，MNA 易于筛查出现营养不良情况的风险。MNA 的预测效度可以通过其与不良健康结局，社会功能，死亡率和就诊率的关联程度来进行评估。在一组对老年人用 MNA 的筛查营养风险的随机试验中，那些经口给予营养的患者体重增加，但是握力没有随之增加，在一所疗养院另一个相似的随机实验（样本较小）中，干预组饮食增加但是生理功能和临床结局未见报道。MNA 筛评可靠性较好，不到 10 分钟就可以完成，并且在大样本研究可行性较高。因此，欧洲肠外肠内营养学会也推荐使用 MNA 的方法作为老年患者营养状况的筛查工具。

老年患者在接受营养支持前，应纠正低血容量以及酸中毒、低钠、低钾等水、电解质及酸碱平衡紊乱等情况，将各器官功能调理到较稳定状态。根据年龄、营养风险、是否禁食、原发病及同一疾病的不同病程、引流量和是否伴随其他心、肺、肾疾病，选择合适的营养支持途径、适量的热量和营养物质，制订个体化营养支持方案。肠内营养是有胃肠道功能老年患者首选的营养支持手段，只有肠道不能耐受或无法进行肠内营养时，才考虑选用肠外营养。纠正老年患者的营养不良不能操之过急，尤其是严重营养不良时，应循序渐进，如先给所需营养量的半量，再逐渐增加至全量。在营养支持过程中，应随时监测，评价营养支持效果及重要脏器的功能状态，及时调整营养支持方案。

对于不可治愈、无存活希望、临终和不可逆转的昏迷，或是需急诊手术的术前老年患者，不宜进行任何营养支持。

老年患者肠内营养支持的适用证、禁忌证和成年人基本相同。标准的整蛋白配方适合大部分患者的需要，氨基酸和短肽类的肠内营养制剂适合胃肠功能不全（如胰腺炎等）老年患者。由于老年患者乳糖酶的分泌量减少，易出现乳糖不耐受，造成腹泻，应选择不含乳糖的制剂；脂肪种类上，应尽量减少饱和脂肪酸的摄入量，以免增加机体的过氧化或促进动脉粥样硬化的发生。对于存在营养风险的患者，大手术前应给予 10~14 天营养支持；肠内营养无法满足老年患者能量需要（小于60%）时，应考虑联合应用 PN。

ESPEN 关于老年患者肠内营养指南中认为，营养不良或者有营养不良风险的老年患者有首选肠内营养，推荐经口营养摄入来增加患者的能量、蛋白和微量营养素，维持和改善营养状况，以增加营养不良或者有营养不良风险的患者的生存率，特别是孱弱的患者、髋部骨折和骨科术后患者。管饲对孱弱的老年患者是有益的，只要他们的基本状况稳定（不处于疾病的终末期）。严重神经性吞咽困难的老年患者推荐肠内营养来保证营养的供给，并且维持和改善其营养状况，并应尽早实施，肠内营养应配合强化吞咽治疗直至患者经口获得正常饮食成为可能。肠内营养在抑郁症的患者中推荐应用，以便于度过严重的厌食症和缺乏兴趣时期，经口营养摄入和管饲都可以改善痴呆患者的营养状态；在早期中度的痴呆患者，经口摄入配合偶尔的管饲有助于保证足够的能量和营养供应，可以预防患者发展为营养不良；在那些终末期痴呆患者，管饲不推荐。吞咽困难的患者用管饲预防误吸性肺炎未得到证实，经口摄食，尤其是经口高蛋白摄食，可以减少发展为应激性溃疡的风险。肠内营养推荐应用并可以加快应激性溃疡的恢复。研究显示在老年管饲患者中添加膳食纤维有助于肠功能的维护，经口摄入方面无相关研究证实。

各种途径的管饲方法，是老年患者有效实施肠内营养的保障。鼻胃管适用于接受肠内营养时间少于 2~3 周的患者；管饲时，头部抬高 30°~45°可以减少吸入性肺炎的发生。接受腹部手术且术后需要较长时间肠内营养的患者，建议术中放置空肠造瘘管。当施行了近端胃肠道的吻合后，通过放置在吻合口远端的空肠营养管进行肠内营养。非腹部手术患者，若需要接受大于 2~3 周的肠内营养，如严重头部外伤患者，首选内镜下胃造口术（PEG）作为管饲途径，老年患者管饲可以在 PEG 放置 3 小时后开始。

目前肠外营养的主要适应证包括：①胃肠功能严重障碍，如：短肠综合征、肠瘘、各种原因的肠梗阻、重症胰腺炎早期，腹腔严重感染等；②胃肠功能正常或基本正常，但肠内营养输注困难，或营养素供给不足；③进食不足，不愿接受管饲的患者。中华医学会肠外肠内营养学分会（CSPEN）推荐使用"拇指法则"计算患者每日能量需求，即每日非蛋白热量需要量给 105～126kJ/（kg/d），其中脂肪供热 25%～50%，氮热比为 1∶100～1∶150；肠外营养的输注模式推荐"全合一"（all in one），即把每日患者所需要的各种营养素，包括氨基酸、葡萄糖、脂肪乳、维生素（水溶性和脂溶性）、微量元素、水和矿物质等，按照一定混合顺序，在符合要求的超净配液中心，配制成肠外营养混合液，也可使用工业化生成的"多腔袋"肠外营养混合液。老年患者的肠外营养输注途径首选经肘静脉中心静脉置管（PICC），短期（少于 5 天）的低热量肠外营养液，也可经外周静脉给予，中心静脉导管使用建议不超过 30 天。配制好的肠外营养混合液或混合后的"多腔袋"建议在 24 小时内均匀输注，静脉输液泵是推荐的控制输注速度的方法。

ESPEN 关于老年患者肠外营养指南中认为，肠外营养适用于任何年龄；能为通过肠内途径不能满足其营养需求的患者提供充足的营养；老年患者不能经口或肠内途径给予营养 3 天以上，或者是在肠内营养不能提供充足的能量超过 7～10 天时，就应该给予肠外营养；通过药物镇静或者物理制动的方法来实施肠外营养是不可取的；对营养不良的老年患者，肠外营养是有效的，但是老年患者还是提倡优先肠内营养或者是经口给予营养支持；无论住院或家庭治疗，肠外营养的指征在老年患者和在年轻患者相同。老年创伤后患者发生的胰岛素抵抗，可导致葡萄糖利用率降低和高血糖，并损害心脏、肾脏功能，此类患者可在肠外营养处方中适量增加脂肪比例；要重视肠外营养中维生素、微量元素和矿物质等的补充。老年患者营养支持对受损体细胞的恢复效果比年轻人要差，但脂肪乳剂的氧化能力与年龄无负相关。通过周围静脉输注的营养液渗透压不应高于 850mOsm/L，周围静脉途径输液可以用来缓解轻到中度脱水但不能满足其对其他营养物质的需要。肠外营养能改善老年患者的营养状况，积极的物理康复对肌力的恢复是必需的；肠外营养能降低老年患者和中年患者的死亡率和并发症发生率。没有关于肠外营养是否能降低老年患者住院时间的研究；关于肠外营养是否能改善老年患者的生活质量亦没有相关的数据，但是肠外营养对老年患者的影响并年轻患者并无大的差别。老年患者肠外营养相对于其他年龄段患者的肠外营养没有特别的并发症，但是由并存疾病引发的并发症会增多。

老年患者的营养支持过程中，应注重发挥特殊营养素的代谢调理作用。如谷氨酰胺、ω-3 脂肪酸、精氨酸和生长激素等，无论是肠外营养还是肠内营养，应根据老年患者的营养状况、病情变化、器官功能等，适时、适量添加特殊营养素，目的是进一步减少并发症，改善预后。

（吴东波）

第四章

老年循环系统疾病

第一节　心脏血管形态与生理的老化改变

随着年龄的增长，老年人循环系统发生一系列形态结构与生理变化。尽管这些变化与人体对心脏的代谢要求是相适应的，但它在老年心血管疾病的发生与发展中起重要作用。了解老年心血管系统老化的特点，有利于疾病的正确诊断和治疗。

一、老年循环系统形态学特点

（一）心脏形态解剖学变化

1. **心腔**　心脏的几何形态随增龄而变化，表现为老年人心底与心尖的距离缩短。老年人左右心室容积在收缩期和舒张期均有轻度缩小，伴左房扩大20%。此外，20%老年人卵圆孔仍然处于一种潜在性开放状态，栓子穿过该孔发生栓塞的几率比预想的要多，而且可引起梗死。

2. **心内膜与心瓣膜**　由于心内膜与心瓣膜长期受到血流的冲击及以往的感染与免疫反应等因素的影响，其胶原纤维和弹力纤维随增龄而增生，一方面使心内膜呈弥漫而不均匀的增厚，出现一层灰白色物质，使左心室舒张功能受限；另一方面，使心瓣膜特别是游离缘增厚，瓣叶钙化及瓣环扩大和钙化，有时呈锯齿状，这些变化可导致轻度的瓣反流。这种增龄性瓣膜反流量少，一般不产生明显的血流动力学改变，见于大多数高龄健康老年人。二尖瓣环与房室束关系密切，二尖瓣环钙化可引起房室传导阻滞。

3. **心肌组织**　通常多数脏器随年龄的增长而呈萎缩性改变，但心脏则相反呈现肥大性改变，心脏重量增加，其形成原因主要是心肌细胞的体积增加而不是心肌细胞数目增多。有学者研究了从新生儿至109岁共7 112例尸检心脏，发现90岁以前随生理性血压升高而心脏重量增加，大约30岁后男性每年增加1g，女性增加1.5g，平均心脏重量分别为400g和350g；90岁以后，随着血压下降而心脏重量减轻。超声心动图检查提示70～79岁的健康老年人左室后壁厚度较20～29岁者增加25%，室间隔也随年龄的增长而增厚，有时酷似肥厚性心肌病，而心外侧壁则无增龄性变化，即使年龄大于80岁，其厚度没有超过正常上限。心肌细胞老化的典型表现是脂褐素（老化色素）沉积，其位于细胞核的两极，一般从45岁开始逐年增多，可使衰老的心肌颜色变深呈棕色。现已证明脂褐素沉积是线粒体破坏所致，可引起细胞内蛋白质合成障碍，从而减少心肌细胞内收缩蛋白的补充。老年人心肌细胞由于糖原合成与分解异常，细胞质网中常出现嗜碱性变性物质。

老年心肌间质容易发生结缔组织增生、脂肪浸润及淀粉样变等改变。正常心脏结缔组织占 20% ~30%，随着年龄增长，心肌之间的胶原纤维和弹性纤维增生。脂肪浸润可发生于老年心脏任何部位，尤以右心房、右心室明显，几乎波及心脏全层；房中隔的脂肪浸润可累及传导系统，产生房室传导阻滞。在老年心脏中，淀粉样变发生率可高达 40% ~70%，百岁以上老年人几乎 100% 都有，主要累及心房肌层、心室肌层、传导系统，冠状动脉亦可受累。灶性淀粉样变意义不大，广泛的沉积则可引起房颤、传导阻滞及心衰。现已从心脏淀粉样物质中分离出一种不同于原发或继发性淀粉样变免疫特性的蛋白质（称 Asca 蛋白），易与地高辛结合，可能是老年人对地高辛敏感性增加的原因之一。由于血流动力学影响，老年人冠状动脉迂曲和扩张。随着年龄增长，冠状动脉粥样硬化逐渐明显，平滑肌变性、脂质沉着、管腔变窄，个别小分支可出现阻塞现象。70 岁以上老年人心肌中的中、小动脉或微动脉内膜肥厚，而且部分内膜经常向腔内突出形成"垫样损伤"，容易使血小板黏附在血管壁上形成血栓，可促使心肌梗死和不稳定性心绞痛的发生。

心脏传导系统随年龄的增长而表现为细胞成分减少、纤维组织增多、脂肪浸润。40 岁前窦房结起搏细胞占 70%，以后逐渐减少，到 70 岁后起搏细胞减少到 10% ~30%。胶原纤维、网状纤维、弹力纤维随年龄的增长而增加，占据窦房结的大部分。窦房结的老化妨碍了激动的形成和传导，是老年人产生病态窦房结综合征的重要原因。窦房结的细胞成分由 50 岁前的 85% 下降到 70 岁的 50%，房室束的细胞成分由 10~19 岁的 57% 降低到 70~79 岁的 43%，而纤维成分由 50 岁前的 7% ~8% 增加到 70 岁的 30%，脂肪组织在 20 岁左右出现，以后逐渐增多。房室结的老化和房室瓣环钙化使房室束和左束支起始部扭曲，使老年人容易发生房室传导阻滞。心脏纤维支架包括中央纤维体、室间隔膜部及顶部、二尖瓣环、主动脉瓣环、主动脉瓣下心内膜等六部位的结缔组织，其中任何一处发生纤维化或钙化，均可引起各类室内传导阻滞。室内传导系统与心脏纤维支架间的纤维化、钙化及退行性变，引起心脏传导障碍，称为原发性传导束退化症。

4. 心外膜与心包　心包的弹性纤维随年龄的增长而增生，使心包增厚与变硬，导致左室舒张期顺应性降低。心外膜下脂肪随年龄的增长而增多，尤其是大血管根部、左心室及房室沟等部位，从而增加了心脏负担。

（二）血管形态学变化

1. 动脉　随着年龄增长，主动脉胶原纤维增生和弹性纤维减少、断裂或变性，使主动脉壁僵硬度增加。一方面表现为主动脉扩张性减退和主动脉脉搏波传递速度增快（由 5 岁的 4.1m/s 增至 65 岁的 10.5m/s）；另一方面表现在主动脉容积增大，管壁增厚，长度延长，屈曲和下垂及主动脉根部右移。80 岁老年人主动脉容积较年轻人增加 4 倍。主动脉壁增厚以内膜增厚明显，40 岁为 0.25mm，70 岁后可超过 0.5mm，中膜也有轻度增厚。外周动脉随年龄的增长而平滑肌减少，胶原纤维增生，弹性纤维减少，钙盐沉着及内膜增厚。由年龄的增长引起的动脉老化与动脉粥样硬化既有区别又有联系。理论上，生理性动脉老化的特点是全层的弥漫性和连续性地进展，管腔扩大。动脉粥样硬化是以内膜病变为主，局灶性细胞、纤维增殖性肥厚，通常伴有脂质和钙盐沉着，如病情恶化则形成血栓、出血和溃疡等病变，其特点是主要病变在内膜，呈局灶性和阶段性进展，管腔变窄。但实际上两者往往难以严格区分，因为动脉的老化，特别是内膜改变，为动脉粥样硬化的形成提供了条件，可以讲"老化招来了硬化"，动脉粥样硬化的发生又加速了血管的老化。

2. 静脉　静脉增龄性变化有管壁胶原纤维增生、弹性降低，管腔扩大，内膜增厚，静脉瓣萎缩或增厚，因此老年人容易发生静脉曲张。一般浅静脉可有轻度硬化，极少有脂质沉着或钙化，深静脉则不发生硬化。

3. 毛细血管　随着年龄的增长，毛细血管内皮细胞减少，基底膜增厚，弹性降低，脆性增加。单位面积内有功能的毛细血管数目减少。

二、老年循环系统生理学特点

(一) 心脏生理学变化

1. 窦房结功能减退　老年人窦房结自律性降低，表现在最大心率和固有心率（交感和副交感神经封闭后的心率）随年龄的增长而降低（表4－1），窦房结恢复时间随年龄的增长而延长。窦房结自律性降低，减弱了对心脏其他节律点的控制，因而容易发生心律失常。

表4－1　年龄与心率的关系

心率（次/分）	30岁	40岁	50岁	60岁	70岁	80岁
固有心率	100	95	90	84	79	74
最大心率	190	182	174	164	155	146
静息心率	76	72	68	66	62	59
最大心率与固有心率之差	90	87	84	80	76	72
固有心率与静息心率之差	24	23	22	18	17	15

老年人房性心律失常较常见，可能与心房扩大、心房肌纤维化及淀粉样变有关。窦房结的老化，也可使冲动在窦房结内传导速度延缓。随着年龄增长，静息心率轻度降低，而最大运动心率明显减慢，固有心率与静息心率之差（反映迷走神经张力）和固有心率与最大心率之差（反映交感神经张力）均随年龄的增长而减少，提示老年人窦房结对迷走神经和交感神经的敏感性降低。老年人活动时心率增加较年轻人少，其恢复时间也延长。此外，心脏其他传导组织的老化可使冲动传导速度减慢，表现为 P－R 间期和 QRS 波时间随年龄的增长而轻度延长。

2. 收缩功能降低　老年人由于心肌 ATP 酶活性降低、心肌细胞线粒体老化，使收缩蛋白合成减少以及心脏收缩和舒张时由肌质网释放和摄取钙离子的速度缓慢，引起心室收缩力随年龄的增长而降低（每年降低 1%），表现在左室射血期缩短，射血前期延长。

3. 舒张功能受损　老年人心肌肥厚、心肌间质纤维化、淀粉样变、脂肪浸润及心包增厚等变化，使心肌紧张度增加，顺应性降低，心室舒张不充分，导致舒张早期被动充盈速率减慢，老年人较中年人降低 50%。但是，老年人通过加强左房收缩（常可听到第四心音），使舒张末期主动充盈代偿性增加 46%，因此老年人峰充盈率降低和峰充盈时间较中青年人延长，提示舒张功能减退。左心房代偿性收缩是老年人左心房轻度增大的原因。如老年人发生心房纤颤时，因丧失心房收缩作用，心率增快时可引起心衰。老年人静息时左心室充盈压（肺毛细血管楔压和左心房压）并不高，但运动时则升高。与中青年人相比，老年人运动时心率增加幅度较心输出量要小，遵循 Frank－Starling 效应，在较低心率时老年人是以增加心室充盈压来维持一定的输出量，这是克服心室顺应性降低来增加心输出量的重要方式，但心室充盈压升高又是引起老年人运动中发生呼吸困难的主要原因之一。

4. 泵血功能下降 老化对收缩和舒张功能的影响，最终表现为泵血功能减退。例如静息和运动时心搏量随年龄的增长而降低，中年后每年减少 0.7%。由于心搏量和心率降低，静息心输出量（心搏量×心率）也随增龄而下降（每年降低 1%），中青年人静息心输出量约 5L/min，体力活动时最大心输出量高达 25～30L/min，而老年人最大心输出量仅为 17～20L/min。心输出量减少直接影响冠脉血流量，老年人冠脉最大流量较中青年人低 35%。中年后心脏指数（心输出量/体表面积）每年降低 0.8%。老年人因心室舒张容积缩小，静息射血分数（心搏量/心室舒张末期容积）并不降低，但运动时射血分数低于中青年人。由于老年人心搏量、心输出量、心脏指数及射血分数等降低，对外界适应能力减弱，在各种应激时容易发生心衰和心肌缺血。

5. 血压的变化 由于老化使主动脉弹性储备作用降低，静息血压随增龄而升高，以收缩压明显，但到 80～90 岁后收缩压才稳定，60 岁后舒张压有下降趋势，因而老年人表现为收缩压升高和脉压增大。老年人运动时收缩压升高比中青年人明显，且恢复时间延长，而舒张压无差异。体内调节血压的因素很多，主动脉弓和颈动脉窦压力感受器调节的压力反射是最主要的瞬间调节反射。当血压降低时，压力感受器发放冲动减少，反射性地抑制迷走神经，兴奋交感神经，通过增加心率，收缩动静脉，使血压回升。老年人由于主动脉弓和颈动脉窦易发生动脉粥样硬化，其压力感受器的敏感性降低，对突然体位变化，就失去立即的、精确的调节，使老年人容易发生直立性低血压，导致意识障碍或晕倒。持久的血压调节则以肾脏为主，涉及肾素－血管紧张素－醛固酮、加压素、心钠素等多因素的调节系统。老年人肾素－血管紧张素－醛固酮活性降低，这可能是血管紧张素转换酶抑制剂对老年高血压疗效差的原因。老年人血液循环中加压素升高，但其效应被肾小管对其反应性降低所抵消。心钠素通过排钠排水而发挥调节血容量作用，因老年人肾血流量和肾小球滤过率降低，排钠排水作用有限。老年人心钠素升高与肾脏对心钠素的反应性降低、清除减少和心房压力升高有关。

（二）老年血管生理学变化

1. 大动脉弹性储备作用减弱 血管是一个可伸展的系统，可将来自心脏搏动的血流变为持续的血流。这是因为主动脉和大动脉的内径大、管壁厚及富有弹性，当左心室射血时，1/3 的血液流向外周动脉，而 2/3 的血液容纳于扩张的大动脉内，左心室舒张时，扩张的大动脉弹性回缩，推动其血液继续向前流动。因此，大动脉弹性储备作用既缓解了血压过大的波动，又保证了血液在血管中继续流动。由于主动脉和大动脉老化，其弹性减退，伸展性降低，大约 20 岁后，大动脉伸展率每增长 10 岁减少 10%，因而老年人大动脉弹性储备作用降低。尽管主动脉容积扩大在一定程度上代偿了弹性储备作用的减退，但其容积扩大的程度并不与弹性储备功能的明显减退相平行。因此，左心室射血时，主动脉不能相应扩张，使左心室收缩期压力几乎不变地传至主动脉内，造成收缩压升高，而舒张期主动脉又无明显弹性回缩，舒张压不升高，使脉压增大，故老年人常表现为单纯收缩期高血压或以收缩压升高为主的高血压病。

2. 血流重新分布 由于老年人外周动脉弹性减弱，其收缩压和舒张压均升高，引起各器官局部血流阻力增加，通过血流重新分布，以适应这种高阻力状态。由于老年人心输出量减少和外周血管阻力增加，各器官血流减少，但其减少程度不一，一般心脑血流减少相对较轻，而肝肾血流减少显著。

3. 静脉压降低　老年人因静脉壁张力、弹性减退和静脉血管床扩大，静脉压随年龄的增长而降低 [20 ~ 40 岁组平均静脉压（95 ± 4.4）mmH_2O，61 ~ 70 岁组为（71 ± 4.0）mmH_2O，71 ~ 80 岁组为（59 ± 2.5）mmH_2O，81 ~ 90 岁组为（56 ± 4.4）mmH_2O，91 ~ 100 岁组为（54 ± 4.3）mmH_2O]。

4. 毛细血管代谢率下降　随着年龄增长，毛细血管基膜增厚，外膜纤维化，孔径缩小，脱饮现象减少，从而导致毛细血管代谢率下降。因此，毛细血管的老化是衰老的原因之一。在肺循环方面，除了呼吸器官增龄性变化外，肺血管的老化导致肺血氧合作用障碍，即所谓老年性缺氧。由于毛细血管老化和功能性毛细血管数目减少，老年人容易出现肌肉疲劳。尽管上述因素导致组织供氧不足，但老年人可通过血流缓慢和氧离曲线右移等方式，增加组织对氧气的摄取，以保证组织的供氧，因而老年人动静脉氧差增大。

（三）老年心血管生理指数的改变

（1）心搏量随年龄增长而递减，如按 30 岁的心搏出量为 100%，每年约按 1% 下降。Schock 曾用染料稀释方法测定心搏出量：30 岁为 100%，40 岁为 90%，60 岁为 80%，70 岁为 75%，80 岁为 65%，90 岁仅为 42%。

（2）冠脉流量与增龄呈负相关，如 60 岁时冠脉流量约相当 30 岁青年人的 65%。

（3）心肌的收缩与舒张恢复时限均延长。

（4）外周阻力随增龄而增加。

（5）心肌细胞对 O_2 的利用率逐年下降。

（6）静息时左心室功效逐年下降。

（7）心脏储备力逐年下降。

（8）心脏对颈动脉压的敏感度随增龄而增加。

（四）心脏老化的心电图改变

由于上述老年性心肌细胞的自律性、传导性等电生理特性的改变，正常老年人心电图也逐渐发生了一些不显著的、非特异性的变化。其主要变化有：

（1）P 波振幅降低，肢体导联 P 波甚至看不出，胸导联 P 波可见切迹，其中 V_1 导联多呈左房负荷型，与心房内传导阻滞有关。

（2）P - R 间期轻度延长，由于房室交界处心肌传导系统的退行性变，可出现轻度房室传导阻滞，造成 P - R 间期轻度延长。

（3）QRS 电轴左偏（左心室增厚所致），QRS 波群振幅降低，时间延长（变宽），可有切迹，与胸壁厚度增加和心室内传导功能下降等因素有关。

（4）Q - T 间期延长，但不超过青年人正常值上限。有报道老年人的 Q - T 间期随着增龄而延长。

（5）老年人 T 波低平，T 波在 Ⅱ、Ⅲ 导联几乎均直立，Ⅲ 导联呈多形性（直立、平坦、双向、倒置）。

（刘伯岩）

第二节　老年动脉粥样硬化及外周动脉疾病

一、老年动脉粥样硬化

(一) 概述

动脉粥样硬化 (atherosclerosis, AS) 是发生在大、中型动脉血管壁的一种病理过程，这种病理过程构成了一种严重威胁人类健康的疾病。老年人心脑血管病的最主要发病机制是动脉粥样硬化。动脉粥样硬化是一种进行性的过程，病程可从儿童时就开始至成年的中后期才出现临床症状。由于病理发现在动脉内膜积聚的脂质外观呈黄色粥样，因此称为动脉粥样硬化。各种动脉硬化的共同特点是动脉发生了非炎症性、退行性和增生性的病变，导致管壁增厚变硬，失去弹性和管腔缩小。动脉粥样硬化的特点是在上述病变过程中，受累动脉的病变从内膜开始，先后有多种病变合并存在，包括局部有脂质和复合糖类积聚，出血和血栓形成，纤维组织增生和钙质沉着，并有动脉中层的逐渐退化和钙化。现代细胞和分子生物学技术显示动脉粥样病变都具有平滑肌细胞增生，大量胶原纤维、弹力纤维和蛋白多糖等结缔组织基质形成，以及细胞内、外脂质积聚的特点。

(二) 分期和分类

本病发展过程可分为4期：

1. 无症状期或称隐匿期　其过程长短不一，包括从较早的病理变化开始，直到动脉粥样硬化已经形成，但尚无器官或组织受累的临床表现。

2. 缺血期　出现由于血管狭窄、器官缺血的症状。

3. 坏死期　出现由于血管内血栓形成或管腔闭塞而产生器官组织坏死的症状。

4. 纤维化期　长期缺血，器官组织纤维化和萎缩而呈现出症状。不少患者不经过坏死期而进入纤维化期，而在纤维化期的患者也可重新发生缺血期的表现。

按受累动脉部位的不同，本病有主动脉及其主要分支、冠状动脉、脑动脉、肾动脉、肠系膜动脉和四肢动脉粥样硬化等类别。

(三) 临床表现

1. 一般表现　脑力与体力衰退，触诊浅表动脉和颈动脉、桡动脉、肱动脉等可发现其增粗、变长、迂曲和变硬。

2. 主动脉粥样硬化　大多数无特异性症状。叩诊时可发现胸骨柄后主动脉浊音区增宽；主动脉瓣区第二心音亢进而带金属音调，并有收缩期杂音。收缩期血压升高，脉区增宽，桡动脉触诊可类似细脉。X线检查可见主动脉结向左上方凸出，主动脉影增宽与扭曲，有时可见片状钙质沉着阴影。主动脉粥样硬化还可形成主动脉瘤，以发生在肾动脉开口以下的腹主动脉处为最多见，其次在主动脉弓和降主动脉。

3. 冠状动脉粥样硬化　冠状动脉病变可引起胸闷、气短、心前区不适或心绞痛，严重病变时可出现心肌梗死。

4. 脑动脉粥样硬化　脑缺血可引起眩晕、头痛和晕厥等症状，脑动脉血栓形成或破裂出血时引起脑血管意外，有头痛、眩晕、呕吐、意识丧失、肢体瘫痪、偏盲或失语等表现。

脑萎缩时引起痴呆，有精神变态、行动失常、智力和记忆力减退以至性格完全变态等症状。

5. 肾动脉粥样硬化 临床上并不多见，可引起顽固性高血压，55岁以上突然发生高血压者，应考虑本病的可能。

6. 肠系膜动脉粥样硬化 可能引起消化不良、肠道张力减低、便秘和腹痛等症状。血栓形成时，有剧烈腹痛、腹胀和发热。肠壁坏死时，可引起便血、麻痹性肠梗阻和休克等症状。

7. 四肢动脉粥样硬化 以下肢较为多见，尤其是腿部动脉，由于血供障碍而引起下肢发凉、麻木和间歇性跛行，即行走时发生腓肠肌麻木、疼痛以至痉挛，休息后消失，再走时又出现；严重者可有持续性疼痛，下肢动脉尤其是足背动脉搏动减弱或消失。动脉管腔如完全闭塞时可产生坏疽。

（四）诊断

本病尚缺乏敏感而又特异性的早期实验室诊断方法。本病发展到相当程度，尤其是有器官明显病变时，诊断并不困难，但早期诊断很不容易。主动脉粥样硬化引起的主动脉变化和主动脉瘤，须与梅毒性主动脉炎和主动脉瘤以及纵隔肿瘤相鉴别；冠状动脉粥样硬化引起的心绞痛和心肌梗死，须与其他冠状动脉病变所引起者相鉴别。

（五）预后和二级预防

本病预后随病变部位、程度、血管狭窄发展速度、受累器官受损情况和有无并发症而不同。脑、心、肾的动脉病变发生了脑血管意外、心肌梗死或肾衰竭者，预后不佳。

首先应积极预防动脉粥样硬化的发生（一级预防）。如已发生，应积极治疗，防止病变发展并争取其逆转（二级预防）。已发生并发症者，及时治疗，防止其恶化，延长患者寿命（三级预防）。2006年5月，美国《Circulation》杂志发表了对冠心病和其他动脉粥样硬化血管病二级预防指南的更新版。在此，将最新版本的二级预防指南内容综合如下。

1. 吸烟

（1）目标：完全戒烟，并避免被动吸烟。

（2）措施：每次随诊时询问吸烟情况，鼓励所有的吸烟患者戒烟，了解患者戒烟的意愿，通过咨询和制订戒烟计划帮助患者戒烟。可以采用药物或参考专门的戒烟程序并进行随访，督促患者避免在家和工作场所被动吸烟。

2. 血压

（1）目标：<140/90mmHg，对糖尿病和肾病患者<130/80mmHg。

（2）措施：在强调非药物治疗改善生活方式的同时，建议初始的治疗药物为β阻滞剂和（或）血管紧张素转换酶抑制剂（ACEI），必要时加用其他药物如噻嗪类利尿剂；对有强适应证的高血压患者，建议参考《美国预防、检测、评估与治疗高血压全国第7次报告指南》（JNC 7）的治疗建议。

3. 血脂异常的处理

（1）目标：LDL-C<100mg/dL；如果甘油三酯200mg/dL，非HDL-C应<130mg/dL。

（2）措施：在强调对所有患者进行常规生活方式改善和饮食治疗的同时，推荐增加ω-3脂肪酸的摄入（鱼或药物，1g/d），在治疗高甘油三酯血症时，通常需要采用更大剂量。

4. 体力活动

（1）目标：每天 30min，每周至少 5d。

（2）措施：对所有患者，根据以往体力活动的情况和（或）运动试验决定体力活动的强度，最好每天进行 30～60min 中强度的有氧运动。鼓励每周两天进行耐力训练。对心力衰竭、ACS 或血运重建后的高危患者，应在医疗监护下进行有计划的运动。

5. 体重

（1）目标：体重指数（MBI）：18.5～24.9kg/m²；腰围：男性 <102cm，女性 <88cm。

（2）措施：每次就诊时对 MBI 和腰围进行评估，不断鼓励患者通过体力活动、控制热量摄入和正规的行为规范保持和降低体重。如果腰围超过上述范围，开始进行生活方式改善，并采取针对代谢综合征的治疗策略；最初的降低体重的目标应为基础体重的 10%，达到最初目标后，再考虑进一步降低体重。

6. 糖尿病

（1）目标：HbA1c <7%。

（2）措施：开始生活方式和药物治疗，使 HbA1c 接近正常范围；积极治疗其他危险因素（如体力活动、降低体重、控制血压、控制胆固醇等）；与社区医生和内分泌专科医生协调对患者糖尿病的治疗。

（六）治疗药物

1. 扩张血管药物 解除血管运动障碍，可用血管扩张剂。

2. 降脂药物 常用的降脂药物分为：①他汀类，以降总胆固醇和 LDL－C 为主，兼有降低甘油三酯和升高 HDL－C 的作用；②贝特类、烟酸类，以降低甘油三酯为主，兼有降低总胆固醇和 LDL－C，以及升高 HDL－C 的作用；③胆酸螯合剂、胆固醇吸收抑制剂，以上两类主要降低总胆固醇和 LDL－C。

降脂药物治疗需要个体化，治疗期间必须监测安全性。依据患者的心血管病状况和血脂水平选择药物的起始剂量，首次用药 4～8 周复查安全性指标［丙氨酸转氨酶或天门冬氨酸转氨酶和激酸肌酶（AST/ALT 和 CK）］和血脂。以后每 3～6 个月再复查上述指标，如果能达到要求，改为每 6～12 个月复查 1 次。如 AST/ALT 超过正常上限 3 倍，应暂停给药。在用药过程中应询问患者有无肌痛、肌压痛、肌无力、乏力和发热等症状，血 CK 升高超过正常上限 5 倍应停药。用药期间如有其他可能引起肌溶的急性或严重情况，如败血症、创伤、大手术、低血压和抽搐等，应暂停给药。

但是，联合降脂药物治疗必须将安全性放在第一位。宜根据药物的药代动力学特点，选择发生药物的相互作用较少的药合用，从各自的小剂量开始，严密观察不良反应，特别是肝功能损害和肌病的发生。对于老年人、肾功能不全者以及患有多系统慢性疾病患者联合用药须谨慎。

3. 抗血小板药物 抗血小板聚集和黏附的药物，可防止血栓形成，可能有助于防止血管阻塞性病变病情发展，曾用于心肌梗死后预防复发和预防脑动脉血栓栓塞，但对其疗效的评价尚有分歧。可选：①阿司匹林 0.05～0.3g，1/d，抑制血栓素 A_2（TXA_2）的生成，较少影响前列环素（PGI_2）的产生而起作用；②双嘧达莫（dipyridamole）50mg，3/d，可使血小板内环磷酸腺苷增高，抑制 Ca^{2+} 活性而起作用，可与阿司匹林合用；③磺吡酮（sul-

finpyrazone）0.2g，3/d，作用与阿司匹林类似；④噻氯匹定（ticlopidine）250mg，1～2/d，抑制血小板内 Ca^{2+} 活性，并抑制血小板之间纤维蛋白原桥的形成；⑤芬氟咪唑（fenflumizole）50mg，2/d，抑制 TXA_2 合成酶。

4. 其他 对动脉内形成血栓导致管腔狭窄或阻塞者，可用溶解血栓制剂。

尚有一些蛋白多糖制剂如硫酸软骨素 A 和 C（1.5g，3/d）、冠心舒（20mg，3/d）等，通过调整动脉壁的蛋白多糖结构而起治疗作用。

（七）手术治疗

包括对狭窄或闭塞的血管，特别是冠状动脉、主动脉、肾动脉和四肢动脉施行再通、重建或旁路移植等外科手术，以恢复动脉的供血。用带球囊或旋转刀片的心导管进行经皮血管改形术，可将突入动脉管腔的粥样物质压向动脉壁或将之切下吸出而使血管畅通；经血管腔引入高能激光束或超声束射向阻塞血管腔的粥样物质，使之汽化或震碎而再通等疗法。

二、老年外周动脉疾病

外周动脉疾病（peripheral arterial disease，PAD）是指除冠状动脉以外的其他动脉系统，主要包括颈动脉、四肢动脉和内脏动脉（内脏动脉包括胸、腹主动脉、肾动脉和肠系膜动脉等）的狭窄、闭塞或瘤样扩张疾病。这是一个范围很广的动脉系统疾病。其基础病因是动脉粥样硬化，与冠心病同属一个病因。

PAD 后果严重，包括间歇性跛行、截肢、腹主动脉瘤破裂、严重的高血压和肾衰竭，心肌梗死（MI）和脑卒中等心源性死亡的发生率也增加。同时，外周血管疾病又常与心脑血管疾病同源，相伴相随，早期制动，使大量血管平滑肌细胞萎缩并加重了肢体肌肉萎缩，致重要器官失代偿。据文献报道，21% PAD 患者同时患有心肌梗死，其中26% PAD 患者有心绞痛，15%～25% PAD 患者伴有颈动脉狭窄，年病死率 4.3%～4.9%。可使心血管病死率增加 2.5～6.0 倍。已截肢患者 1 年内病死率高达 45%。糖尿病患者的卧床概率是非糖尿病患者的 12 倍。随着老龄化社会的到来，外周动脉粥样硬化，已成为威胁老年人健康的严重危险因素，引起了老年学者的广泛关注。

（一）老年外周动脉硬化闭塞病（peripheral arterial occlusive disease，PAOD）

近 20 年，国外有关外周动脉硬化闭塞病的研究一直是流行病学研究的热点。PAOD 是指外周动脉硬化导致动脉狭窄，甚至发生闭塞，使远端组织出现相应缺血痉挛或坏死的疾病。外周动脉硬化可表现为下肢动脉、颈动脉、肾动脉、肠系膜动脉硬化等，但最常见的受累部位为腹主动脉分叉以下的动脉，即下肢动脉硬化症，表现为间歇性跛行、静息痛及坏疽等。

我国 PAOD 患病率随着年龄增长呈明显增高趋势。PAOD 的发病率各国报道不尽相同，平均在 4%～12%，50～70 岁人群患病率可达 25%～30% 左右。我国基于人口资料的 PAOD 流行病学调查尚不多。香港中文大学的 Cheng 先后报道在血管外科就诊的平均 72 岁一组患者，约 50% 为股动脉粥样硬化闭塞，其中近一半人有组织缺血坏死，女性占 67%，男性占 38%，说明老年女性 PAOD 预后比男性差。同时报道了有颈动脉粥样硬化斑块的患者中 24.5% 有 PAOD，11.1% 合并冠心病 37.3% 合并脑血管疾病。最近，我们在国内首次进行的 PAOD 现患率横断面调查显示，北京万寿路地区老年人群 PAOD 的现患率达 16.42%，与发达国家同年龄层次人口的病患率相近，说明 PAOD 在我国也是老年人常见病与多发病之一。

而且，有症状的 PAOD 是全身血管系统性动脉粥样硬化的窗口标志，目前已被列入冠心病的高危症（CHD risk equivalents）。

1. PAOD 的相关危险因素　国外很多研究均证实 PAOD 的发病率，无论男女性别如何均随着年龄的增加而增高，吸烟、高血压、糖尿病均为 PAOD 的相关危险因素。在吸烟者中 PAOD 的发病率为非吸烟者的 2~4 倍，无症状与有症状 PAOD 的危险因素有相似性，包括吸烟、高血压、糖尿病及高龄。Framingham 研究证实高胆固醇血症是间歇性跛行发生的相关危险因素。Leng 等报道甘油三酯与 PAOD 有相关性。此外，20 世纪 90 年代初很多研究表明，血浆同型半胱氨酸水平与动脉粥样硬化有无可置疑的相关性，流行病学调查也提示，高同型半胱氨酸血症是心血管疾病的独立危险因素。Gupta 报道高同型半胱氨酸血症是 PAOD 的独立危险因素，与非高同型半胱氨酸血症相比，发生 PAOD 的危险性是其 4.8 倍。

国内香港 Cheng 等报道 PAOD 危险因素与国外相同，主要有吸烟、高血压、糖尿病、高胆固醇血症、低密度脂蛋白增高、高甘油三酯血症。

2. 病理　本病主要病理改变是动脉内膜脂质沉积、内膜增厚、斑块形成，逐渐引起管壁纤维化和钙化，最后导致管腔狭窄甚至闭塞；也可因斑块内出血或其表面血栓形成而突然阻塞。闭塞部位以髂总动脉和胫前动脉常见。其缺血程度取决于闭塞部位、数目、病变发展速度及侧支循环的供血能力。如动脉主干狭窄进展较慢，侧支循环虽不能完全代偿主干的血流，一般能维持肢体功能的需要。若病变进行性加重，其侧支循环不能满足肢体供血时，表现出肢体缺血症状。当动脉管腔狭窄 70% 时，活动时表现为肢体缺血症状；管腔狭窄 90% 时，静息时也有缺血症状。

3. 临床表现

（1）主要症状：下肢动脉闭塞表现包括行走时下肢无力或活动受限，足和腿部受伤后伤口不易愈合，直立或斜躺时局限于足或腿部的静息性疼痛，甚至皮肤溃疡，足趾坏死。间歇跛行是本病的特征性表现，系因行走时受累动脉支配区供血不足而发生，肌肉呈绞轧性痛。腓肠肌和足部肌肉疼痛最常发生，多因胫前和胫后动脉闭塞所致。但下肢 PAOD 患者中仅 10%~30% 有间歇性跛行症状。大部分下肢 PAD 患者并没有可被识别的肢体缺血症状，这部分人群可被定义为无症状人群。虽然这部分患者没有典型症状，但是能够检测到动脉功能异常，发生 MI 和缺血性脑卒中的危险均明显增加。腹主动脉-髂动脉闭塞时，症状出现较晚，常表现为臀部及腰部肌肉钝痛。静息痛为病变进一步发展之表现，动脉血管接近完全闭塞，静息时表现出持续性疼痛，夜间和寒冷时加重。患者焦虑不安，失眠。严重者可因肢端肌肉和皮肤完全丧失血供而发生缺血性溃疡及坏死。受累肢体创伤可促使上述症状发生。患者患肢末端皮肤温度降低（较健康侧肢体温度降低 2~3℃），皮肤苍白、发凉，有时可出现发绀。严重者可出现皮肤变薄，汗毛缺失，肢体萎缩甚至坏疽等。

（2）体征

1）闭塞远端动脉搏动减弱或消失：下肢动脉搏动减弱或消失是本病的重要体征之一，但有 3%~13% 的正常人足背动脉搏动减弱或消失，故不能以此作为本病的依据。下肢最重要的脉搏是股动脉（腹股沟区）和胫后动脉（内踝后）。如股动脉或胫后动脉搏动显著减弱或消失，尤其双侧脉搏有差别时，提示动脉闭塞。皮肤变薄和汗毛缺失可作为慢性缺血的标志。确定患者肢体缺血程度的最可靠方法是看其能否背屈。有时静息状态下动脉搏动正常，但运动后出现跛行时，动脉搏动显著减弱或消失。

2）血管杂音：本病可在腹主动脉、髂动脉、股动脉上闻及血管杂音，出现收缩期杂音，提示动脉狭窄，连续性杂音则表明闭塞远端的舒张压很低和侧支循环不足。有时静息状态下无杂音，运动后才出现杂音。由于老年人血管杂音较多见，单纯的血管杂音诊断意义不大、、只有血管杂音伴有脉搏减弱或消失时，才有临床诊断价值。

3）肢体缺血试验：指（趾）端皮肤压迫试验，检查者用手指（掌）紧压皮肤10s，使皮下乳头血管丛的血液流向周围组织，被压迫的皮肤出现苍白。解除压迫后，在3~4s内皮肤恢复原色为正常，>5s皮肤苍白未消失者，提示动脉供血不足。

肢体位置试验：患者取平卧位，将下肢抬高45°持续3min，反复背屈踝关节。正常时足部皮肤呈淡红色，如出现苍白麻木或疼痛等症状，表示局部供血不足。然后，患者取坐位后下肢下垂，10s内患肢皮肤不能恢复正常，且出现不均匀的瘀斑，表示下肢动脉供血不足，称为肢体位置试验阳性。

美国心脏病学会和美国心脏学会（ACC/AHA）最近更新的诊疗指南强调，对高危人群及可疑病例，体检时应注意：①患者双上肢血压是否对称；②颈动脉是否存在杂音；③腹部、腰肋部和股动脉处听诊是否有杂音；④估计腹主动脉的搏动和最大直径；⑤触摸肱动脉、桡动脉、尺动脉、股动脉、腘动脉、足背动脉和胫后动脉搏动有无异常；⑥采用Allen试验判断手部血流灌注；⑦检查足部皮肤的颜色、有无破溃和溃疡；⑧远端肢体的体毛消失、营养不良和指（趾）甲肥厚等。

4. 辅助检查

（1）节段性动脉压测定：应用血压计或多普勒速度计测量胫后动脉和足背动脉收缩压，并与肱动脉收缩压比较得出踝/肱指数。由于正常下肢动脉压力>上肢动脉，故健康人踝/肱指数>1。如踝/肱指数<1，提示下肢动脉闭塞；0.5~0.9可出现间歇性跛行；<0.4则有静息疼痛。对可疑者应测定运动前后的踝/肱指数，运动前>1而运动后<1，仍然有诊断意义。在有闭塞性下肢动脉粥样硬化时，如胫后动脉收缩压>13.3kPa（100mmHg），表示代偿良好；10.7~13.3kPa（80~100mmHg），说明勉强供血；<6.67kPa（50mmHg）时，提示侧支循环不佳；<5.33kPa（4mmHg）时，常难以维持静息状态下的血液供应。

（2）超声多普勒：动脉搏动波检测和彩色超声多普勒动脉血流量和管径测值根据脉搏的幅度和波形，判断动脉的血流情况。

（3）动脉造影：对病变部位及程度有很大的诊断价值，但不能作为常规检查，除非考虑手术和介入治疗者才进行此项检查。

5. 诊断　老年人，尤其是高血压病、糖尿病和高脂血症患者，发生间歇性跛行、静息痛等下肢慢性缺血表现，动脉搏动减弱或消失者应怀疑本病。

（1）有无动脉闭塞：对于50岁以上的男性患者，如有间歇性跛行（甚至有静息疼痛、缺血性溃疡及坏疽）、股动脉和（或）胫后动脉搏动明显减弱甚至消失或伴有腹主动脉、盆腔动脉、股浅动脉杂音、肢体位置试验阳性、踝/肱指数<1，则可确诊为本病。如有其他部位动脉粥样硬化和易患因素，更支持本病的诊断。在鉴别诊断方面，老年患者须与动脉栓塞（起病急骤、受累范围较明确、跛行少见、栓子来源较明确、动脉造影既无侧支循环也不一定有粥样斑块）和下肢深静脉血栓形成相区别，中青年患者还须与血栓闭塞性脉管炎和雷诺病相鉴别。

（2）动脉闭塞部位：除动脉造影和脉搏容积指数能确定闭塞部位外，一些症状体征资料也有助于判断病变部位。①疼痛部位：腓肠肌疼痛经常是股动脉、髂动脉或腹主动脉闭塞所致；腹主动脉或髂动脉闭塞可引起大腿和臀部劳累时疼痛，尤其是爬坡和上楼时明显；大腿和小腿疼痛提示髂动脉或股动脉闭塞。②脉搏：足部脉搏消失而腹股沟脉搏存在，提示股动脉闭塞；腹股沟脉搏消失或减弱，意味着髂动脉闭塞；如双侧腹股沟脉搏消失，常为腹主动脉闭塞所致。③血管杂音：腹股沟或盆腔听到杂音而腹股沟脉搏减弱，说明髂动脉明显狭窄；股动脉行程区有杂音而足部脉搏难以触及，提示股动脉狭窄。

（3）有无其他动脉闭塞：动脉粥样硬化是一种全身性疾病，当老年患者有下肢动脉粥样硬化时，其他的血管床通常并存动脉粥样硬化病变。例如，85%的患者可通过冠状动脉造影检测到冠脉病变，60%的患者经超声证实有>30%的颈动脉狭窄。对于可能并存的其他动脉类似病变，应作全面了解。①症状：老年患者心绞痛、心肌梗死不少见，一过性脑缺血可能是颈外动脉闭塞的可疑现象。②脉搏：检查桡动脉和颞浅动脉的搏动，可分别了解颈总动脉和头臂动脉有无狭窄；测量双上肢血压可发现锁骨下动脉狭窄。③血管杂音：对主动脉主要分支进行听诊十分重要，动脉收缩期杂音是动脉明显狭窄的征象。在锁骨以上和以下区域听诊，能分别了解锁骨下动脉或头臂动脉有无狭窄；在颌骨角之上听诊，可了解颈内动脉有无狭窄。④辅助检查：如心电图、多普勒速度计、眼动力描记图及动脉造影等检查，对了解有无其他动脉狭窄有重要价值。

6. 治疗

（1）药物治疗：最新指南指出：①PAOD患者应服用他汀类药物使低密度脂蛋白胆固醇（LDL－C）降至2.6mmol/L以下；②高血压患者应服用降压药物，β受体阻滞剂不是禁忌；③吸烟患者应戒烟；④同型半胱氨酸>14umol/L的患者补充叶酸和维生素B$_{12}$的有效性没有得到证实；⑤有指征应用抗血小板药物；⑥推荐应用阿司匹林75～325mg/日以降低MI、脑卒中和血管性死亡的风险；⑦氯吡格雷（75mg/d）可替代阿司匹林抗血小板治疗；⑧没有心力衰竭的患者服用西洛他唑（100mg，2/d）有效；⑨所有间歇性跛行严重到已影响日常活动的患者（在没有心力衰竭的情况下）应考虑应用西洛他唑试验性治疗。

（2）介入疗法：经保守疗法治疗0.5～2年，跛行不断加重或严重影响日常生活者，应做行动脉造影了解闭塞部位、范围及程度。对于局部性短节段性病变（<10cm）患者，可行经皮穿刺动脉成形术或经皮导管进行斑块旋切术等介入性疗法。

（3）手术疗法：对于多发性长节段性病变患者，可用自体大隐静脉作旁路移植手术或动脉内膜剥脱术，肢端坏疽须行截肢（趾）手术。对于有手术指征而无手术条件的老年患者，将患肢放低20°～30°，可提高局部的血液供应。如有水肿者，肢体保持于水平位，可用电热毯局部保温在38℃以下，但禁止局部热敷，以免引起皮肤水疱。溃疡可用温盐水清洗及换药。

（4）其他：如加强患肢保护，老年人由于皮肤萎缩和局部供血不足，微小损伤（如鞋子过小）就可引起进行性足坏死。因此，应特别注意足部保护，如穿宽松鞋、冬季保暖、皮肤干裂涂油脂、卧床者足根足侧勿直接接触床面、预防感染、避免各种损伤等。

另外，采取以下方式促进侧支循环形成，有利于本病的治疗。

1）步行锻炼：有规律的步行锻炼对本病的疗效已被肯定，可能与促进侧支循环的形成和增强肌群的功能有关。跛行患者每天步行20～30min，坚持数月。若在30min内出现症状者随时停止，完全缓解后再步行，否则加重肌肉的缺血性损害。

2）扩张血管：由于老年人侧支循环反应缓慢和侧支动脉的扩张能力轻微，扩血管剂的疗效较差。本病可用己酮可可碱0.2g，3/d。必须避免使用缩血管药物。

3）治疗并发症：在并发症中，心衰对本病的侧支循环形成不利，应加强心衰的控制。

7. 预后　本病预后不仅与周围血管病变有关，而且与并存的心脑血管病有关。在未作特殊治疗的情况下，75%的跛行患者病情稳定或略有改善，25%的患者症状进行性加重，需外科治疗，但仅3%~5%的患者需要截肢手术。糖尿病者截肢率比非糖尿病者增加5~7倍，有静息疼痛或缺血性溃疡者截肢率也增高数倍。

（二）老年动脉粥样硬化性主动脉瘤

在老年人，动脉瘤多发于血管分叉处或受压部位。主动脉瘤是主动脉壁局部薄弱后所形成的异常扩张，其常见的病因有动脉粥样硬化、动脉中层囊性变性、梅毒性、先天性、创伤性及感染性。其中以动脉粥样硬化是最常见的病因。主动脉发生动脉粥样硬化后，中层弹性纤维断裂，管壁薄弱，不能耐受主动脉内血流压力而产生局部膨大，形成主动脉瘤，大多发生于60岁以后，男女之比为10∶1。由于动脉瘤壁承受的血流压力较大，使动脉瘤逐渐扩大，并可压迫邻近器官，甚至侵蚀胸骨、肋骨，或向体表膨出，成为搏动性肿块。在膨大的瘤部，血流减慢，形成涡流，可产生附壁血栓。患者可因动脉瘤严重压迫重要脏器或自行破裂而死亡，囊性的动脉瘤较梭形的更容易破裂。主动脉瘤按其发生部位可分为胸主动脉瘤及腹主动脉瘤二类。

1. 胸主动脉瘤　约80%的胸主动脉瘤是继发于高血压病动脉粥样硬化，14%是由于梅毒引起，其他的原因包括先天性因素、马方综合征及胸部顿挫伤。

胸主动脉瘤的患病率占主动脉瘤的20.3%~37%。胸主动脉瘤可分为：①升主动脉瘤，从主动脉根起，至无名动脉起始部止，可并发主动脉瓣关闭不全。②主动脉弓动脉瘤，从无名动脉至左锁骨下动脉。③胸部降主动脉瘤，从左锁骨下动脉起至膈肌一段主动脉。④胸腹主动脉瘤，从胸部降主动脉下端，至腹主动脉上端。其好发部位依次为：降主动脉、升主动脉、主动脉弓及胸腹主动脉。

（1）临床表现

1）在瘤体对临近器官无明显压迫、牵扯或破裂之前，大多数胸主动脉瘤可无症状，于胸部摄片时偶然发现，患者的临床表现和瘤体的大小和部位有关。

2）胸痛：是胸主动脉瘤最常见的症状，一般不严重，多为胀痛或跳痛，系动脉瘤膨出增大、牵拉或压迫周围组织所引起，压迫侵蚀胸骨、肋骨或脊柱及神经时，疼痛可加重。若出现撕裂样剧痛，可能为瘤体扩展，濒临破裂。

3）压迫症状：动脉瘤压迫气管支气管可出现咳嗽或呼吸困难以及气管支气管偏移，压迫食管可出现吞咽困难，压迫喉返神经可出现声音嘶哑，邻近血管受压可出现肺动脉狭窄或上腔静脉综合征，头臂血管阻塞可引起脑缺血。

4）破裂：可能是该病首发的症状。血液流入纵隔障、胸膜腔、气管支气管树或食管，均可致命。

5）病变累及主动脉根时可产生主动脉瓣关闭不全，严重时出现左心衰竭。

（2）诊断：胸部X线片（后前位及左侧位）十分有用，可显示大多数胸主动脉瘤，透视有助于与其他纵隔肿物如肿瘤等相鉴别。但有些胸主动脉瘤甚小，尤其是囊状动脉瘤，破裂后在X线片中难以发现。所有准备施行手术的患者术前均应进行主动脉造影，因其可清晰地显示动脉瘤的大小范围。数字减影血管造影（DSA）有可能替代主动脉造影，但它对小动脉的显影较差，且易受运动的影响。CT增强扫描可显示升主动脉瘤及降主动脉瘤，有助于诊断。二维超声检查对胸主动脉瘤（尤其是降主动脉瘤）的诊断准确性不如腹主动脉瘤。经食管 UCG-TEE 则对胸主动脉瘤的诊断有较大的价值，MRI 对胸主动脉瘤可作出可靠的诊断。

（3）治疗：手术修补是唯一有效的治疗。是否要施行手术取决于动脉瘤的大小、部位、有无症状及患者的一般状况。横径 <5cm 的动脉瘤极少破裂，而 >10cm 者经常破裂，有疼痛或压迫症状提示破裂的可能性大。若患者有巨大动脉瘤，尤其有瘤体扩张，或压迫邻近器官而出现症状时，应紧急手术。由于主动脉瓣关闭不全或主动脉瘘引起心衰时也须进行手术。若瘤体小，无症状，则并不急于手术。

胸主动脉横段手术的危险最大，因为手术需要体外循环完整的心肺分流。胸主动脉降段手术危险相对较小，而胸主动脉升段手术的危险性介于两者之间。

对于大多数老年人不应考虑手术治疗，但应每 4~6 个月作一次胸部 X 线检查。对于扩张 <8cm 的无症状患者可采用保守疗法。不应选用增加心脏排出量和扩张血管的药物，可以选用 α 受体阻滞剂和钙通道阻滞剂。

（4）预后：长期随访，5 年死亡率为 50%，10 年死亡率为 70%，半数死于有关心血管病，1/3 死于动脉瘤破裂。死亡率与动脉瘤的部位无关。若患者高龄，动脉瘤 >6cm，伴发高血压或其他心血管疾病，则死亡率增高。

2. 腹主动脉瘤　腹主动脉瘤的患病率占主动脉瘤的 63%~79%，大多数腹主动脉瘤系动脉粥样硬化所引起，一般位于肾动脉远端，延伸至腹主动脉分叉处，常波及髂动脉，偶尔位于肾动脉以上部位，又称胸腹主动脉瘤，多侵犯肠系膜下动脉分支，在出现破裂和接近破裂前部分患者可没有症状。

（1）临床表现：50 岁以前少见，最常见于 60~80 岁的男性。

多数患者无症状，常因其他原因查体而偶然发现。典型的腹主动脉瘤是一个向侧面和前面搏动的膨胀性肿块，约 50% 患者伴有血管杂音。

疼痛：为破裂前的常见症状，多位于脐周及中上腹部。动脉瘤侵犯腰椎时，可有腰骶部疼痛。若近期出现腹部或腰部剧烈疼痛，往往预示瘤体濒临破裂。

腹部包块：最重要的体征是脐周或上中腹部有膨胀性搏动的包块，除非患者肥胖，一般均可触及，有压痛及细震颤，还可听到收缩期杂音。股动脉或足背动脉搏动减弱或消失。

破裂：可为致命性并发症的初发症状，最常见于瘤破裂，血液从瘤破入腹腔，所幸破入腹膜后腔者更为常见，该部出血较为缓慢。腹痛及失血性休克可持续数小时或数天，患者多可就医。偶尔出血局限，患者可有腹痛、发热，轻至中度失血，往往再次破裂。还可破入下腔静脉，产生主动脉静脉瘘，出现连续性杂音，高心排出量及心力衰竭。偶可破入十二指肠引起胃肠道出血。

其他严重并发症：瘤内偶可形成急性血栓；腹主动脉瘤血栓或动脉粥样硬化碎片可造成下肢栓塞；十二指肠受压可发生肠梗阻，下腔静脉阻塞可引起周围水肿；继发性细菌感染罕见。

（2）诊断：目前探查腹主动脉瘤并估计其大小范围的方法有七种。①腹部触诊：准确性最低。②腹部 X 线片：若有典型的卵壳形钙化阴影，诊断多可确立，但至少有 1/4 的患者无此征象。③二维超声检查：对腹主动脉瘤的诊断很有价值，操作简便，探查动脉瘤的准确性高，可清晰地显示其外形及附壁血栓等，为目前优选的诊断方法。④腹主动脉造影：准确性不高，因动脉瘤的宽度可为透光性附壁血栓所掩盖。但造影结果常可提供有价值的资料，故仍列为术前必须进行的检查。⑤DSA：其结果类似腹主动脉造影，而无须动脉内注射造影剂，诊断经验正在积累中。⑥CT：与二维超声波检查相比，可以更清晰地显示腹主动脉瘤及其与周围组织结构如肾动脉、腹膜后及脊柱的关系，以及腹膜后血肿等。但费用较高，操作时间较长。⑦MRI：其诊断价值与超声波及CT相仿，缺点是费用昂贵，操作费时，但新一代产品成像时间将大为缩短。由上可见，腹部二维超声检查为当前筛选可疑腹主动脉瘤的首选诊断方法。

（3）治疗：主动脉瘤治疗包括外科手术、经导管介入治疗和保守治疗。对直径 > 5cm的患者应手术修复，对较小的病灶可进行修补，尤其是超声图显示动脉瘤有进行性增大且患者在其他方面是健康的应手术治疗。理想的治疗方法是手术将动脉瘤切除及血管重建手术，手术死亡率 < 5%。血管重建可选用涤纶或真丝人造血管，效果良好。肾动脉水平以下的腹主动脉瘤和（或）髂总动脉瘤病变在技术上适于外科开腹治疗，是外科手术的指征。进行外科手术有可能发生并发症的高危患者，血管腔内治疗肾动脉水平以下的腹主动脉瘤和（或）髂总动脉瘤是合理的治疗方法。

3. **肾动脉狭窄（RAS）**

（1）流行病学资料：RAS在动脉粥样硬化人群中常见，病变呈进行性发展。与其他动脉粥样硬化性疾病相比，其在普通人群中临床流行病学、自然病程和干预治疗的疗效方面的知识缺乏。但在高危人群中，RAS的发病率较为明确。在PAD患者中，RAS发病率为22% ~ 59%。

（2）临床表现：提示RAS的临床线索包括早发、顽固性和（或）恶性高血压。未经治疗RAS患者的血压难以控制，容易出现肾功能不全。怀疑RAS的患者可选择双功超声、CTA和MCA作为筛选方法。

虽然动脉粥样硬化性RAS（ARAS）发病率高，但不一定导致难以控制的高血压和进展性肾功能不全。与冠状动脉疾病和下肢PAD一样，存在病变不一定需要血管成形术治疗，临床医师考虑介入治疗需要有干预证据。目前证据不能证实ARAS导致了终末期肾病（ESRD）。RAS患者出现肾脏萎缩不一定为RAS的后果，往往反映了肾脏严重的进展性病变。ARAS患者进展为ESRD并需要透析治疗者病死率非常高，死因常为MI、心力衰竭和脑卒中。

RAS患者肾功能损害的严重程度与死亡危险相关。血肌酐 < 0.036mmol/L、0.039 ~ 0.049mmol/L和0.052mmol/L患者的3年病死率分别为92%、74%和51%。血肌酐与死亡危险之间的关系非常复杂。除RAS严重程度与病死率相关之外，蛋白尿程度、肾实质病变和其他疾病状态如糖尿病在其中也起着很重要的作用。

（3）治疗：目前，没有前瞻性对照研究评价无症状RAS患者应用介入治疗（或结合药物治疗）的风险和受益，对于这种干预仍存在争议。因此，对无症状患者介入治疗部分的主要根据是专家意见，而没有循证医学证据证实介入治疗可改善肾脏功能或心血管事件。正在进行的COR - AL研究的结论将回答此问题。

关于干预的时机，指南建议以下患者可考虑介入治疗：有血流动力学意义的RAS、进展性高血压、顽固性高血压、恶性高血压、高血压伴有不易解释的单侧肾脏缩小、不能耐受降压治疗的高血压患者。外科手术治疗ARAS和肌纤维发育不良的RAS也常见，但建议用于不能应用介入治疗的患者。

（胡金成）

第三节　老年冠心病

冠心病指冠状动脉粥样硬化使病变血管腔阻塞导致心肌缺血缺氧而引起的心脏病，它和冠状动脉功能性改变（痉挛）一起，通称冠状动脉性心脏病（coronar heart disease），简称冠心病，亦称缺血性心脏病（ischemic heart disease）。

冠心病为许多工业发达国家老年人多发病及死亡的主要原因之一。流行病学研究表明，我国冠心病的患病率有增高的趋势。冠心病患者中老年人所占的比例较大。"七五"国家医学科技攻关项目资料表明，北京地区 1972—1991 年收治的急性心肌梗死患者中，发病高峰年龄男性为 50～59 岁，女性为 60～69 岁。1987—1997 年资料表明，多数年龄组冠心病事件患病率有所增加，其中男性 70～74 岁组人群患病率的绝对增加幅度最大，率差为 132/10 万。

一、老年冠心病概述

（一）老年发病危险因素

1. 老龄为冠心病患病重要危险因素之一　有报道提出，男性 >45 岁、女性 >55 岁可作为冠心病的危险因子。1974—1980 年北京首都钢铁公司自然人群登记资料表明，急性心肌梗死患病率为 27.9/10 万，大于 60 岁者男性为 212.7/10 万，女性为 302.7/10 万。冠心病猝死年患病率男、女性分别为 10.5/10 万与 3.6/10 万，而大于 65 岁者分别为 65.4/10 万与 50.4/10 万。老龄人口增多，冠心病诊断与治疗的改善是老年冠心病患者增多的重要原因。美国国家健康研究（National Health Interview Study）报告，20 世纪 80 年代冠心病患病率增高最高的是 75～84 岁男性，1980—1989 年间 >65 岁年龄组冠脉造影增加了 4 倍，45～64 岁者仅增加 2 倍。同时间 >65 岁冠状动脉旁路移植术增加 4 倍，45～64 岁者仅增加 1.7 倍。老年冠心病患者的增多与一些冠心病发病危险因素随年龄增高而增加有关。

2. 高血压为冠心病的重要的独立危险因素　北京地区防治冠心病协作组 1972—1991 年收治的急性心肌梗死患者中，有高血压病史者占 57.7%（49.9%～70.2%）。高血压的患病率随年龄增高而增加，尤其是收缩期高血压。老年收缩期高血压患者冠心病事件发生较多。血压升高通常伴有高脂血症、高血糖及纤维蛋白原的增高。这些都增加了冠心病的发病危险。

3. 糖尿病是另一种随着年龄增长而患病率增高的冠心病危险因素　北京地区防治冠心病协作组收治的急性心肌梗死病例有糖尿病史者为 8%（3.9%～13.3%），亦呈上升趋势。

4. 妇女冠心病的发病危险因素和临床过程与男性有所不同　妇女更年期后患病率上升，绝经后妇女患冠心病者为未绝经者的 3 倍。西方长期以来注意雌激素与妇女冠心病危险的关系，1995 年美国心脏病学会报道，雌激素能防止妇女病变的心脏冠脉收缩，但对男性无此作用。老年妇女冠心病增多与寿命延长以及雌激素分泌变化有关。

（二）发病机制

1. 冠状动脉粥样硬化性狭窄加重　90% 以上的冠心病患者均有严重的冠状动脉硬化性狭窄，这是由于斑块的不断进展及逐渐增大之故，至少有一支主要的冠状动脉有一处或多处超过 75% 的管腔狭窄区域。老年冠状动脉病变程度严重，多支血管病变，复杂病变、弥漫病变、钙化病变多。在这些情况下，冠状动脉代偿性扩张能力下降，心肌需求增加，血供便难以保证，出现各种临床表现。严重的斑块可以位于冠状动脉三条主干的任何部位，但以前降支、左旋支起始部的前 2cm 以及右冠状动脉近端 1/3 和远端 1/3 最多见。

2. 斑块的出血、破裂及溃疡　有些斑块尽管狭窄不重（只有 50% ~ 70%），但由于斑块偏心，纤维帽薄，含有大量的脂质及坏死组织核心，特别容易发生继发改变，如内膜下出血，斑块裂开或脱落形成溃疡。溃疡基础上还可发生血栓形成。这些患者平时可无症状或症状轻微，一旦发病，后果很重，常可造成不稳定性心绞痛、心肌梗死，甚至猝死等心脏事件。斑块内出血主要发生于斑块基部机化的小血管，由于坏死组织的侵蚀以及血管搏动的影响，这些小血管常发生破裂出血。血液积聚于斑块内，使斑块表面的纤维膜隆起，造成管腔狭窄。斑块内出血还可以导致斑块破裂。另一些情况下，即使没有斑块内出血，一些其他的因素，如斑块钙化、高脂血症、血管痉挛、血流动力学因素等也可引起斑块自发裂伤，多在斑块表面薄弱处或偏心性斑块的基部与正常动脉壁交界处发生。斑块裂伤后，易于在损伤处形成血栓，裂伤较大可以发生脱落形成溃疡，溃疡基础上更易形成血栓。

3. 冠状动脉血栓形成　在粗糙的粥样斑块及溃疡基础上，极易形成血栓。血栓可以是附壁的，它可以导致不同程度的管腔狭窄，引起不稳定性心绞痛，并进一步导致梗死、猝死。研究表明，不稳定性心绞痛患者胸痛发作时，其心脏中的血栓素 A_2（TXA_2）和其他的血小板成分也相应增加，表明了血小板的活化、分泌和聚集。斑块破裂处血栓素 A_2（TXA_2）及其他调节因子的增加可以进一步引起血小板的聚集以及血管痉挛。此外，血小板可以释放促增殖因子，促进斑块的发展。用血管内镜可以直接看到冠状动脉内的血栓，有时候在心肌内的小冠状动脉分支内，还可以见到血栓物质的碎片形成的栓塞，并伴有相应的微小梗死灶。总而言之，血栓形成可以阻塞管腔，阻碍血流，可以部分或全部脱落造成栓塞，可以诱发进一步的血栓形成及血管痉挛，可以促进斑块的进一步发展。因此在冠心病的发展演变过程中血栓形成起着重要的作用，从而说明临床上抗凝治疗的重要性。

4. 冠状动脉痉挛　在斑块破裂及血栓形成的基础上，常有短暂的血管痉挛发生。血管痉挛一般发生在无斑块一侧的动脉壁上，常常是由于血管收缩物质过多以及内皮受损后血管舒张因子减少所致。严重的血管痉挛也可造成心肌的明显缺血，甚至心肌梗死。

（三）临床特点及分类

老年冠心病患者有长期的冠状动脉粥样硬化病史；病变多、严重且累及多支；有长期的心肌缺血或陈旧性心肌梗死，心肌病变广泛并可伴有不同程度的心功能不全。患者可表现为慢性稳定型心绞痛，或以急性冠心病综合征为第一个临床表现，其中包括不稳定心绞痛、急性心肌梗死及冠心病猝死。急性冠心病综合征的特点是发病急，事先无预兆，病程不稳定，有相当大的死亡危险。老年患者常伴有其他慢性疾病如高血压、糖尿病及阻塞性肺气肿等。老年患者存在多器官功能退行性病变亦很普遍，如心脏瓣膜退行性变，心、肾、肝功能减退等。在原有严重冠脉病变的基础上，体内任何微小变化均可导致处于边缘状态心肌氧供需平衡的失衡，有可能促使急性冠心病综合征的发生。目前我国按 1980 年全国第一届内科会议标准冠心病分五类：心绞痛、心肌梗死、无症状性冠心病、猝死型冠心病和缺血性心肌病（心力衰竭型和心律失常型冠心病）。

二、老年心绞痛

心绞痛是指冠状动脉（冠脉）供血不足和（或）心肌耗氧增加而导致心肌暂时性缺血所致的发作性综合征。心绞痛是冠心病的一个最常见类型，约占症状性冠心病的80%。老年心绞痛表现不典型，往往难以及时识别与治疗；老年人由于体力活动少，劳累型心绞痛较中青年少，而不稳定型心绞痛较中青年多。因此，老年心绞痛预后较中青年差。

（一）病因与诱因

老年人心绞痛病因：①冠脉粥样硬化和冠脉痉挛是最常见的。②冠脉其他病变，如炎症、畸形等，而细小冠脉痉挛所致的心绞痛（微血管性心绞痛、X综合征）在老年人中罕见，多见于青年女性。③非冠脉病变所致的心肌缺血，如主动脉瓣狭窄和（或）关闭不全、二尖瓣脱垂、肥厚性心肌病。④其他疾病，如甲亢、重度贫血、血黏度增加等。劳累、激动、饱餐、受寒、急性循环衰竭仍然是老年心绞痛的诱因。

（二）发病机制

心脏仅占体重的0.5%，但供给心脏的血液却占心输出量的5%，心肌耗氧量［为9mL/（100g·min）］占全身总耗氧量的11%，故心脏是体内最大的耗氧器官。心肌耗氧量主要取决于心率、心室壁张力及心肌收缩力。临床常以心率×收缩压的二乘积估计心肌耗氧量，以出现心绞痛时的二乘积值作为"心绞痛阈"。正常状态下，心肌从血中摄取氧量已达最大限度（70%），而其他组织仅为25%。当心肌耗氧增加时，难以再从血中摄取更多的氧，只能通过扩张冠脉增加血流量（可增加5~7倍）来代偿。在心肌耗氧量增加时，二磷酸腺苷来不及转化为三磷酸腺苷，直接释放高能磷酸根而降解为腺苷或腺苷样物质，通过其强大的扩冠作用来增加冠脉灌注量，以满足心肌耗氧的需求。冠脉之间有丰富的交通支（<40um），正常时处于关闭状态，若心肌供血不足，可于数周后建立侧支循环，以增加缺血心肌的供血。但在冠脉狭窄>50%时，冠脉血流储备功能降低，上述调节也不能满足心肌氧需时，产生心肌缺血，相继引起一系列病理生理变化。①生化：钾丢失，乳酸堆积；②机械：先出现左室舒张功能减退，后表现为收缩功能减退；③电生理：先有T波改变后出现ST段改变，由于缺血心肌复极时间与正常心肌有差异，可产生各种心律失常；④临床：心绞痛等症状。

（三）分类

1979年国际心脏病学会及世界卫生组织（WHO）主要根据发病机制将心绞痛分为劳力型及自发型心绞痛两大类。劳力型又可分为3型：初发劳力型、稳定性劳力型及恶化性劳力型心绞痛。其中初发劳力型、恶化性劳力型及自发型心绞痛常统称为"不稳定型心绞痛"。

上述分型并未在国际上被普遍采用。目前临床上仍习惯于将心绞痛分为慢性稳定型心绞痛、不稳定型心绞痛及变异型心绞痛3型。

1. 稳定型心绞痛　比较常见，临床上很典型，由于左心室内膜下区域灌注不足，心电图上常表现为ST段下移。其病理学基础一般是稳定性斑块造成管腔狭窄，常达75%以上，冠脉血流储备降低，心肌氧供需不平衡时发病，血管痉挛有时也参与作用。由于斑块无继发改变，当减少心肌需氧量时（休息、硝酸甘油）症状可以缓解。若狭窄>80%时，静息状态也发生心绞痛。冠脉造影可发现2支以上的多支病变乃至左冠脉主干病变。

2. 变异型心绞痛　此种心绞痛往往在休息时发生，常被解释为血管痉挛，心电图上ST

段抬高，而不是像稳定型心绞痛那样降低，表明其心肌缺血是全层弥漫性的。患者常有严重的冠状动脉粥样硬化，而且是多支病变并累及小血管，其心绞痛的发生与体力活动、心率、血压有关。血管舒张剂可以很快缓解症状。冠脉痉挛作为心肌缺血的重要诱因，在心绞痛发生中起着重要作用。冠脉痉挛不仅可发生于狭窄的冠脉，也可发生于完全正常的冠脉（8% ~26.3%）。当缺血相关的血管狭窄75% ~90%时，血管痉挛发生率最高，但狭窄>90%时则血管痉挛的发生率反而降低，表明冠脉痉挛确与其狭窄程度有关。

3. **不稳定型心绞痛** 此类心绞痛发生越来越频，症状越来越重，可以在轻微活动或静息状态下发生，持续时间也较长，其缺血已接近达到梗死的程度，所以有人称之为梗死前心绞痛或急性冠状动脉功能不全。不稳定型心绞痛的病变很广泛，包括斑块裂开、破碎、溃疡形成，其上有附壁血栓附着，使原来已狭窄的管腔更加狭窄，冠脉供血显著减少，导致心绞痛；也可能有小的栓塞或者有血管痉挛的因素。尽管缺血通常是短暂的和不完全的，而且累及的范围也不大，但是心肌内可以见到一些微小的梗死灶。不稳定心绞痛是位于心绞痛和心肌梗死之间的病变，它的出现提示患者有可能发生心肌梗死。

在心绞痛病例的冠脉旋切标本中，22%的不稳定型心绞痛患者发现血栓形成，而稳定型心绞痛仅占2.2%。在不稳定型心绞痛发作时或发作后24h进行冠脉造影，血栓检出率为57% ~85%，提示冠脉内血栓形成在不稳定型心绞痛发病中起重要作用。急性心肌梗死（AMI）的冠脉血栓是导致冠脉完全闭塞，而心绞痛则是冠脉内附壁血栓形成，使85% ~90%的患者冠脉狭窄加重而并发非完全闭塞；只有10% ~15%的患者出现完全闭塞，但其远端有侧支循环开放，从而避免了心肌梗死。斑块裂开 - 血栓形成冠脉不稳定性病变的主要表现，由此产生 AMI、猝死等不稳定的临床表现。

（四）临床特点

1. **疼痛部位不典型** 典型心绞痛部位常位于胸骨及其附近区域。老年患者疼痛部位不典型发生率（35.4%）明显高于中青年（11%）。疼痛部位可以在牙部与上腹部之间的任何部位，如牙部、咽喉部、下颌、下颈椎、上胸椎、肩（尤其是左肩）、背部、上腹部及上肢等部位疼痛，易误诊为其他疾病。

2. **疼痛程度较轻** 老年人由于痛觉减退，其心绞痛程度常比中青年人轻，有时难以区别是真正心绞痛还是其他原因所致的胸痛。

3. **非疼痛症状多** 近来强调心绞痛并不完全表现为痛。患者对心肌缺血的感觉可以是胸痛，也可以是疼痛以外的症状，如气促、呼吸困难、疲倦、胸闷、咽喉部发紧、颈部紧缩感、左上肢酸胀、呃逆、胃灼热、出汗等症状。这些非疼痛症状在老年患者发生率明显高于中青年人，多与心衰和糖尿病自主神经病变有关。心肌缺血可引起左室舒张、收缩功能减退，表现为呼吸困难和疲倦，称为绞痛等同症状（angina equivalents），如同心绞痛一样，也是提示心肌缺血的征象，而由缺血所致的心律失常、晕厥和猝死则不能视为绞痛等同症状。因此，诊断心绞痛时，不能只注意胸部症状，对于反复出现一过性非痛症状均应考虑本病的可能，并仔细观察发作时心电图和对硝酸甘油的反应。

4. **冠心病病史长，并存疾病多** 老年患者有5年以上冠心病史明显多于中青年人，同时常伴有糖尿病、慢性阻塞性肺病、高血压病等慢性疾病，往往导致表现不典型和诊断困难。需与以下疾病鉴别：食管疾病、胆绞痛、肋软骨炎、颈椎骨关节病、急性心肌梗死、急性心包炎、肺梗死。

（五）诊断要点

1. 病史　心绞痛诊断不仅依赖于自觉症状，而且还要有心肌缺血的客观证据。多数心绞痛无特殊体征，临床容易疏忽查体。少数心绞痛发作时有一过性奔马律、心动过缓、肺部啰音、心尖区收缩期杂音（乳头肌缺血所致）及血压升高等体征，心绞痛缓解后消失，这不仅有助于诊断，同时也说明病情严重和容易发生意外，应积极治疗。体查有无甲亢、贫血、主动脉瓣狭窄及肥厚性心肌病等，也有助于心绞痛的病因诊断。

2. 心电图　发作时的心电图对诊断很有帮助（ST 段下移为心内膜下心肌缺血，ST 段抬高提示透壁性心肌缺血），但难以及时查到。运动试验是心肌耗氧与冠脉供血两者关系的动力学检查，对疑有冠心病和评价患者运动耐量很有帮助。老年人因有高龄、肺心病、高血压、心肺等重要器官功能不全，虽不适合做运动试验，但特别适宜做多巴酚丁胺等药物负荷试验和动态心电图。

3. 心脏超声　检查有室壁节段性运动减弱。

4. 放射性核素　能显示心肌缺血的部位和范围。

5. 冠脉造影　能显示冠脉病变部位、严重程度及侧支循环建立情况。

（六）治疗要点

1. 控制心绞痛发作，提高运动耐量，改善生活质量

（1）发作期治疗：硝酸甘油因扩张血管降低前后负荷使心肌耗氧减少，同时扩张冠脉增加心肌供血，对各种类型心绞痛均有显著疗效。发作时立即舌下含服硝酸甘油 0.5mg，通常在含化后 1~2min 起效，维持 30~40min. 若 5min 无效再含 0.5mg，仍无效时应考虑冠脉血栓致心绞痛、AMI 或非缺血性胸痛。如排除后者应收入 ICU，硝酸甘油 5~10ug/min 静滴，然后每 10~15min 增加 5~10ug，直至缺血性症状消失。老年患者常出现减压反射和血容量降低，故首次用药宜平卧，以降低由直立性低血压而导致低灌注的危险。硝酸甘油口腔喷雾剂无药物溶化过程，起效更快，特别适用于老年人。

（2）间歇期治疗

1）硝酸盐类：可用二硝酸异山梨醇（10mg，3/d）或 5 - 单硝酸异山梨醇（40mg，1/d）。

2）β 受体阻滞剂：β 受体阻滞剂因抑制心肌收缩力，减慢心率，降压而降低心肌耗氧量，同时能促进血氧释放，改善缺血心肌的代谢。

3）钙拮抗剂：用硫氮唑酮（15~30mg，3/d）或氨氯地平（5mg，1/d）。钙拮抗剂能阻止钙离子进入平滑肌而具有显著的扩冠作用，为变异性心绞痛的首选药物。由于冠脉痉挛性心绞痛多发生于夜间至清晨，临睡前必须用药。

4）抗凝、抗血小板及溶栓：含服硝酸甘油、钙拮抗剂和 α 受体阻滞剂疗效差的不稳定性心绞痛必须在上述药物治疗的基础上，加用抗凝抗血小板药物，目的是防止血栓蔓延成为完全闭塞。

抗凝：肝素能有效地控制心绞痛发作及预防 AMI 和猝死。肝素 5 000~7 500U 静注，随后以 1 000U/h 静滴，使 APTT 保持为正常值的 1.5~2 倍。肝素应用常需 5~7d，否则停用肝素后心绞痛易再发，与阿司匹林合用能减少其复发。低分子肝素具有半衰期长、更好地预测抗凝效应、出血少、不需要实验室监测等优点，若经济条件允许用低分子肝素（0.4ml，

2/d，皮下注射）替代肝素。水蛭素是一种凝血酶特异性抑制剂，发挥作用不需要辅因子而直接作用于血块，其抗凝作用较肝素强，目前正处于临床试验阶段，仅用于肝素和阿司匹林无效的顽固性病例。

抗血小板：阿司匹林使血小板环氧化酶乙酸化，小剂量（50～100mg/d）不影响前列环素合成而只抑制血栓素 A_2 生成，起到抗血小板作用。噻氯匹定通过阻断纤维蛋白与血小板结合，而不抑制环氧化酶，其抗血小板作用明显强于阿司匹林，老年人一般用 0.125～0.25g，1/d。这两种药物一般在停用肝素时选用一种。血小板糖蛋白 β/α 受体阻滞剂能减少包括阿司匹林和肝素治疗无效的缺血性胸痛发作并能减少经皮冠状动脉腔内成形术（PTCA）并发症，出血少，是一类治疗难治性不稳定心绞痛颇有前途的药物，其代表性药物有阿昔单抗（abciximab）和依替非巴肽（integrelin）。

溶栓：从血栓在不稳定性心绞痛发病作用来看，溶栓治疗是有效的。但大量的临床观察未能证实其疗效，故不作为常规治疗措施。可能的原因是缺血时相关冠脉通畅而未完全闭塞，溶栓对狭窄程度改善很小；新近完全闭塞病变对溶栓反应好，但检出率仅为 10%～20%；不稳定性心绞痛冠脉血栓多为浅表的白色血栓（血小板多、纤维蛋白少），溶栓疗效差，而 AMI 为红色血栓（纤维蛋白多），溶栓有效。有学者建议对常规治疗无效的顽固性不稳定性心绞痛患者可试用溶栓治疗。

2. 限制冠脉粥样硬化的进展，防止斑块破裂，预防 AMI 和猝死

（1）去除易患因素：有效地控制高血压、糖尿病和高胆固醇血症、戒烟和适度的运动能减慢动脉硬化的进展。

（2）药物疗法：3－羟基－3－甲基戊二酸单酯辅酶 A（HMG－CoA）还原酶抑制剂不仅有效地降低血浆 LDL，而且能清除斑块内的胆固醇，稳定富脂质的斑块，使之不易破裂，从而降低不稳定性心绞痛、AMI 和猝死等急性冠脉综合征的发生。无论血清胆固醇是否升高，都是使用此类药物的适应证。阿司匹林、噻氯匹定和肝素对防止冠脉血栓形成起重要作用，能明显降低急性冠脉综合征的发生率，只要无禁忌证，应选择其中的一种药物长期治疗。

（3）介入手术疗法：临床研究表明，经过最大限度地使用硝酸盐类、β 受体阻滞剂、钙拮抗剂及抗凝抗血小板药物治疗无效的顽固性心绞痛患者不到 10%，但这类患者具有高度危险性，应立即进行冠脉造影，以便介入或手术治疗。左冠脉主干病变、三支病变伴左心功能不全者，应考虑冠脉搭桥术。

三、老年急性心肌梗死

急性心肌梗死（AMI）是在冠脉病变的基础上发生冠脉供血急剧减少或中断而导致心肌缺血性坏死，是冠心病的一种严重类型。

（一）病因特点

1. 冠脉内血栓形成是本病最重要的原因　AMI 依心电图有无 Q 波而分为 Q 波性心肌梗死（QMI）和非 Q 波性心肌梗死（NQMI）。73%～90% QMI 患者可发现冠脉内血栓形成，说明冠脉血栓形成在 QMI 中起重要作用。血栓多发生于 Ⅲ～Ⅳ 级狭窄的冠脉，其检出率随发病时间推移而降低，<6h 占 80%，6～12h 为 59%，12～24h 占 53%。心源性休克血栓检出率比无心源性休克高 3～4 倍，心衰和大面积心肌梗死血栓检出率也很高，而 NQMI 血栓

的检出率较低，为 10% ~ 32% 。

2. 危险因素对老年人的影响与中青年人不完全相同

（1）在老年人中相对危险性降低的危险因素

1）吸烟：通过损伤血管内皮，升高纤维蛋白原和血管性血友病因子浓度来增加冠心病的危险性，但这种危险性随增龄而减弱。研究表明，>70 岁的老年人吸烟组与不吸烟组之间冠心病发生率无差异，同时也无证据说明老年人戒烟后能降低冠心病的危险性。

2）血脂：在弗雷明汉研究中，以血清胆固醇 7 ~ 8mmol/L 作为冠心病的一个相对危险因素，45 ~ 54 岁组相对危险性为 1.3 ~ 1.6，55 ~ 64 岁组为 1.2 ~ 1.3，65 ~ 74 岁组为 1.1 ~ 1.2，提示高胆固醇血症的危险性随增龄而降低。另一组 59 ~ 82 岁的人群的低密度脂蛋白（LDL）与 18 年前（41 ~ 64 岁）测定值比较，LDL 仍然是一个重要的预测指标。但与 6 年前（53 ~ 76 岁）测定值比较，LDL 水平与冠心病患病率的关系不明显。但 4S（Scandinavian Sim - vastatin Survival Study）研究表明，辛伐他汀治疗老年高胆固醇血症能明显降低冠心病的死亡率和患病率。另有资料表明，老年冠心病的严重程度与血清胆固醇水平并不平行，其降脂治疗似乎无重要意义，也指出血脂异常不是影响 >70 岁老年人死亡率的重要因素。以往认为甘油三酯（TG）在冠心病发病学中的作用未确定，但最近研究提示 TG 在冠心病发生与发展中亦具有重要作用，而且 TG 明显升高可影响氧在组织中的释放，加速脑动脉硬化的发生与发展，应予重视。

3）高血压：无论是收缩压和舒张压升高都能增加患冠心病的危险性，至少在 70 岁前高血压仍然是冠心病的危险因素。

4）超重与肥胖：肥胖者常伴有高血压、高脂血症、高胰岛素血症，使其冠心病患病率比正常体重高 1 倍。调查表明，>70 岁超重女性比消瘦者寿命延长，故超重在老年期并非是危险因素。

（2）在老年人中相对危险性增加的危险因素

1）缺乏体力活动：脑力劳动者冠心病患病率较体力劳动者高 2.6 ~ 3.8 倍，提示缺乏体力活动是本病的危险因素。定期进行体育锻炼能降低冠心病的危险性，活动量愈大，冠心病的危险性愈小。定期而适度的体力锻炼比间断而剧烈运动的效果要好。

2）社交活动少：冠心病是一种心身性疾病，易受社会心理因素的影响。老年人因各方面原因使社交活动减少，易产生孤独感、抑郁等，已成为老年人特有的危险因素。因此，增加老年人社交活动和培养老年人的个人爱好（种花、锻炼等）将有益于健康。

3. 诱因少　老年 AMI 发作前有诱因者仅占 53.3%，明显少于中青年患者（70% ~ 83%）。无诱因的老年人多在休息或睡眠中发病。老年人常见诱因依次为劳累、激动、饱餐、感染、饮酒、寒冷、消化道出血及排便用力等。少数老年人同时有 2 种以上的诱因。虽然老年人发病前的诱因较中青年少，但去除或避免诱因在预防 AMI 中的重要性不能忽视。

（二）病理特点

1. 冠脉粥样硬化严重　冠脉粥样硬化起始于早年，且随着增龄而加重。AMI 尸检表明冠脉Ⅳ级病变 >90%，老年人复合病变（斑块破裂、出血、血栓形成、钙化）多，而且冠脉延长、扭曲较中青年人明显，说明老年人冠脉病变较中青年严重。

2. 多支病变常见　冠脉狭窄与闭塞以左前降支多见，右冠脉及左旋支次之，左冠脉主干较少见。老年人多支病变检出率为 34.1% ~ 57.0%，明显高于中青年的 9.5% ~ 25%。从而使老年人病变血管数明显多于中青年。老年人由于多支病变、狭窄严重等病理改变，使AMI后易发生心梗后心绞痛、再梗及心源性猝死。

3. 侧支循环多 老年人由于病程长和多支病变，常常导致长期慢性心肌缺血，有助于侧支循环建立。因此，老年患者侧支循环较中青年多（分别为75.6%和47.7%），这可能与老年人易发生非透壁性心肌梗死和无痛性心肌梗死有关。

（三）临床特点

1. 临床表现不典型 老年 AMI 可在临床症状、心电图或心肌酶学等三方面表现不典型，老年女性较老年男性明显，高龄比低龄老年人多见。表现不典型是本病误（漏）诊的重要原因。

（1）临床症状不典型：临床症状不典型是指没有心前区痛、胸骨后痛或疼痛轻微而以其他症状（心衰、休克、胃肠症状、精神症状等）为主要表现而就诊者。依表现不同而分为以下几类，有助于对老年 AMI 不典型临床表现的认识。

1）无痛性心肌梗死：胸痛是中青年 AMI 的重要特征，但老年患者这一症状并不突出，无胸痛发生率随增龄而升高，中青年患者无胸痛仅占8%，>60岁占18.6%～30%，>80岁高达60%～80%。因此，无胸痛是老年人特别是高龄患者的重要特征之一。无痛多见于老年糖尿病、吸烟、脑循环障碍、心脏并发症（心衰、休克、严重心律失常）及右冠状动脉阻塞等患者。老年 AMI 虽无胸痛，但可有其他部位疼痛（腹痛、牙痛、肩痛等）或其他症状（胸闷、憋气、恶心、呕吐、休克等）。老年人如出现上述症状应警惕 AMI 的可能，但也可以完全无任何疼痛或症状。

2）心衰型心肌梗死：在老年患者中很常见，以心衰作为 AMI 的首发症状者占20%，>70岁的老年人在病程中以心衰作为主要表现者占74%，老年患者心衰发生率是中青年的2～5倍，而且其程度比中青年严重。这可能是原有冠心病和增龄性心肌改变使心肌舒张和收缩功能减退，一旦发生 AMI，心衰则成为主要临床表现。老年人若出现胸闷、气憋、心悸、呼吸困难等心衰表现时，尤其是心脏不大而无明显诱因者，应想到心衰型心肌梗死的可能。

3）休克型心肌梗死：此型占无痛性心肌梗死的17%，往往是大面积心肌梗死（左室心肌坏死 >40%）或乳头肌断裂（老年人占10.7%，中青年人1.5%）、室间隔穿孔（老年人占6.5%）及心室游离壁破裂所致。其临床特征是收缩压 < 10.7kPa（80mmHg），高血压者收缩压较原来血压水平下降 >10.7kPa（80mmHg），同时伴有高乳酸血症和（或）器官灌注不足的临床表现（皮肤发冷、苍白或发绀、出汗、脉弱、意识障碍和尿少等）。若遇到上述表现，应做心电图和心肌酶学检查。

4）腹型心肌梗死：在 AMI 中以消化道症状作为主要表现者占30%。表现为突然上腹痛、恶心、呕吐，少数出现肠麻痹、消化道出血、甚至上腹部压痛及饥饿感，容易误为急腹症。其发生机制可能是心脏膈面心肌梗死后刺激膈神经而出现牵涉痛。由于心脏膈面、窦房结、房室结大部分由右冠脉供血，若上述症状伴有窦性心动过缓等缓慢性心律失常时，应警惕 AMI 的可能。

5）脑型心肌梗死：以脑循环障碍为首发症状者占无痛性心肌梗死的13.2%～23%。老年人 AMI 的意识障碍、晕厥等症状发生率（40%）明显高于中青年人（16.7%），脑卒中发生率（24%）也显著高于中青年人（2.3%）。脑卒中以脑梗死多见，脑出血和蛛网膜下腔出血较少。脑部症状与心脏症状可同时或先后出现，但多以脑部症状掩盖心脏症状。多见于脑动脉硬化明显的老年人，一旦发生 AMI，可因血压波动、休克、严重心律失常、左室附壁血栓脱落等原因，导致脑供血不足或脑卒中。脑卒中也可引起血管运动中枢障碍（低血压）而导致 AMI。AMI 与脑卒中并存的病死率（23.8%）明显高于单纯 AMI 组（7.9%），说明两者并存者预后差，值得重视。临床上对有神经精神症状的老年人应密切观察心电图和心肌酶学改变。

（2）心电图不典型：心电图是诊断 AMI 重要依据，对估计病情和判断预后颇有价值。但在 AMI 心电图中，图形典型者占 60%，图形不典型但可诊断占 20%，完全不能诊断者占 20%。

1）类型不典型：NQMI 因无病理性 Q 波、心电图只有 ST - T 改变，如同一般缺血，若临床症状不典型极易漏诊误诊。

2）部位不典型：由于心电图常规导联不易发现右室、正后壁心肌梗死，故下、后壁心肌梗死均应常规加作 $V_{7\sim9}$ 和 $V_{3R}\sim R_{5R}$。

3）不出现 AMI 图形：由于心室壁内梗死，梗死灶既不靠心内膜也不靠心外膜，或小梗死引起 QRS 起始向量变化太小，不能被常规心电图所反映。

（3）心肌酶学不典型

1）肌酸磷酸激酶（CK）峰值低、出现迟、持续时间长。与中青年比较，老年患者 CK 峰值较低，如青年组 CK 峰值为（1 064 ±876）U/L，中年组为（826 ±655）U/L，老年组（666 ±533）U/L。CK 峰值 >5 倍正常值的人数，<55 岁组占 67%，56 ~64 岁组为 65%，65 ~74 岁为 56%，>74 岁为 47%。老年人不仅峰值低，而且峰值出现较迟和持续时间长。中青年 AMI 后 12 ~24h 达峰值，72h 恢复正常，老年人则在 25 ~48h 达峰值，且持续时间长，144h 才恢复正常，提示老年人心肌梗死后心肌供血较差，坏死心肌恢复慢。

2）乳酸脱氢酶（LDH）峰值出现迟。中青年 AMI 后 24 ~48h LDH 达高峰，而老年人则在 72 ~96h 才达峰值，比中青年推迟 2d 出现，但两者恢复正常的时间大致相似。

3）谷草转氨酶（GOT）峰值出现迟、持续时间长。中青年 AMI 后 GOT 在 12 ~24h 达峰值，96h 恢复正常，而老年人在 48 ~72h 达高峰，168h 才恢复正常，说明老年患者 GOT 峰值较中青年出现迟、持续时间长。

2. 并发症多

（1）心衰和心源性休克：心衰和心源性休克是 AMI 最重要的并发症，老年人发生率明显高于中青年人，既可作为本病的首发表现，又可在病程中发生。

（2）心律失常：AMI 心律失常的检出率极高（>95%），本病住院病死率为 30.1%，其中心律失常占 22.6%，是本病的重要死因之一。与中青年比较，老年患者有以下特点：①心动过缓和各种传导阻滞的发生率较高，这是因为窦房结及其邻近组织纤维化及硬化，窦房结起搏细胞逐渐减少，易致窦房结病变和缺血，有时可涉及房室交界处，可伴有各类房室传导阻滞。梗死不同部位，引起房室传导阻滞的类型和预后也不同，下壁梗死因房室结及周围组织缺血、水肿而引起房室结或房室束内传导阻滞，但常随病情好转即可消除；而前壁心梗常因室间隔心肌缺血坏死波及束支，造成不可逆的双侧束支阻滞，其发生率虽低但性质严重，尤应引起注意。②各种房性心律失常发生率高，这与老年人心房内心肌的退行性纤维化与脂肪浸润有关。

（3）心脏破裂：老年 AMI 常为多支病变引起，梗死灶分布广泛，心肌梗死范围较大，加上老年人心肌硬度增加而弹性降低，心梗后较易发生心脏破裂。>70 岁的 AMI 发生心脏破裂较中青年人高 3 倍，现已成为老年 AMI 的第二大死因。此并发症常发生于冠脉急性闭塞尚没有充分时间形成侧支循环的情况下，故首次心肌梗死尤其是梗死前无心绞痛史老年患者更易发生。破裂口以左室游离壁梗死区多见。通常发生于 AMI 头 1~2 周内，突然用力和血压升高是其重要诱因，心梗后使用洋地黄药物治疗也可促使发生。若有持续或反复发作的剧烈心前区痛，烦躁不安及突然呼吸困难，要警惕心脏破裂的可能。应密切观察有无颈静脉充盈、静脉压升高、血压下降及心电机械分离，必要时行诊断性心包穿刺，如见到新鲜血液即可诊断。

（4）室壁瘤：室壁瘤是 QMI 后常见并发症之一。老年 AMI 发生室壁瘤是中青年患者 2 倍。首次大面积梗死或多次、多部位再梗者发生率高，高血压、糖尿病、过度体力活动是其促发因素。前壁梗死明显高于下后壁梗死，而前壁梗死尤以广泛前壁梗死常见。室壁瘤多见于心尖部，其次是前间壁、前壁，侧壁、下后壁少见。临床表现为反复心衰、心律失常、心绞痛及栓塞等现象。室壁瘤预后差，AMI 后 2 年病死率为 50%，5 年为 80%，10 年为 95%。

（5）上消化道出血：AMI 因应激可导致应激性溃疡，出现上消化道出血。老年患者发生率明显高于中青年人，以下壁心肌梗死多见。

（6）水电解质酸碱失衡：老年 AMI 水电解质酸碱失衡发生率为 56.7%，明显高于中青年患者的 31.3%。这可诱发或加重心律失常，应给予及时纠正。

（7）院内感染：老年 AMI 院内感染率为 20.4%，明显高于中青年人的 5.7%。以肺部和尿路感染多见。

3. 梗死后心绞痛（PIA）发生率高　AMI 24h 后，当 AMI 引起的胸痛消失后又出现一过性胸痛，伴有缺血性 ST－T 改变而无心肌酶升高，称为梗死后心绞痛。其发生率为 16%~60%，但老年 AMI 患者明显高于中青年患者。PIA 多发生于严重多支病变、前壁梗死、多发性梗死、梗死前有心绞痛、侧支循环建立、溶栓成功、应用冠脉窃血药物（硝普钠、硝苯地平及双嘧达莫）等患者。PIA 是一组高危病例，易发生再梗（18%~86%）和猝死，近期死亡率为 17%~50%，1 年和 3 年死亡率分别为 15% 和 30%，其中 50% 为猝死。

4. 易发生心肌梗死扩展　心肌梗死扩展（extention）是指 AMI 发病 24h 后至 28d（急性住院期间）内发生的围绕原梗死区出现新的坏死灶（梗死区扩大）。实际上是一种早期再梗，但在发病时间上有别于再梗（出院后发生的再次心肌梗死），亦不同于心肌梗死伸展（expansion），即指早期 AMI 梗死区心肌持续的、不成比例地变薄和拉长，心室呈弧形膨胀扩张，不伴有坏死心肌数量的增加，整个心肌梗死的范围大小并未增加。它是一项独立并发症，尽管它没有新的心肌坏死，但可因心室局部形态异常导致功能性梗死面扩大，对心室重构和心功能产生不良影响。据统计，老年 AMI 扩展发生率（21.7%）明显高于中青年（8.6%），多部位梗死发生率最高，以 AMI 后头 3 周多见。心肌梗死扩展的易患因素主要有心衰、低血压、心源性休克、非 Q 波性心肌梗死（NQMI）、长期胸痛、肥胖和女性。病理表现为缺血－再灌注交替出现，导致新旧坏死和愈合并存。临床表现实际上是再梗表现，梗死后心绞痛是一个临床信号，预示着心肌梗死扩展。心衰、心源性休克、严重心律失常再发或加重时，提示扩展的可能。心电图出现新的 Q 波或 R 波消失及 ST 段再次抬高，CPK 再次升高，即可确诊。

5. 再梗率高　老年患者因有严重、多支病变，其再梗率（12.8%~26.1%）明显高于中青年患者（6.3% ~6.9%）。老年人再梗多发生于初次梗死后2年内，3年后再梗率和病死率明显降低；而中青年患者在初次心梗3年后发生多见。再梗可发生于原来部位和原来部位扩展，也可发生于不同部位。老年人再梗常以前壁和广泛前壁多见，与左前降支受累较多有关。老年人由于多支病变，其复合性（多部位）再梗比中青年人多见。老年人再梗的临床表现不典型，同一部位再梗心电图可出现原有Q波加深加宽、R波变矮小或仅有ST-T改变，故诊断再梗时须仔细比较心电图和检测酶学。

6. NQMI检出率高　老年NQMI发生率明显高于中青年人，占AMI的1/4 ~1/3，NQMI常为多支病变所致，但病变血管数目与狭窄程度与QMI无显著差异，所不同之处在于NQMI具有较多通畅的血管和侧支循环，从而保护了梗死周围残余的心肌，因而其临床表现轻，急性并发症（心衰、休克、严重心律失常）少。一部分NQMI患者在出现症状时冠脉完全闭塞，但闭塞时间较短，且血管很快自行开放，恢复再灌注，留下一个严重狭窄性病变。另一部分患者（20% ~40%）则有一个新的持续性冠脉完全闭塞，因其侧支循环及时开通，从而限制了梗死范围。因此，老年NQMI具有自限性特点，早期预后较好。由于NQMI临床表现轻微，容易被忽视，往往得不到及时治疗，使其远期预后较QMI差。

7. 基础疾病多　在患AMI之前，老年人所患的各种慢性病明显多于中青年人。以高血压病、糖尿病、脑卒中、慢性阻塞性肺病等最多见。这些基础疾病使AMI表现不典型或复杂化、并发症多、病死率高，给诊断和治疗带来困难。

（四）诊断要点

随着诊断技术的进步，近10年来老年AMI，临床确诊率已达71%，但仍有一定程度的误诊漏诊。主要原因是梗死范围小（心肌坏死组织 >1g 才有心肌酶学升高）、NQMI、症状表现不典型、并发严重疾病而忽视心脏的检查、心外疾病发作诱发AMI而漏诊。老年AMI表现不典型，必须重视以下几点：

1. 临床症状、心电图及心肌酶学三者综合判断　症状不典型者应密切观察心电图和心肌酶学的动态变化，心电图不典型应重视心肌酶学和临床表现。

2. 重观AMI的早期心电图改变　AMI后最早期改变为T波变化，面向损伤区导联的T波电压升高，随后发生对称性倒置。面向损伤区导联的ST段上抬，对应导联ST段下移。有学者强调V_1和V_2导联R波为0.04s时强烈提示后壁心肌梗死，应加做V_7 ~ V_9导联。

3. 强调CPK同工酶（CPK-MB）的改变　老年AMI的CPK峰值低，甚至CPK在正常范围，应重视CPK-MB在CPK中的所占比例。正常时CPK-MB在CPK中 <5%。若CPK正常时，CPK-MB >8%应结合临床症候和心电图考虑AMI的诊断；CPK-MB在AMI后数小时升高，12h达高峰，48h消失，故应注意取样时间。

4. 其他　诊断AMI时，应与心绞痛、急性肺栓塞、主动脉夹层分离、急腹症及食管裂孔疝等老年人常见疾病相区别。

（五）老年人心肌梗死的治疗

1. 一般处理和对症治疗

（1）心电和血流动力学监测：老年AMI患者监护与中青年人相同，但老年人由于各种并发症发生率高，从CCU中获益较中青年患者要大。

（2）建立静脉通道：AMI前3天必须建立静脉通道，以保证必要时可由静脉注入急救药物和调节血容量。为了不增加心脏负荷，关键在于控制输液速度和总量。老年患者前3天静脉补液量<1 000~1 500mL/d，总入水量<2 000mL/d，但有明显失水者静脉补液量和总入水量可在短期内适当放宽。伴心衰者更应严格控制静脉补液量和总入水量。右室梗死无并发症按左室梗死处理，但合并低血压而肺野清晰者应扩容治疗，被动性增加肺血流以维持左室充盈压。

（3）镇痛镇静：疼痛和焦虑可引起儿茶酚胺升高，加重心肌缺血。充分镇痛和有效镇静是稳定患者情绪的基础。吗啡因有抑制呼吸、降低血压和心率等副作用，不是老年患者的首选镇痛药物。老年患者宜用哌替啶25~50mg静注，必要时1~2h再重复1次。烦躁不安、焦虑者可用地西泮2.5mg，3/d，临睡前服5mg，以达到镇静之目的。

（4）给氧：老年AMI患者常有低氧血症，即使早期无并发症也可因通气/血流比例失调而诱发低氧血症。因此，在AMI早期均应吸氧，使氧饱和度>90%，加速氧向缺血心肌弥散。

（5）加强护理：AMI前1周应绝对卧床休息，定时翻身，如无并发症，第2周可在床上做四肢活动，自己翻身，第3~4周下床进食和床旁大小便，以后逐步进行室内活动等。饮食应清淡（低盐低脂）、富纤维素，少食多餐。保持大便通畅，以免排便用力而导致心脏破裂，诱发心律失常和心衰。

2. 限制和缩小心肌梗死面积　AMI治疗新的概念包括两个方面：一方面是减少心肌耗氧量，保护受损心肌；另一方面是对缺血心肌进行再灌注，使血运重建，以恢复缺血心肌氧的供应，挽救濒于坏死的心肌，缩小梗死范围，改善血流动力学状况，恢复心肌收缩功能。

（1）溶栓疗法：尽管溶栓疗法能降低老年AMI近期病死率，但老年患者接受溶栓治疗较中青年人少，<50岁患者接受溶栓治疗占74%，>65岁老年人占33%，>75岁为19%，>85%占7%，其原因是老年人出血危险性增加，低危梗死（较少导联ST段抬高、ST段抬高值较小），诊断不肯定（无ST段抬高而出现左束支阻滞、无胸痛），疗效不肯定（发病>6h来就诊、Q波出现）以及精神状态改变等。老年人溶栓最大的危险是颅内出血，可导致严重后遗症、终身残疾和死亡。颅内出血与年龄有一定关系，>70岁颅内出血是<60岁的4倍，>75岁是<75岁的2倍，但控制各种临床和治疗参数后并未发现患者年龄是一个独立预测因子。因此，高龄只是影响颅内出血的因素之一，且不是主要因素。以往考虑老年AMI并发症多、病情重、表现不典型、就诊时间晚、溶栓致颅内出血的危险性等原因，把溶栓年龄限制在<65岁（中国）或<75岁（美国）。但欧洲几大组研究对年龄未加限制，发现溶栓疗效随增龄而降低，颅内出血的危险却随增龄而增加。尽管老年人溶栓疗效不如中青年好，但用溶栓疗法降低病死率的绝对值来衡量，年龄愈大溶栓获益愈多。老年AMI病死率高，溶栓疗法虽有颅内出血的危险性，但其降低病死率已明显超过颅内出血。从危险和获益等方面考虑，老年AMI使用溶栓疗法仍然是一种有效的措施。早期研究规定发病6h内进行溶栓疗法。由于就诊较晚，30%患者得不到溶栓治疗。后来研究表明，发病7~24h内溶栓（晚期溶栓）同样能降低AMI病死率，因而提出发病24h内只要无禁忌证一律给予溶栓治疗。但晚期溶栓的主要危险是梗死区内出血，从而增加心脏破裂的危险性，晚期溶栓心脏破裂比早期溶栓高3倍。尿激酶100万单位溶于生理盐水60ml中，静滴30min；链激酶150万单位溶于生理盐水100ml中，静滴60min；重组组织型纤维蛋白溶酶原激活剂（rt-PA）7.5mg/kg溶于生理盐水中，120min滴完。用药后出现胸痛迅速缓解，抬高的ST段迅

速回降或30min回降50%以上。左束支传导阻滞消失，再灌注性心律失常，CPK－MB峰值前移，提示闭塞血管再通。溶栓后立即肝素7.5～15U/min静滴，依凝血时间（维持在20～30min）调节用量，连用2～3d后改噻氯匹啶0.125～0.25g，1/d，或肠溶阿司匹林100mg，1/d，长期使用。

（2）经皮穿刺冠状动脉介入（percutaneous coronar intervention，PCI）治疗：老年AMI患者溶栓治疗发生脑出血的危险较大，而且心电图上多以ST段低压为主要表现，因此老年患者可能不是溶栓疗法的主要对象，则很可能成为急诊经皮冠状动脉腔内成形术（PTCA）的主要对象，因为用急诊PTCA打通冠脉似乎更为合理。急诊PTCA比溶栓疗法效果好，发生脑出血危险小。老年人应用急诊PTCA和植入支架术更加安全。因此，AMI发病6h内有左心衰、低血压、心源性休克、对溶栓有禁忌证者应首选急诊PTCA。

3. 抗心肌缺血药物应用

（1）硝酸甘油：早期静脉滴注硝酸甘油可通过扩张冠脉，控制和预防冠脉痉挛和收缩，再分布心肌血流到缺血区，在冠脉总血流量不变的情况下，可明显增加缺血区侧支血管的血流量，并可扩张周围血管，降低心脏前后负荷以减少心室做功，降低心肌氧耗，增加心室舒张期顺应性，有助于缩小梗死面积，改善左心功能，防止梗死延展和伸展的发生。老年AMI多伴有血压偏低和脱水，而且老年人对硝酸甘油较中青年敏感，静脉给药易引起低血压而加重心肌缺血，故老年人用量宜小。通常以5ug/min开始，每5～10min增加5～10ug，直到胸痛缓解、无高血压者血压降低10%［但收缩压不应＜12kPa（90mmHg）］、高血压者血压降低30%［但不应＜18.7/12.0kPa（140/90mmHg）］、心率增加＜10/min（但用药后心率不应＞110/min）。然后按此量（通常40～60ug/min）维持3～4d，再改为中、长效制剂口服。

（2）β受体阻滞剂：β受体阻滞剂通过其减慢心率、降低血压和心肌收缩力，有效地降低心肌耗氧量而达到限制和缩小梗死范围的作用，同时可对抗儿茶酚胺的过度释放，降低室颤阈而降低心肌梗死的病死率。通常老年人对β受体阻滞剂的反应性有所降低，但动物实验发现缺血却又使之逆转，出现较敏感的应答反应，增加了心脏的不稳定性，β受体阻滞剂则能控制心率稳定在较小范围内。研究表明70%老年AMI患者适合用β受体阻滞剂，而且多数老年人能较好的耐受，但实际上只有21%老年患者用该药治疗，这与过分强调高龄、心衰和心梗后钙拮抗剂的广泛应用有关。老年AMI存活者未用β受体阻滞剂可使2年死亡率增加47%，因心血管病所致的再入院率增加22%。老年AMI用钙拮抗剂替代β受体阻滞剂可使死亡的危险增加2倍、这是钙拮抗剂替代β受体阻滞剂所致，而非钙拮抗剂的副作用。老年患者用β受体阻滞剂后死亡率由14.9%降至8.9%，降低幅度为40.1%，而中青年人从7.6%下降到5.5%，降低幅度为28.3%，说明老年患者从β受体阻滞剂治疗中获益明显大于中青年人，尤其是高危患者。因此，只要老年患者心率＞60/min，收缩压＞13.3kPa（100mmHg），无心衰、房室传导阻滞和肺心病等疾病，尤其是梗死后心绞痛、高动力状态（血压高、心率快）、抗心律失常药无效的室性心律失常，就可给予小量β受体阻滞剂。通常选用无拟交感活性的选择性β受体阻滞剂，阿替洛尔6.25mg或美托洛尔12.5mg，1～2/d，然后根据心率和血压调节用量，通常将心率维持在60/min左右或以静息心率降低15%为宜。AMI后无症状者至少用1～2年，有梗死后心绞痛或高血压者用药时间更长。用药中如心率＜50/min、收缩压＜12.0kPa（90mmHg）、P－R＞0.26s、利尿剂不能控制的心衰等情况时，应减量或停药。下壁梗死早期常并发房室传导阻滞，使用β受体阻滞剂应十分小心。总之，只要严格掌握适应证，用药中密切观察，及时调节剂量，β受体阻滞剂仍不失为治疗老年 AMI 的一种有效药物。

（3）血管紧张素转换酶抑制剂（ACEI）：AMI 后 72h 之内由于梗死区的伸延，特别是急性前壁梗死常伴有左心室进行性扩张，导致心室大小和形态改变（心室重构）。早期给予 ACEI 能抑制心肌梗死扩展和伸展，晚期给药则能阻止非梗死区的扩张。最近老年 AMI 患者应用 ACEI 研究表明，对伴有左室收缩功能不全或心衰、糖尿病、室颤及服用利尿剂者是长期使用 ACEI 的适应证。

（4）钙拮抗剂：钙拮抗剂有抗心绞痛、扩张血管和抗高血压的特性。临床研究表明钙拮抗剂对缩小梗死范围、降低病死率和再梗率等方面并无更多的益处。最近报道一组心功能正常的 NQMI 老年患者于发病 48～72h 内用地尔硫䓬治疗 1 年，其病死率由 15% 降至 9%。因此，老年 AMI 除 NQMI 可用地尔硫䓬外，不主张常规使用钙拮抗剂。

（5）透明质酸酶：是一种去聚合黏多糖物质。不少资料提示它能提高毛细血管的通透性，增加缺血心肌的侧支血流，减轻细胞水肿，清除梗死区的有害物质，缩小梗死范围。梗死初期 6h 内开始使用，过敏性低，副作用少。一般先用 150U 皮试，若为阴性可首剂静注 500U/kg，1/6h，共 48h。

4. 抗凝治疗和抗血小板治疗

（1）抗凝疗法：抗凝治疗不能完全防止冠脉血栓的形成，其重要作用近年来有人认为是可防止梗死面积的扩大，或减少下肢静脉血栓与心腔内附壁血栓的形成，因而也减少了动脉梗死的并发症。但由于早期活动的倡导和住院时间的缩短，下肢静脉血栓形成导致肺梗死的发生率已大为减少。因此，抗凝治疗在我国并不列为常规，尤其在老年经常伴有多种内科和神经科严重疾病，更应采取慎重态度。

注射抗凝剂：常用的为肝素，可阻断凝血机制，它与抗凝血酶原结合，加强抗凝血酶的效率来中和某些激活的凝血因子。一般采用静注 50～75mg，6～8h 一次；或 75～100mg 注射于腹壁、大腿外侧皮下注射，8～12h 一次；或在上述静脉使用肝素的第 2 天改为 50mg 皮下注射，2/d，连续 7～10d。在使用肝素时应以凝血时间保持在应用前对照的 2～2.5 倍为宜。

（2）抗血小板治疗：血小板激活是冠脉血栓形成的主要原因之一。通过抑制血小板聚集和活化，能阻止血小板参与血栓的形成过程，可降低 AMI 患病率和死亡率。ISIS-2 试验中应用阿司匹林者病死率下降 21%，非致死性再梗死下降 44%。70 岁以上患者接受阿司匹林 5 周治疗，其病死率为 17.6%，而未用药者为 22.3%。病死率下降 21.2%。

强有力地抑制血小板聚集的药物包括有血小板的糖蛋白 IIb/IIIα 受体单克隆抗体和血栓素 A_2 的受体拮抗剂。这些抑制剂阻断了血小板聚集的最后一步，即血小板的活化必须通过纤维蛋白与血小板的糖蛋白 IIb/IIIα 受体结合介导。7E3 是血小板糖蛋白 IIb/IIIα 受体的单克隆抗体。依替非巴肽（integrelin）是另一种多肽类血小板糖蛋白 IIb/IIIα 受体阻滞剂。噻氯匹啶（ticlopidine）的化学性质与其他抗血小板抑制剂不同。其作用机制也未完全阐明。它可能作用于血小板膜 IIb/IIIα 受体，改变其反应性，或者阻断VIII因子和纤维蛋白原和血小板之间的反应。它可抑制 ADP 诱导的血小板聚集，延长出血时间和血小板生存时间。

5. 心律失常的防治

（1）利多卡因：利多卡因是处理室早、室速和室颤的首选药物，有报道预防性用药可减少室颤发生率33%，但未见可减少死亡率的报道。对是否需要预防性使用利多卡因目前仍有争论。

（2）临时起搏器的应用：虽然安装临时起搏器在统计学上难以证明能明显改善 AMI 患者的生存率，但有的资料给人以挽救了患者生命的印象。临时起搏器的安装指征：①心脏静止；②完全性房室传导阻滞；③AMI 发生右束支阻滞合并有左前半或左后半阻滞；④AMI 发生左束支传导阻滞；⑤Ⅱ度Ⅱ型房室传导阻滞；⑥有症状性窦性心动过缓且对阿托品无反应。

（六）预后特点

死于 AMI 的患者中，60% ~80% 是老年人。老年患者病死率明显高于中青年，而且随增龄而上升。AMI 3 周病死率，<65 岁为 7.7%，>65 岁为 18.1%，>75 岁为 33.1%；6 周病死率，中青年 9.1%，老年人 28.6%，<50 岁为 8.8%，>50 岁为 12.2%，>60 岁为 24.9%，>70 岁为 30.3%，>80 岁为 45.7%，年龄愈大，病死率愈高；中青年 10 年病死率 10.5%，老年人为 30% ~40%。老年 AMI 死因以泵衰竭多见（54%），心脏破裂次之（21%）。

四、老年无症状性心肌缺血

无症状性心肌缺血（SMI）是指有心肌缺血的客观证据而无心绞痛及其有关症状。SMI 相当多见，普通人群发生率为 2.5% ~10%，冠心病患者中高达 60% ~80%，其中心绞痛患者中 75% 有 SMI 发生，不稳定性心绞痛患者中 90% 有 SMI 发生，急性心肌梗死患者中 29% ~30% 有 SMI 发生，陈旧性心肌梗死患者中 SMI 发生率是有症状的 4.7 倍，冠心病猝死者死前多有 SMI，糖尿病 SMI 发生率很高，冠脉正常的高血压病患者 SMI 占 4.5%。老年人 SMI 的发生率比中青年人高，发病机制可能部分与高龄、心肌梗死、糖尿病等原因损害疼痛警报系统有关。美国约有数百万人患 SMI，由此而导致每年数十万人的心肌梗死和冠心病猝死。因此，掌握本病的基本知识具有重要的临床意义。

（一）发病机制

1. 缺血机制　心绞痛是心肌缺血的一种主观感觉，由心肌供氧与需氧失衡所致。同样，SMI 也是心肌供氧与需氧失衡的结果。在 SMI 中，52% 的患者发生于日常生活中，33.5% 发生于睡眠时，14.5% 发生于剧烈运动中。因此，单纯用冠脉供血减少或心肌耗氧增加均难以解释。在静息状态下，只有冠脉狭窄 90% 以上才会引起冠脉供血减少。在运动和紧张情况下，冠脉狭窄 50% 以上就有冠脉血流减少，而且狭窄的长度对冠脉血流减少具有非常重要的作用。SMI 和有症状性心肌缺血发作时心率比发作前分别增加 13/min 和 22/min，其增加幅度均小于次极量运动试验的心率水平，提示日常生活中轻微的体力活动和休息时发生的心肌缺血与运动诱发心肌缺血的机制存在某些差异。运动诱发的心肌缺血是心肌耗氧明显增加而冠脉固定狭窄不能相应增加心肌供血所致。日常生活中发生的心肌缺血除了心肌耗氧量轻度增加外，主要是冠脉供血减少。SMI 发作有时间节律性，因发作前心率和血压升高而午前发病，可能是心肌耗氧增加起重要作用，而傍晚至夜间发病则冠脉痉挛比心肌耗氧增加更重要。

2. 无痛机制

（1）血浆内啡肽升高：内啡肽是一种很强的镇痛物质，主要由涎腺分泌。现已发现 SMI

患者血浆中内啡肽浓度较有症状性心肌缺血者升高，若用内啡肽拮抗剂（naloxone）可使SMI患者产生缺血症状。这说明血浆内啡肽浓度增加导致痛阈值升高是引起心肌缺血无痛的原因之一。

（2）缺血程度较轻：心肌缺血后相继出现生化（钾丢失、乳酸堆积）、机械（先舒张功能减退，后收缩功能减退）、心电（ST段降低）和临床（心绞痛）等一系列改变，心绞痛则是心肌缺血出现最晚的表现。若心肌缺血的范围小、程度轻及持续时间短，缺血心肌所释放的缓激肽、前列腺素及5-羟色胺等致痛物质未达到痛阈值而表现无症状。

（3）疼痛警报系统损害：机体存在保护性疼痛警报系统，心肌缺血时产生疼痛，提醒患者减少或停止活动，并及时就诊服药，从而保护心脏免于发生进一步的缺血损害。老年人、大面积心肌梗死、广泛的冠脉病变、糖尿病等，容易引起疼痛警报系统的损害，降低对致痛物质的敏感性，使心肌缺血病变不知不觉地发展，直至致命的发作。

3. 心肌缺血的代偿调节

（1）心肌挫抑：心肌挫抑是指心肌短时间缺血而未发生坏死，但所引起的结构、代谢和功能改变在再灌注后数小时至数天才能恢复。心肌挫抑可以是心肌缺血的结果，也可能是一种代偿保护机制。它的产生主要与氧自由基及钙负荷过重有关。

（2）冬眠心肌：这是一种心肌保护或代偿机制。慢性心肌缺血的血流减少不严重，而有持续较长时间的供氧减少，心肌耗氧也相应减少，在低水平上维持心肌代谢平衡，继之缓慢引起心肌功能减退，但冠脉再灌注后可完全恢复。通过上述心肌缺血的代偿调节反应，使心肌的代谢和功能明显降低，结果就会使缺血的频率和程度降低，心绞痛减少，而表现为以SMI为主。研究表明，心绞痛缺血发作时，心肌血供减少，心脏做功（心率、收缩压）明显增加；而SMI发作时，只表现为局部心肌灌注降低，心率、血压乘积无明显增加。总之，心肌缺血的代偿调节也可能是SMI发生的原因之一。

（二）临床特点

1. 发作时间的节律性　一般认为SMI在上午多发，午夜少发。老年人与中青年人一样，高发时间仍然在上午6~10时，可能与晨起后交感神经兴奋、儿茶酚胺和皮质激素升高、血小板聚集增强及纤溶活性低下等因素有关。因为SMI发作前有心率增快和血压升高，而且β受体阻滞剂能降低这一时区SMI发作频率，提示心肌耗氧增加在这一时间SMI发作起一定的作用。但夜间2~6时出现SMI发作，老年人（18.1%）明显高于中青年人（8.1%），这可能与老年人心功能差，平卧时回心血量增加、心室充盈压升高及左室扩张有关。因此，治疗老年人SMI时，应考虑到夜间的药物浓度。

2. ST段压低程度相同而持续时间长、发作次数多　老年人SMI发作时ST段压低程度与中青年人无明显差异，分别为（1.8±0.6）mm和（1.7±0.6）mm，但每次发作持续时间（10.3±8.4）min明显长于中青年人（7.5±6.1）min，人均次数也明显高于中青年人。这可能与老年人冠脉病变较重、痛阈值升高及心肌退行性变有关。随着ST段压低程度加重、持续时间延长及发作频率增加，SMI检出率降低，而有症状性心肌缺血的检出率升高。

3. 并发严量心律失常多　老年人SMI发作时，出现LownⅢ级以上的室性心律失常、房颤、Ⅱ度以上的房室传导阻滞等严重心律失常显著高于中青年人（分别为52.4%和32.7%）。心肌缺血可诱发心律失常，较重的心律失常也可诱发或加重心肌缺血。约有50%患者的心律失常是心肌缺血所致。严重心律失常与猝死有关，SMI与急性心肌梗死有关，故

SMI 伴严重心律失常者应积极地治疗。

4. 血清 CK-MB 和 CK-MB/CK 值升高　研究表明，SMI 的老年患者血清 CK-MB 升高，CK 正常，CK-MB7CK 比值明显升高。缺血缺氧能引起心肌细胞膜的理化性质和通透性改变，使心肌中特有 CK-MB 释放入血，导致血清 CK-MB 升高。因后者仅占 CK 的 15%，若 CK-MB 轻中度升高，对 CK 值影响不大（正常），但 CK-MB/CK 比值明显升高。

（三）诊断

本病虽无症状，但可有冠心病的易患因素，部分患者分别有心肌梗死和心绞痛史，诊断主要依靠下述检查：①动态心电图：不仅能检出 SMI，而且还能观察 SMI 发作频率、严重程度及持续时间，可用心肌缺血总负荷（24h 内每次 ST 段下降程度的毫米数×持续时间的总和）作为缺血的定量指标来观察疗效。诊断标准为 ST 段水平型或下斜型≥1mm 并延至 J 点后 80ms，且持续时间≥1min，两次发作之间至少间隔 1min。日常生活中发生的 SMI 称为自发性 SMI，较大运动中发生的 SMI 称为诱发性 SMI。②超声心动图负荷试验：老年人由于年龄大、骨关节病及心肺功能不全等原因，常难以进行心电图运动试验，而特别适合做超声心动图负荷试验，而且后者较前者更为敏感可靠。③放射性核素检查：^{201}铊心肌灌注显像法对诊断本病有较高的敏感性和特异性。

（四）治疗

对冠心病的治疗要树立心肌缺血总负荷的概念，只要有心肌缺血，无论有无症状，均应积极治疗，目的在于消除心肌缺血而不是限于缓解症状。治疗措施可从减少心肌耗氧和解除冠脉痉挛两方面加以考虑。

1. 控制易患因素　有效地控制糖尿病、高血压病、高血凝状态及高脂血症，戒烟酒，合理饮食，对防治是至关重要的。

2. 抗心肌缺血药物　治疗心绞痛的各种药物对 SMI 都有效。β 受体阻滞剂对心肌耗氧增加（发作前心率增快和血压升高）所致的 SMI 最有效，尤其是控制午前发病者疗效更突出。扩血管剂对冠脉痉挛所致者有较好的效果。在钙拮抗剂中，硝苯地平因作用时间短和增加心率，疗效较差，多用比尔硫革和氨氯地平。硝酸盐类对 SMI 很有效，但易发生耐受性，主张用硝酸盐类不过夜，以保证数小时的无硝酸盐类的间歇期。由于老年人 SMI 在夜间发作也有一定的频数，可以白天用硝酸盐类，晚间用钙拮抗剂。若由心肌耗氧增加和冠脉痉挛所致的混合性心肌缺血者应联合用药，如氨氯地平和阿替洛尔合用的疗效明显优于单独用药。SMI 高峰多发生于晨后数小时内，短效制剂应在患者晨醒后立即服用，长效制剂应在晚上临睡前使用，有利于控制 SMI 的发作。

3. 介入手术治疗　药物疗效欠佳者应行冠脉造影，了解病变程度和范围，以便选择冠脉搭桥术、冠脉成形术或其他介入方法治疗。

（五）预后

1. SMI 预后比无 SMI 的预后差　SMI 预后与心绞痛相似，SMI 由于无自觉症状，不能得到及时识别和治疗，往往导致严重的后果。随访研究表明，普通人群患 SMI 后，急性心肌梗死发生率为 15.7%～22.8%、心性死亡为 5.8%～8.1%，而无 SMI 组分别为 2.7%～2.9% 和 0.8%～2%，SMI 发生急性心肌梗死和心性死亡的相对危险度分别是 5.7 和 4.1。心肌梗死后发生 SMI 的 1 年病死率为 27%，而心肌梗死后无 SMI 者仅占 2.1%。不稳定性心绞痛伴 SMI 者心肌梗死发生率为 16%，须行冠脉搭桥者占 27%，而无 SMI 者分别为 3% 和 9%。这些事实说明，无论何种人群的 SMI 预后都比无 SMI 者差，应及时诊断和积极治疗。

2. SMI 预后的影响因素　心肌缺血的预后与有无症状无关，而主要取决于下述因素。

（1）心肌缺血持续时间：24h 心肌缺血持续时间≥60min 者心肌梗死发生率为 24.1%、心性死亡为 9.3%，而 <60min 者分别为 7.4% 和 1.9%。以无 SMI 人群发生心肌梗死和心性死亡相对危险度为 1，SMI 则分别为 5.5 和 6.6，其中 <60min 者分别为 2.6 和 2.4，>60min 者分别为 8.3 和 4.6，说明心肌缺血 >60min 是影响 SMI 预后的重要指标。

（2）左心功能：在 SMI 中，左心功能不全者比心功能正常者差。SMI 伴左心功能不全者年病死率为 5% ~6%。

（3）冠脉病变：左冠脉主干病变、3 支病变、低运动量诱发心肌缺血者易发生心肌梗死和猝死。

五、老年猝死型冠心病

猝死是指患者平素看来健康或病情基本稳定而突然发生意想不到的自然死亡。从发病至死亡时间尚无一致的意见。，世界卫生组织曾规定 24h、6h、1h 及数分钟内死亡者定为猝死。目前多数学者主张发病后 1h 内死亡者称为猝死。猝死是人类死亡的表现形式之一，占人类死亡的 15% ~32%。猝死分心性猝死（60% ~70%）和非心性猝死（30% ~40%）两类。在心性猝死中，冠心病及其并发症引起者占 75%；由心肌炎、心肌病、主动脉瓣狭窄、主动脉夹层动脉瘤、肺梗死等其他心血管病占 20%；5% 为无心脏器质性病变，往往是一过性高儿茶酚胺血症所致。冠心病患者以猝死的形式死亡称为猝死型冠心病，其发生率为 30% ~65%，是一种最凶险的临床类型，以 60 岁左右为高发人群，以后随增龄而呈下降趋势。据统计，美国每年约有 30 万人死于冠心病，其中猝死占 50%；芬兰赫尔辛基男性冠心病年猝死率为 159/10 万，女性为 21/10 万；荷兰尼梅根男性为 89/10 万，女性为 19/10 万；英国伦敦男性为 76/10 万，女性为 35/10 万；我国北京地区男性为 32/10 万，女性为 17/10 万。总之，冠心病猝死率国外高于国内，男性高于女性。冠心病猝死是一个流行广泛和难于对付的公共卫生课题。

（一）病因

冠心病猝死的原因是电衰竭而非泵衰竭。电衰竭表现为原发性心脏骤停（指无任何原因的情况下，发生意想不到的心脏骤停），包括原发性室颤（80% ~90%）、窦性停搏和电 - 机械分离（各占 5% ~10%）等三种形式。本病是在冠状动脉粥样硬化的基础上，发生冠状动脉痉挛或微循环堵塞，引起心肌急性缺血，造成局部电生理紊乱而导致严重心律失常特别是室颤所致。冠心病发生心衰后，因伴有严重的冠脉病变和心肌病变，猝死发生率很高，但在心脏骤停前，36% ~46% 的患者表现为心动过缓或电 - 机械分离。另一部分患者则为持续性室速，并未见心衰的恶化征象，故心衰不是冠心病猝死的直接原因。冠心病猝死的另一原因是由于广泛心肌梗死、心脏破裂、神经反射等所致的休克。

大约 1/3 ~1/2 患者有下述诱因：①精神因素：情绪异常激动、精神紧张可引起交感神经系统过度兴奋，儿茶酚胺明显增加，使心肌室颤阈值降低而导致猝死。如一场剧烈的拳击、赛马及球赛后，可发生不少例数的猝死。②剧烈运动：老年冠心病患者过度的体力活动（尤其在饱餐和寒冷时），不仅增加心肌耗氧量，而且还降低重度冠心病患者的心输出量和血压，使已缺血的心肌更加供血不足而诱发猝死。③饮食因素：老年人饮食过量（尤其是高脂饮食）、大量饮酒和吸烟等可诱发急性心肌梗死和猝死。④电解质紊乱：血钾、血镁过低或过高，均可诱发猝死。⑤药物：各种抗心律失常药都有不同程度的致心律失常作用而诱发猝死。Ia 类抗心律失常药引起扭转性室速，Ic 类抗心律失常药易产生单纯性室速，β 受体阻滞剂和钙拮抗剂可导致房室传导阻滞和窦房结功能不全，洋地黄中毒产生房速伴房室传导阻滞等。

（二）病理

冠心病猝死者的尸检表明，陈旧性心肌梗死占 75%，而新近心肌梗死仅占 20%。慢性冠脉病变往往表现为多支严重病变，尤其是老年人，而单支病变少见。由新鲜血栓堵塞所致的急性冠脉病变占 10%，猝死多发生于心肌坏死之前。在一组 64 例冠心病猝死患者中，27 例 30s 内猝死者均无急性心肌梗死的组织学改变，37 例 1~24h 内猝死者有急性心肌梗死证据者仅占 18%。因此，冠心病猝死愈迅速，心肌组织的急性损伤愈少。由心脏破裂所致的猝死多见于老年高血压患者。猝死与冠脉病变范围与程度并无一定关系，有些冠脉病变严重而侧支循环好，不一定发生猝死；另一些冠脉病变较轻，却在一定的诱因作用下，发生猝死。因此，在很大程度上，冠心病猝死取决于各种原因所致的心肌缺血和心电不稳定状态。

（三）临床表现

猝死型冠心病是冠心病最凶险的一种临床类型，发病后即刻或数分钟内死亡（瞬间死亡）者占 30%~35%，1h 内占 60%~75%。死亡愈快，冠心病致病的可能性愈大。男性发病后 1h 内死亡者几乎全是冠心病所致。猝死多发生于夜间和清晨，可能与以下因素有关：①夜间睡眠时，机体内发生三低（血容量自动减少 500~800ml、血压自动下降、血液循环自行减慢）一高（血黏度升高），可导致冠脉闭塞不通。②冠脉痉挛，一方面是由于冠脉 α 受体兴奋性在夜间及清晨最高；另一方面是夜间血小板自行黏附和聚集释放血栓素 A_2 所致。③冠脉血栓，一是夜间血黏度升高和血小板黏附、聚集等功能增强；二是清醒后血压升高，使粥样斑块崩破而形成创面，易形成冠脉血栓。④清醒后交感神经兴奋，儿茶酚胺增多，血压升高，心率增快，导致心肌耗氧量增加。傍晚猝死可能与进食、饮酒、活动期向不活动期移行有关。

据统计，1/5 的冠心病患者以猝死作为首发或唯一表现，而以往无明确的冠心病史。猝死的临床表现如下：

1. 先兆　猝死前可以无任何先兆症状，也可以在猝死前数分钟至数天出现心前区痛、胸闷、气促、心悸、室性早搏或急性心肌梗死的表现。在夜间发生者，死前可有异常鼾声或惊叫声。

2. 体征　心脏丧失有效收缩 10~15s，即表现为神志不清、抽搐，呼吸减慢、变浅或停止、发绀，脉搏消失、血压为零。心脏停搏 30~40s 后，出现瞳孔散大，对光反应及神经反射消失。

3. 心电图　原发性室颤表现为室颤波粗大，易被药物和电复律；而继发性室颤是各种器质性心脏病的终末表现，室颤波细小，难以除颤复律。窦性静止在心电图上表现为一条直线，可有缓慢的室性自搏心律。电一机械分离在心电图上有规则的 P、QRS、T 波群，但无心脏有效收缩。窦性静止和电 – 机械分离常见于老年心肌梗死，常常伴有梗死范围大，冠脉血栓形成或心脏破裂。

（四）诊断

诊断猝死型冠心病的主要依据是原有冠心病史和此次骤然死亡。对于过去未被诊断为冠心病，则诊断猝死型冠心病属臆测性的，应做尸检才能证实。病理检查可见冠状动脉粥样硬化性改变，但多数冠脉内无血栓形成，管腔未完全闭塞，也见不到急性心肌坏死的病理变化。通常将突然死亡经复苏成功者诊断为原发性心脏骤停，若复苏失败或未作复苏者则诊断为猝死。诊断本型冠心病须与下述情况相区别：

1. 心肌梗死型冠心病　已确诊为急性心肌梗死，死者若迅速死于严重的心律失常、心衰、休克及心脏破裂，应诊断为心肌梗死型冠心病，而不宜诊断为猝死型冠心病。对于未住院而迅速死亡的急性心肌梗死患者不少见，因死亡时无人在场，无法提供患者死前的症状，也缺乏心电图及酶学资料，鉴别诊断十分困难，只能依靠尸检来判断。

2. 其他心性猝死　只须了解患者原来所患心脏病的病因由此诊断。与中青年相比，老年人猝死由肥厚性心肌病所致者较少见，而由主动脉瘤破裂、主动脉夹层动脉瘤所致者较多见。

3. 非心脏猝死　神经系统（脑出血、蛛网膜下腔出血、脑炎、脑膜炎），呼吸系统（肺炎、窒息、睡眠呼吸暂停综合征、哮喘持续状态），消化系统（急性胰腺炎、急性腹膜炎、上消化道大出血）及内分泌等疾病均可引起猝死，须与之区别。老年人非心性猝死较中青年人多见。肺炎和急性胰腺炎不一定引起青年人猝死，但可以是老年人猝死的原因。窒息在老年人猝死中多见。老年人猝死的临床诊断正确率相对低，如不做尸检就不清楚死因，有的猝死者尸检也难以肯定死因。

（五）治疗

原发性心脏骤停是心肺复苏的指征，心肺复苏成功率取决于是否能及时、正确地施行现场抢救。若抢救及时，方法正确，半数患者可救活。

1. 心肺复苏　①立即进行胸部拳击，一次无效者可重复 2~3 次，然后做胸部心脏按压术和口对口人工呼吸，但老年人因骨质疏松而应避免胸骨及肋骨骨折及其并发症。②尽快电击除颤。由于多数患者是原发性室颤所致，不需用心电图来证实而直接用 200~300J 电击，无效者重复使用数次。心脏骤停后 4min 内进行电击除颤者成功率为 52%，>4min 使用者存活者仅占 4.8%，因此尽快电击除颤是抢救成功的关键。③尽早建立上肢静脉通道，有利于药物治疗。肾上腺素是复苏中关键性药物，其主要作用是兴奋 α 受体，收缩血管，升高主动脉内舒张压。因心内注射须停止心脏按压并可能将药-物注入心肌及冠脉，故宜采用静脉注射。只有无法静脉给药时才心内注射。窦性静止和电机械分离者还应加阿托品静脉注射。异丙肾上腺素是 β 受体兴奋剂对复苏无效，去甲肾上腺可引起心肌坏死，现已放弃使用。利多卡因有利于心电稳定和提高室颤阈值，现已常规使用。④气管插管给药是近来抢救治疗的一大进展。若重复给药最好通过导管给药，长度与气管内插管长度相等。此途径用药吸收完全，起效迅速，作用持续时间长，如肾上腺素给药后 15s 内浓度达高峰，作用持久。阿托品、利多卡因、阿尼利定等药物均可稀释后经气管给药（<10mL/次），而氯化钙、去甲肾上腺素及碳酸氢钠则不能经此途径给药。

2. 复苏后处理

（1）维持循环功能：复苏后可因血容量不足、心肌收缩无力、酸中毒、电解质紊乱及微循环障碍等原因，导致低血压。如血压 <10.7~12kPa（80~90mmHg）时，在纠正上述异常的基础上使用升压药物。必要时，测定肺楔压以指导治疗。

（2）防治脑损害：脑组织对缺氧的耐受性最差，必须重视脑组织的保护。降温疗法（使用冰帽和冬眠3~5d，使肛温降至32℃左右）可降低脑组织代谢率，提高对缺氧的耐受性。减少脑组织损害和脑水肿（2~3d达高峰）。同时，使用地塞米松（20~40mg/d）、适量的甘露醇及促进细胞代谢的药物。

（3）预防急性肾衰：心脏停搏或低血压持续时间长，可引起急性肾衰。复苏后如尿少应先静脉扩容，无效再静脉注射呋塞米。若尿量增加不到40ml/h或肺楔压上升，应按急性肾衰处理。

（六）预测与预防

冠心病猝死是老年内科最严重的急症。正确识别和治疗高危人群，是老年病学医务工作者亟待解决的课题。

1. 预测　根据临床观察和对复苏成功者的调查，猝死的预测很困难，但下述情况可作为大体预测。

（1）冠心病患者出现异乎寻常的症状：如初发型心绞痛并发恶性或潜在恶性心律失常，心绞痛变为恶化型或不稳定性，疼痛持续时间长，药物治疗无效，血压及心率改变，电解质及心电图改变时，提示有猝死的危险性。

（2）急性心肌梗死：急性心肌梗死后前1年病死率为10%，其中50%为猝死。

（3）陈旧性心肌梗死：陈旧性心肌梗死伴有室壁瘤、再次或多次梗死、射血分数 <40%、心律失常、晚电位阳性者易发生猝死。

（4）不稳定性心绞痛：这是介于稳定性心绞痛与急性心肌梗死之间的病理改变，如不及时治疗，44%~70%患者发展成为急性心肌梗死，16%的患者发生猝死。

（5）无症状性心肌缺血：因无症状而未能及时治疗，但心肌缺血依然存在，容易发生猝死。

（6）运动后血压下降：冠心病患者体力运动后收缩压上升 >4.0kPa（30mmHg）者1年病死率为3%，<4.0kPa（30mmHg）者1年病死率为16%。体力运动耐力下降者再梗率及猝死率为23%，而运动耐力不低者仅为2%。冠心病患者体力活动耐力下降及血压下降为心功能不良表现，3年内病死率达30%~50%。

（7）复苏成功者：心肺复苏成功，抢救存活者在1年内复发率达30%~40%，故应全面检查，重点监测。

（8）左室射血分数（LVEF）：冠心病患者左室射血分数0.4的猝死率比 >0.5者增加5~10倍，LVFE <0.3者3年内死亡30%~50%。

（9）血压变异性：血压变异性大，猝死率愈高。新问世的长效缓释或控释降压药物不仅能降低平均血压，而且缩小血压变异性。

（10）心率变异性（HRV）：这是一种预测猝死的主要方法，比 LVEF 和心室晚电位更敏感和更特异。心电稳定性依赖于自主神经系统张力的平衡。冠心病患者长期因心肌缺血，必然损伤心脏自主神经系统，常表现为交感神经活动相对增强而迷走神经活动减弱，HRV

下降导致心电不稳定性增加和室颤阈值降低，容易发生室颤而猝死。冠心病患者 HRV 下降，24h R - R 间期的标准差（SDNN） <50ms 比 >50ms 者猝死率高 15～18 倍。

（11）心电图：有下列改变，易发生猝死。①ST 段缺血性下移越明显越提示心内膜下缺血严重，越易发生猝死；②ST 明显抬高及 T 波直立、高耸是冠脉主干痉挛性闭塞，其远端无血液充盈，为梗死前期表现；③ST 段弓背向上抬高超过同导联 R 波，R 波波幅甚低和时限很短等墓碑形（Tombstoning）ST 段改变，为 AMI 早期表现，猝死率较高；④超急性心肌梗死有 6%～10% 发生猝死。

（12）Q - T 离散度（Q - Td）：这是近年来用于预测猝死的主要方法。Q - Td 检查即在 9～12 导联心电图上检测 Q - T 间期，示出最长与最短之差。Q - Td >60～100ms 时，极易发生猝死。

（13）心室晚电位：冠心病人心室晚电位阳性可发生猝死，由于正常人也可阳性，其结果应与其他检查综合判断。

2. 预防

（1）防治冠心病：及时诊断和治疗心脏器质性疾病，是防止猝死的首要措施。积极开展冠心病的防治工作，对于预防猝死是至关重要的。

（2）避免诱因：设法避免激动行为和心理应激因素诱发冠脉固定狭窄并冠脉痉挛。

（3）药物预防。①β 受体阻滞剂：通过提高室颤阈值，降低猝死率；②胺碘酮：能有效地降低心肌梗死后的病死率，特别适应于不能应用 β 受体阻滞剂的高危患者；③抗凝抗血小板药：防止血栓形成；④他汀类：如辛伐他汀通过降低血脂来稳定脂质斑块，减少冠脉血栓形成，从而降低猝死率；⑤血管紧张素转换酶抑制剂：不仅能防止心脏扩大和室壁瘤的发生，而且能防止心脏破裂和猝死；⑥长效钙拮抗剂：有效地控制血压，有助于减少高血压患者的猝死。

基于冠心病猝死多发生于夜间和清晨，预防的重点应放在夜间和清晨起床前后。可在临睡前服二硝酸异山梨醇酯 10mg、阿替洛尔 6.25～12.5mg 及肠溶阿司匹林 50mg 三种药物（有人称为防猝死合剂），以预防猝死和急性心肌梗死的发生。

（4）器械植入：①程控起搏器植入后通过快速、短促起搏，消除室性心律失常；②自动除颤器植入后能识别和自动放电矫正室速和室颤。

（5）普及心肺复苏技术：美国西雅图市经过 10 年间的培训，使 20 万医务人员、消防人员及电气工人等掌握了心肺复苏技术，猝死的现场抢救成功率达到 60%，其中 80% 的患者有较长期的生存。因此，普及心肺复苏技术是预防和抢救猝死的重要措施之一。

六、老年缺血性心肌病

缺血性心肌病是指冠状动脉性疾病引起心肌供氧与需氧失衡而导致心肌局限性或弥漫性纤维化，从而引起心脏收缩和（或）舒张功能受损的一种临床综合征。本质上，缺血性心肌病是一种由冠心病引起的严重心功能异常。以往曾称为心肌纤维化、心肌硬化、心力衰竭和（或）心律失常型冠心病。本病多见于老年人，男性多于女性。

（一）病因

缺血性心肌病最常见的病因是冠心病，即主要是由冠状动脉粥样硬化性狭窄、闭塞、痉挛等病变引起。少数是由于冠状动脉先天性异常、冠状动脉炎等疾病所致。

（二）病理

根据心脏大小和心功能受损类型的不同，本病分扩张性和限制性两类。

1. 缺血性扩张性心肌病

（1）多发或多次心肌梗死：病理上可见心肌细胞减少、坏死、弥漫性间质纤维化及瘢痕组织形成。心肌细胞减少和坏死是心肌梗死的直接后果，也可以是慢性累积性心肌缺血所致。64%～85%的患者发生过心肌梗死。室壁可有块状坏死区，也可为非连续性多个灶性心肌损害。无论是多发或多次心肌梗死，都是以心内膜下梗死多见（2/3），这与本病患者侧支循环较丰富使心外膜下心肌得到部分保护有关。梗死面积为8%～46%不等，多数患者梗死面积不大，而且分布于多支冠脉供血区，但对心功能的影响较单一部位梗死面积相同者更明显。

（2）心脏扩大、室壁变薄及心衰：心肌梗死后，梗死区扩展、变薄、坏死区膨胀，使心室几何形状改变，引起左室扩大。随着病情进展，右室也受累，表现为心脏普遍增大。同时，心室壁变薄，其平均室壁厚度往往比无缺血性心肌病的多次心肌梗死、原发性扩张性心肌病及心脏瓣膜病患者薄，这不仅与心室扩大有关，而且与广泛的冠脉病变限制了心肌供血，使之不能产生适应性肥大有关。因心脏扩大、室壁变薄，心肌收缩功能明显减弱，其表现类似于原发性扩张性心肌病。因此，充血性心衰是本病的突出表现。急性心衰通常由于短暂心肌缺血引起，慢性心衰是由于冠脉固定狭窄并引起心肌纤维化的缘故。严重而短暂（<20min）的心肌缺血可使心功能降低数天，但最后能完全恢复。这种缺血后的暂时心功能低下，称为心肌挫抑，常见于心肌坏死的附近和冠脉痉挛所致心肌缺血之后。长期慢性心肌供血不足时，心肌既可维持组织生存，又处于一种持续数周、数年的心功能低下，即少供血就少工作的心肌，称为冬眠心肌，见于冠脉固定狭窄并引起慢性缺血者。与心肌挫抑相似，冬眠心肌具有收缩力储备，在慢性缺血纠正后，心功能恢复正常。若缺血持续不缓解，挫抑和冬眠心肌则发展成心肌坏死，最终成为无收缩功能的瘢痕组织。

2. 缺血性限制型心肌病　这是本病少见的类型。虽有多支冠脉病变，但病变相对较轻，受累的心肌数目较少，心脏大小正常。由于局灶性心肌纤维化和灶性瘢痕，即使无发作性心肌缺血，心室僵硬度已升高，使左室舒张末压高于正常。当急性心肌缺血发作时，心室僵硬度进一步升高，使左室舒张末压升高到足以产生肺水肿的水平，而收缩功能正常或轻度受损。这种以舒张功能障碍为主的心衰，可酷似原发性限制性心肌病。

（三）临床表现

1. 缺血性扩张性心肌病

（1）有冠心病的易患因素：本病患者可有高血压、高脂血症、吸烟、糖尿病、体力活动缺乏等易患因素之一或几项。

（2）多有心绞痛和（或）心肌梗死史：本病有心肌梗死者占64%～85%，有心绞痛史占42%～92%。但随着病情进展和心衰症状逐渐突出，心绞痛反而减轻或消失，这是本病的特点之一。部分患者从一开始就无心绞痛或心肌梗死史，可能是缺乏具有保护意义的"疼痛警报系统"所致。

（3）充血性心力衰竭：心脏常呈普遍性扩大，以左室扩大为主，属于一种收缩功能不全性心衰。75%以上患者表现为左心衰，如咳嗽、阵发性呼吸困难、端坐呼吸及肺部湿啰音。1/3的患者表现为全心衰。部分老年患者心衰的客观体征明显而无自觉症状，虽然静息时射血分数降低，运动时也不升高，但具有相当的运动耐量，这可能是通过增加舒张末期容量和心率、扩大动静脉氧差以及增加组织对氧的摄取等代偿机制来维持较合适的心输出量所致。心电图可见病理性 Q 波、ST - T 缺血性改变及各种心律失常［以室性和（或）房性早搏、房颤、病态窦房结综合征、房室传导阻滞和束支阻滞多见，亦可有阵发性心动过速］。X 线示心脏普大型、心脏搏动减弱及肺淤血。超声检查有心脏普大型，以左室为主，室壁变薄，舒张末期容积增大，室壁运动呈多个节段性减弱或消失，射血分数降低，常 <35%。心肌显像有多节段心肌放射性核素灌注缺损区。冠脉造影有多支病变。总之，本病的临床表现有三种类型：①有冠心病易患因素，有心绞痛史，有大心脏及充血性心衰；②有冠心病易患因素，有多次心肌梗死史，有大心脏及充血性心衰；③有大心脏和充血性心衰，而无心绞痛和心肌梗死病史。前二者诊断较容易，后者诊断颇困难，常须做冠脉造影等检查。

2. 缺血性限制性心肌病　缺血性限制性心肌病可无心肌梗死史，而主要表现为劳力性呼吸困难和心绞痛，因而限制其运动量。可因反复发生肺水肿而住院。心电图可有各种心律失常。X 线示心脏大小正常和肺淤血。血流动力学示左室舒张末压力和容量增加，而射血分数正常或轻度降低。

（四）诊断

1. 缺血性扩张性心肌病　诊断缺血性扩张性心肌病必须具备三个肯定条件和两个否定条件。

（1）三个肯定条件：①有明确的冠心病史；②心脏明显扩大；③心衰的临床表现和（或）实验室依据。

（2）两个否定条件：①排除冠心病的机械性并发症（室间隔穿孔、室壁瘤和乳头肌功能不全导致的二尖瓣关闭不全）所致心脏扩大和心衰，虽有射血分数下降，但很少 <35%。②排除其他心血管病引起的心脏扩大和心衰，主要应与原发性扩张性心肌病相区别。后者无明确的冠心病史，心绞痛和病理性 Q 波发生率低，超声提示室壁运动普遍性减弱而非节段性减弱，核素心肌显像呈普遍性灌注降低而非节段性缺损，冠脉造影无明显冠脉狭窄。

2. 缺血性限制性心肌病　缺血性限制性心肌病主要表现为左室舒张功能异常，须与原发性限制性心肌病和右室梗死相区别，前者老年人少见，后者有心电图及酶学改变。

（五）治疗

1. 缺血性扩张性心肌病

（1）控制冠心病：系统的药物治疗及控制易患因素，对早期患者可能延缓病情的发展，对晚期患者也有裨益。

（2）纠正心衰：与原发性扩张性心肌病相同，以利尿剂、血管紧张素转换酶抑制剂和 β 受体阻滞剂为主，β 受体阻滞剂宜小剂量开始。慎用地高辛。

（3）抗心律失常：对有症状的复杂性室性心律失常者应使用抗心律失常药物，胺碘酮是一种疗效较好的药物。

（4）抗凝：本病血栓栓塞发生率为 12% ~ 24%，除非有禁忌证，一般应常规抗凝剂，尤其是过去有血栓栓塞史、心脏明显扩大、房颤、超声显示有附壁血栓者更是如此。

2. 缺血性限制性心肌病　本型因心肌纤维化和灶性瘢痕，即使无发作性缺血时，心室僵硬度也升高，治疗较困难。若急性心肌缺血发作，促使心室僵硬度进一步升高，故治疗应防止或减轻心肌缺血的发作，并尽量纠正慢性缺血。临床上可用硝酸盐类、钙拮抗剂、β受体阻滞剂治疗，必要时考虑冠脉搭桥术。正性肌力药物慎用或禁用。

（六）预后

1. 缺血性扩张性心肌病 本型的预后较原发性扩张性心肌病稍好，5 年和 7 年存活率分别为 45% 和 34%。心脏明显扩大尤其是进行性扩大者，2 年病死率为 50%。射血分数愈低，预后愈差，房颤及室速也是预后不良的指标。主要死因是顽固性心衰、心肌梗死及猝死。

2. 缺血性限制性心肌病 对缺血性限制性心肌病的自然病程和预后了解甚少。有报道急性心肌梗死后射血分数正常而舒张功能异常所致的肺水肿者的病死率和再梗率与急性心肌梗死后收缩功能异常所致的肺水肿相同，那些无急性心肌梗死的本型患者的预后不明。

（吴东波）

第四节 老年钙化性心脏瓣膜病

老年钙化性心脏瓣膜病是一种随增龄而增加的瓣膜老化、退行性变和钙质沉积所致的老年心脏瓣膜性疾病。其病变进展缓慢，但随着病变程度的加重，心肌受累范围逐步扩大，可引起瓣膜的狭窄和关闭不全，临床上以主动脉瓣和二尖瓣及瓣环最常受累。它是引起老年人充血性心衰、心律失常、传导功能障碍、晕厥和猝死的重要原因之一，也是老年人最常见的心脏瓣膜病。病理表现有硬化、钙化及黏液样变性等三种形式。病变硬化不是病理性的，为一种适应性改变，代表多年来压力作用的综合结果，钙化及黏液样变性则是病理性改变。老年钙化性心脏瓣膜病是指在心瓣膜退行性改变的基础上发生钙化而引起瓣膜及其支架功能异常所致的老年特有心脏瓣膜病。主要有钙化性主动脉瓣狭窄、二尖瓣环钙化及两者同时存在的联合瓣膜钙化等类型，若本病同时合并冠状动脉、乳头肌及传导系统的钙化，称为老年心脏钙化综合征。尸检表明，钙化性主动脉瓣膜狭窄和（或）二尖瓣环钙化的检出率随增龄而增加，>50 岁占 10%，>70 岁占 30%，>80 岁达 75%，>90 岁为 100%。国外老年人尸检检出率为 60%~80%，超声检出率为 74%。国内尸检检出率为 46.1%，超声检出率为 38.8%~60.2%。钙化性主动脉瓣狭窄男性多于女性（4：1），而二尖瓣环钙化则女性多于男性（4：1）。由于本病可引起心衰、晕厥、心律失常及猝死，是威胁老年人生命的重要心脏病。

一、病因

本病病因不明。长期以来认为本病是老年人的退行性改变，近来认为它与多种疾病有关。

1. 动力学因素 本病主要累及承受压力最高的左心瓣膜（主动脉瓣、二尖瓣），其中又以主动脉瓣的主动脉面和二尖瓣的心室面最明显。二尖瓣置换术后，由于腱索与瓣叶的缓冲作用消失，左室收缩压全部集中于瓣环，术后 44 个月发生二尖瓣环钙化，严重钙化往往发生于 100 个月后。这说明长期血流动力学的冲击对瓣膜及其支架的影响是引起瓣膜钙化的重要因素。

2. 高血压 本病约有 20%~50% 患者伴有高血压，体循环高压无疑加重了左心瓣膜损害，诱发或加重了心瓣膜的钙化。

3. 高龄　尸检发现，＞50岁者本病检出率为10%，＞70岁者为30%，＞80岁者为75%，＞90岁者为100%，老年前期未见主动脉瓣和二尖瓣环钙化，＞70岁人群则明显增加，说明本病的发病率、受累范围和程度随增龄而增加，尤以高龄最明显。因此，高龄是本病的一个发病因素。

4. 糖代谢异常　本病在糖尿病和变形性骨炎患者中发病率较高，改善糖代谢可减轻瓣膜钙化程度，说明糖代谢异常在本病发病中起一定作用。

5. 骨质脱钙　有学者测定老年人椎骨的矿物质代谢对主动脉瓣和二尖瓣病变的影响，发现二尖瓣环沉积的钙盐主要来源于椎骨的脱钙，主动脉瓣钙化也有类似情况。因此，骨质脱钙，异位地沉积于瓣膜及瓣环是导致本病发生的原因之一。

6. 其他易患因素　如高脂血症、二尖瓣脱垂及慢性肾功能不全等疾病，都可能是促使本病发生发展的因素。

二、病理

（一）钙化性主动脉瓣狭窄

钙化性心瓣膜病可累及心脏各个瓣膜，但以主动脉瓣多见（91%）、二尖瓣次之（18%）、三尖瓣及肺动脉瓣最少（3%）。在生命过程中，主动脉瓣长期承受较大压力的冲击，容易发生退行性变和钙化。钙质一般先沿主动脉瓣环沉积，然后沿纤维层向瓣叶扩展，以无冠瓣和右冠瓣受累明显。瓣膜的主动脉面可出现针尖至米粒大小的钙化灶，重者钙化斑块填塞瓦氏窦，这些病变可使瓣叶增厚、变硬、活动受限，是导致主动脉瓣狭窄的重要原因。与风湿性心脏病截然不同，本病瓣膜的闭合缘无粘连和融合，即使钙化病变严重，瓣膜仍可活动，狭窄程度一般不重。约有1/4患者伴有主动脉瓣关闭不全，提示主动脉瓣钙化程度严重。钙质沉积向下延伸到纤维三角，当肌部和膜部室间隔交界处出现钙化沉积时，可累及希氏束，可使1/3的患者发生不同程度的房室或室内传导阻滞。在高龄老年人中，容易发生主动脉瓣和二尖瓣环的联合钙化（占26.2%）。

（二）二尖瓣环钙化

二尖瓣环是一种纤维肌性结构，为二尖瓣叶的附着点，系心脏纤维支架的一部分。以往认为二尖瓣环钙化多位于二尖瓣环后部，也可在二尖瓣环前部，甚至整个瓣环。近来认为钙化主要累及二尖瓣环下的前方及后方，而不是真正的瓣环处，因而称之为二尖瓣环区域钙化。由于二尖瓣后叶所承受的收缩压力较前叶大，二尖瓣环钙化主要波及二尖瓣后叶及其基底部的心室面。二尖瓣环钙化的程度不一，轻者仅表现为二尖瓣后叶心室面斑点状或小结节状钙化灶，不影响二尖瓣和左室的解剖结构。随着病变加重，后叶扭曲变形，向心房侧移位；瓣环下的钙化组织相互融合，瓣环固定而失去正常的括约肌作用。一方面瓣环不能随心室收缩而缩小，引起左室变形；另一方面，瓣环固定不能随心室收缩和舒张而缩小和扩张，导致二尖瓣关闭不全和（或）狭窄。当本病瓣膜改变以二尖瓣关闭不全为主，可引起血流动力学障碍；由于本病瓣膜闭合缘不发生粘连和融合，二尖瓣狭窄是相对性的，一般不导致血流动力学改变。一旦发生二尖瓣狭窄，提示二尖瓣环钙化病变严重。希氏束邻近于二尖瓣环，当二尖瓣环钙化时，可使房室束和左束支起始部扭曲，引起不同程度的房室传导阻滞和室内传导阻滞，其发生率明显高于钙化性主动脉瓣狭窄。二尖瓣环钙化伴传导阻滞，说明钙化病变范围广泛，病变程度严重，往往须安装心脏起搏器。

三、临床表现

（一）钙化性主动脉瓣狭窄

1. 症状　本病进展缓慢，无症状的亚临床期可长达几十年，常因健康检查或其他疾病就诊时被发现。一旦进入临床期，平均病程为 3～4 年，提示病变较严重。中青年主动脉瓣狭窄患者最常见的症状是心绞痛，而老年患者则以心衰症状多见。临床上可有心慌、气短、劳力性呼吸困难、胸闷、心绞痛等表现，约 15% 患者可有头痛、头晕和晕厥等脑供血不足症状。晕厥往往是主动脉瓣狭窄所致。约 15% 患者可发生猝死。部分患者可同时患有右结肠血管病变引起下消化道出血。半数患者合并有高血压病、冠心病及糖尿病，三者促进病变发展，难以明确症状由何种疾病所致，容易使本病漏诊和误诊。

2. 体征　60%～90% 主动脉瓣狭窄患者心底部有收缩期杂音，类似音乐样，较柔和，可向颈部、胸骨左缘或心尖部传导，主动脉第二音减弱或消失。部分患者的杂音主要在心尖部听到，而不是在心底部（Gallavardin 效应），向腋中线传导，而不向颈部传导。因此，本病心脏杂音并非局限于病变瓣膜听诊区，杂音特征性也不强，对鉴别诊断意义不大，杂音仅作为提示本病的一个线索。很少出现舒张期叹气样杂音（4%），一旦出现，表明主动脉瓣钙化性病变严重。心衰者可听到奔马律。

3. 辅助检查

（1）心电图：可以正常，也可有左室肥大。1/3 患者有传导障碍，常见是左前半阻滞，左束支阻滞及不同程度房室传导阻滞。老年主动脉瓣狭窄患者房颤发生率明显高于中青年人。

（2）X 线：重者在侧位胸片上可见到扩张的升主动脉和主动脉瓣区钙化，胸透检出主动脉钙化较胸片敏感。

（3）超声：超声检查是目前诊断本病的基本手段和重要依据。M 型超声可见瓣膜反光曲线增强、运动受限，或瓣膜关闭异常等现象。B 型超声可见瓣膜增厚或钙化、左房回声减弱、瓣膜开放受阻或关闭线裂隙现象，有时可见瓣膜附着系统回声增强和结构粗糙，主动脉瓣口面积 $< 1.5 cm^2$ 和跨瓣压差 $> 2.1 kPa$（16mmHg），提示主动脉瓣狭窄。多数患者伴有不同程度的左房增大、二尖瓣前叶 EF 斜率缓慢等左室顺应性减退改变，以及主动脉根部增宽、运动僵直等主动脉硬化改变。因此，本病与心脏老化的其他指标并存是其特点之一。

（二）二尖瓣环钙化

1. 症状与体　征通常多数患者无症状，只是偶然发现。少数患者发生的症状往往是二尖瓣功能紊乱和心律失常所致。二尖瓣功能紊乱主要是二尖瓣关闭不全，这是老年人二尖瓣反流最重要的原因。心尖区可闻及收缩期杂音（35%～100%），瓣膜变形者收缩期杂音检出率比无瓣膜变形者高 3 倍。一旦发生二尖瓣狭窄，提示二尖瓣环钙化病变严重。老年人心尖区听到舒张期杂音，其 90% 是二尖瓣环钙化所致。二尖瓣关闭不全和狭窄可引起左房扩大、左室肥厚，最后发生心衰。二尖瓣环钙化可损害传导系统，67.4%～72.2% 患者表现为不同程度的房室传导阻滞及束支阻滞。这是老年人严重传导障碍的最常见原因，远远高于冠心病。在一组 80 例病例中，合并房室传导阻滞者占 41%，其中 21 例安装心脏起搏器。二尖瓣反流引起左房压升高和左房扩大，容易发生房性心律失常（房颤、房扑等）。

2. 辅助检查

（1）心电图：心律失常颇常见，以房性早搏、房颤、房扑等房性心律失常多见（80%），房室传导阻滞和左右束支阻滞次之（67.4%~72.1%）；可有病窦及左室左房扩大等改变。

（2）高千伏胸片或荧光透视：高千伏胸片或荧光透视显示二尖瓣区"J"或"V"形钙化灶，但不能准确定位和确定瓣膜病变的范围。

（3）超声：超声诊断本病的敏感性为70%，特异性也较高，成为目前诊断本病的主要依据。超声不仅可探测较小的钙化斑点，还能了解瓣膜周围钙化与左室后壁、室间隔、主动脉及二尖瓣的相互关系。常常在二尖瓣叶之后，左室后壁前方，有一异常宽而反映强烈的回声带，EF斜率减慢；二维扇形扫描可见房室交界处前方有一反映强烈的回声带，与左室后壁同向运动。

（4）CT：有报道对超声未能检出的早期钙化性心瓣膜病，CT可提高检出率，其敏感性和特异性均高于超声。

（三）并发症

1. 栓塞　本病可使脑卒中的危险性成倍增加，目前认为它是一种独立的危险因素。栓子来源于以下几种情况：①钙化结节蚀损心内膜形成血栓；②钙化环游离的钙质碎片脱落；③左房扩大和房颤可引起左房内形成血栓；④并发感染性心内膜炎的赘生物脱落。上述栓子脱落引起体循环栓塞，以脑栓塞、视网膜动脉栓塞及冠状动脉栓塞多见，但临床症状轻微，尸检证实为亚临床发作，值得重视。

2. 感染性心内膜炎　钙质蚀损的心内膜或心瓣膜，可成为感染性心内膜炎的好发部位是本病的一种潜在并发症。因此，患者进行牙科处理等诊疗操作时，应用抗生素预防。

四、诊断

本病因缺乏特征性临床表现，轻中度患者常无症状与体征，甚至无杂音，故早期诊断颇困难。医务人员对本病认识不足和年龄大者易偏于冠心病的诊断，导致本病漏诊误诊率高。对于老年患者，若无风湿性心脏病史，临床上有主动脉瓣收缩期杂音或伴有舒张期杂音，心尖区有收缩期杂音或伴有舒张期杂音，同时存在房室及室内传导阻滞者，首先考虑本病的可能，应做超声、胸部X线等检查，以确定诊断。在鉴别诊断方面，须与风湿性和黏液样变性心瓣膜病相区别。在老年人主动脉瓣狭窄中，80%~90%是本病所致，10%~20%由风湿性心脏病和先天性主动脉瓣畸形引起。老年人即使有风湿热病史，亦不是直接的单纯性主动脉狭窄的病因。

五、治疗

1. 内科治疗

（1）控制易患因素：积极治疗高血压、高血脂、高血糖等易患因素，有利于延缓本病的发生与发展。

（2）防治并发症：一旦发生心衰、心律失常、动脉栓塞及感染性心内膜炎等并发症，应根据老年人的特点进行相应的治疗。心衰宜用洋地黄和利尿剂治疗，减轻后负荷的方法只用于无二尖瓣狭窄的患者。房室传导阻滞伴心率缓慢者，常须安装心脏起搏器。

（3）药物治疗：目前本病病因不明，尚无有效药物治疗。有学者试用钙拮抗剂来阻断钙在血管壁的沉积。硫酸软膏素 A（3～6g/d）可阻止钙沉积于结缔组织。

2. 外科治疗 老年人钙化性主动脉瓣狭窄如瓣面积≤0.75cm^2、跨瓣压差≥6.7kPa（50mmHg）、射血分数<0.5 和频发晕厥与心绞痛者，应进行主动脉瓣置换术。目前认为该手术的危险性较小（死亡率为3.6%），长期随访预后较好（5年死亡率降低1倍）。

3. 球囊瓣膜成形术（PBAV） PBAV 是一种重要的非手术介入治疗手段，其操作简单，不需开胸，费用低，患者易于接受，适合于不宜手术治疗的老年患者。对老年人钙化性主动脉瓣狭窄也可行球囊扩张成形术，近期疗效好（跨瓣压差降低1倍），但可发生再狭窄。

六、预后

房颤和心衰是本病常见并发症，预后不佳。主动脉瓣狭窄一旦发生心衰，其心输出量降低，左室流出道受阻会更明显，后负荷增加又进一步降低左室功能使心衰加重。因此，主动脉瓣狭窄者一旦出现心衰，临床表现急剧恶化，且猝死率高（5%～34%）。主动脉瓣狭窄者出现症状后平均寿命4年，出现晕厥为3年，发生心衰仅2年，故有症状者较无症状者预后差。

（钟聪敏）

第五节　老年心力衰竭

心力衰竭（心衰）是一种复杂的临床症状群，是各种心脏病的严重阶段，指在一定量的静脉回流情况下，由于心脏收缩功能和（或）舒张功能障碍，使心输出量绝对或相对减少，不能满足机体代谢需求所产生的以循环障碍为主的临床症候群。其发病率高，5年存活率与恶性肿瘤相仿。在2003年美国心脏病学院（America Cardiology College）年会上，Brauuwal 教授将心衰称作为心脏病最后的大战场，且近期内心衰的患病率仍将继续增长。因此，心衰正在成为21世纪最重要的心血管病症。老年心衰患病率很高，占全部心衰病例的75%，65～74岁和75岁以上组心衰患病率比45～64岁组分别高4倍和10倍，提示心衰患病率随增龄而升高。从心脏的病理生理改变，心衰可分为收缩性、舒张性和混合性3个类型。

一、病因特点

1. 病因相同而构成比不同 在临床上，能够导致中青年心衰的病因，也可引起老年人心衰，如冠心病、心肌病、高心病、肺心病、休克和严重贫血等，但病因构成比不同。老年心衰以冠心病（1/3）、高心病（1/4）和肺心病（1/10）多见。

2. 老年特有的心脏病 老年退行性心瓣膜病、老年传导束退化症及老年心脏淀粉样变等老年特有心脏病患病率及其心肌损害程度随增龄而增加，这是老年心衰不可忽视的病因。

3. 多种病因同时存在 老年心衰可以是两种或两种以上心脏病共同作用的结果。其中一种是引起心衰的主要原因，另一种则协同并加重心衰的严重程度，使病情复杂化。在老年心衰中，两种或两种以上心脏病并存的患病率可高达65%，以冠心病伴肺心病、高心病伴冠心病常见。

4. 诱因相同，但程度有异 老年心衰的诱因与中青年患者并无不同，常以感染（尤其是呼吸道感染）和急性心肌缺血多见，其次是快速心律失常（快速房颤、阵发性室上性心动过速），再次为抑制心肌药物、输血、输液、劳累、激动、高血压、肾衰及肺栓塞等。但是，在诱因程度上有差异，由于老年人心脏储备功能差和心脏病相对较重，对于中青年患者无关紧要的负荷就可诱发老年患者的心衰，因此，诱因对老年心衰的影响比中青年患者更重要。此外，肺栓塞诱发心衰在老年人中相对常见。

二、病理生理

（一）病理生理改变

1. Frank - Starling 机制 前负荷主要受到静脉回心血量和室壁顺应性的影响，它是影响和调节心脏功能的第一个重要因素。一般用左心室舒张末期压作为前负荷的指标。前负荷增加反映舒张末期容量增多，心室做功增加。心室舒张末期容积的增加，意味着心室的扩张，舒张末压也增加，相应的心房压和静脉压也随之升高。待后者达到一定高度时即出现肺的淤阻性充血或腔静脉系统充血，肺毛细血管压异常升高与左室舒张压升高有关，使心力衰竭者在静息时也发生呼吸困难；当左室功能低至心排出量不能满足静息时周围组织的需要或左室舒张末期压和肺毛细血管压升高时即产生肺水肿。

2. 心肌重塑（心室重塑） 虽然心衰没有单一的发病机制的理论，然而，从20世纪90年代以后，已逐渐明确心肌重塑（remodeling）是心衰发生、发展的分子细胞学基础。心肌重塑的特征是：心肌细胞肥大、心肌细胞凋亡和心肌细胞外基质（ECM）的变化。病理性心肌细胞肥大的分子生物学特征就是胚胎基因再表达，包括与收缩功能有关的收缩蛋白和钙调节的基因的改变。这种胚胎表型的心肌不仅收缩功能低下，且生存时间缩短，从而促进心衰的发展。例如：对心脏病患者超负荷心房肌肌球蛋白重链（MyHC）mRNA的表达研究表明，α MHC下降、而胚胎表型的β MHC上升。应用乳鼠培养心肌细胞的研究表明，内皮素、血管紧张素Ⅱ促进心肌细胞肥大，且使α MHC向β MHC转化，一氧化氮（NO）和血管紧张素Ⅱ受体拮抗剂 sarolysin 则可逆转上述变化。风湿性心脏病心衰患者左室心肌的研究表明，心肌肌球蛋白轻链（VMLC）1、2相对含量较正常对照组显著下降，尤以VMLC 2含量下降更为显著；VMLC 1、VMLC 2组成比例发生了明显的改变；VMLC 1、2相对含量的变化与心排血量、心脏指数、左心做功、左心做功指数、每搏量、每搏指数等心功能指标密切相关。提示VMLC 2种亚型含量的下降和比值的改变参与了心衰的发生发展。近年来，心肌细胞凋亡在心肌重塑中的作用愈来愈受到重视，很可能是使心衰从"代偿"向"失代偿"转折的关键因素。心肌细胞凋亡或坏死与调节收缩功能有关的病理性心肌细胞肥大胚胎基因再表达的改变，是产生进行性心衰的两个基本过程。研究表明：血管紧张素Ⅱ（AngⅡ）可诱导培养乳鼠心肌细胞凋亡。具有与AngⅡ生理作用相拮抗的Ang（1~7）能抑制AngⅡ诱导的心肌细胞肥大，其作用受体不是AT1或AT2，而是通过一种特殊的受体介导。结扎冠状动脉大鼠心衰模型、自发性高血压大鼠心衰后，心肌细胞凋亡均增加，而血管紧张素转换酶抑制剂（ACEI）可改善之。观察冠状动脉结扎大鼠心衰不同时期心室组织中细胞增殖和凋亡相关蛋白表达改变的研究，提示HCY 2、hbLIM、HRG1、p21、p27、p57基因均参与作用。冠状动脉结扎大鼠心衰模型，左室心肌细胞凋亡率显著高于对照组，肌质网钙泵（SERCA2a）活性显著降低。卡维地洛可以剂量依赖地降低心肌细胞凋亡率，使 SERCA2a 活性增加。通过对心衰患者的观察，表明患者血清中细胞凋亡抑制因子 Fas/Apo1 水平显著高于正常对照组，不同病因的心衰患者并无差别；经 ACEI 和 β 受体阻滞剂比索洛尔治疗后，血清 Fas/Apo1 水平有下降趋势。心衰时，心肌细胞外基质的变化可表现为纤维胶原的过度沉积或不适当的降解。研究提示，Ang Ⅱ 可促进培养乳鼠成纤维细胞增殖。应用腹主动脉结扎的大鼠压力负荷心衰模型表明，大鼠心肌解偶联蛋白 2（UCP2）表达增加，可能参与了心肌纤维化的发生与发展。临床研究表明，扩张型心肌病患者心肌活检标本，Ⅰ、Ⅲ 型胶原显著增多，有灶性或融合成片的纤维替代区；而风心病换瓣手术取材心肌则修补性瘢痕少见。衰竭心肌能量耗竭，伴能量代谢障碍亦是心衰的特征。心衰患者的心肌活检标本显示，心肌细胞线粒体膜磷脂定位呈现不同程度的脱失性改变，脱失程度愈重，心功能愈差，生存率亦愈低。

上述一系列复杂的分子和细胞机制导致的心肌结构、功能和表型的变化中，心肌肥厚为主要的代偿机制。心肌肥厚心肌收缩应力增强，克服后负荷阻力，使心排血量在相当长时间内维持正常，患者无心力衰竭症状，但这并不意味着心功能正常。心肌肥厚者，心肌顺应性下降，舒张功能降低，心室舒张末压升高，客观上已存在心功能障碍。

3. 神经内分泌改变　当心脏排血量不足，机体有多种内源性的神经内分泌和细胞因子的激活机制来进行代偿。

（1）交感神经兴奋性增强：心力衰竭发生时，全身交感 - 肾上腺素系统激活，副交感神经活性受抑制，去甲肾上腺素（NE）水平增高，作用于心肌 β_1 受体，增强心肌收缩力使心排血量增加，以维持动脉压和保证重要脏器的血流灌注，它是早期有效代偿机制。但与此同时外周血管收缩，增加心脏后负荷，心率加快，均使心肌耗氧量增加。

（2）肾素 - 血管紧张素系统（RAS）激活：由于心排血量降低，肾血流量随之减低，RAS 被激活。其有利的一面是增强心肌收缩力，周围血管收缩维持血压，调节血液的再分配，保证心、脑等重要脏器的血液供应。同时促进醛固酮（ALD）分泌，使水、钠潴留，增加总体液量及心脏前负荷，对心力衰竭起到代偿作用。

研究表明，除肾上腺素、血管紧张素外，醛固酮（ALD）、内皮素（ET）、肿瘤坏死因子（TNF - α）、心房钠尿肽（ANF）、β 内啡肽、NO、5 - 羟色胺、神经肽 Y、白介素（IL - 2 和 6）、细胞间黏附分子（ICAM1）和肾上腺髓质素（AM）均有升高，且与心衰严重程度相关。神经内分泌细胞因子系统的长期、慢性激活促进心肌重塑，加重心肌损伤和心功能恶化，后者又进一步激活神经内分泌细胞因子，如此形成恶性循环。

4. 舒张性心力衰竭　舒张性心力衰竭（diastolic heart failure，DHF）是由于舒张期心室的主动松弛的能力受损和心室顺应性降低导致心室在舒张期的充盈障碍，因而心搏量降低，左室舒张末压增高而发生心力衰竭，而代表收缩功能的射血分数正常。约占整个心力衰竭患者的1/3。左室松弛性障碍主要受控于心肌肌质网 Ca^{2+} 摄取能力的减弱及心肌细胞内游离 Ca^{2+} 的水平降低缓慢。因为这两种过程均为耗能过程，缺血引起 ATP 耗竭、能量供应不足时，主动舒张功能即受影响。如冠心病伴有明显心肌缺血时，在出现收缩功能障碍前即可出现舒张功能不全。心室肌的顺应性减退及充盈障碍，主要见于心肌肥厚如高血压及肥厚型心肌病，它明显影响心室充盈压，当左室舒张末压过高时，出现肺循环高压和肺淤血的表现，即舒张性心力衰竭。此时心肌收缩功能尚保持正常。

心力衰竭发展中的各种因素是互相关联，互为因果的。血流动力学异常可激活神经内分泌系统，加重心肌损害；神经内分泌系统的持续激活可直接损害心肌和加剧血流动力学异常；而心肌损害、左室进行性扩大和衰竭的结果又导致血流动力学紊乱的加重和神经内分泌系统的激活。

（二）老年性的病理生理特点

1. 心输出量明显降低　增龄所致的心脏退行性改变，可使心输出量减少，30 岁后每增长 1 岁，心输出量减少 1%，即使无心衰的老年人心输出量较中青年人减少，因而老年人轻度心衰就有心输出量明显减少，重度心衰则极度减少。

2. 较易发生低氧血症　老年心衰时，由于增龄性呼吸功能减退、低心输出量、肺淤血、肺血流及换气分布异常等原因，容易出现低氧血症，即使轻度心衰也可有明显的低氧血症。

3. 对负荷的心率反应低下　老年人因窦房结等传导组织的退行性变，患心衰时心率可以不增快，即使在运动和发热等负荷情况下，心率增快也不明显。这与中青年心衰不同。

三、临床表现

心力衰竭的临床表现取决于多种因素，如患者的年龄、心功能受损程度、病变发展速度及心室的受累状况等。

（一）左心衰竭

主要表现为肺循环淤血和心排血量降低所致的临床综合征。

1. 症状

（1）呼吸困难：是左心衰竭较早出现的主要症状。劳力性呼吸困难最先仅发生在重体力活动时，休息时可自行缓解。夜间阵发性呼吸困难常在夜间发作。患者突然醒来，感到严重的窒息感和恐怖感，并迅速坐起，需 30min 或更长时间后方能缓解。通常伴有两肺哮鸣音，称为心源性哮喘。其发生的可能机制与卧床后间质液体重吸收和回心血量增加、睡眠时迷走神经张力增高，使小支气管痉挛及卧位时膈肌抬高，肺活量减少等因素有关。卧位时很快出现呼吸困难，常在卧位 1~2min 出现，须用枕头抬高头部。卧位时回心血量增加，左心衰竭使左室舒张末期压力增高，从而肺静脉和肺毛细血管压进一步升高，引起间质性肺水肿，降低肺顺应性，增加呼吸阻力而加重呼吸困难。急性肺水肿是心源性哮喘的进一步发展。

（2）咳嗽、咳痰和咯血：咳嗽是较早发生的症状，常发生在夜间，坐位或立位时咳嗽可减轻或停止。痰通常为浆液性，呈白色泡沫状，有时痰内带血丝，如肺毛细血管压很高，或有肺水肿时，血浆外渗进入肺泡，可有粉红色泡沫样痰。

（3）体力下降、乏力和虚弱：它们是几乎所有心衰患者都有的症状，最常见原因是肺淤血后发生呼吸困难，以及运动后心排血量不能正常增加，心排血量降低导致组织器官灌注不足有关。老年人可出现意识模糊、记忆力减退、焦虑、失眠、幻觉等精神症状，动脉压一般正常，但脉压减小。

（4）泌尿系统症状：左心衰竭血流再分配时，早期出现夜尿增多。严重左心衰竭时心排血量重度下降，肾血流减少而出现少尿，或血尿素氮、肌酐升高并有肾功不全的相应表现。

2. 体征 左心衰竭的体征变化主要有以下几方面。

（1）一般体征：活动后呼吸困难，重症出现发绀、黄疸、颧部潮红、脉压减小、动脉收缩压下降、脉快。外周血管收缩，表现为四肢末梢苍白、发冷及指（趾）皮肤发皱、窦性心动过速、心律失常等交感神经系统活性增高伴随征象。

（2）心脏体征：一般以左心室增大为主。在急性病变，如急性心肌梗死、突发的心动过速、瓣膜或腱索断裂时还未及心脏扩大已发生衰竭；可闻及舒张早期奔马律（S3 奔马律），P2 亢进；心尖部可闻及收缩期杂音，交替脉最常见于高血压、主动脉瓣膜狭窄、动脉粥样硬化及扩张型心肌病。

（3）肺部体征：肺底湿性啰音是左心衰竭时肺部的体征。阵发性呼吸困难者，两肺有较多湿啰音，并可闻及哮鸣音及干性啰音。发生肺水肿时，双肺布满湿啰音及哮鸣音。

（二）右心衰竭

主要表现为体循环淤血为主的综合征。

1. 症状

（1）胃肠道症状：长期胃肠道淤血，可引起食欲不振、腹胀、恶心、呕吐、便秘及上腹隐痛症状。

（2）肾脏症状：肾脏淤血引起肾功能减退，白天尿少，夜尿增多。可有少量蛋白尿、少数透明或颗粒管型和红细胞。血尿素氮可升高。

（3）肝区症状：肝脏淤血肿大，肝包膜被扩张，右上腹饱胀不适，肝区疼痛，重者可发生剧痛而误诊为急腹症等疾病。长期肝淤血的慢性心力衰竭，可发生心源性肝硬化。

（4）呼吸困难：单纯右心衰竭时通常不存在肺淤血，气喘没有左心衰竭明显。在左心衰竭基础上或二尖瓣狭窄发生右心衰竭时，因肺淤血减轻，故呼吸困难较左心衰竭时减轻。但开始即为右心衰竭有不同程度的呼吸困难。

2. 体征 除原有心脏病体征外，还可有以下体征。

（1）心脏体征：因右心衰竭多由左心衰竭引起，故右心衰竭时心脏增大较单纯左心衰竭时明显，呈全心扩大。单纯右心衰竭患者，可有右心室和（或）右心房肥大。当右心室肥厚显著时，可在胸骨下部左缘有收缩期强而有力的搏动。剑突下常可见明显搏动，亦为右室增大的表现。可闻及右室舒张期奔马律。右心室显著扩大引起相对性三尖瓣关闭不全，在三尖.瓣听诊区可闻及收缩期吹风样杂音。若有相对性三尖瓣狭窄时可在三尖瓣听诊区听到舒张早期杂音。

（2）肝颈静脉反流征：轻度心力衰竭患者休息时颈静脉压可以正常，但按压右上腹时上升至异常水平，称肝颈静脉反流征。颈外静脉充盈较肝大或皮下水肿出现早，故为右心衰竭的早期征象，有助于与其他原因引起的肝脏肿大相区别。

（3）淤血性肝大和压痛：常发生在皮下水肿出现之前，是右心衰竭最重要和较早出现的体征之一。右心衰竭在短时间迅速加重，肝脏急剧增大，肝包膜迅速被牵张，疼痛明显，并出现黄疸，转氨酶升高。长期慢性右心衰竭患者易发生心源性肝硬化，肝脏质地较硬，压痛不明显。

（4）水肿：发生于颈静脉充盈及肝脏肿大之后，是右心衰竭的典型体征。首先出现在足、踝、胫骨前较明显，向上延及全身，发展缓慢。早期白天出现水肿，睡前水肿程度最重，睡后消失。晚期可出现全身性、对称性凹陷性水肿。当伴有营养不良或肝功能损害、血浆白蛋白过低时，出现颜面水肿，常预示预后不良。

（5）胸腔积液和腹水：主要与体静脉和肺静脉压同时升高及胸腹膜毛细血管通透性增加有关。一般以双侧胸腔积液多见，常以右侧胸水量较多。如为单侧，多见于右侧。腹水多发生在病程晚期，多与心源性肝硬化有关。

（6）其他：发绀多为周围性，或呈混合性，即中心性与周围性发绀并存；严重而持久的右心衰竭可有心包积液、脉压降低或奇脉等。

（三）全心衰竭

全心衰竭多见于心脏病晚期，病情危重。同时具有左、右心衰竭的临床表现。

（四）老年人心衰特点

1. 症状特点

（1）症状缓和：老年人常由于精神状态消极，或伴有运动障碍性疾病（偏瘫、关节病）以及视力减退等原因，使日常生活的活动量减少，可以不出现劳力性呼吸困难，甚至中度心衰也可完全无症状，但遇到诱因则可发生重度急性左心衰，危及生命。老年心衰因肺血管代偿性变化（肺静脉容积及压力缓慢增加），可以不产生端坐呼吸及夜间阵发性呼吸困难，重症肺水肿也少见。因此，老年心衰常表现为慢性干咳、疲乏、虚弱、不愿意行走等症状。疲乏可能是毛细血管基膜增厚、通透性降低、功能性毛细血管数目减少引起肌肉疲劳所致。

（2）神经精神症状常见：老年心衰因有明显的低心输出量和低氧血症，使脑组织供血和供氧减少，从而导致注意力减退、淡漠、焦虑、失眠、昏睡、精神错乱等症状。精神错乱可以是老年心衰的主要表现，容易漏诊，高龄患者心衰确诊率不足半数，可能与此有关。

（3）消化道症状多见：老年心衰因肝及胃肠淤血所致的腹痛、恶心及呕吐等消化道症状比中青年患者多见。

（4）肾功能不全较常见：由于低心输出量和利尿治疗，使肾脏供血减少，表现为尿量减少和肾前性氮质血症（BUN升高）。在老年心衰中，其患病率可高达65%。

（5）粉红色泡沫痰少见：老年重症肺水肿可有满肺湿啰音，常伴有神志障碍，但粉红色泡沫痰少见。如有血痰、呼吸困难及右心衰表现时，要考虑肺梗死的可能。

（6）水电解质及酸碱失衡较常见：由于水、电解质及酸碱平衡等调节能力随增龄而减退，老年心衰患者发生低钾血症、低镁血症、低钠血症、低氯性碱中毒、代谢性酸中毒等明显高于中青年患者。这些因素常使心衰变为难治性，各种治疗措施难以见效，因此必须及时识别与处理。

（7）阵发性呼吸困难：夜间阵发性呼吸困难常常是左心衰早期具有特征性症状，但老年左心衰可表现为白天阵发性呼吸困难，尤其是餐后或体力活动后，其意义与夜间阵发性呼吸困难相同。老年人夜间阵发性呼吸困难需要排除慢性支气管炎伴痰阻塞气道和重症睡眠呼吸暂停综合征。痰液阻塞所引起的呼吸困难，在坐起后并不能马上缓解，但咳出痰液后症状可立即减轻。老年人急性心肌缺血多无症状，常以短期内反复发作阵发性呼吸困难作为首发表现，遇到此情况，应做心电图明确诊断。

（8）味觉异常：心衰发作或加重时，部分老年患者常感到口腔内有一种令人讨厌的味道，因而使患者精神苦恼、食欲丧失及不断饮水。这种味觉异常可随心衰的控制而消失。

（9）大汗淋漓：心衰发作时，有些老年患者仅表现为不寻常的大汗淋漓，尤其是面颈部大汗，往往是心衰发作的征象。

2. 体征特点

（1）发绀明显：老年心衰患者嘴唇和指甲发绀一般较中青年患者明显。

（2）潮式呼吸多见：老年心衰患者由于低氧血症和循环时间延长，导致呼吸中枢缺氧，表现为潮式呼吸，常见于伴有脑血管病患者。

（3）呼吸增快：老年人呼吸 >25/min，如无其他原因解释应考虑心衰的可能。

（4）心率不快：一部分老年心衰患者由于窦房结及传导组织退行性变、病态窦房结综合征或房室传导阻滞等原因，即便发生心衰，心率也不快，甚至心动过缓。

（5）体循环淤血体征轻：老年人静脉压较中青年人低，故老年心衰静脉压升高的程度不如中青年患者明显，体循环淤血体征相对轻。但是，老年人颈静脉怒张虽常见于心衰，但也见于肺气肿、纵隔肿瘤或因伸长扭曲的主动脉压迫所致。如深吸气时颈静脉怒张消失，提示主动脉压迫所致。

（6）湿性啰音和水肿常见，但不一定都是心衰所致。湿性啰音和水肿在老年人中特别常见，不仅见于非心衰性疾病，而且也见于健康老年人，应结合其他表现综合判断。如湿啰音伴有心率增快、奔马律，则应视为心衰的表现，而且在利尿后啰音减少或消失。老年体弱患者因长期卧床，心性水肿可首先见于面部而非下肢。若出现下肢非对称性水肿，应注意慢性静脉功能不全。

（7）胸腔积液：老年慢性心衰患者可发生不同程度的胸腔积液，这与体静脉压升高和低蛋白血症有关。一般以双侧多见，右侧次之，左侧较少见；漏出液多见，也可出现渗出液，这可能是漏出液被部分吸收，使现存的液体相对浓缩所致。心性胸腔积液可发生于典型心衰症状之前，容易误诊。

四、诊断

（一）检查项目

1. 实验室检查　常规化验检查有助于对心力衰竭的诱因、诊断与鉴别诊断提供依据，指导治疗。①血常规：贫血为心力衰竭加重因素，WBC 增加及核左移提示感染，为心力衰竭常见诱因；②尿常规及肾功能：有助于与肾脏疾病所致的呼吸困难和肾病性水肿的鉴别；③水电解质紊乱及酸碱平衡的检测：低钾、低钠血症及代谢性酸中毒等是难治性心力衰竭的诱因；④肝功能：有助于与门脉性肝硬化所致的非心源性水肿的鉴别。

2. 心电图检查　心力衰竭本身无特异性心电图变化，但有助于心脏基本病变的诊断，如提示心房、心室肥大，心肌劳损，心肌缺血，从而有助于各类心脏病的诊断，确定心肌梗死的部位，对心律失常作出正确诊断，为治疗提供依据。心房终末电势（ptfV1）是反映左心功能减退的指标，若 ptfV1 < -0.03mm/s，提示左房负荷过重，或有早期左心衰竭。

3. 超声心动图　采用 M 型、二维或彩色多普勒超声技术测定左室收缩功能和舒张功能及心脏结构，并推算出左室容量及心搏量（SV）和射血分数（EF）。

4. X 线检查　左心衰竭 X 线表现为心脏扩大，心影增大的程度取决于原发的心血管疾病，并根据房室增大的特点，可作为诊断左心衰竭原发疾病的辅助依据。肺淤血的程度可判断左心衰竭的严重程度。左心衰竭 X 线显示肺静脉扩张、肺门阴影扩大且模糊、肺野模糊、肺纹理增强、两肺上野静脉影显著、下野血管变细，呈血液再分配现象。当肺静脉压 > 25 ~ 30mmHg（3.3~4kPa）时产生间质性肺水肿，显示 Kerley B 线，肺门影增大，可呈蝴蝶状，严重者可见胸腔积液。右心衰竭继发于左心衰竭者，X 线显示心脏向两侧扩大；单纯右心衰竭，可见右房及右室扩大，肺野清晰。

5. 心脏核素检查　心血池核素扫描为评价左、右室整体收缩功能以及心肌灌注情况提供了简单方法。利用核素技术可以评价左室舒张充盈早期相，但进一步了解左室舒张功能异常十分困难，显像技术可用于不能行心脏超声检查者。静息状态运动及运动后的心肌灌注显像可以用来评价缺血存在与否及其严重程度。其不利的是在评价瓣膜功能、心室肥厚方面无价值，其可利用性与超声相比受到较大的限制，且费用相对较高，对心室容积的测定重复性一般，而且患者接受射线的辐射。这些因素限制了核素显像在临床的应用。

6. 有创性血流动力学监测　多采用 Swan-Ganz 漂浮导管和温度稀释法进行心脏血管内压力和心排血功能的测定，用于评估心泵功能、泵衰竭分型及指导临床用药。

（二）诊断要点

1. 寻找心衰早期征象　左心衰的早期表现有一般活动后气短、平卧气短而高枕缓解、夜间干咳而坐位缓解、夜间阵发性呼吸困难、睡眠中气短憋醒、交替脉、第二心音逆分裂、奔马律、肺底部呼吸音减弱、ptfV1 阳性及胸片示中上肺静脉纹理增粗等。右心衰的早期征象有颈静脉搏动增强、颈静脉压随吸气而升高（Kussmaul 征阳性）、左叶肝大、尿少及体重增加等。

2. 重视心衰不典型表现　有心衰的典型表现容易诊断，但老年心衰常常表现不典型（见临床特点），故诊断中特别重视心衰的不典型表现。若有提示心衰的征象，应及时做心电图、胸片、超声、核素心室造影等检查。

3. 明确类型　收缩性心衰和舒张性心衰的药物治疗有原则上不同，诊断时必须明确是收缩性或舒张性，还是混合性。收缩性心衰其特点是心室腔扩大、收缩末期容积增大和射血分数降低。舒张性心衰其特点是心肌肥厚、心室腔大小和射血分数正常、峰充盈率和峰充盈时间异常，常伴有心率增快。

（三）心功能分级

1. 美国纽约心脏学会（NYHA）分级　一般将心功能分为 4 级，心力衰竭分为 3 度。

Ⅰ级：体力活动不受限，日常活动不引起过度的乏力、呼吸困难或心悸。即心功能代偿期。

Ⅱ级：体力活动轻度受限。休息时无症状，日常活动即可引起乏力、心悸、呼吸困难或心绞痛。亦称Ⅰ度或轻度心力衰竭。

Ⅲ级：体力活动明显受限，休息时无症状，轻于日常的活动即可引起上述症状。亦称Ⅱ度或中度心力衰竭。

Ⅳ级：不能从事任何体力活动，休息时亦有充血性心力衰竭症状，任何体力活动后加重。亦称Ⅲ度或重度心力衰竭。

2. 美国心脏学院和美国心脏学会（ACC/AHA，2001 年）分期　分为 4 期。

A 期：患者有发生心衰的高度危险，但无器质性心脏病。

B 期：患者有器质性心脏病，但未发生过心衰症状。

C 期：患者过去或目前有心衰症状，且有器质性心脏病。

D 期：为终末期患者，需要如机械辅助循环、持续静脉滴注正性肌力药物、心脏移植或临终关怀等特殊治疗。

五、治疗要点

心衰治疗的近期目标是缓解症状和改善生活质量，其远期目标是通过逆转进行性心肌损害来延长寿命。

（一）收缩性心衰

1. 病因治疗　高血压既是心衰的病因又是心衰的诱因，是导致慢性心力衰竭最常见的、至今仍未被控制的主要危险因素。由于老年人常有心、脑、肾等动脉粥样硬化，需要较高的灌注压才能提供适当的血液供应，因而老年心衰降压治疗的血压指标应是否高于中青年人，目前仍然有争议，但肯定的是在患者能忍耐的情况下，尽可能降至 140/90mmHg 以下。肺心病心衰重点是抗感染和改善通气换气功能，而洋地黄作用有限。心室率缓慢的心衰主要是提高心率，药物疗效不佳应安装起搏器。中青年患者有时可通过手术等措施根治或改善基础疾病（如风心病、冠心病），使心衰得到彻底控制，而老年患者往往不能做到这一点。但是，去除诱因对控制老年心衰仍然起重要作用，不能忽视。

2. 一般治疗

（1）充分休息：老年心衰的急性期必须禁止行走，可以卧床休息，坐安乐椅，但应鼓励在床上活动，以免发生褥疮和形成静脉血栓。心衰控制（水肿消失、体重维持恒定）后，应逐渐开始活动。起初可以上厕所，然后可以在室内活动，最后可以上楼，每周增加一级，不要在 1 周内连续增加活动量，以免再次诱发心衰。

（2）合理饮食：减少热量和脂肪摄入，增加水果和蔬菜。与中青年患者相比，老年人限钠不能太严格，因为老年人肾小管浓缩功能和钠重吸收功能减退，如同时使用利尿剂，限钠可诱发或加重低钠血症，故射血分数（EF）≥35 老年患者一般不须限钠，尤其伴有低钠血症时。但 EF <0.20 和伴有肾功能不全者则须适当限钠（3~4g/d）。过分限钠影响食欲，引起失水、低钠血症及醛固酮升高，反而加重水肿。但是，一般食品之外不应再增加钠盐。

（3）积极吸氧：中青年人的轻中度心衰不一定吸氧，而老年人的轻度心衰可有明显的低氧血症，应积极吸氧（2~4L/min）。肺心病患者应持续低流量给氧（1~2L/min），烦躁的老年患者常需要面罩给氧。

（4）适当镇静：老年心衰患者如伴有烦躁、定向力障碍等精神症状，应注意安全，床周加栏杆。烦躁不安者可用少量地西泮，避免用巴比妥类（加重定向力障碍）。失眠可用水合氯醛或地西泮。急性左心衰应用吗啡 3~5mg 静脉注射或 5mg 肌肉注射，但对于伴有脑循环障碍或慢性阻塞性肺病者，吗啡可抑制呼吸中枢诱发或加重潮式呼吸，故应禁用，可用哌替啶 50mg 肌内注射或溶于 20ml 液体中静脉注射。

3. 药物治疗

（1）利尿剂：可减少血容量，减轻周围组织和内脏水肿，减轻心脏前负荷，减轻肺淤血。利尿后大量排 Na^+，使血管壁张力降低，减轻心脏后负荷，增加心排血量而改善左室功能。常用利尿剂不仅消除继发于心衰的各种表现，而且通过缩小扩大的心脏来增加心脏工作的效率。呋塞米（呋喃苯胺酸）在利尿效应出现之前具有扩小静脉作用，可降低前负荷。

由于老年人体液总量和体钾比中青年人少，过急过猛的利尿易引起失水及电解质紊乱。因此，尽量选择口服利尿剂，而且用量比中青年人要小（半量开始），给药时间应放在午前，以免夜间频繁排尿影响睡眠。氢氯噻嗪 12.5～25mg，1～2/d，对肌酐清除率（Ccr）<30ml/min 者无效，故此药仅用于无明显肾损害的轻、中度水肿。若合并肾衰，袢利尿剂呋塞米是唯一有效的药物，但 Ccr<20ml/min，须增大剂量才生效。当呋塞米>40～120mg/d 时，加用血管紧张素转换酶抑制剂（ACEI）对抗利尿剂所致的低钾和神经内分泌激活等不良反应，以提高生存率。老年患者常有肾脏损害，应用保钾利尿剂和（或）补钾，可以出现高钾血症，故最好联合使用排钾与保钾利尿剂。只有急性肺水肿才静脉注射呋塞米（20～80mg），但对排尿困难的老年人易发生尿失禁或尿潴留，必要时置导尿管，以防止膀胱对钠的吸收。如水肿消退后，体重不再下降，恢复发病前活动量也无心衰表现，可考虑停用利尿剂。持续应用利尿剂可出现排钠的自限现象，大约利尿 3d 后，钠代谢不再呈负平衡，可能是利尿后血容量减少和近曲小管加强对钠的重吸收所致，故应间歇用药。有时口服大量呋塞米（可达 200mg）无明显利尿反应，这与肠壁水肿影响药物吸收有关，此时应改为静脉给药，几天后肠壁水肿减轻，可恢复口服给药。老年人由于营养不良性低蛋白血症，胶体渗透压降低，必须并用蛋白制剂才能消退水肿。此外，使用利尿剂后，尽管水肿仍存在，都容易发生血管内失水，故对脑动脉硬化、房颤、重度心衰者应加强抗凝治疗（肠溶阿司匹林 80mg，1/d，或噻氯匹啶 0.125～0.25g，1/d），以防血栓形成。

（2）血管紧张素转换酶抑制剂（ACEI）：是心衰治疗的基石，ACEI 能缓解慢性充血性心力衰竭症状，降低患者死亡率和改善预后，可预防或延缓临床心力衰竭的发生。ACEI 同时抑制肾素-血管紧张素系统（RAS）和交感神经系统（SNS），兼有扩张小动脉和小静脉作用，抑制醛固酮生成，促进水钠排出和利尿，减轻心脏前后负荷；抑制心脏的 RAS，逆转心室肥厚，防止和延缓心室重构。ACEI 不宜用于严重肾功能不全、双侧肾动脉狭窄及明显主动脉瓣及二尖瓣狭窄等疾病。美国和欧洲的心力衰竭治疗指南认为：全部心力衰竭患者，包括无症状性心力衰竭，除非有禁忌证或不能耐受，均需应用 ACEI，而且需无限期的终生应用。治疗宜从小剂量开始，逐渐增加至最大耐受量或靶剂量，而不按症状的改善与否及程度调整剂量。注意观察低血压或低灌注，监测肾功能和血钾等。卡托普利 6.25mg，2～3/d，或依那普利 25mg，1/d，然后依临床反应逐步增量，并密切观察血压和心率等变化，Ccr<30ml 应减量使用。此外，硝酸盐由于扩张静脉作用大于扩张动脉，对减轻前负荷和缓解呼吸困难有明显作用，主要用于肺淤血患者。急性者用硝酸甘油含服或静滴，慢性者用异山梨酯 5～10mg，3/d。

（3）硝酸酯类：主要直接作用血管平滑肌，扩张外周静脉、肺小动脉及冠状动脉，对外周小动脉的扩张较弱。可减少回心血量，使肺循环阻力、肺毛细血管楔嵌压、左室舒张末压下降，使肺淤血和肺水肿减轻。适用于急性左心衰竭和肺水肿、严重难治性心力衰竭及二尖瓣狭窄和（或）关闭不全伴肺循环阻力增高和肺淤血者。硝酸甘油静脉用药时要从小剂量开始，逐渐增量，欲停药时逐渐减量，以免发生"反跳"。初始剂量 10ug/min，最高剂量 200ug/min。二硝酸异山梨醇酯针剂半衰期为 20～30min，静滴后 2h 即达到稳态血药浓度，输液停止后仍提供足够时间的作用，是高效安全的静脉制剂。单硝酸异山梨醇酯半衰期长达 4～5h，有效血浆浓度维持 17h，是理想的口服制剂。硝酸酯类制剂应用时注意低血压及反射性心动过速等副作用。长期应用时最主要的是耐药性。间歇用药，每天保留数小时空隙，可减少耐药性的产生。

（4）其他血管扩张剂：钙拮抗剂对心力衰竭患者并未证实有益，因此不主张应用于收缩性心力衰竭患者，但临床试验证明，长效非洛地平、氨氯地平对收缩性心力衰竭患者是安全的，故可用于冠心病心绞痛伴心力衰竭患者。血管紧张素受体（AT）阻滞剂尚无充分资料证明对心衰的疗效。哌唑嗪有较好的急性血流动力学效应，可用于各种心脏病所致的慢性充血性心力衰竭，首次服药从小剂量开始（0.25~0.5mg），避免发生突然虚脱、心动过速等"首剂现象"，同时极易产生耐药性，应逐渐增加剂量或停药1周再继续使用。

（5）正性肌力药物：洋地黄制剂仍然是治疗老年心衰的重要药物。老年人肾小球滤过率降低，使药物清除减少，半衰期延长，易引起洋地黄中毒。因此，洋地黄的剂量比中青年患者小。非急性心衰选用地高辛，肾功能基本正常者，0.25mg/d，3~5d后改为0.125mg/d；肾功能减退、电解质紊乱或高龄者，0.125mg/d，7d后0.125mg/d或隔天。急性肺水肿选毛花苷C 0.2~0.4mg静注，必要时3~4h后重复0.2mg，或毒毛花苷K 0.125~0.25mg静注，必要时2h后重复0.125mg。一旦心衰改善即用口服制剂。纠正心衰后，强心贰的维持量究竟用多久尚未统一。一般来说，对发病前心功能处于代偿期，此次发病又有明确的诱因，于急性期应用后，75%患者可完全停药，对于伴快速房颤的心衰或无诱因而且心脏明显增大的慢性心衰，宜长期服用维持量。其他情况可在纠正心衰后维持3~12个月方停药，但要继续限钠，必要时利尿治疗。老年人比中青年人容易发生洋地黄中毒（20%）。其机制主要是肾功能减退，其次是低钾低镁增加心肌对洋地黄的敏感性，此外，高龄者心肌淀粉样变中的Asca蛋白容易与地高辛结合，使其敏感性增加。老年人房颤常见，在此情况下，洋地黄中毒所致的心律失常和轻度房室传导阻滞无法显露，因而掩盖了中毒表现，值得临床重视。中毒的典型表现（恶心、呕吐及心动过缓等）在老年人不常见，而神志恍惚、抑郁、中毒性精神病等神经精神症状和男性乳房发育比较常见。老年洋地黄中毒死亡率高（22%），若不停药，发生阵发性房速伴传导阻滞者几乎100%的死亡，室性心动过速者死亡率也高达92%。一旦中毒，应停用洋地黄，补充钾镁制剂，最好口服，静脉给药应严格掌握指征。

对于心率不快甚至心动过缓的老年患者，禁用洋地黄类（安装心脏起搏器后仍可应用），宜选用儿茶酚胺类。相同剂量情况下，多巴酚丁胺的强心作用大于多巴胺，多巴胺的升压作用大于多巴酚丁胺。因此，血压正常者，单用多巴酚丁胺［开始按5~10ug/（kg·min）的速度静滴］或多巴酚丁胺加小剂量多巴胺［开始按1~5ug/（kg·min）的速度静滴］；血压偏低或心源性休克者，用大剂量多巴胺加小剂量多巴酚丁胺。此类药物连续使用，因β受体下调而出现耐受现象，可采用间歇用药来避免。磷酸二酯酶抑制剂（氨力农）对儿茶酚胺类发生耐受现象者有较好的疗效，但该药除增强心肌收缩力外，还有较强的扩血管作用，故伴低血压老年患者不宜使用。长期使用非洋地黄类药物可使病死率和室性心律失常增加，故此类药仅用于急性心衰或慢性心衰恶化时作短期辅助治疗。

（6）醛固酮受体拮抗剂：醛固酮在心肌细胞外基质重塑中起重要作用；而心衰患者长期应用ACE抑制剂，常出现"醛固酮逃逸"现象，即血醛固酮水平不能保持稳定而持续的降低。因ACEI能抑制醛固酮分泌，醛固酮受体拮抗剂阻断醛固酮的作用，故两者是一很好联合。1999年公布的RALES试验证明，重度心衰患者在常规治疗基础上，加用螺内酯，最大剂量25mg/d，平均应用24个月，总死亡率降低29%。

（7）β体阻断剂：β受体阻滞剂可减轻儿茶酚胺对心肌的毒性作用，使β受体数量上调，增加心肌收缩反应性，改善舒张功能；减少心肌细胞 Ca^{2+} 内流，减少心肌耗氧量；减慢心率和控制心律失常；防止、减缓和逆转肾上腺素能介导的心肌重塑和内源性心肌细胞收缩功能的异常。临床试验显示：选择性 β_1 受体阻滞剂比索洛尔、美托洛尔和非选择性 β 受体阻滞剂卡维地洛（并有 α 受体阻滞作用）能显著降低慢性充血性心力衰竭患者总死亡率、猝死率及心血管事件死亡率，并可被患者良好耐受。安全应用 β 受体阻滞剂应注意以下问题：①充分应用 ACEI、利尿剂和洋地黄类等药物控制心力衰竭，应在血流动力学稳定基础上，特别是患者体重恒定，保持"干体重"（dry weight）时开始使用 β 受体阻滞剂。②从小剂量开始，如比索洛尔从 1.25mg/d，美托洛尔从 6.25mg/d 起始。③递增剂量渐进缓慢，每 1~4 周增加剂量，达最大耐受量或靶剂量。④即使注意以上各点，仍有一些患者在开始使用 β 受体阻滞剂 1 个月内心力衰竭加重，这种作用常被误认为 β 受体阻滞剂对心脏的负性变力性作用，而实际上多由于 β 受体阻滞剂对肾血流量影响，导致水肿加重。此时若使用利尿剂可使心力衰竭好转。可继续使用 β 受体阻滞剂，长期应用 3 个月左右以后，血流动力学可明显好转。⑤清醒静息状态下，心率不慢于 50/min 左右可继续用药。1999 年美国公布的 ACTION-HF 建议：所有 NYHA Ⅱ、Ⅲ 级病情稳定者均须应用 β 受体阻滞剂，除非有禁忌证，而且尽早应用，不要等到其他疗法无效时再用。由于国人对 β_1 阻滞剂耐受性低和老年的个体差异大，使用时应从小量开始（阿替洛尔 6.25mg，1~2/d），密切观察，缓慢增量，长期维持，以达到改善患者生活质量，提高生存率。

（二）舒张性心衰

舒张性心衰的治疗目标是尽可能改善心室舒张期充盈和降低心室舒张末压。其一般治疗（休息、吸氧等）与收缩性心衰相同，但药物治疗有相当大的区别。洋地黄和大剂量利尿剂与扩血管剂可使心室充盈进一步减少，以致舒张性心衰加重，形成顽固性心衰。

1. 纠正病因　舒张性心衰多有明确的病因，高心病和冠心病所致者应积极控制血压和改善心肌缺血，缩窄性心包炎者应手术治疗。

2. 维持适当的心率　心率过快过慢都使心输出量减少，应把心率维持在 60~90/min。多数舒张性心衰患者伴有心率增加，因而舒张充盈时间缩短，心输出量降低，故应用 β 受体阻滞剂和钙拮抗剂，使心率维持在允许范围。

3. 改善舒张早期充盈　改善心室舒张早期充盈对舒张性心衰治疗十分重要，钙拮抗剂是比较有效的药物。

4. 恢复窦性节律　老年人因心肌肥厚、间质纤维化、淀粉样变及脂肪浸润等变化，使心肌紧张度增加，心室顺应性降低，心室舒张早期充盈比青年人降低 50%，但通过心房收缩可使心室晚期充盈增加 46%。因此，老年人心室充盈量特别依赖于心房收缩。房颤时，心房失去有效收缩，严重影响心输出量，故对房颤患者应尽可能用药物或电复律恢复窦性节律。对完全性房室传导阻滞者，应安装房室顺序性起搏器，以维持心房功能。

5. 减轻肺淤血　肺淤血症状明显者可用小剂量静脉扩张剂和作用缓和的利尿剂，以降低前负荷，减轻肺淤血。但舒张性心衰患者常需较高充盈量，才能维持正常心搏量。如前负荷过度降低，心室充盈压下降，心输出量减少，利尿剂和静脉扩张剂的用量以缓解呼吸困难为止，切勿过量和久用。

（三）混合性心衰

对于收缩与舒张功能障碍的混合性心衰的处理较困难，长期使用洋地黄类可加重舒张功能损害，应用改善舒张功能药物又抑制了心脏收缩功能，放舒张功能障碍已成为老年心衰恶化的重要因素。对此种情况应仔细分析病情，抓住主要矛盾，酌情采取两者兼顾的方法进行处理。

六、预后特点

20世纪50年代老年心衰3年病死率在80%以上，其中大部分2年内死亡。最近资料表明，男、女性老年心衰2年病死率分别为37%和38%，6年分别为82%和61%。虽然随着治疗措施的改进，预后有所改善，但老年心衰病死率仍比中青年患者高4～8倍，85岁以上男性较75～84岁高3倍，而女性高4倍，高龄者预后最差。抗心衰治疗不会延长慢性严重心衰中患者的生存期，但可提高生存质量。治疗老年心衰的最终目的是改善生存质量而不是延长生存期。

（刘伯岩）

第六节　老年高血压病

高血压（hypertension）是导致老年人充血性心力衰竭、脑卒中、冠心病、肾衰竭、主动脉瘤的发病率和病死率升高的主要危险因素之一，严重影响老年人的健康、长寿等生活质量，是老年人最常见的疾病之一。美国老年高血压的发病率为50%，WHO的资料表明，65岁以上老年高血压发病率为50%。我国2001年一项多中心调查资料表明，37～74岁高血压的发病率为27.2%，老年人为57%。20世纪90年代以来随着循证医学的研究与发展，对高血压的认识与治疗的理念的转变是心血管领域发展的重要进展之一，就是老年高血压患者经过有效降压治疗能显著减少心脑血管病发生率和病死率，证明在心血管病高发的这类人群中实施降压治疗不仅是可行的、安全的，而且获得的益处较大。

一、定义与分类

（一）定义

老年高血压病是指以动脉血压升高，伴有心、脑、肾损害为主要年龄特征的全身性疾病。其诊断标准是：在60岁以上、未服抗高血压药情况下，血压持续或非同日3次以上超过高血压的诊断标准［收缩压（SBP）≥140mmHg和（或）舒张压（DBP）≥90mmHg］，且伴有上述器官损害，排除假性或继发性高血压者称为老年人高血压病。

（二）分类

1. 按患者的血压水平分类　2004年《中国高血压防治指南》及2005年《中国高血压防治指南》的修订版是在《中国高血压防治指南》1999年版的基础上，根据我国近年来心血管流行病学和以大规模随机对照临床研究为主的循证医学的进展，并参考《2003年WHO/ISH高血压处理指南》、欧洲高血压（European society of hypertension/ European society of cardiology，ESH/ESC）指南及国外最新研究成果和高血压建议而完成的。按不同水平分类见表4-2。

表4-2 血压水平的定义和分类

类别	收缩压（mmHg）	舒张压（mmHg）
正常血压	<120	<80
正常高值	120~139	80~89
高血压	≥140	≥90
1级高血压（轻度）	140~159	90~99
2级高血压（中度）	160~179	100~109
3级高血压（重度）	≥180	≥110
单纯收缩期高血压	≥140	<90

注：若患者的收缩压与舒张压分属不同级别时，则以较高的分级为准。单纯收缩期高血压也可按照收缩压水平分为1、2、3级。

早在1978年，WHO建议老年人高血压是指>60岁的人群中，血压值或非同日>3次SBP≥160mmHg和（或）DBP≥95mmHg，可诊断为老年人高血压。这一诊断标准一直沿用了15年，到1993年WHO将高血压定义为血压≥140/90mmHg。1997年ISH和美国预防、检测、评估与治疗高血压全国第6次报告（JNC6）提出，老年人单纯收缩期高血压诊断标准为SBP≥140mmHg，DBP<90mmHg，但应除外高动力循环状态、甲状腺毒症、维生素B_1缺乏病等。1999年WHO/1SH提出的高血压治疗指南，高血压诊断标准为≥140/90mmHg。没有单独提出老年人高血压诊断标准。2003年5月美国预防、检测、评估与治疗高血压全国第7次报告（JNC7），也没有列出老年人高血压诊断标准，也没再列出单纯收缩期高血压。而2003年6月欧洲高血压学会和心脏病学会（ESH/ESC）颁布的欧洲高血压指南中，建议所有的高血压患者的血压均应严格控制在<140/90mmHg。意味着老年人高血压诊断标准和目标血压与一般人相同，即应<140/90mmHg。2004年英国又推出了高血压治疗指南，对于老年人这一特殊人群，强调轻度血压增高而心血管病高危者——老年人高血压的知晓率和治疗率亟待提高。修订后的中国高血压防治指南借鉴了国际的经验，也与中国高血压防治的具体实际相符。

2. 按患者的心血管危险绝对水平分层　按危险因素、靶器官损伤及并存临床情况的合并作用将危险量化为低危、中危、高危、很高危四档。每一档既反映疾病的绝对危险，各档内又因患者的危险因素的数量与严重性还有程度的不同。

（1）低危组：男性年龄<55岁、女性年龄<65岁，高血压1级，无其他危险因素者，属低危组。典型情况下，10年随访中患者发生主要心血管事件的危险<15%。

（2）中危组：高血压2级或1~2级同时有1~2个危险因素，患者应否给予药物治疗，开始药物治疗前应经多长时间的观察，医生须予十分谨慎的判断。典型情况下，该组患者随后10年内发生主要心血管事件的危险约15%~20%，若患者属高血压1级，兼有一种危险因素，10年内发生心血管事件危险约15%。

（3）高危组：高血压水平属1级或2级，兼有3种或更多危险因素，兼患糖尿病或靶器官损伤者，或高血压水平属3级，无其他危险因素患者属高危组。典型情况下，他们随后10年间发生主要心血管事件的危险约20%~30%。

（4）很高危组：高血压3级同时有1种以上危险因素兼患糖尿病或靶器官损害

（TOD），或高血压1~3级并有临床相关疾病。典型情况下，随后10年间发生主要心血管事件的危险最高，>30%，应迅速开始最积极的治疗。

WHO/ISH指南委员会根据"弗雷明汉心脏研究"观察对象（年龄45~80岁，平均60岁）的10年心血管病死亡、非致死性脑卒中和非致死性心肌梗死的资料，计算出某几项因素合并存在时对日后心血管事件绝对危险的影响，列于表4-3、表4-4。尽管该资料不一定适合于我国情况，如我国学者分析了中国多省市心血管病危险因素队列研究（CMCS）资料，认为CCMS队列人群10年冠心病发生危险和危险因素水平明显低于弗雷明汉研究。但由于我国目前尚缺乏有关系统的研究资料，故仍以此为参考。

表4-3　影响预后的因素

心血管病的危险因素	靶器官的损害（TOD）	糖尿病	并存的临床情况（ACC）
收缩压和舒张压水平（1~3级）	左心室肥厚	空腹血糖>7.0mmol/L	脑血管病
男性>55岁	心电图	（126mg/dL）	缺血性卒中
女性>65岁	超声心动图：LVMI	餐后血糖>11.1mmol/L	脑出血
吸烟	或X线	（200mg/dL）	短暂性脑缺血发作
血脂异常	动脉壁增厚		心脏疾病
TC>5.7mmol/L	颈动脉超声IMT≥0.9mm或		心肌梗死史
（220mg/dL）	动脉粥样硬化性斑块的超声		心绞痛
或LDL-C>3.3mmol/L	表现		冠状动脉血运重建
（130mg/dL）	血清肌酐轻度升高		充血性心力衰竭
或HDL-C<1.0mmol/L	男性115~133μmol/L		肾脏疾病
（40mg/dL）	（1.3~1.5mg/dL）		糖尿病肾病
早发心血管病家族史	女性107~124μmol/L		肾功能受损（血清肌酐）
一级亲属，发病年龄<50岁	（1.2~1.4mg/dL）		男性>133μmol/L
腹型肥胖或肥胖	微量白蛋白尿		（1.5mg/dL）
腹型肥胖WC*男性>85cm	尿白蛋白30~300mg/24h		女性>124μmol/L
女性>80cm	白蛋白/肌酐比：		（1.4g/dL）
或肥胖BMI>28kg/m²	男性>22mg/g		蛋白尿（>300mg/24h）
缺乏体力活动	（2.5mg/mmol）		外周血管疾病
	女性>31mg/g		
高敏C反应蛋白>3mg/L	（3.5mg/mmol）		视网膜病变：出血或渗出，视盘
或C反应蛋白>10mg/L			水肿

注：TC：总胆固醇；LDL-C：低密度脂蛋白胆固醇；HDL-C：高密度脂蛋白胆固醇；LVMI：左室质量指数；IMT：内膜中层厚度；BMI：体重指数；WC：腰围；*为中国肥胖工作组标准。

表4-7列出了危险分层中常用的危险因素、靶器官损害、糖尿病和并存的临床情况。对1999年指南相应内容的更新主要体现在：①危险因素增加了"腹部肥胖"，突出强调了它是"代谢综合征"的重要体征之一；②糖尿病被列在单独一栏，主要是为了强调它作为危险因素的重要性（与非糖尿病患者相比，至少使危险增加了1倍）；③微量白蛋白尿也被视为靶器官损害的征象之一，而蛋白尿是肾脏疾病（并存临床情况）的表现之一；④血清肌酐轻度升高（107~133umol/L，1.2~1.5mg/dL）是靶器官损害的特征之一，而血清肌酐男>133umol/L（1.5mg/dL）、女>124umol/L（1.4mg/dL）则为肾功能不全，被归为并存临床情况；⑤C-反应蛋白亦被列为危险因素（或标志物），因为越来越多的证据表明，C-反应蛋白预测心血管事件的能力至少与低密度脂蛋白胆固醇（LDL-C）一样强，而且还与"代谢综合征"密切相关；⑥靶器官损害中删除视网膜动脉普遍性或局灶性狭窄，因为这种

征象在 50 岁以上的人群中十分普遍，但眼底的出血和渗出以及视盘水肿仍被归为并存临床情况。

表 4-4　按危险分层，量化地估计预后

其他危险因素和病史	血压（mmHg）		
	1 级高血压 SBP 140～159 或 DBP 90～99	2 级高血压 SBP 160～179 或 DBP 100～109	3 级高血压 SBP ≥180 或 DBP ≥110
Ⅰ 无其他危险因素	低危	中危	高危
Ⅱ 1～2 个危险因素	中危	中危	极高危
Ⅲ ≥3 个危险因素或靶器官损害或糖尿病	高危	高危	极高危
Ⅳ 并存的临床情况	极高危	极高危	极高危

高血压患者的心血管病发病危险不仅取决于血压水平，还取决于同时存在的其他危险因素的数量和程度，患者的心血管危险常在更大程度上取决于其他危险因素，而不仅取决于血压水平。

二、发病机制

研究发现发展中国家的某些农村地区，成年人的血压并不随年龄而升高，因而血压随年龄而升高可能有其他一些因素在起作用。

1. 大动脉粥样硬化　老年人的动脉壁特别是主动脉壁发生许多病理改变，包括内膜和中层变厚，胶原、弹性蛋白、脂质和钙盐增加，中层弹性纤维丧失，内膜表层不规则，内膜下间隙的细胞浸润。这些病变导致大动脉僵硬、弹性减低，使舒张期顺应性下降。大动脉越僵硬，心脏射血时遇到的阻力就越大，越容易引起左心室肥厚，射血时产生的脉搏波速度也就越大，SBP 也就越高。血管弹性的降低则使收缩期储能减少，导致舒张期血流减少，而产生较低的 DBP。因此，有 SBP 升高和 DBP 降低的老年高血压患者，可能有与高血压相关的更为严重的病理改变。因此，随年龄的增长，逐渐出现 SBP 升高、DBP 下降、脉压增大。老年人高血压的实质就是动脉粥样硬化——动脉硬化性高血压。年龄和高血压是动脉壁变僵硬的主要因素，它只是产生高血压的条件之一。

2. 总外周血管阻力升高　由于小动脉壁的透明样变性，动脉壁与腔径的比值升高，对血管活性物质的反应性增强，血管的阻力增大。因此，尽管多数老年人高血压以 SBP 升高为特征，但血流动力学改变如同中年人舒张期高血压一样，即总外周血管阻力明显升高，心输出量正常或降低。

3. 肾脏排钠能力减退　随着年龄的增长，肾皮质变薄，有效肾单位减少，肾小球滤过率降低，肾曲小管的浓缩功能减退，故尽管尿量未减甚至夜尿增多，肾的排钠能力反而减退，致钠、水潴留。

4. 受体功能亢进　老年人体内去甲肾上腺素的灭活、清除能力减弱，致其血浆浓度升高。另一方面，血管平滑肌细胞上的 β 受体数目及敏感性下降，交感神经系统的 α 受体数目相对增多，造成 α 受体功能亢进，血管收缩性增加。

5. 血小板释放功能增强　血小板释放功能随年龄的增长而增强，尤其在其迅速通过有粥样斑块的血管时，贮存其中的致血栓与缩血管性物质，如血栓素 $-B_2$（TXB_2）、血栓球蛋白（β-TG）、血小板第四因子（PF4）、5-羟色胺（5-HT）等较多地释放人血。5-HT的缩血管活性较弱，但在粥样硬化的血管内，其作用显著增强。另外，血流速度减慢，纤维蛋白原的立体构型改变，均可使血液的黏滞度增大，进一步增强血管的阻力。动脉内皮细胞的变性、坏死，影响前列腺环素的合成，可能是血压升高的一个原因。

6. 压力感受器功能减退与失衡　随着年龄的增长，位于主动脉弓与颈动脉窦的压力感受器的敏感性减退，影响对体循环的血压波动的缓冲能力，而位于肺循环的低压压力感受器功能正常，提示两种压力感受器之间的功能失衡是使血压升高的较重要的因素。

7. 不良生活方式的影响　已观察到，血压和身体活动、健康状况相关。因此，血压随年龄的升高可能反映了随年龄增长而来的生活方式的改变。研究表明，体育锻炼降低血压的作用独立于年龄和体重的减轻。在各年龄段，体重和血压相关，10kg体重的差异，就伴随着 SBP 2mmHg 和 DBP 3mmHg 的血压的差异。从年轻时的体重可以预测将来的血压。饮酒量和血压水平成正比，这在老年人尤为明显。研究还表明，每日摄入的钠每增加 100mmol，SBP 和 DBP 就会相应的增加 4 和 2mmHg，钠升高血压的作用随年龄而增强。我国从南到北高血压的患病率逐步增加，与食盐摄入量的增加有关。

三、临床特点

1. 单纯 SBP 升高多见　1991 年我国第 3 次高血压抽样调查中发现，60 岁以上的人群，按 WHO 诊断标准，高血压患病率高达 40.4%，老年单纯性收缩期高血压患病率为 21.50%，占老年高血压总人数的 53.2%。流行病学观察提出 SBP 升高是心血管病死亡的主要危险因素之一，这说明单纯 SBP 升高对老年人健康和生命是十分有害的。在老年患者中，半数以上患者是单纯收缩期高血压，这是主动脉弹性减退加上很隐蔽的血管收缩所致，是老年人动脉硬化的表现。因此，单纯收缩期高血压已成为老年高血压病的最重要特征。在 SBP 升高、脉压增宽的患者中，DBP 越低危险性越大。通过对比研究，发现中青年单纯收缩期高血压主要是左心室收缩力增强，用 β 受体阻滞剂有效，危险性较小，预后较好。而老年患者主要是主动脉顺应性减退，扩血管剂较为有效，但危险性大，预后差。由于动脉血管口径决定了器官的血流量，以往只重视 DBP 的危险性。近来研究表明，老年心脑血管并发症与 SBP 密切相关，而且靶器官受损程度与 SBP 水平呈正相关，通过积极治疗可使并发症和病死率明显降低，因而老年单纯收缩期高血压受到广泛重视。

2. 血压波动大　老年人的压力感受器敏感性减弱，反应变慢。这直接影响心率和血压的变异性，因此使心率的变异性变低，血压的变异性增大。故老年患者无论是 SBP、DBP、脉压都比中青年患者波动大，尤其是 SBP，而心率波动则比中青年患者小。

（1）体位：长期的高血压损害了压力感受器调节血压功能，可能与血管收缩因子活性下降或分泌量不足有关，也可能是血管收缩因子功能失调，降低了心血管顺应性以及某些降压药的应用，使 1/3 的老年患者发生直立性低血压，重者立卧可相差 10.07/4.0kPa（80/30mmHg）以上，其恢复时间也长。糖尿病伴高血压患者如果立位 SBP 3~4min 比卧位降低 2.7kPa（20mmHg）以上，5 年生存率明显降低。有直立性低血压患者不能耐受某些降压药物治疗，容易出现不良反应。

（2）昼夜：老年患者血压的昼夜节律未发生特殊变化，但一日内 SBP 可波动达 5.33kPa（40mmHg），DBP 波动 2.7kPa（20mmHg），少数一日内波动达 12/5.3kPa（90/40mmHg），易误诊为嗜铬细胞瘤。

（3）季节：中青年人以 DBP 变化明显，春季高于冬夏季。老年人由于自主神经功能紊乱，约有1/3 的老年患者血压呈季节性变化，以 SBP 变化明显，尤其是70 岁以上的老年人，一般冬季高、夏季低，一年内 SBP 可波动2.7～17.3kPa（20～130mmHg），因而应加强冬季血压的监测与控制。

3. 症状少　老年人反应迟钝，对持续高血压有较长时间的适应，在靶器官明显损害前，半数老年患者无症状，往往在健康查体或因其他疾病就诊而发现。因此，定期对老年人群进行健康查体，能够提高早期确诊率。

4. 并发症多　老年患者高血压并发症发生率为40%，明显高于中青年患者（20.4%），这是因为脏器老化，长期高血压加速动脉硬化发展，无症状时而未及时治疗，使老年患者容易发生心、脑、肾等靶器官损害。并发症的发生与血压密切相关，与血压正常组相比，老年高血压心衰并发率高2 倍，冠心病高3 倍，心血管意外高8 倍。血压愈高，病程愈长，年龄愈大，并发症也愈重。并发症大致分为两类：①与高血压本身有关，如心衰、脑出血、高血压脑病、肾细小动脉硬化、肾衰及主动脉夹层分离；②与加速动脉粥样硬化有关，如冠心病、一过性脑缺血性发作、脑血栓形成、肾血管病及动脉阻塞性病变。西方国家以冠心病多见，我国则以脑卒中多见。

5. 致残致死率高　老年高血压致死率为13%，而一般成年高血压为6.9%。从死因来看，西方国家是心衰占首位，我国以脑卒中为最多，在幸存的脑卒中患者中，75%以上患者有不同程度的残疾，其中大部分是老年人。

四、诊断要点

1. 定期测血压　没有并发症的高血压通常无症状，本病是通过累及靶器官才表现出临床症状，如肾脏受累的早期症状是夜尿多，心脏受累的早期表现为容易疲劳、心悸、期前收缩（早搏）等。因此，对老年人特别有高血压家族史者，应定期测量血压，有利于早期诊断。如连续三次非同日血压测定，有两次 SBP≥140mmHg 及（或）DBP≥90mmHg，才认为有高血压。

2. 区分真假高血压　区分真假高血压是诊断老年高血压中必须重视的问题。假性高血压是指普通袖带测压法所获得的血压值高于动脉内直接测得的血压值。一般前者 SBP 比后者高1.33kPa（10mmHg）即可诊断。有时老年人间接法和直接法相差4kPa（30mmHg）以上，这是因为肱动脉中层钙化使间接测压的气囊不能有效地阻断血流而获得较高读数的血压。老年高血压患者中假性高血压患病率达50%，而中青年患者仅占16.7%～31.3%，可能与肱动脉硬化程度有关。假性高血压并非真正的高血压，因而不能耐受降压治疗，否则出现严重的副作用。因此，临床上凡遇到收缩压明显升高，但无慢性高血压的视网膜病变或左室肥厚等靶器官损害的证据，应考虑假性高血压的可能，可采用 Osler 试验辅助诊断，即将袖套充气使其压力超过患者 SBP 2.67kPa（20mmHg）以上，若此时仍能明显触及桡动脉搏动，表示 Osler 试验阳性，说明有假性高血压，有条件做动脉内直接测压证实。

3. 排除继发性高血压　一旦高血压诊断确立应明确是原发性高血压还是继发性高血压，因为治疗方法不同，前者采用内科治疗，后者多数可通过手术而得到根治或病情明显缓解。在老年继发性高血压中，重点排除肾动脉粥样硬化性狭窄，占终末期肾病的5%～15%，同时，两侧肾动脉硬化性狭窄是转化酶抑制剂的绝对禁忌证。老年原发性醛固酮增多症和嗜铬细胞瘤等少见，老年人过量饮酒和使用非甾体抗炎药亦可导致继发性高血压，常被忽视。

4. 评估病情 ①有无靶器官损害；②有无心血管危险因素；③并存的临床情况如糖尿病、心、脑、肾血管病。

五、治疗要点

1. 治疗目标 治疗高血压的主要目标是最大限度地降低心血管病死亡和病残的总危险。

（1）降低血压：高血压的降压目标是将血压严格控制至 140/90mmHg 以下。糖尿病和肾病患者的血压则应降至 130/80mmHg 以下，而对于蛋白尿 >1g/d 的患者将血压降到 125/75mmHg。2005 年修订的《中国高血压防治指南》中要求：老年人的收缩压降至 150mmHg 以下，如能耐受，还可以进一步降低，但舒张压不宜 <70%，这就是老年人与成年人不同之处。抗高血压治疗的总的靶目标仍为 <140/90mmHg。目前尚无非常充分的证据认为抗高血压治疗后血压 <120/80mmHg 肯定比 <140/90mmHg 能获得更大的益处和安全性。HOT、ALLHAT 等重要临床试验和许多观察性资料都显示，抗高血压药联合治疗能使 90%。的患者 DBP 控制在 <90mmHg，但只有 60% 左右的患者 SBP 能控制在 <140mmHg，即 "60/90" 规律。

（2）纠正心血管病危险因素：要求医生在治疗高血压的同时，干预患者检测出来的所有可逆性危险因素（如吸烟、高脂血症、糖尿病等），并适当处理患者同时存在的各种临床情况。

2. 治疗原则 检查患者并全面评估其总危险谱，判断患者属低危、中危、高危或很高危。①很高危与高危患者：无论经济条件如何，必须立即开始对高血压及其并存的危险因素和临床情况进行药物治疗。②中危患者：如果病情允许，先观察患者的血压及其他危险因素数周，进一步了解病情。然后决定是否开始药物治疗，或由临床医生决定何时开始药物治疗。③低危患者：观察患者数月，然后决定是否开始药物治疗。

（1）先基础治疗，后药物治疗：基础治疗包括改善生活方式，消除不利于心理和身体健康的行为和习惯，减少高血压以及其他心血管病的发病危险。最有效的措施是超重者控制体重和限制钠盐摄入。体重每减轻一磅（约为 0.45kg），血压降低 0.133/0.199kPa（1/1.5mmHg）。限钠（6g/d），对钠敏感性高血压有效，至少是利尿剂疗效的 1/2。如能将膳食脂肪控制在总热量 25% 以下，P/S（即不饱和脂肪酸/饱和脂肪酸）比值维持在 1，连续 40d 可使男性 SBP 和 DBP 下降 12%，女性下降 5%。此外，还应多吃蔬菜和水果，限制饮酒，增加体力活动，减轻精神压力，保持平衡心理等。

（2）个体化低剂量渐增量药物治疗原则：老年人由于肝肾功能减退，自身调节功能低下，对药物敏感性改变，在使用降压药时，应采用最小的有效剂量开始，以获得可能有的疗效而使不良反应减到最小，如有效可逐步增加剂量以获得最佳疗效。

（3）尽可能使用长效降压药物：为了有效地防止靶器官损害，要求 24h 抗高血压稳定。防止从夜间较低血压到清晨血压突然增高而导致猝死、脑卒中和心脏病发作。最好使用 1 天 1 次的长效降压药物，使降压谷峰比值 >50%，同时也增加老年患者的依从性。

（4）联合用药原则：老年人的联合用药应强调低剂量联合，既可增加疗效又可减少不良反应。联合治疗具有安全有效抗高血压、更好保护靶器官、提高依从性的优点。联合治疗另一个优势是可以提高费用效益比。目前常用的有效联合用药组合是：利尿剂＋β受体阻滞剂；利尿剂＋ACEI；钙拮抗剂＋ACEI；钙拮抗剂＋β受体阻滞剂。

（5）老年人不宜用的降压药：老年人易发生直立性低血压，故应避免选用可引起直立性低血压的药物，如胍乙啶、哌唑嗪和拉贝洛尔（柳胺苄心定）等药物。最好不用中枢性抗高血压药，如利舍平（利血平）、可乐定、甲基多巴，以免发生老年抑郁症。最好不在夜间服用抗高血压药，以免夜间血压过低和心动过缓，导致脑血栓形成。

3. 降压药物分类　当前用于降压的药物主要为以下6类，即利尿药、β受体阻滞剂、血管紧张素转换酶抑制剂（ACEI）、血管紧张素Ⅱ受体拮抗剂、钙拮抗剂和β阻滞剂。

（1）利尿剂：主要用于轻中度高血压，尤其在老年高血压并发心力衰竭者。但痛风患者禁用，糖尿病和高脂血症患者慎用。小剂量可以避免低血钾、糖耐量降低和心律失常等不良反应。药物可选择使用氢氯噻嗪（hydrochlorothizide）12.5mg，1～2/d；吲达帕胺（indapamide）1.25～2.5mg，1/d。呋塞米（furosemide）仅用于并发肾衰竭时。

（2）β受体阻滞剂：主要用于轻中度高血压，尤其在静息心率较快（＞80/min）或合并心绞痛者。心脏传导阻滞、哮喘、慢性阻塞性肺病与周围血管病患者禁用。胰岛素依赖性糖尿病患者慎用。可选择使用的β受体阻滞剂有美托洛尔（metoprolol）50mg，1～2/d；阿替洛尔（atenolol）25mg，1～2/d；比索洛尔（bisoprolol）2.5～5mg，1/d；倍他洛尔（betaxolol）5～10mg，1/d。

（3）钙拮抗剂：可用于各种程度的高血压，尤其在老年高血压合并稳定型心绞痛时。并存心脏传导阻滞和心力衰竭高血压患者禁用非二氢吡啶类钙拮抗剂。并存不稳定性心绞痛和急性心肌梗死时禁用速效二氢吡啶类钙拮抗剂。优先选择使用长效制剂，例如非洛地平（felodipine）缓释片5～10mg，1/d；硝苯地平（nifedipine）控释片30mg，1/d；氨氯地平（amlodipine）5～10mg，1/d；拉西地平（lacidipine）4～6mg，1/d；维拉帕米（verapamil）缓释片120～240mg，1/d。一般情况下也可使用硝苯地平或尼群地平普通片10mg，2～3/d。

（4）血管紧张素转换酶抑制剂（ACEI）：ACEI主要用于高血压合并糖尿病，或者并发心脏功能不全、肾脏损害有蛋白尿的患者。妊娠、肾动脉狭窄、肾衰竭（血肌酐＞265umol/L或3mg/dl）患者禁用。可供选择使用的ACEI制剂有：卡托普利（captopril）12.5～25mg，2～3/d；依那普利（enalapril）10～20mg，1～2/d；培哚普利（perindopril）4～8mg，1/d；西拉普利（cilazapril）2.5～5/mg，1/d；贝那普利（benazepril）10～20mg，1/d；雷米普利（ramipril）2.5～5mg，1/d；赖诺普利（lisinopril）20～40mg，3/d。

（5）血管紧张素Ⅱ受体拮抗剂：血管紧张素Ⅱ受体（ATI）拮抗剂，例如氯沙坦（losartan）50～100mg，1/d；缬沙坦（valsartan）80～160mg，1/d。适用证和禁忌证与ACEI相同，目前主要用于ACEI治疗后发生干咳的患者。

4. 如何选择降压药物　降压药物选择应根据治疗对象的个体状况，药物的作用、代谢、不良反应和药物相互作用等作出决定。

（1）高血压合并糖尿病：糖尿病患者发生高血压是非糖尿病患者的1.5～2倍，糖尿病患者约50%合并高血压。研究表明，ACEI对1型糖尿病、血管紧张素Ⅱ受体拮抗剂（ARB）对2型糖尿病防止肾脏损害有益。在BIP试验中，2 723例2型糖尿病患者接受β受体阻滞药和未接受β受体阻滞药治疗评价3年死亡率的差异，结果发现，与未接受β受体阻滞药治疗组相比，β受体阻滞药治疗组总死亡率降低44%，心血管死亡率降低42%。一般认为利尿药应禁用或慎用于糖尿病患者，主要是低血钾所致胰岛素分泌受抑制，空腹血糖增高，糖耐量下降，对心血管产生不利影响。SHEP 研究亚组显示，使用小剂量氯噻酮（12.5~25mg/d），2 型糖尿病老年单纯收缩期高血压组与非糖尿病组相同，与安慰组相比血管事件发生率均下降 34%。利尿药组血糖水平增高 0.51mmol/L，安慰剂组增高 0.31mmol/L；利尿药组糖尿病新病例无明显增加；糖尿病患者的冠心病并发症和死亡率的下降程度明显大于非糖尿病患者（54%：23%）。钙拮抗剂（CCB）缓释剂用于高血压糖尿病治疗对肾脏有保护作用，延缓糖尿病肾病的进程。

（2）高血压合并冠心病：稳定型心绞痛时首选 β 受体阻滞药或长效 CCB；急性冠脉综合征时选用 β 受体阻滞剂和 ACEI；心肌梗死后患者选用 ACEI、β 受体阻滞药和醛固酮拮抗药。对于 CCB 药物的有效性的争议，实际上是对长效和短效 CCB 作为长期治疗高血压的安全性问题的再认识。近年来大量随机对照的临床试验已经证实：CCB 是一组在化学结构上有很大差异的药物，但它们均能选择性阻滞电压依赖性钙通道的跨膜钙内流，抗高血压作用主要是扩张小动脉、降低周围血管阻力所致。最近一项抗高血压和抗高血脂预防心脏病发作的 ALLHAT 试验，随访 4~8 年，在 33 357 例老年人高血压人群中观察了氯噻酮、赖诺普利及长效氨氯地平的药物差异。结果显示，氨氯地平的抗高血压疗效与赖诺普利相当，氯噻酮、赖诺普利及长效氨氯地平 3 组的主要终点分别为 11.5%、11.4%、11.3%。对总死亡率 3 组分别为 17.3%、17.2%、16.8%。对于脑卒中的发生率，3 组分别为 5.6%、6.3%、5.4%，均无显著统计学差异。ALLHAT 试验还显示对上述药物对肾功能、癌症和消化道出血影响与利尿剂无差异，再次证明长效 CCB 长期应用的安全性和有效性。

（3）高血压合并心力衰竭：1996 年 Framingham 的研究报道，有 15.7% 的高血压患者在随访期间出现心力衰竭，而高血压患者一旦发生心力衰竭则预后不良，5 年存活率男性为 24%，女性则为 31%。高血压在朝向心力衰竭发展过程中，左室肥大是重要环节，要重视对左室肥大的逆转。目前临床试验证实对左室肥大逆转较好的抗高血压药为 ARB、ACEI 类、利尿药，但左室肥大的逆转需要在充分的抗高血压达标的基础上才能达到。高血压合并心衰时 β 受体阻滞剂的应用与单纯降压完全不同，应加注意，特别注意 β 受体阻滞剂的心率减慢和负性肌力作用，但并非禁忌。

（4）高血压合并脑血管病：2005 年修订的《中国高血压防治指南》指出对于有短暂性脑缺血发作（TIA）或脑卒中史（非急性期）者，不论血压是否增高均应进行抗高血压治疗。PATS 试验（入选 5 665 例脑血管病史患者，给予吲达帕胺 2.5mg/d，随访 2 年）表明：脑卒中后抗高血压药物，治疗组脑卒中发生率较对照组减少 29%（P=0.000 9）。

对脑卒中急性期血压增高的治疗一直存在争议。急性脑卒中时脑血流量的变化直接关系到脑功能的恢复，足够的脑血流量取决于脑灌注压和脑血管阻力。为维持合适的脑灌注压，对于急性脑卒中患者的高血压处理必须慎重，除非血压特别高或有其他并发症，否则最好不予抗高血压治疗，这一原则在国内外脑卒中治疗中已达成共识。除非血压 >200/130mmHg；24h 内血压下降应 <25%。急性脑梗死并高血压，即使不用抗高血压治疗血压也会逐渐降低。如血压持续增高，应先给脱水剂和利尿药，仍无效者再考虑抗高血压。降压应缓慢进行，第 1 个 24h 平均降压 10%~20%。如有以下情况须适当进行抗高血压治疗：脑卒中后继发危及生命的严重高血压、急性心力衰竭、心肌缺血、肾衰竭。脑出血患者的高血压，DBP >130mmHg 或 SBP >200mmHg 时会加剧出血，应在 6~12h 内逐渐降低血压，降低血压幅度<25%；血压不能<140/90mmHg，防止受损部位脑血流自主调节障碍，脑灌注突然下降，造成同侧或其他部位梗死。此外，凡脑血管病急性期有脑水肿、颅内压增高时禁用一，切血管扩张药。Chen等认为持续严重的高血压可造成活动性出血时间延长和再出血。建议使SBP每天降低10%，直到<200mmHg或达到治疗前控制水平。

5. 高血压合并肾脏损害　目前诊断高血压性肾损害的条件包括：①原发性高血压；②出现蛋白尿前一般已有>4年持续血压增高；③有持续性蛋白尿或尿微量清蛋白排泄增加；④排除了各种原因的原发性肾小球疾病和继发性肾脏疾病。对于伴有肾脏损害或有蛋白尿的患者（尿蛋白>1g/24h），控制高血压宜更严格。ALLHAT试验结果表明：①到达终末肾脏病（包括透析、肾移植或死亡），氯噻酮组6年死亡率为0.4/100人，氨氯地平组和赖诺普利组为0.5/100人，3组无显著性差异。②肾小球滤过率变化，治疗前3组分别为（77.6±19.7）ml/min，（78.0±19.7）ml/min、（77.7±19.9）ml/min；第4年时氯噻酮组、氨氯地平组和赖诺昔利组分别为（70.0±19.7）ml/min、（75.1±20.7）ml/min、（70.7±20.1）ml/min。氯噻酮组与氨氯地平组比较（P<000 1），与赖诺昔利组比较（P=0.03）。③血清Cr倒数斜率变化，仅氨氯地平组优于氯噻酮试验组。该试验表明利尿药和二氢吡啶类CCB肾脏保护作用肯定。ACEI在该试验疗中疗效欠佳，与此前许多循证医学试验结果不同，而引起了很多争议，认为不能就此试验结果得出ACEI类药肾脏保护作用不好的结论。

在保护肾脏方面，目前首推ACEI。但是，ARB是不能耐受ACEI的有效备选药物。动物实验和临床研究证实：ARB具有改善血管内皮的功能，而β受体阻滞药则无此作用。ARB能有效控制高血压之外，还能减少蛋白尿，阻止肾脏疾病慢性进展适用于心力衰竭、糖尿病、慢性肾脏疾病的高血压患者。与ACEI相比，ARB具有以下优点：①可以从受体水平完全阻断各种途径生成的AngⅡ的作用，不发生AngⅡ、醛固酮逃逸。②仅作用于AT1受体，不影响AT2、AT3、AT4受体可能介导的有益作用。③对激肽系统无影响，咳嗽不良反应与安慰剂相似。④其中氯沙坦钾具有尿酸排泄作用，血尿酸是经过肾小球滤过、近端肾小管重吸收和分泌，最终排出体外。目前认为氯沙坦钾促进尿酸排泄的作用是药物本身的效应，而非拮抗AT1所致。

综上所述，循证医学使高血压治疗指导进一步完善和充实了高血压治疗的个体化原则。即在实现治疗达标时，兼顾患者同时存在的心血管危险因素、靶器官受累的具体情况，施行针对性强、远期效果好、不良反应少，而适合于长期治疗的最佳选择。

（吴东波）

第七节　老年急性冠脉综合征

急性冠脉综合征（acute coronary syndrome，ACS）包括急性心肌梗死（AMI）和不稳定型心绞痛，是威胁老年人生命最常见的疾病。国外资料显示，约60%AMI患者的年龄超过75岁。我国资料显示，非ST段抬高AMI（NSTEMI）患者的平均年龄为63岁，ST段抬高心肌梗死（STEMI）患者的平均年龄为62岁。随着人口老龄化进程的加速，中国老年人ACS患病率逐年上升。尽管近年来ACS诊治方法的进步已使整体预后显著改善，但许多随机临床研究仅人选了少数老年患者，对老年人临床实践的影响受到限制。因此，对老年ACS的特点和治疗策略，应给予充分关注并期待更多针对老年人群的临床研究结果。

一、主要特点

冠脉病变常为多支血管病变，病变复杂，多为弥漫、钙化、纡曲病变，慢性闭塞病变多，部分患者已存在侧支循环。

老年人器官功能的减退及多种伴随疾病可能造成 ACS 诊治的困难。老年患者常伴有心功能不全、瓣膜疾病或其他伴随疾病，如合并糖尿病、肾功能不全、脑血管疾病等均可能影响 ACS 的疾病状态。老年患者心血管病理生理的功能减退如血管硬度增加、左心室舒张功能受损、血管内皮功能异常、β 肾上腺素能反应性下降、心脏储备减少和心功能代偿能力差等使老年人发生 ACS 后更容易失代偿，甚至导致多器官功能衰竭。

二、临床表现

老年 ACS 的首发症状常不典型，出现 AMI 典型症状者不足 40%。最常见的症状是气短一、呼吸困难，可出现恶心、呕吐、乏力、晕厥、急性意识丧失或迷走神经兴奋等非疼痛症状。老年 AMI 病人的呼吸困难可能与年龄相关的舒张功能不全、肺部改变或存在肺部疾病有关。在老年患者中枢神经系统或相关的脑血管疾病基础上心排血量突然减少可引起晕厥、卒中和急性意识丧失等神经系统症状。在 80 岁以下患者中，疼痛仍是老年 AMI 的主要表现，除表现为胸痛外，疼痛可发生于其他部位，如约 10% 表现为上腹部疼痛，可伴有恶心呕吐；部分患者的疼痛可发生于头颈部，咽喉和下颌部，还有部分是以牙痛、颈痛、肩背痛等为首发症状。老年人的疼痛感知和缺血阈值均有变化，心肌梗死时的疼痛性质或部位均可不典型，有时表现为上腹部疼痛，而非撕裂样或压榨性的胸骨后不适。无痛性心肌梗死是老年人心肌梗死的另一重要特征，国内外报道可占 AMI 的 15% ~ 75% 老年 ACS 患者胸痛轻微、认知受损、合并其他临床疾病存在时，常导致就诊及入院延迟。老年人若合并陈旧性心肌梗死、心脏传导异常、束支传导阻滞，常导致心电图改变不典型，给诊断带来困难。老年人的 ACS 也可能发生在患其他急性疾病或合并疾病的临床情况恶化时（如肺炎、慢性阻塞性肺疾病或髋部骨折），潜在的冠状动脉粥样硬化疾病的患者在心肌氧耗增加或血流动力学应激状态"继发"冠脉事件。

NSTEMI 是老年人心肌梗死最常见的类型，占 85 岁以上老年人心肌梗死的 55%，而 65 岁以下 NSTEMI 病人不足 40%。老年人既往患心肌梗死、多支血管病变、高血压和心室肥厚等造成心内膜下心肌缺血，导致 NSTEMI 发生率增加。与年轻患者相比，老年患者合并充血性心力衰竭、卒中、肾功能不全明显增多，AMI 的死亡率、充血性心力衰竭和其他并发症的发生率更高。其中，合并心源性休克、左心室功能不全、右心室梗死、残余心肌缺血或室性心律失常的老年人死亡率增加。增龄是急性心肌梗死患者死亡的重要预测指标。一项社区调查显示 85 岁以上高龄老年患者住院病死率为 11.5%，而 65 ~ 74 岁老年患者为 4.6%。另有研究显示，AMI 21d 内的病死率随年龄而增高：<65 岁为 7.7%，65 ~ 75 岁为 18.1%，>75 岁为 33.1%；AMI 的老年患者出院后，年龄每增加 10 岁，6 个月的死亡率增加 70%。STEMI 的并发症如心脏游离壁破裂和心源性休克更常见于老年人，与衰老过程中心脏解剖学的改变有关。游离壁破裂者病死率 >90%，心源性休克即使及时进行最佳治疗病死率 >50%。STEMI 的老年住院患者生存者一年病死率可达 30% ~ 40%，死亡最多发生在最初的

30d 内，85 岁以上和 65 岁以下相比，死亡增加了 10 倍。

随着年龄增长，急性冠脉综合征的女性患者增多，在 65 岁以下只有 30%，而 85 岁以上高达 62%。与男性相比，老年女性患者症状更不典型、病死率更高。

三、危险分层与诊断

对 ACS 患者进行危险分层有助于早期识别高危患者。应积极治疗高危患者，以降低发生严重心脏事件及死亡的风险；对于低危老年患者需要进一步评估冠脉病变导致的心肌缺血的范围和严重程度，再根据评估的结果决定进一步的治疗措施。强调在积极治疗高危患者的同时，避免对低危老年患者过度治疗导致过多的医疗风险和支出。

由于老年患者通常症状不典型、合并的危险因素多于年轻患者，应该认真评估 ACS 患者。病史、体检、心电图、实验室检查对老年人的危险分层有指导价值。血清肌钙蛋白（cTnT、cTnI）对危险分层及预后评估有重要价值，同样适用于老年人的 ACS。在非 ST 段抬高和 CK – MB 正常的患者中，cTnT 和 cTnI 对检出老年人小灶心肌坏死更有价值。此外，BNP、NT – ProBNP 除了作为心力衰竭的诊断指标，也可用于 ACS 危险分层，对老年人 ACS 的诊断有临床价值。老年人如疑为 ACS 应收入院观察，连续监测心电图和心肌损伤的血清标记物的改变，动态进行危险评估。

四、治疗措施

因为老年人 ACS 干预治疗获益与风险并存，必须谨慎考虑并评价老年人治疗的潜在获益。治疗方案应该根据个体状况、并存疾病、认知状态、预期寿命、患者意愿及不良反应，评估获益或风险综合确定治疗策略。

（一）STEMI 的再灌注治疗

老年人 STEMI 治疗关键是早期再灌注治疗（溶栓治疗或介入治疗）。但在临床实践中，年龄越大进行再灌注治疗的比例越低。65 ~ 69 岁 STEMI 患者接受再灌注治疗的比例为 69%，85 岁以上者只有 20%。老年病人就诊时经常不符合 STEMI 的再灌注治疗标准，使老年人 ACS 的治疗更加困难。老年人同样应遵循 STEMI 再灌注治疗的整体目标，应尽量缩短闭塞血管再通的时间，避免任何治疗措施的延迟。

1. 溶栓治疗　除注意年龄因素外，应注意有无高血压、TIA、脑卒中等病史并评估发生脑出血及其他出血的风险。多数研究证明老年人心肌梗死溶栓与年轻人一样获益，尽管溶栓治疗的风险在老年人中有所增加，但未治疗的心肌梗死危险更高。即使在 85 岁以上的老年人，溶栓治疗出血性卒中的发生率（1.7%）也明显低于 30d 的病死率（30.3%）。溶栓治疗随机试验的回顾性分析显示，55 岁以下的患者，每治疗 1 000 例挽救 11 人生命；而对于 75 岁以上的患者，每治疗 1 000 例挽救 34 例。有研究显示在 12h 内，年龄 >75 岁的 STEMI 患者溶栓与未溶栓者相比，病死率明显降低。高龄老年 ACS 患者溶栓治疗的适应证与禁忌证和其他年龄组相似，没有充分理由将高龄作为溶栓的禁忌。GUSTO 及 ASSENT 研究对比溶栓药疗效后报道，尽管组织型纤溶酶原激活药比链激酶起效快、30d 内不良事件（总死亡及非致死性卒中）的发生少（6.9% vs7.8%），但前组中 75 岁以上的患者病死率却明显增加。有人建议，将 75 岁以上的高龄 ACS 患者溶栓药物剂量调整为常用剂量的 75%，以减少严重出血性并发症。随着溶栓治疗的进展，新型溶栓药物如 Hirulog 等用于老年心肌梗死患者，使老年患者溶栓治疗的获益或风险比有所增加。

2. 直接经皮冠状动脉介入治疗（PCI） PCI 和溶栓治疗随机对照试验的汇总分析显示，PCI 脑部并发症的发生率较低，有降低死亡率的优势，直接 PCI 治疗 AMI 的临床效果和远期预后可能优于溶栓治疗。GUSTO - Ⅱb 研究表明，在 70 岁以上老年人中进行直接 PCI 降低 30d 的死亡率。2002 年美国心脏协会国家心血管数据登记处数据显示，8 828 例平均 84 岁高龄的老年患者 PCI（75% 支架）的成功率达 93%，住院病死率为 3.8%。Gehanne 等对 126 例 75 岁以上（平均年龄 79 岁）的高龄 ACS 患者进行了 3 个月的随访，结果发现：与接受冠状动脉旁路移植术、单纯药物治疗的患者相比，早期接受 PCI 的高龄患者不良事件的发生率最低。荟萃分析也证实 PCI 能改善老年人 STEMI 的临床预后。PCAT - 2 研究者荟萃分析 1990—2002 年 22 个 STEMI 溶栓和 PCI 疗效的临床试验，PCI 降低老年人（≥65 岁，2 952 例）30d 病死率，尤其是对于时间延迟少于 2h 的患者；亚组分析显示 PCI 降低绝对死亡率的程度随患者年龄增加而增加（<65 岁 1%；≥85 岁 6.9%）。BRAVE - 2 研究比较 STEMI 发作后 12 ~48h 给予延迟 PCI 或药物治疗的临床效果，365 例 18 ~80 岁患者随机接受延迟 PCI 或药物治疗，结果显示延迟 PCI 明显减少梗死心肌面积，30d 随访延迟 PCI 组不良临床事件（死亡、MI 或脑卒中）有减少的趋势。在技术熟练、设备齐全和配合良好的心脏中心，老年与中青年 AIVI［I 患者 PCI 手术成功率相似。合理选择器械，熟练的操作技术以及处理围术期并发症的丰富经验是保证老年 PCI 成功的关键。老年患者往往因症状不典型来院就诊时间较晚，老年 STEMI 应尽可能选择直接 PCI，无 PCI 条件的医院，对于颅内出血危险低的患者可选择就地溶栓治疗或就近转诊至有条件的医院行急诊 PCI，但对于 ≥80 岁的老年患者尚待进一步临床试验证据，应高度个体化评估后决定治疗方案。

3. 冠状动脉旁路移植术（CABG）治疗 高龄患者进行 CABG 的手术风险和围术期病死率、MI 和卒中发生率均增加，术后并发症和卒中的发生率更高。对 GRACE 研究中年龄对 ACS 疗效及预后的影响分析提示，出血性事件的风险伴随增龄明显增加（65 岁以下仅 2% ~3%，85 岁及以上高达 6%）。多数学者认为，>70 岁的 AMI 患者，应首先考虑介入治疗。研究显示，老年患者采用非体外循环旁路移植（CPB）优于常规 CABG。一项荟萃分析指出，70 岁以上的高龄患者接受 CPB 的死亡率明显较常规 CABG 低，在 80 岁老年组更为明显。CPB 患者心房颤动的发生率明显下降，同时 CPB 后的老年患者有住院时间减少的趋势。目前，高龄患者接受 CABG 治疗的获益或风险比仍需要大规模随机临床试验验证。

老年 STEMI 患者冠脉再灌注治疗的策略：鉴于老年 STEMI 患者经常存在溶栓治疗的相对或绝对禁忌证，如果条件允许，应积极进行介入治疗，以获得早期持续再灌注。对没有条件进行介入治疗的医院，应强调溶栓治疗的重要性。对于老年 STEMI 患者，选择 PCI 还是溶栓再灌注取决于是否存在心源性休克、发病时间、合并病及出血风险等因素。对于 75 岁以上的老年人，PCI、溶栓治疗或保守治疗的选择应高度个体化，并非仅仅根据指南做出选择。目前，尚缺乏专为老年 ACS 患者，设计的双盲、随机、大规模临床试验证据，期待对不同治疗策略（直接 PCI、转院后直接 PCI、延迟 PCI、溶栓、保守治疗）的相对获益和风险的评估试验。对现有临床试验中老年亚组的分析有助于老年 ACS 患者选择血运重建策略。

（二）UA/NSTEMI 介入治疗

主要目的是迅速缓解心肌缺血和预防心脏事件（即死亡或心肌梗死或再梗死）。对于高危不稳定的 UA/NSTEMI 患者，如经充分药物治疗后疗效不佳，推荐早期进行介入治疗。尽管 UA/NSTEMI 老年患者进行早期血管重建治疗面临的手术风险增加，但是介入治疗的总体获益可能更大。有研究显示无禁忌证的老年高危患者，早期介入治疗能显著改善预后。因此，年龄不应成为进行早期介入治疗的障碍。

TACTICS-TIMI 比较了早期 PCI 与保守治疗的优劣，结果显示，6 个月的主要复合终点事件发生率，早期 PCI 组低于非手术治疗组，中青年患者早期 PCI 相对减少 20.4% 的早期（30d）死亡或 MI，年龄≥65 岁的患者早期 PCI 相对减少 42% 的早期死亡或 MI，而年龄≥75 岁的患者早期 PCI 可相对减少 56% 的早期死亡或 MI，但年龄≥75 岁者早期 PCI 重度出血的发生率 3 倍于非手术治疗。因此，尽管早期 PCI 在老年患者中的有效临床证据有限，在现有的临床研究的亚组分析中仍然可以看到老年患者常可获得较高的绝对获益，尤其在 TIMI 积分较高的高危患者。大量随机临床研究结果提示，对于多数老年 ACS 患者，早期介入治疗是最佳选择。尽管年龄是最重要的危险因素之一，与非老年患者相比，老年 ACS 患者早期介入治疗的获益相当或更多。对于老年 ACS 患者应优先考虑减缓症状，避免出血并发症。FRISC.Ⅱ研究表明，老年 ACS 患者接受早期介入治疗在减少死亡和心肌梗死方面显著获益，且这种获益可持续 1 年以上。长期随访结果显示患者临床症状改善，生存率提高。GRACE研究共入选 18 466 例 NSTE ACS 患者（其中年龄 70~80 岁占 27%，>80 岁占 16%），多因素回归分析表明血运重建治疗降低患者联合终点事件发生率（6 个月死亡、MI 或脑卒中）和 6 个月死亡发生率，表明血运重建治疗改善所有的包括高龄患者预后。

老年及高龄 ACS 患者由于常合并糖尿病等并发症，冠脉病变复杂，常为小血管、长病变及弥漫性病变并存。美国国家心血管网协作研究将 7 472 例接受 PCI 治疗的≥80 岁的老年患者与<80 岁的近 10 万例患者进行对比分析发现，≥80 岁的老年患者 PCI 后发生死亡、心肌梗死、卒中和血管并发症更多，并发症增加 2~4 倍。BASKET 试验将瑞士巴塞尔大学医院 1 年内连续接受 PCI 和支架置入术的 826 例随机分为药物洗脱支架和金属裸支架组，结果表明，老年患者和 3 支血管病变、多发病变、长病变和小血管病变者使用药物洗脱支架（DES），能明显降低再狭窄率，其成本/效益比更为合理。但需注意的是，老年人介入治疗的围术期风险——术中血管急性闭塞、外周血管并发症（如穿刺部位出血、假性动脉瘤、动静脉瘘等）以及抗栓治疗中出血的发生率较年轻患者明显增加。

新近研究提示，对于不能进行介入和搭桥治疗的患者应用骨髓源性干细胞移植、细胞生长因子或其基因的血管再生治疗，给高龄老年 ACS 患者带来希望，但目前并无可靠的临床证据。

（三）ACS 的药物治疗

对老年 ACS 患者均应积极进行药物治疗，经充分药物治疗疗效不佳或有药物治疗禁忌证者宜尽早评估是否需进行介入治疗。经治疗后病情稳定及低危患者，建议先进行药物非手术治疗，以后择期评估，根据危险评分和危险分层，决定是否需要进行冠脉造影和血运重建治疗。

1. 抗血小板和抗血栓治疗　主要药物包括阿司匹林、氯吡格雷、肝素、低分子肝素和血小板 GPⅡb/Ⅲa 受体拮抗药等。

ACS 患者应尽早使用阿司匹林，剂量 75~325mg/d，较大剂量增加胃肠道的不良反应和出血的危险。阿司匹林的获益不受年龄影响，高危及老年病人的绝对获益最大。在 CURE 研究中，65 岁以上患者使用氯吡格雷与年轻患者绝对获益相似（2.0% 和 2.2%）。指南推荐氯吡格雷用于所有 ACS 病人，不管是否计划进行 PCI。由于增加手术出血的危险，进行冠状动脉旁路移植（冠脉搭桥）术前 5d 应停用氯吡格雷。一项老年患者的观察性研究显示，联合使用阿司匹林和氯吡格雷增加出血风险，阿司匹林的剂量 <100mg/d 时出血风险最低。

目前，临床试验对老年人应用血小板 GPⅡb/Ⅲa 受体拮抗药是否获益结论不一致。2009 年 ACC/AHA 指南指出已应用阿司匹林和低分子肝素的 ACS 患者行早期 PCI 治疗时，血小板 GPⅡb/Ⅲα 受体拮抗药不作为常规联合应用。对已应用抗血小板及抗凝血药物的老年 ACS 患者，使用血小板 GPⅡb/Ⅲa 受体拮抗药时必须考虑出血的风险。PURSUIT 研究的亚组分析显示，70 岁以上的患者使用依替巴肽出血的风险显著增加，80 岁以上患者使用依替巴肽不但增加中、重度出血的风险，更增加其 30d 死亡或心肌梗死的发生率。因此，老年患者使用血小板 GPⅡb/Ⅲa 受体拮抗药时更需参照患者的一般状况、内生肌酐清除率和体重调整剂量。一些研究表明，老年患者使用血小板 GPⅡb/Ⅲa 受体拮抗药的获益与年轻人相似。ESPRIT 研究显示，65 岁以上的老年患者使用依替巴肽可绝对（7.2% 比 1.3%）和相对（52.6% 比 16%）降低死亡、心肌梗死、血运重建等终点事件的发生率。

2010 年，ESC：心肌再血管化指南提出，尽管老年患者应用肝素的出血风险增加，随机临床研究证据显示老年 NSTE – ACS 患者应接受与非老年患者相同的抗凝治疗，对于中高危和极高危的 NSTE – ACS 患者应用低分子肝素是 Ⅰa 类指征。法安明与快速再血管化在不稳定型冠心病中的应用（FRISCⅡ）研究针对接受肝素治疗老年患者，结果表明 >65 岁的患者在减少终点事件方面其绝对和相对获益均较年轻患者多。年龄相关的凝血和纤溶系统的改变可能影响抗栓治疗的效果，增龄与肝素出血风险相关，普通肝素容易受其他因素的影响，剂量应根据体重调整。低分子肝素使用方便，无需监测 APTT，较少发生肝素诱导的血小板减少，可以替代普通肝素。随着增龄肾功能下降，老年人经肾清除的抗凝因子减少，低分子肝素清除减少，体内蓄积增加，是导致慢性肾功能不全患者出血风险增加的重要原因。应根据体重（普通肝素）和肾功能（低分子肝素）调节老年人抗凝药物的剂量。EXTRACTTI-MI25 研究显示肌酐清除率 Ccr < 30ml/min、Ccr30～60ml/min、Ccr60～90ml/min 和 Ccr > 90ml/min 患者大出血发生率分别为 5.7%、3.5%、2.3% 和 1.2%，中度肾功能不全（Ccr30～60ml/min）患者发生临床事件和出血事件的危险性即有增加，Ccr < 30ml/min 大出血发生率增加最明显。对于中度肾功能不全患者用药期间应严密监测，减少给药剂量。ASSENT3 – PLUS 研究发现，年龄 >75 岁以上人群应用常规治疗剂量肝素导致卒中和颅内出血的发生率增加，应按年龄调整药物剂量。

直接凝血酶抑制药比伐卢定的研究显示，其可显著减少 75 岁以上患者的 1 年病死率，且出血发生率显著下降。由于目前对于直接凝血酶抑制药在 ACS 中的作用还缺乏循证医学证据，尚不推荐作为老年人 ACS 的常规治疗。

老年人由于药物不良反应，应激反应及合并消化系统疾病，，抗直小板治疗时可出现消化道症'状甚至发生消化道出血，可同时给予抑酸药，质子泵抑制药，胃黏膜保护药等治疗。

2. 改善心肌缺血治疗　β 受体阻断药可使老年 ACS 患者获益。大型临床试验的汇总分析显示 β 受体阻断药可减少 AMI 患者死亡率、再缺血事件、心力衰竭、室上性及室性心律失常，但 COM – MIT 试验结果提示在血流动力学不稳定的老年 AMI 患者中应用需谨慎。MITRA PLUS 研究显示，年龄 ≥65 岁的高危老年 STEMI 患者使用 β 受体阻断药明显降低院内病死率。无禁忌证的老年 ACS 患者应在24h内开始使用β受体阻断药。

对于左心室射血分数下降的 AMI 患者应早期给予血管紧张素转化酶抑制药（ACEI）。如果没有禁忌证，在第 1 个 24h 内就开始给予 ACEI 治疗。PREAMI 研究为多中心、随机、双盲大规模临床试验，结果提示65岁以上老年 AMI 患者对培哚普利耐受良好，培哚普利通过减少左心室重构明显改善老年患者左心室功能，长期使用（8mg/d）不增加心血管事件、再发 MI、心力衰竭及血管重建的风险。

在患者能耐受的前提下，β受体阻断药和 ACEI 均应逐渐增加剂量达到靶剂量。由于老年患者常有慢性阻塞性肺部疾病、心功能不全、低血压和心率慢等，应用β受体阻断药和 ACEI 时应个体化、从小剂量开始滴定，监测用药后患者的临床症状，体征的变化并及时调整剂量和治疗方案，以免发生不良反应。

硝酸酯类药物通过扩张血管、减轻心脏负荷改善心肌缺血。目前证据表明，ACS 患者早期应用硝酸酯类可减轻心肌缺血症状，但不能降低死亡率。钙拮抗药只在经上述药物治疗症状未缓解或对上述药物不能耐受时使用。

3. 调脂治疗 老年人 ACS 早期使用他汀类药物降脂治疗同年轻人群一样获益，并改善预后、降低终点事件。建议老年 ACS 患者尽早使用调脂药物并尽快使血脂达标，但起始剂量应根据患者的病情、合并疾病和用药、血脂基线水平等决定。强化降脂治疗的目标为：①使原有的 LDL – C 水平降低 30% ~40% ；②LDL – C < 2.0mmol/L。目前尚无80岁以上高龄老年人使用他汀类药物的随机大规模临床试验，有关他汀类药物对老年人认知功能、心功能等的影响亦缺乏大规模随机、对照临床研究。因此对于高龄 ACS 患者，应在充分考虑降脂治疗的利弊及患者的整体状况与联用药物情况后，积极稳妥地选择调脂药物。

五、预防及综合管理

应针对老年 ACS 的发病机制，积极控制心血管疾病的危险因素、稳定动脉粥样斑块、预防血栓形成，做好冠心病一级、二级预防。对有适应证的老年患者使用阿司匹林、β受体阻断药、ACEI 和他汀类药物治疗，并根据老年人的特点选择有效的治疗策略。同时密切观察病情变化，及时调整治疗策略和用药剂量，减少不良反应。

由于现有的临床随机研究多排除了有并发症的老年人和高龄老年患者，对于高危、高龄老年 ACS 患者的诊疗策略，仍期待更多循证医学证据。未来的前瞻性的临床研究应该更多选择老年患者，充分评估各项治疗措施的风险和获益。此外，医师对老年患者生活质量、生理功能、认知能力应有充分评估，把老年 ACS 治疗的风险降至最低。总之，随着人口的老龄化进程的加快，应格外关注老年 ACS 患者的特殊问题，针对老年人的个体特点选择合理的治疗方案。

（钟聪敏）

第八节　老年心律失常概述

心律失常是临床常见疾患，老年人尤其多见。随着人口的日益老龄化，老年人各种疾病的发病率明显增高，发病率较高的疾病依次为高血压、冠心病、脑血管意外及糖尿病等。其中脑卒中、急性心肌梗死（急梗）的致残率及致死率相当高。上述疾病均因患者年龄大，极易合并心律失常甚至造成猝死。心律失常是老年心脏病中最常见的并发症，发病率高，其发生随年龄增长而增高，老年人心律失常的特点国内外报道较多，观点不尽一致。因此对老年心律失常开展积极的防治是减少老年人心血管疾病死亡的一个有效措施。

一、老年心律失常的病理生理基础

随着增龄，老年人各系统的生理功能都会发生不同程度的变化，特别是心血管系统会出现一些生理及病理改变。老年人的心率及活动后的最大心率均较年轻人慢，这可能与窦房结内的起搏细胞（P细胞）数减少有关。心排血量也有所降低，如80岁健康老人安静时的心排血量较30岁同样状态下的健康成人减少30%。老年人心脏的舒张过程多延缓，与心肌纤维内大量脂褐素沉着有关。根据近年来电镜观察，表明脂褐素的沉着与心肌细胞内线粒体DNA损伤有关。随着年龄增长，老年心肌淀粉样改变也逐渐明显，常发生在左心房内膜下易引起心房颤动（房颤）、传导阻滞、窦房结供血不全及退行性改变进一步促使发生心律失常。

二、老年心律失常的病因及临床特点

1. 病因 病因复杂，致病因素也很多，主要有以下几点。

（1）各种器质性心脏病均可合并不同类型心律失常，以冠心病最常见，如心绞痛发作时，急性心肌梗死早期均易出现室性早搏、室性心动过速。还有高血压、心瓣膜病、心肌炎及心肌病等。

（2）肺部病患也是老年人常见病之一，如阻塞性肺气肿合并肺心病可造成右心扩大和心肌缺血缺氧是老年心律失常的又一病因。

（3）电解质紊乱如低血钾、低血镁症等及各种原因所致的酸中毒。

（4）老年退行病变可出现房颤、病窦综合征及各种类型传导障碍。

（5）药物影响，老年人肾脏生理功能减退可影响对药物的排泄，各种降压药、兴奋剂、麻醉药、抗抑郁剂特别是抗心律失常药物等均可造成心律失常。

（6）中枢神经系统疾患如脑血管意外、脑肿瘤可引起颅内压增高，其他如情绪紧张，自主神经功能紊乱而导致心律失常。

（7）手术麻醉过程，胃肠道、胆道疾患也可出现心律失常。

（8）功能性心律失常多见于年轻女性也偶见于老年人。

2. 临床特点 老年心律失常患者的临床表现轻重不一，由于老人多不能细诉病史、病程长，记忆力减退且多合并其他疾病，因此临床症状复杂不易辨认，即使24小时动态心电图检查往往也不易发现。老年心律失常常见的临床症状有心慌、气短、胸闷、憋气、眩晕、视物模糊、晕厥、无力、心绞痛、焦虑等。如仔细询问病史特别着重过去有无心律失常发作史，结合细致体格检查及常规24小时动态心电图有助于心律失常的诊断。

三、老年心律失常的发生机制

心律失常就是心脏的电生理过程发生紊乱，而心肌的电生理过程在冲动形成和传导这两个环节中任何一个发生异常或者二者同时异常就有可能导致心脏节律紊乱。心律失常的发生机制大致可以分为以下几类：心肌细胞冲动形成异常和（或）冲动传导异常。某些心律失常能够由一个机制引起，而由另一个机制维持。为了更全面地理解目前关于心律失常的发生机制，本部分将系统回顾心律失常发生基本机制及其离子流基础。

1. 与心电活动有关的离子流　众所周知，心肌细胞膜内外离子的流动构成了心肌细胞的电活动，心肌细胞膜内外离子的流动表现为动作电位，为了更全面地理解心律失常发生机制，首先回顾与心肌细胞除极和复极有关的离子流。心肌细胞动作电位包括 5 个时相，0 相为心肌细胞除极电位，1~3 相为复极电位，4 相为心肌细胞静息电位。①舒张期离子流：无自律性细胞的舒张期电位是由内向和外向离子流动态平衡构成。外向离子流为内向整流性钾流（I_{K1}）；内向离子流较小，由 Na^+ 和 Ca^{2+} 携带。在舒张期 Na^+/K^+ 泵流，产生外向电流（$I_{Na/K}$），也有 Na^+/Ca^{2+} 交换产生内向电流（$I_{Na/Ca}$），但静息电位与 K^+ 平衡电位接近，因此舒张期电位主要有 I_{K1} 提供，I_{K1} 具有内向整流性质，以电流-电压曲线（I-V）表示，I_{K1} 在 0 相除极降到最低点（内向整流）；而在 3 相末期骤然加大，保持膜电位水平。②0 相除极电流：钠通道为电压依赖，当膜电位降到阈电位值（-75mV），钠通道瞬间开放（1ms），大量 Na^+ 内流，构成 0 相除极。钠通道的失活和再激活时间也较快（2~10ms），只有在 I_C 类药物作用下它的再激活时间才延长。表现在动作电位持续时间不延长的情况下有效不应期延长。③1 相由瞬时外向钾电流（I_{to}）形成，它有两部分构成，I_{to1} 为电压依赖钙不敏感的外向钾流，在 0 相除极到正电位时激活，从失活态到再激活需 100ms 以上。瞬时外向钾电流 2（I_{to2}）为电压依赖钙敏感外向钾流，属钙激活钾流（$I_{K/Ca}$）。瞬时外向钾电流（I_{to}）在心外膜下心肌和中层心肌细胞最大，因此外膜下心肌和 M 层心肌细胞 1 相最明显，形成典型的"峰和圆顶"（spike and dome）。该电流能被 4-aminopyridine 阻滞。④2 相平台期电流由几种内向和外向电流动态平衡组成。内向电流由 L 型钙通道形成 I_{Ca-L}，也有慢钠内流（I_{Na-S}）参与。外向电流由延迟性整流性钾流（I_K）构成，内向与外向电流平衡维持膜电位在 0~-20mV左右，形成约 100ms 的平台期，此为心肌细胞所特有的，使心肌细胞维持一定的不应期。⑤3 相复极电流：除早期复极的 I_{to} 外，3 相复极过程依靠外向钾流（I_K），I_K 最复杂，根据不同的动力学特征，不同的阻滞剂反应，可分为超快速延迟整流性钾流（I_{Kur}）、快速延迟整流性钾流（I_{kr}）、缓慢延迟整流性钾流（I_{Ks}），I_{Kur} 只限于心房肌，I_{kr}、I_{Ks} 分布于心房肌、心室肌。在缓慢心率时 I_K 主要来自 I_{Kr}，在快速心率时 I_K 来自 I_{Ks} 的成分加大，而且 I_{Ks} 在舒张期不完全灭活，保持激活状态，保留舒张期附加钾外流。⑥起搏电流（I_f）：I_f 由 Na^+ 携带，在生后心脏只有起搏细胞才有 I_f，它由细胞过极化激活。但细胞的自律性还与 4 相除极有关，在舒张期有一个时间依赖的钾流，特征上相似于 I_K，但不同于 I_K，被称为 I_{KDD}，在浦肯野细胞和窦房结细胞 I_{KDD} 随着舒张期缓慢灭活，使外向电流逐渐减弱，最后使膜电位达到阈电位值。在结细胞上还存在一个低阈成分的 T 型钙流（I_{CaT}），在 -60mV 左右即被激活，此为钙携带的 I_f。

2. 冲动形成异常

（1）异常自律性：正常自律性指的是心肌细胞在动作电位 4 相舒张期自动除极达阈电位水平，从而诱发一可扩布动作电位的能力。在正常心脏中，窦房结是主导起搏点，控制心脏节律，而在病理条件下，如心肌缺血时，儿茶酚胺释放增加，可使其他异位起搏点如浦肯野纤维自律性大大提高，可导致室性心律失常。异常自律性指的是心肌细胞膜在复极不完全的情况下自动除极化而产生的可扩布性动作电位的能力。异常自律性能够起自最大舒张电位降低的细胞。正常自律性受超速抑制，而异常自律性则对超速抑制不敏感。细胞膜异常除极的影响因素较多，主要是由于心肌缺血、高血钾及儿茶酚胺增加等。舒张期内向电流加大，即产生自律性，该内向电流可由 I_K 或 I_{KDD} 的减弱，I_f 的加强，I_{CaT} 的再现，内向背景电流（I_b）的加大等均可使心肌细胞产生自律性。

（2）触发活动：自律性是心肌细胞能够自发开始发放冲动的特性；触发活动是由后除极产生，后除极是指在前一动作电位基础上跨膜电位的震荡；后除极可以引发新的动作电位，达到阈电位后即可产生一除极电流，引起异常激动，这种异常节律称为触发活动（triggered activity）。后除极分为早期后除极（early afterdepolarization，EAD）和晚期后除极（delayed afterdepolarization，DAD）。EAD 发生在动作电位复极的 2 期（1 型）或 3 期（2 型）。EAD 有两种形式，一种是发生于复极早期，在膜电位 $-30 \sim 0mV$ 时发生，称为 2 相 EAD，另一种发生于复极晚期，在膜电位 $-60 \sim -70mV$ 之间发生，称为 3 相 EAD。这两种形式的 EAD 均对细胞外 K^+ and Mg^{2+} 浓度改变敏感，低钾、低镁有利于其产生，反之高钾、高镁则抑制它的发生。凡是引起动作电位 2、3 相正离子内流增加和（或）外流减少的因素，均可延长动作电位时程，使复极延迟，从而引发 EAD。EAD 可以触发一个新的动作电位并表现为早搏；EAD 可以增加相邻心肌细胞的电异质性，并通过电紧张作用使相邻已脱离不应期的心肌细胞产生新的 APS；EAD 的临床意义在于其产生触发活动，增加复极异质性，是构成 Tdp 发生和维持的电生理基础。产生 EAD 的离子电流主要有以下几种：①钾离子外流减少：有人认为，背景钾电导（G_{K1}）减弱是 EAD 发生的基础，这个观点已被大多数学者接受。G_{K1} 减弱使 K^+ 外流减少，使 APD 延长，复极过程变慢。在动作电位复极过程中，G_{K1} 减弱，容易在 $-30 \sim -60mV$ 间形成第二平台，这时细胞兴奋性提高，受到外加刺激，就会出现第二平台反应。即使没有外加刺激，只要内向电流（主要是 I_{Na} and I_{Ca}）或外向电流（主要是 I_{K1} and I_K）减弱，就可能引发 EAD。Ia 类抗心律失常药物（如奎尼丁、普鲁卡因胺）和Ⅲ类抗心律失常药物（如索他洛尔以及 CsCl 等）主要通过该机制来产生 EAD。②钙离子内流增加，用 L 型钙通道激动剂 Bay K8644 处理羊心肌浦肯野纤维，采用电位钳制技术观察到，随着每个动作电位的发生，都触发一阵 EAD。而使用钙通道阻断剂则能消除奎尼丁诱发的 EAD，说明 I_{Ca} 在 EAD 的发生中起重要作用。③钠通道失活减弱或延迟失活：EAD 发生时的电位相当于 I_{Na} 的"窗流"，因此认为 I_{Na} 的"窗流"成分是诱发 EAD 的关键因素。许多促进钠通道激活或阻碍道失活的药物如乌头碱、aconitine、batracotoxin 等都能诱发 EAD，而钠通道阻断剂河豚毒素和利多卡因则能消除奎尼丁、低钾、乌头碱等所引起的 EAD，并使延长的 APD 恢复常态。Ca^{2+} 作为心肌兴奋收缩偶联的关键因素，其在心律失常中的作用越来越受到重视，有研究者提出反向兴奋收缩偶联的概念，认为 Ca^{2+} 是心律失常发生的始动因子。目前普遍认为 DAD 是由短暂内向电流（tansient inward current，I_{TI}）引起的肌质网自发 Ca^{2+} 释放和胞质 Ca^{2+} 聚集及细胞内 Ca^{2+} 超载造成，参与 I_{TI} 的电流包括 $Na^+ - Ca^{2+}$ 交换电流（$I_{Na/Ca}$）、非选择性阳离子流（I_{NS}）及 Ca^{2+} 激活的 Cl^- 电流（$I_{Ca/Cl}$）；对 EAD 及 Tdp 的动物实验及计算机模拟研究发现 EAD - Tdp 发生机制是一种依赖于胞质 Ca^{2+} 机制，参与的离子流主要是 $I_{Na/Ca}$；而且临床上 Ca^{2+} 通道阻滞剂及 β 受体阻滞剂对多种 Tdp 和 PMVT 均有效亦说明其在 Tdp 的发生中具重要作用。但 Ca^{2+} 在 Tdp 及 PMVT 中的变化规律及其调控机制有待进一步研究。自 20 世纪 70 年代起，即有学者根据所获得的动物实验资料，建立心肌细胞 AP 数学模型进行 AP 的计算机模拟理论研究。随后建立了多种离子通道及二维、三维心脏组织数学模型，包括各种心律失常模型，运用这些数学模型，可以从理论上研究心律失常发生机制及对药物评价，并可观察心律失常的动态过程。关于 EADTdp 的计算机模拟研究显示，LQTS 发生 Tdp 的基础是 APD 延长，复极离散度增加，M 细胞在 EAD 的发生中具有重要作用，而 EAD 发生的离子流基础可能是 I_{Ca-L}。

3. 冲动传导异常　由冲动传导异常所造成的心律失常主要有两大类，一类是传导缓慢和阻滞引起扩布性冲动阻滞，继以心动过缓或缓慢逸搏节律；另一类是由于单向阻滞所造成的兴奋折返。目前认为折返是大多数类型心律失常发生的共同机制。单向阻滞和传导缓慢是形成兴奋折返的两个基本条件，影响单相阻滞和传导缓慢的因素较多，而不应期离散性及异向性传导是其中两个最常见最重要的指标。形成的基础主要是心室复极异质性增加和传导减慢，其中，跨壁复极异质性增加和跨壁传导减慢占有重要地位。

（1）不应期离散性：不应期离散性是衡量一给定心肌组织中各点兴奋性恢复不均一性的指标，通常用该区域中最大不应期与最小不应期之差来表示。不应期离散度与膜复极离散度呈正相关。①当心脏激动时间（AT）保持不变时，增加心率有利于降低不应期离散度。②当兴奋源于心房时，心室不应期离散度主要是由于复极差异造成的，而兴奋源于心室本身时，则主要是由于 AT 差异造成的。③不应期离散度大小亦与兴奋起源部位有关。事实上不应期离散度增加可降低室颤阈，不应期离散性对急性心肌缺血和心肌梗死第 3、4 天所产生的心律失常起着非常重要的作用。

（2）异向性传导：异向性传导指的是传导速度随传导方向与肌束走向之间关系而变化的现象。亦即心肌细胞排列方向、连接方式及分支形状等细微解剖结构对兴奋传导速度的影响。异向性传导在心律失常发生中的作用尚不十分明确，但许多证据提示了其潜在的重要性。刺激点位置的变化可以改变冲动传导方向与细胞异向性的关系，从而改变传导速度来影响兴奋折返发生的可能性。房室折返型室上性心动过速及室性心动过速等的形成都与异向性传导有关，另外，异向性传导亦是室颤发生的重要因素。

（3）参与折返的离子流：①内向钠流（I_{Na}）依赖折返，此类折返最多见，如旁道参与的折返、束支折返、心肌病、心肌缺血的折返等都与钠通道有关。只要膜电位下降，最快上升速率（V_{max}）降低，就可使传导减慢，形成折返激动。此种折返的特征在折返环径除极波前沿保留一应激间歇，因此超速起搏可夺获折返环，使折返中止。②I_{Ca-L}依赖折返，此类折返见于房室结双径折返，窦房结折返和维拉帕米敏感的室性心动过速等。其折返环径内也有应激间歇，也能被超速起搏中止。③引导环（leading circle）折返，此类折返可发生在一极小范围的心肌内，无恒定的解剖界定结构，其折返环的大小与不应期相一致，多数由短不应期引发折返，无应激间歇，因此不被超速起搏所中止，它的除极由 I_{Na} 或 I_{Ca-L}介导。

4. 心室肌细胞电生理学导质性与心律失常　近十年来，随着心脏细胞水平及离子水平基础研究的进展，不仅更新了一些有关心电活动的传统观念，还大大地提高了对临床上各种心律失常发生机制的认识。主要的进展之一是提出了关于跨室壁心肌复极不均一性的概念。传统的概念认为整个心脏的心肌组织类似一个"合体细胞"，其电活动好比在均匀一致的介质中传导。心室肌作为机能合胞体，一部分心室肌兴奋便可扩布至全心室，使心室作为一个整体活动。因而历年来对心室肌细胞电生理的研究，往往用心内膜下心室肌（小梁肌、乳头肌），对游离单个心室肌的研究则任取一个细胞，把它们作为全心室的代表。长期以来，心室肌的研究主要集中在心室肌工作细胞和浦肯野纤维上，而有关心室肌工作细胞的电、机械及药理知识也几乎均来源于心内膜下心室肌细胞。但自 20 世纪 80 年代末开始，人们已注意到狗、兔心外膜下心室肌细胞的动作电位的形态和离子流与心内膜下心室肌细胞有区别，进一步研究发现，它们不仅电生理活动不同，且对药物的反应也不同。1991 年 Antzelevitch 和 Sicouri 等研究发现犬的心内膜下心肌（Endo）、中层心肌（M）及心外膜下心肌（Epi）的电生理活动并不相同，特别是 M 细胞具有独特的电生理特点，并正式提出了心室肌细胞电生理学异质性（electrophysiological heterogeneity）的概念。对传统的"合体细胞"学说提出了挑战。历经十年的研究，不仅对 M 细胞本身的特性及其在整个心电活动中的影响有了深入的了解，并进而对 M 细胞在心律失常发生中的地位，以及抗心律失常药物对其选择性的作用也有了全新的认识。为临床心律失常的研究掀开了新的一页。随着心室肌电生理学异质性的提出和对之重视，发现了以往被忽视的许多重要事实。这对于深入了解心脏电生理的特点，解释临床的心电图的表现和进一步理解心律失常发生机制及抗心律失常药物作用机制，无疑具有重要的指导意义。

（1）心外膜及心内膜下心室肌细胞的电生理异质性

1）心外膜及心内膜下心室肌细胞动作电位的比较：很早就发现心内膜层肌细胞与心外膜层肌细胞的动作电位有所不同，但直到 1985 年才对其进行系统的研究。研究证明，无论从心室肌组织还是分离的心室肌细胞所记录到的心内外膜下心室肌细胞动作电位（action potential，AP）形态和动作电位时程（action potential duration，APD）均有差异。结果表明，与成年犬心内膜层动作电位相比，外膜层则表现为较小的 0 相超射、显著 1 相、2 相幅度大于 0 相及较短的 APD，从而形成显著的"峰和圆顶"形态。这种形态因在幼犬心外膜缺乏而呈年龄相关性，在成年大鼠和兔心外膜存在，牛和羊心外膜缺乏而呈种属差异性，在早搏和刺激频率快时消失或不明显而呈频率依赖性。虽然，外膜层肌细胞动作电位超射较小，而内膜层较大，但这两层细胞的静息电位及最大动作电位上升速度（V_{max}）没有显著差异。

心室肌细胞的 APD 是由以下几点决定的：①基础稳态的 APD。②舒张间期。③APD 恢复（APD restitution）的动力学。突然改变起搏的频率，可影响 APD，在固定舒张间期后，APD 主要由 APD 恢复曲线动力学来决定。APD 的不同步可增加心脏复极空间的不同步（spatial dispersion），构成了心肌折返激动形成的基础。许多研究表明心内、外膜层肌细胞的动作电位存在着不同的 APD 恢复和频率依赖性。其形成有两种原因：①两次动作电位之间生电泵的作用与离子通道恢复是否完成。②在不同细胞内、外液中，离子通道活性的变化。在基础刺激周长大于 800 ~ 1 000ms，心外膜 APD 对频率的依赖性较心内膜强，即频率快时心外膜层肌细胞 APD 较心内膜层肌细胞的 APD 短，频率慢时心外膜 APD 较心内膜的 APD 长。此外，应用标准玻璃微电极、跨壁心电标测、吸附电极记录单相动作电位（monophasic action potential，MAP）和测定有效不应期的研究，均表明心内膜 APD 比心外膜 APD 长 10 ~ 20ms。其机制是不同离子流基础和机械张力差异。

2）缺血及药物的反应：离体和在体研究表明，心外膜层对缺血较心内膜层敏感，在缺血或代谢抑制时，心外膜下心室肌细胞产生的电生理反应更大，其峰和圆顶消失，APD 缩短程度更大。而这种动作电位的差异是由于其离子流的不同所造成。此外，Liu 详尽对比了这两类细胞的直径、表面积、膜电容，发现两者无明显差异；说明心室肌细胞电生理异质性并非源于形态结构的差异。有学者认为这种差异的基础是细胞电生理的差异。用缺血液（6mmol/L K^+、95% N_2、5% CO_2、PH6.8）灌注犬心内、外膜标本发现心外膜层心肌细胞的动作电位幅度明显减小，APD 明显缩短，应用 I_{to} 阻断剂 4 - AP 后，这种变化迅速逆转。内膜层动作电位变化则较小，4-AP 对其影响也不大。正常情况下，心外膜 I_{to} 流与 I_{Ca} 流相互对抗，缺血时，I_{Ca} 与 I_{Na} 减少，破坏了离子流间的平衡。此外，心外膜层心肌细胞中 ATP 调节的 K^+ 通道（I_{K-ATP}）对 ATP 的变化较心内膜层心肌细胞敏感，这也可能是心外膜对缺血反应敏感的原因之一。

心内、外膜层对药物的反应也不同。乙酰胆碱（$10^{-7} \sim 10^{-5}$ mmol/L）可使心外膜层的"峰和圆顶"形态变得显著，用阿托品可逆转这一作用，4-AP 可阻断这一现象，而肾上腺素和异丙肾上腺素对心外膜动作电位则有相反作用。乙酰胆碱可能是通过减弱 I_{Ca} 而发挥作用。钙拮抗剂可使外膜层动作电位的"圆顶"成分消失，APD 明显缩短，而内膜层 APD 变化很小。低浓度（$5 \sim 10\mu g/L$）奎尼丁作用于 I_K，使外膜层 APD 较内膜层明显延长，高浓度（$50\mu g/L$）奎尼丁抑制 I_{to}，使外膜层动作电位的"峰和圆顶"形态减弱或消失，使其 APD 缩短，而对心内膜复极早期仅有较小的影响。

心外膜及心内膜下心室肌细胞电生理异质性的离子基础如下。

静息电位：内向整流钾流（I_{K1}）是决定静息电位的主要离子流。Liu 用膜片钳技术所获资料显示犬科动物心外膜下心室肌细胞与心内膜下心室肌细胞 I_{K1} 的稳态的 I~V 曲线无明显差异。用铯阻断 I_{K1} 以及把细胞外的钾浓度降低到 0 阻断 I_{K1} 的两种方法证明：I_{K1} 离子通道在这两类细胞中无差异。

快钠流（I_{Na}）：0 期去极是由快钠通道开放钠离子快速内流所形成。心外膜下心室肌细胞与心内膜下心室肌细胞对钠通道阻断剂 TTX，DL-propranolol，fleeainicleacetate 产生不同的效应。TTX 和 DL-propranolol 作用于心外膜下心室肌细胞时，2 期复极明显、APD 延长，可能是钠内流被抑制，导致其他一些离子流激活状态和动力学发生了变化。而这些药物作用于心内膜下心室肌细胞时，APD 缩短，可能是复极 1 期终止于更低的膜电位，导致外向流增加，产生一个"全或无"的复极。当标本先浸浴于 4-AP 或 ryanodine 减小瞬时性外向流后，再用这些药物，发现这两类细胞之间的差异消失。说明钠通道阻断剂在上述两类细胞中所产生的差异与其他一些离子流相关。室性心律失常产生的关键部位是心外膜下的心肌，钠通道阻断剂可延长其 APD 及不应期，则能减轻或逆转室性心律失常。

瞬时性外向钾流（I_{to}）：应用常规微电极技术及膜片钳技术发现 I_{to} 主要存在于狗、猫、兔等动物的心外膜下心室肌细胞，而在心内膜下心室肌细胞离子流密度很小或无。由于离子通道密度的不同，使动作电位形态产生了差异。在病理状态下，这两类心室肌细胞发生不同的变化，心力衰竭的心室肌，其心外膜下心室肌细胞 I_{to1} 通道密度比正常小 26.4%，而心内膜下心室肌细胞乙通道密度与正常相比无明显差异。其次，这两类心室肌细胞 I_{to1} 的区别还在于它们通道动力学的不同，而这种差异的存在，在病理条件下更易造成室性心律失常。Diego 实验证明左右心室心外膜下心室肌细胞 I_{to1} 通道密度同样存在差异，其右心室密度明显大于左心室。

L 型钙流（L_{Ca-L}）和延迟整流钾流（I_K）：I_{Ca-L} 在维持动作电位平台期中起重要作用。Kimura 等报道在生理条件下，两类心室肌细胞 L_{Ca} 在相同的钳制电压下，其峰电流值相同；稳态的电流，电压曲线无明显差异；失活的时间常数无差异，但在代谢抑制的条件下，心外膜下心室肌细胞的峰值降低了 37%，而心内膜下心室肌细胞仅降低了 21%。有两个可能的机制解释这种现象：①在代谢抑制时心外膜下心室肌细胞对 ATP 的消耗更大。②心外膜下心室肌细胞的钙通道对 ATP 的消耗比心内膜下心室肌细胞更敏感。I_K 是构成 3 期复极的主要离子流，它在不同部位心室肌细胞之间也有差异。慢成分 I_{Ks} 通道激活与失活的时间常数有差异，心外膜下心室肌细胞激活快、失活慢、通道密度大，心内膜下心室肌细胞激活慢、失活快、通道密度小。这也是心外膜下心室肌细胞 APD 较短的原因之一。

ATP 敏感钾流（I_{K-ATP}）：1983 年 Norm 报道豚鼠心室肌细胞有一种钾选择性的离子通道，可被细胞内的 ATP 和其他腺苷阻断，称之为 K_{ATP} 通道。K_{ATP} 通道为内向整流钾通道，可被细胞内的 ATP 所抑制，也可被细胞内的 ADP 所激活。生理状态下 K_{ATP} 通道关闭，对正常的复极无影响。但在低氧缺血条件，代谢受阻心肌细胞内的 ATP 下降到一定程度，导致 K_{ATP} 通道开放，钾外流增多，复极速度加快，APD 缩短。研究证明 K_{ATP} 通道的激活作为一种内在性的保护机制，在缺血再灌注损伤、缺血预处理中对心脏起重要的保护作用。在代谢抑制时心外膜下心室肌细胞 K_{ATP} 通道激活阈值低于心内膜下心室肌细胞，说明心外膜下心室肌细胞对 ATP 的减少更敏感，也提示心外膜下心室肌细胞对缺血会产生更大的电生理反应。作者实验室应用膜片钳技术观察游离家兔心外膜下心室肌细胞与心内膜下心室肌细胞动作电位形态、APD 及对模拟缺血反应。有研究发现生理条件下家兔心外膜下心室肌细胞 1、2 期之间形成较明显的峰和圆顶形态，而心内膜下心室肌细胞则无。模拟缺血后心内膜下心室肌细胞峰和圆顶消失，且 APD 缩短程度明显大于心内膜下心室肌细胞，其离子流基础正在研究中。

（2）心室肌 M 细胞

1）M 细胞的分布：1991 年，Sicouri 和 Antzelevitch 应用玻璃微电极定量测定犬的心室肌从心外膜到心内膜的动作电位梯度时，发现心外膜下 1～2mm 至 7mm（犬左心室壁平均厚为 14mm）即室壁中间层心肌细胞（mid - myocardial cells）具有独特的电生理学特性，提出了 M 细胞（M cell）的概念。进一步研究发现 M 细胞还分布在与心室游离壁有共同胚胎学来源的心内结构中，包括室间隔、乳头肌和肌小梁的深层，占犬心室肌构成的 40% 以上。随后在豚鼠等动物的离体心肌和犬在体心肌中发现了 M 细胞存在的证据。人的心室壁中存在 M 细胞是由 Drouin 于 1995 年证实并在 JACC 上撰文发表。各种动物 M 细胞在心室肌中所占的比例各不相同，人的 M 细胞占心室肌细胞的 30%～40%。此外，研究还表明在 M 细胞向心内、外膜层肌细胞移行的区域存在着移行细胞，尤其是向内膜层移行的区域。其动作电位形态介于 M 细胞与心内、外膜层肌细胞之间，M 细胞的精确定位尚待研究。

2）M 细胞的电生理特性：M 细胞主要有 4 种电生理特性，表现为：①动作电位形态类似心外膜下肌细胞，即复极早期，M 细胞动作电位呈典型的"峰和圆顶"形态，与心外膜层肌细胞相似，而不同于心内膜层肌细胞。②与犬心内、外膜层肌细胞相比，M 细胞 AP0 相上升的最大速率（V_{max}）明显加快，尤其是与心内、外膜表面肌细胞相比更明显。当刺激周期为 2 000ms 时，犬内、外膜层肌细胞及 M 细胞的 V_{max} 分别为（207.0 ± 31.9）、（174.1 ± 24.6）和（328.0 ± 91.3）V/s。人心肌 M 细胞也具有同样性质。③心内、外膜层肌细胞相比，M 细胞有较低的静息电位，与浦肯野纤维相似，尤其是在细胞外 K^+ 浓度 $[K^+]_o <$ 3mmol/L 明显，随着 $[K^+]_o$ 升高，M 细胞静息电位绝对值变小，$[K^+]_o$ 为 2、4 和 8mmol/L 时，其静息电位分别为（-99.0 ± 1.8）mV、（-88.2 ± 2.6）mV 和（-73.0 ± 1.4）mV。但人心肌 M 细胞与心内、外膜层肌细胞静息电位无显著差异。④M 细胞最显著的特征是其动作电位时程（APD）具有比内、外膜下心肌细胞更明显的慢频率依赖性，当刺激周期由 300～5 000ms 时，M 细胞、心内、外膜层肌细胞的 APD_{90} 分别增加 125、47 和 57ms。

当刺激周期大于 1 000ms 时，M 细胞 APD 显著延长，外膜层肌细胞 APD 仅轻微延长，而内膜层肌细胞 APD 则基本上不再延长。在病理因素或某些药物影响下优先、明显延长其 APD，而且相比内、外膜下细胞更容易诱发出后除极和触发活动。由此可见，M 细胞的电生理特性类似于浦肯野纤维，但二者有本质区别：①M 细胞即使在低钾和去甲肾上腺素存在时也无 4 相自动除极现象。②M 细胞均匀分布于心室肌深层，而浦肯野纤维束状分布于心内膜下，两者无直接的解剖联系。③M 细胞与浦肯野纤维对病理生理因素和一些药物的反应性存在差别。形态学研究也表明 M 细胞既具有心室肌工作细胞的 T 管结构，又具有壁内传导细胞的某些超微结构的特点，外形瘦长。从电生理角度和形态学特点均表明 M 细胞是介于心外膜下、心内膜下心肌细胞和浦肯野纤维之间的一类独特的细胞亚群。

3）M 细胞的电生理特性与以下离子流有关：短暂外向钾电流（I_{to}）：即动作电位早期复极电流，I_{to} 由 I_{to1} 及 I_{to2} 两个亚组构成，而 I_{to} 在三层心肌中的差别十分显著，Endo 中 I_{to1} 仅为 Epi 及 M 细胞中的 $1/6 \sim 1/5$。当 I_{to1} 被选择性阻滞后，Epi 和 M 细胞的动作电位的 1 相"峰和圆顶"形态消失，表明了 I_{to} 与复极早期"峰和圆顶"现象之间的密切相关性。

延迟整流钾电流（I_K）：是心室肌细胞动作电位 3 相的主要离子流。I_K 也是由两部分组成，I_{Kr} 为快激活成分，I_{Ks} 为慢激活成分。三层心肌细胞的差别主要是 M 细胞的 I_{Ks} 小于 Epi 和 Endo，而 I_{kr} 在三层之间无差别。为此，从总体来看，M 细胞的 I_K 小于其他两层心肌。

缓慢钠内流（I_{Na}）：心肌除极后钠通道大部分迅速失活，仅有一小部分缓慢失活而形成缓慢钠内流，有利于动作电位 2 相延长，在三层心肌中，M 细胞晚期钠内流量大于 Epi 及 Endo，且失活更慢，导致 M 细胞 2 相平台及相应的 APD 长于 Epi 及 Endo。此为三层细胞复极不均的基础之一。

4）M 细胞与心律失常：M 细胞的分布、数量及其独特的电生理学特性决定 M 细胞在触发性心律失常和折返性心律失常发生中可能起着重要的作用。

M 细胞与触发性心律失常：触发性心律失常是由 EAD 和 DAD 所致的心律失常。EAD 是发生在动作电位尚未结束前，即 2~3 时相的膜电位振荡所致的除极活动。任何能引起动作电位 2、3 相的内向离子流（除极电流）增加和（或）外向离子流（复极电流）减少均可致动作电位时程延长和延迟复极，从而引起 EAD 及其介导的触发性心律失常。已知 M 细胞较弱的 I_{Ks} 使 M 细胞 APD 延长，故其在 EAD 及其介导的触发活动发生中可能起着重要作用。研究发现许多药物在 M 细胞上易诱发 EAD 及其介导的触发活动，而在心内、外膜层肌细胞上较难或不能诱发。此外，M 细胞长 APD 具有明显的慢频依赖性，这也正是 EAD 发生的特征之一。DAD 是发生复极结束后的膜电位振荡所致的除极活动。细胞外钙离子内流增加和肌质网释放钙离子增加是产生 DAD 的离子流基础。尽管 M 细胞钙离子流特性尚待深入研究，但已有实验表明 DAD 及其介导的触发活动在 M 细胞较在心内、外膜层肌细胞上易诱发。

M 细胞与折返性心律失常：M 细胞与心内、外膜层肌细胞及浦肯野纤维之间，由于在复极过程与不应期等方面存在显著差异，尤其是在心率缓慢时更为明显，这些差异将为激动的折返提供基础。Ⅲ类抗心律失常药物的可能机制是其阻滞 I_K，明显延长 2 相平台期，使 APD 延长，由于 M 细胞的 I_K 较弱（主要是 I_{Ks}），所以 M 细胞的 APD 延长，从而使这些细胞间的 APD 接近，复极均一化，减少这些细胞间折返的发生，发挥抗心律失常作用。

（3）在体不同区域心肌电生理异质性

1）心尖部与基底部：应用记录 MAP 的方法研究心脏内、外膜 APD 的关系，发现在犬的心脏基底部 APD 较心尖部长。应用 Franz MAP 接触电极检测人心内膜观察到心基底部 APD 较心尖部 APD 长 20~30ms。在羊和豚鼠等动物心肌细胞上，应用玻璃微电极记录心肌细胞 APD，也得到相似的结论。但也有结果相反的报道。

2）左心室与右心室：用玻璃微电极记录心肌跨膜动作电位研究发现，在豚鼠左心室内膜和室间隔基底部，APD 较右心室长 10ms 左右，而左心室乳头肌的 APD 较右心室的 APD 短 10ms。在大鼠乳头肌左心室内膜 APD 较右心室的 APD 长 2 倍以上，说明种属间可能存在差异。也有不同报道，1972 年 Burgess 应用测有效不应期的方法，发现犬左、右心室 APD 有较小差异，但无显著性。

综上所述，在不同层次和不同区域心肌细胞均存在电生理异质性，其中心室壁至少存在四种类型的电生理特性显著差异的细胞，即心室内膜层肌细胞、心室外膜层肌细胞、浦肯野纤维及 M 细胞。M 细胞与 Endo 及 Epi 细胞不同的电生理特性是构成跨室壁心肌电生理不均一性的基础。这种跨室壁心肌电生理的不均一性主要表现为来自各层心肌的复极差异，亦称之为跨室壁复极离散（transmural disperation of repolarization，TDR），是某些室性心律失常的重要机制，M 细胞具有较长的 APD 和独特的离子流基础决定其在触发性心律失常发生中可能起着重要作用，M 细胞与其他类型的心肌细胞之间的电生理异质性可能是折返性心律失常发生的重要基础。同时也与某些抗心律失常药物的作用及不良反应直接相关。深入探讨这些规律将对认识心肌电生理特性和心律失常的发生及治疗具有十分重要的意义。建立在 M 细胞电生理特性上的 TDR，是产生某些室性心律失常的重要机制，因此受到广大心电生理学者们的高度重视。已有充分的实验证明在特定条件下，如应用钾通道阻滞剂、奎尼丁等，在 M 细胞上很容易产生 EAD，或由此诱发室性心动过速，尤以尖端扭转性室速（Tdp）最为典型。而同等条件下 Epi 及 Endo 不常出现 EAD。M 细胞的 APD 正常情况下即较 Epi 和 Endo 为长，当心率缓慢时，M 细胞的 APD 延长更为突出，使 TDR 明显增加。TDR 增加达到一定程度即为激动在室壁内折返并发展为折返性心律失常提供了条件。近年来有少量的研究报告表明 M 细胞与 Epi 一样对心室肌的超常传导起作用，同时也认为 M 细胞往往是缺血性和再灌注性心律失常的异位起搏点和（或）折返激动的始动部位。

5. 缺血性及缺血再灌注性心律失常发生的机制　心肌缺血和缺血后再灌注均可导致严重的致命性心律失常，故对其发生机理的研究受到人们的重视，目前大家普遍接受的观点认为缺血及缺血后再灌注心律失常的发生机理包括：①触发活动。②折返活动。③自律性升高。但这三个方面各自在缺血性心律失常和缺血再灌注性心律失常的发生中的侧重点不同，在缺血的急性阶段（冠脉结扎数分钟后）主要是折返活动起作用。急性期的后段至亚急性期前期，由于缺血引起的心肌生化改变，如细胞内钾离子丧失、交感神经活性增加，细胞内钙超载以及溶血磷酸甘油酯的产生，使触发活动和自律性增加成为主要因素。由于缺血心肌传导减慢，使在缺血亚急性期后段和慢性期心肌各异向性结构和异向性传导在折返因素中起重要的作用，故折返又成为其心律失常发生的主要机制。而再灌注心律失常的发生机制 75% 为非折返性，主要是触发活动，仅有少数为自律性升高所致，25% 为折返性因素。缺血再灌注时细胞内 Ca^{2+} 升高，诱发肌质网震荡性释放 Ca^{2+}，后者形成暂时性内向电流，从而诱发后除极，另外，再灌注时心肌内氧自由基大量积聚，氧活性中间体亦增加，这些物质可破坏细胞膜的整体结构，使细胞内 K^+ 外流，而细胞内 Na^+、Ca^{2+} 增加，从而产生触发活动诱发心律失常。在短暂的缺血后，突然再灌注可在数秒内导致缺血心肌细胞动作电位的较快恢复，但在不同的心肌细胞恢复的程度和快慢可明显不同，缺血区和边缘区的动作电位存在明显的不均一性；而且在缺血区和边缘区跨室壁内、中、外三层心肌细胞动作电位亦存在明显的不均一性变化，从而有利于形成折返，产生心律失常。

四、老年心律失常的治疗

老年人的心律失常往往是多种疾病所致，治疗上必须兼顾多种病因基础，首先有效控制病因及诱因，如控制感染、纠正电解质紊乱、心肌缺血、低氧血症、心力衰竭等，在许多患者中针对病因和诱因治疗后，心律失常可得到控制。

1. 老年心律失常的药物治疗 药物治疗是老年心律失常治疗的重要手段，目前常用的抗心律失常药物包括以下几点。

Ⅰ类（膜稳定剂）：抑制心肌和传导系统的钠内流。Ⅰa类：中度抑制0相除极，延长复极。QRS 增宽，QT 延长。奎尼丁、普鲁卡因胺、丙吡胺等。用于：心房颤动、心房扑动等的治疗。Ⅰb类：轻度抑制0相除极，缩短复极，缩短 QT。利多卡因、美西律、苯妥英钠、妥卡尼、莫雷西嗪等。用于：室性早搏、室性心动过速、心室颤动等。Ⅰc类：显著抑制0相除极，不影响复极。QRS 增宽。常用的药物如普罗帕酮、氟卡尼、恩卡尼等，用于：房性和室性心律失常。

Ⅱ类（β受体阻滞剂）：阻滞儿茶酚胺的作用，抑制4相除极，缩短 QT 间期。如美托洛尔、阿替洛尔、普萘洛尔、比索洛尔、卡维地洛等，用于：窦性心动过速、阵发性室上性心动过速、室性早搏等。

Ⅲ类（延长复极药物）：延长动作电位时间和不应期，QT 延长。如胺碘酮、溴苄胺、索他洛尔、Azimilide 等，为广谱抗心律失常药。

Ⅳ类（钙拮抗剂）：抑制慢反应细胞的除极，常用药物：维拉帕米、地尔硫䓬等。用于：阵发性室上性心动过速、心房颤动等治疗。

其他药物：阿托品、毛花苷C、地高辛、腺苷等。老年人常同时存在多种疾病，在同时使用多种药物时，对抗心律失常药物也会有影响，故在行药物治疗时要顾及到此点。老年人对药物清除率和耐受量下降，用药应从小剂量开始，因老年人心脏病并发心力衰竭者较多，故在选择药物方面尽可能选用无负性肌力作用或负性肌力作用较小的药物，以防诱发和加重心力衰竭。对一些有高度房室传导阻滞、病窦伴有心脑综合征者给予安装永久心脏起搏器认为是安全有效的治疗手段，对于有恶性室性心律失常或有恶性室性心律失常倾向者，药物治疗往往效果不好，目前主张选用埋藏式心脏复律除颤器（ICD）。

2. 老年心律失常的非药物治疗 直流电转复术：电转复术中止心动过速疗效明显优于药物治疗，其次电转复术中鉴别快速心律失常是室上性还是室性也不如药物治疗时迫切，不需费时调节药物剂量、避免了药物不良反应。

（1）机制：电转复术对折返性心动过速特别有效，如心房扑动、心房颤动、房室结折返、预激综合征（WPW 综合征）伴折返性心动过速、多数的室性心动过速、心室扑动、心室颤动等。电击阻断折返途径终止折返现象是由其能将有应激性的心肌全部除极，还可能延长心肌不应期，从而恢复电均匀性。其中止心室颤动的机制尚未完全阐明。如果心动过速促发因素不复存在，则即使其解剖上和电生理上的发病基础还存在，电击所中止的心动过速仍可被长期预防，不至复发。

冲动形成（自律性）异常所致心动过速有平行性早搏、某些房性心动过速、非阵发性房室结性心动过速、加速性室性自主节律等，这类心动过速不适宜电转复术治疗。电击是否能中止由异位节律性增高或促发机制所致的心动过速尚不清楚。

（2）技术：选择性电转复术前先应作仔细体检，包括各部位脉搏的扪诊。术前术后应记录12导联心电图，电击过程亦应有心电图记录。术前应给患者详细解释治疗过程，患者需空腹，处于所谓"代谢平衡"状态，即血气、pH、电解质等测定均正常，无药物中毒。无临床洋地黄中毒者不必于电转复前数天停药。心房颤动患者先应维持抗心律失常药物，有时直至电转复术前的1~2天，仍有可能使部分患者转为窦性心律，同时，这对电转复后预防心房颤动复发及估计患者对药物的耐受性亦有帮助。

首先在标准的心尖前后放置电极板的部位粘贴导电性垫衬，二者间跨胸电阻与放置电极板后所测得者近似。导电垫衬对于选择电转复术或有时间准备的电生理检查等很有用。电极板直径为12~13cm，可传给心脏最大的电流，但是否比8~10cm直径电极板疗效更好则尚不能确定。电极板大者，可能因心内电流分布面积较大而导致较少心肌坏死。

心室扑动或心室颤动除外，电击治疗一般均采用同步法，即与QRS波群同步放电。新近资料显示室性心动过速由腔内转复，电击于QRS波晚期疗效优于施入于其初始期，有较少有室性心动过速被加快的危险。电击时所用能量越大，心肌损伤越重，因此，宜采用最小有效能量。临床许可时，电击能量应由小开始，除了心房颤动，大多数室上性的心动过速均可被25~50J范围的电击成功中止，应先予试用，失败时再试用较大电能。治疗心房颤动，初始电能可取50~100J，体表不成功者可试作心腔内除颤，室性心动过速如临床上尚稳定，电击可从25~50J开始，心动过速如需立即中止者，开始即可用较高电能，心室颤动患者一般用200~400J。但在电生理实验室，患者身上如贴有导垫衬，心室颤动一发生就立即电击。有时100J以下的电能亦能成功。另外，目前在研究中的新的电击波形可能也可提高除颤效率。

电转复术如为择期性措施，术前准备可用短效巴比妥类药物如methohexital或安眠药如地西泮及midazolam等，现场应有熟知气道插管等技术的医生，应建立静脉输液通道，所有紧急复苏器械应能立即启用。术前5~10分钟起及术中给患者100%浓度氧气，当患者进入深度入睡状态，必要时可以双手辅助其呼吸，以避免发生低氧症。

（3）适应证：原则上，任何形式心动过速，只要导致低血压、充血性心力衰竭或心绞痛，内科治疗又不能迅速奏效时，均应以电击中止。WPW综合征患者合并心房颤动、心室率过快最好以电转复中止。转复成功后，患者血流动力学状态几乎均能改善。偶有患者电击时发生低血压、低心排量或充血性心力衰竭，其原因或与电击治疗的并发症有关，如栓塞症、麻醉剂或电击本身对心肌的抑制、低氧、右心房正常电活动虽已恢复但收缩功能尚未复原，或因发生电击后心律失常等。洋地黄所致快速性心律失常不得以直流电除颤治疗。

心房颤动适合电转复术治疗者如下：①伴有症状，心房颤动病程少于12个月，窦性节律恢复后血流动力学可望明显改善。②有过栓塞并发症。③促发因素（如甲状腺功能亢进）去除后，心房颤动仍持续存在。④室率快，难以控制。

不宜行电转复者如下：①洋地黄中毒。②不伴有症状，即使不治疗，心室率亦控制良好。③伴窦房结功能障碍及各种不稳定的室上性心动过速或过缓（常被称为快慢综合征），后一种情况常最后发展为持续性的心房颤动（即所谓 SSS 综合征的"自愈"）。④窦性节律恢复后，患者病情几天无改善，药物治疗虽未停止，但电击后迅速即又转回心房颤动。⑤左房增大，心房颤动长期存在。⑥心房颤动为阵发性，且发作较少，可自动转回窦性心律。⑦心房电收缩活动恢复，但机械收缩功能已丧失。⑧心房颤动伴高度心内传导阻滞。⑨近期将接受心脏手术者。⑩不耐受抗心律失常药物治疗。以下患者的心房颤动容易复发：慢性阻塞性肺病、充血性心力衰竭、二尖瓣疾病（尤其二尖瓣关闭不全）、心房颤动时间超过 1 年及左心房增大等。

对于心房扑动，用洋地黄减慢室率或抗心律失常药停止其扑动可能均较困难。因此，电转复术就常成为首选治疗。至于其他类型室上性心动过速，有以下情形可考虑用电转复术：①兴奋迷走措施或简单药物治疗（如静脉注射利多卡因或维拉帕米）无效。②心动过速导致血流动力学及电生理紊乱，需立即电击中止，迅速恢复窦性节律。心室扑动、心室颤动则应立即电击治疗，初次电击未恢复窦性心律者，则应试用更大的电能，如一次电击无效反而发生一过性的室性心律失常，则可静脉注射适量利多卡因后再换一电能治疗。如果窦性心律恢复后很快转回心动过速，则根据其类型及所致后果等还可反复电击治疗。再次电击前，可静脉注射抗心律失常药，也许会有帮助。电击后，患者至少应监护至意识恢复，随后最好再观察数小时。

（4）结果：随心动过速类型不同，70%～90% 的患者能恢复窦性心律，但慢性心房颤动患者窦性心律能维持至 12 个月者不足 1/3～1/2。因此，立即中止心动过速常不太困难，困难的是窦性心律恢复后如何巩固维持，这取决于心律失常的类型、内在的心脏病病因及患者对抗心律失常药物的反应等。心房颤动停止，窦性心律恢复后，扩大的心房会逐渐缩小，心功能得到改善。

（5）并发症：电转复术可引起心律失常，其原因常为同步时刻不恰当，电击被发放到了 ST 段或 T 波上，偶尔，同步合适的电击也会引起心室颤动。

电击引起的心律失常多为一过性，不需治疗。心房颤动转复为窦性心律时约 1%～3% 的患者发生栓塞症，因此，对心房颤动已持续 2～3 天的患者，如无禁忌证，电击前 2～3 周应当给予抗凝治疗，这点尤其适用于栓塞高危者，如新发心房颤动的二尖瓣狭窄患者、有新发或复发栓塞症病史、人工二尖瓣、心脏扩大（包括左心房扩大）或充血性心力衰竭等。电击成功后最好用华法林维持数周。应注意，即使经食管超声心动图未查出左房内有血栓亦不能保证心房颤动电转复术的不会发生栓塞症，先天性心脏病伴有非心房颤动性房性心动过速患者心房内也可有血栓形成。

动物实验中直流电电击可产生心脏损伤，而在人类的临床应用中，电转复术后少有心肌酶增高现象。心脏酶及心肌核素扫描改变虽不明显，但选择性直流电转复活术后可出现 ST 段的升高，室速电转复后还可发生血清 K^+、Mg^{2+} 浓度的降低。

胸部拳击对室性心动过速可起到电转复术样的作用。其机制可能因机械性击打诱发出房性早搏或室性早搏而中断了心动过速，但拳击不如电击可精确控制时间，拳击只有"击"在心动周期的非反拗期才能奏效，因此拳击后有时室性心动过速会发生改变，如当拳击发生在 T 波的易损期上，就可能会诱发心室扑动或心室颤动。

（钟聪敏）

第九节　老年心房颤动

心房颤动（房颤）是发生率仅次于早搏的心律失常。随着年龄的增长，房颤的发生率显著增加。超过 2/3 的房颤患者为 65 岁到 85 岁的老年人。房颤发生时引发的一系列临床表现，严重影响着老年人的健康，降低了老年人的生活质量，因而有必要把它作为当今老年心血管疾病的一个重点来加以研究。

探讨房颤的病因，可归纳为 3 个方面：①心脏疾病。②全身疾病。③不伴有其他疾病的孤立性房颤。老年人房颤的病因包括许多情况，但常见者则为冠心病、肺心病、风湿性心脏病、病窦综合征、甲状腺功能亢进。孤立性房颤亦非少见。

房颤造成临床不良后果主要有两个：①心功能减退、心衰。②栓塞，特别是脑栓塞。造成心功能减退机制是房颤时心房贮血和泵血辅助作用减退和丧失，心室率不规则及快速的心室率。这在心功能已减退的老年人尤为严重。心衰又是引起房颤一个重要因素，两者密切相关。房颤的治疗势在必行，而对其形成的机制却不甚明了。多种有关假说都有待通过实验与临床研究去确定。成功的治愈房颤取决于我们对房颤的机制明确的认识。尽管我们对房颤的发生机制尚在探索中，但对房颤的药物和非药物治疗上，已有一些切实可行的方法并取得了一些进展。Ⅰa、Ⅰc 和Ⅲ类抗心律失常药物及直流电转复，是临床医生常用的手段。在转复后的窦性心律维持上，临床试验的资料表明，胺碘酮较奎尼丁维持有效率高，且不增加病死率。控制心室率方面，更多的情况下是把钙拮抗剂的地尔硫䓬和维拉帕米及 β 受体阻滞剂作为一线药物，而非地高辛。为预防栓塞并发症，在转复房颤前 3 周及转复后 4 周给予抗凝剂，高危人群的预防性抗凝应使用华法林，而阿司匹林则效果不佳。非药物治疗中，起搏、射频消融是正在探索中的新方法，相信会取得长足地进展。

一、老年房颤的病因

对房颤的发病机制在近一个世纪以来有不少研究。先后提出多种假说如下：①心房内有一个异位起搏点以高频率反复发出激动。②同时存在多个激动产生点。③激动形成环行运动。④激动被分离成多处微形折返。近来电生理学研究又进一步说明了房颤的持续需有一定数目的冲动波，并与冲动波的波长，心房肌不应期的长短以及作为折返基质的心房肌量即心房大小有关。冲动波的数目多则房颤为细颤，不易转复为窦性心律。反之数目少为粗颤，易于转复。冲动波的波长较长，则能在心房内环行的波较少，房颤不易持久，反之则较持久。心房肌不应期短则房颤能持久，不应期长则房颤易转复。乙酰胆碱可缩短不应期，使犬实验性房颤持续。阿托品则增长不应期，因而能缩短房颤的持续时间。冲动波的持续折返需要有一定量的心房肌作为折返基质，所以心房大则房颤能持续，心房小则房颤不易持久。在动物实验中也观察到较小的动物如兔，其心房也较小，即使能够诱发房颤，也不会持久。临床上房颤可为阵发性或持续性，而且往往起初是阵发性，之后成为持续性。这可能是由于引起房颤的疾病加重，也可能是由于房颤本身引起心肌电生理变化而使房颤持久。关于后一种说法近年来有人提出"房颤引起房颤"（atrialfibrillation - begins - atrialfibrillation）的假设。这些作者在山羊诱发房颤。随着房颤持续时间延长，心房肌的不应期缩短。不应期愈短，则房颤更易持续。不应期的缩短与引起心房细胞复极的离子通道组成变化有关。这种变化也有称之为由于房颤引起的电重构（electrical - remodeling），系房颤成为持久的电生理基础。房颤是一种常见的心律失常。它可以作为许多疾病（包括心脏疾病及全身疾病）的临床表现。心脏疾病有冠心病、心肌病、瓣膜病、心包炎、房间隔缺损、心脏肿瘤、心脏手术后、慢 – 快综合征及预激综合征等。全身疾病有甲状腺功能亢进、药物影响、肺栓塞、肺炎、脑血管病、发热、电解质紊乱、情绪变动、外伤、低温及电击等。这些全身情况有的可能仅是诱因。在临床上也会遇到不伴有心脏疾病或其他疾病的房颤。这种房颤称为孤立性房颤（loneatrialfibrillation）。除了上述的各种病因以外，还有两个因素要考虑。第一个因素是年龄。一般认为年龄增大是房颤的重要易发因素。Furberg 等对 5 201 名≥65 岁的居民进行纵向追随并观察冠心病及卒中的危险因素。同时注意房颤的发病情况。在 2 941 名女性中，房颤的发病率为 4.8%。而在 2 210 名男性中，则为 4.2%。若将这些居民分成 65～69 岁、70～79 岁及 80 岁以上 3 个年龄组统计。房颤发生率在女性的 3 个年龄组分别为 2.8%、5.9% 及 6.7%，而在男性则分别为 5.9%、5.8% 及 8.0%。说明房颤的发生率随增龄而升高，在女性有更明显的统计学差异。临床医生注意到在引起房颤的多种疾病中，如冠心病、瓣膜病、肺心病、房间隔缺损、甲状腺功能亢进，甚至冠脉搭桥手术后发生的房颤，都随年龄增长而增多。有人认为老年人易患房颤是因衰老导致窦房结退行性改变，使窦性心律不易保持，从而产生房颤。此外，与年龄增长有关的心房肌萎缩性改变，使心房内的激动被分离成多处微形折返，对房颤的发生与持续也起到一定的作用。第二个因素是心力衰竭。各种心脏病，由于心肌收缩力受损、心室压力负荷（后负荷）过重、心室容量负荷（前负荷）过重等因素，均可引起充血性心力衰竭。房颤在心力衰竭患者较易发生，且不易转复。Furberg 等在对老年居民进行心血管情况纵向调查时，注意到在患心血管病且有临床表现的老人中，以心力衰竭与房颤发病的相关最明显。临床医师观察到有左心房慢性增大的患者，其房颤经转复后，窦性心律往往也不能维持多久。在房颤动物模型的实验中，有的学者设法使心房增大，则房颤容易诱发。以上情况说明心房增大是房颤易发及难以转复的原因，而在充血性心力衰竭时，心房增大且要承受增加了的压力或容量。如果从另一个角度来看，则房颤可以使原有的心功能不全加重，从而显现心力衰竭的症状。因为房颤时心房作为辅助泵的作用不复存在。尽管房颤可以在很多情况发生，但常见的病因并不很多。现将老年人常见的病因及一些在老年人发病有所增多的病因略述如下：①冠心病：冠心病作为房颤的病因，在近几十年来有增多的趋势。这与冠心病的发病增加及老龄人口比例增加有关。然而房颤并不是冠心病的常见临床表现。国内外冠脉造影资料表明在冠脉明显狭窄的患者，房颤的发生率并不高。Cameron 等报道在冠脉外科研究（简称 CASS）登记的 18 343 例经冠脉造影证实的冠心病患者中，116 例（0.6%）有房颤。国内瑞金医院报道房颤与冠心病的关系，136 例有冠脉病变，但无心肌梗死的患者中，有 2 例房颤（1.5%）。在 157 例有冠脉病变且有心肌梗死的患者中，有 6 例房颤（3.8%）。即使在急性心梗患者，各家报道房颤的发生率也仅为 7%～16%。说明虽然冠心病是房颤最常见的病因，但在冠心病患者房颤的发病率甚低。这里需要指出的是病因与发病率是不同概念。临床医师常根据老年人房颤诊断为冠心病，这并不一定正确。黄永麟等报道 218 例老年人房颤，其中以冠心病为病因者 123 例，占 56.4%。但仔细查阅病历后，只有 45 例（36.6%）能符合冠心病的临床诊断标准。沈瑾等报道 26 例老年人房颤的临床病理对照，19 例生前诊断为冠心病，其中 11 例经尸检证实有≥Ⅲ级的冠脉狭窄，另 8 例病理上未能诊断为冠心病。8 例中的 6 例从病理上不能明确房颤的原因。由此可见对老年人患房颤一时未能查清其病因，就诊断为冠心病是不妥的，这样可能遗漏其他病因诊断。冠脉搭桥手术后发生的房颤是近二十年来注意到的问题。由于该手术在国外已很普遍，所以有关报道逐渐增多。一般认为其发生率为5%～40%，是该手术的常见并发症之一。冠脉搭桥手术后房颤的发生率与年龄有明显的关系。有人报道65岁以下患者的发生率为17.6%，65～74岁者为33.5%，75岁以上者为46.3%。另一与发病相关的因素为β受体阻滞剂的停服。由于不少服用β受体阻滞剂的冠心病患者在手术期停服，以致肾上腺能张力及敏感度增加，从而诱发房颤。除了年龄及停服β受体阻滞剂外，未观察到其他明确的相关因素。这种房颤持续不久，多数能转复为窦性心律，但有时会并发卒中。可用地高辛、β受体阻滞剂、维拉帕米等药治疗。术后服用β受体阻滞剂对预防发生有用。由于冠脉搭桥手术已在国内各地开展，临床医师对此应有了解。②孤立性房颤：根据国外文献报道，大约有6%～15%的房颤患者进行心脏检查，未有异常，也没有可以引起房颤的全身疾病，这种房颤患者，以老年男性居多。其安静时的心室率并不快，可以100次/分以下，而且其房颤往往是阵发性的。经过多年追随，未见心房增大或心力衰竭。国内黄永麟等报道特发性（即孤立性）房颤在≥60岁为2.8%，<60岁者为2.4%。孤立性房颤不仅在临床上未能找出原因，即使病理检查也未必能找出原因。沈瑾等对照的26例老年人房颤中，有6例从病理上也未能找到房颤的原因。美国Framingham研究对5 209名30～62岁的居民追随观察。其中男性2 336人，女性2 873人。在30年内男性居民有193人发生房颤，其中孤立性者32人（16.6%）。女性有183人发生房颤，孤立性者11人（5.6%）。长期随访还发现孤立性房颤患者并发卒中者28.2%（无房颤者为6.8%）。说明其远期预后不佳，应尽早查出这些病例。然而Furberg等根据美国"心血管健康研究"（cardiovascular health study）的资料从另一方面提出问题。他们报道老年人群房颤的发生率男性为6.2%，女性4.8%。如将这些老年人区分为3组：a. 有临床心血管病者。b. 有亚临床心血管异常者。c. 无以上两种情况者。房颤在这3组中的发生率分别为9.1%、4.6%及1.6%。鉴于在无临床及亚临床心血管病的老年人群中，房颤的发生率甚低，他们指出孤立性房颤这一概念是否有必要存在，其临床意义如何。③慢－快综合征：房颤可发生于病窦综合征（病窦）的患者。这样就使缓慢与快速心律失常相互交替，称为慢－快综合征（慢快）。根据Sutton及Kenny综合21个报告，在总共958例病窦明确诊断之时，79例有房颤，说明房颤在病窦中的发生率为8.2%。至于病窦本身的发生率，Kulbertus等报道一组50岁以上进行心血管检查者为0.17%，但电生理学者认为目前安装起搏器的患者中有50%～55%为病窦，而以往则为6.3%～24.0%。说明近来有增多的趋势，也有认为是大家对之认识提高的结果。临床医师在实践中遇到老年人有病窦也是不少的。病窦的病因可能是外在性的，如洋地黄或其他药物的影响、高血钾、缺氧等。当这些原因一旦消除，缓慢心率便恢复正常。这种情况称为可逆性病窦。此外还有一些由内在性病因所致的不可逆性病窦。其中主要的病因是冠心病。当窦房结唯一的供血动脉窦房结中心动脉有供血不足时可发生缺血性改变。其他病因有心肌炎、心肌病、外伤、手术创伤、窦房结退行性病变等。Kaplan提出病窦与慢快之间的关系。在病窦过缓的心率可使心房的异位激动增强，并易发生房性早搏。如心房及房室连接区有生理上或解剖上的病态，则房室传导时间延长。于是房性早搏可引起激动反复造成房颤或其他快速性心律失常。还有一点需要指出的是当房颤转复后出现长时间的窦性停搏时，要考虑有病窦的可能。④肺心病：肺心病患者常可有短暂的室性或室上性心律失常。较常见的室上性心律失常为房性早搏、房性紊乱性心律

及房颤。房颤在肺心病的发生率为4%～5%。肺心病是老年人常见病，因此肺心病引起的房颤在临床上并不少见。肺心病患者发生心律失常的原因如下：呼吸衰竭时的缺氧及二氧化碳潴留以及由此而引起的呼吸性酸中毒；由于各种原因引起的换氧过度，使体内失去二氧化碳过多，从而血碳酸浓度降低，pH升高，形成呼吸性碱中毒；并发于低氯及低钾的代谢性碱中毒。此外，因焦虑以及过多应用支气管解痉剂，可引起肾上腺素分泌增多，从而增加心律失常发生的可能。肺心病患者的房颤一般是短暂的，在呼吸功能改善后，可以消失。沈瑾等进行临床病理对照的26例房颤患者中，有2例为肺心病。生前的房颤均为阵发性，而非持续性。因此治疗应针对呼吸功能的改善，只是在呼吸功能改善以后仍未恢复者，考虑以药物或其他措施治疗。在应用洋地黄制剂时，应予谨慎。⑤风湿性心脏病（风心病）：以往风心病是房颤最常见的病因，现仍是年轻患者最常见的病因。二尖瓣病变容易引起房颤。根据瓣膜病手术治疗材料的统计，房颤发生率在二尖瓣关闭不全为75%，在二尖瓣狭窄为41%。而主动脉瓣病变引起房颤者甚少，如果发现房颤，则应检查是否还有二尖瓣病变。确实只有主动脉病变而出现房颤，则注意是否有心力衰竭及其他全身或心脏疾病。随着患者年龄的增加及风心病的进展，房颤的发生率增多。⑥甲状腺功能亢进（甲亢）：房颤是甲亢的症状之一。在甲亢患者中，发生率为12%～18%。年龄较大者发生率较高。有时房颤是甲亢的首发症状，并从而明确了诊断。

二、老年房颤对心功能的影响

房颤和心衰的发生率随年龄的增长而增加，两者严重地影响着老年人的生活质量。Framingham研究表明，心力衰竭（心衰）在人群中的平均发生率为1%，80岁以上老年人中的发生率超过10%。近期资料显示，美国40岁以上人群中房颤的发生率为2.3%，65岁以上老年人中的发生率为5.9%。70%的房颤患者为65～85岁的老人。流行病学研究表明，房颤和心衰常并存，并且两者之间具有相关性。深入了解房颤对老年人心功能的影响，有助于我们提高对老年人房颤的认识。房颤使心功能恶化已是众所周知。房颤和心衰之间互为因果。急性房颤可使无症状的左心功能不全变为显性心衰，而心衰又可以引发房颤。慢性房颤老人较之无房颤者，其左心功能持续减退，并且运动耐力减低。Aronow等运用多普勒超声心动图对1699名老年人进行调查，其中254名为慢性房颤患者。将左心室射血分数低于50%作为异常的标准。房颤者中48%射血分数异常，而窦性心律者为19%，差异明显。另外，房颤者中左心房扩大和左心室肥厚的发生率也较高。Ueshima等应用超声心动图、症状限制性活动平板试验和呼吸气体交换分析的方法研究慢性房颤老年人的运动能力。发现房颤组的平均最大心率高于同龄对照组的预期值，而最大氧摄取则低于同龄组的预期值。他们推测房颤者最大心率大于预期值可能起代偿作用，在心房功能丧失之后维持运动能力，但都不足以完全代偿运动能力的减退。他们还发现，孤立性房颤者最大氧摄取比同龄者的预期值低20%，说明房颤者运动能力减低与房颤引起的血流动力学异常有关。但这缺乏直接的研究资料加以证明。在一般情况下，正常的房室顺序收缩，左心房收缩可提供左心室充盈量的10%～20%。房颤使无基础心脏病者的每搏输出量和心排血量下降20%～30%，有基础心脏病者则下降更明显。关于老年人的情况未见报道。但随着年龄的增长，左心室功能逐渐减低时，这种心房对心室的泵血辅助作用的丧失就显得更重要。有关房颤时心功能受损的机制，目前认为主要有两个方面，包括左房功能改变和左心室功能改变。左房的机械功能有3

个：贮存功能，心房舒张可容纳较多的肺静脉回流血；辅助泵作用，心房收缩把血液主动输入左心室；导管作用，在心室舒张晚期，心房就是肺静脉和心室间的导流管。房颤使左心房的前两个机械功能严重受损。左心室功能受损体现在舒张期充盈受损上有 3 个机制，而且与左房的收缩功能受损有关。一是房颤时失去了左房的收缩助搏功能；二是快速的心室率；三是不规则心室率。都使得左心室充盈受损。在平均心率相同的情况下，不规则心室率者的心排血量低于心律规则者。为了解心律的不规则对心功能的影响，Daoud 等对房颤伴完全性房室传导阻滞者进行心室起搏时的心功能状况观察，在房颤行射频消融形成完全性房室传导阻滞的情况下，以平均 120 次/分和 80 次/分的速率进行同一速率下的规则和不规则节律的右心室心尖起搏，结果表明，不规则起搏与规则起搏相比，心排血量下降 12%，而且在起搏后仅 2 分钟就表现了出来，证明了心律的不规则对心功能的损害。舒张功能受损在房颤引发心衰中起重要作用。如果心室率得不到适当控制，房颤也会损害左心室收缩功能，导致严重的心衰，甚至可发生在无器质性心脏病的情况下。

三、老年房颤的治疗

慢性持续的房颤病程超过一年，如心率稳定不快（70 次/分左右），患者又无症状，心功能保持在 NYHA I 级水平，可不必用抗心律失常药转复窦性心律，但应严密观察病情，对近期新发生的房颤，如持续时间达几个月，心率超过 110 次/分伴有心慌、气短、烦躁不适等症状或心功能不全明显时可给予毛花苷 C 静脉缓慢注射，老人剂量宜小，首次剂量不超过 0.4mg，多数病例在静脉注射后心率可减慢转复为窦性心律，如首次静脉注射效果不佳心率仍快，可在注射后 30 分钟再次给予 0.2mg。有效后可继续口服地高辛 0.125～0.250mg/d 维持。北京医院经验对 387 例房颤发作中给静脉注射毛花苷 C 治疗后约 75% 在 24h 内转复为窦性心律。心率减慢后可给胺碘酮、奎尼丁等药物转复，但对老年人应谨慎用药，注意不良反应。近年为对快速房颤患者心率大于 120 次/分可静脉给予地尔硫草治疗，心率下降有利于转复窦性心律，剂量按 0.25mg/kg 计算，一般成人剂量首次 10～20mg，老人应酌情减量 5～10mg 溶于氯化钠溶液 20min 内缓慢静脉注射，注射后 15min 心率仍未下降或下降不到 20% 时可再次静脉注射 1 次，以后可 5～10mg/h 静脉滴注维持 8～12h，待心率降到稳定水平后，仍应继续口服地尔硫草 30mg，一日 2 或 3 次维持。

美国 400 多个临床研究单位对 1 300 例患者的试验结果表明地尔硫草控制房颤快速室率与维拉帕米相比效果明显，负性肌力作用小较安全，但对老年房颤患者仍需注意。对心肌损害所引起的心源性休克、低血压、严重心功能不全及房室传导阻滞患者应禁用。老年非瓣膜病房颤（NVAF）患者病史中如有未控制的高血压、冠心病、糖尿病、一过性脑缺血发作（TIA）、慢性心功能不全史者则并发脑卒中的危险性明显增多，应积极给予抗凝药物（华法林）或阿司匹林治疗预防血栓形成，避免发生脑梗死，抗凝药或阿司匹林甚至应是终身服药。1989 年，哥本哈根房颤阿司匹林和抗凝剂研究（AFASAK）对 1 007 名 NVAF 患者随机分为 3 组，观察结晶化华法林钠和阿司匹林对脑卒中发生率的影响。分别为结晶化华法林钠组 335 例；阿司匹林组 336 例；安慰剂组 336 例，每组连续服药至少半年，结果发现结晶化华法林钠组脑卒中发生率比安慰组下降 71%（$P < 0.05$）。阿司匹林组比安慰剂组下降 18%（$P < 0.05$）。

之后波士顿地区房颤试验研究（BAATAF）及欧洲房颤试验研究（EAFTA）等五个欧

美组织随机对照临床试验结果的综合分析证明结晶化华法林钠组比安慰剂组的栓塞率平均下降64%。口服抗凝效果虽较阿司匹林优越，但有并发出血的危险，临床应掌握抗凝有效剂量又避免出血。在口服华法林治疗期间现在应用国际标准化比值（INR）测定仪监测INR，INR在2~3（平均2.5）时既可避免严重出血事件的发生，又能保证抗凝血效果。该仪器测定方法简便，患者及家属易于掌握，结果准确可靠。服药前测INR应在2~3左右，此时可给予起始剂量（老人剂量应偏小，一般不超过3mg/d顿服），服药后72h药效最高，故可在服药后第3天复查INR。根据测得INR值高低随时调整剂量大小。如果病情稳定，无不良反应，尤其无出血倾向，INR稳定在2~3之间，可继续服维持量，每2周至1个月监测1次INR。服用华法林必需严格掌握适应证，选择合适的老年NVAF病例，对难以控制的高血压、糖尿病、Ⅱ级以上（NYHA）心功能、近期（半年）内有TIA、急性心肌梗死、活动性溃疡病有胃肠道出血史或近期内考虑手术者均不宜服用。

我国脑卒中发病率明显高于冠心病，1992年脑卒中占农村人口死亡原因第一位。现存活的600万人中78%有不同程度致残，每年仍以5%速度增长。故对老年NVAF并发脑卒中的防治是一个迫切需要解决的问题。目前国内对老年人预防脑卒中治疗多采用口服50~150mg/d阿司匹林，有一定效果。对口服华法林的预防尚不普及，主要担心严重出血不良后果。但从以上国外资料来看，如严格掌握适应证，严密观察病情，在INR指导下合理用药，INR>3.5以上易有出血倾向；INR<2应考虑高凝状态易形成血栓，华法林预防老年NVAF并发脑卒中的效果是满意的。美国胸科医师协会第五届会议（Laupacis，1998）推荐房颤患者应用结晶化华法林钠防治脑卒中的剂量是根据患者年龄及是否存在危险因素——如难以控制高血压、左心功能不全、冠心病，6个月内无TIA发作等来决定。如<65岁者无任何危险因素存在则推荐服用阿司匹林200mg/d，>65岁的房颤及NVAF患者无论有无危险因素存在均推荐结晶化华法林钠防治脑卒中（治疗目标INR控制在2~3范围），其剂量应根据个体差异及INR值而定，我国老年NVAF患者可试用结晶化华法林钠2~3mg/d并伴INR监测的大规模多中心随机试验正在研究中。

房颤的治疗尤其是老年房颤的治疗目前在全世界仍是一个挑战，其发病机制尚不完全清楚，房颤的导管消融治疗是近年心律失常治疗领域的研究焦点，目前应用较多的术式有以下几点。

（1）肺静脉电隔离术，主要包括标测指导下的肺静脉节段性消融电隔离术和通过特殊导管（如超声球囊导管和环形冷冻导管）进行肺静脉开口环状消融电隔离术等两种方法，多用于发作频繁且左心房内径正常的阵发性房颤。研究表明单次肺静脉电隔离术治疗阵发性房颤的随访（大于半年）成功率多在50%~70%，手术最主要的并发症风险是肺静脉狭窄，发生率约为1%。

（2）肺静脉电隔离+左心房峡部线性消融术，左心房峡部指位于左下肺静脉底部和二尖瓣环之间的心房组织，主要用于左心房增大的阵发性房颤患者，有报道手术成功率为91%，但其操作风险性相对较高，对于房颤合并典型右心房大折返性AFL的患者可选择肺静脉电隔离+右心房峡部线性消融术。

（3）三维标测系统指导下的左心房基质改良术，手术基本包括消融线径有：左右肺静脉外的环形消融线；左心房后壁顶部经线，用于连接两个肺静脉的环形消融线；左下肺静脉至二尖瓣环连线常用的三维标测系统为Carto和Navx等，该术式主要用于持续性和永久性房颤的消融，也可用于阵发性房颤的消融，成功率相对较高，其肺静脉狭窄的相对风险较低，但心脏压塞和血栓栓塞的危险可能增加。近年来，为追求更高的房颤导管消融成功率，部分电生理中心在行左心房基质改良术时同时进行肺静脉环状标测，其目的是通过进行肺静脉开口以外的环形消融而实现肺静脉及其周围组织与心房的电学隔离，该术式提高了消融成功率，但其消融的损伤程度也增加。目前还有局灶性消融及去迷走神经治疗等，但在方法学上还未成熟，完成的例数尚少，暂时还不宜作为房颤导管消融治疗的常规治疗方法。老年房颤常伴有各种器质性心脏病，导管消融治疗的风险明显加大。

（钟聪敏）

第十节　老年阵发性室上性心动过速

室上性心动过速（室上速）的经典定义是起源于希氏束分叉以上的心动过速。近年来电生理研究证明许多 QRS 波群不宽的心动过速是以心房、房室结－希氏束径路、心室和房室副束的环行运动为基础，因此新的定义是指起源部位和传导径路不局限于心室的心动过速，室上速是最常见的心律失常类型之一，在老年人群中发生较青、中年人普遍，并且老年人机体衰老和常伴有器质性心脏病。因此，老年人室上速的诊断和治疗具有其特殊性。

一、老年人室上速的临床流行病学

室上速在老年人群中较为常见，在老年心律失常中男性室上速发生率约为 50%，与女性无差别。文献报道，在房室结折返性心动过速（AVNRT）的男女比例上，老年组的男性居多，而非老年组则以女性居多，导致这一电生理基础尚未完全清楚。老年人室上速的发病率与年龄有关，一般随年龄增加而增高，女性尤为显著。流行病学调查显示，83% 老年患者伴有器质性心脏病变，常见有冠心病、高心血压心脏病、心肌病等。老年女性室上速常与消瘦、使用洋地黄、心电图 ST－T 异常、左心房增大、颈总动脉壁增厚及肺活量降低明显相关。老年男性室上速常与使用 β 受体阻滞剂，心电图 ST 段压低持续时间超过 60 秒以及超声心动图显示左心室重量增加明显相关。众多流行病学资料显示，与老年女性室上速发生相关的因素常与老年男性室上速发生不相关，反之亦然。老年人室上速与老年痴呆不相关，并与老年人远期心脑血管意外无明显的相关性。

二、老年人室上速的病因与发病机制

1. 病因　老年人常于 24h 动态心电图检查时显示有室上速短暂发作，但可不伴有器质性心脏病。在中、青年人可以引起室上速的病因都可发生于老年人。各种病因的心脏病均能伴发室上速，如风湿性心脏病、冠心病、高血压心脏病、心肌病、慢性肺病、二尖瓣脱垂、各种先天性心脏病和甲状腺功能亢进性心脏病等。低血钾、低血镁等电解质异常是室上速的重要促发因素。老龄过程中易发生心脏解剖病理性变化，如窦房结、结间束和房室结及其周围区域的胶原纤维和弹性纤维局灶性增厚和脂肪浸润。此种变化从 60 岁开始，进展缓慢而持久，与冠状动脉疾病无关。老年人心房病理学改变，如炎症、退行性病变、纤维化或缺血等，也是室上速发生的病理基础。心房缺血的主要原因是窦房结动脉或其发源动脉的动脉粥样硬化。并且，老年人随年龄的增加，迷走张力增高、压力反射和化学反射的反应性下降，对心率的反射性控制减弱。另外，老年人对药物的耐受性较低，在药物治疗中比年轻人容易发生毒性反应，洋地黄中毒所致的室上速多伴有房室传导阻滞，利尿药可因电解质平衡失调而导致室上速，咖啡或乙醇对某些敏感的老年人也可刺激室上速发生。

2. 发生机制　主要是房室折返性心动过速（AVRT）、AVNRT。

三、老年人室上速经导管射频消融治疗

老年阵发性室上速持续时间较长，频率快时可诱发心绞痛、心力衰竭、低血压、休克，部分患者可危及生命，如行经导管射频消融治疗（RFCA）使其根治，可挽救患者的生命。而且RFCA治疗老年室上速安全有效。由于老年人常存在动脉硬化，血管常有扭曲样改变，故在操作时应防止导管损伤血管而形成夹层、血管破裂或粥样斑块脱落。老年患者可能存在心脏传导系统的退行性变，在行房室结改良术时，关键是预防房室传导阻滞的发生，故宜以较低的能量开始消融，观察消融的反应后再逐步增加能量。对左侧旁道的消融，大头导管应操作轻柔，注意其走向，防止进入左右冠状动脉口及造成主动脉瓣损伤。对左后间隔定位，最好采用RAO30与LAO45相结合，以防止大头导管指向希氏束，消融时造成希氏束的损伤，消融时最好于3s内出现旁道功能阻断征象后再继续消融。老年患者常存在高凝状态，应注意抗血小板和抗凝治疗。

（钟聪敏）

第十一节　老年急性心肌梗死的心律失常并发症

急性心肌梗死（AMI）是老年人常见的危重心血管疾病之一。随着年龄增长，患病率明显增高，根据北京地区统计资料说明<60岁患者男性占70%左右；>60岁特别是70岁以上高龄，女性明显增多，与国外报道相似。如比利时鲁汶大学医学院住心脏加强治疗病房（CCU）AMI患者的性别分析<65岁组1 176人中男/女比例为5.46；>80岁组88人中男/女比例则为0.9%。老年AMI患者的临床症状表现多不明显，有的报道无痛性AMI可达30%。另外，老年人易合并多种疾病，故症状常不典型，再次梗死病例较多，临床多合并心律失常。自从建立CCU病房以来，心电图连续监测老年AMI患者，在发病后6h内几乎都有各种类型的心律失常出现，最常见的如窦性心动过缓、各种早搏（房性、室性）、阵发性心动过速（室上性、室性）、房室传导阻滞等。临床上习惯把AMI所致的心律失常分为非致命（也称不危及生命）的及致命的心律失常两大类。前者约占70%，后者约占30%，致命的心律失常又可分为心动过速与过缓两型，现分别介绍如下。

一、非致命的心律失常

1. 窦性心动过缓　老年AMI发生窦性心动过缓者可达30%。北京地区资料统计，发生于下壁部位心肌梗死的病例较前壁高3倍。心率35次/分以下易发生阿-斯综合征或因心电位不稳定而促发折返性快速心律失常如房性心动过速、心房颤动甚至心室颤动。如心率低于50次/分伴有颜面苍白、头晕、出虚汗、低血压、意识淡漠等表现应尽快处理，必要时可口服阿托品0.3mg或山莨菪碱5~10mg，效果不明显者可静脉滴注上述药物，但应注意老年患者有无青光眼、尿潴留。老人平时基础心率就偏慢，AMI后仍维持在50次/分左右而无临床

症状，不必急于处理，但应严密监护观察病情。

2. 房早 是老年人常有的一种心律失常，AMI后因左心房压力及容积增加，其发生率可达35.1%。大多无临床症状无需处理，但对频繁出现房性早搏而未下传的老人应予重视，如出现心慌气短、憋气、烦躁不安等症状应给予治疗。治疗房性早搏的药物种类不少，如β受体阻滞剂、维拉帕米、胺碘酮等，但都有心率减慢、低血压等不良反应，对老人不利，一般多选用口服普罗帕酮150mg，3次/天。对有房室传导阻滞、窦房结功能障碍者剂量宜小或禁用。不良反应有口干、舌麻、直立性低血压等。奎尼丁对老年房性早搏患者多无效。

3. 室性早搏 老年AMI患者早期几乎90%以上发生室性早搏（室早），LOWNⅠ级无症状者可不必处理，广泛前壁心肌梗死在整个病程中均可发生，室早的潜在危险在于其性质与频繁程度，如出现2~3个多源性或早发（R on T）室早应警惕有转为室性心动过速的可能，应尽早处理，其他潜在危险如梗死面积大小、有无心源性休克、心功能不全程度等有关。治疗药物多给予美西律100mg，每6~8小时1次，口服，若效果不明显，可调整剂量或改服普罗帕酮、胺碘酮、丙吡胺、奎尼丁等药，近年来对顽固性室早多选用同时具有Ⅱ、Ⅲ类作用抗心律失常药物如索他洛尔，老年患者起始剂量小，一般为20~40mg，每日2次。Haynok报告一项多中心双盲研究显示索他洛尔治疗室早较β受体阻滞剂更有效，总剂量<120mg每天，由于该药几乎100%由肾脏排泄，故对老年患者及肾功能不全者应慎用。据美国FDA的新药申请（NDA）资料评价，对1 740例心律失常患者应用该药的不良反应依次为无力13.4%，心动过缓8.3%，眩晕7.4%，恶心、呕吐3.5%，头晕3.3%。如病例选择合适除外心动过缓、显著QT延长、低血镁/钾、肾功能不全、心功能（Ⅲ/ⅣNYHA）EF<35%等因素，索他洛尔导致心律失常的发生率较其他抗心律失常药明显低，仅2.8%。

二、致命的心律失常指的是一旦发生极可能导致猝死

1. 老年AMI合并危及生命的快速型心律失常 大多为持久阵发性室性心动过速（室速）、心室扑动及心室颤动，后者往往是猝死的主要病因，根据电生理不同的原因临床上把持续性室速分以下3型：①阵发性室速。②加速室速。③扭转型室速。后两者少见。文献报道阵发性室速发生在AMI后12h内约占总数71%。根据北京阜外心血管病医院报道，室速发作时的频率在150~200次/分者占70%；>200次/分者易出现心室颤动，发生率为30%。室速常有症状如心慌、气短、肢凉、低血压休克、心功能不全症状加重及阿-斯综合征等，应尽快处理。首选利多卡因或普罗帕酮静脉注射，前者50mg/次，后者35mg/次溶于20ml氯化钠溶液缓慢注射，如心率未见减慢可每5~15min重复，30min内总量利多卡因不超过300mg（老人适当减量）；普罗帕酮<140mg，如有效可继续静点维持。一旦室速（室早）消失可改为口服维持量以巩固疗效。上述两药治疗效果如不满意可结合老年患者具体情况改服胺碘酮、氟卡尼、莫雷西嗪等药，如心率持续不低于160次/分并出现低血压、休克、心功能障碍时仍应考虑直流电同步转复，处理时应更加谨慎，防止并发症，近年来报道Ⅰc类如恩卡尼、氟卡尼治疗室早较Ⅰa类丙吡胺及其他Ⅰ类药莫雷西嗪优越，前二者有效率分别为79%及83%；后两药疗效分别为52%及66%。但这些药物仍各有其不良反应。根据心律失常抑制试验CAST的研究显示，AMI后有潜在危险的室性心律失常应用Ⅰc类药物如恩卡尼、氟卡尼治疗组的死亡率反较安慰剂高，因此，认为Ⅰc类药物也不宜作为理想的首选药。另外，在对1 000例室性心律失常药物治疗的观察中，发现奎尼丁治疗的502例其病死

率较其他Ⅰa类抗心律失常药如普鲁卡因胺、丙吡胺等药致心律失常及病死率高，故 Morganroth 及 Goin 认为该药治疗老年患者更应慎重。

2. 危及生命的缓慢型心律失常　主要有三度房室传导阻滞及三束支阻滞、室性停搏（心脏骤停）等都可导致猝死。心率低于 35 次/分就应加以警惕。房室传导阻滞是老年 AMI 较常见的危及生命的心律失常之一。北京地区冠心病协作组曾对 1 293 例 AMI 病例分析，发现在发病后 8 周内的发生率为 13.4%，多见于老年下壁心肌梗死，大多在发病后 72h 发生，阻滞部位可发生在房室结、希氏束内或希氏束以下，主要病因有：①缺血性病理损伤。②迷走神经张力增高（下壁心梗）。③细胞内低钾，房室结局部钾离子浓度增高等因素有关。临床表现为心率缓慢、头晕、视物模糊、恶心、呕吐、晕厥、低血压或休克甚至发生阿 - 斯综合征。心率若维持在 45 次/分以上且无症状者可不必急于处理，但仍应严密观察病情变化。如需用异丙肾上腺素静脉滴注提高心率，应注意保持患者发病前基础心率，勿提高过度，否则易出现心慌不适症状。异丙肾上腺素静脉滴注有增加心肌耗氧量不良后果，故对老年患者更需警惕。其他如阿托品、山莨菪碱静脉注射或口服，剂量及方法如前。氢化可的松对缓解病情虽有一定帮助，但由于静脉注射氢化可的松后对老人有增高血压、血糖及感染等不良反应，应尽量避免。经上述处理如仍不能维持理想心率和血压，一旦出现晕厥，心率低于 30 次/分时应及时安置心脏起搏器。

（孙　斌）

第十二节　病态窦房结综合征

病态窦房结（病窦）综合征也是老年人常见的一种心律失常，主要表现以显著的窦性心动过缓为主的节律，伴以窦房阻滞或窦性停搏，也可伴有阵发的快速房性心律失常如房性心动过速、心房颤动等。故临床也称为快 - 慢综合征。过去认为，老年病窦综合征的病因几乎多为冠心病，与窦房结供血不全与 AMI 有关。近年来尸检典型的病窦老年患者不一定存在动脉粥样硬化病变，因此认为它与老年人窦房结组织退行性病变有关。详细询问病史结合 24h 动态心电图检查对病窦综合征的诊断不难，临床虽有运动试验、阿托品试验、心房食管调搏等检查可辅助病窦确诊，但由于患者年老体弱难以配合，患者也不一定能接受，且此类试验会出现其他一些不良反应，故对老年病窦患者仔细询问病史是关键。老人如无明显头晕、晕厥，快速房性异常节律无明显发作可按窦性心动过缓严密观察，如出现频繁症状应予以处理。处理原则如下。

（1）去除病因：保证窦房结基本血液供给，如改善冠脉循环应积极给予扩张冠脉药物如长效或短效硝酸异山梨醇酯，地尔硫䓬有减慢心率作用应慎用，其他如静脉滴注低分子右旋糖酐、丹参、生脉散及能量合剂等静脉注射。

（2）维持理想心率：最好在 60 次/分左右，常用药有阿托品、山莨菪碱等药。

（3）注意并发房性心动过速、心房颤动：出现时应积极治疗但也应注意用药后引起窦房结功能低下的后果。

（4）安装起搏器：如反复发作，药物治疗无效，结合患者病情可安置永久型心脏起搏器以保证维持理想的心率、血压、改善心功能，还可避免因药物治疗快速房性心律失常所致的严重不良反应如心脏骤停等。

综上所述，目前我国人口老龄化的趋势已是一个实际问题，重视老年保健尤其是对老年心律失常的临床表现及处理予以认真对待，是降低老年心脑血管疾病死亡的一个重要措施，必须重视。

（钟聪敏）

第十三节　老年人心源性休克

心源性休克（cardiogenic shock）是由于心排血功能衰竭，不能维持有效循环血量，导致血压下降，全身微循环功能障碍，引起缺血、缺氧、代谢障碍及重要脏器功能及结构损害的全身性病理生理综合征，是心脏泵功能衰竭的极期表现。一般心衰不伴有低血压和重要脏器严重损害，心脏指数多在 $2.0L/（min \cdot m^2）$ 以上，心源性休克除有心衰症状外还伴有低血压和休克的症状，如心动过速、脉搏细弱、皮肤湿冷、尿量减少、表情淡漠或烦躁等，不及时诊治可导致死亡。心源性休克多见于急性心肌梗死、严重的心律失常及各种心脏病终末期。

一、病因

1. 心肌收缩力降低　如大面积心肌梗死、暴发性心肌炎、心肌病、应用心肌毒性药物、严重心律失常导致心泵功能丧失等。

2. 心室射血障碍　大面积肺梗死、乳头肌或腱索断裂、严重的瓣膜关闭不全及主动脉瓣或肺动脉瓣狭窄。

3. 心室充盈障碍　急性心脏压塞，严重的二尖瓣、三尖瓣狭窄、心房黏液瘤或血栓嵌顿房室口、限制型心肌病等。

4. 其他　心脏手术后心脏低排综合征，术后心脏功能差，心肌损伤等原因造成心脏不能适应前负荷增加，心排血量减少而休克。

二、病理生理

1. 心肌收缩力和顺应性下降　有效血循环的维持依靠心脏排血功能、血容量和血管床容积，其中任何一种因素的障碍均可导致休克的发生，心脏泵功能衰竭是心源性休克的关键原因。心肌梗死时心排血量的降低程度与梗死范围呈正相关，梗死面积超过左心室肌40%时极易发生休克，梗死心肌通过代偿功能提高左心室舒张末压维持心排血量，当左心室舒张末压的增加不足以维持心排血量时，出现器官和组织灌注不足的临床表现，在梗死心肌、心肌顺应性下降、局部运动不协调和节段性运动障碍时，可产生矛盾运动，可进一步影响血流动力学。同时如果伴有乳头肌或腱索断裂、室间隔穿孔等并发症将加速休克的发生和发展。

2. 微循环障碍　微循环包括微动脉、后微动脉、前毛细血管、真毛细血管、微静脉和动静脉直接通路等微细血管，分布于全身器官组织中，生理情况下，微循环绝大部分处于关闭状态，一旦全部开放将造成大量血液淤积，导致有效血容量减少。休克早期由于心排血量减少反射性引起交感神经兴奋使微动脉、后微动脉、前毛细血管收缩，代偿性提高动脉压保障重要脏器的灌注。毛细血管前微动脉持续剧烈的收缩使大部分血液通过动静脉短路进入小静脉，脏器和组织得不到血液供应出现缺血缺氧，随着病情进展，无氧代谢条件下乳酸产生增加，另外组胺、缓激肽等扩血管物质释放增加，使毛细血管前括约肌松弛导致毛细血管网大量开放，微静脉平滑肌对缺氧和扩血管物质敏感性较差，此时仍处于收缩状态，因此血液大量淤积在毛细血管网内，有效血容量减少，同时淤积的血液使毛细血管静力压增高，血浆外渗，血液浓缩，进一步降低了有效血容量。此外，血液浓缩、毛细血管内皮损伤、红细胞、血小板凝集激活凝血系统可产生弥散性血管内凝血。休克晚期，血管张力显著降低，毛细血管内广泛形成微血栓，血液灌注停止，最终导致细胞死亡。

3. 细胞功能障碍、代谢改变　休克时细胞线粒体功能障碍，线粒体肿胀，钙浓度增高，细胞供能障碍，最终导致细胞死亡。细胞缺血缺氧使 ATP 合成减少，乳酸、丙酮酸增加，机体排酸功能受损，体内酸性代谢产物堆积产生代谢性酸中毒。

三、诊断

心源性休克的病理生理特征主要为心排血量严重低下，左心室充盈压升高，低血压，外周脏器组织灌注低下。因此诊断标准为：①低血压（收缩压 <90mmHg），至少持续 30 分钟，需要应用升压药物或主动脉内球囊反搏支持才能将血压维持于 90mmHg 以上。②有组织低灌注，表现为四肢湿冷、尿少（≤30ml/h）。③明确的血流动力学异常或影像改变：肺毛细血管楔压≥15mmHg，心脏指数≤2.0L/（min·m^2），X 线胸片有肺淤血的影像学改变。

1. 临床分期及临床表现　根据心源性休克的发生发展过程，可分为三期。

（1）休克早期：机体处于应激状态，交感神经兴奋性增高，临床表现为烦躁不安、紧张，肢端湿冷，大汗，心率增快，血压可正常甚至可轻度增高或降低，但脉压变小。

（2）休克中期：休克症状进一步加重，表情淡漠，反应迟钝，意识模糊，脉搏细速，心率增加，血压下降，脉压 <20mmHg，皮肤发绀，尿量减少或无尿。

（3）休克晚期：可出现弥散性血管内凝血和多脏器功能衰竭症状。如皮肤黏膜和内脏广泛出血，急性肾、肝、脑衰竭表现，少尿或无尿，肌酐进行性增高，蛋白尿和管型尿；进行性呼吸困难，吸氧不能缓解，呼吸浅速及急性呼吸窘迫综合征表现；脑功能障碍可引起昏迷、抽搐、呼吸抑制等；肝功能衰竭可有黄疸、肝功能损害和出血倾向。

（4）其他临床表现：与病因相应的一些症状，如心肌梗死患者常有心前区持续剧痛，可伴恶心、呕吐，严重心律失常等。

2. 实验室检查　实验室检查根据不同的病因结果有所不同。心电图检查，心肌梗死时有特异性改变及演变规律，需要注意的是老年人无痛性心肌梗死者不在少数，不明原因的休克，应常规行心电图检查，另外部分急性心肌梗死患者心电图可没有病理性 Q 波，应结合病史和心肌坏死标志物如心肌酶学及心肌肌钙蛋白结果做出诊断，恶性心律失常引起的休克，心电图检查可见相应表现；血常规检查可见，血红细胞比容和血红蛋白增高提示血液浓缩，并发弥散性血管内凝血时血小板计数降低，出凝血时间延长；尿常规可见蛋白尿，红细胞和管型，尿比重固定，血尿素氮和肌酐升高；血清电解质、酸碱平衡紊乱：休克早期可有代谢性酸中毒，休克中晚期常合并呼吸性酸中毒，血氧饱和度降低，血乳酸增加等。其他检查包括弥散性血管内凝血的检查、X 线胸片、CT、超声心动图、放射性核素心肌显像等。

3. 治疗　心源性休克的治疗原则是升压、改善心功能和增加组织灌注。

（1）卧床休息：急性心肌梗死患者需绝对卧床，吸氧，镇静止痛，建立静脉通道，心电监护以及行血流动力学监测，观察尿量，支持治疗。

（2）纠正水电平衡紊乱：根据心功能和血流动力学监测情况，决定是否补充血容量及补液量和速度，休克患者均有血容量不足，急性心肌梗死患者由于呕吐、发热、进食减少等原因，血容量绝对或相对不足，迅速补充血容量是纠正休克的关键治疗之一。选用低分子右旋糖酐静脉给药可较快地扩容并可有改善微循环的作用，也可使用葡萄糖氯化钠溶液或平衡盐水补液，并且根据中心静脉压和肺毛细血管楔压值决定是否继续补液，一般来说急性心肌梗死并心源性休克补液每日一般控制在 1 500ml 左右。合并代谢性酸中毒时可给予碳酸氢钠，需注意防止过量补碱。

（3）血管活性药物的应用：主要包括升压药和血管扩张药两大类，前者包括：多巴胺、多巴酚丁胺、肾上腺素和去甲肾上腺素等，具有强心、缩血管和升压作用，主要不良反应是由于缩血管过度所产生的左心室后负荷和心肌耗氧量增加，以及组织灌注减少，从而加重心脏泵衰竭和重要器官灌注不足；后者则包括：硝普钠、硝酸甘油、酚妥拉明等药物，主要通过扩张动、静脉血管作用，减少回心血量，降低外周阻力，减轻心脏前、后负荷，改善心功能，并减少心肌耗氧量，同时还能扩张微循环阻力血管，增加组织灌注，保护或维持心、脑、肾等重要脏器的功能，不良反应有因扩血管过度所产生低血压，一般都与正性肌力或升压药物联合使用。心源性休克时，只有这两类药物联合应用，才能相得益彰，既升压，又强心和扩血管，改善患者血流动力学状态，还增加组织灌注。但药物治疗本身并不能显著降低心源性休克的病死率。血管活性药物必须在补充有效血容量的基础上使用，除非患者血压极低难以迅速补充血容量，为保证重要脏器的供血可先使用血管收缩剂提升血压。在酸性环境中，血管活性药物不能发挥其有效作用，因此使用血管活性药物必须及时纠正酸中毒，同时因为应用血管活性药物后，淤积在微循环中的大量酸性代谢物进入体循环，也需及时补碱并根据血气分析决定补碱量。根据血流动力学心源性休克分为前负荷增高、后负荷增高及前后负荷均增高三个亚型：①肺淤血不伴有低心排血量者选用静脉扩张剂，如硝酸甘油 15 ~ 30μg/min 静脉滴注，视病情增减剂量。②低心排血量不伴肺淤血者，表现低排高阻型休克，选用动脉扩张剂如酚妥拉明 0.1 ~ 0.3mg/min 静脉滴注，注意监测血压。③既有肺淤血又伴有低心排者，可选用动静脉扩张剂硝普钠，开始剂量 10μg/min，根据血流动力学变化以 5 ~ 10μg/min 增量，一般用量 40 ~ 60μg/min，如果没有硝普钠，可合用硝酸甘油和酚妥拉明。

（4）正性肌力药物：心源性休克经利尿剂、血管活性药物治疗仍难以改善可考虑应用正性肌力药物，急性心肌梗死 24 小时内出现的心衰主要是心肌缺血、水肿所致心肌收缩力及顺应性下降，左心室舒张末容量并没有明显增加，洋地黄难以发挥正性肌力作用并且早期心肌梗死洋地黄耐受力差可能诱发室性心律失常，因此应避免使用洋地黄，可考虑使用非洋地黄类正性肌力药物。若有明显心脏扩大且其他药物治疗无效时可酌情使用毛花苷 C 等快作用洋地黄药。非洋地黄类正性肌力药物包括肾上腺素能受体兴奋剂（如多巴胺、多巴酚丁胺）和磷酸二酯酶抑制剂（如氨力农、米力农），这两类药物均可升高细胞内 cAMP 水平，使钙通道的 Ca^{2+} 内流增加，血管平滑肌的肌质网对 Ca^{2+} 摄取增加，增加心肌收缩力和血管扩张作用。肾上腺素能受体兴奋剂适用于低心排体循环阻力正常者，多巴胺和多巴酚丁胺合用不仅能增加心排血量，降低动脉阻力，还能降低肺毛细血管楔压，增加肾血流量，两者用量一般为 5 ~ 10μg/min。米力农增加心肌收缩力的作用比氨力农强 10 ~ 20 倍，作用时间短，不良反应也较少，两者均能改善心衰症状及血流动力学各项参数。米力农用量为 50μg/kg 稀释后静脉注射，继以 0.375 ~ 0.750μg/（kg·min）静脉滴注维持。

（5）病因治疗：是治疗心源性休克的关键措施，急性心肌梗死施行紧急经皮冠状动脉腔内成形术（PTCA）和冠状动脉旁路移植术（CABG）可降低急性心梗并心源性休克的病死率，超过24小时即使血运重建病死率仍很高。急性心脏压塞致心源性休克应立即心包穿刺放液，严重心律失常致心源性休克应积极纠正心律失常，室性心律失常可予利多卡因50mg静脉注射，无效可每5min静注1次，1小时总量不超过300mg，转复后继续以1～3mg/min静脉滴注维持24～72小时。利多卡因无效可应用胺碘酮150mg静脉注射或普罗帕酮35～70mg静脉注射。药物无效应立即同步直流电复律，常用电能100～150J。心动过缓致心源性休克者，可应用阿托品、异丙肾上腺素等药物，药物治疗无效者应安装心脏起搏器。

（6）经皮主动脉内球囊反搏（intraaortic balloon pump，IABP）的应用：IABP的原理是以心动图QRS波触发经股动脉插至胸主动脉的气囊导管，使气囊在收缩期排气降低心脏后负荷，舒张期气囊充气增加主动脉舒张压从而增加冠脉灌注提高心肌供氧；于收缩期放气，减轻左心室后负荷，增加心搏量，降低左心室压力峰值，减少心肌耗氧量，外周灌注也轻度增加。主动脉内球囊反搏还能使室间隔穿孔者减少左向右的分流；使乳头肌断裂减轻心脏后负荷、提高冠状动脉灌注压的作用。尽早应用IABP可改善患者的血流动力学，挽救濒死的缺血心肌，缩小梗死面积，但球囊反搏本身并不能改善急性心肌梗死心源性休克的生存率。GUSTO–I研究310例急性心肌梗死心源性休克的患者中，62例（20%）在入选后1天内接受了IABP，其余248例（80%）在入选2天后接受或未接受IABP治疗，结果前者30天和1年的病死率有下降趋势。SHOCK研究中，856例急性心肌梗死合并心源性休克患者分为溶栓和球囊反搏不用、单用和联合应用4组。结果发现溶栓联合球囊反搏治疗比其他3组的住院病死率显著降低（47%对52%～77%，P<0.000 1）。急性心肌梗死国际注册资料–2的23 180例急性心肌梗死合并心源性休克患者中，7 268例（31%）行IABP，结果溶栓联合球囊反搏治疗与单独球囊反搏相比，病死率从67%下降至49%。目前，急性心肌梗死合并心源性休克者应常规给予主动脉内球囊反搏以稳定血流动力学，为接下来行再灌注或血管重建治疗提供支持，从而降低病死率。IABP已成为心源性休克的重要治疗手段，及时进行IABP治疗可挽救心源性休克患者的生命，选择IABP的时机至关重要。

（7）积极治疗并发症：防治重要脏器功能衰竭，防治继发感染。心源性休克可引起多器官功能障碍及各种并发症，这又可加重心源性休克的病情，两者产生恶性循环最终导致不可逆性休克，因此防治并发症和重要脏器功能衰竭也是心源性休克治疗的重要措施。

（8）外科手术治疗：对急性心肌梗死合并心源性休克的患者行外科手术治疗包括CABG和纠正机械性并发症。前者往往适用于多支病变无法行介入治疗的患者，后者则为合并有机械性并发症的患者的首选措施。若有条件，也可在循环支持系统包括完全人工心脏，双室辅助装置和左心室辅助装置等支持下，先维持泵功能和器官的灌注，等待心脏移植。

（钟聪敏）

第十四节　老年心血管用药的原则

一、老年药理学概论

老年药理学（Geriatric Pharmacology）是近十多年来在老年生物学、老年医学和药理学等学科的基础上发展起来的一门新兴的药理学分支学科。人类的寿命正在不断地延长，老年人在人口总数中所占的比例不断上升，老年患者数量增加，用药量增多。老年人药物不良反应发生率远比青年人高，使老年病治疗、老年保健养生等问题变得日益重要。这些都促进了老年生物学和老年医学的发展，从而突出了老年药物治疗学和老年药理学研究的必要性和重要性。目前该学科正向着为老年患者合理用药和健康长寿的目标发展。

1. 老年药理学的定义　老年药理学又称长寿药理学（Pharmacologevity），是针对老年机体生理生化和病理生理学的特点，研究其药动学、药效学、药物不良反应、老年人用药特点和用药原则，以及抗衰老药理学等的一门药理学分支科学。

老年药理学的研究目的主要是为了提高药物对老年人的治疗效果，减少药物的不良反应，为老年人合理用药、了解老年人机体活动规律、发展抗衰老药物、预防早衰、延年益寿等提供科学根据。因此，研究老年药理学具有重要的意义。在理论上有助于理解机体老化过程中药物作用的规律；在医疗实践中，则有助于认识老年疾病的治疗并指导老年人合理用药。

老年药理学的研究对象是指自然老化过程与药理作用的关系和衰老性疾病的防治。老年药理学的研究内容包括：老年人生理生化病理改变特点、老年药动学、老年药效学、药物之间的相互作用、老年药物不良反应、老年用药原则、老年人常用药物使用特点以及抗衰老药理学等。

2. 老年药代动力学特征　一般药物口服后，多经胃肠转运、吸收、排泄，而老年人胃肠功能却有不少变化，如胃酸分泌减少使 pH 增加，胃血流减少，肠蠕动降低。这些改变都能使口服药物吸收延缓。研究表明，除极少数外，绝大多数老年人口服药物的吸收速率、吸收量与增龄并无恒定的相关性，与一般青年人相比较，差异也不大。推想可能由于肠胃蠕动减慢，使药物滞留在胃肠腔内时间延长，可增加其吸收率，或因肠腔 pH 改变影响吸收率。尤应注意当老年人肠胃功能紊乱时，则可影响药物的吸收。有时需要按生物利用度（bio - availability）计算公式，来作为评估药物吸收和利用程度的客观指标。

3. 老年人药物的分布　药物吸收入血液循环后，随血流分布于全身。影响其分布的因素有：身体结构的组成成分（如水、肌肉、脂肪）、血浆蛋白含量及药物与血浆蛋白结合的能力、药物作用的靶器官供血状况等。老年人随着增龄，在结构成分上，水及肌肉减少，而脂肪成分增多，也会影响药物的吸收。如老年人水分减少，使某些水溶性药物的容积分布减少，相对的血浆浓度增高，此类药有乙醇、地高辛、西咪替丁等。相反，老年人由于身体脂肪成分增加，脂溶性药物容积分布会增加，因此安定类（如地西泮、硝西泮）的容积分布较大、半衰期延长，作用时间也会增长。

但也有研究表明，老年人的体液改变多在细胞内，细胞外液变化并不大，因而水分减少，对药物分布的影响不如脂质分布影响大，在临床上应主要参考用药反应。此外，血浆蛋白，尤其是白蛋白对药物结合后的容积分布影响较大，老年人白蛋白总量相对减少，因为老年人常有慢性疾病存在，营养不良状态也较常见，有些老年人往往应用 1 种以上的药物，几种药物同时应用时，与蛋白竞争性结合后的药物在血中浓度就会特别增高。有实验证明：当单独服用水杨酸盐改为联用其他几种药物，血中水杨酸盐浓度就会从原来的 30% 提升到50%，这样就增加了出血的风险，应引起临床注意，特别当苯妥英钠、华法林、阿司匹林等与其他药物联合应用时。

4. 药物的代谢与排泄 药物进入人体后，经过肝内代谢，自肠或肾脏排出体外，肾脏的排出显得更为重要。肝脏则作为主要代谢器官，主要通过各种酶类的活性，促使药物的生物转化，通过肝脏血流决定药物代谢排泄率。在肝脏代谢中一般分为 2 期：第一期（phase Ⅰ）包括对药物的氧化作用、还原作用和水解作用。第二期（phase Ⅱ）包括对药物进行葡萄糖醛酸化、乙酰化和硫酸化等作用。在肝脏内的各种微粒体和非微粒体酶类都参与 phase Ⅰ 或 phase Ⅱ 的代谢过程。老年人受 phase Ⅰ 代谢过程影响较小或无影响，受 phase Ⅱ 影响亦不大。但老年人的肝脏体积和重量，随增龄而减少，功能性肝细胞和肝血流量也逐年减少，因而，对在肝内代谢和排泄的药物会有一定的影响，如利多卡因、洋地黄毒苷、普萘洛尔以及长效、排泄慢的安定类（氯硝西泮等），应用于老年人时，应注意不良反应的发生，或适当调整用药剂量。

药物的排泄主要是通过肾脏，少部分也可自肠道排出。老年人的肾组织、肾血流量、肾小球滤过率和肾小管分泌功能均随增龄而起显著变化。如人体肾血流量自 40 岁后每年按 1.5%～1.9% 递减，65 岁的老年人肾血流量与年轻人（30 岁）相比已递减约 40% 或更多。肾小球的滤过率从 40 岁到 90 岁下降 50% 左右。由此，老年人对药物本身及其代谢产物的排泄受到很大的限制。结果可使药物的血中浓度增高，半衰期延长，不良反应增加，为此临床上有时需要根据老年人的肾功能测定而调整用药，如肾脏肌酐清除率的测定就显得十分重要。

5. 老年人药物不良反应 药物不良反应是指药物在正常用量、用法情况下所出现的与治疗目的无关的有害反应，包括药物毒性作用、过敏反应及激发反应等。老年药物不良反应十分常见，特别是多药合用、多病共存、低体重、肝或肾功能不全者，并且老年人白蛋白降低，结合药物减少，游离药物增加，故药物不良反应发生率升高。例如服用阿司匹林时再合用华法林抗凝，前者可以将后者从白蛋白中置换出来，抗凝作用协同增强，导致出血；而 β 受体阻滞剂和地尔硫䓬合用可加重心脏传导阻滞，在老年患者慎用。因此老年人用药要在专科医生的指导下进行，并依从医嘱，出现问题及时随诊。一旦确诊为药物不良反应，应立即停止相关药物，大多数患者可在数天至三周内恢复。如果难以区分何种药物时，只要病情允许应该停止所服药物；或先停可能性大的，再逐步停用其他药物，并用作用类似的其他药物替代。药物不良反应消失后重新制定治疗方案。医生根据情况还可以采用拮抗剂（如地高辛过量时用特殊拮抗剂、考来烯胺和补充钾镁），以及对症支持、补液利尿。

二、老年心血管用药的原则

对老年患者用药，应作为一组特殊人群对待，必须深入细致了解病情及疾病症状，恰如其分的用药，充分掌握药物的药代动力学及其不良反应。现初步提出老年用药的一般原则如下。

1. 减少用药剂量 一般来说，老年人用药应从小剂量开始，然后逐渐达到个体的最适剂量。一般用量主张为成人的 1/2 或 3/4。目前许多药物没有老年人剂量指南，医生往往根据年龄、健康状况、体重、肝肾功能、治疗指数和蛋白结合率等因素进一步探索最佳剂量。一些药物为了能快速起效（如胺碘酮、利多卡因）可以用成年人的剂量下限。

2. 减少用药种类 联合用药时，各药之间常有相互作用，如果用药不合理，不但不能治病，有时还会导致新病。据统计，同时用 5 种以下药物，不良反应发生率为 5% 以下；同时用 6～10 种药物，不良反应发生率为 10%；同时服用 11～15 种药物，不良反应发生率可高达 54%。所以，单独用药能生效时勿联合用，如必须联用，以不超过 3～4 种为宜。临床上有"五种药物原则"一说,就是同时用药不能超过 5 种,这需要选药时能抓住主要矛盾,尽量一药多治、重视非药物治疗辅佐。

3. 受益原则　老年人药物不良反应发生率高、危害大,因此应在医生的指导下权衡利弊,保证药物有益。比如一些老年人有心律失常,但无器质性病变和血流动力学改变,这时发生心源性猝死的可能性很小,而长期使用抗心律失常药物可能发生药物性心律失常,增加死亡风险,故得不偿失,此类患者尽量不用或少用抗心律失常药物。

4. 择时原则　药物的服用时间能提高老年人的药效,一些老年患者,常在早上服用长效降压或降糖药,但第二天晨起时血压或血糖较高,这是由于晨时一些内分泌激素处于高峰,而药物作用相对不足,可在晚上加药。另外劳力性心绞痛多在上午发生,应在晚上加服β受体阻滞剂、钙拮抗剂或硝酸盐。

5. 其他　细致观察用药反应,注意鉴别与疾病本身相混淆的药物所致不良反应症状群。用药目的、用药规律宜向老年患者(或其家属)交代清楚,争取患者的依从和其顺应性。了解用药的费用,尽可能争取符合患者的经济承受能力。

三、老年患者常用心血管药物

1. 胺碘酮　胺碘酮于 1962 年在比利时合成,早年作为冠状动脉扩张剂,用于心绞痛治疗,但它能延长 QT 间期,20 世纪 70 年代初将其作为抗心律失常药物,直到 1985 年美国 FDA 才批准用于危及生命的室性心律失常,心房颤动、心房扑动、也是共识的适应证。通过临床应用证明,胺碘酮在心房颤动复律及维持窦性心律(窦律)方面的效果显著,多数抗心律失常药物在 6～12 个月时能够保持窦律者不及 50%,而胺碘酮仍有 50%～73%。胺碘酮血浆分布容积大,半衰期长,可使肝酶活性降低,使利多卡因、华法林、苯妥英钠代谢减慢。胺碘酮可使地高辛肾脏清除减慢。我国应用胺碘酮也已 25 年余,也积累了自己的经验,在 2004 年我们参阅国外的经验,制定了我国胺碘酮的应用指南。对于老年人,应用胺碘酮后最常出现的不良反应包括甲状腺功能减退、转氨酶升高、对光过度敏感、角膜沉淀、肺纤维化、心动过缓。对于治疗快速性心律失常,老年患者常用剂量为 0.1～0.4g/d。

在较难控制的心房颤动治疗中使用胺碘酮,效果良好。故胺碘酮是目前治疗心房颤动(心动过速)的主要药物。胺碘酮作为广谱抗心律失常药物,可延长心肌及传导系统的动作电位时程,抑制窦房结及房室结的功能和旁路传导。并能提高心室致颤值,减少心室颤动发作,扩张冠状动脉,减低外周阻力,降低心肌做功,减少心肌耗氧量。从电生理上虽属Ⅲ类抗心率失常药,但它兼有其他三类抗心律失常药的某些特点。其急性作用近似Ⅰ类、Ⅳ类抗心律失常药物。慢性作用主要为Ⅲ类。同时具有 Ikr 和 Iks 阻滞效应。应视为一种复合的抗心律失常药。在所有抗心律失常药中胺碘酮的致(促)心律失常作用最小。它是引起 QT 间期延长药物中导致尖端扭转室性心动过速危险最小的药物,但有轻微负性肌力作用,应用时可出现心衰加重现象。大多与静脉给药过快有关,特别是使用前或使用时同时应用了其他具有负性肌力的抗心律失常药物时更应注意。

2. 血管与张素转化酶抑制剂　血管紧张素转换酶抑制剂(ACEI)分为 2 类:一类可通过。肾脏、肝脏两种途径清除,如贝那普利、福辛普利。另一类(ACEI)仅从。肾脏排泄,对老年肾功能不全患者,要调整剂量。ACEI 可明显扩张出球小动脉,使肾小球内压力降低。对肾动脉狭窄或重度肾功能不全者,禁用 ACEI,特别是血肌酐大于 300mmol/L 高龄心血管病患者，则不应选用 ACEI，即使经肝肾双通道排泄的贝那普利和福辛普利亦如此，因为此时应用 ACEI 可能使血肌酐进一步升高。ACEI 常见不良反应为高血钾、咳嗽、容量负荷减少。血管紧张素受体拮抗剂对肾功能影响与 ACEI 相同。

老年心血管病患者服用 ACEI 发生咳嗽者可以高达 15%，常为刺激性干咳，咳嗽的原因主要是缓激肽和前列腺素生成增多，如尚可耐受，则耐心等待约 4 周后，咳嗽可能会减轻，若无法耐受，则应当停用而改换其他药物。

ACEI 与其他药物的相互作用在老年患者更明显。ACEI 与其他血管扩张剂和利尿剂同时使用时可能会导致低血压；与经肾排泄的 β 受体阻滞剂（阿替洛尔、纳多洛尔、索他洛尔）和抗心律失常药同时使用时可提高后者血浓度，易发生药物不良反应；与保钾利尿剂同时使用易引起高血钾；吲达帕胺抑制前列腺素合成，因而可减少 AECI 的降压作用；与地高辛同时使用可使后者的清除率下降 20%～30%，增加中毒的危险；与有免疫干扰作用的药物（普鲁卡因胺、肼屈嗪、醋丁洛尔、吲哚洛尔、别嘌醇和妥卡尼等）同时使用时有增大免疫干扰作用的危险，应注意观察抗核抗体、中性粒细胞及其他反应。另外，抗胃酸制剂可以影响福辛普利的吸收。

3. 肾上腺素 β 受体阻滞剂　国际多中心临床资料证实 β 受体阻滞剂可以降低急性心肌梗死的发病率和梗死后的死亡率。已成为缺血性心脏病的基础性治疗药物，如劳力型心绞痛、混合型心绞痛和不稳定型心绞痛。对充血性心力衰竭也有良好的远期疗效。β 受体阻滞剂也是高血压、心律失常及肥厚性心肌病的基本治疗药物。另外，对偏头痛、肌震颤、焦虑、甲状腺功能亢进、门静脉高压症、老年痴呆、青光眼亦有一定疗效。

阿替洛尔和纳多洛尔主要从肾脏清除，而普萘洛尔和美托洛尔主要经肝脏代谢。老年肝、肾功能不全患者肾上腺素 β 受体阻滞剂需减量。阿替洛尔和纳多洛尔水溶性强，较少有中枢性不良反应，对抑郁、焦虑者较少引起症状加重。美托洛尔和阿替洛尔具有选择性 β 受体阻滞作用，较少引起支气管收缩的不良反应。但大剂量仍有 $β_2$ 受体阻滞作用，故不能用于严重哮喘和重度慢性阻塞性肺疾病患者。本类药物主要不良反应为诱发心力衰竭、缓慢性心律失常和低血糖反应。与减慢心率药物合用时更要注意心率变慢。

还应该注意的是可能发生的"首剂反应"。老年人对 β 受体阻滞剂耐受性差，个体反应差异大，尤其对从未用过 β 受体阻滞剂者必须更加小心，开始剂量必须从常规剂量的 1/4～1/5 起（如阿替洛尔 3.125mg；美托洛尔 6.25mg 等），口服后应密切观察 2～4h，包括心率、血压的改变（偶有严重心动过缓、休克等反应），确认无不良反应后再考虑逐渐加量。而停药时，避免"停药综合征"。长期（2 周以上）应用 β 受体阻滞剂者若需停药，须在 2 周内逐渐减量，不可骤停，骤停者有可能在 1～10d 内（第 6d 达高峰）可发生频发心绞痛、急性心肌梗死，甚至猝死。>80 岁的高龄老年急性心肌梗死或充血性心力衰竭患者，应慎用 β 受体阻滞剂，因为目前尚缺乏高龄老年人从中受益的资料证据。

注意药物之间的相互作用。老年人往往一人多病，因此用药品种较多，在选用 β 受体阻滞剂时，必须全面考虑药物之间的相互作用。老年心血管病患者常合并有脑血管病变，应用 β 受体阻滞剂特别是脂溶性制剂（如普萘洛尔、吲哚洛尔和美托洛尔）时易新发生或在原已存在的基础上加重抑郁、失眠、烦躁等症状，避免的方法是换用水溶性制剂（如阿替洛尔等），若症状严重，则应停用 β 受体阻滞剂换用其他药物。严重的周围血管病、下肢无脉症或间歇性跛行者亦应避免应用本类药。

4. 钙通道拮抗剂 老年高血压患者常常伴有慢性咳喘等肺部疾病和糖尿病及血脂紊乱，此时二氢吡啶类钙拮抗剂常有良好的疗效。值得注意的是，所有的钙通道拮抗剂主要经肝脏代谢清除。老年人肝脏对钙通道拮抗剂清除减慢。当合用抑制 CYP3A 的药物（如胺碘酮、西咪替丁、红霉素）时，钙通道拮抗剂的清除更为缓慢。老年人口服维拉帕米或静脉滴注地尔硫草后心率减慢和血压降低程度超过成年人，同样剂量的维拉帕米和地尔硫草在老年患者则有可能引起传导障碍，如窦性心动过缓、窦房阻滞、房室阻滞或束支阻滞，因此必须从小剂量用起，如维拉帕米 40mg，每日 3 次，地尔硫草 30mg，每日 3 次，80 岁以上老人再减半量开始，在密切观察下调整用药量。

此外，用二氢吡啶类治疗老年高血压时，尽量选用长效（缓释或控释）制剂，如硝苯地平、尼群地平、尼卡地平和非洛地平缓释片等。因为短效制剂（如硝苯地平）在长期较大剂量（>40mg/d）应用时，常可引起血压骤降、反射性心率加快、交感神经激活、心肌耗氧量增加，从而加重心肌缺血，对高血压合并心绞痛、急性心肌梗死和心力衰竭产生不利影响，甚至在某些情况下增加病死率。

临床中，急性心肌梗死合并心力衰竭的老年患者尽量不用钙拮抗剂，因为大多数钙拮抗剂均有不同程度的负性肌力作用。对于急性心肌梗死的长期治疗和二级预防，仅在没有严重心力衰竭和无法应用 β 受体阻滞剂（如哮喘）时可以考虑非二氢吡啶类钙拮抗剂。

对于在长期应用 β 受体阻滞剂的老年患者，维拉帕米、地尔硫草等不宜静脉给药，因为它们可引起严重传导阻滞和心脏停搏，特别是老年人传导系统有随增龄而退行性改变的趋势。

注意避免停药综合征。钙拮抗剂患者不能突然停药，长期（2 周以上）应用钙拮抗剂突然停药者，有 59% ~20% 可出现停药综合征，老年患者更为明显，表现为心绞痛加重、血压反跳。甚至出现心肌梗死和高血压危象，因此长期应用必须逐渐减量，在 1 ~2 周内达到停药。

5. 地高辛 地高辛是最常用的洋地黄类药物，由于老年人发生心力衰竭、心房颤动等心律失常情况远较中青年人为高，因此应用地高辛者也远较后者为多。地高辛分布容积减少，另外肾脏清除减慢，老年人应用地高辛需减量，并应加强监测。据统计，在所有地高辛中毒的患者中，80% 以上超过 60 岁，中毒后的病死率也更高。在老年人中，地高辛的半衰期平均长达 70h（正常半衰期为 36h），范围在 24 ~129h，半衰期的延长程度主要取决于肾功能。

老年人地高辛中毒的危险因素主要有：①电解质紊乱与酸碱失衡。特别是低血钾，可导致严重室性心律失常，高血钾可加重房室传导延迟。②肾功能不全。老年肾动脉硬化、高血压、糖尿病、高尿酸血症等均可使肾小球滤过率下降，降低洋地黄排泄。③慢性阻塞性肺疾病。因合并低氧血症、高碳酸血症及心力衰竭而使心肌对洋地黄敏感性增加。④严重心肌缺血易导致洋地黄促心律失常。⑤黏液性水肿可使地高辛半衰期延长。⑥多种药物合用。如使用利尿剂引起低钾、低镁、低氯，再如使用对窦房结和房室结有附加影响的药物会加重传导障碍，如维拉帕米、地尔硫草、β 受体阻滞剂、可乐定、甲基多巴、奎尼丁、胺碘酮等。

老年患者应用洋地黄的方法：①用药前须进行血气分析、血电解质及肝肾功能检查。②急性左心衰竭宜静脉用毛花苷丙 0.2 ~0.4mg，必要时可 4h 后再用 0.2mg，以后每日应用 0.2 ~0.4mg，并注意去除诱因，病情稳定后若需维持剂量，则改为地高辛口服，按慢性心力衰竭处理。③对于慢性充血性心力衰竭，一般不用负荷量而用维持量法，可根据肌酐清除率决定地高辛用量，一般 50～79ml/min，或 0.25mg/d；也可 26～49ml/min，0.187mg/d；10～25ml/min，0.125mg/d。若为 80 岁以上患者则须再减半剂量。④测定血地高辛浓度有助于指导用药，抽血时间一般在每天服地高辛之前血浓度低谷时为宜，正常值范围为 0.5～2.0μg/L。

必须注意的是老年人地高辛过量的反应可为非特异性的，恶心、厌食、视力障碍等不良反应可不明显。

6. 利尿剂　利尿剂治疗心衰可获得立竿见影的效果，消除症状最为迅速，但如果大量利尿，可致血液浓缩、痰液黏稠，同时心衰时心排血量减少，有效动脉血容量降低，引起抗利尿激素分泌异常，加之激活肾素－血管紧张素－醛固酮系统（RAAS），易引起电解质紊乱。利尿剂可加重其他药物引起的直立性低血压、增加洋地黄不良反应，应谨慎使用。目前螺内酯作为醛固酮受体拮抗剂在心力衰竭中与其他神经内分泌拮抗剂联合应用受到重视，RALES 试验显示心力衰竭时应用螺内酯可使心力衰竭患者病死率下降 27%，应用螺内酯后血清 I 型和 III 型胶原蛋白明显低于安慰剂组，是螺内酯降低心力衰竭病死率的机制之一，但其根本机制尚不清楚。螺内酯与 ACEI 制剂合用有引起高钾血症的危险，同时与噻嗪类利尿剂、袢利尿剂合用，与其排钾作用相抵消，可使血钾维持在正常水平，也免去了既往心力衰竭患者长期利尿时需服补充钾盐时容易出现的消化道反应及溃疡。噻嗪类利尿剂由肾脏排泄。螺内酯由肝脏代谢。呋塞米可从肾脏和肝脏两种途径清除。老年人应用利尿剂需减少用药剂量。利尿剂常见不良反应为低血钠、低血钾、低血镁、高血糖、血脂代谢紊乱。大剂量呋塞米快速静脉推注时可使肾功能恶化。

临床中利尿剂与 ACEI 联合应用可增加疗效而减少不良反应。由于慢性心力衰竭时交感神经的持续激活，可促进心力衰竭恶化。在严密监护下应用，且应在 ACEI 和利尿剂基础上加用 β 受体阻滞剂，可以明显提高左心室射血分数，改善症状，降低病死率。通常可以长期用药，但老年患者需监测其不良反应，特别是 NYHA 心功能 IV 级心力衰竭患者。

7. 硝酸酯类药物　由肝脏代谢，老年人应用硝酸酯类药物，肝脏首过效应减弱，应用硝酸酯类药物后可出现直立性低血压。硝酸酯类药产生耐药性是其无效的重要原因之一，临床表现包括：①在使用硝酸酯类特别是长效制剂或持续释放型贴膏的过程中逐渐失效。②长期口服硝酸异山梨酯的患者含化硝酸甘油或硝酸异山梨酯后低血压效应明显减轻或血压、心率无变化（长效与短效制剂的交叉耐药）。耐药性产生的机制主要涉及血管的巯基（－SH）消耗学说和非血管机制学说（如神经元递质的激活等）。

硝酸酯类的停药反跳现象是指长期使用硝酸酯类药物的患者，对药物产生了依赖性，当突然停药时，可引起病情急剧变化，如导致冠状动脉痉挛、剧烈心绞痛、急性心肌梗死，甚至猝死。因此，长期连续应用长效制剂（1 个月以上）的老年患者，停药时应在 2 周内逐渐减量，直至停用。

硝酸酯类的"零点效应"多发生在长间歇、偏心疗法的患者，因夜间时间长，当至深夜或凌晨时，体内血药浓度降至最低水平，易发生心绞痛。预防的措施是，在睡前加服 1 次非硝酸酯类药物，如地尔硫䓬、氨氯地平等。

总之，老年人由于药物动力学、药效学的改变，基础疾病、合并用药的增多，应用心血管药物时须注意：①在非紧急情况下，心血管药物宜从小剂量开始，逐步缓慢增加剂量。②减少不必要的合并用药。③加强监测，密切注意药物的不良反应。对胺碘酮、地高辛、华法林这 3 个药物应用时要特别注意。

由于心血管疾病一般是需长期服药的疾病，高血压、冠心病等大多数慢性心血管疾病的治疗药物，如他汀类、阿司匹林、ACEI 等需要长期，甚至终身应用。

四、老年人高血压的治疗原则

使用一种降压药，应从小剂量开始。由于老年人肝脏和肾脏的功能减退，导致药物代谢和排泄减少，易造成药物的蓄积，使降压药治疗量和中毒量接近。同时，老年人对血容量的减少和交感神经的抑制敏感，压力感受器调节血压的敏感性降低等，常易发生直立性低血压，老年人心脏储备能力降低易发生心力衰竭，因此，老年人使用降压药物应从小剂量开始，逐渐增加用药量，使血压缓慢、平稳下降。在降压过程中，要注意有无心排血量降低、血管阻力异常等现象，避免各重要脏器因血压下降导致储备功能下降，增加心脏、脑、肾脏的血流量，防止心肌缺血和脑梗死的出现。同时老年高血压患者应避免使用神经节阻滞剂、α 受体阻滞剂及肼屈嗪等药物，以免发生直立性低血压，造成脑供血不足。

合理联合用药：对血压明显或严重升高的患者和有脏器衰竭的患者，应积极降压治疗，为使降压效果增大且不增加降压药的不良反应，可按需要联合使用两种或两种以上的降压药。联合应用降压药物优点：①两药降压机制不同，可以控制血压及其并发症。②两药合用，可减少各自用量，减轻药物的不良反应。③小剂量复方制剂，服用方便，改善依从性。如老年单纯收缩期高血压，可首选小剂量利尿剂加 ACEI，两药合用能避免低钾血症，增加降压效果。

五、老年人降脂治疗的原则

最近公布的一些关于老年人降脂的临床研究显示，老年人使用他汀类药物强化降脂"风险与利益并存"，因此应慎重。如纳入 5 804 例 70～82 岁有冠状动脉疾病或危险因素的老年心血管病患者的 PROSPER 研究，经过平均 3.2 年普伐他汀 40mg/d 的治疗，冠心病所致死亡和心肌梗死的绝对风险降低，但未能降低总病死率；新发癌症总数增加，癌症所致死亡亦有增加趋势。因此，在未得到更多临床证据之前，不应将其常规用于肿瘤老年高危人群或老年肿瘤患者的强化降脂治疗。MIRACL 研究证实，阿托伐他汀 80mg/d 可减少急性心肌梗死患者的复合心血管事件，但无 65 岁以上老年人群的分析结果。PROVEIT 研究经过两年的随访证实，阿托伐他汀 80mg/d 较普伐他汀 40mg/d 使复合心血管终点事件减少 16%，但对 65 岁以上老年人群的亚组分析未观察到类似结果。A－to－Z 研究对急性冠状动脉综合征（ACS）患者 24 个月的随访结果表明，大剂量他汀类药物强化治疗（辛伐他汀 80mg/d）与中等剂量延迟降脂治疗比较，虽然将低密度脂蛋白胆固醇（LDL－c）含量再降低 0.36mmol/L，主要终点的危险也呈下降趋势，但未达显著性差异；而肝酶升高和肌病的发生率却明显增加。IDEAL 研究对 80 岁以下心肌梗死患者服用常规剂量辛伐他汀 20mg/d 或大剂量阿托伐他汀 80mg/d 进行了对比研究，结果显示，阿托伐他汀未能显著性地减少主要终点事件、冠心病死亡；虽然大剂量阿托伐他汀未显著性地增加肌病的发生率，但仍出现了较多的不良事件，如转氨酶升高的发生率为 1.0%，而常规剂量的辛伐他汀仅为 0.1%。TNT 研究显示，分别随机给予高胆固醇稳定性冠心病患者（35～75 岁）阿托伐他汀 10mg/d、80mg/d 治疗，平均 4.9 年，大剂量组较小剂量组的 LDL－C 进一步下降 0.88mmol/L，主要终点心血管事件减少22%；但肝酶异常、相关不良反应及停药率显著增加。此外，目前国际医学界尚无80岁以上高龄老年人使用他汀类药物的大规模随机临床试验，也缺乏老年人群用其进行降脂治疗的冠心病一级预防的临床试验证据，有关他汀类药物对老年人认知功能、心功能、免疫功能的影响亦缺乏大规模随机对照临床研究。有学者对这些临床试验做了统计发现，他汀类药物的剂量每增加1倍，仅使LDL-C含量进一步下降5%~6%，而相应的肝毒性和肌肉毒性发生率却与剂量呈正相关。

因此，这时不宜提倡强化降脂，而应该进行个体化调脂治疗，即使是高危患者也不宜强化降脂。最新资料显示，对比年轻患者，65岁以上的老年患者三酰甘油、胆固醇水平下降，高密度脂蛋白胆固醇水平稳定但抗氧化活性降低。服用相同剂量的他汀类药物，老年患者比年轻患者血脂水平要多降低3%~5%，只需要年轻患者一半的剂量，就可使老年患者的LDL-C降低6%，加上老年患者衰老、多脏器功能减退、心血管危险因素并存，尤其对80岁以上的瘦弱老年女性患者更应细加评估，否则更易发生严重不良反应。

（钟聪敏）

第十五节　心肺复苏

心肺复苏（cardiopulmonary resuscitation，CPR）是心肺复苏技术的简称，是针对心跳和呼吸停止所采取的抢救措施，即采用胸外按压或其他方法建立暂时的人工循环并恢复心脏的自主搏动和血液循环，用人工呼吸代替自主呼吸并恢复自主呼吸，达到恢复苏醒和挽救生命的目的。现代心肺复苏包括基本生命支持（basic life support，BLS）、高级生命支持（advance cardiovascular life support，ACLS）和持续生命支持（persistent life support，PLS）三个部分，本章主要讲解生存链、基础生命支持和高级生命支持中与心血管有关的药物应用。

一、生存链

1992年《心肺复苏指南》提出"生存链"的基本概念。具体描述了早期识别与启动急救系统、早期心肺复苏、早期除颤以及早期高级生命支持。生存链包含的重要原则：①如果生存链中的任何一个环节薄弱或中断，都将会使生存率降低。②其中"早期识别与启动急救系统"这一环节最为重要。2010年《心肺复苏指南》（以下简称2010年指南）继续强调，有效BLS是ACLS成功的基础，即开始尽可能少地中断高质量CPR，数分钟内对室颤（VF）/无脉室速（VT）患者进行电除颤。新"生存链"的第五个环节即心脏骤停后续治疗，强调多学科综合优化救治的重要性（见图4-1）。

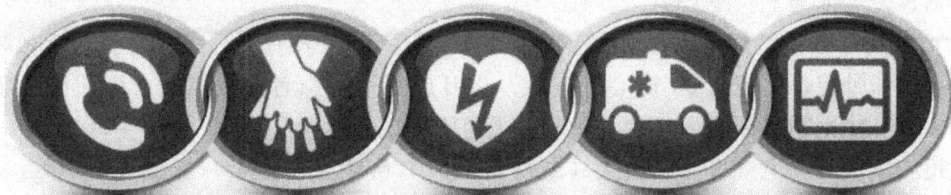

图4-1　生存链的环节包括：早期识别与启动急救系统、早期心肺复苏、早期除颤、
早期高级生命支持及心脏骤停后续治疗

二、基本生命支持

BLS 是一系列的操作程序，包括对心跳、呼吸停止的判断，基本循环和呼吸支持等干预的技术。CPR 中有 A、B、C、D 四步，即：A：开放气道；B：人工通气；C：循环支持；D：电除颤。现场急救人员首先要对患者有无反应、有无意识，呼吸和循环体征做出准确判断。只要发现无意识、无呼吸（包括无效呼吸）立即向急救医疗服务系统求救，如果有 2 名以上急救人员在场，一名应立即实施 CPR，另一名则快速求救。心肺复苏的基本程序：识别判断、呼叫急救系统和心肺复苏（CPR）。

1. 识别判断 BLS 的"识别判断"阶段极其关键，经过准确识别，无意识、反应、呼吸即实施 CPR（按 C－A－B 顺序）。正确判断患者心跳、呼吸停止需要急救人员有迅捷的反应能力，无论是判断过程，还是相继采取的急救措施，时间要求非常短暂和迅速，不应超过 10s。只要发病地点不存在危险并适合，应就地抢救。急救人员在患者身旁快速判断有无损伤和反应。可轻拍或摇动患者（图 4－2），并大声呼叫："您怎么了！"如果患者有头颈部创伤或怀疑有颈部损伤，要注意可能造成脊髓损伤，对患者不适当的搬动会造成截瘫。

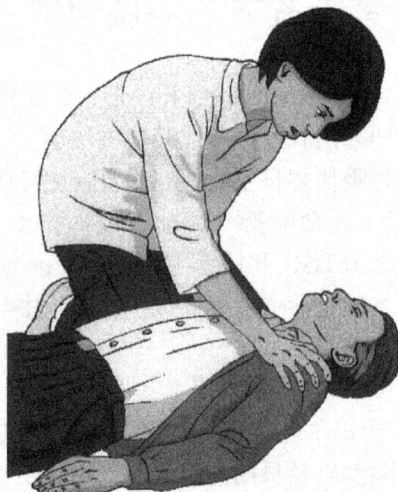

图 4－2 判断受难者的意识

2. 启动急救系统 如发现患者无反应、无意识及无呼吸，只有一人在现场，要先拨打急救电话，启动急救系统，目的是求救于专业急救人员，并快速携带除颤器到现场。如果是淹溺或其他原因窒息所致，应立即进行五组 CPR（约 2min），再去打电话。2 人以上时，一人打电话，另一人马上实施 CPR。

3. 心肺复苏准备 如果患者无反应，急救人员应判断患者有无呼吸或是否为无效呼吸，先使患者取仰卧位，即先行 30 次心脏按压，再开放气道。患者无反应时，因肌张力下降，舌体和会厌可能把咽喉部阻塞（舌是造成呼吸道阻塞的最常见原因）。有自主呼吸时，吸气过程气道内呈负压，也可将舌或会厌（或两者同时）吸附到咽后壁，造成气道阻塞。常用的开放气道方法有两种，即仰头提颏法（图 4－3）和推举下颌法（图 4－4）。如无颈部创伤，两种方法都可以采用，对非专业人员因推举下颌法难于学习，故不推荐采用；专业急救人员对于怀疑有颈椎脊髓损伤的患者，应避免头颈部的延伸，可使用推举下颌法。

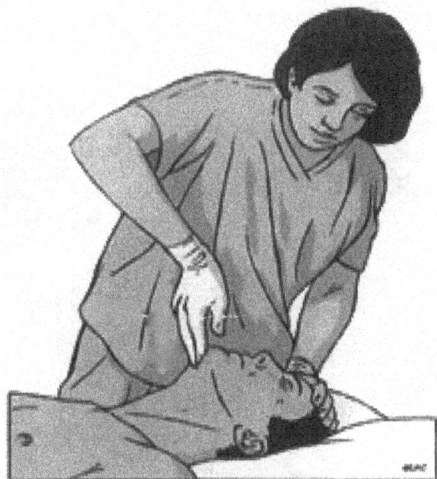

图 4-3 仰头提颏法

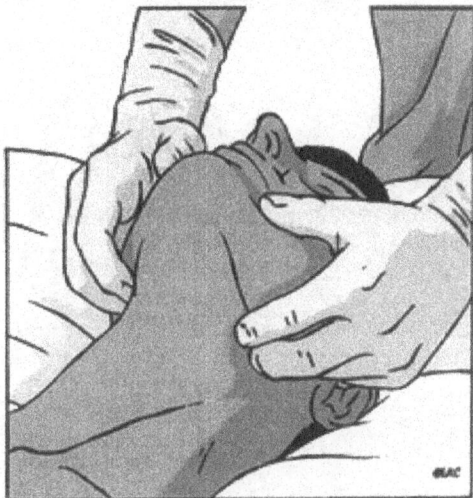

图 4-4 推举下颌法

三、人工呼吸

检查呼吸开放气道后，不再推荐采用感觉有无气息（流），观察胸部有无起伏动作，听有无气流呼出声音的方法。一经观察确定无意识，及无呼吸或出现无效呼吸，即判断为心搏骤停。

绝大多数呼吸或心搏骤停患者均无呼吸，偶有患者出现异常或不规则呼吸，或有明显气道梗阻征的呼吸困难，这类患者开放气道后即可恢复有效呼吸。开放气道后发现仍无呼吸或呼吸无效时，应立即行人工通气，如果不能确定通气是否有效，也应立即进行人工通气。采用人工呼吸时，每次通气必须使患者的肺膨胀充分，可见胸廓上抬。常用的人工呼吸的方式包括口对口呼吸（图 4-5）、口对鼻呼吸、口对气管套管呼吸、口对面罩呼吸（图 4-6）以及球囊-面罩通气。

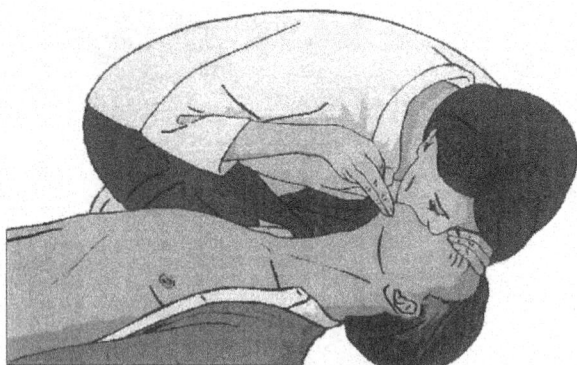

图 4 - 5 口对口人工呼吸

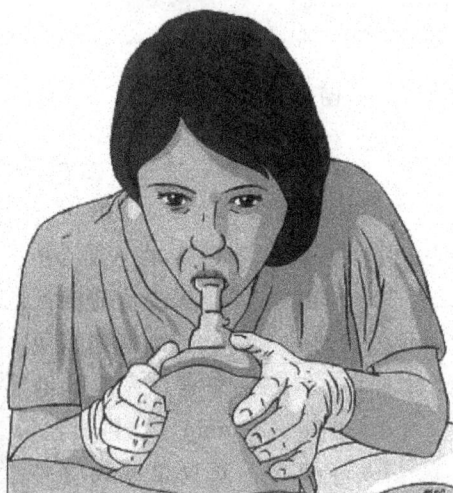

图 4 - 6 口对面罩人工呼吸

四、循环支持

1. 循环评估 2011 年指南规定对非专业急救人员,在行 CPR 前不再要求将检查颈动脉搏动作为一个必需的诊断步骤。因此,非专业急救人员无需根据脉搏检查结果来确定是否需要胸外按压或电除颤,如果发现无反应、无自主呼吸即按心搏骤停处理。对于专业急救人员可检查脉搏,但不能超过 10s,如不能确定有无脉搏,应立即进行 CPR。专业急救人员在检查循环体征时,要一方面检查颈动脉搏动,一方面观察呼吸、咳嗽和运动情况,专业人员能鉴别正常呼吸、濒死呼吸,以及心搏骤停时其他通气形式。评价时间不要超过 10s,如果不能肯定是否有循环,则应立即开始胸外按压。

2. 胸外按压 CPR 期间循环支持的主要措施是胸外按压,部位要求在胸部正中进行按压,要求按压可产生 60 ~ 80mmHg 的收缩压,通过增加胸内压或直接挤压心脏产生血液流动,通过胸外按压使血液流向肺,并辅以适当的呼吸,就可为脑和其他重要器官提供充足的氧气,以便行电除颤。2010 年专家达成共识:①CPR 时为保证组织器官的血流灌注,必须实施有效的胸外按压。②成人按压频率至少 100 次/分,按压深度不少于 5cm,每次按压后胸廓完全回复,按压与放松比大致相等。③尽量避免胸外按压的中断。④在建立人工气道前，成人单人 CPR 或双人 CPR，按压/通气比率都为 30∶2，气管插管以后，按压与通气可能不同步，通气 8~10 次/分，按压频率大于 100 次/分。

3. 单纯胸外按压的 CPR 如果旁观者未经过心肺复苏培训，则应进行单纯胸外按压的心肺复苏，即仅为突然倒下的成人患者进行胸外按压，并强调在胸部正中用力快速按压，或者按照急救调度人员的指示操作。所有经过培训的非专业施救者应至少为心搏骤停患者进行胸外按压。另外，如果经过培训的非专业施救者有能力进行人工呼吸，应按照 30 次按压对应 2 次呼吸的比率进行按压和人工呼吸。单纯胸外按压（仅按压）心肺复苏对于未经培训的施救者更容易实施，而且更便于调度员通过电话进行指导。另外，对于心脏病因导致的心搏骤停，单纯胸外按压心肺复苏或同时进行按压和人工呼吸的心肺复苏的存活率相近。

4. 咳嗽 CPR 目的是启动本身自主的 CPR，这在理论上是可能的，但在临床应用时有一定限制。临床上要求严密监护患者，心搏骤停一定要在目击下发生，在患者意识丧失之前要用力咳嗽，而且这一情况只有在心脏骤停前的 10~15s 可行。咳嗽可使患者胸内压升高，使血流继续流动，以保持清醒的意识。

五、电击除颤

大多数成人突发非创伤性心搏骤停的原因是 VF，电除颤是救治 VF 最为有效的方法。早期电除颤也是心脏性猝死患者复苏成功的关键。心律分析证实为 WF/无脉性 VT 应立即进行 1 次电除颤，之后做 5 组 CPR，再检查心律，必要时再次除颤。单相波除颤器首次电击能量选择 360J，双相波除颤器首次电击能量选择 150J 或 200J。心脏静止与无脉电活动电除颤均无益。如果任何施救者目睹发生院外心搏骤停且现场有 AED，施救者应从胸外按压开始心肺复苏，并尽快使用 AED。在医院和其他机构使用现场的 AED 或除颤器治疗心搏骤停的医务人员应立即进行心肺复苏，并且尽快使用准备好的 AED/除颤器。

六、心肺复苏药物的应用

心脏停搏时，用药应考虑在其他方法之后，如急救人员应首先开展基本生命支持（BLS）、电除颤、适当的气道管理，而非先应用药物。开始 BLS 后，尽快建立静脉通道，同时考虑应用药物抢救。心肺复苏期间常用的复苏药物包括：

1. 肾上腺素 肾上腺素作为血管收缩药有百年历史，作为 CPR 基本用药已有四十多年历史。主要药理作用有：增强心肌收缩力；增加冠状动脉及脑血流量；增加心肌自律性和减低除颤阈值等。目前肾上腺素仍被认为是复苏的一线选择用药，可用于电击无效的 VF/无脉性 VT、心脏静止或无脉性电活动（PEA）。用法是 1mg 静脉推注，每 3~5min 重复一次，每次从周围静脉给药时应该稀释成 20ml，以保证药物能够到达心脏。因心内注射可增加发生冠状动脉损伤、心脏压塞和气胸的危险，同时也会延误胸外按压和肺通气开始的时间，因此，仅在开胸或其他给药方法失败或困难时才考虑应用。

2. 血管加压素 血管加压素实际上是一种抗利尿激素。当给药剂量远远大于其发挥抗利尿激素效应时，它将作为一种非肾上腺素能样的周围血管收缩药发挥作用。血管加压素是通过直接刺激平滑肌 V_1 受体而发挥作用的。平滑肌的收缩可产生一系列的生理效应，包括皮肤苍白、恶心、小肠痉挛、排便感和支气管痉挛，对女性还可引起子宫收缩。如果动脉给药，血管加压素因其对血管的收缩作用，对食管静脉曲张破裂出血有良好的治疗效果。此外，在腹部血管造影时，血管加压素可以促进胃肠道平滑肌收缩，减少肠道内气体的影响。对意识清楚的冠心病患者并不建议使用该药，因为该药增加周围血管阻力作用可诱发心绞痛的发作。在正常循环的模型中，血管加压素的半衰期为 10~20min，这较心肺复苏时肾上腺素的半衰期要长。

CPR 时血管加压素与 V_1 受体作用后，可引起周围皮肤、骨骼肌、小肠和血管的强烈收缩，而对冠状动脉血管和肾血管床的收缩作用相对较轻，对脑血管亦有扩张作用。因该药没有 β 肾上腺素能样活性，故 CPR 时不会引起骨骼肌血管舒张，也不会导致心肌耗氧量增加。血管加压素被认为是与肾上腺素相比对心搏骤停可能同样有效的一线药物，在长时间缺血情况下，两者联合使用的效果是单用肾上腺素或血管加压素的 3 倍。血管加压素一般可在第一或第二次电除颤后通过静脉或骨髓途径给药一次（40U），肾上腺素可每 3~5min 给药一次（1mg），血管加压素或许可替代第一或第二剂肾上腺素。40U 的血管加压素加 1mg 肾上腺素，疗效优于 1mg 肾上腺素（Ⅱa 级推荐）。

3. 胺碘酮　胺碘酮（amiodarone，可达龙）属于Ⅲ类抗心律失常药物。2005 年《心肺复苏指南》更加突出了胺碘酮治疗各种心律失常的主流地位，更适合于严重心功能不全患者的治疗。如射血分数 <40% 或有充血性心衰征象时，胺碘酮为首选的抗心律失常药物。因为在相同条件下，胺碘酮作用更强，且比其他药物致心律失常的可能性更小。2005 年《心肺复苏指南》推荐：当 CPR、2 次电击除颤以及给予血管加压素后，如 VF/无脉性 V-T 仍持续，应考虑给予抗心律失常药物，优先选用胺碘酮静注，若无胺碘酮，可使用利多卡因 75mg 静注。胺碘酮用法：心搏骤停患者如为 VF/无脉性 VT，初始剂量为 300mg 溶入 20~30ml 生理盐水或葡萄糖液内快速推注，3~5min 后再推注 150mg，维持剂量为 1mg/min 持续静滴 6h。非心搏骤停患者，先静脉给予负荷量 150mg（3~5mg/kg），10min 内注入，后按 1~1.5mg/min 持续静滴 6h。对反复或顽固性 VF/VT，必要时应增加剂量再快速推注 150mg。一般建议每日最大剂量不超过 2g。

胺碘酮具有负性心肌收缩力和扩血管的作用，可引起低血压和心动过缓。这常与给药的量和速度有关，预防的方法就是减慢给药速度，尤其是对心功能明显障碍或心脏明显扩大者，更要注意注射速度，监测血压。

4. 利多卡因　仅作为无胺碘酮时的替代药物：初始剂量为 1~1.5mg/kg 静脉推注。如 VF/VT 持续，可给予额外剂量 0.5~0.75mg/kg，5~10min 一次，最大剂量为 3mg/kg。

5. 异丙肾上腺素　异丙肾上腺素是纯 β 受体兴奋剂，具有正性肌力作用，加速时相效应，增加心肌耗氧，加重心肌缺血和心律失常。其适应证是心动过缓，需植入起搏器者，或者尖端扭转型室速（除外先天性长 QT 间期后，可临时使用），滴速宜慢，不能静脉推注。

6. β 受体阻滞剂　对于一些难治性多形性 VT、尖端扭转型 VT、快速单形性 VT 或室扑（频率大于 260 次/分）及难治性 VF，可试用静脉 β 受体阻滞剂。美托洛尔每隔 5min，每次 5mg 静脉注射，直至总剂量 15mg；艾司洛尔 0.5mg/kg 静脉注射（1min），继以 50~300μg/min 静滴维持。

7. 硫酸镁　仅用于尖端扭转型 VT（Ⅱb 类推荐）和伴有低镁血症的 VF/VT 及其他心律失常两种情况。用法：对于尖端扭转型 VT，紧急情况下可用硫酸镁 1~2g 稀释后静脉注射，5~20min 注射完毕；或 1~2g 加入 50~100ml 液体中静滴。必须注意，硫酸镁快速给药有可能导致严重低血压和心搏骤停。

8. 儿茶酚胺类药物　本类药物不仅能较好地稳定心脏电活动，而且具有良好的正性肌力和收缩外周血管作用。当不需要肾上腺素的变时效应时，可考虑使用多巴胺或多巴酚丁胺。多巴胺的推荐剂量：$5\sim20\mu g/$（$kg\cdot min$），超过 $0\mu g/$（$kg\cdot min$）可以导致体循环和内脏血管的收缩。多巴酚丁胺具有很强的正性肌力作用，无明显血管收缩作用，常用于严重收缩性心功能不全的治疗，剂量范围 $5\sim20\mu g/$（$kg\cdot min$）。

9. 钙剂　钙离子在心肌收缩和冲动传导中有重要的作用。但回顾性和前瞻性研究均表明，心搏骤停患者应用钙剂治疗无效。另外，有理论根据表明，补钙过多导致的高血钙可能对机体有害。只有高血钾、低血钙或钙通道阻滞剂中毒时，钙剂治疗有效，其他情况均不用钙剂治疗。对于高血钾触发的难治性 VF，可给予 10% 葡萄糖酸钙 $5\sim20ml$ 静脉注射。

10. 碳酸氢钠　在心搏骤停和复苏后期，足量的肺泡通气是控制酸碱平衡的关键。高通气可以通过减少二氧化碳潴留，纠正呼吸性酸中毒。很少有研究表明，缓冲碱治疗可以改善预后。只有在一定的情况下，应用碳酸氢盐才有效，如患者原有代谢性酸中毒、高钾血症、三环类或苯巴比妥类药物过量。此外，对于心脏停搏时间较长的患者，应用碳酸氢盐治疗可能有益。但只有在除颤、胸外心脏按压、气管插管、机械通气和血管收缩药治疗无效时方可考虑应用该药。应根据患者的临床状态应用碳酸氢盐：使用时，以 $1mmol/kg$ 作为起始量，在持续 CPR 过程中每 15min 重复 1/2 量，最好根据血气分析结果调整补碱量，防止产生碱中毒。

11. 阿托品　阿托品（atropine）可阻断或逆转胆碱能介导的心率下降和房室结传导的降低，是治疗急性症状性心动过缓的一线药物（Ⅱa 类）。成人临床试验表明静脉用阿托品可提高心率，改善心动过缓相关的症状和体征，应考虑作为症状性窦性心动过缓、房室结水平传导阻滞或窦性停搏患者等待经皮或经静脉起搏器治疗时的临时治疗措施。对将要停搏的缓慢心律，阿托品 1mg 静注，每 $3\sim5min$ 一次，总剂量不超过 3mg，对心脏静止和 PEA，使用阿托品治疗可能无获益。

（胡金成）

第十六节　除颤与电复律

一、定义

心脏电复律（cardioversion）是指在严重快速心律失常时，将一定强度的电流直接或经胸壁作用于心脏使全部或大部分心肌在瞬间除极，将异常心脏节律转复为正常窦性节律，然后心脏自律性最高的起搏点（通常是窦房结）重新主导心脏节律的治疗过程。电除颤（defibrillation）是以一定量的电流冲击心脏从而使室颤终止的方法，用于治疗室颤。电复律主要用于治疗快速性心律失常。

二、电复律/电除颤的种类

1. 直流电复律/除颤　根据所使用电流的性质不同可以区分为直流电与交流电复律/电除颤。交流电放电时电流量大，放电时间长达 20ms，不易避开心室易损期，易引起心肌损伤及更严重的心律失常，甚至可直接导致心功能恶化。因此，交流电复律/电除颤很快便废弃不用。近四十多年来世界各国均采用直流电复律。与交流电复律相比，直流电复律放电量容易控制，安全性较高，且便于同步电复律。

2. 同步与非同步电复律/电除颤　临床根据治疗过程中是否采用同步触发可以将电复律/电除颤区分为同步与非同步电复律/电除颤。同步电复律是指利用同步触发装置，用体表心电图 R 波来控制电流脉冲的发放，使电流仅在心动周期的绝对不应期中发放（脉冲电流落在 R 波的下降支上，而避免落在 T 波顶峰前 20～30ms 以内的易损期），避免诱发室颤，临床上用于除室颤或心室扑动以外的其他快速性心律失常的转复。不用同步触发装置可在任何时间内放电，用于转复室颤或心室扑动，称为非同步电复律，临床上通常仅用于室颤或心室扑动的复律治疗；还有就是无法识别 R 波的快速室性心动过速，由于无法以同步直流电进行电复律，只能非同步电击（相当于除颤）。

3. 体内与体外电复律/电除颤　根据复律（除颤）电极板位置不同可以分为体内与体外电复律/电除颤。体内电复律/电除颤常用于心脏手术或急症开胸抢救的患者，一个电极板置于右室面，另一个电极板置于心尖部，电流能量通常为 20～30J，一般不超过 70J。非手术情况下，大多采用经胸壁复律（除颤），亦即体外电复律/电除颤；通常将 APEX（阴极电板）放在左前胸或心尖部，STERNUM（阳极电板）放在右胸或后背，从而保证电流可以正好通过心脏，达到理想的除颤效果。

4. 单向波和双向波电复律/电除颤　根据除颤波形的不同，现代除颤仪分为两种类型，即单向波和双向波。单向波是指半个正弦波，双向波是指完整的正弦波。双向波的优点是单向波结束心脏干扰杂波后再给出一个方向的引导性电波，该引导性电波接近心脏正常电信号，因此能更有效激发起心脏的正常工作。

5. 经食管内低能量电复律　所需能量较小（20～60J），患者不需要麻醉即可耐受，同时可避免皮肤烧伤，但仍需对食管电极导管的设计和安置进行不断改进，将来有望成为一种有前途的处理快速性心律失常的新方法。

6. 经静脉电极导管心脏内电复律　通常采用四极电极导管，在 X 线透视下将导管电极通过肘前或颈静脉插入右心，该导管可兼作起搏、程序刺激和电复律之用。所需能量一般为 2～6J，患者多能耐受，初始电击从低能量开始，然后逐渐增加电能。主要适用于心内电生理检查中发生的房颤。

7. 埋藏式心脏复律除颤器　近年来，经静脉置放心内膜除颤电极已取代了早期开胸放置心外膜除颤电极。埋藏式心脏复律除颤器的体积也明显减小，已可埋藏于胸大肌和胸小肌之间，甚至像起搏器一样可埋藏于皮下囊袋之中。可同时具备抗心动过缓起搏、抗心动过速起搏、低能电转复和高能电除颤等功能。

8. 自动体外除颤仪（automated external defibril－lator，AED）　AED 是一种由计算机编程与控制的、用于体外电除颤的、自动化程度极高的除颤仪。AED 具有自动分析心律的功能。当电极片粘贴好之后，仪器立即对心搏骤停者的心律进行分析，迅速识别与判断可除颤性心律（心室颤动或无脉性室速），一旦患者出现这种可除颤性心律，AED 便通过语音提示和屏幕显示的方式，建议操作者实施电除颤。AED 体积小、重量轻，便于携带与使用，不仅专业人员，即使是非专业人员，在经过规定的学时培训之后，也完全可以安全、正确地掌握 AED 的操作方法。其操作步骤是相同的，即开机、分析心律、建议是否电击。现代的 AED 大多采用双向波技术。

目前一般情况下所说的电复律/电除颤均指在体外采用直流电进行的电击操作，因此，下文所述电复律/电除颤均指体外直流电复律（除颤）。

三、电复律/电除颤的适应证

心脏电复律对终止折返性心动过速特别有效。原则上，任何形式的心动过速，只要导致低血压、充血性心力衰竭或心绞痛，而内科治疗又不能迅速奏效时，均应电击终止。转复成功后，患者的血流动力学状态几乎均能改善。

1. 心室颤动和心室扑动　一旦出现心室颤动或心室扑动，通常即可引起显著的血流动力学障碍，应立即使用非同步电击复律，而且越早越好，因为除颤成功的可能性随着时间的流逝而降低且室颤可能在数分钟内转为心脏停搏。对于顽固性心室颤动患者，必要时可静脉推注利多卡因或胺碘酮等药物；若电击前室颤波很细小，可以静脉注射肾上腺素，使颤动波变大，以提高转复的成功率。

2. 室性心动过速　室性心动过速经药物治疗无效或伴有严重血流动力学障碍及频发阿斯综合征应紧急行同步直流电电击复律；但是对于无法识别 R 波的快速室性心动过速，有时只能进行非同步电复律治疗。

3. 心房颤动　心房颤动是选用同步直流电复律中最常见的一种心律失常。电复律即刻成功率在 70% ~ 96%。由于心房颤动的病因各异，病程长短不一，对药物反应差异较大，故在电复律的选择上应多方权衡。心房颤动行电复律治疗应遵循下述原则：有血流动力学障碍或症状严重，但药物治疗未能有效时需尽快电复律；无明显血流动力学障碍不需紧急电复律，但电复律后可望维持窦律，改善心功能，缓解症状。

心房颤动有下列情况者可考虑电复律：①心室率快、药物治疗无效；②房颤后心力衰竭或心绞痛恶化或不易控制；③持续房颤病程在 1 年以内且房颤前窦房结功能正常；④心脏、左房扩大不明显（心胸比例 <60%，左房直径 <55mm）；⑤二尖瓣病变已经手术纠治 6 周以上者；⑥原发病（如甲状腺功能亢进、急性心肌梗死、肺炎、肺栓塞等）已得到控制，但心房颤动仍持续存在的患者；⑦预激综合征合并快速房颤，如药物无效且存在血流动力学障碍，应尽快电复律；如心室率过快（>200 次/分）时应考虑同步直流电复律，当心室率达 250 次/分，立即给予同步直流电复律。

但是近年来对以心房大小、瓣膜病变严重程度来决定是否进行电复律有不同意见，不少临床学家认为，对房颤患者都应给予 1 次电复律的机会。

4. 心房扑动　心房扑动药物治疗通常较为困难，而电复律对心房扑动有较高的转复率，成功率几乎为 100%，且所需能量较小，50J 以下能量电击，95% 的患者可转复为窦性心律。故有人提出电复律是终止心房扑动的首选方法，特别是快速心室率引发低血压、心力衰竭或心绞痛的患者，可立即同步电复律。

5. 阵发性室上性心动过速　绝大多数室上速不需要首选电复律，应根据具体情况首选兴奋迷走神经的方法转复，或选用药物转复方法，也可选用食管调搏治疗。但少数顽固性阵发性室上速经治疗无效，发作持续时间长，并伴有血流动力学障碍，如血压下降、诱发或加重心绞痛或心力衰竭，此时无论是窄 QRS 波还是宽 QRS 波均应立即行直流电复律治疗。

6. 异位性心动过速性质不明　异位性心动过速而性质不明（如室上性心动过速伴差异性传导抑或室性心动过速不能明确鉴别时）而导致用药困难且伴有明显血流动力学障碍者

也可进行电复律。

四、电复律/电除颤的禁忌证

下列情况禁用电复律：①洋地黄中毒引起的快速性心律失常。洋地黄中毒时心脏对电击的敏感性增加，容易导致恶性室性心律失常（如心室颤动）的发生，因此，若此时电刺激可引起不可逆的心搏停止。②室上性心律失常伴高度或完全性房室传导阻滞或持续心房颤动未用影响房室传导药物情况下心室率已很缓慢。③伴有病态窦房结综合征（即快 – 慢综合征）。④近期有动脉栓塞或经超声心动图检查发现心房内存在血栓而未接受抗凝治疗者。

房颤患者存在下列情况时不宜进行电复律：①拟近期接受心脏外科手术者。②电解质紊乱尤其是低血钾，电复律应该在纠正后进行。③甲状腺功能亢进伴房颤而未对前者进行正规治疗者。④左心功能严重损害者，因转复后有发生急性肺水肿可能。另外，心脏、心房明显增大（心胸比例 >65%，超声显示左房内径 >55mm）者，即使成功转复维持窦律的可能性也不大。⑤复律后在奎尼丁或胺碘酮的维持下又复发或不能耐受抗心律失常药物维持治疗者。⑥伴风湿活动或感染性心内膜炎而未控制的心脏病患者。⑦房颤为阵发性，既往发作次数少、持续时间短，预期可自动转复者，因为电复律并不能预防其复发。

此外，尖端扭转型室性心动过速或多形性室速伴有低钾血症者，QT 间期延长者应慎用电复律。异位起搏点自律性增加所致的快速性心律失常电复律疗效较差，即使复律成功后也容易复发。因此，自律性增高的房性心动过速、非阵发性交界性心动过速、加速性室性自主心律一般不主张用电复律治疗。

以上所列适应证及禁忌证都是相对的，应从每个患者的具体临床情况出发全面评估获益与风险，不能生搬硬套。

五、常见并发症

除了对患者选择和操作方法不当外，电复律的并发症可能与原有心脏疾患和所用电能大小有关。据报道，电击能量为 150J 时，并发症的发生率为 6%，大于 300J 时，并发症发生率可达 30%，因此，应尽量避免高能量电击。

1. 心律失常　①常见房性或室性早搏，窦性心动过缓和房室交界性逸搏，多为暂时性，一般不需处理；②窦性停搏、窦房阻滞或房室传导阻滞，多见于原有窦房结功能低下或房室传导系统有病变者，静脉滴注异丙肾上腺素或阿托品有助于提高心室率。

2. 心肌损伤　高能量电击后血清心肌酶（CK、LDH、AST）升高，大多可在 5~7 天恢复正常。少数患者心电图可见 ST – T 改变，偶见异常 Q 波和高钾性 T 波改变。

3. 低血压　多发生于高能量电击后，可持续数小时，多可自行恢复；如血压下降明显可用多巴胺、间羟胺（阿拉明）等血管活性药物。

4. 皮肤灼伤　几乎所有患者在电复律后电极接触部位均有皮肤灼伤，可见局部红斑水疱，多由于电极板按压不紧、导电糊过少或涂抹不均所致，一般无须特殊处理。

5. 血栓栓塞　心脏电复律后血栓栓塞的发生率约为 1.5%，多为心房栓子脱落导致外周动脉栓塞；过去曾有反复栓塞史者，尤其是房颤患者复律前应注意评估给予抗凝治疗的必要性。

6. 肺水肿及心力衰竭　由于电复律后左房机械性功能受到抑制，或受到肺栓塞的影响而出现肺水肿及心力衰竭，可使用扩血管药物及利尿剂治疗，必要时给予机械通气治疗。

六、电复律/电除颤的能量选择

电复律/电除颤的能量通常用焦耳来表示，即能量（J）＝功率（W）×时间（s）。能量大小的选择主要根据心律失常的类型和病情，在实际操作中需要考虑患者的体重等指标，如体重轻者可选用较小能量，而体重重者则常需使用较大能量。一般情况下，不同心律失常的单向波电复律/电除颤能量选择如下：心房扑动 50 ~ 100J，心房颤动 100 ~ 200J，室上性心动过速 100 ~ 150J，室性心动过速 100 ~ 200J，心室颤动 200 ~ 360J。而双向波电复律/电除颤能量则常为单向波能量的一半。一般一次电击未奏效时可增加电能再次电击。

七、电复律前的注意事项

（1）电复律/电除颤一般需要住院进行，需要进行全面的体格检查和有关实验室检查（包括心电图和血液化验等）。

（2）正在抗凝治疗者，应测定凝血酶原时间和活动度。如果患者正在服用洋地黄类药物，应在复律前停服 24 ~ 48h。

（3）电击前 8h 内应禁食禁水，避免复律过程中发生恶心和呕吐。

（4）12 导联心电图记录及心电连续监测，建立静脉通道，末梢氧分压达 90% 以上。

（5）房颤持续 48h 以上或不能确定房颤时间，转复前应常规抗凝治疗。转复前应用华法林 3 周，转复成功后持续应用 4 周，且应控制国际标准化比值（INR）在治疗范围内（1.8 ~ 3.0）。

（6）复律前抗心律失常药物的应用　服药的目的是建立相应药物的血药浓度以利于复律后窦律的维持，同时明确对药物的耐受性。另外，亦有少数患者用药后可转复为窦律从而免于电击。常用的可选择药物包括Ⅰc类和Ⅲ类抗心律失常药物。

（7）在电复律/电除颤时，应注意两个电极之间的胸壁不要涂凝胶、乳膏或盐水等导电物质，以避免电流可能沿胸壁表面流动，而未通过心脏。

若心电显示为细颤，应坚持心脏按压或用药，先用 1% 肾上腺素 1ml 静脉推注，3 ~ 5min 后可重复一次，使细颤波转为粗颤波后，方可施行电击除颤。触电早期（3 ~ 10min 内）所致的心搏骤停，宜先用利多卡因 100mg 静注。

八、操作过程中的注意事项

施行电复律的房间应较宽敞，除了除颤器外，还应具备各种复苏设施，例如氧气、急救箱、血压和心电监护设备等。患者仰卧于硬板床上，松解患者衣领、腰带，一般需要快速、安全和有效地麻醉，以保证电复律和电除颤时患者没有不适感和疼痛感，目前最常使用的是丙泊酚或咪达唑仑直接静脉注射。

患者一旦进入理想的麻醉状态后，暴露胸部，连接除颤器心电监测导联，记录心电图。并将两个涂有导电糊或裹有湿盐水纱布的电极分别置于相应位置。将一电极板置于胸骨右缘第 2、3 肋间，另一电极板置于心尖部。两个电极板之间距离不少于 10cm，电极板放置要紧贴皮肤，并有一定压力。准备放电时，操作人员不应再接触患者、病床以及同患者相连接的仪器，以免发生触电。电击复律成功后关闭除颤仪电源，充分清洁电极板并放回电极槽内。

九、电复律/电除颤后注意事项

电复律后应立即进行心电监测，并严密观察患者的心率、心律、血压、呼吸和神志，监测应持续24h。观察电复律术后是否有并发症：如皮肤烧伤、心肌损伤、循环栓塞、肺水肿以及各种形式的心律失常等。

心室颤动的患者复律后在监护室留院观察，房颤、室上性心动过速复律后于普通病房留院观察1~7d。

患者清醒后，卧床休息1~2d，清醒2h内避免进食水，防止恶心、呕吐。活动量以不引起心慌、胸闷为度。

清醒2h后给予高热量、高维生素、易消化饮食，保持排便通畅，避免情绪激动、吸烟、过度劳累、进食刺激性食物等。

严格按医嘱服药，定期复查；有心慌胸闷、呼吸困难应立即就诊，条件允许的情况下，反复发作的室性心动过速、心房颤动，应尽早安装除颤起搏器或经皮导管射频消融治疗。

指导患者规律服药，告知服药的注意事项，避免诱发因素，保持心情舒畅，适当增加活动。心脏病有复发的可能性，告知患者做好心理准备。

对于心房颤动患者，即使复律前未使用抗凝药物治疗，但是复律后仍需要抗凝4周，因为心房功能的恢复可能延迟至窦性心律恢复后3周。

十、最新国际指南亮点

最新国际指南亮点主要包括以下几点（详见表4-5）。

表4-5　2010年版《心肺复苏指南》的更新

2000年版	2005年版	2010年版
1. 婴儿和儿童CPR时，按压/通气比为5：1；成人CPR时，按压/通气比为15：2 2. 未强调胸外按压的质量和速率、胸腔完全恢复状态，以及减少中断胸外按压的重要性	1. 强调胸外按压的质量和频率，要求"用力而快速按压，按压频率100次/分" 2. 所有单人CPR时，按压/通气比均为30：2 3. 每次按压后使胸廓完全恢复到正常位置，压/放时间50%：50% 4. 应尽量控制中断胸外按压的时间	1. 调整了心肺复苏的流程，由A-B-C更改为C-A-B，把心脏按压放在了最重要的位置 2. 在除颤之前进行胸外按压，在除颤1次结束之后马上再进行胸外按压 3. 按压频率至少100次/分，按压深度至少5cm 4. 连续按压，尽可能减少按压中断，持续按压，不过早放弃患者 5. 可以在治疗科室使用机械按压

（1）AHA《心肺复苏指南》中的按压通气要求比发生了显著变化，从5：1到15：2到目前的30：2或连续按压，并要求避免过度通气。在2005年版本之后，美国亚利桑那大学心脏中心GordonA. Ewy等提出了纯胸外按压不通气的方式，并通过临床证实持续胸外按压即可提供充足的氧供。

（2）指南越来越强调在除颤之前，先进行胸外按压，使心脏得到足够的灌注。尤其是2010年《心肺复苏指南》，调整了心肺复苏的流程，由A-B-C更改为C-A-B，并要求更高的按压频率和按压深度。强调高质量的有效胸外按压。

（3）指南越来越重视不间断按压，和持续按压，减少中断次数并且不要过早放弃患者。

（4）2010 年《心肺复苏指南》针对心肺复苏的高质量要求促使我们考虑使用一种高效、便携的移动心肺复苏设备来辅助或部分替代人工按压。

（钟聪敏）

第十七节　心脏临时起搏技术

一、概述

自 20 世纪 30 年代初期，Hyman 首先应用钟表式机械发生器在人体进行了经胸心脏起搏术。20 世纪 50 年代初，Zoll 经皮穿刺进行心脏临时起搏成功地抢救了一例心脏停搏的患者。20 世纪 50 年代末，经皮和经食管心脏起搏的可行性得到肯定。在过去的二十年里，临时起搏术已成为处理严重心动过缓和某些心动过速的可靠方法。

心脏临时起搏的方法有以下几种：经皮起搏、经静脉心内膜起搏、经食管起搏和经胸起搏。临时起搏方式的选择通常取决于当时的情况，如紧急状况、是否可能需要植入永久心脏起搏器、患者本身的特殊因素（如身体状况、解剖部位情况、可利用的静脉入路等）和可能的并发症等。这些因素中大多数可能是发生在紧急情况下，而需要进行临时起搏的患者血流动力学常不稳定（或即将不稳定），并常需要迅速对心血管的衰弱状态进行预防和治疗干预。通常对不同的患者所采用的临时起搏方法因人而异，比如极严重的心率减慢发生在抢救室内，应首选经皮穿刺进行起搏，一旦稳定则改用经静脉心内膜起搏。各种临时起搏方法的优缺点比较见表 4 - 6。本节将简要介绍几种常用的临时起搏方法，主要侧重于经静脉心脏临时起搏术，经食管起搏在我国已普遍开展，本节不再赘述。

表 4 - 6　临时起搏的方法学

方法	优点	缺点
经皮	无创 并发症少 短期内可靠 较舒适	不舒适 不能长期应用
经静脉	可靠 可行房室顺序起搏	需要中心静脉入路
经食管	相对无创	只能起搏心房 不能长期应用
经胸	开始迅速	起搏钢丝常常放置困难 起搏效果不一（常因为患者非常危重） 并发症高
经心外膜	心脏直视手术后短期 内非常有效 并发症少	仅用于心脏直视手术后

二、经皮心脏起搏

在所有的临时起搏方法中，经皮心脏起搏是指出现严重缓慢性心律失常时在几秒内可以即刻施行的唯一非介入性治疗手段。尽管在 20 世纪 50 年代初其可行性已得到肯定，但直到最近由于一系列技术和仪器的改进，经皮起搏才得以更广泛应用。经皮心脏起搏现已成为迅速治疗缓慢性心律失常的有效治疗手段。由于经皮起搏属于非介入性治疗手段，其并发症发生率非常低，目前为止还未出现骨骼肌损伤、皮肤损伤或与经皮起搏有关的其他问题的报道。经皮起搏的最大弊病是不能保证稳定有效和可靠的心脏起搏。早期的研究显示，经皮起搏的总有效率为 70% ~ 80%。当出现持续性心动过缓或心脏收缩功能丧失（5min 以内），迅速进行经皮起搏是非常有效的（>90%）。现今，经皮起搏失败者多见于心肺复苏的延误并最终导致循环衰竭的患者，在这部分患者中，缺血、缺氧及电解质紊乱的状态下有效起搏常更加困难。

经皮起搏心脏是依赖安放在胸壁上的电极片使电流通过，并可激动心肌和起搏心脏。标准的电极片为 70 ~ 120cm^2 大的贴片，以提供对胸部窗口足够的覆盖面，并减少皮肤与电极片之间的电流密度，从而减轻对皮肤的刺激。儿科所用的电极片面积为 30 ~ 50cm^2。起初，高阻抗（500 ~ 1 000Ω）电极片可以降低皮肤与电极片之间的电流密度而使患者更能适应，但该电极不能用于心脏转复或除颤。更新设计的低阻抗电极（50 ~ 100Ω）能够获得更有效的起搏，患者更易耐受，而且又可以用于心脏转复和除颤。

合适的电极放置是决定经皮成功起搏的最重要的因素之一，标准的负极电极应直接覆盖在心尖部相当于体表心电图 V$_3$ 的位置，阳极应安置于（建议）背部脊柱与左侧或右侧肩胛骨的下半部之间，如果使用背部电极无效，也可选用以右前胸乳头上方大约 6 ~ 10cm 的距离为中心安置电极阳极。由于骨骼可增加阻抗，背部电极不应直接安置于脊柱或肩胛骨上。假如电极松脱，起搏夺获的可能将下降 10%。电极片所致的阈值增加可能和心室与电极片负极之间的距离较大有关。

所用的脉冲发生器（多数情况是除颤器/起搏器二者结合的仪器）必须在较宽的脉宽下产生强电流夺获心肌组织，在 20 ~ 40ms 脉宽下起搏阈值的范围在 20 ~ 140mA（通常为 40 ~ 70mA）。由于高而宽的起搏刺激信号可以产生明显的伪差，有时使标准心电图的记录图形难以辨认。现在的经皮起搏系统有特殊的模拟心电图显示功能，其对每次刺激信号有 100ms 的抑制，以降低伪差的影响。一旦电极安置后，必须确定是否有效起搏夺获。在患者能够耐受下起搏夺获确定后，应当应用高于阈值 5 ~ 20mA 的输出进行起搏。

经皮起搏的并发症发生率非常低，患者主要不能耐受的原因是疼痛和咳嗽。然而，由于设计方法的改进已使皮肤表面的电流密度明显减低，引起皮肤神经刺激的情况明显减轻，但对骨骼肌的刺激还有发生，且患者很不适应。因此，进行经皮起搏的所有患者必须适当镇静，一旦病情稳定，应当立即改用经静脉心脏起搏。

三、经静脉心内膜起搏

近年来随着介入医学的普及和提高，越来越多的临床医生可以在 X 线指引下熟练地安置心脏临时起搏器，该方法简单，容易操作。但在实际临床工作中，相当多的患者由于疾病危重或条件所限，要求必须迅速在床旁进行心脏临时起搏。简单而适用的方法是应用漂浮电极导管在床旁植入，但由于目前缺乏规范的植入方法以及大量的临床病例的经验，使许多医师在床旁临时起搏方面得不到正规培训，并走了许多弯路。

应用漂浮电极导管进行床旁心脏临时起搏于 1973 年首先由 Schnitzler 等报道，并使此项技术在国外迅速得到推广应用，并已成为医院急救必不可少的医疗技术之一，挽救了许多患者的生命。20 世纪 80 年代 Roberto Lang 等对此项技术进行了更深入的研究，并与 X 线指导下植入临时起搏器进行了比较，结果显示该项技术具有操作时间短、脱位率和心律失常发生率低的优点。北京大学人民医院自 1995 年开始在体表心电图指导下完成了数百例应用漂浮电极导管进行床旁心脏临时起搏术，现将经验和体会作一简要介绍。

（一）适应证

应用指征主要包括：①严重病态窦房结综合征、房室传导阻滞伴明显血流动力学障碍及严重脑缺血临床症状；②有永久起搏器植入指征而需行心脏临时起搏过渡者；③心肌梗死合并窦性停搏、房室传导阻滞而又避免应用增加心肌耗氧量药物者；④快慢综合征或慢快综合征应用抗心律失常药物困难者；⑤长 QT 间期合并多形性室速者；⑥超速刺激终止室性心动过速；⑦心肺复苏的抢救等。

（二）器械及设备

普通心电图机或监护仪、心脏临时起搏器、18 号普通穿刺针和 6F 或 7F 动脉鞘、5F 漂浮电极导管及必要的局部麻醉和抢救药品、除颤器和消毒包（如静脉切开包等）。

（三）右心室起搏心电图的特点

右心室起搏主要有两个部位，即右室心尖部起搏和右室流出道起搏。右室心尖部起搏区域起搏的特点是起搏稳定，脱位率低，如电极导管预留长度合适，即使患者站立、行走，导管也不易脱位。其起搏点位于心室的下方，引起心脏激动必然经心尖部通过心室肌逆向沿室间隔向上扩布，并先后激动右室、左室游离壁、基底部，最后终止于左室基底部，心室电轴将向左、向上、向后，心电图表现为类左束支传导阻滞伴电轴左偏图形，其 Ⅱ、Ⅲ、aVF 导联呈主波向下图形。右室流出道为另一常用起搏部位，也是漂浮电极导线最容易到达的部位。我们知道右室呈近似锥体形，室上嵴将其分为下方的固有心室和上方的漏斗部。漏斗部为肺动脉的起点，即肺动脉圆锥。右室流出道肺动脉圆锥系一近乎垂直的短管，始于室上嵴的游离缘，止于肺动脉瓣，长约 1.5cm，此部位无肌小梁，表面光滑。该部位由于起搏的最早激动点位于心室心底部，心室电轴常指向左下，表现为电轴正常或轻度右偏。起搏心电图在 Ⅱ、Ⅲ 和 aVF 导联呈主波向上图形。

（四）植入方法

1. 穿刺部位的选择　主要有三个，即左锁骨下静脉、右侧颈内静脉和右侧股静脉。首选左锁骨下静脉，其优点是导管走行方向与血管走向一致，不易进入其他分支，另外植入后不影响患者的肢体活动。对穿刺技术经验不足的医师建议可首选右侧股静脉，尽量不选用左股静脉。穿刺部位选择应因时、因地而异，当受到其他原因的限制如呼吸机、心脏按压等影响时，应果断决定最佳起搏部位。

2. 导管深度的判定　根据我们研究的结果，三种不同穿刺部位到达心腔的距离不同，经左锁骨下静脉、右侧颈内静脉和右侧股静脉到达三尖瓣口的距离大约分别为 30cm、20cm 和 40cm，当然要受到患者身高和穿刺点远近等因素的影响。这样，术者根据起搏部位的不同可相应继续把电极送入相应的长度，以避免导管送入过多或过少造成起搏不良。有时由于进入流出道导管过多，造成导管顶端在肺动脉口上下弹动，则引起起搏和感知功能不良。此时根据导管的进入深度和Ⅱ导联起搏图形特点将导管回撤几厘米即可。

3. 具体操作过程　以经左锁骨下静脉起搏为例，首先连接好肢体导联心电图，并描记Ⅱ导联（或Ⅲ、aVF导联）心电图，常规消毒皮肤，铺无菌巾，应用 Seldinger 穿刺技术在局麻下穿刺成功，根据血液颜色、血管压力判定进入静脉系统后送入6F或7F动脉鞘。无菌状态下取出漂浮电极导管，以1ml空气向远端球囊充气，观察球囊是否完好，之后使球囊恢复非充气状态，把电极的尾端交给助手，并根据正负极与临时起搏器相连，开启临时起搏器，选择起搏电压大于5V，感知敏感度1.0~3.0mV，起搏频率高于自主心率10~20次/分。在"带电"状态下沿鞘管送入漂浮电极导管，结合鞘管的长度，当球囊穿过鞘管后由助手向球囊充气1.0ml，继续向前送入导管，连续描记观察Ⅱ导联心电图，一旦出现心室起搏后，说明电极导管的顶端已跨过三尖瓣环，应立即让助手对气囊放气，并迅速继续向前送入电极导管，当出现Ⅱ导联主波向下的起搏图形，则继续送入7~8cm，如出现Ⅱ导联主波向上的图形，则继续送入4~5cm即可。一般情况下，无论是右室流出道起搏，还是心尖部起搏，只要起搏阈值较低（一般小于1.0V），临时起搏器起搏和感知功能正常，均可认为起搏成功。如患者确实需要搬动、转院等，对操作熟练者，可以通过调整导管位置，尽量保持心尖部起搏。

4. 其他　危重患者可保留鞘管，可连同导管一起固定于皮肤上，如患者条件允许，为减少感染机会，尽可能在保持导管稳定的情况下，把鞘管退至体外，对电极导管进行固定。术后应注意抗感染，定期换药，应用抗生素预防感染等。原则上，临时电极导管保留一般不超过两周。

（五）VVI起搏心电图起搏、感知功能的判定

心脏临时起搏器的安置，首要条件要求医生必须掌握 VVI 起搏心电图起搏、感知功能的判定，临时起搏器植入后，注意观察有无感知或起搏功能障碍。起搏功能常常容易判定，感知功能常需仔细分析。具体心电图分析请参考其他章节。

四、存在问题及解决办法

心脏起搏在心肺复苏中的作用是肯定的，但不是万能的，切记不能忽视原发病的抢救，尤其是呼吸功能的改善与维护，否则电-机械分离是不可挽回的，多数患者的电活动常可维持很长时间，机械活动常很快丧失，尽管有人曾试用大剂量钙剂来试图改善这种电-机械分离现象，但常收效甚微。植入心脏起搏电极后尽管起搏图形尚可，但已出现心脏电-机械分离，之后 QRS 波形将逐渐增宽、振幅逐渐减低。这种情况下如果机械活动丧失，漂浮电极肯定是无效的，必须改用普通电极"盲插"或直接心腔穿刺进行起搏，但起搏成功率常下降。对存在严重三尖瓣反流的病例，漂浮电极常植入困难，容易脱位，应加以注意，必要时只能在X线指导下应用普通电极植入进行起搏。

在体表心电图指引下应用漂浮电极导管进行床旁心脏临时起搏，是一项简单而适用的方法，具有省时、迅速、简单易行的特点，易于在临床推广应用，只要正规操作，临床医生非常容易掌握，必将对挽救患者的生命、提高抢救成功率起到积极的作用。

五、经食管心脏起搏

经食管心脏起搏在我国已应用多年，也是我国早期心脏电生理检查的主要手段。由于食管位于心脏后方，上段与左房后壁紧贴，下段靠近左室。当把记录电极置于食管时可记录食管心电图，并进行心脏电生理检查。由于上述特点，通过食管进行心脏临时起搏成为可能。由于起搏的部位主要是左心房，因此经食管心脏起搏主要适用于严重窦性停搏而房室结功能正常的患者，而对于房室传导阻滞而引起的心室停搏无效。当出现这种情况时，早期也有报道，当把食管电极继续向下推送时，起搏的食管电极可以与左心室比邻而夺获心室达到临时心脏起搏的作用，偶有对昏迷患者通过已插入的气管插管送入食管电极起搏心室的报道。

经食管心脏临时起搏适用于病窦综合征的患者，同样也适用于快速性心律失常的诊断和终止。其主要不足是需要更大的体外起搏脉冲的发放，输出电压常高达 10V 以上，起搏脉宽达到 10~20ms。当患者清醒时，持续食管起搏患者常不能耐受，可尽早更换经静脉起搏等措施。

六、心外膜心脏起搏

多种心脏手术后常使用经心外膜起搏保驾，以防止术后发生缓慢性心律失常，也适用于起搏器依赖而需电极导线拔除的患者。手术时，暴露出顶端的钛包裹的电极，缝合在心房和心室的外膜上。在外面连接临时起搏器，一般放置电极的目的是预防心脏手术后短期合并的缓慢性或快速性心律失常。并可同时记录心房、心室的心电图与体表心电图对照，用于鉴别诊断不同类型的心动过速，而这一系统最重要的作用为维持和改善患者术后的血流动力学，通过调整恰当的心率和房室顺序，可使每搏量和心排血量达到最佳状态。在一项对连续 70 名开胸术患者的研究中，术后应用心外膜起搏术，其诊断或治疗的有效性达 80%。心外膜起搏的导联是用于标准的双极或单极，但安置后数天起搏阈值和感知阈值有升高的倾向，特别设计的心外膜起搏导联与非绝缘加硬导线可提供更低的起搏阈值，导线可简单地由体外拔出。使用临时心外膜起搏相当安全，在一组包含9 000 名患者的大规模临床观察中，除有 3 例患者无法取出电极外，未发现其他并发症，而对这 3 名患者的电极导线于皮肤处剪除后，也无任何后遗症发生。心外膜起搏因其有效性和安全性已在临床广泛应用。

总之，心脏临时起搏术是临床必备的抢救技术，也是心血管医生必须了解和掌握的重要治疗手段，应用得当可以及时挽救患者的生命。医生应根据患者的不同情况及时采取不同的临时起搏措施，为后续的有效治疗赢得宝贵的时间。

（钟聪敏）

第十八节　心包穿刺术

心包腔包裹在心脏表面，位于脏层心包（内层）和纤维壁层心包（外层）之间，正常情况下腔内含有大约 50ml 浆液，其压力在 $-5cmH_2O$ 至 $+5cmH_2O$ 之间波动。一旦心包内液体容量和压力增加，将压迫心腔并限制心室充盈，导致心排血量下降和心脏压塞。往往需要行心包穿刺术（pericardiocentesis），必要时还需要留置引流装置。

一、心包穿刺术的适应证

心包穿刺既可用于诊断，也可用于治疗，主要适应证包括：大量心包积液出现心脏压塞症状者，穿刺抽液以解除压迫症状；抽取心包积液协助诊断，确定病因；心包腔内给药治疗（详见表4-7）。

表4-7　心包穿刺的适应证

心脏压塞或心包积液即将发生压塞
心包积液原因未明，需要抽液分析
心包积液由感染所致，需要抽液培养
复发或持续性心包积液
缓解心包积液相关的症状如呼吸困难、食管压迫等
心包腔内给药

二、心包穿刺术的禁忌证

对于已出现心脏压塞的患者，心包穿刺是挽救生命的重要措施之一，因而无绝对禁忌证。然而，当心包穿刺的风险增高时，则必须特别小心。另外，在某些情况下，外科手术也是心包穿刺的重要替代手段。

由升主动脉夹层所致的心脏压塞或心包积血，由于心包穿刺有可能加重出血和导致休克，应列为心包穿刺的禁忌证，此时应选择急诊外科修补主动脉并行心包积血引流。不过，也有学者认为，在患者转运至手术室前，为了稳定病情，也可行心包穿刺以少量引流积血而适当升高血压。另外，由心肌梗死后左心室游离壁破裂或创伤导致的心包积血也往往需要外科手术。出血体质患者（如 INR、PT、APTT 升高或血小板减少）也是非急诊心包穿刺的相对禁忌证，必要时应考虑使用维生素 K 和血制品（如新鲜冰冻血浆、血小板等）。对于反复或化脓性心包积液，外科手术可能优于心包穿刺。此外，对于多腔分隔的包裹性、位置偏后或容量较小的心包积液，经皮穿刺在技术上往往存在困难，且效果不佳，而外科手术则更具优势。心包穿刺前必须特别注意的临床情况见表4-8。

表4-8　心包穿刺前需要特别注意的临床情况

● 继发于 A 型主动脉夹层的心包积血
● 外伤性心包积血
● 继发于心肌梗死后心室游离壁破裂的心包积血
● 出血素质
——使用抗凝剂
——INR、APTT、PT 升高
——血小板计数低于 50 000/mm^3
● 反复心包积液
● 化脓性心包积液
● 需要引流的小量心包积液
● 包裹性心包积液
● 拟穿刺部位有感染者或合并菌血症或败血症者
● 无法配合手术操作的患者

三、心包穿刺的术前准备

（1）药品：2%利多卡因及各种抢救药品。

（2）器械：5ml注射器、50ml注射器、22G套管针、胸腔穿刺包。如行持续心包液引流则需要准备：穿刺针、导丝、尖刀、扩皮器、外鞘管、猪尾型心包引流管、三通管、肝素帽2个、纱布等。

（3）心脏监护仪、除颤器。

（4）术前行超声心动图检查协助确定部位、进针方向与深度。同时测量从穿刺部位至心包的距离，以决定进针的深度。

（5）开放静脉通路。

（6）向患者及家属说明手术目的及方法，解除紧张情绪。

（7）签署手术知情同意书。

四、心包穿刺的监测与判断

心包穿刺术中可能发生心律失常等并发症，必须在心电监护下完成。另外，在穿刺过程中，若将穿刺针与心电或压力监测器等相连，可以协助判断穿刺针的位置；通过穿刺针注射生理盐水，还能通过超声确认穿刺针的位置。确认穿刺针或导管进入心包腔的技术见表4-9。

表4-9　确认穿刺针或导管在心包腔的技术

- 通过穿刺针监测心电信号
  - ——ST段抬高/室性早搏提示刺激或穿刺心包
  - ——PR段抬高/房性早搏提示进入右心房
- 监测压力
  - ——观察心包腔压力曲线（出现右心室压力波形提示进入右心室）
- 注射摇动后的生理盐水，超声观察到达心包腔的微泡
- 于透视引导下注射对比剂
- 插入0.889mm（0.035英寸）的J型导丝，透视下观察导丝包绕心脏走行

五、心包穿刺操作技术

1. X线透视与造影剂指示下心包穿刺引流　急性心脏压塞一旦确诊，应立即在X线透视和造影剂提示下行心包穿刺引流术。通过采取这一措施，多数急性心脏压塞患者可避免开胸手术，同时为需行心脏修补术的患者赢得宝贵时间。超声指引下的心包穿刺引流被公认是一种安全有效的措施。但是，在必须立即穿刺时超声设备不一定到位，相比之下造影剂指示下心包穿刺引流术操作简单、快速、准确、可靠，该穿刺方法可作为在介入操作时急性心脏压塞紧急处理的首选措施。

穿刺途径：①剑突旁穿刺：为目前最常用的途径，尤其适用于急性心脏压塞的紧急心包穿刺。由剑突与左肋弓角下方1~2cm经膈肌穿刺心包前下方。取平卧位，局部麻醉，逐层浸润，当穿刺针越过左肋弓，应迅速将针尾下压使穿刺针与腹壁呈15°角，穿刺方向指向左肩。一般进针3~5mm可达心包壁，有抵抗感后轻微用力再进针3~5mm，如阻力突然消失，则表明进入心包腔。该穿刺径路的主要缺点是可能穿刺肝左叶；②心尖区穿刺：由第5或第

6 肋间心浊音界内侧2cm处穿刺，穿刺针向后、向内指向脊柱的方向进针，肥胖的患者可选择该穿刺途径。该穿刺径路不适用于慢性阻塞性肺疾病患者，有损伤冠状动脉左前降支、胸膜及肺的风险，应用较少。如果剑突穿刺失败，心尖区穿刺是可选择的替代途径。③胸骨左缘穿刺：注射器负压下于胸骨左缘3~4肋间垂直进针，抽吸出血液后先注射造影剂证实进入心包腔后，方可置入导丝和鞘管。该途径的优点是不会伤及肝，但技术要求较高，在积液量较小或进针过快时均可能刺入右心室。

使用长度为8cm的18号穿刺针，如图4-7所示，穿刺时应在后前位持续X线透视下缓慢负压进针，回抽出血性液体后推注少量造影剂，如造影剂沿心包腔分布，则证实穿入心包。如进针过程中未抽出血性液体，但X线透视显示针尖可能已经位于心包腔，亦可推注少量造影剂予以证实或者排除。如果造影显示穿刺针进入心室，应迅速而平缓地回撤穿刺针，穿刺针穿破心室肌一般不引起严重出血。穿刺针进入心包腔后，经穿刺针送入0.889mm（0.035英寸）、145cm长的导丝至心包腔内，通过长导丝送入动脉鞘，沿导丝经动脉鞘送入猪尾导管进行引流。多数患者在引流后症状迅速缓解。患者血流动力学稳定后，可通过向心包内注射少量造影剂观察残存积血量及新积血量产生的速度。每次经猪尾导管抽出心包积液后均应使用5ml生理盐水冲入导管，以防导管被血栓堵塞。待无新出现的积血或积血产生的速度已非常缓慢时，可将引流管固定于皮肤，尾端连于三通管后保持无菌，引流管腔内充入肝素盐水，保留12~24h引流液少于50ml，可拔除引流管。

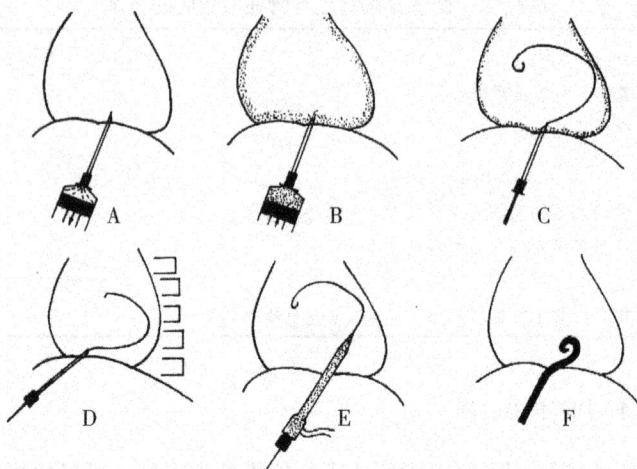

图4-7 心包穿刺示意图

A. 18号穿刺针连于装有造影剂的注射器，在剑突与左肋交角处进针；B. 抽出血性液体后推注造影剂3~5ml，造影剂沿心包腔分布证实穿入心包；C. 经穿刺针送入0.889mm（0.035英寸）、145cm长导丝至心包内足够长度（确保不被弹出）；D. 可用左前斜位进一步证实导丝在心包；E. 经导丝送入鞘管（也可用扩张器扩张后直接经导丝静脉留管），如患者症状重，鞘管进入心包后即可经鞘管引流；F. 经鞘管将猪尾导管送入心包足够深度。引流完后将猪尾导管固定，尾端无菌包裹，以备可能的再次引流

2. 超声引导下心包穿刺引流 急性心脏压塞多是在导管室处理的，如果病情允许，行心脏超声检查明确心脏压塞的诊断，并在超声引导联合X线透视与造影剂指示下进行心包

穿刺引流，有助于提高心包穿刺引流的成功率，减少并发症。如果急性心脏压塞发生于床旁，可于床旁行超声引导下心包穿刺引流。

穿刺前行心脏超声检查可确定心包积液的量、积液最深的位置和积液与体表最近的位置。穿刺时采取平卧位，如在床旁穿刺可采用 45°半卧位，穿刺针针尾连接装有 10ml 生理盐水或利多卡因的注射器，进针位点采取剑突旁或心尖区途径。以负压进针，超声探头在剑突旁可指导进针方向和进针深度。当回抽到血性液体提示穿刺针已在心包腔，必要时还可通过穿刺针注射生理盐水或利多卡因作为对比剂，多普勒超声可根据声学影在心包腔内还是心腔内明确穿刺针的位置。如果经剑突旁途径失败，可采用经心尖区途径，但是超声不能透过空气，应避免在有肺遮挡心脏的位置进针（也为避免气胸）。穿刺针进入心包腔后的后续处理同 X 线透视与造影剂指示下心包穿刺引流。

3. 心包穿刺引流失败的处理 如果经皮心包穿刺失败，而心脏压塞引起心跳、呼吸骤停，情况危急，为进一步抢救赢得时间可采用非常规的经心腔心包腔引流。Verrier 等首先在动物的心脏压塞模型中通过穿刺右心耳将 4F 导管置入心包腔引流证明了该方法的有效性和安全性。Verrier 等将 8F 长鞘置于右心耳，头端装有穿刺针的 4F 导管在长鞘辅助下刺穿右心耳，0.356mm（0.014 英寸）的长导丝通过 4F 导管和穿刺针被置入心包腔。撤出装有穿刺针的 4F 导管，沿导线将普通 4F 导管置入心包腔。通过 4F 导管向心包腔注入生理盐水或肝素化的血液，成功建立了急性心脏压塞的模型。最终通过 4F 导管抽吸引流，成功处理急性心脏压塞。Fisher 报道两例经穿房间隔途径行左侧旁路消融术时发现消融导管进入心包腔，患者出现心脏压塞的症状。Fisher 将消融导管继续向心包腔送入一段以后，沿消融导管将 8.5FDaig 长鞘送入心包腔，沿 8.5FDaig 长鞘将 0.813mm（0.032 英寸）长导丝送入心包腔，通过 Daig 长鞘抽吸心包腔积液。当心包腔内积液抽吸干净后，保留导丝，撤出 Daig 鞘而将 5F 多功能导管沿导丝送入心包腔继续引流。观察 30~75min 后，超声证实无心包腔积液，撤出多功能导管，保留导丝，1h 后仍无心包积液，拔除导丝，超声随访观察无心包腔积液。采用 Fisher 等方法的前提是在长鞘辅助下导管明确位于心包腔。

六、心包穿刺术中的注意事项

（1）严格掌握适应证，应由有经验的医师操作或指导，并在心电监护下进行穿刺。穿刺及引流过程中要密切观察患者症状和生命体征的变化。

（2）为了避免损伤心肌和血管，最好用套管针进行心包穿刺。

（3）向患者做好解释工作，嘱其在穿刺过程中不要深呼吸或咳嗽，麻醉要充分。

（4）穿刺过程中如出现期前收缩，提示可能碰到了心肌，要及时外撤穿刺针。

（5）引流液有血时，要注意是否凝固，血性心包积液是不凝固的，如果抽出的液体很快凝固，则提示损伤了心肌或动脉，应立即停止抽液，严密观察有无心脏压塞症状出现，并采取相应的抢救措施。

（6）抽液速度要慢，首次抽液量一般不宜过大。

（7）取下空针前应夹闭橡胶管，以防空气进入。

（8）为了防止合并感染，持续引流时间不宜过长。如果需要长期引流，应考虑行心包开窗术等外科处理，并酌情使用抗生素。

七、心包穿刺术的并发症处理

如果穿刺的目的是为了缓解心脏压塞，则术后应注意压塞复发征象。如果未留置导管或导管堵塞，这种危险的确存在。心包穿刺术的并发症可能包括：心腔被穿破或撕裂，冠状动脉撕裂，心室颤动，气胸，穿入腹腔，感染。

1. 心腔被穿破或撕裂　这种危险经常存在。当积液量少或为分隔包裹性积液时容易发生，要想完全避免不太可能。一般而言，刺入心肌，尤其是左室心肌后果不大，但右房或右室被刺破后，尤其是合并肺动脉高压时，可能需要手术修补。除非操作者有十足把握肯定导引钢丝是在心包腔内，否则决不可顺导丝插入扩张管或导管，否则后果不大的穿刺孔可能被扩大成裂口而危及患者生命。

如果确认穿刺针进入了心腔，应尽快采取如下措施：①立即拔出穿刺针，拔出导引钢丝。②监视心脏压塞的征象及其进展。③请心胸外科医师会诊。④如心脏压塞进展迅速，应做好准备以便再次穿刺引流，必要时手术引流。

2. 冠状动脉撕裂　对此人们常有担心，实际上非常罕见。倘若发生，可引起急性心脏压塞或心室颤动。

3. 心室颤动　可由冠状动脉撕裂引起。当术者接触穿刺针头并同时接触未接地的心电图机外壳，在针尖触及心室（左室或右室）之际，心电图机外壳上的漏出电流即可由术者和穿刺针导入心脏而引起室颤。一旦发生应立即拔针除颤。

4. 气胸　发生气胸表明穿入胸腔，损伤了肺。慢性阻塞性肺疾病患者或采用肋骨旁或心尖途径穿刺时容易发生。治疗气胸一般无需插管引流。

5. 穿入腹腔　大量腹水时可能发生，如果操作时未将针尖送至肋缘、继而将针尖略偏移以避开肋缘面时也可发生。如有腹水时可抽出草黄色液体，术者因此误认为穿刺针已进入心包，并随即将导管送入腹腔。穿入腹腔一般无严重后果，除非误穿腹内脏器。

（刘伯岩）

第五章

老年呼吸系统疾病

第一节　呼吸系统结构和功能的老化改变

人体呼吸系统约在25～30岁时生成发育成熟，肺功能达峰值。30岁以后呼吸系统随着增龄组织结构逐渐出现退行性改变，各项功能也开始减退。

一、呼吸系统的组织结构改变

1. 鼻　老年人鼻黏膜变薄，腺体萎缩，分泌功能减退，上呼吸道的加温和湿化作用明显减弱，呼吸道变得比较干燥和防御功能减退。

2. 咽、喉　老年人咽黏膜及淋巴组织萎缩，尤其是扁桃体萎缩最明显，故老年人易患上呼吸道感染，乃至感染波及下呼吸道。喉黏膜随年龄变薄，甲状软骨钙化，防御反射变得迟钝，因此，老年人吸入性肺炎比年轻人多见。

3. 气管、支气管　老年人气管内径增大，以横径增大为主，呼吸性细支气管口径可大于1.0mm而无破坏性改变。气管和支气管黏膜上皮萎缩、增生、鳞状上皮化生、纤毛倒伏、杯状细胞减少，黏膜弹性组织减少、纤维组织增生；黏膜下腺体萎缩；外膜中软骨随增龄而逐渐发生退行性改变。老年人小气道杯状细胞数量增多，分泌亢进，黏液滞留，部分管腔变窄，气流阻力增大，容易发生呼气性呼吸困难。老年人支气管内由浆细胞与上皮细胞共同合成释放的分泌性免疫球蛋白比青年人少，使细菌容易在呼吸道内黏附、定植、侵入而发生感染。

4. 肺　"老年肺"是肺组织结构老化的概括，主要表现为：①肺组织呈灰黑色，乃是长期吸入的尘粒沉积在肺组织所致；②剖开胸腔时，肺组织回缩速度慢且回缩程度小，表明肺组织顺应性差；③肺体积变小，重量变轻，质地松软，这是肺实质减少而含气量相对较多的缘故；④肺泡壁断裂，肺泡互相融合，肺泡数减少但肺泡腔变大呈现为"老年肺气肿"；⑤由于肺泡壁周围弹性组织退变和长期过度通气，肺泡壁变薄，壁间毛细血管床及血流量减少；⑥肺泡管及呼吸性支气管增大。"老年肺"的以上改变必然引起肺功能的降低。

5. 胸廓　老年人胸廓最典型的改变是由青年时的扁圆形变为桶形，即胸廓的前后径增大，横径变小，前后径与横径的比值增大，此乃由于老年人椎骨退行性变和骨质疏松，且椎骨前端的压缩大于后部，形成胸椎后凸，胸骨前凸。椎骨变形引起肋骨走向改变，由青年时的从后上方向前下方斜行变成老年时的从后向前的水平走向。肋软骨钙化甚至骨化，胸廓的顺应性降低，活动度减弱。呼吸肌肌纤维数量随增龄减少，肌肉萎缩，导致呼吸肌肌力下降，呼吸频率降低。老年人膈肌本身退行性变，膈收缩时的下降度每减少 1cm 可使肺容量减少 250ml。

二、呼吸系统的生理功能改变

老年人呼吸系统组织结构上的变化必然导致功能的降低，且随增龄而加速。如以 20 岁的肺功能为 100%，60 岁的肺功能则为 75%，到 80 岁时降到 60%。呼吸储备功能变化最早而且受损最为明显。

1. 肺通气功能

（1）肺容量：潮气量（TV）是指在平静呼吸时一次吸入或呼出的气量，不随增龄而改变。补吸气量（IRV）是指在平静吸气末，再用力吸气所增加的最大气量，代表吸气的储备能力，随增龄逐渐减少，主要原因是呼吸肌肌力以及胸廓和肺顺应性的减弱。补呼气量（ERV）是指平静呼气末尽力呼气所增加的气量，表示呼气的储备能力，老年人 ERV 随增龄逐渐减少，且补呼气量更容易受到损害。肺活量（VC）是指一次深吸气后能呼出的最大气量，反映一次呼吸中肺的最大通气能力，是静态肺通气功能的最重要指标，在进入老年期随增龄而降低，有资料报告：男性随增龄的年减少值为 $17.5ml/m^2$。70～80 岁老人 VC 只有年轻人的 40% 左右。残气量（RV）和功能残气量（FRV）：RV 是指尽力呼气后肺内残留的气量，FRV 是指平静呼气末在肺内残留的气量，亦随增龄降低。肺总量（TLC）即肺能容纳的最大气量，TLC = TV + IRV + ERV + RV，TLC 是判断肺是否存在限制性损害及其程度的指标之一。上述数值的下降必然带来 TLC 的降低。

（2）肺通气量：每分通气量（MV）、最大随意通气量（MVV）和肺泡通气量（AVV）均随增龄有不同程度的降低，表明老年人肺通气及通气储备能力均降低。

2. 肺换气功能

（1）动脉血氧分压（PAO_2）和二氧化碳分压（$PaCO_2$）：安静时 PCO_2 和肺泡氧分压基本上不随增龄而改变，PAO_2 却随增龄而减少。表明 CO_2 在肺内的弥散不受增龄的影响，而氧在肺内的弥散则随增龄而降低。

（2）呼吸膜的厚度和有效面积：老年肺气肿可使肺泡管至肺泡壁的距离增大到 7.0mm，肺泡气均匀混合的时间延长到 0.38s 左右；老年人呼吸膜的最大有效面积减少，30 岁为 $75m^2$，70 岁为 $60m^2$。

（3）肺通气量与肺血流量的比值（V/Q）：主要由于老年人心输出量的减少使肺上、下区血流量不均匀分布加大，肺最大通气量减少，且各肺区通气分布也不均匀，必然导致 V/Q 的失调。一般而言，老年人肺上区通气量减少比血流减少幅度小，故 V/Q 增大，而肺下区 V/Q 减小，结果均使肺换气的效能降低。V/Q 失调以及它在各肺区分布的不均匀性扩大是老年肺内氧弥散降低的主要原因。

（吴宁鑫）

第二节　老年肺炎

肺炎是老年人的常见病，占老年感染性疾病的 54%，一般病死率为 5.6%～23.3%，为青壮年肺炎的 10～20 倍。而且，因本病患病率高，病情进展快，临床症状多不典型，故生前"漏诊率"可达 34%。因此，如何做到早期诊断，及时治疗，减少死亡率，是老年病学的重要研究课题之一。

一、病因特点

1. 革兰阴性杆菌多见　在 20 世纪 50 年代，肺炎双球菌是肺炎的主要致病菌（90%）。但随着青霉素及部分合成青霉素的问世，减少了该菌种肺炎的患病率和危害性。近十年来，革兰阴性杆菌感染明显增多（82%），多为大肠杆菌、克雷伯杆菌、绿脓杆菌、流感杆菌等。尽管新型抗生素不断问世，但目前仍没有改变这种趋势。

2. 呼吸道条件致病菌感染逐渐增多　老年人由于机体抵抗力降低，口咽部的常存菌（真菌、厌氧菌等）可引起肺炎。口咽部正常菌丛中厌氧菌比需氧菌多 10～20 倍，吸入性肺炎的 1/3～1/2 为厌氧菌感染，由于常规培养不能生长，易被忽视，因此在送检标本时应常规厌氧菌培养。口咽部革兰阴性杆菌居住与否，与机体健康状况有关。正常人口咽部革兰阴性杆菌仅占 2%，门诊患者约占 20%，住院患者增加到 30%～40%，危重病人高达 75%。这可能是造成老年人革兰阴性杆菌肺炎的主要原因。

3. 混合感染多见　老年人由于免疫功能低下，常表现多种病原体所致的混合感染。如细菌加病毒、细菌加真菌、需氧菌加厌氧菌等。

4. 耐药菌增多　由于抗生素的大量及广泛使用，造成致病微生物的基因发生改变而产生耐药，其中以革兰阴性杆菌最为突出。

二、老年肺炎的临床特点及类型

（一）临床特点

老年肺炎常缺乏明显呼吸系统症状，症状多不典型，病情进展快，易发生漏诊、误诊。据文献报道，病理证实为肺炎但临床未能诊断的"漏诊率"为 3.3%～61.4%；而临床诊断为肺炎但无相应病理所见的"误诊率"为 10.8%～39.3%。老年肺炎大致有如下临床特点。

（1）多无发热、胸痛、咯铁锈色痰等典型症状，有症状者仅占 35% 左右。

（2）首发症状常以非呼吸道症状突出：老年肺炎患者可首先表现为腹痛、腹泻、恶心、呕吐及食欲减退等消化道症状，或心悸、气促等心血管症状，或表情淡漠、嗜睡、谵妄、躁动、意识障碍等神经精神症状。高龄者常以典型的老年病五联症（尿失禁、精神恍惚、不想活动、跌倒、丧失生活能力等）之一或多项而表现之。

（3）缺乏典型体征：极少出现典型肺炎的语颤增强、支气管呼吸音等肺实变体征。可出现脉速、呼吸快，呼吸音减弱，肺底部可闻及湿性啰音，但容易与并存的慢性支气管炎、心衰等相混淆。

（4）实验室检查结果不典型

1）血液检查：血常规检查白细胞总数可增高或不高，但 50% 以上可见核左移、C 反应蛋白阳性、血沉增快等炎症表现。

2）动脉血气分析：可出现 PAO_2 下降、$PaCO_2$ 下降，但合并慢性阻塞性肺疾病时，因肺泡换气不良可出现 $PaCO_2$ 升高。

3）胸片：呈支气管肺炎形态者比大叶性肺炎更多见，病灶多呈斑片状、网状、条索状阴影。应注意的是老年人常因病情严重或意识障碍，难以摄出满意的吸气相胸片，从而影响病灶的显示。另外，又因肺组织弹性差、支气管张力低、肺通气不足、淋巴回流障碍等原因，致使病灶吸收缓慢，多数需 4~6 周才能完全吸收。

4）基础疾病多，易发生多脏器功能衰竭。

5）并发症多而重：老年肺炎易发生水电解质及酸碱平衡紊乱、呼吸衰竭、低蛋白血症、心律失常及休克等严重并发症，死亡率高。

（二）常见类型

1. 社区获得性肺炎（CAP） 是指在医院外罹患的感染性肺实质（含肺泡壁即广义上的肺间质）炎症，包括具有明确潜伏期的病原体感染而在入院后平均潜伏期内发病的肺炎。

临床诊断依据：①新近出现的咳嗽、咳痰，或原有呼吸道疾病症状加重，并出现脓性痰，伴或不伴胸痛；②发热；③肺实变体征和（或）湿性啰音；④WBC $> 10 \times 10^9$/L 或 $< 4 \times 10^9$/L，伴或不伴核左移；⑤胸部 X 线检查显示片状、斑片状浸润性阴影或间质性改变，伴或不伴胸腔积液。以上①~④项中任何一款加第⑤项，并除外肺结核、肺部肿瘤、非感染性肺间质性疾病、肺水肿、肺不张、肺栓塞、肺嗜酸性粒细胞浸润症、肺血管炎等，可建立临床诊断。许多因素增加 CAP 的严重性和死亡危险。

具备下列情形之一，尤其是两种情形并存时，若条件允许建议住院治疗：①年龄 >65 岁。②存在基础疾病或相关因素：如慢性阻塞性肺疾病、糖尿病、慢性心、肾功能不全；吸入或易致吸入因素；近 1 年内因 CAP 住院史；精神状态改变；脾切除术后状态；慢性酗酒或营养不良。③体征异常：呼吸频率 > 30/min、脉搏 ≥120/min、血压 < 90/60mmHg（1mmHg = 0.133kPa）、体温 ≥40℃ 或 <35℃、意识障碍、存在肺外感染病灶如败血症、脑膜炎。④实验室和影像学异常：WBC $>20 \times 10^9$/L，或 $<4 \times 10^9$/L，或中性粒细胞计数 $<1 \times 10^9$/L；呼吸空气时 $PaCO_2$ <60mmHg；PAO_2/FiO_2 <300，或 $PaCO_2$ >50mmHg；血肌酐 Scr > 106μmol/L 或血尿素氮（BUN）7.1mmol/L；Hb <90g/L 红细胞比容（HCT）<30%；血浆白蛋白 <2.5g/L；败血症或弥漫性血管内凝血（DIC）的证据，如血培养阳性、代谢性酸中毒、凝血酶原时间（PT）和部分凝血活酶时间（PTT）延长、血小板减少；X 线胸片病变累及一个肺叶以上、出现空洞、病灶迅速扩散或出现胸腔积液。

下列病征多为重症肺炎的表现，须密切观察，积极救治：①意识障碍；②呼吸频率 > 30/min；③PAO_2 <60mmHg、PAO_2/FiO_2 <300，须行机械通气治疗；④血压 < 90/60mmHg；⑤胸片显示双侧或多肺叶受累，或入院 48h 内病变扩大 ≥50%；⑥少尿，尿量 <20ml/h，或 <80ml/4h 或急性肾衰竭需要透析治疗。

2. 医院获得性肺炎（HAP） 指入院后 48h 以上发生的肺炎。在老年人中的发生率明显高于年轻人，发病率达 0.5%~15%，占医院内各种感染的第 1~3 位。病原学复杂，常见的病原菌是需氧革兰阴性菌，占 68%~80%，如铜绿假单胞菌、肺炎克雷伯菌和不动杆菌属；革兰阳性菌占 24%，如金黄色葡萄球菌（大多为耐甲氧西林金黄色葡萄球菌，MRSA）；真菌约占 5%。HAP 的临床诊断应包括两层含义：一方面确定是否患有肺炎；另一方面确定肺炎的病原学。影像学见肺部浸润影加两项临床表现（发热、白细胞增高、脓性痰）是目前最准确的临床诊断标准。HAP 病原学的诊断往往需要获得下呼吸道分泌物，可以通过纤维支气管镜或非支气管镜的方法获得。痰涂片革兰染色直接镜检，通过仔细检查多形核白细胞及细菌形态，并与细菌培养结果比较，可提高 HAP 诊断的准确性。

确定属于本类肺炎的标准：①发生肺炎前至少住院已48h以上；②肺炎症状和体征出现于出院后8d内；③患病前至少48h，每天在医院停留数小时的门诊患者或住院患者的探视者；④因肺部炎症而住院，经治疗一度好转，但以后再现发热及肺炎症状，体征更明显，白细胞再度升高，胸部X线检查发现新的浸润影；⑤痰培养连续2次分离出相同病原菌。

医疗机构相关性肺炎（HCAP）：指具有以下特点的肺炎患者，本次感染前90d内因急性病住院治疗，且住院时间超过2d者；住在养老院和康复机构中者；本次感染前30d内接受过静脉抗生素治疗、化疗或伤口护理者；到医院或透析门诊定期接受血液透析者。

3. 吸入性肺炎　是指吸入食物、口咽分泌物、胃内容物及其他液体或固体物质引起的肺化学性或合并细菌性炎症。由于老年人咽喉腔黏膜萎缩、变薄，喉的感觉减退，咽缩肌活动作用减弱，或意识障碍等原因产生吞咽困难，使食物、胃液及寄生于咽喉部的细菌进入下呼吸道，引起吸入性肺炎。根据吸入的物体不同可分为三种。①吸入固体食物：吸入大的固体食物可阻塞气管，引起突然呼吸困难、剧烈咳嗽、发绀等类似肺梗死的症状；吸入小的固体食物颗粒可阻塞支气管，导致严重呼吸困难、喘鸣等类似支气管哮喘的表现。②吸入胃液：若吸入 pH < 2.5 的胃液 > 50ml，可引起胃酸性肺炎（Mendelson 综合征），表现为吸入 2～12h 发生急性呼吸困难、发绀、呼吸衰竭等 ARDS 的表现。③吸入致病菌：表现为低热、干咳等症状，长期卧床者常侵犯上叶后段和下叶背段。

4. 革兰阴性杆菌肺炎　院外感染的肺炎中占20%，而院内感染中占15%～80%。死亡率可达50%以上。病原菌主要有大肠杆菌、变形杆菌、肺炎杆菌、绿脓杆菌、克雷伯肺炎杆菌等。可分为社区获得性肺炎和医院获得性肺炎。后者多为由吸入咽部分泌物所致（内源性感染），从空气飞沫传播者（外源性感染）少见。

5. 支原体肺炎（mycoplasma pneumonia，MP）　支原体肺炎在老年肺部感染中占20%。起病隐匿，主要临床表现为刺激性干咳，不规则发热，头痛，胸闷，恶心，胸部X线片下部炎症、呈斑片或点状阴影、多形性，右肺多于左肺，可并有少量胸腔积液。临床上难与病毒或轻度细菌性感染区别，误诊率高达55%。因此有以下情况：①有类似病毒感染的临床表现，经抗生素（红霉素、四环素除外）治疗效果不佳者；②病情与胸片病灶不相称（即胸片炎性病灶明显，而症状不重）者；③肺下部炎症并有少量胸腔积液，难以肺结核解释者。应进一步作血清支原体抗体检查，血清特异性补体结合试验（＋）1：40～1：80，冷凝试验（＋），有助于诊断。

6. 终末期肺炎　是指患者临终前发生的肺炎，常继发于其他疾病的晚期，与一般肺炎不尽相同，病理资料显示高达30%～60%。目前尚未列入独立疾病。临床特点，早期往往无明显体征，随病情加重可有以下特点：①不能用原发病解释的发热或寒战；②出现呼吸困难或发绀与原发病不相称；③不能用原发病或其他原因解释的低血压、休克或昏迷加重；④脓血症；⑤多发生皮疹或脓疱疹；⑥肺部呼吸音减弱或消失，湿性啰音不受体位改变而变化。

三、治疗要点

1. 控制感染

（1）抗生素的选择：社区获得性肺炎以革兰阳性球菌感染多见，首选青霉素类或第一代头孢菌素。对青霉素过敏者可用红霉素、罗红霉素、林可霉素等。中度以上感染者，可选用强的抗生素，如第二、三代头孢菌素，第三代喹诺酮类抗生素等。对于医院获得性肺炎，开始经验性抗生素的选择一方面要根据当地细菌流行病学监测的结果，另一方面要取决于有无 MDR 感染的危险 [90d 前的抗生素治疗史、住院时间 5d 以上、当地 MDR 分离率高、存在 HCAP 危险（本次感染前 90d 内在医院住院 > 2d、住养老院或康复医院、本次感染前 30d 接受过静脉抗生素、化疗或伤口护理、定期到医院接受血液透析）、免疫缺陷或接受免疫抑制剂治疗]。在没有 MDR 感染危险的 HAP 可选择窄谱抗生素治疗（表 5 - 1），反之则需要选择广谱抗生素，甚至多药联合使用（表 5 - 2）。吸入性肺炎应选用甲硝唑等药物。

表 5 - 1　没有 MDR 感染危险的 HAP 经验性抗生素的选择

可能致病菌	推荐抗生素
MSSA	头孢曲松，或左氧氟沙星，莫西沙星，或环丙沙星，或氨苄西林/舒巴坦，或厄他培南
肺炎链球菌	
流感嗜血杆菌	
革兰阴性肠杆菌	
（不包括铜绿假单胞菌）	
肠杆菌属	
大肠杆菌	
克雷伯菌属	
变形杆菌属	
黏质沙雷菌属	

注：MSSA：对甲氧西林敏感的金黄色葡萄球菌。

表 5 - 2　需要覆盖 MDR 感染的 HAP 经验性抗生素治疗

可能致病菌	抗生素联合治疗
表 5 - 1 中的致病菌，加上 MDR 病原菌铜绿假单胞菌 肺炎克雷伯菌（产超广谱 β 内酰胺酶） 不动杆菌属 甲氧西林耐药的金黄色葡萄球菌（MRSA） 嗜肺军团菌 *	有抗绿脓活性的头孢菌素（头孢他啶，头孢吡肟），或有抗绿脓活性的碳青霉烯类（伊米配能，卡巴培能），或 β - 内酰胺类和（或）β - 内酰胺酶抑制剂（哌拉西林/三唑巴坦）加有抗绿脓活性的氟喹喏酮类（环丙沙星，左氧氟沙星），或氨基糖苷类（阿米卡星，庆大霉素，妥布霉素）加利奈唑胺或万古霉素

注：*：如果怀疑嗜肺军团菌感染，抗生素的联合治疗应包括一种大环内酯类（如阿奇霉素）或氟喹诺酮类（如环丙沙星或左氧氟沙星）药物。

（2）治疗策略：HAP 治疗的原则是一旦获得呼吸道细菌培养结果和有治疗反应时，应考虑抗生素的降阶梯治疗。通常在用药后 48～72h 出现临床改善，除非临床迅速恶化，一般不应改变治疗方案。正确的初始治疗，具有很好的临床反应，无非发酵革兰阴性杆菌感染的证据，且无并发症的 HAP、VAP 或 HCAP，推荐短期（7～8d）的抗生素治疗。而气管插管患者气道内定植菌是十分常见的，若无临床感染征象，则不需要用抗生素治疗，或者不作诊断评价。治疗策略见图 5 - 1。

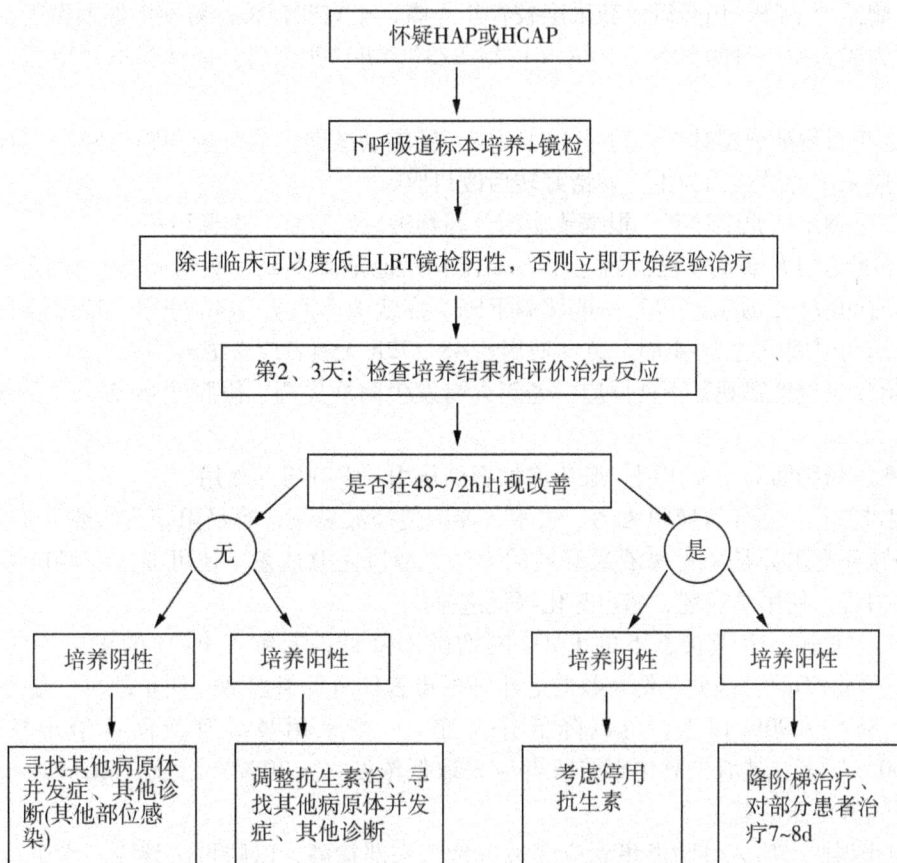

图 5-1 HAP 和 HCAP 的治疗策略

临床上要想获得最佳的治疗效果，不但要选择合适的抗生素，还要有合适的剂量及合适的给药方式。为此，必须了解常用抗生素的药代动力学及药效学。大多数 β-内酰胺类抗生素的肺组织浓度可达到血浆浓度的一半，而氟喹诺酮类与利奈唑胺的肺组织浓度可达到甚至超过血浆浓度。氨基糖苷类与氟喹诺酮类药物是浓度依赖的杀菌剂，万古霉素与 β-内酰胺类抗生素也是杀菌剂，但属于时间依赖抗生素。氨基糖苷类与氟喹诺酮类对革兰阴性杆菌有明显的抗生素后效应，而 β-内酰胺类抗生素对革兰阴性杆菌就没有明显的抗生素后效应（卡巴培能除外）。时间依赖性抗生素要求一天多次给药，甚至持续静脉点滴；而浓度依赖性抗生素则要求一天一次给药。

气管内滴药与雾化吸入给药只在多粘菌素 B 和氨基糖苷类药物有研究。虽然局部给药（妥布霉素）并不降低病死率，但是细菌清除率有所升高。局部给药的顾虑在于这种给药方式不是用于治疗而是用于预防，这样可能增加耐药菌感染的危险。雾化吸入抗生素的另一个副反应是可能引起支气管痉挛。

（3）抗菌药物的合理应用：如何合理应用抗生素，防止滥用，尽量减少不良反应及耐药菌的产生，应掌握以下原则：

1）熟悉选用药物的适应证、抗微生物活性、药动学、药效学和副作用。

2）根据患者的生理、病理、免疫状态合理用药。老年人血浆白蛋白减少，肾功能减退，肝脏酶活力下降，用药后血药浓度较青年人高，半衰期延长，易发生毒副作用，故用药量应小，为成人用药量的 50%~70%（1/2~2/3）。并应根据肾功能情况选择用药，慎用氨基糖苷类。

3）老年人胃酸分泌减少，胃排空时间长，肠蠕动减弱，易影响药物的吸收，对中、重症患者，应采用静脉给药为主，病情好转后改口服。

4）及早确定病原学诊断，根据致病菌及药物敏感度测定，选择用药。

5）掌握给药方案及疗程：因老年人多伴有其他基础疾病，故给药方法途径选择要适当。用药时间应长，防止反复。一般体温下降，症状消退后 7~14d 停用，特殊情况，如军团菌肺炎用药时间可达 3~4 周。急性期用药 48~72h 无效者应考虑换药。

6）治疗中应严密观察不良反应：老年人易发生菌群失调、假膜性肠炎、二重感染，应及时防治。

7）熟悉药物间的相互作用，避免增加毒副作用，发挥协同作用。

2. 促进排痰　老年人咳嗽无力、失水等原因使痰液黏稠，容易阻塞支气管，加重感染。口服和静脉补充水分是稀化痰液最有效的方法，但应注意适量。还可通过鼓励咳嗽，深呼吸，翻身拍背，使用祛痰剂、超声雾化等促进排痰。

3. 纠正缺氧　生理状态下的 PAO_2 随增龄而降低，老年人 PaO_2 的正常参考值为 ≥9.33kPa（70mmHg）。因此，约半数的老年肺炎患者伴有低氧血症。纠正缺氧，使血氧饱和度保持在 85%~90% 以上，可以降低并发症。一般采用鼻导管或面罩给予较高浓度（40%~60%）氧；伴有二氧化碳潴留者应采取低浓度（<30%）给氧；Mendelson 综合征应采用呼气末正压给氧。

4. 防止误吸　吸入性肺炎患者应谨慎进食，头部抬高，以防再次误吸。平卧位时头部抬高 60°；侧卧位时抬高头部 15°。对于假性延髓性麻痹所致吞咽困难者，应插胃管鼻饲。另外，应加强口腔护理，防止口腔内的细菌不断进入肺内。

5. 重视并发症和并存病的处理　经上述处理后，病情不改善或改善缓慢，除了重新考虑诊断外，应特别警惕并发症的发生。另外，老年人发生肺炎后，原有慢性疾病（并存病）可能恶化。因此，应重视并发症和并存病的处理。

（吴宁鑫）

第三节　老年肺栓塞

肺栓塞（pulmonary embolism，PE）是以各种栓子阻塞肺动脉系统为其发病原因的一组疾病或临床综合征的总称，包括肺血栓栓塞症（PTE）、脂肪栓塞综合征、羊水栓塞、空气栓塞等。肺血栓栓塞症（PTE）为来自静脉系统或右心的血栓阻塞肺动脉或其分支所致疾病，以肺循环和呼吸功能障碍为其主要临床和病理生理特征。PTE 为 PE 的最常见类型，占 PE 中的绝大多数。肺动脉发生栓塞后，若其支配区的肺组织因血流受阻或中断而发生坏死，称为肺梗死（PI）。引起 PTE 的血栓主要来源于深静脉血栓形成（DVT），PTE 常为 DVT 的并发症。由于肺组织有肺动脉—支气管动脉双重血液供应，而且肺组织与肺泡气体间还可以直接进行气体交换，所以大部分肺栓塞不一定形成梗死，而没有明显的临床表现。

在老年人中肺栓塞是常见病，且危害严重，诊断困难，但可有效治疗。在我国尚无 PE

患病率的确切数据，据美国资料，在美国每年有 200 万例深静脉血栓形成（DVT）患者，60 万例 PE 患者。据 PE 的前瞻性研究（PIOPED）结果显示：住院患者中 1% 患急性 PE，老年患者患病率更高。已有多个研究表明，随年龄增加 DVT 和 PE 均呈指数增加。在老年人群中，60~69 岁老年人患病率每年为 1.8%，85 岁以上老年人群增高到 3.1%，而且在男性中更高。在美国，肺栓塞的死亡占所有人群死亡的 5%，而在老年人占 12%。从长期和短期生存率来看，70 岁以及 70 岁以上老年人中，肺栓塞是一个非常重要的危险预后因子。肺栓塞被认为是老年患者急性死亡的可疑因素之一，在尸体剖检时发现 40% 的肺栓塞老年患者生前没有被怀疑患肺栓塞。

一、病因和发病机制

肺栓塞的病因和发病机制大致上可以包括三个环节。

（1）肺外嵌塞物（栓子）的形成：绝大多数的栓子来自下肢深静脉，约占 90%，因此，现在普遍认为肺栓塞实际上是下肢静脉系血栓的并发症。其次，栓子来源于心脏病，并多发于合并房颤患者，有报道瘤栓在老年人中可高达 35%。

（2）肺动脉或分支的机械性阻断及其直接引起的肺血流动力学障碍：一般认为，肺血管床阻塞 ≥30% 时，肺动脉平均压开始升高；阻塞 ≥35% 时右心房压升高；≥50% 时，肺动脉压及肺血管阻力显著增高，出现肺动脉高压表现。

（3）栓塞后体液 – 反射机制引起的肺血液和呼吸动力学变化：肺栓塞时 5 – 羟色胺、血栓素、白三烯、血小板活化因子等细胞因子的释放会加重肺血流动力学障碍。

二、危险因素

老年 PE 患者最常见的危险因素是制动，其他的危险因素依次为深静脉血栓和 PE 史、心衰、长期下肢水肿等。而脑卒中、肥胖（体重指数 $>27kg/m^2$）、外伤（近 3 个月）、手术（近 6 周）、恶性肿瘤、慢性阻塞性肺疾病等 PE 危险因素，在老年人与非老年人没有明显区别。

三、肺栓塞的诊断

（一）临床表现

PE 的临床症状多种多样，不同病例常有不同的症状组合，但均缺乏特异性。各病例所表现症状的严重程度亦有很大差别，可以从无症状到血流动力学不稳定，甚或发生猝死。以下根据国内外对 PE 症状学的描述性研究，列出各临床症状、体征及其出现的比率。

1. 症状　①呼吸困难及气促（80%~90%），是最常见的症状，尤以活动后明显；②胸痛，包括胸膜炎性胸痛（40%~70%）或心绞痛样疼痛（4%~12%）；③晕厥（11%~20%），可为 PE 的唯一或首发症状；④烦躁不安、惊恐甚至濒死感（55%）；⑤咯血（11%~30%），常为小量咯血，大咯血少见；⑥咳嗽（20%~37%）；⑦心悸（10%~18%）。须注意临床上出现所谓"肺梗死三联症"（呼吸困难、胸痛及咯血）者不足 30%。

2. 体征　①呼吸急促（70%），呼吸频率 >20/min，是最常见的体征；②心动过速（30%~40%）；③血压变化，严重时可出现血压下降甚至休克；④发绀（11%~16%）；⑤发热（43%），多为低热，少数患者可有中度以上的发热（7%）；⑥颈静脉充盈或搏动

（12%）；⑦肺部可闻及哮鸣音（5%）和（或）细湿啰音（18%~51%），偶可闻及血管杂音；⑧胸腔积液的相应体征（24%~30%）；⑨肺动脉瓣区第二音亢进或分裂（23%），$P_2 > A_2$，三尖瓣区收缩期杂音。

3. 深静脉血栓的症状与体征 注意 PTE 的相关症状和体征，并考虑 PTE 诊断的同时，要注意发现是否存在 DVT，特别是下肢 DVT。下肢 DVT 主要表现为患肢肿胀、周径增粗、疼痛或压痛、浅静脉扩张、皮肤色素沉着、行走后患肢易疲劳或肿胀加重。约半数或以上的下肢深静脉血栓患者无自觉临床症状和明显体征。

（二）实验室检查

1. 动脉血气分析 常表现为低氧血症、低碳酸血症、肺泡－动脉血氧分压差［P（A－a）O_2］增大。部分患者的结果可以正常。

2. 心电图 大多数病例表现有非特异性的心电图异常。较为多见的表现包括 $V_1 \sim V_4$ 的 T 波改变和 ST 段异常；其他心电图改变包括完全或不完全右束支传导阻滞；肺型 P 波；电轴右偏，顺钟向转位等。心电图改变多在发病后即刻开始出现，以后随病程的发展演变而呈动态变化。观察到心电图的动态改变较之静态异常对于提示 PTE 具有更大意义。

3. 胸部 X 线平片 多有异常表现，但缺乏特异性。可表现为：区域性肺血管纹理变细、稀疏或消失，肺野透亮度增加；肺野局部浸润性阴影；尖端指向肺门的楔形阴影；肺不张或膨胀不全；右下肺动脉干增宽或伴截断征；肺动脉段膨隆以及右心室扩大征；患侧横膈抬高；少至中等量胸腔积液征等。仅凭 X 线胸片不能确诊或排除 PTE，但在提供疑似 PTE 线索和除外其他疾病方面，X 线胸片具有重要作用。

4. 超声心动图 在提示诊断和除外其他心血管疾患方面有重要价值。对于严重的 PTE 病例，超声心动图检查可以发现右室壁局部运动幅度降低；右心室和（或）右心房扩大；室间隔左移和运动异常；近端肺动脉扩张；三尖瓣反流速度增快；下腔静脉扩张，吸气时不萎陷。这些征象说明肺动脉高压、右室高负荷和肺源性心脏病，提示或高度怀疑 PTE，但尚不能作为 PTE 的确定诊断标准。超声心动图为划分次大面积 PTE 的依据。检查时应同时注意右心室壁的厚度，如果增厚，提示慢性肺源性心脏病，对于明确该病例存在慢性栓塞过程有重要意义。若在右房或右室发现血栓，同时患者临床表现符合 PTE，可以作出诊断。超声检查偶可因发现肺动脉近端的血栓而确定诊断。

5. 血浆 D－二聚体（D－dimer）检测 D－二聚体是交联纤维蛋白在纤溶系统作用下产生的可溶性降解产物，为一个特异性的纤溶过程标记物。在血栓栓塞时因血栓纤维蛋白溶解使其血中浓度升高。D－二聚体对 PTE 诊断的敏感性为 92%~100%，但其特异性较低，仅为 40%~43%。手术、肿瘤、炎症、感染、组织坏死等情况均可使 D－二聚体升高。在临床应用中，D－二聚体对急性 PTE 有较大的排除诊断价值，若其含量低于 500ug/L，可基本除外急性 PTE。酶联免疫吸附法（ELISA）是较为可靠的检测方法，建议采用。

6. 核素肺通气/灌注扫描 是 PTE 重要的诊断方法。典型征象是呈肺段分布的肺灌注缺损，并与通气显像不匹配。但是由于许多疾病可以同时影响患者的肺通气和血流状况，致使通气/灌注扫描在结果判定上较为复杂，需密切结合临床进行判读。一般可将扫描结果分为三类：①高度可能：其征象为至少一个或更多叶段的局部灌注缺损而该部位通气良好或 X 线胸片无异常；②正常或接近正常；③非诊断性异常：其征象介于高度可能与正常之间。

7. 螺旋 CT 和电子束 CT 造影 能够发现段以上肺动脉内的栓子，是 PTE 的确诊手段之一。PTE 的直接征象为肺动脉内的低密度充盈缺损，部分或完全包围在不透光的血流之间（轨道征），或者呈完全充盈缺损，远端血管不显影（敏感性为 53% ~ 89%，特异性为78% ~ 100%）；间接征象包括：肺野楔形密度增高影，条带状的高密度区或盘状肺不张，中心肺动脉扩张及远端血管分支减少或消失等。CT 对亚段 PTE 的诊断价值有限。CT 扫描还可以同时显示肺及肺外的其他胸部疾患。电子束 CT 扫描速度更快，可在很大程度上避免因心跳和呼吸的影响而产生的伪影。

8. 磁共振成像（MRI）　对段以上肺动脉内栓子诊断的敏感性和特异性均较高，避免了注射碘造影剂的缺点，与肺血管造影相比，患者更易于接受，适用于碘造影剂过敏的患者。MRI 具有潜在的识别新旧血栓的能力，有可能为将来确定溶栓方案提供依据。

9. 肺动脉造影　为 PTE 诊断的参比方法。其敏感性约为 98%，特异性为 95% ~ 98%。PTE 的直接征象有肺血管内造影剂充盈缺损，伴或不伴轨道征的血流阻断；间接征象有肺动脉造影剂流动缓慢，局部低灌注，静脉回流延迟等。如缺乏 PTE 的直接征象，不能诊断PTE。肺动脉造影是一种有创性检查，发生致命性或严重并发症的可能性分别为 0.1% 和1.5%，应严格掌握其适应证。如果其他无创性检查手段能够确诊 PTE，而且临床上拟仅采取内科治疗时，则不必进行此项检查。

10. 深静脉血栓的辅助检查

（1）超声技术：通过直接观察血栓、探头压迫观察或挤压远侧肢体试验和多普勒血流探测等技术，可以发现 95% 以上的近端下肢静脉内的血栓。静脉不能被压陷或静脉腔内无血流信号为 DVT 的特定征象和诊断依据。对腓静脉和无症状的下肢深静脉血栓，其检查阳性率较低。

（2）MRI：对有症状的急性 DVT 诊断的敏感性和特异性可达 90% ~ 100%，部分研究提示，MRI 可用于检测无症状的下肢 DVT。MRI 在检出盆腔和上肢深静脉血栓方面有优势，但对腓静脉血栓其敏感性不如静脉造影。

（3）肢体阻抗容积图（IPG）：可间接提示静脉血栓形成。对有症状的近端 DVT 具有很高的敏感性和特异性，对无症状的下肢静脉血栓敏感性低。

（4）放射性核素静脉造影：属无创性 DVT 检测方法，常与肺灌注扫描联合进行。另适用于对造影剂过敏者。

（5）静脉造影：是诊断 DVT 的"金标准"，可显示静脉堵塞的部位、范围、程度及侧支循环和静脉功能状态，其诊断敏感性和特异性均接近 100%。

PE 的临床表现无特异性，在老年患者中，呼吸急促（呼吸频率 > 16/min）、胸膜炎性胸痛、心动过速是最常见的症状和体征，在所有患者中均单独或合并存在。肺栓塞受累的动脉数目、栓塞程度，有无造成肺组织坏死决定了患者的症状。只有 20% 的老年患者表现为呼吸困难、胸痛和咯血。如果呼吸困难不存在，肺栓塞诊断则难以成立。如果患者在表现为极度呼吸困难时并存在晕厥或休克，多提示大块 PE 致肺梗死的存在。大约 33% 老年患者有胸膜渗出，通常是单侧的。大概 67% 的渗出液为血性的（红细胞计数 > 100 000/ml），必须与癌症和创伤区别。但是，不少老年肺栓塞患者的临床表现是非特异性症状，包括持续低热、精神状态变化、无呼吸道症状或类似呼吸道感染表现。老年人对症状的反应常迟钝和对症状的误解可能是导致老年人 PE 误诊漏诊率高的原因。

DVT 与 PE 的关系密切，约 50% 的近端 DVT 患者可患 PE 但无临床症状，约 80% DVT

因缺乏症状而不能及时诊断。因此，对下肢肿胀、小腿痛等应高度重视并应做相关检查，这是诊断 DVT 和 PE 的重要线索。

四、诊断策略

1. 提高 PE 的诊断意识　根据 wells 评分（表5-3）或 Geneva 评分（表5-4）进行基本评价，决定下一步诊疗措施。

表5-3　Wells 评分

项目	评分	项目	评分
PE 或 DVT 史	1.5	倾向 PE 诊断	3.0
HR > 100 次/min	1.5	咯血	1.0
制动	1.5	癌症	1.0
DVT 临床表现	3.0		

注：临床可能性：0~1 低；2~6 中；≥7 高。

表5-4　Geneva 评分

项目	评分	项目	评分
PE 或 DVT 史	2	$PaCO_2$（kPa）	
HR > 100 次/min	1	<4.8	2
制动	3	4.8~5.2	1
年龄（岁）		PaO_2（kPa）	
60~79	1	<6.5	4
≥80	2	6.5~7.99	3
胸片		8.0~9.49	2
肺不张	1	9.5~10.99	1
膈抬高	1		

注：临床可能性：0~4 低；5~8 中；≥9 高。

2. 合理选择辅助检查

（1）下肢静脉超声检查：随年龄增加，DVT 的患病率和与 PE 并存率增加，因此对老年 PE 应及早行下肢静脉超声检查。

（2）螺旋 CT 检查：因为不受年龄的影响，又具有无创、准确和简便的优点，优先选择螺旋 CT（尤其多层螺旋 CT）。静脉超声与螺旋 CT 联合应用，可以提高诊断 PE 的敏感性。碘过敏或肾功能受损时可考虑应用肺通气灌注扫描。

（3）肺动脉造影检查：临床高度怀疑 PE 而静脉超声和螺旋 CT 检查阴性时可考虑肺动脉造影。

五、治疗

1. 急性 PTE 的治疗

（1）一般处理：对高度可疑或确诊 PTE 的患者，应进行严密监护，监测呼吸、心率、血压、静脉压、心电图及血气的变化，对大面积 PTE 可收入重症监护治疗病房（ICU）。为防止栓子再次脱落，要求绝对卧床，保持大便通畅，避免用力；对于有焦虑和惊恐症状的患者应予安慰并可适当使用镇静剂；胸痛者可给予止痛剂；对于发热、咳嗽等症状可给予相应的对症治疗。

（2）呼吸循环支持治疗：对有低氧血症的患者，采用经鼻导管或面罩吸氧。当合并严重的呼吸衰竭时，可使用经鼻或面罩无创性机械通气或经气管插管行机械通气。应避免做气管切开，以免在抗凝或溶栓过程中局部大量出血。应用机械通气中须注意尽量减少正压通气对循环的不利影响。

（3）右心功能不全治疗：对于心排血量下降，但血压尚正常的病例，可给予具有一定肺血管扩张作用和正性肌力作用的多巴酚丁胺和多巴胺；若出现血压下降，可增大剂量或使用其他血管加压药物，如间羟胺、肾上腺素等。对于液体负荷疗法须持审慎态度，因过大的液体负荷可能会加重右室扩张并进而影响心排出量，一般所予负荷量限于 500ml 之内。

（4）溶栓治疗：溶栓治疗可迅速溶解部分或全部血栓，恢复肺组织再灌注，减小肺动脉阻力，降低肺动脉压，改善右室功能，减少严重 PTE 患者的病死率和复发率。溶栓治疗主要适用于大面积 PTE 病例，即出现因栓塞所致休克和（或）低血压的病例；对于次大面积 PTE，即血压正常，但超声心动图显示右室运动功能减退，或临床上出现右心功能不全表现的病例，若无禁忌证，可以进行溶栓；对于血压和右室运动均正常的病例不推荐进行溶栓。溶栓治疗宜高度个体化。溶栓的时间窗一般定为 14d 以内，但鉴于可能存在血栓的动态形成过程，对溶栓的时间窗不作严格规定。溶栓应尽可能在 PTE 确诊的前提下慎重进行。对有溶栓指征的病例宜尽早开始溶栓。

溶栓治疗的主要并发症为出血。用药前应充分评估出血的危险与后果，必要时应配血，做好输血准备。溶栓前宜留置外周静脉套管针，以方便溶栓中取血监测，避免反复穿刺血管。溶栓治疗的绝对禁忌证有：活动性内出血、近期自发性颅内出血。相对禁忌证有：2 周内的大手术、分娩、器官活检或不能以压迫止血部位的血管穿刺、2 个月内的缺血性卒中、10d 内的胃肠道出血、15d 内的严重创伤、1 个月内的神经外科或眼科手术、难于控制的重度高血压（收缩压 > 180mmHg，舒张压 > 110mmHg）、近期曾接受心肺复苏、血小板计数 < 10 万/mm^3、妊娠、细菌性心内膜炎、严重肝肾功能不全、糖尿病出血性视网膜病变、出血性疾病等。对于大面积 PTE，因其对生命的威胁极大，上述绝对禁忌证亦应被视为相对禁忌证。

常用的溶栓药物有尿激酶（UK）、链激酶（SK）和重组组织型纤溶酶原激活剂（rt-PA），三者溶栓效果相仿，临床上可根据条件选用。rtPA 可能对血栓有较快的溶解作用。目前尚未确定完全适用于国人的溶栓药物剂量。以下方案与剂量主要参照欧美的推荐方案，供参考使用。

尿激酶负荷量 4 400U/kg，静注 10min，随后以 2 200U/（kg·h）持续静滴 12h；另可考虑 2h 溶栓方案：2 万 U/kg 持续静滴 2h。

链激酶负荷量 25 万 U，静注 30min，随后以 10 万 U/h 持续静滴 24h。链激酶具有抗原性，故用药前需肌注苯海拉明或地塞米松，以防止过敏反应。

rtPA50 ~ 100mg 持续静滴 2h。使用尿激酶、链激酶溶栓期间勿同用肝素。对以 rtPA 溶栓时是否须停用肝素无特殊要求。

溶栓治疗结束后，应每24h测定一次凝血酶原时间（PT）或活化部分凝血激酶时间（APTT），当其水平低于正常值的2倍，即应重新开始规范的肝素治疗。溶栓后应注意对临床及相关辅助检查情况进行动态观察，评估溶栓疗效。

（5）抗凝治疗：为PTE和DVT的基本治疗方法，可以有效地防止血栓再形成和复发，同时，机体自身纤溶机制溶解已形成的血栓。目前临床上应用的抗凝药物主要有普通肝素（以下简称肝素）、低分子量肝素和华法林。一般认为，抗血小板药物的抗凝作用尚不能满足PTE或DVT的抗凝要求。临床疑诊PTE时，即可安排使用肝素或低分子量肝素进行有效的抗凝治疗。

应用肝素/低分子量肝素前，应测定基础APTT、PT及血常规（含血小板计数、血红蛋白），注意是否存在抗凝的禁忌证，如活动性出血、凝血功能障碍、血小板减少、未予控制的严重高血压等。对于确诊的PTE病例，大部分禁忌证属相对禁忌证。

1）肝素的推荐用法（供参考）：予2 000～5 000U或按80U/kg静注，继之以18U/（kg·h）持续静滴。在开始治疗后的最初24h内每4～6h测定APTT，根据APTT调整剂量，尽快使APTT达到并维持于正常值的1.5～2.5倍。达稳定治疗水平后，改为每天上午测定1次APTT。使用肝素抗凝务求达到有效水平。若抗凝不充分，将严重影响疗效并可导致血栓复发率的显著增高。肝素亦可用皮下注射方式给药。一般先予静注负荷量2 000～5 000U，然后按250U/kg剂量，每12h皮下注射1次。调整注射剂量使注射后6～8h的APTT达到治疗水平。肝素治疗前常用的监测指标是APTT。APTT为一种普通凝血状况的检查，并不是总能可靠地反映血浆肝素水平或抗栓活性。对这一情况须加注意。若有条件测定血浆肝素水平，使之维持在0.2～0.4U/ml（鱼精蛋白硫酸盐测定法）或0.3～0.6U/ml（酰胺分解测定法），可能为一种更好的调整肝素治疗的方法。各单位实验室亦可预先测定在本实验室中与血浆肝素的上述治疗水平相对应的APTT值，作为调整肝素剂量的依据。

因可能出现肝素诱发的血小板减少症（HIT），故在使用肝素的第3～5天必须复查血小板计数。若较长时间使用肝素，尚应在第7～10天和14d复查。HIT很少于肝素治疗的2周后出现。若出现血小板迅速或持续降低达30%以上，或血小板计数<10万/mm^3，应停用肝素。一般在停用肝素后10d内血小板开始逐渐恢复。须注意HIT可能会伴发PTE和DVT的进展或复发。当血栓复发的风险很大而又必须停用肝素时，可考虑放置下腔静脉滤器，但须警惕滤器处合并腔静脉血栓。

2）低分子量肝素（LMWH）的推荐用法：根据体重给药（anti-Xa，U/kg或mg/kg。不同低分子量肝素的剂量不同，详见下文），1～2/d，皮下注射。对于大多数病例，按体重给药是有效的，不需要监测APTT和调整剂量，但对过度肥胖者或妊娠妇女，宜监测血浆抗Xa因子活性，并据以调整剂量。由于不需要监测和出血的发生率较低，低分子量肝素尚可用于在院外治疗PTE和DVT。低分子量肝素与普通肝素的抗凝作用相仿，但低分子量肝素引起出血和HIT的发生率低。除无须常规监测APTT外，在应用低分子量肝素的前5～7d内亦无须监测血小板数量。当疗程长于7d时，须开始每隔2～3d检查血小板计数。

3）重组水蛭素和其他小分子血栓抑制剂：重组水蛭素较肝素抗凝作用更为有效。对合并有血小板减少的PTE病例，可使用重组水蛭素和其他小分子血栓抑制剂抗凝。一般先予重组水蛭素抗凝，直到血小板数升至10万/mm^{3}时再予华法林治疗。

4）华法林：在肝素和（或）低分子量肝素开始应用后的第1～3天内加用口服抗凝剂

华法林，初始剂量为3.0～50mg/d。由于华法林需要数天方能发挥全部作用，因此，与肝素须至少重叠应用4～5d，当连续2d测定的国际标准化比率（INR）达到2.5（2.0～3.0）时，或PT延长至1.5～2.5倍时，即可停止使用肝素和（或）低分子量肝素，单独口服华法林治疗。应根据INR或PT调节华法林的剂量。在达到治疗水平前，应每日测定INR，其后2周每周监测2～3次，以后根据INR的稳定情况每周监测1次或更少。若行长期治疗，约每4周测定INR并调整华法林剂量1次。

（6）肺动脉血栓摘除术：适用于经积极的保守治疗无效的紧急情况，要求医疗单位有施行手术的条件和经验。患者应符合以下标准：①大面积PTE，肺动脉主干或主要分支次全堵塞，不合并固定性肺动脉高压者（尽可能通过血管造影确诊）；②有溶栓禁忌证者；③经溶栓和其他积极的内科治疗无效者。

（7）经静脉导管碎解和抽吸血栓：用导管碎解和抽吸肺动脉内巨大血栓或行球囊血管成形，同时还可进行局部小剂量溶栓。适应证有肺动脉主干或主要分支大面积PTE并存在以下情况者：有溶栓和抗凝治疗禁忌、经溶栓或积极的内科治疗无效、缺乏手术条件。

（8）静脉滤器：为防止下肢深静脉大块血栓再次脱落阻塞肺动脉，可于下腔静脉安装滤器。适用于下肢近端静脉血栓，而抗凝治疗禁忌或有出血并发症；经充分抗凝而仍反复发生PTE伴血流动力学变化的大面积PTE；近端大块血栓溶栓治疗前；伴有肺动脉高压的慢性反复性PTE；行肺动脉血栓切除术或肺动脉血栓内膜剥脱术的病例。对于上肢DVT病例还可应用上腔静脉滤器。置入滤器后，如无禁忌证，宜长期口服华法林抗凝，定期复查有无滤器上血栓形成。

2. 慢性栓塞性肺动脉高压的治疗

（1）严重的慢性栓塞性肺动脉高压病例，若阻塞部位处于手术可及的肺动脉近端，可考虑行肺动脉血栓内膜剥脱术。

（2）介入治疗：球囊扩张肺动脉成形术，已有报道，但经验尚少。

（3）口服华法林可以防止肺动脉血栓再形成和抑制肺动脉高压进一步发展。使用方法为：3.0～5.0mg/d，根据INR调整剂量，保持INR为2.0～3.0。

（4）存在反复下肢深静脉血栓脱落者，可放置下腔静脉滤器。

（5）使用血管扩张剂降低肺动脉压力，治疗心力衰竭。

六、预防

对存在发生DVT-PTE危险因素的病例，宜根据临床情况采用相应预防措施。采用的主要方法：机械预防措施，包括加压弹力袜、间歇序贯充气泵和下腔静脉滤器；药物预防措施，包括小剂量肝素皮下注射、低分子量肝素和华法林。对重点高危人群，包括普通外科、妇产科、泌尿外科、骨科（人工股骨头置换术、人工膝关节置换术、髋部骨折等）、神经外科、创伤、急性脊髓损伤、急性心肌梗死、缺血性卒中、肿瘤、长期卧床、严重肺部疾病（慢性阻塞性肺疾病、肺间质疾病、原发性肺动脉高压等）的患者，根据病情轻重、年龄、是否合并其他危险因素等，来评估发生DVT-PTE的危险，制订相应的预防方案。建议各医院制订对上述病例的DVT-PTE预防常规并切实付诸实施。

七、预后

65 岁以上住院的肺栓塞患者死亡率为 21%。65 岁以上患有慢性心力衰竭、慢性梗阻性肺部疾病（COPD）、癌症、心肌梗死、脑卒中、髋骨骨折老年人并发肺栓塞时，死亡率大大增加。尽管肝素治疗能防止再栓塞，但年龄大于 65 岁肺栓塞患者的第 1 年复发率仍为 8%，死亡率为 39%（第 1 年内 21% 为住院期间死亡，18% 为其他）。

（吴宁鑫）

第四节　老年睡眠呼吸暂停综合征

睡眠呼吸暂停综合征（sleep apnea syndrome，SAS）是指每夜 7h 睡眠中呼吸暂停反复发作 30 次以上，每次呼吸暂停超过 10s，或睡眠呼吸暂停低通气指数（apnea hypopnea index，AHI）又称呼吸紊乱指数（respiratory disturbance index，RDI）即平均每 h 睡眠中呼吸暂停/低通气或呼吸紊乱的次数 ≥5。根据患者发病时呼吸气流和呼吸运动的变化，睡眠呼吸暂停事件分为：①阻塞型睡眠呼吸暂停（obstructive sleep apnea，OSA）：指睡眠时无口鼻气流，但存在胸腹式呼吸运动；②中枢型睡眠呼吸暂停（centre sleep apnea，CSA）：睡眠中间断出现既无口鼻气流，又无胸腹式呼吸运动；③混合型睡眠呼吸暂停（mixed sleep apnea，MSA）：指一次呼吸暂停过程中，开始时出现中枢型呼吸暂停，继之出现阻塞型呼吸暂停。老年 SAS 临床表现往往多样化，常以心脑血管疾病症状就诊，致使病情被延误。因此，应该引起我们的高度重视。

一、流行病学及老年 SAS 的特点

睡眠呼吸暂停综合征是一种常见且具有潜在危险的疾患，但直至 20 世纪七八十年代才逐渐受到临床医师的足够重视。近二十年来的流行病学调查资料显示，发达国家 SAS 的人群患病率为 0.7% ~10.9%，男性高于女性。其中主要是阻塞型睡眠呼吸暂停低通气综合征（obs tructive sleep apnea hypopnea syndrome，OSAHS），它是指睡眠过程中反复发生上气道狭窄或塌陷，引起打鼾和呼吸暂停或通气不足，并伴有低氧血症、高碳酸血症、睡眠结构紊乱及其所导致的一系列临床表现。OSAHS 的患病率欧美国家为 2% ~4%，日本为 1.3% ~4.2%。我国尚缺乏该病大规模临床流行病学资料，不同地区的调查表明 OSAHS 的患病率为 1.2% ~4.3%。在对 1 200 多例拟诊 SAS 患者进行了多导睡眠图（polysomnography，PSG）监测，95% 以上确诊为 OSAHS，其中绝大多数为男性。国内外 SAS 患病率差异较大的原因，主要与调查方法、诊断标准及检测仪器有关，也受被调查患者年龄、种族、地区及其他疾病的影响。SAS 的死亡率也较高，Partinen 等的一项回顾性研究显示，未经治疗的 SAS 患者 5 年病死率为 11% ~13%。Hej 等对 385 例未经治疗的 SAS 患者进行了 8 年随访，发现 AHI > 20 者死亡率为 37%，显著高于 AHI < 20 的 4%，而经气管切开术或经鼻持续气道正压通气（nC - PAP）治疗后病死率明显降低，死亡的主要原因是并发心血管疾病所致。

老年睡眠呼吸暂停综合征的特点：①患病率高，国外报道老年人群中 SAS 的患病率为 25.0% ~37.5%；兹书平等的流行病学资料表明我国 60 岁以上老年 SAS 的患病率也高达 20.1%，还有人报道我国中老年女性 SAS 的患病率为 11.1%。②老年患者夜间打鼾及憋醒

的发生率明显降低，而夜间尿频的发生率明显增高。③老年 SAS 患者心脑血管及呼吸系统并发症明显增加，症状常常相互掩盖，可能会忽略原发 SAS 的存在。④老年 SAS 的严重程度（AHI）较中青年患者降低，并随着年龄增加 SAS 病情程度减轻，且夜间猝死的发生率降低。⑤老年 SAS 患者总睡眠时间和睡眠效率明显低于中青年 SAS 患者，而夜间睡眠觉醒程度较中青年 SAS 患者明显提高。

二、病因与发病机制

睡眠呼吸暂停综合征的真正病因目前尚未完全阐明，但不同类型睡眠呼吸暂停确具有各自的基础条件。

1. 阻塞性睡眠呼吸暂停　病因复杂，头面和鼻咽部的结构或形态异常及全身疾病均可导致阻塞性睡眠呼吸暂停。常见原因包括：鼻炎及鼻甲肥大、鼻中隔偏曲、鼻息肉、鼻咽部肿瘤、扁桃体肥大、咽壁肥厚、腺样体增殖、咽腔狭小、舌体肥大或舌根后坠、小颌畸形、肥胖及颈短粗、肢端肥大症、甲状腺功能低下、颈部肿物的压迫、咽部的异常如会厌水肿和声带麻痹等。由于存在上气道解剖性狭窄及异常，患者睡眠时神经系统张力降低，对上气道肌肉如腭肌、翼状肌、颌舌肌、咽肌、舌骨肌、腭帆张肌等引起咽腔开放肌肉的控制作用减弱，导致上气道软组织松弛及塌陷，加之吸气胸腔负压的作用，软腭、舌根坠入咽腔并造成上气道阻塞。此外，体液和内分泌紊乱可能促进其发生。老年 OSA 的发生可能还与年龄增加，使局部解剖改变包括软腭变长、咽部脂肪垫增厚、咽腔松弛、咽部气道周围骨结构形状的改变以及颏舌肌肌群对气压刺激反应降低等有关。

2. 中枢性睡眠呼吸暂停　引起中枢性睡眠呼吸暂停的病因不明，可能与下列神经系统和全身性疾病有关。如脑外伤、脊髓前侧切断术、双侧后侧脊髓病变、家族自主神经功能异常、糖尿病性神经病变、脑脊髓异常、枕骨大孔发育畸形、脊髓灰质炎、外侧延髓综合征、Shy - Drager 综合征、肌强直性营养不良、膈肌的病变、充血性心力衰竭及发作性睡眠猝倒综合征等。中枢性睡眠呼吸暂停的发病机理不清楚，可能与下列因素有关：①呼吸中枢受抑制。即由觉醒转入睡眠时，呼吸中枢对各种不同刺激（如低氧和/或高碳酸血症等）的反应性减低。②睡眠时呼吸调控系统紊乱和呼吸神经肌肉器官失去控制。③呼气与吸气转换机制异常。④反射性呼吸中枢受抑制等。老年 CSA 的发生率明显增加，这可能与衰老使中枢神经系统兴奋性降低，致使对呼吸运动调节作用降低密切相关。

3. 混合性睡眠呼吸暂停　主要见于严重肥胖者，目前倾向于不将其单独分类。

三、病理生理

睡眠呼吸暂停综合征的特征是睡眠中反复发生呼吸暂停 - 窒息和觉醒。每夜呼吸暂停少则几十次，多者数百次，短者持续 $10 \sim 20s$，长则持续 $1 \sim 3min$，严重者总呼吸暂停时间超过睡眠呼吸时间，短时间内甚至是后者的 2 倍以上。结果导致反复发作的低氧血症及高碳酸血症，血氧饱和度（SaO_2）最低可降至 50% 以下，持续时间达 $30 \sim 40s$。严重的低氧血症和持续的高碳酸血症及 pH 值改变产生一系列病理生理改变。如缺氧使交感神经兴奋性增强，儿茶酚胺、肾素 - 血管紧张素和内皮素分泌增加，血管收缩引起高血压、肺动脉高压和右心衰竭；心肌缺血和心肌兴奋性增强导致心律失常甚至猝死；反复缺氧产生继发性红细胞增多及血液黏稠度增加，引起血液流变学改变；缺氧引起的代谢紊乱易诱发糖尿病；肾脏缺氧影响其重吸收功能，导致夜尿增加；反复憋醒，使睡眠成片段，尤其是深睡眠明显减少或缺乏，导致精神神经行为异常。还可引起内分泌功能紊乱、神经调节功能失调继发全身多系统病变。

四、临床特点

1. 常见症状及体征

（1）夜间打鼾：是 SAS 尤其是 OSAHS 最常见的一种临床症状，发生率达 100%。患者的鼾声为间断性，音调高低不一。表现为入睡 - 打鼾 - 呼吸暂停 - 憋醒。打鼾产生的原因，是由于患者上气道解剖狭窄或畸形、神经和肌肉病变，睡眠时气道某一部位出现塌陷或阻塞，吸气时阻力增高，负压增大形成涡流，导致软腭及其邻近组织震颤而发出的声音。

（2）白天嗜睡：也是 OSAHS 患者较突出的症状，中度以上 OSAHS 患者白天嗜睡的发生率达 80% 以上。这是由于患者夜间反复被憋醒，睡眠结构紊乱，浅睡眠时间延长，深睡眠时间减少或缺乏所致。正常人快动眼（REM）睡眠占 20% ~25%；非快动眼（NREM）睡眠占 75% ~80%，其中 I、II 期深睡眠占 20%。SAS 患者的突出表现为 I、II 期睡眠减少甚至为零。夜间睡眠质量差，真正睡眠时间不足，导致患者白天嗜睡。轻者长时间安静状态如乘车、看电视、读书阅报时打瞌睡，严重者与人谈话或白天活动时亦嗜睡，甚至丧失工作能力，还有人因嗜睡骑自行车摔倒，驾驶汽车发生车祸，操作机器出现事故。

（3）晨起头痛、头晕、乏力、记忆力下降、反应迟钝及性格急躁等。产生的原因：①睡眠不足；②夜间睡眠时低氧血症和高碳酸血症使脑血管扩张的结果；③长期缺氧对中枢神经系统的损害。

（4）肥胖、面色深红、口唇紫黑、眼睛充血、颈围粗、小颌，鼻甲、扁桃体及舌体肥大等。这些均是 OSAHS 患者的常见体征。

2. 呼吸系统表现　SAS 患者呼吸中枢和呼吸肌功能失调，引起肺换气不足，可引起呼吸困难、发绀、抽搐、肺水肿、低氧血症和高碳酸血症；若呼吸暂停时间长或频率高，可出现急性呼吸衰竭；反复发生的呼吸暂停及缺氧易造成肺动脉高压，久而久之导致右心室肥厚而发生肺心病。OSAHS 患者可并发夜间哮喘，且发作前常有严重打鼾和呼吸暂停，哮喘发作可能与呼吸暂停刺激喉、声门处的神经受体导致反射性支气管收缩和高反应性有关。还应注意重叠综合征（over - lap syndrome），即 OSAHS 与 COPD 并存。据报道大约 40% COPD 患者为重叠综合征。这类患者由于合并上气道阻塞，低氧血症往往更严重，夜间单纯鼻导管氧疗效果差。临床上如发现 COPD 患者睡眠时打鼾、白天嗜睡，应及早明确是否合并 OSAHS。

3. 心血管系统表现　OSAHS 患者常以心血管系统异常表现作为首发症状和体征。近年来很多研究表明，OSAHS 是高血压和冠心病的独立危险因素，还可导致心力衰竭、心律失常和夜间心源性猝死。老年 OSAHS 患者心血管疾病的患病率明显增加。

（1）高血压：国外研究表明 OSAHS 患者高血压的发生率为 40% ~60%，而高血压人群中 OSAHS 的发生率在 20% ~45%，OSAHS 是高血压病的独立危险因素。另外，OSAHS 患者血压失去正常昼夜节律，夜间血压呈"非勺型"改变。血压增高和昼夜节律改变的主要机制是：呼吸暂停所致的缺氧，使交感神经兴奋性增强，儿茶酚胺等收缩血管物质分泌增加，引起外周血管收缩，导致血压升高。这种特殊类型的高血压，常用降压药物治疗效果不佳，早期有效治疗 OSAHS 可使血压恢复正常。

（2）冠心病：OSAHS 患者易发生冠心病已被流行病学调查所证实。Maekawa 等报道，OSAHS 患冠心病的相对危险性是正常人的 1.2 ~ 6.9 倍，35% ~ 40% 冠心病者 AHI ≥ 10。一项 5 年随访研究表明，AHI 是预测冠心病死亡的一项独立指标。OSAHS 患者易发生夜间心绞痛和心肌梗死。其机制是：① 缺氧使冠状动脉内皮损伤，脂质易于沉积在内膜下；② OS－AHS 患者红细胞增多，血液黏度增加，血流缓慢，血小板易在受损内膜表面聚集产生血栓，引起冠脉狭窄和闭塞；③ OSAHS 患者多数合并肥胖、脂质代谢紊乱、血压升高等冠心病易患因素。

（3）其他：OSAHS 患者心衰的发生率也增加，尤其是与许多原因不明的左右心力衰竭有关。OSAHS 患者中 80% 有明显的心动过缓和室性早搏，10% 易发生房室传导阻滞。这可能与 OSAHS 患者夜间 SaO_2 降低有关。

4. 神经系统表现　国外研究发现，鼾症是脑中风的危险因素，而 OSAHS 的相关性更加显著。OSAHS 易引起脑动脉硬化、血液黏度增高和血流缓慢；此外夜间反复发生的低氧使血小板聚集性增强，因此容易诱发夜间缺血性脑中风。痴呆症可能与呼吸暂停引起严重低氧血症，导致大脑半球特别是皮层和皮层下功能损害有关。我们已经观察到部分老年 OSAHS 患者首次住院的原因是脑出血。

5. 肾脏及内分泌表现　OSAHS 患者夜间肾肌酐清除率降低，肾浓缩功能减退，夜尿增多；还可引起糖代谢紊乱，糖耐量降低，非胰岛素依赖型糖尿病发病率增高。这可能是低氧使肝糖原释放增多，糖有氧酵解减少及肥胖使胰岛功能相对不足的缘故。此外，OSAHS 还可表现为性功能障碍，尤其是男性肥胖者更为突出。

五、诊断与鉴别诊断

1. 临床诊断　根据患者睡眠时打鼾伴呼吸暂停，白天嗜睡、身体肥胖、颈围粗及其他临床表现，即可以做出临床初步诊断。

2. 多导睡眠图　目前认为 PSG 是诊断 OSAHS 的"金标准"，并且能确定 SAS 程度和类型。2002 年中华医学会呼吸病学分会睡眠呼吸疾病学组颁布的 OSAHS 诊断标准：轻度 AHI 5 ~ 20，最低 SaO_2 85% ~ 89%；中度 AHI 21 ~ 40，最低 SaO_2 80% ~ 84%；重度 AHI > 40，最低 SaO_2 < 80%。一般认为老年 SAS 的诊断标准是 AHI > 10。

3. 鉴别诊断　主要应与其他引起白天嗜睡的疾病相鉴别。如发作性睡病、不宁腿综合征和睡眠中周期性腿动综合征等。依据患病发病的年龄、病史和临床表现，结合查体及 PSG 监测结果可予以鉴别。

4. 病因诊断　对已确诊的 OSAHS，尚须进一步明确其病因，以便选择最佳治疗方案。如耳鼻咽喉及口腔检查，明确有无局部解剖和发育异常、增生和肿瘤及疾病。头颈部 X 线照片、CT 和 MRI 测定咽腔横断面积，了解上气道有无解剖性狭窄及其部位。纤维内窥镜能直接观察上气道是否狭窄、有无肿瘤及疾病。

六、治疗要点

睡眠呼吸暂停综合征的治疗目的：一是消除呼吸暂停，恢复夜间正常呼吸节律；二是预防和治疗并发症；三是改善临床表现，降低死亡率。治疗原则应根据睡眠呼吸暂停的原因、程度和类型采用相应的治疗方法。

1. 一般治疗　应减肥、戒酒、侧卧位休息及氧疗。减肥能使咽部脂肪沉积减少,增加咽腔的横截面积,因而能有效地减少呼吸暂停次数,提高血氧饱和度,改善临床症状。据报道 OSAHS 患者体重减轻 10%,睡眠呼吸暂停次数减少近 50%。大量饮酒能抑制呼吸中枢、使咽腔肌肉松弛和舌根后坠,加重呼吸暂停,甚至诱发夜间猝死。因此避免饮酒特别是睡前饮酒对 OSAHS 治疗起重要作用。体位与某些 OSAHS 患者关系密切,仰卧位时 AHI 显著增加,侧卧位休息能够减轻病情。夜间氧疗对 CSA 有一定的效果。

2. 药物治疗　甲状腺素片对甲状腺功能低下引起的 OSAHS 有较好的治疗作用。增加上气道开放,减低上气道阻力的药物,如鼻塞患者夜间睡前滴用血管收缩剂能够降低睡眠呼吸暂停的次数6 服用神经呼吸刺激剂,如普罗替林 10mg,1～2/d,安宫黄体酮 20mg,3/d,乙酰唑胺 125～250mg,2～4/d 也能减轻夜间呼吸暂停和缺氧。还有茶碱、烟碱、血管紧张素转换酶抑制剂等,这些药物对 CSA 和 MSA 有一定的效果。此外,还可采用中医中药治疗。但目前认为多数药物的治疗效果尚不肯定。

3. 经鼻持续气道内正压通气(nCPAP)治疗　睡眠呼吸暂停综合征发生的主要机制是各种原因所致的上气道阻塞,尤其是胸腔负压引起的咽腔塌陷。nCPAP 治疗是由呼吸机送出设定的持续正压气流,通过鼻腔进入咽部至患者的上呼吸道,持续而稳定的正压空气,能防止患者睡眠时气道塌陷,保证呼吸道通畅。nCPAP 治疗 1981 年由 Sullivan 首次用于临床,至今已有 20 余年的历史,它能够消除夜间打鼾和睡眠呼吸暂停,纠正低氧血症,显著改善临床症状及预后。目前认为它是治疗 OSAHS,特别是中重度 OSAHS 及中枢性呼吸暂停的最有效治疗方法,也是治疗 OSAHS 的内科首选措施,并具有无创、高效、可携机回家长期治疗等优点,长期应用的依从性也达 80% 以上。近年来又相继推出了自动压力调节型持续气道正压通气(Auto – CPAP)和双水平气道正压通气(BiPAP)治疗机,前者是根据患者夜间睡眠时呼吸道阻力变化自动调节治疗压力,使患者平均治疗压力下降,舒适性增加;后者能供给患者两个不同水平的压力,吸气时提供一个较高水平的正压,帮助患者顺利吸气;呼气时提供患者一个较低水平正压,阻力减小,舒适性增加。这在一定程度上顺应了气道阻力的变化,提高了患者的依从性。鉴于老年 SAS 患者 CSA 多见,常并发心力衰竭和心律失常以及耐受性较差,建议采用 BiPAP 或 Auto – CPAP 呼吸机治疗。缺点是这类机器价格较贵。

4. 手术治疗　手术是治疗 OSAHS 的有效方法,手术效果与适应证的选择及手术方式有直接关系,多数文献报道的效果为 50%～60%。上气道有局限性阻塞,如鼻息肉、鼻甲肥大、扁桃体和增殖体肥大引起的 OSAHS,手术治疗的效果明显。常用手术方法包括:悬雍垂腭咽成形术、改良悬雍垂腭咽成形术、舌骨悬吊和下颌骨成形术、鼻甲切除和(或)鼻中隔矫正术、气管切开术等。老年 OSAHS 多因中枢神经系统兴奋性降低和咽部肌肉松弛所致,故手术治疗效果不佳。

5. 医疗装置　不同医疗装置对特定的 SAS 有一定效果。主要有:睡球、鼻扩张器、口腔矫正器、舌位置保持器、下颌畸形矫治器、膈肌起搏器等。医疗装置应在专业医生指导下,根据患者具体情况选用。

(吴宁鑫)

第五节　老年呼吸衰竭

呼吸衰竭（respiratory failure）是指由于各种原因所致的肺通气和（或）换气功能严重障碍，以致不能进行有效气体交换，导致动脉血氧分压降低或伴动脉血二氧化碳分压增高，并引起一系列生理功能和代谢紊乱的临床综合征。根据起病和发展的急缓，临床上将呼吸衰竭分为急性和慢性两类。急性呼吸衰竭起病急骤，病情发展迅速，往往需要及时救治。慢性呼吸衰竭主要继发于 COPD 和睡眠呼吸暂停综合征等慢性疾病。呼吸衰竭按病理生理和血气变化又分为两种类型，Ⅰ 型呼吸衰竭或换气障碍型呼吸衰竭：此型呼吸衰竭仅有缺氧，即动脉血氧分压（PaO_2）<60mmHg，二氧化碳分压（$PaCO_2$）正常或降低；Ⅱ 型呼吸衰竭或通气障碍型呼吸衰竭；此型呼吸衰竭既有缺氧（PaO_2<60mmHg），又有二氧化碳潴留（$PaCO_2$>50mmHg）。老年慢性呼吸衰竭多为 Ⅱ 型Ⅱ乎吸衰竭（通气衰竭）。老年呼吸衰竭的发病机制与一般人群并无明显差别，但老年人由于身体各系统功能降低，常并存多种疾病，尤其是呼吸系统解剖生理及免疫功能随增龄而衰退，故老年呼吸衰竭发病率和死亡率均随增龄而增加。

一、老年呼吸衰竭发病增高的原因和常见病因

1. 呼吸系统解剖生理的退化性改变　老龄化过程中，呼吸系统解剖和生理也随增龄发生退化性改变。呼吸力学、呼吸中枢和呼吸肌肌力等的老化是老年呼吸衰竭发病率升高的基础。如同种病原、相同部位和范围的肺部感染，非老年患者很少并发呼吸衰竭。而老年人特别是高龄患者，急性呼吸衰竭常是肺部病变的首发临床表现。

2. 影响外呼吸的因素增加　凡能阻碍空气与肺内血液进行气体交换（即外呼吸）的任何因素均可引起呼吸衰竭。老年人因免疫功能低下，肿瘤、感染及自身免疫等疾病的易感性均比非老年人高。患 COPD 的老年人常因上呼吸道感染诱发或加重呼吸衰竭；有缺血性心脏病的老年人常在左心衰竭并发肺水肿时合并呼吸衰竭；中枢神经系统肿瘤、出血及感染等引起急性呼吸衰竭，也以老年人居多。

3. 老年呼吸衰竭的常见病因　老年呼吸衰竭的病因和构成比国内外的报道不尽相同，这可能与各医疗单位的条件、患者的疾病情况和年龄不同有关，但主要是下列疾病：肺部感染和吸入性肺炎、COPD 基础上的急性加重、哮喘急性发作期、急性心源性肺水肿及心脏骤停复苏等。

二、临床表现

1. 常见临床表现　老年呼吸衰竭的临床表现无特异性，主要是基础疾病、低氧血症、高碳酸血症及呼吸衰竭并发症的表现。其中呼吸困难是临床最早出现的症状，主要是机体缺氧所致。缺氧还常引起中枢神经系统和心血管系统功能异常，如判断力障碍、运动功能失常等。当血液中还原血红蛋白绝对值超过 50g/L，一般就可以出现发绀体征。当二氧化碳潴留时，患者会出现头痛、心率增快、血压增高、烦躁、谵妄、反应迟钝、嗜睡、意识混乱、抽搐、外周血管和眼结膜充血、扑翼样震颤等。

2. 老年慢性呼吸衰竭的临床特点　老年人各脏器老化，尤其是存在慢性肺部疾病时，

使其临床表现不够典型。咳嗽轻微，高龄老人可无咳嗽、咳痰。烦躁不安、反应迟钝或神志恍惚等神经系统症状常较突出。文献报道，老年人呼吸衰竭时呼吸困难的发生率仅45.5%，但意识障碍发生率明显较中青年人高。老年人易发生呼吸衰竭，资料表明从基础疾病并发呼吸衰竭老年人为63%，中青年为57%，甚至不少老年患者急性呼吸衰竭是首发症状，而且对缺氧和二氧化碳潴留耐受。由于长年生存在低氧和高碳酸血症状态下，容易引起胃肠黏膜糜烂、小血管坏死和急性溃疡等病变；红细胞增多，血液处于高黏、高聚和高凝状态；一旦出现应激反应如严重感染，易合并多脏器功能衰竭。

三、诊断

老年呼吸衰竭的主要诊断依据：

（1）有呼吸系统疾病或其他导致呼吸衰竭的病史。

（2）有与缺氧和二氧化碳潴留相关的临床表现。

（3）血气分析是主要诊断依据。静息状态下相当于海平面呼吸空气时，$PaO_2 < 60mmHg$，$PaCO_2$ 正常或略低为 I 型呼吸衰竭；$PaO_2 < 60mmHg$，伴有 $PaCO_2 > 50mmHg$ 时为 II 型呼吸衰竭。

老年呼吸衰竭发展迅猛，死亡率极高。降低死亡率的关键在于早期诊断和早期治疗。因此，不仅要诊断呼吸衰竭是否存在，还要判断呼吸衰竭的性质，明确是急性呼吸衰竭还是慢性呼吸衰竭急性发作及产生呼吸衰竭的原因，并结合呼吸衰竭的类型，及时采取正确的治疗措施。

四、治疗

对老年急性呼吸衰竭或慢性呼吸衰竭急性发作应争分夺秒，采取积极、果断、正确的治疗措施。治疗原则包括保持呼吸道通畅，改善缺氧和二氧化碳潴留，必要时采用机械通气；纠正酸碱和水电解质失衡所致的代谢功能紊乱；尽快去除或控制引起呼吸衰竭的肺部或肺外致病原因；营养支持和积极防治并发症。

1. 保持呼吸道通畅　呼吸道通畅是氧疗和改善通气的基础。老年患者气道黏膜纤毛清除功能下降，且常伴发COPD，使气道分泌增加，合并感染时痰量增多更明显。而老年患者的咽反射降低、咳嗽反射迟钝、呼吸肌无力，主动排痰能力下降。痰液在呼吸道的淤阻是诱发和加重呼吸衰竭的主要因素。应鼓励患者咳嗽、积极拍击背部、采取物理治疗等排痰措施，痰液黏稠时可雾化吸入或应用化痰药物．并及时用导管接负压吸引清除痰液和口腔分泌物，支气管痉挛者应尽快用药物解除，纤维支气管镜能有效吸出气道内的分泌物。必要时经鼻气管插管或气管切开，建立人工气道。

2. 单纯氧疗　氧疗是呼吸衰竭治疗的重要手段之一。它通过提高吸入氧浓度以增加肺泡氧分压和氧弥散能力，达到提高动脉血氧分压和血氧饱和度，从而改善组织缺氧，确保重要器官的氧气充足供应。治疗呼吸衰竭时，以动脉血氧饱和度超过90%（PaO_2 60mmHg）作为吸入氧浓度的最低标准。低流量（1~4L/min）给氧一般采用鼻导管吸入，面罩给氧通常是较高浓度供氧的方式。对于COPD所致的 II 型呼吸衰竭，一般应用鼻导管低流量（1~2L/min）氧气吸入治疗。

3. 呼吸兴奋剂的应用　呼吸中枢兴奋性降低和呼吸肌无力是老年呼吸衰竭的重要原因。

呼吸兴奋剂能够刺激呼吸中枢或外周化学感受器，通过增强呼吸中枢驱动，增加呼吸频率和潮气量，达到改善通气、减轻缺氧和排除二氧化碳的目的。但呼吸兴奋剂增加通气量的同时也增加呼吸功，故通气量增加的效应可能被抵消。因此，只有在保证气道通畅、消除肺间质水肿、控制感染等措施的同时，适量应用呼吸兴奋剂（尼可刹米、多沙普仑等）才能取得一定效果。如果长期应用使呼吸肌疲劳，则得不偿失。

4. 机械通气 机械通气是治疗老年呼吸衰竭的一种重要方法。治疗效果主要取决于医务人员对适应证的选择、采用机械通气的时机、使用呼吸机的熟练程度及是否掌握患者的病情、病理生理变化等。合理地应用机械通气能改善患者缺氧、纠正二氧化碳潴留和酸碱失衡及其代谢紊乱，挽救患者的生命。

（1）无创伤性正压通气（noninvasive positive pressure ventilation, NPPV）：呼吸机通过口鼻面罩或鼻面罩给予呼吸衰竭患者持续气道内正压通气支持，目前它已成为 COPD 患者高碳酸血症呼吸衰竭的一线治疗。许多研究表明，NPPV 可以避免或减少气管插管、缩短呼吸衰竭患者 ICU 的住院时间，特别是双水平气道正压通气（bilevel positive airway pressure, BiPAP）治疗的效果更好，BiPAP 呼吸机能提供两个不同水平的压力辅助患者呼吸，即吸气时提供一个较高水平的正压（IPAP），帮助患者克服气道阻力和胸廓回缩弹力，不费劲地吸入充足的潮气量，减少呼吸功并降低氧耗量；呼气时提供患者一个较低水平正压（EPAP），减小呼气阻力，使患者轻易呼出气体，舒适性更好，且具有呼吸同步功能和足够的漏气补偿功能，维持输出压力的稳定。此外，EPAP 相当于呼气末正压（PEEP）的作用，能防止肺泡萎陷，使血气得到进一步交换，从而达到纠正呼吸衰竭，提高血氧分压、血氧饱和度和改善组织细胞缺氧，获得单纯氧疗无法达到的效果。老年 COPD 合并 Ⅱ 型呼吸衰竭者使用 BiPAP 呼吸机具有无创、简单、易接受等优点，适合早、中期呼吸衰竭患者使用，可以减少肺性脑病等晚期呼吸衰竭并发症的发生率，降低病死率，缩短住院时间。在使用 BiPAP 呼吸机过程中，患者除有咽干、轻微局部压迫不适症状外无其他副作用。但是，BiPAP 呼吸机对于支气管和肺部感染严重、气道分泌物较多或气道有梗阻者不适用。BiPAP 呼吸机也存在气道湿化、吸痰引流不方便等缺点。临床发现无创正压通气效果不好时，应果断建立人工气道，行有创机械通气。

（2）建立人工气道：人工气道是指由口或鼻或气管插入导管，使吸入气不再经鼻咽等上气道而直接到达下气道和肺泡。建立人工气道包括气管插管和气管切开，也为老年 Ⅱ 乎吸衰竭吸痰提供了方便途径。气管插管的适应证为：①单纯氧疗后仍有低氧血症；②上气道阻塞；③气道保护受到损害；④不能有效清除气道分泌物；⑤呼吸性酸中毒；⑥呼吸停止。一般来说，紧急情况时优先选择经口气管插管而不使用经鼻气管插管。经口气管插管简易、快捷、创伤小，而经鼻气管插管则容易固定、留置时间长和便于口腔护理等。长时间需要人工气道时，需要行气管切开术。

（3）有创机械通气（inyasive mechanical ventilation, IMV）：呼吸机通过气管插管或气管套管给予呼吸衰竭患者通气支持。有创机械通气的适应证为呼吸停止、急性高碳酸血症经治疗不能纠正者和严重的低氧血症。常用两种正压通气模式。①控制机械通气（controlled mechanical ventilation, CMV）或辅助/控制 A/C（assisted/controlled）：呼吸机不管患者自主呼吸情况如何，均按预调的通气参数为患者间歇正压通气（CMV）或患者自主吸气触发呼吸机供给间歇正压通气（A/C），主要用于无自主呼吸的患者；②同步间歇指令通气

（synchro－nized intermittent mandatory ventilation，SIMV）：自主呼吸的次数和潮气量由患者控制，间隔一定时间行同步间歇正压通气即呼吸机设定潮气量和每分钟呼吸次数，患者可以进行额外呼吸。临床治疗呼吸衰竭采用的通气模式还有压力支持通气（pressure support ventilation，PSV）、压力控制通气（pressure control ventilation，PCV）和持续正压通气（continuous positivealrway pressure，CPAP）等。

COPD 患者合并Ⅱ型呼吸衰竭，经吸氧、内科药物治疗呼吸衰竭不能改善，或高碳酸血症继续恶化、且并发酸中毒与意识障碍时常需要有创机械通气治疗。呼吸微弱者实施机械通气应采用 A/C 模式，有一定呼吸力量者可使用 PSV＋SIMV 模式，在短时间内（2～4h）排出体内潴留的 CO_2，并解除机体的缺氧状态，迅速扭转病情恶化的趋势。有些 COPD 患者因气道阻力增加致呼气末气道陷闭和肺的弹性回缩力减弱，使呼气末肺泡内滞留的气体形成一定正压，即内源性呼吸末正压（PEEPi）。有资料表明，COPD 在缓解期与发作期均存在 PEEPi，其压力范围大致在 1～19cm H_2O，机械通气时可用 PEEP 以对抗 PEEPi，减少患者的呼吸功耗。

（4）有创与无创（无创与有创）通气的序贯治疗：近年来在治疗呼吸衰竭尤其是老年呼吸衰竭时常采用有创与无创通气的序贯治疗。即呼吸衰竭特别是 COPD 感染合并严重Ⅱ型呼吸衰竭时，应果断采用气管插管有创机械通气，争取 1 周或 10d 左右纠正呼吸衰竭及其诱因，在继发感染到来之前拔掉气管插管，改用面罩无创正压通气治疗。对老年呼吸衰竭患者更主张早期给予面罩无创正压通气治疗，多数患者在数天或 1 周内呼吸衰竭得到控制，停用呼吸机改为单纯氧疗，少数治疗效果不佳者再使用气管插管有创机械通气。

（5）机械通气的并发症：机械通气潜在的并发症不少。气管插管顶端移位进入主支气管可以导致对侧肺不张和插管侧的肺过度膨胀。气压伤（barotrauma）可以表现为皮下气肿、纵隔积气、胸膜下气肿、气胸，或全身性空气栓塞。由于肺泡过度膨胀引起微小的肺实质损伤是另外一种潜在，的伤害，避免气压伤的策略是采用小潮气量或较高呼吸频率，有意维持低肺泡通气即"可容许的高碳酸血症"（permissive hypercapnia）。

急性呼吸性碱中毒多由过度通气引起。胸腔压升高引起的低血压是由于全身静脉返回到心脏的血液减少所致，多发生在使用 PEEP 的患者中。呼吸机相关性肺炎是呼吸机使用的另外一个严重并发症。这些都应该尽力避免。

（6）老年呼吸衰竭机械通气注意事项：老年人多患有阻塞性肺气肿、肺大泡和心血管疾病。所以，机械通气时应该采取：①小潮气量（6～8ml/kg）、高呼吸频率（15～22/min）；②慎用 PEEP，需要时开始用 3～5cm H_2O，每次酌情增加 2～3cm H_2O；③恰当采用无创性正压通气治疗；④减少呼吸功，先用控制机械通气（CMV），然后改用部分通气支持（PSV＋SIMV 或 SIMV）。

5. 纠正酸碱失衡和电解质紊乱　呼吸衰竭引起的酸碱失衡以呼吸性酸中毒最常见，主要依靠改善通气、促进二氧化碳排出来纠正。如果 pH 过低（pH＜7.2 时），或伴代谢性酸中毒时，应当适当补碱。电解质紊乱往往与酸碱失衡相互影响，最常见的电解质紊乱是低氯、低钾、高钾、低钠等。酸中毒时多为高钾，随着酸中毒的纠正则血钾减低。低钾、低氯时呈碱中毒，应根据病情变化及时调整。

6. 营养支持治疗　老年呼吸衰竭患者一般病程长，病情复杂，进食少，消耗大，存在一定程度营养不良，补充足够的营养非常重要。尽量通过肠道补充营养，亦可肠外补充营养。同时注意补充维生素和多种微量元素。

三大营养素分配及实施方法：糖按总能量的 50% 供给，但进食或输注过多的糖可产生 CO_2，呼吸商增大，加重通气负担。蛋白质的供给量至少每日每千克体重优质蛋白 1g，热台旨比为 15% ~20%，对于高分解代谢和营养不良患者须补给 2~3g/（kg·d）优质蛋白。经过合理有效的营养支持，血清总蛋白和白蛋白升高，低蛋白血症得以纠正，机体的抵抗力和免疫力得到提高。老年呼吸衰竭患者的有效营养支持能明显减少感染和降低病死率，使临床治疗达到事半功倍的效果。

7. 病因治疗　老年呼吸衰竭常继发于其他疾病，因此积极治疗呼吸衰竭的同时，还要采取有效措施治疗原发疾病，尤其是各种感染。其中上呼吸道和肺部感染是呼吸衰竭的最常见诱因，非感染因素诱发的呼吸衰竭也很容易发生感染，控制感染几乎是所有老年呼吸衰竭都必须采用的措施。此外，因老年人机体免疫功能低下，早期、有效应用广谱强效抗生素就非常必要，但应注意避免二重感染。

8. 并发症的防治　治疗老年呼吸衰竭的同时，还应注意预防与缺氧相关的并发症。应激性急性胃肠黏膜损害可以通过给予硫糖铝、抗酸剂，或组胺 H_2 受体拮抗剂，或质子泵抑制剂来预防。但合并心衰时，应用强心剂要慎重且用量宜小。

五、预后

老年呼吸衰竭的预后主要由基础病情决定。因阿片或镇静剂过量引起的急性呼吸衰竭预后良好。因 COPD 引起的急性呼吸衰竭不需要插管和机械通气治疗的患者近期预后较好。ARDS 或伴有败血症的呼吸衰竭患者预后极差，死亡率达 90%。对老年人来讲，所有原因引起急性呼吸衰竭能撤机的存活率为 62%，能出院的存活率达到 43%，出院后 1 年存活率达到 30%。

（吴宁鑫）

第六章

老年消化系统疾病

第一节　消化系统结构和功能的老化改变

消化系统由消化管和消化腺组成。消化管为肌性管道，全长 8～10m。包括口腔、咽、食管、胃、小肠和大肠等。消化管各段外观和功能虽然不完全相同，但它们的组织结构有其共同特点，均由黏膜、黏膜下层、肌层和外膜构成。消化腺分为大、小两种类型。小消化腺位于消化管壁内，如食管腺、贲门腺、胃底腺、幽门腺、十二指肠腺、小肠腺和大肠腺。此外，消化管上皮内还有单细胞腺如杯状细胞。大型消化腺为单独存在的腺器官，在管壁之外，通过腺导管与消化道相通，如涎腺（腮腺、颌下腺、舌下腺），肝脏和胰腺等。消化系统还散布大量内分泌细胞，其分泌的胃肠道激素在完成消化过程中的调节作用十分重要。消化系统的各器官虽然形态、结构不完全相同，但是它们都协力于完成食物的消化和吸收。随着年龄的增长，消化系统的组织结构及生理功能都出现一系列的变化，即消化系统的老化改变，这些改变是老年消化疾病发生的基础。目前老年人死亡原因中最主要的前几位是心血管疾病、肿瘤、脑血管疾病、感染、糖尿病等，但在就诊的老年患者中，以老年消化疾病求医者仍占很大一部分。因此，了解消化系统的老化改变对掌握老年消化疾病的诊治极为必要。消化系统老年性变化主要见于以下几个方面。

一、口腔

随着年龄的增长，牙釉质逐渐被磨损、变薄，牙颈部楔状缺损，牙龈及齿槽骨萎缩，牙根暴露，牙齿部分或全部缺失。舌表面光滑，乳头、味蕾数目明显减少。Arey 等报告，小儿每个乳头有 248 个味蕾，而 74～85 岁老年人只有 88 个，约半数发生萎缩，功能单位损失约 80%。老年人唾液减少，每日分泌量约为青年人的 1/3，因而口腔黏膜干燥，弹性减少，致口腔自洁作用低下，影响食物团的吞咽。50 岁时唾液中淀粉酶含量明显降低，对糊精的消化减弱。随着肌肉的萎缩，健康老年人张口较年轻人小，咀嚼力也有所下降，尤其在无牙者更明显。口腔这些老年化改变，影响了食物的研磨和润滑功能，进而影响消化吸收。由于唾液分泌减少，大约 40% 的健康老年人出现口干，口干除了分泌减少引起外，更可能与药物治疗、糖尿病、关节炎和躯体药物依赖性者有关。

二、食管

随年龄增加食管黏膜上皮逐渐萎缩，黏膜固有层弹力纤维增加，食管的神经节细胞数减少，神经丛中有大量淋巴细胞浸润，平滑肌变弱、蠕动及输送食物的功能减弱，排空延迟，食管扩张，食管下括约肌位置上移，贲门括约肌松弛。传统的 X 线影像研究显示，在 65 岁以上的无症状研究对象中，22% 的人有咽部低张力和环咽肌开放不完全。测压研究证实，在老年人食管上端括约肌静息压下降，吞咽时咽收缩压升高，延缓松弛。另一研究发现在 80 岁以上的无症状人群中 2/3 的人存在吞咽困难，1/4 有咽相吞咽机能不良，几乎 40% 显示食管异常。

1. 老年性食管　由于老年人食管肌肉发生了退行性变化，食管下段可同时发生很多无推进力的收缩，这种食管运动异常一般无症状，偶有胸痛和吞咽困难，称"老年性食管"（preshyesophagus），易混淆为食管疾病。此种"弥漫性食管痉挛"是老年性正常生理的延伸，其发生率随增龄而增加。由于食管平滑肌层的萎缩，食管裂孔疝的发生率随年龄增长而增加，这被认为是老年人的生理现象。

2. 咽食管运动功能减退　会厌软骨窝常有食物或唾液停留，食管在胸腔内蠕动减退，约 50% 看不到吞咽后的食管蠕动，老年人食管蠕动仅占吞咽动作的 50%，青年人占 90%，致发生轻度的咽下困难，有时必须用力才能迫使食物自口腔入食管。由于食管蠕动功能下降，食管对食物颗粒的清除作用下降，食管黏膜与一些刺激性食物或与致（辅致）癌剂接触时间延长，这也是食管易患感染、肿瘤的相关因素。

3. 食管括约肌松弛　食管括约肌张力也可因年老而失调，约 20% 老年人食管下括约肌吞咽后反应异常，食管下括约肌松弛缓，导致食管内容物向胃内输送过程延迟，消除反流物的能力降低，易发生反流性食管炎。食管癌在我国占恶性肿瘤的第二位，50 岁以后患病率明显上升，65~70 岁达到最高峰。由于食管下段括约肌压力的下降，胃十二指肠内容物自发性反流引起食管黏膜损伤——反流性食管炎常常发生。长期的慢性食管炎症是 Barrett 食管的发生基础；而 Barrett 食管被认为是食管癌的癌前病变。

三、胃

胃的老年性变化表现在运动功能减退，分泌功能减退或这两方面均减退。纤维胃镜广泛应用之后发现，多数老年人均有不同程度的胃黏膜萎缩性变化，文献报道为 80% 左右，同时肠化达 100%。随增龄胃肠血流量减少，腺体萎缩，胃腺多种细胞分泌功能减弱，致老年人胃功能低于青壮年，胃溃疡和胃癌的发生率高。

1. 胃分泌功能降低　胃内盐酸分泌减少，60 岁下降到正常水平的 40%~50%。应用组胺刺激法证明，50 岁以上的正常人基础胃酸（BAO）和最大胃酸排出量（MAO）均有不同程度减少，老年人比老年前期的 BAO 和 MAO 排出低了 30%。有研究发现 40% 左右的老年人 BAO 缺乏；组胺刺激后 2%~3% 老年人缺乏 MAO 分泌。由于胃腺体萎缩，老年人的胃酸、内因子等分泌减少，影响了铁离子、维生素 B_{12} 的吸收，可导致老年人易出现缺铁性贫血。约有 1/10 的老年人因无胃酸而出现腹泻，这种腹泻可用稀盐酸治疗。

老年人胃蛋白酶原分泌减少。用放射免疫法测定胃蛋白酶原 I，发现 40% 的 70 岁以上老年人分泌量低于 1.18×10^{-10} mmol/L，而 40 岁以下的青壮年低于此值仅占 5%。这些结果提示老年人的蛋白酶分泌也是减低的。由于低酸或无酸，使胃蛋白酶原转变成活性的胃蛋白酶减少，蛋白质在胃内水解消化降低。

2. 胃排空时间延长　用^{99m}TC – DTPA 液体餐观察胃排空时间，发现健康老年人（平均77 岁）的胃半排空时间是 123min，而青年人（平均 26 岁）为 47min。进一步研究发现，老年人仅液体餐排空慢。老年人胃排空延迟，可能与萎缩性胃炎比例较高有关。胃排空时间延长可导致消化不良，并在一定程度上影响药物的生物利用度。

3. 胃"黏液屏障"作用减弱　由于老年人胃黏膜萎缩，黏液分泌减少，"黏液屏障"作用减弱，易受到理化因素侵袭。胃黏膜受损后，由于胃供血不足，使损伤后的黏膜修复能力降低，故老年人易发生较大的胃溃疡。

4. 幽门螺杆菌（HP）感染率增高　老年人 HP 感染率明显高于年轻人，有一组对照研究显示 HP 感染率在老年组高达 57.1%，而青年组只有 13.6%。HP 可通过使黏膜萎缩而致胃泌酸功能低下。

5. 胃肠血流量减少　随着年龄增加，胃肠血流量减少，病理检查发现诊断慢性萎缩性胃炎的患者的胃黏膜微血管内皮细胞肿胀，基膜增厚，且随着老化而加重。Kuramado 也观察到，老年人胃黏膜微动脉中层存在电子致密物的沉积，这种改变与原发性高血压的小动脉壁硬化的表现相似。由于胃黏膜代谢率比胃壁其他各层为高，因而它受到血流量减少的影响较大。胃血流量减少，黏膜萎缩，老年人胃腺细胞分泌功能减弱，故老年人的胃功能低于青壮年，表现为消化能力低下，胃张力、排空速度及饥饿收缩均减弱，临床表现为食欲不振、腹胀、早饱、上腹不适。

由于食物潴留在胃窦的时间延长，以及 HP 的高感染率，胃血流量、黏液分泌的减少等诸多因素，老年人胃溃疡比中青年患病率高已得到公认。胃溃疡、萎缩性胃炎及其肠化的高发生率，导致胃癌的发生率随年龄增加而上升，已占我国恶性肿瘤的首位。针对慢性萎缩性胃炎及溃疡病在老年人中十分普遍这一特点以及与胃癌间的密切联系，在胃镜检查时应注意活检，这对胃炎、胃粘膜不典型增生、可疑癌变的诊断及观察十分必要。

四、小肠

老年人小肠的重量减轻，空肠绒毛变短、变宽。小肠黏膜萎缩、扁平，有效吸收面积减少。老年人黏膜皱襞比青年人粗大杂乱。由于小肠蠕动较慢，上皮细胞数目减少，胰腺分泌功能及活性降低致吸收功能下降，易出现吸收不良综合征，表现为单糖类（木糖、半乳糖等）、脂肪、矿物质和维生素的吸收减少。小肠主动运转和被动扩散两个方面均受到妨碍，故乳糖、木糖、3 – 甲基葡萄糖等吸收均减少。脂肪吸收延迟是由于胰腺功能不足、黏膜吸收功能减低所致。但胆固醇的吸收随年龄增长而增加，这可能是老年人易患动脉硬化的原因之一。老年人对锌的吸收功能下降，但对锌的排泄也相应减少，因而能保持锌的平衡。钙的吸收在 60 岁以上老年人和患慢性萎缩性胃炎者减少。最近研究表明，在小肠维生素 D 受体的密度下降或许可使小肠对维生素 D 活性的反应性下降，故老年人要维持血清钙内环境的稳定，就必然需要 1, 25 –（OH）$_2$D 的产生增加来使骨钙的丢失减少。因老年人肠蠕动减弱、胃酸减少等综合因素使小肠内细菌增多（>10^6/ml），过度繁殖，导致细菌过度繁殖综合征，表现为体重下降、贫血、脂肪泻、腹泻及脂肪吸收障碍所致的骨软化、维生素 A 缺乏及低血钙等。另外，老年十二指肠憩室、小肠假性梗阻综合征也较常见。后者涉及的机制包括肠壁血供不足、自主神经传导装置病变、肠壁水肿、水电解质紊乱等。胃酸缺乏及摄入过多谷类食物可致铁吸收障碍，因为碱性环境使铁保持在高铁状态，形成巨分子螯合物而影响吸收，成为老年贫血最常见原因。老年人血清维生素 A、维生素 B 族、维生素 C 的含量降低，但一般不引起明显的临床症状。

五、结肠

老年人的结肠常有黏膜萎缩、肠腺形态异常、结缔组织增多、肌层萎缩、张力降低、小动脉硬化等老化改变。老年人活动减少，导致结肠集团运动的减少，使肠内容物通过结肠时间延长，水分重吸收增加，粪便变坚硬，加之肠壁平滑肌、肛提肌、膈肌及腹壁肌四组肌肉的收缩力减弱，粪便向前推动的动力不足，老年人直肠还需要较大的容量，才能引起扩张的感觉，故老年人易发生便秘。由于骨盆底部肌肉及肛提肌软弱无力，使直肠缺乏支托，加之老年人因便秘、排尿困难、慢性咳嗽等使腹内压增高，促使直肠向下、向外脱出而致直肠脱垂（即脱肛）。老年人结肠壁肌肉变弱，加上结肠内压上升，易形成结肠憩室。肛门括约肌张力降低，易于导致大便失禁。长期便秘与服用泻药，使老年人大肠黑变病的发生率增多，在我国可达 6。腹胀在老年人是常见症状，大肠胀气则是其主要原因，但不是唯一原因。其他导致胀气的原因还有如吞气过多、食产气食物、吸收不良、肠道功能紊乱等。大肠憩室为内压推出型假憩室，因其壁仅有黏膜、黏膜肌和浆膜组成，无肌层。大肠癌也随年龄增大而增多，长期便秘，各种致（辅致）癌（突变）物与肠壁接触时间延长是其发生的原因之一。

六、胃肠道血管

老年人动脉硬化，栓塞亦常发生，或因心力衰竭、低血压、低血容量等使血液灌注减少而致胃肠道出血。结肠侧支循环较多而小肠缺乏侧支循环，故易出现小肠缺血。临床上老年人肠道缺血性病变表现为 4 个类型：急性肠系膜缺血、局限性小肠缺血、缺血性大肠炎和慢性肠系膜缺血。

七、肝脏

成人肝重约 1 200 ~ 1 500g，约占体重的 2% ~ 2.5%。随年龄增大，由于肝实质细胞数减少或细胞变性，肝再生功能减退，使老年人肝脏体积缩小，肝重减少。

增龄可使肝细胞核空泡化及双核、巨核细胞增多，细胞质内线粒体减少，内质网空泡化，间质胶原合成增加，可出现白蛋白减低，γ 球蛋白增高，γ - 谷氨酰转肽酶、碱性磷酸酶、乳酸脱氢酶等轻度增高；肝糖原减少，轻度脂肪变；库普弗细胞减少，吞噬功能下降。因血流量减少，库普弗细胞减少，吞噬功能下降，肝细胞酶活性、解毒功能及蛋白合成能力降低。肝细胞的 DNA、RNA 质量有改变，使肝细胞的再生功能减弱。许多资料指出，老年人的肝功能试验未见明显异常，胆红素、血清谷丙转氨酶、碱性磷酸酶等均在正常范围内。用碘溴酞钠（BSP）方法测定 65 岁以上老年人的肝功能，发现 26% BSP 有异常潴留，清除率降低，这与肝脏储备功能下降有关。约 10% 的老年人碱性磷酸酶偏高，利用同工酶分析，其升高部分来自骨骼。由于老年人肝血流量减少，肝脏摄取、转运、代谢、排泄均受到影响。在药物代谢方面主要表现为清除率降低，药物转化酶减少，转化酶活性减低，药物在肝内的代谢延缓，作用时间延长，易出现副作用，甚至毒性作用。那些需要在肝内转化后发挥作用的药物则其药效降低，故老年人长期服用某些药物应考虑到老年人药物代谢动力学的改变，用药剂量一般应减少。

八、胆囊和胆道

老年人胆道系统黏膜萎缩，肌层肥厚，弹力纤维减少，管壁松弛，胶原纤维增加，胆囊充盈迟缓，但浓缩能力和排空能力不变；胆汁量减少，无机盐减少而胆汁中胆固醇浓度增加，胆固醇与胆汁酸、卵磷脂含量比例发生了变化，胆汁稠厚。因此胆结石的患病率随年龄增加而明显增加，60~70岁者为40%，80岁以上者为55%，年龄超过90岁则增至80%。由于胆囊壁张力减低易发生穿孔及有胆囊下垂的倾向。随着年龄增长，胆总管直径也在发生变化，12岁时直径为6~8mm，70岁时则为9.2mm，更重要的是胆总管近十二指肠乳头部分随年龄增加而逐渐变窄，致使胆汁流出受到一定障碍，造成了老年胆道疾病的一些特点，如急性胆囊炎和胆总管结石患病率增加，结石大，临床症状和体征少，就诊时病变较晚并发症多，急诊手术及手术死亡率高，胆道肿瘤发生率高，Oddi括约肌张力减退而引起胆汁逆流致胰腺炎。

九、胰腺

研究证明，随着年龄增长，胰腺细胞萎缩，酶原颗粒减少，细胞数量减少，微小脂肪颗粒沉着，因此，出现胰腺重量逐年减轻的现象。在30岁重量为60~100g，50岁以后减轻。Rossle报道，到80岁可减到40g。

随着年龄增加，十二指肠圈逐渐下降，胰腺的位置降低，Vater乳头在第三腰椎水平以下。随着年龄增长，主胰管的管径扩大，平均中年后每10年增宽8%，其他分支也显示出与任何其他异常无关的局灶性扩张或狭窄，其头、体、尾部的增宽程度一致，较宽的胰管易形成囊状扩张。因此，老年人在经内镜逆行胰管造影时对X线片结果的分析应该慎重。在病理解剖上，腺泡萎缩、导管增生、小叶间纤维增多、脂肪沉着而使小叶结构不清，腺泡细胞嗜碱性减弱，脂褐素沉着。胰酶的分泌量和浓度下降，妨碍老年人对脂肪的吸收，但仍可维持正常的消化功能。有人报道，老年人十二指肠液的胰淀粉酶、蛋白酶、脂肪酶降低，并认为20%的老年人脂肪酶减少，40%脂质消化不良，27%肌纤维消化不良。以上变化在患有胰腺、胆道疾病、糖尿病时表现更明显。

（董　玲）

第二节　老年胃食管反流病

胃食管反流病（gastroesophageal reflux disease，GERD）是指胃和（或）十二指肠内容物反流入食管引起烧心等症状，可引起反流性食管炎（reflux esophagitis，RE），以及咽喉、气管等食管以外的组织损害。胃食管反流病在西方国家十分常见，人群中约7%~15%有胃食管反流症状，发病随年龄增加而增加，Stoke认为GERD发病高峰期年龄为60~70岁。Heading的研究结果表明，GERD患病的平均年龄为61岁，其中25%的患者>75岁。国内上海、北京两地的报道显示，胃食管反流病的患病率为5.77%，低于西方国家，病情亦较轻。老年人胃食管反流病的流行病学资料尚缺乏。

一、病因和发病机制

正常人 24h 约有 2% 的时间可在食管下端测到胃内食物的 pH，这种时间短、暂不产生症状的反流为生理性胃食管反流。如 24h pH < 4 的百分比时间 > 2%，且有胃食管反流症状或合并食管组织学改变证据的，则称之为病理性胃食管反流。GERD 发生发展是抗反流机制破坏和反流物对食管黏膜攻击作用的结果。

1. 抗反流解剖屏障损害　食管胃连接处的解剖结构有利于抗反流，其中食管下括约肌（LES）在抗胃食管反流作用方面十分重要。LES 长为 2 ~ 4cm 的高压带，该处静息压为 2.0 ~ 4.0kPa（15 ~ 30mmHg），构成一个压力屏障，起着防止胃内容物反流入食管的生理作用。LES 的抗反流功能受神经 - 体液控制，也受消化道及其他激素的影响。促胃液素、胃动素、缩胆囊素、P 物质等可使 LES 收缩，而胰泌素、胰高糖素、血管活性肠肽、前列腺素 E_1、前列腺素 E_2 和前列腺素 A_2 则可使之松弛。临床资料表明 GER 者的 LES 压降低，而增加 LES 的药物则可使反流症状改善。正常人腹内压增加能通过迷走神经而引起 LES 收缩反射，，使 LES 压成倍增加以防 GER。LES 压过低和腹内压增加时不能引起有力的 LES 收缩反应者，则可导致 GER。老年人肌肉松弛，肌张力降低，加之肥胖、便秘及胃排空延缓等腹内压或胃内压增加的因素，加重抗反流屏障的破坏，使胃食管反流增加。

2. 食管的清除作用　食管的清除能力是通过食管蠕动，唾液中和及食管的重力实现的。三者的相互作用决定了食管暴露于酸性反流物的时间，食管蠕动是一种推动性收缩，通过收缩可达到容量清除作用。唾液分泌量减少时，会降低稀释、中和食管内酸性物质及化学清除作用。老年人的食管蠕动功能下降，无推动性的自发性收缩增加，唾液分泌减少，使食管清除能力下降。

3. 食管黏膜抗反流屏障功能的下降　食管黏膜具有上皮前、上皮及上皮后三部分防御功能。上皮前因素包括黏液层、黏膜表面的 HCO_3^- 浓度；上皮因素包括上皮细胞膜和细胞间的连接结构，以及上皮运输、细胞内缓冲液、细胞代谢等功能；上皮后因素为黏膜下丰富的血液供应，黏膜下毛细血管能提供 HCO_3^- 并中和氢离子，从而减轻氢离子对黏膜的损害。当上述防御屏障受损伤时，即使在正常反流情况下，亦可致食管炎。研究发现，食管上皮细胞增生和修复能力的削弱是反流性食管炎产生的重要原因之一。老年人上皮增生和修复能力下降，食管黏膜组织防御功能受影响，易致食管反流。反流物如胃酸、胃蛋白酶、胆酸、胰酶均可使黏膜上皮蛋白变性，能增加食管黏膜渗透性，加重黏膜损害。

二、临床表现

胃食管反流病的临床症状和表现形式多样，多数患者以烧心、反胃、胸痛等胃食管反流本身的症状为主，少数患者则以食管以外的症状如咳嗽、喘息为主要表现。严重食管炎者可因食管黏膜糜烂而致出血。

1. 食管症状

（1）胃烧灼（烧心）：烧心是本病最典型的症状，是指胸骨后或上腹部烧灼感或不适，多出现于餐后 1h 左右。平卧位、躯体前屈或剧烈运动可诱发，在服制酸剂后可消失，而过热、过酸食物可使之加重。因此，称之为"姿势性烧心"。这是反流物对食管黏膜感觉神经末梢的化学刺激所致，约50%以上的患者有此症状。1995年芬兰调查了2 800例GERD患者，发现老年烧心、反胃者比年轻人高。胃酸缺乏者，烧灼感主要由胆汁反流所致，则服制酸剂的效果不著。夜间反流较多的患者，睡眠时常为烧心惊醒，烧心程度与病变程度不一定相平行，当食管黏膜因炎症而增厚、狭窄时，反流症状可减轻。

（2）反胃：反胃是指患者在无烧心、干呕、无腹部收缩等情况下，胃内容物涌入口咽部。空腹时反胃为酸性胃液反流，称为反酸。

（3）胸痛：胸痛为胃食管反流常见症状之一，近年来已受到临床重视，疼痛位于胸骨后，上腹部或剑突下，可放射到颈、肩背、耳部和上肢等处，是由于反流物刺激机械性感受器引起食管痉挛所致，为食管源性胸痛。由于食管与心脏的感觉神经纤维在体壁和皮肤上的投影定位相互重叠，这种胸痛易与冠心病心绞痛相混淆，须注意鉴别。一般来说，胃食管反流病的胸痛改变体位可诱发、加重或缓解，食管pH监测及酸灌注试验异常，抗酸剂治疗有效；而心绞痛可因体力活动加重，休息后缓解，运动试验阳性，抗酸剂治疗无效。

（4）吞咽困难：由于炎症造成食管痉挛，可出现间歇性吞咽困难和呕吐。而纤维瘢痕所致的狭窄可出现持续性吞咽困难。

2. 食管外症状　部分老年患者以呼吸道症状为主，如咳嗽、气短、夜间阵发性呛咳或发生吸入性肺炎。反流性胃液侵蚀咽部、声带和气管而引起慢性咽炎、慢性声带炎和气管炎，临床上称之为Delahunty综合征。因此对于难以解释的慢性咳嗽、发热、反复发作的肺炎应疑有胃食管反流病之可能。值得注意的是，尽管老年人常常有严重胃食管反流，但反流症状并不一定与其平行。近来，对胃食管反流病与哮喘的研究发现：胃食管反流病是导致哮喘的原因之一。这是因为支气管和食管同受迷走神经支配，胃液反流刺激食管迷走神经，可反射性引起支气管痉挛；少量反流物吸入气管可致支气管收缩；再则，反流使支气管反应性增高，患者对各种触发哮喘因素的敏感性增强。另一方面，哮喘常并发胃食管反流，这是因为哮喘发作时，胸膜腔内压增大，跨横膈压力梯度增大利于反流；膈肌的下降以及支气管舒张剂的应用（如茶碱、β-肾上腺能制剂）可影响食管下段括约肌功能，导致胃食管反流。胃食管反流病与哮喘互相影响形成恶性循环，可致胃食管反流病进行性加重或顽固性哮喘。

3. 并发症

（1）上消化道出血：严重食管炎者可出现食管黏膜糜烂而致出血，多为慢性少量出血。长期少量出血或大量出血均可导致缺铁性贫血。

（2）食管狭窄：食管炎反复发作致使纤维组织增生，最终导致瘢痕狭窄，这是严重食管炎表现。

（3）Barrett食管：在食管黏膜的修复过程中，食管贲门交界处的齿状线2cm以上的食管鳞状上皮被特殊的柱状上皮取代称之为Barrett食管。Barrett食管发生溃疡时，又称为Barrett溃疡。Barrett食管是食管腺癌的主要癌前病变，其腺癌的发生率较正常人高30～50倍。

三、诊断和鉴别诊断

对于有明显的反流症状和（或）内镜下有反流性食管炎表现者诊断并不困难。但症状不典型或严重烧心以及疑有食管外表现者，有必要作进一步检查，以证明有无GERD，明确反流与有关症状的联系。

1. 内镜检查　内镜检查是诊断反流性食管炎最准确的方法，并能判断反流性食管炎的严重程度和有无并发症，结合活检可与其他原因引起的食管炎和其他食管病变（如食管癌等）作鉴别。内镜下无反流性食管炎不能排除胃食管反流病。当老年人出现贫血，咽下不畅等先兆症状时，应尽快地作内镜检查，以排除巴氏食管、恶性食管肿瘤，并进行定期的监视，排除其发展为不典型增生或腺癌。内镜也可以作为对药物治疗反应如何的一种监测。

按照 Kaharilas 分型，内镜下反流性食管炎分为 4 级：

1 级：食管下段有一个或几个充血、渗出的非融合性病变。

2 级：充血糜烂、渗出可融合成片，但尚未弥漫成环周。

3 级：糜烂、渗出病变弥漫环周。

4 级：病变呈慢性，可为溃疡、狭窄、Barrett 食管，局部组织增生可形成息肉。意大利的一组报道认为，20.8% 的老年 GERD 患者为 3~4 级食管炎，<60 岁者则为 3.4%。内镜检查同时行病理组织活检还有利于明确病变的良恶性质。

2. 食管 pH 测定　24h 食管 pH 值测定是 GERD 诊断的金标准。通过食管腔内放置 pH 电极不仅可以发现反流，可以定量了解反流程度。测定 24h 食管 pH < 4 的百分比时间，卧位和立位时 pH < 4 的百分比，pH < 4 的反流次数，pH < 4 持续 5min 以上的反流次数，最长反流持续时间等参数，能帮助确有无酸反流，有助于可疑胃食管反流病的诊断，还可以用于估价治疗效果。

3. 食管腔内压力测定　正常人静止时 LES 压力约 2~4kPa（15~30mmHg）或 LES 压力与胃腔内压力比值 >1，当静止时 LES 压力 < 0.8kPa（6mmHg），或两者比值 <1，则提示 LES 功能不全，或有 GERD 存在。该试验对判断是否有 GERD 有一定局限性，仅用于不典型的胸痛患者。

4. 食管吞钡 X 线检查　食管吞钡检查在早期可发现食管痉挛，随访后该处痉挛松弛，食管癌则为持久性的钡剂缺损，或呈细线条状狭窄，反流性食管炎的黏膜像呈高低不平锯齿状，有蠕动。当发展到后期，食管狭窄咽下困难时，X 线呈现器质性管腔狭窄，可呈局限性狭窄，也可呈漏斗状狭窄，但与食管癌的僵硬、充盈缺损不同。

老年人凡有于体位有关的胃烧灼、胸痛或原因不明的夜间阵发性呛咳、哮喘，甚至窒息者，应考虑有胃食管反流病的可能。胃食管反流病的诊断应基于：①有明显的反流症状；②内镜下可能有反流性食管炎的表现；③食管过度酸反流的客观证据。如患者有典型的烧心和反酸症状，可作出胃食管反流病的初步诊断。内镜检查如发现有反流性食管炎并能排除其他原因引起的食管病变，本病诊断成立。对有症状而内镜检查阴性者，行 24h 食管 pH 监测，如证实有食管过度酸反流，诊断成立。

无法行 24h 食管 pH 监测者，可用质子泵抑制剂（PPI）作试验性治疗（如奥美拉唑 20mg/次，2/d，连用 7d），如有明显效果，本病诊断一般可成立。对症状不典型者，常须结合内镜检查、24h 食管 pH 监测和试验性治疗进行综合分析来作出诊断。

虽然胃食管反流病的症状有其特点，临床上仍应与其他病因的食管炎、消化性溃疡、各种原因的消化不良、胆道疾病以及食管动力疾病等相鉴别。胸痛为主时，应与心源性、肺心源性胸痛的各种原因进行鉴别，如怀疑心绞痛，应作心电图和运动试验，在除外心源性胸痛后，再行有关食管性胸痛的检查。对有吞咽困难者，应与食管癌和食管贲门失弛缓症相鉴别。对有吞咽疼痛，同时内镜显示有食管炎的患者，应与感染性食管炎（如真菌性食管炎）、药物性食管炎等鉴别。

四、治疗

胃食管反流病的治疗目的是控制症状、减少复发和防止并发症。

1. 一般治疗 改变生活方式和饮食习惯。为了减少卧位及夜间反流可将床头抬高 20~30cm；避免睡前 2h 内进食，白天进餐后亦不宜立即卧床；饮食宜少量多餐，避免进食过饱；忌酸食、脂肪、烟、酒、咖啡和巧克力；避免增加腹压的因素，肥胖者应减轻体重，裤带不要过紧；避免使用任何能使 LES 压力下降的药物如抗胆碱药（阿托品）、肾上腺能抑制剂、地西泮等。

2. 药物治疗

（1）酸抑制疗法：应用抑酸剂是治疗胃食管反流的重要手段。质子泵抑制剂如兰索拉唑（30mg/次，每晚 1 次或 2/d＞或奥美拉唑（20mg/次，每晚 1 次或 2/d）有较强抑酸效果。亦可选择组胺 H_2 受体拮抗剂法莫替丁（20mg/次，2/d 或 40mg/次，每晚 1 次）或雷尼替丁（150mg，2/d）。

（2）促进食管和胃的排空：莫沙比利（加斯清）是一种全胃肠道动力剂。该药为选择性 5 - 羟色胺 4（5 - HT_4）受体激动剂，通过选择性地促进肠肌间神经丛和胆碱能神经元释放乙酰胆碱，从而增加 LES 压力和食管蠕动，加快胃排空，减少反流。多潘立酮（吗叮啉）为周围性多巴胺拮抗剂，能增加胃排空，不良反应为增加血泌乳素的浓度。甲氧氯普胺作为一种多巴胺能拮抗剂，有促进食管蠕动，减少反流作用，但长期服用可导致锥体外系神经症状，故老年患者慎用。

促动力剂可以在部分患者中使用，尤其是作为酸抑制治疗的辅助用药。对大多数 GERD 患者，目前可用的促动力药物不能作为 GERD 患者的理想单一用药。

（3）黏膜保护剂：硫醣铝、胶体次枸橼酸铋等可在食管表面形成保护层，保护食管黏膜免受胃酸、胃蛋白酶的损害。老年人应注意，长期服用会引起便秘。

（4）联合用药：促进食管胃排空药和制酸剂联合应用有协同作用，能促进食管炎的愈合。质子泵抑制剂与促动力剂联合应用效果较好。

3. 维持治疗 胃食管反流病具有慢性复发倾向，据西方国家报道停药后半年内复发率高达 70%~80%。为减少症状复发，防止食管炎反复复发引起的并发症，需考虑给予维持治疗。停药后很快复发且症状持续者，往往需要长期维持治疗；有食管炎并发症如食管溃疡、食管狭窄、Barrett 食管者，肯定需要长期维持治疗。质子泵抑制剂、组胺 H_2 受体拮抗剂、促动力剂均可用于维持治疗，其中以质子泵抑制剂效果最好。维持治疗的剂量因个体而异，以调整至患者无症状之最低剂量为最适剂量。

4. 手术治疗 用于内科药物治疗无效时，或食管炎症已形成瘢痕、狭窄者。老年人外科手术风险大，即使手术之后，也难免继续需要服用抗反流的药物治疗，手术并不能降低患者患食管癌的危险。手术方法一是对狭窄食管进行扩张术，另一种是传统的胃底折叠术。有资料报告一项 198 例经腹腔镜下 Nissen 折叠术，其死亡率仅为 0.5%，并能降低术后反流复发率。

5. 内镜治疗 目前有三组内镜治疗方法来控制反流：在 LES 区域进行射频技术，内镜下缝合技术以减少反流，LES 区域注射技术。射频技术是用来加强 LES 的反流屏障作用。所有这些技术都可以改善症状，但 LES 压力没有显著的变化。不过对内镜治疗的长期有效性、可接受性和安全性，还需进一步的观察，对于质子泵抑制剂治疗有效的 GERD 患者并不建议应用内镜治疗。

五、预后

绝大部分患者经内科治疗可获得满意的近期疗效。与消化性溃疡一样，须解决复发及维持治疗的问题。关于 Barrett 食管处理的关键是密切随访，必须 3~6 个月复查一次胃镜，必要时采取手术治疗。最近有研究证实，质子泵抑制剂可预防 Barrett 上皮的发生，也可逆转 Barrett 上皮为鳞状上皮。

（董　玲）

第三节　老年慢性胃炎

慢性胃炎（chronic gastritis）是多种原因所致的胃黏膜慢性炎性疾病，患病率高，病程持续时间长，且有的类型如萎缩性胃炎，目前人们仍无法使其逆转，为中、老年人常见的慢性疾病，随着年龄的增长，本病的患病率有增加的趋势。有人统计，50 岁以后约 50% 以上的人患慢性胃炎。老年人的慢性胃炎又多见肠上皮化生和胃黏膜细胞的不典型增生，后者与胃癌的发生关系密切。因此，对老年人的慢性胃炎尤应重视。

一、病因和发病机制

慢性胃炎的病因目前尚不完全清楚，一般认为与多种因素的作用及机体的易患性有关，病因持续存在或反复发生即可形成慢性胃炎。老年慢性胃炎的发病除与中青年患者病因相同外，还有以下特点。

（一）胃黏膜的改变

1. 不良生活习惯对胃黏膜的影响

（1）刺激性食物：老年人最明显的变化是牙齿及牙周组织的退行性变，同时由于牙齿脱落、牙龈萎缩引起的上下颌骨及下颌关节改变，致使咀嚼困难，进入胃内的食物常较粗糙。此外，老年人的味觉迟钝，对盐、香料的敏感性明显减弱，因此，常喜欢吃厚味食品如过咸、过甜、过酸、过辣及香料过重的食品。研究表明，食物粗糙、过冷、过热、过酸、过咸或各种原因的冰水洗胃均可引起胃黏膜损伤，长期如此可引起胃黏膜的慢性炎症性改变。

（2）饮酒：动物实验证实胃腔内乙醇浓度大于 14%。时可直接损伤胃黏膜。但停止饮酒后胃黏膜的损伤可恢复。有研究认为长期慢性饮酒可以减少胃黏膜前列腺素 E_1 和 γ - 亚油酸的含量，导致慢性胃炎。乙醇不仅增加氢离子对黏膜的反弥散，破坏黏膜内和膜下的血管，并可减少氧化磷酸化和黏膜内 ATP 合成，进而破坏组织功能。有报道适量的低度乙醇对胃黏膜不但无害反而有保护作用，这可能是低浓度的乙醇通过提高胃黏膜的前列腺素水平而对胃黏膜有保护作用。但就临床而言，尤其是老年人过量饮酒往往是慢性胃炎的诱因。

（3）吸烟：烟草酸可直接作用于胃黏膜，也可通过刺激胆汁反流而致胃黏膜损伤。

（4）药物：老年人由于身体功能的衰退常患多种疾病，如冠心病、高血压、糖尿病、关节炎、慢性支气管炎和肺心病等，需长期服药。长期服用阿司匹林等非甾体抗炎药（NSAIDs）、洋地黄、短链脂肪酸等药物均可引起胃黏膜损害。NSAIDs 能引起胃的功能或

（和）结构的改变，最常见的是出血糜烂性胃炎（占20%～40%），可于几天内自行愈合。但长期服用可引起慢性的组织学改变或溃疡形成，且老年人常发生较严重的并发症，如上消化道出血、胃穿孔等。

2. 胃黏膜退行性变　胃黏膜是代谢率最高的组织之一。随着增龄，胃的血流量减少，小血管扭曲，小动脉壁玻璃样变和管腔狭窄，这些局部血管因素和老年性胃黏膜生理性的退行性改变导致胃黏膜营养不良、黏膜萎缩变薄、上皮细胞数量减少及细胞类型发生改变，以及分泌功能降低和胃黏膜屏障功能低下。

（二）胃动力及括约肌的改变

正常情况下，胃的节律性收缩可调节胃的排空，使胃内容物不断流向十二指肠，并防止十二指肠液向胃内反流。老年人胃肠道的肌纤维发生退行性改变，萎缩，弹力下降，使胃肠运动减弱，影响食物的消化与胃排空（健康老年人的胃半排空时间是123min，而青年人为47min），再加上幽门括约肌的退行性改变和功能紊乱，易引起十二指肠液及胆汁反流入胃腔。研究证实胆汁可以破坏黏膜屏障，损伤上皮细胞和细胞间的紧密连接而发生胃炎。胆汁中的牛黄脱氧胆酸引起胃黏膜损害的作用最大。十二指肠液卵磷脂在胰酶、磷酸酯酶A的作用下变成溶血卵磷脂，其去垢作用可破坏胃黏膜表面上皮对酸反弥散的屏障作用，造成慢性损伤，最后形成胃炎。

胃黏膜退行性变、胃动力及括约肌的改变是老年人易患慢性胃炎的前提条件，也是其他因素致病的病理生理基础。

（三）幽门螺杆菌感染

自从1983年Marshall和Warren从慢性活动性胃炎患者的胃黏膜中分离出幽门螺杆菌（helicobacter pylori，HP）之后，HP与慢性胃炎之间的关系受到消化界及微生物学家的极大关注。现已确认HP是慢性胃炎的主要致病因素之一。这为慢性胃炎的病因、发病机制、治疗等均带来了新的概念。我国HP相关性胃炎的流行病学调查发现，随着年龄的增大，HP的感染率也增加。其中20～29岁的感染率为45.7%，30～39岁为63.6%，＞70岁为78.9%。而且慢性胃炎的患病率也随着年龄增长。由此可见，HP感染也是老年人慢性胃炎的主要致病因素之一。

（四）自身免疫

自身免疫反应的发生和发展是衰老过程的重要表现之一。老年人自身免疫调节功能低下，调节自身抗体产生的抑制功能减退，体内出现多种自身抗体，如抗壁细胞抗体（PCA）、抗胃泌素分泌细胞抗体（GCA）及抗内因子抗体（IFA），这些抗体与相应抗原结合，激活补体或调节T淋巴细胞、巨噬细胞而破坏胃黏膜腺体而导致慢性胃炎。老年人抗核抗体的阳性率为11%，而青年人只有2.5%。类风湿因子的阳性率老年人比年轻人约高5倍。自身免疫疾病的发生率在免疫功能正常人群中＜0.01%，但在有免疫缺陷的人群中可达14%，而老年人就属于此类人群，故自身免疫性疾病的发生率较高。近年来的研究表明，慢性萎缩性胃炎的发生可能与自身免疫有关。通过对慢性萎缩性胃炎与正常人免疫指标的比较，发现该型胃炎含有内因子抗体、抗壁细胞抗体和促胃液素分泌细胞抗体。

（五）多种慢性病

老年营养不良，如蛋白质、维生素B族缺乏、缺铁性贫血等疾病可引起消化道黏膜萎缩而导致慢性胃炎；肝、胆、胰的病变可致十二指肠反流而发病；心力衰竭、肾功能不全、肺心病、门静脉高压症等，可使胃黏膜淤血导致黏膜屏障功能受损，易发生慢性炎症；糖尿病、甲状腺疾病、肝硬化、溃疡性结肠炎、类风湿性关节炎、垂体功能减退等均可引起慢性胃炎。

二、流行病学

慢性胃炎是常见疾病，据统计此病的发病率占全部人口的30%。且其发病率随年龄而增加，年龄每增加10岁，其平均递增率为1.4%。老年人慢性胃炎的患病率为40%~60%。有关文献指出，1万例胃镜检查慢性胃炎的检出率为55.02%。其中萎缩性胃炎在50岁以上者占64.71%。在1 016例老年期及1 733例老年前期患者（45~59岁）胃镜检查中，发现慢性胃炎的患病率居上消化道疾病的首位，且患病率随年龄升高而有递增趋势。按性别统计，各年龄组中，中度至重度慢性胃炎的患病率均以男性为高，男性高龄组患病率达80%。

三、分类

慢性胃炎的分类方法很多，早在1947年Schindler根据半屈式胃镜所见及胃黏膜活检结果，把慢性胃炎分为原发性和继发性两大类。原发性又分为浅表性、萎缩性和肥厚性三型。从而奠定了胃炎分型的基本框架。这一分类方法沿用甚久。20世纪70年代纤维胃镜广泛应用之后，新的胃炎分类方法不断出现，其中意义大、影响广泛的包括：

1. Whitehead分类　Whitehead于1972年从病理角度按病变部位、程度、活动性及有无化生进行慢性胃炎分类。将慢性胃炎分为浅表性胃炎和萎缩性胃炎两类。萎缩性胃炎根据萎缩程度又分为轻、中、重三型；再根据活动性分为静止期和活动期，根据病变部位分为幽门、胃体、贲门、移行部和不能定位，再加上有无肠上皮化生和假幽门腺化生而再进一步分类。

2. Strickland分类　1973年，Strickland以病变部位结合免疫学方法，根据壁细胞抗体阳性与否，将萎缩性胃炎分为A、B两型。A型主要为胃体部弥漫性萎缩，壁细胞抗体阳性，可发展为恶性贫血。胃窦部黏膜基本正常。B型炎症主要在胃窦部，而胃体部黏膜无明显萎缩，壁细胞抗体阴性。Strickland分类可以解释萎缩性胃炎的部分发病原理，在一定程度上有助于分析预后。

3. 我国的分类　自1977—1982年国内多次召开有关慢性胃炎的诊治座谈会，并制订了胃炎分类。将胃炎分为原发性和继发性。原发性包括浅表性、萎缩性和肥厚性胃炎。

国内慢性胃炎分类多年来已在全国广泛使用，医生们已比较熟练掌握，习惯于此种分类。最近有人提出将疣状胃炎也列入。

4. 悉尼胃炎分类　1990年第九届世界胃肠病学大会上，Misiewlcz等提出一种新的与以往不同的胃炎分类方法，它由组织学和内镜两部分组成，组织学以病变为核心，确定3种基本诊断：急性胃炎、慢性胃炎和特殊类型胃炎。新分类的特点是把胃炎的病因和相关病原也纳入诊断，再加上病变的部位、组织学改变和胃镜所见，使诊断更为全面完整。新分类废除了浅表性和萎缩性胃炎的诊断病名，并要求标明有无幽门螺杆菌的感染及其程度。但是，悉尼新分类未将不典型增生这一癌前病变列入且临床上准确的病因诊断亦难做到，故尚有进一步探讨的问题。

四、临床表现

慢性胃炎缺乏典型的症状。多数患者无症状，且病变程度与临床症状亦不相一致。最常见的症状为上腹隐痛不适、饱胀和程度不同的消化不良症状如食欲不振、嗳气、反酸、恶心等。空腹时比较舒适，饭后往往出现上腹不适，可因冷食、硬食、辛辣或其他刺激性食物引起症状或使症状加重。慢性胃炎的腹痛多不规则，一般为弥漫性上腹隐痛或钝痛，很少表现为剧痛。胃窦胃炎可呈消化性溃疡样腹痛，有节律性，但无周期性。有胃黏膜糜烂者可有少量或大量上消化道出血。长期少量出血可引起缺铁性贫血。恶性贫血者常有全身衰弱、疲软、精神淡漠和隐性黄疸等。

老年人慢性胃炎的临床特点如下：

1. 无特异性症状　老年人随年龄增长，感觉较迟钝，故自觉症状轻微，甚至无症状，即使有症状也无特异性，如上腹饱胀、腹痛、嗳气、乏力等，常与其他消化系统疾病混淆。特别是老年人常与其他脏器疾病并存（如心衰、胆囊炎等），往往并存疾病的症状较为突出，易忽略本病的表现。

2. 并发症与伴发病较多　老年人慢性胃炎并发出血，且因胃黏膜血管硬化不易止血；又由于血容量减少，致使心、脑、肝、肾等重要脏器血液灌流不足，发生功能障碍；老年人体内调节水与电解质功能障碍，在慢性胃炎活动期或饮食失当时，引起呕吐与腹泻，易致水、电解质平衡紊乱。老年人慢性胃炎常有伴发病，如慢性支气管炎、肺气肿、高血压、冠心病、糖尿病等。

五、诊断与鉴别诊断

1. 诊断　慢性胃炎的临床表现不典型，对诊断帮助不大。X 线检查仅能协助排除其他胃部疾病。胃镜和胃黏膜活组织检查是诊断慢性胃炎最直接、最可靠的方法，可了解胃黏膜炎症的范围、程度和类型。此外，胃液分泌功能测定、胃蛋白酶原测定、壁细胞抗体和内因子抗体测定、血清促胃液素测定及 HP 检测等辅助检查可了解胃功能状态、与贫血的关系以及是否存在 HP 感染，从而有助于明确诊断和鉴别诊断。

2. 鉴别诊断　慢性胃炎应与消化性溃疡、胃癌及胃轻瘫、胃排空加快、神经性厌食等胃的疾病进行鉴别。消化性溃疡、胃癌经胃镜检查可作出鉴别。胃轻瘫、胃排空加快及神经性厌食等除进行胃镜检查外，尚须进行胃排空检查、胃腔内测压、胃电图及 HP 监测等检查方能作出鉴别。另外，腹部 B 超及 X 线检查有助于排除胆道疾病，如胆囊炎、胆石症等。

六、治疗

慢性胃炎发病普遍，病因复杂，症状轻重不一，表现多样，因此，对慢性胃炎的治疗，尤其是老年人，应强调全面、综合治疗。

1. 建立健康、合理的生活方式　老年慢性胃炎患者，应做到生活有规律，戒除烟酒，勿暴饮暴食，避免饮浓茶，饮食要定时定量。对于精神紧张、焦虑、忧郁及失眠者，应对其精神生活予以足够重视，帮助其确立积极健康的生活态度，安度晚年。对于长期失眠的患者，可口服温和的安眠药物。把有关保健知识教给患者，帮助他们认识疾病，使之对自身病态有较完整的认识，对有恐"癌"心理的患者应使他们正确理解疾病的演变过程，建立治疗信心。

2. 药物治疗

（1）清除 HP 感染：幽门螺杆菌（HP）感染与慢性胃炎关系密切，因此对有 HP 感染的慢性胃炎患者应采用清除 HP 治疗。HP 对多种抗生素敏感，如阿莫西林、甲硝唑、左旋氧氟沙星、四环素、链霉素、庆大霉素、呋喃唑酮、头孢菌素、克拉霉素等。另外，胶态次枸橼酸铋在酸性环境中能形成铋盐和黏液组成的复合物覆盖在黏膜表面，除具有保护黏膜作用外，还具有直接杀灭 HP 的作用。单一药物治疗 HP 感染的清除率低，且易产生 HP 耐药。目前国内共识的 HP 三联疗法（2003 年修订），即质子泵抑制剂（奥美拉唑 20mg、埃索美拉唑 20mg、兰索拉唑 30mg）＋克拉霉素（0.5g）＋阿莫西林（1.0g）或甲硝唑（0.4g），2/d，连用 7d，其 1 周 HP 清除率在 95% 以上；亦可采用胶态次枸橼酸铋（120mg/d）加阿莫西林和甲硝唑三联治疗，2 周为 1 疗程，其 HP 的清除率可达 90% 以上。

（2）黏膜保护剂：黏膜保护剂可增强胃黏膜屏障功能，促进上皮生长。此类药物包括胶态次枸橼酸铋、硫糖铝、前列腺素 E、谷氨酰胺（麦滋林）、甘珀酸、十六角蒙脱石及替普瑞酮等，对缓解上腹不适症状有一定作用，但单用效果欠佳，其中甘珀酸对老年高血压、心脏病及肾病者要慎用。

（3）抑酸剂：慢性胃炎胃酸可高可低。对于胃酸高的应用抑酸剂可以降低胃内 H^+ 浓度，减轻 H^+ 对胃黏膜的损害及 H^+ 的反弥散程度，从而为胃黏膜的炎症修复创造有利的局部环境。同时，低酸又可以促进促胃液素释放，促胃液素具有胃黏膜营养作用，促进胃黏膜细胞的增生和修复。目前认为对于上腹疼痛症状明显，或伴有黏膜出血患者，采用抑酸剂治疗，通常能使腹痛症状明显缓解。常用的抑酸剂包括 H_2 受体阻断剂（西咪替丁、雷尼替丁及法莫替丁）及质子泵抑制剂（奥美拉唑与兰索拉唑等）。

（4）胃动力药：慢性患者常伴有胃肠运动功能失调。因此，在慢性胃炎的治疗中，尤其在老年患者，胃动力药起着不可缺少的作用。这类药物包括甲氧氯普胺、多潘立酮及莫沙比利等。甲氧氯普胺可引起锥体外系反应，现临床已少用。多潘立酮为外周多巴胺受体拮抗剂，极少有中枢作用，系目前广泛应用的胃动力药，约 50% 的患者胃排空迟缓症状能缓解。

（5）其他：目前发现有一些胃肠激素具有明显的增强胃黏膜防御功能的生物活性，如生长抑素、转化生长因子 α、神经降压素、表皮生长因子等。由于老年人胃肠激素呈生理性降低，因此有条件时可以应用一些商品化的胃肠激素如施他宁和善得定等。缺铁性贫血者可补充铁剂，有恶性贫血者需用维生素 B_{12} 治疗。

目前认为慢性浅表性胃炎经治疗症状可完全消失。部分患者胃黏膜慢性炎症病理改变亦可完全恢复，但对于慢性萎缩性胃炎，目前的治疗方法主要是对症治疗，通常难以使萎缩性病变逆转。对重度病变，应作定期随访。

七、预防

对急性胃炎患者应及时治疗。平时应注意饮食卫生，避免刺激性食物和饮料的长期食用和饮用；不用或慎用对胃黏膜有强刺激性药物；积极治疗口腔疾病及呼吸道的慢性感染病灶等。老年人有维生素及微量元素缺乏倾向，应适当补充维生素 B_{12} 及锌、硒等微量元素。

（董 玲）

第四节 老年消化性溃疡

老年人消化性溃疡（elderly peptic ulcer）是指 60 岁以上的胃、十二指肠溃疡。其中有老年发病的溃疡，也有中年起病而迁延至老年的慢性溃疡。老年人消化性溃疡病情较年轻人严重，但临床症状往往不典型，易于发生并发症，传统治疗方法疗效较差，而侵袭治疗因伴发疾病受到限制。尽管近年来消化性溃疡的治疗取得了进步，但老年人消化性溃疡的死亡率反而有增高的趋势，因而应予以足够的重视。

一、流行病学

1. 患病率呈上升趋势　综合门诊、住院和手术等方面的统计学资料，消化性溃疡总的患病率呈下降趋势。这种趋势主要受青、中年人消化性溃疡的死亡率下降的影响。相比之下，老年人消化性溃疡发病率却呈上升趋势。根据国内统计资料，65 岁以上人群胃溃疡的患病率为 5.2%，70 岁以上增加至 8.5%。在胃溃疡和十二指肠溃疡患者住院率下降的情况下，65 岁以上的老年消化性溃疡患者住院人数稳步增加。老年人溃疡病增加可能与下列因素有关：一是随着人口平均寿命的增长，老年人所占的比例增加，老年溃疡病患者增加；二是随着年龄增大，暴露于致溃疡因素的机会增多。

2. 死亡率高　由于老年消化性溃疡患者易于出现出血、穿孔等并发症，死亡率较年轻患者高。根据世界卫生组织 1988 年的统计资料，美国消化性溃疡死亡的患者，81% 为年龄超过 65 岁以上的老年患者。

3. 胃溃疡多见　消化性溃疡包括食管、胃、十二指肠及胃肠吻合口等部位的慢性溃疡，但临床上以胃溃疡和十二指肠溃疡多见，中青年患者以十二指肠溃疡多见，老年患者则以胃溃疡多见（胃溃疡：十二指肠溃疡为 1.7：1），且女性患病率增多，可能与绝经后女性激素减少，对溃疡非特异性愈合作用降低有关。

二、病因及发病机制

本病的病因及发病机制较为复杂，总的来说是损伤因素与保护因素的关系失调所致。一般来讲，胃溃疡的发生侧重于保护因素（黏膜屏障、黏液－重碳酸盐屏障、黏膜血流量、细胞更新率、前列腺素、表皮生长因子等）的削弱，十二指肠溃疡强调损伤因素（盐酸、胃蛋白酶、胆汁、微生物、药物及其他有害物质等）的增强。此外，生活事件（各种应激反应）及个体特性与溃疡病有关，生活事件越多，刺激量越大，发生溃疡的可能性越大，而生活事件的刺激只对易患溃疡病的个体才起致病作用。与中青年患者相比，老年消化性溃疡在发病学上有以下特点。

1. 胃黏膜抗溃疡能力降低　老年人胃动脉发生硬化，血流减少，胃黏膜发生萎缩，黏膜和重碳酸盐分泌减少，胃黏膜上皮更新率降低，从而导致抗溃疡形成能力下降，有利于消化性溃疡的发生。

2. 胃激素分泌亢进　老年人常有胃蠕动功能减退，使食物淤积刺激幽门管，导致胃激素分泌亢进，胃液酸度增加，促使溃疡形成。

3. 肺功能减退　老年人常有肺部疾病，肺功能减退，一方面因缺氧导致胃壁血管收缩，使胃黏膜抵抗力降低；另一方面因二氧化碳潴留，促使胃壁细胞的碳酸酐酶活性亢进，胃酸分泌增加，诱发或加速溃疡形成。

4. 服用多种药物 老年人常患多种疾病，比青年人须服用更多的药物，尤其是非甾体抗炎药（NSAIDs），可直接刺激胃黏膜的分泌或刺激胃酸分泌，损伤黏膜形成溃疡。NSAIDs为消化性溃疡的致病因素之一，而老年人消化性溃疡与 NSAIDs 的关系更为密切。其原因有二：一是老年人胃和十二指肠黏膜更易受到 NSAIDs 损害。由于老年人人血白蛋白水平下降，肝血流量减少和肾小球滤过率降低，使得 NSAIDs 易于在体内聚集，增加其毒性。其二是老年人使用 NSAIDs 的人数较多。据估计，西方国家有 11%～16% 60 岁以上的老年人服用 NSAIDs，占医疗处方的 50%。而且，NSAIDs 中有非处方用药，因而实际用药人数更多。在美国，给 65 岁以上的患者所开的处方中，9.4% 的有止痛药，另外还有 39.6% 的非处方用药，此外，NSAIDs 还能增加老年人消化性溃疡并发症的发生率，使老年人消化性溃疡的死亡率增加 2%～4%。因此，老年人使用 NSAIDs 应特别谨慎，尤其对于那些有溃疡病症状或证实有消化性溃疡的老年人。

5. 幽门螺杆菌（HP）感染 HP 与消化性溃疡的发生关系密切，在本病的发病中有很重要的作用，有资料报道十二指肠溃疡患者的 HP 检出率高达 85%～100%，胃溃疡患者的检出率为 60%～75%。有人提出无 HP 就无溃疡的观点。老年人 HP 的感染随着年龄增长而增加，但就其在老年人消化性溃疡中的地位仍有待于进一步研究。

三、临床表现

典型的溃疡病临床上主要表现为，与进食有关的上腹部疼痛（疼痛常呈节律性和周期性）、反酸、嗳气、胃灼热、恶心、食欲减退等，常缺乏特异性的体征，多数患者可有上腹部轻度压痛，少数患者因贫血而有黏膜苍白或心率增快的征象。部分患者体质瘦弱，呈慢性病容。而老年人消化性溃疡具有以下临床特点。

（一）症状不典型

在老年人消化性溃疡中，仅 1/5 患者有溃疡病典型症状。典型消化性溃疡的疼痛性质、部位，与进食的关系，以及周期性疼痛在老年患者中可以不出现。主要表现为：

（1）无痛性溃疡：对照研究显示，无疼痛的老年消化性溃疡患者约占 35%，而年轻人只有 8%。

（2）疼痛不典型：疼痛部位模糊，难以定位，呈不规则放射。如近端胃溃疡可以出现胸骨后疼痛，类似心绞痛；邻近胃食管连接处的胃溃疡可以吞咽困难为首发症状，易与食管癌和胆绞痛等疾病相混淆；食管裂孔疝内的胃溃疡可表现为不典型胸痛，穿孔时可并发纵隔炎和胸腔积液。

（3）常以并发症首诊：13% 的老年患者以上消化道出血、穿孔、贫血等并发症为首发表现。

（4）体重减轻可能是唯一或首发表现：老年消化性溃疡患者，常因呕吐和食欲减退，以及与年龄相关的肌肉萎缩和营养储备减少使体重减轻，体重减轻往往成为唯一或首发表现，易误诊为恶性肿瘤。

（5）老年人有时不能确切描述自己的症状，以至非特异腹部不适被误诊为其他并存疾病，如老年人多见的胆道疾病、食管裂孔疝和憩室病。

（二）并发症多

老年人消化性溃疡的并发症发生率随增龄而增加。有资料报道，70 岁以上的消化溃疡患者约半数出现并发症，部分患者以并发症为首发表现，并且成为本病死亡的重要原因。使用 NSAIDs 是并发症易于发生的原因之一。

1. 上消化道出血 上消化道出血是老年消化性溃疡最常见的并发症，据统计，> 70 岁者其发生率高达 80%。随着年龄的增长，不仅出血发生率高，而且出血量大，持续时间长，易于反复出血，死亡率高。老年组出血量 > 1 000ml 者达 25%，发生失血性休克者占 14.6%。有研究表明，老年人消化性溃疡出血的死亡率是年轻患者的 4～10 倍，高达 25%。因而上消化道出血已构成老年消化性溃疡的第一位死因，占本病死亡的 1/2～2/3。

2. 穿孔 穿孔占老年人消化性溃疡并发症的第 2 位，其发生率为 16%～28%，比青年人高 2～3 倍。由于老年人反应迟钝和腹壁肌肉薄弱，很少出现剧烈上腹痛和板状腹，常无典型临床表现或表现为轻、中度局限性压痛、反跳痛及肌紧张。据统计，约 50% 患者发病 24h 以上才就医。25%～33% 的患者以突发衰竭为首发表现；30%～65% 的患者穿孔前无消化性溃疡的症状。这些因素延误老年人消化性溃疡穿孔的诊断。Narayanan 等报道约有 1/4 老年溃疡穿孔患者行腹部 X 线检查时，腹腔中没有游离气体，所以，不能因此而排除溃疡穿孔的诊断。

3. 幽门梗阻 消化性溃疡引起的胃输出道梗阻的发生率在西方国家明显下降，但在发展中国家仍不少见。输出道梗阻是由于十二指肠溃疡造成的十二指肠变形所致，胃溃疡引起者较少见。所有消化性溃疡合并输出道梗阻患者均有长期溃疡病史，患者常有体重减轻、消瘦和代谢紊乱。

4. 癌变 老年溃疡癌变率为 2%～6%。多数学者认为胃黏膜上皮由于反复破坏，可以有异性增生转而发生癌变，故主张对老年胃溃疡患者应作定期随访。老年人巨大溃疡应与癌性溃疡鉴别。若经正规治疗，症状无明显改善或疼痛规律改变，大便隐血持续阳性，体重下降，消瘦明显，X 线检查龛影持续存在或出现充盈缺损，应警惕癌变的可能。有些患者的癌性溃疡可被边缘上皮细胞修复，表现为溃疡愈合的征象，若这类患者已在服用 H_2 受体拮抗剂类药物，常会误以为是良性溃疡经药物治疗后而愈合。因此，应定期行胃镜检查，胃镜是安全可靠的检查方法，活检可鉴别良、恶性病变。

（三）复发率高

本病治愈后 1 年内复发率为 10.3%，以后每年递增约 10%。单纯用 H_2 受体拮抗剂治疗者停药后 1 年内复发率为 50%～80%，80% 复发溃疡位于瘢痕部位及其附近。老年患者复发率高可能与下列因素有关：①老年人溃疡大而深，愈合差；②老年人感觉迟钝，适应能力较差，精神较易紧张；③老年患者常有肝硬化、脑血管疾病、糖尿病、动脉硬化、抑郁症等疾病，可导致胃黏膜屏障减弱和调节胃肠道功能的自主神经功能紊乱；④老年人吸烟历史长，吸烟与溃疡复发有关；⑤老年人因多病共存，须用多种药物治疗，有些药物（解热镇痛剂、口服降糖药、糖皮质激素等）可引起溃疡复发；⑥老年人胃排空延长，易导致胃潴留，引起胃溃疡；⑦HP 感染随增龄而升高，可能与老年消化性溃疡的发生及复发有关。

（四）并发疾病多

老年消化性溃疡伴有其他疾病（高血压病、冠心病、脑血管疾病、糖尿病、慢性阻塞性肺病等）者占47%，而青年患者仅占17%。由于长期服用治疗这些疾病的药物，可刺激胃黏膜而导致溃疡，如糖尿病可诱发胃溃疡，肝硬化易并发胃溃疡等。因此，应积极治疗这些疾病，否则溃疡难以愈合。

四、辅助检查

1. X线检查　X线钡餐胃肠道造影是常用的一种诊断溃疡病的方法，当前多采用钡剂和空气双重对比造影技术。溃疡病的X线征象可分为直接和间接两种：患者吞服钡餐后，钡剂充盈存积于溃疡的凹陷处，X线检查时呈现出密度增强的阴影（即龛影），为直接征象。由于溃疡周围组织的炎症和水肿，以及随病程发生的纤维组织增生和收缩，则会出现龛影周围透明带、局部痉挛和激惹现象、周围黏膜皱襞向溃疡集中和十二指肠球部变形等间接征象。

2. 纤维胃镜检查　对于怀疑有消化性溃疡的老年患者，胃镜检查优于X线钡餐检查，被公认为是当前诊断溃疡病的最优方法。从内镜下观察不仅能明确溃疡的存在，而且还可以估计溃疡的大小、溃疡周围黏膜炎症的轻重、溃疡面上有无血管显露以及可准确地评价药物治疗的效果。此外，还可采取黏膜活检作病理组织学检查，排除恶性溃疡的可能性。

X线钡餐和胃镜检查均证实，老年人近端胃溃疡较年轻患者常见，反映了老年人较高的胃炎患病率和幽门腺向胃近端迁移，后者的发生率随年龄增长而增加。巨大溃疡在老年人并不少见。少数情况下，溃疡表面覆盖血液和食物残渣，内镜下可与胃癌混淆。十二指肠巨大溃疡的X线钡餐征象可类似正常球部或憩室。穿透性溃疡可与邻近器官形成瘘管，如胃－结肠瘘，钡餐检查时钡剂从瘘管直接进入结肠或钡灌肠时钡剂则从结肠进入胃和十二指肠。

3. 胃酸测定　总的来说，十二指肠溃疡患者的基础胃酸排出量和最大胃酸排出量高于正常人，胃溃疡患者的胃酸排出量则正常或低于正常。但是，老年溃疡病患者的胃酸排出量有很大的个体差异，不能作为确定诊断的标准。

4. 粪潜血试验　有一部分活动性溃疡患者的粪潜血试验可呈阳性反应，当溃疡愈合后粪潜血消失。粪潜血试验虽无诊断学意义，如果连续检测对判断溃疡病好转与否有一定帮助。

五、诊断与鉴别诊断

部分老年人消化性溃疡的症状较典型，可作出初步诊断。对疑诊患者首选X线钡餐检查，如发现典型龛影，可确定诊断。如X线钡餐检查仍不能明确诊断，或良、恶性溃疡鉴别有困难时，应行内镜检查并作活检。老年消化性溃疡须与功能性消化不良（FD）、癌性溃疡、胃泌素瘤鉴别。前二者内镜结合活组织检查可提供明确的鉴别。后者须作胃酸分泌和血清促胃液素测定。老年消化性溃疡还应与胆囊结石、胆囊炎鉴别，腹部超声检查可提供鉴别的证据。当高位溃疡出现吞咽困难时，应与食管裂孔疝和憩室病鉴别。少数患者出现胸骨后疼痛，心电检查有助于与心脏病区别。

六、治疗

治疗的目的在于解除疼痛，促进溃疡愈合，预防和治疗并发症，防止溃疡复发。

一般治疗与青壮年消化性溃疡基本相同，但应考虑到老年人溃疡愈合慢，易复发，并发症多而严重以及伴随疾病多等特点，在治疗方面略有差异。

（一）一般治疗

饮食管理上已较过去宽松，已很少采取严格的溃疡病食谱治疗，但仍应选择少渣食物，少食多餐，定时定量。避免油炸、坚硬、富含香料或添加剂的食品。还要戒烟忌酒，不饮或少饮浓茶、咖啡等饮料。生活要有规律，避免过度劳累和精神紧张。

（二）药物治疗

老年消化性溃疡的药物治疗研究较少，原因之一是老年患者由于伴发疾病的存在，常服用其他药物而未被纳入临床研究；另一原因是老年患者不能接受多次内镜检查或安慰剂治疗而退出研究。年龄是否影响抗溃疡药物的疗效尚有争论。一些研究者指出，老年消化性溃疡患者溃疡愈合较年轻者慢。而另一些学者则认为，高龄并不影响药物促进溃疡愈合。传统抗溃疡药物治疗老年人消化性溃疡仍有效。有研究认为，小剂量抗酸药也能取得与 H_2 受体拮抗剂同样的疗效。研究表明，年龄本身不是发生不良反应的危险因素。但是，老年人因伴发病较多，应注意 H_2 受体拮抗剂与其他药物的相互干扰。例如，第三代 H_2 受体拮抗剂法莫替丁（商品名高舒达，Gaster）与硝苯地平合用时能影响心脏的收缩功能，尤其对于充血性心力衰竭者。肝、肾功能不良者应减少 H_2 受体拮抗剂的剂量。硫糖铝为黏膜保护剂，其抗溃疡作用与抑酸无关，很少与其他药物相互干扰，适于老年消化性溃疡患者。传统的用量为1g/次，4/d，进餐前1h服药。然而，有研究显示，硫糖铝 2/d 服药的疗效与 4/d 相当。人工合成前列腺素具有抑酸和黏膜保护双重作用，其治疗溃疡的疗效并不优于传统药物。质子泵抑制剂能促进难治性溃疡和慢性复发性溃疡的愈合，在老年消化性溃疡中的治疗价值有待进一步研究。抗胆碱药物由于引起尿潴留和青光眼等并发症，一般不用于老年消化性溃疡患者的治疗。

难治性溃疡在老年患者中并不少见。其原因之一是对治疗的顺应性差。难治性溃疡的治疗包括加大 H_2 受体拮抗剂的用量，或改用更强的抑酸药物如质子泵抑制剂，或换用铋剂。对 HP 阳性的溃疡病患者，治疗上应加用抗 HP 的药物。

高龄被视为溃疡复发的危险因素之一。据报道，至少50%的老年溃疡患者在停药后数月内有一次溃疡复发。溃疡治愈后继续持续治疗能减少溃疡复发和溃疡并发症的发生。目前尚不清楚究竟哪些患者需要维持治疗。一般认为，出现以下情况应给予维持治疗：①有长期溃疡病史；②初治溃疡难以愈合；③有明显溃疡病家族史；④有溃疡并发症史。此外，伴有其他疾病的老年消化性溃疡患者，如一般情况较差，也应给予维持治疗，因为这类患者一旦出现并发症，则预后不良。老年溃疡患者如持续服用 NSAIDs，也是维持治疗的适应证。

（三）并发症的治疗

1. 出血　是老年人消化性溃疡最常见的并发症。老年患者出血量大，易于反复发作，死亡率达25%，是年轻患者的4~10倍。一些研究者认为，胃溃疡较十二指肠溃疡更易出血，但死亡率是否更高，则意见不一致。老年患者耐受低血压的能力差，尤其是使用血管扩张剂者，这些药物干扰机体对血液丢失的代偿反应。老年人消化性溃疡并发出血需要严密监护，应常规给氧，有效补充血容量。止血措施包括药物、内镜下止血和手术治疗。药物止血的疗效不肯定。内镜止血疗效确切，可减少再出血的发生率和输血的需要量，降低紧急手术率，特别适于消化性溃疡并发出血的老年患者。迄今为止，手术仍是止血和预防再出血最有效的方法，大多数学者主张，60 岁以上消化性溃疡并发出血的患者应早期实施手术治疗，以减少手术死亡率。

2. 穿孔　居老年人消化性溃疡并发症的第 2 位。与年轻患者不同，老年人消化性溃疡穿孔很少自行愈合，须紧急手术治疗。手术的方式多为修补术，如患者年龄小于 70 岁，一般情况较好，偶可施病灶切除治疗。据统计，老年人消化性溃疡并发穿孔紧急手术的死亡率为 30% ~ 50%。一般不主张保守治疗，除非患者一般情况很差，或保守治疗病情迅速改善。

3. 输出道梗阻　由输出道水肿和变形所致，大多数患者的梗阻为器质性，因而内科治疗效果差，手术治疗不可避免，因系择期手术，手术死亡率较低。

七、预防

老年人应尽量避免 NSAIDs 的应用。如实属必要，可服用药物预防（如 H_2 受体拮抗剂等）。戒烟、酒也可减少溃疡的发生和复发。对于 HP 阳性的溃疡患者，治愈 HP 感染有助于减少溃疡病的复发。

（曹建恒）

第五节　老年吸收不良综合征

吸收不良综合征是指由于各种疾病所致小肠对营养成分吸收不足而造成的临床症候群。老年人因细菌过度生长、胃酸分泌减少、肠道动力学异常及各种原因引起小肠消化吸收功能减损，导致小肠不能足够地吸收营养物质使其从粪便中排出，引起营养缺乏的综合征称为老年吸收不良综合征（elderly malabsorption syndrome）。其病因虽各异，但在临床表现和实验室检查方面有相同之处，即对脂肪、蛋白质、糖类、维生素和矿物质等营养物质的吸收障碍，常以脂肪吸收不良最为突出。一般是涉及多种营养物质的吸收不良，亦有只是一种营养物质的吸收不良。本病临床并不少见，但受诊断条件的限制，国内对此病诊断较少。

一、流行病学

老年吸收不良综合征因病因不同，其流行病学特点亦不同。热带口炎性腹泻发生于热带，以南美北部、非洲中西部、印度及东南亚各国为多发区域，男女患病率无明显差异，具有流行性。麦胶性肠病在北美、北欧、澳大利亚患病率较高，有遗传特征。初好发病多在婴儿期，童年后期可消失，20 ~ 60 岁症状可再发，因此在老年人仍有部分病例。

二、病因

以下病因分类中所列任何病患均可引起老年吸收不良，但细菌过度生长是引发老年人有临床意义脂肪泻的最常见原因。老年人因为生长抑素水平增高，导致胃酸分泌减少，低酸或胃酸缺乏者，易使胃内细菌增生。此外，老年人胃肠黏膜萎缩，胃肠手术致解剖异常，消化间期胃运动综合波障碍导致小肠淤滞，同样易使细菌过度生长，这也是老年吸收不良综合征发病的一个重要因素。近年来糖尿病发病率有增高趋势，糖尿病自主神经病变，小肠黏膜表面病变及胃肠动力异常也是老年吸收不良综合征的病因。因此诸多病因可导致老年吸收不良综合征。按照病因可将其分为以下几类。有些患者的吸收不良系多因素致病。

（一）消化机制障碍

1. 胰酶缺乏　①胰腺功能不足：慢性胰腺炎、晚期胰腺癌、胰腺切除术后；②胃酸过多致胰脂肪酶失活：胃泌素瘤。

2. 胆盐缺乏影响混合微胶粒的形成　①胆盐合成减少：严重慢性肝细胞疾病；②肠肝循环受阻：远端回肠切除、局限性回肠炎、胆道梗阻或胆汁性肝硬化；③胆盐分解：小肠细菌过度生长（如胃切除术后胃酸缺乏、糖尿病或原发性肠运动障碍）；④胆盐与药物结合：如新霉素、碳酸钙、考来烯胺、秋水仙碱、刺激性轻泻剂等。

3. 食物与胆汁、胰液混合不均　胃 - 空肠吻合毕尔罗特Ⅱ式术后。

4. 肠黏膜刷状缘酶缺乏　乳糖酶、蔗糖酶、肠激酶缺乏。

（二）吸收机制障碍

1. 有效吸收面积不足　大段肠切除、肠瘘、胃肠道短路手术。

2. 黏膜损害　乳糜泻、热带性脂肪泻等。

3. 黏膜转运障碍　葡萄糖 - 半乳糖载体缺陷、维生素 B_{12} 选择性吸收缺陷。

4. 小肠壁浸润性病变或损伤　Whipple病、淋巴瘤、放射性肠炎、克罗恩病、淀粉样变、嗜酸细胞性肠炎等。

（三）转运异常

1. 淋巴管阻塞　Whipple病、淋巴瘤、结核。

2. 肠系膜血运障碍　肠系膜动脉硬化或动脉炎。

（四）其他原因

类癌综合征、糖尿病、肾上腺功能不全、甲状腺功能亢进或减退、充血性心衰、低球蛋白血症等许多疾病亦可引起吸收不良。

三、发病机制

小肠面积约 $4m^2$，其皱襞形成绒毛，绒毛表面的微绒毛形成刷状缘，由皱襞到微绒毛吸收面积约扩大 3 600 倍，因此，小肠拥有极大的吸收面积。小肠黏膜还具有许多物质消化不可缺少的酶。所以小肠黏膜病变必然会导致各种营养物质吸收障碍。此外，营养物质由肠腔向血液和淋巴转运障碍、消化酶的缺陷也可导致消化吸收功能的障碍。

1. 消化机制障碍　主要指对脂肪、糖和蛋白质的消化不良，脂肪消化不良尤为突出。胰腺外分泌功能不全是老年重症吸收不良较常见的原因之一。由胰腺外分泌功能不全引起的吸收不良每日粪脂可达 50～100g。正常脂酶和胆酸分泌以及完整健全的小肠是脂肪有效吸收的必要条件。由胆盐浓度降低引起的脂泻一般较轻，胆盐缺乏时影响脂溶性维生素的吸收。急、慢性肝病都可因结合性胆盐的合成与排泄障碍发生脂肪泻。

2. 黏膜摄取和细胞内加工障碍　具有完整结构和功能的吸收细胞依靠细胞脂类组分的溶解性将与胆盐组成微胶粒复合体的脂肪摄入胞内，形成乳糜微粒。在热带脂肪泻、麦胶性肠病及病毒性肠炎时，吸收细胞受损，较不成熟的隐窝细胞增生以替代受损的吸收细胞。这些细胞加工脂肪的结构与功能不健全。

3. 淋巴血流转运障碍　Whipple病、α 重链病、溃疡性结肠炎、小肠多发性淋巴瘤、小肠淀粉样变等可致肠壁受损，使小肠绒毛剥脱或肿胀变形，导致肠淋巴回流障碍和脂肪吸收不良。

4. 肠黏膜异常　肠黏膜酶缺乏如乳糖酶、蔗糖酶、海藻糖酶缺乏及单糖转运障碍等均可影响小肠消化和吸收过程等而致吸收不良。

5. 小肠细菌过度繁殖　细菌分解营养物质产生小分子脂肪酸、羟基长链脂肪酸，分解胆盐使小肠吸收水和电解质障碍，并使肠黏膜细胞向肠腔分泌水、电解质增加，引起腹泻。

6. 摄入不易吸收的物质　多价离子的镁、磷、硫及甘露醇、乳果糖的大量摄入时，可使肠腔渗透压上升而出现稀便甚至腹泻。

四、临床表现

（一）症状

老年吸收不良综合征以腹泻、体重减轻和营养不良为主要表现。腹泻可表现为脂泻、粪便量大、恶臭、苍白有泡沫，易漂浮于粪池，腹泻通常 3～4 次/d。腹泻原因主要为小肠分泌增加，水电解质吸收障碍及未吸收的二羟胆酸、脂肪酸增加。粪便中脂肪增加引起粪便量大、油腻、恶臭、不易冲掉。未吸收的三酰甘油增加见于胰腺外分泌功能不全时，可引起直肠渗油。有些患者体重下降而食欲尚好，其原因是吸收不良致热量不足。排气过多则是未吸收的糖类经细菌作用发酵产气的结果。尚可出现腹痛，炎症或组织浸润（如胰腺功能不全、克罗恩病、淋巴瘤等）引起弥漫性腹痛，肠缺血多引起餐后（30min）中腹痛。维生素 K 吸收不良易伴出血倾向；维生素 A 吸收不良可出现夜盲症、角膜干燥；维生素 D 和钙缺乏可致手足搐搦、感觉异常、骨质疏松；维生素 B 族缺乏可致口炎、口角炎、维生素 B_1 缺乏病（俗称"脚气"）等。

（二）体征

典型病例可见极度消瘦、营养不良、水肿、贫血外观、衰弱、皮肤粗糙、色素沉着、皮肤出血点、淤点淤斑、口腔溃疡、口角炎、淋巴结肿大、低血压、肝脾肿大。近年来由于生活条件、医疗环境及老年保健的加强，典型病例不断减少。

（三）实验室检查

1. 血液检查　贫血常见，多为大细胞性贫血，也有正常细胞或混合性贫血，血浆白蛋白减低，低钾、钠、钙、磷、镁，低胆固醇，碱性磷酸酶增高，凝血酶原时间延长。严重者血清叶酸、胡萝卜素和维生素 B_{12} 水平亦降低。

2. 粪脂定量试验　绝大多患者都存在脂肪泻。粪脂定量试验是唯一证实脂肪泻存在的方法，一般采用 Van de Kamer 测定法，收集高脂饮食患者（每日摄入脂类 100g 以上）的 24h 粪便进行定量分析，24h 粪脂量小于 6g 或吸收率大于 90% 为正常，但粪脂定量试验阳性只能提示有吸收不良综合征存在而不能说明其病理生理及作出有针对性的诊断。

3. 血清胡萝卜素浓度测定　正常值大于 100U/dl，在小肠疾患引起的吸收不良时低于正常，胰源性消化不良时正常或轻度减低。

4. 小肠吸收功能试验

（1）右旋木糖（D-xylose）吸收试验：正常人空腹口服 D-木糖 25g 后 5h 尿液中 D-木糖排出量≥5g，近端小肠黏膜受损或小肠细菌过度生长者可见尿 D-木糖排泄减少，排出量 3~4.5g 为可疑不正常，<3g 者可确定为小肠吸收不良。老年患者肾功能不全时尿中排出 D－木糖减少，但血中浓度正常，口服 2h 后血浓度正常值＞20mg/dl。

（2）维生素 B_{12} 吸收试验：先肌注维生素 B_{12} 1mg，然后口服 [57]Co 或 [58]Co 标记的维生素 B_{12} 2ug，收集 24h 尿，测尿放射性含量，正常人 24h 尿内排出放射性维生素 B_{12} 大于 ＞7%。肠内细菌过度繁殖，回肠吸收不良或切除后，尿内排出量减低。

（3）呼气试验：正常人口服 [14]C 甘氨胆酸，4h 内粪 [14]CO_2 的排出量小于总量的 1%，24h 排出量小于 8%，小肠细菌过度繁殖、回肠切除或功能失调时，粪内 [14]CO_2 和肺呼出 [14]CO_2 明显增多，可达正常 10 倍以上。乳糖－H_2 呼吸试验可检测乳糖酶缺乏。

（4）促胰液素（Secretin）试验：用以检测胰腺外分泌功能，由胰腺功能不全引起的吸收不良本试验均显示异常。

（5）胃肠 X 线检查：小肠可有功能性改变，空肠中段及远端肠管扩张，钡剂通过不良，黏膜皱襞粗大，肠壁平滑呈"蜡管"征，钡剂分段或结块（印痕征）。X 线检查还可排除肠结核、克罗恩病等器质性疾病。

（6）小肠镜检查：在内镜下正常小肠黏膜与十二指肠黏膜相似，上段空肠黏膜为环形皱襞，向下至回肠末端皱襞减少。吸收不良患者小肠黏膜可无特异性改变，部分可有黏膜苍白、污浊、环形皱襞低平、数目减少。组织学改变可见绒毛萎缩、增宽，不同程度的绒毛融合、扭曲甚至消失，隐窝加深，布氏腺增生，固有层内有大量淋巴细胞、浆细胞浸润，上皮细胞由高柱状变为立方形，部分上皮细胞脱落，上皮内炎性细胞亦增多。超微结构改变除微绒毛萎缩外，尚有方向混乱，长短不一，微绒毛间呈量筒状或烧杯宽距，微绒毛融合或多根粘连呈"花束状"，微绒毛部分或整根溶解。

五、诊断和鉴别诊断

1. 诊断　详细询问病史和认真进行体格检查，并结合化验及 X 线、小肠镜（黏膜活检）及特殊试验可作出诊断，了解引起消化吸收不良的器官及可能致病原因。详细的病史是诊断老年消化吸收不良的重要线索。老年人合并糖尿病应考虑糖尿病肠病，有胃肠手术者易致盲袢细菌过度繁殖，有小肠切除史往往出现短肠综合征。具有顽固溃疡伴腹泻和消化吸收不良应警惕胃泌素瘤。

2. 鉴别诊断

（1）麦胶性肠病：北美、北欧、澳大利亚患病率较高，国内少见。女性多于男性，多发于儿童与青年。但近年来老年人发生本病的人数有所增加。本病与进食麦粉关系密切，麦胶是致病因素，患者对含麦胶的麦粉食物异常敏感，本病具有遗传倾向，与 MHC 基因密切相关。主要病理变化位于小肠黏膜，肠黏膜细胞中酶分泌减少。主要表现为乏力、消瘦、恶心、厌食、腹胀、稀便。无麦胶饮食时可控制症状，再进食麦胶可再次出现症状。根据粪便、X 线及小肠黏膜活检可初步诊断，经治疗试验可以说明与麦胶有关。

（2）热带口炎性腹泻（tropic sprue）：好发于热带，病因未完全明确。可能由一种或多种病原微生物或寄生虫引起慢性小肠感染，有流行性、季节性，使用广谱抗生素治疗有效，但粪便、小肠内容物及黏膜中未发现病原菌。临床上表现为乏力、腹痛、腹泻、小肠吸收功能减损。

（3）Whipple 病：是一种系统性疾病，可出现多系统受累，在小肠受累症状出现前 1~

10 年即可出现关节炎、发热、乏力及肺部表现，在小肠主要累及小肠黏膜固有层，表现为体重下降、腹泻、腹痛、腹胀，少数出现消化道出血。病变组织中有 PAS 阳性物质沉积。目前认为本病与感染有关，但仍未明确。抗生素治疗为首选治疗。

六、治疗与预防

老年吸收不良综合征的治疗主要在于改善低营养状态并根据病因进行治疗。诊断不明者对症治疗，有感染者给予抗生素治疗。对心血管等合并症予以积极治疗。

（一）治疗

1. 营养支持治疗　根据消化吸收障碍程度和低营养状态来选择。每日粪脂肪量 30g 以上为重度消化吸收障碍，7～10g 为轻度，两者之间为中度。血清总蛋白和总胆固醇同时低下者应视为重度低营养状态。轻度时仅用饮食疗法可改善病情，饮食当选用低脂（10g/d）、高蛋白 [1.5g/（kg·d）]、高热量 [10 032～12 540kJ（2 400～3 000kcal）/d 或 167～209kJ（40～50kcal）/（kg·d）]、低纤维。对脱水、电解质紊乱、重度贫血和低蛋白血症等应采用静脉补液、输血来纠正。重度消化吸收障碍且肠道营养补给困难者应进行中心静脉营养。

2. 病因治疗

（1）乳糖酶缺乏和乳糖吸收不良者限制含乳糖食物，乳糖酶制剂按 1g 对 10g 乳糖的比例给予。

（2）胰源性消化障碍为消化酶类药物的绝对适应证。消化酶用量宜大，为常用量的 3～5 倍。

（3）对因回肠末端切除等原因所致胆汁酸性腹泻，可用考来烯胺 10～15g/d。

（4）肠淋巴管扩张症脂肪转运障碍者限制长链脂肪酸摄入并给予中链脂肪酸。

（5）麦胶性肠病避免进食麦胶饮食，如大麦、小麦、燕麦及裸麦等，可将面粉中的面筋去掉再食用。

（二）预防

重点在病因预防，同时加强老年保健。

（曹建恒）

第六节　老年便秘

老年便秘（elderly constipation）是指排便次数减少，同时排便困难，粪便干结。正常人每日排便 1～2 次或 2～3d 排便 1 次，便秘患者每周排便少于 2 次，并且排便费力，粪质硬结、量少。随着人口的老龄化趋势，便秘已成为老年病中一种高发性疾病，65 岁以上老年人便秘的发生率约为 30%，便秘由于能引起胃肠及心脑血管方面的并发症而危及老年人的健康，严重影响老年人的生活质量。

一、病因和发病机制

1. 与增龄有关　老年人便秘的患病率较青壮年明显增高，主要是由于随着增龄，老年人的食量和体力活动明显减少，胃肠道分泌消化液减少，肠管的张力和蠕动减弱，腹腔及盆底肌肉乏力，肛门内外括约肌减弱，胃结肠反射减弱，直肠敏感性下降，使食物在肠内停留过久，水分过度吸收引起便秘；此外，高龄老人常因老年性痴呆或精神抑郁症而失去排便反射，引起便秘。

2. 不良生活习惯

（1）饮食因素：老年人牙齿脱落，喜吃低渣精细的食物或少数患者图方便省事，饮食简单，缺少粗纤维使粪便体积缩小，黏滞度增加，在肠内运动缓慢，水分过度吸收而致便秘。此外，老年人由于进食少，食物含热卡低，胃结肠通过时间减慢，亦可引起便秘。有报道显示，胃结肠反射与进食的量有关，1 000cal 膳食可刺激结肠运动，350cal 则无此作用。脂肪是刺激反射的主要食物，蛋白质则无此作用。

（2）排便习惯：有些老年人没有养成定时排便的习惯，常常忽视正常的便意，致使排便反射受到抑制而引起便秘。

（3）活动减少：老年人由于某些疾病和体型肥胖等因素，致使活动减少，特别是因病卧床或乘坐轮椅的患者，因缺少运动性刺激以推动粪便的运动，往往易患便秘。

3. 精神心理因素　患抑郁、焦虑、强迫观念及行为等心理障碍者易出现便秘，据 Merkel 等研究表明，1/3 便秘患者抑郁、焦虑方面的评分明显增高。

4. 肠道病变　肠道的病变有炎症性肠病、肿瘤、疝、直肠脱垂等，此类病变导致功能性出口梗阻引起排便障碍。

5. 全身性病变　全身性疾病有糖尿病、尿毒症、脑血管意外、帕金森病等。

6. 医源性（滥用泻药）　由于长期使用泻剂，尤其是刺激性泻剂，可因损伤结、直肠肌而产生"导泻的结肠"，造成肠道黏膜及神经的损害，降低肠道肌肉张力，反而导致严重便秘。此外，引起便秘的其他药物还有如鸦片类镇痛药、抗胆碱类药、抗抑郁药、钙离子拮抗剂、利尿剂等。

正常排便包括产生便意和排便动作两个过程。进餐后通过胃结肠反射，结肠运动增强，粪便向结肠远端推进。直肠被充盈时，肛门内括约肌松弛，同时肛门外括约肌收缩，使直肠腔内压升高，压力刺激超过阈值时即引起便意。这种便意的冲动沿盆神经、腹下神经传至腰骶部脊髓的排便中枢，再上行经丘脑到达大脑皮质。如条件允许，耻骨直肠肌和肛门内、外括约肌均松弛，两侧肛提肌收缩，腹肌和膈肌也协调收缩，腹压增高，促使粪便排出。老年人这组肌肉静息压普遍降低，黏膜弹性也减弱，甚至肛门周围的感受器的敏感性和反应性均有下降，使粪便易堆积于壶腹部而无力排出。老年人脑血管硬化容易产生大脑皮质抑制，胃结肠反射减慢，容易产生便秘。新近的研究表明，血胃肠激素参与控制结肠的动力，如血管活性肠肽、血浆胰多肽、胃动素、生长激素、缩胆囊素等，激素的改变可能在老年便秘发病中起重要的作用。

二、临床表现及并发症

便秘的主要表现是排便次数减少和排便困难。许多患者的排便次数每周少于 2 次，严重者长达 2~4 周才排便 1 次。然而，便次减少还不是便秘唯一或必备的表现，有的患者可突出地表现为排便困难，排便时间可长达 30min 以上，或每日排便多次，但排出困难，粪便硬结如羊粪状，且数量很少。此外，有腹胀、食纳减少，以及服用泻药不当引起排便前腹痛等。体检左下腹有存粪的肠襻，肛诊有粪块。

老年人过分用力排便时，可导致冠状动脉和脑血流的改变，由于脑血流量的降低，排便时可发生晕厥，冠状动脉供血不足者可能发生心绞痛、心肌梗死，高血压者可引起脑血管意外，还可引起动脉瘤或室壁瘤的破裂、心脏附壁血栓脱落、心律失常甚至发生猝死。由于结肠肌层张力低下，可发生巨结肠症，用力排便时腹腔内压升高可引起或加重痔疮，强行排便时损伤肛管，可引起肛裂等其他肛周疾病。粪便嵌塞后会产生肠梗阻、粪性溃疡、尿潴留及大便失禁，还有结肠自发性穿孔和乙状结肠扭转的报道。

三、诊断和鉴别诊断

便秘可能是唯一的临床表现，也可能是某种疾病的症状之一。对于便秘患者，应了解病史、体格检查，必要时作进一步的检查，以明确是否存在消化道机械性梗阻，有无动力障碍。

1. 询问病史　详细了解便秘的起病时间和治疗经过，近期排便时间的改变，问清排便次数，有无排便困难、费力及大便是否带血，是否伴有腹痛、腹胀、上胃肠道症状及能引起便秘的其他系统疾病，尤其要排除器质性疾病。如病程在几年以上病情无变化者，多提示功能性便秘。

2. 体格检查　体格检查能发现便秘存在的一些证据，如腹部有无扩张的肠型，是否可触及存粪的肠襻。进行肛门和直肠检查，可发现有无直肠脱垂、肛裂疼痛、肛管狭窄，有无嵌塞的粪便，还可估计静息时和用力排便时肛管张力的变化。

3. 特殊检查

（1）腹部平片：能显示肠腔扩张及粪便存留和气液平面，可确定器质性病变如结肠癌、狭窄引起的便秘。

（2）钡灌肠：可了解结肠、直肠肠腔的结构。

（3）结肠镜及纤维乙状结肠镜：可观察肠腔黏膜以及腔内有无病变和狭窄，还可发现结肠黑变病（melanosis coli）。

（4）肛管直肠压力测定：可以帮助判断有无直肠、盆底功能异常或直肠感觉阈值异常。

（5）球囊逼出试验：有助于判断直肠及盆底肌的功能有无异常。

（6）盆底肌电图检查：可判断有无肌源性或神经源性病变。

（7）结肠传输功能实验：了解结肠传输功能。

（8）排粪造影：有助于盆底疝及直肠内套叠的诊断。

四、治疗

（一）非药物治疗

1. 坚持参加锻炼　对60岁以上老年人的调查表明，因年老体弱极少行走者便秘的发生率占15.4%，而坚持锻炼者便秘的发生率为0.21%，因此，鼓励患者参加力所能及的运动，如散步、走路或每日双手按摩腹部肌肉数次，以增强胃肠蠕动能力。对长期卧床患者应勤翻身，并进行环形按摩腹部或热敷。

2. 培养良好的排便习惯　进行健康教育，帮助患者建立正常的排便行为。可练习每晨排便一次，即使无便意，亦可稍等，以形成条件反射。同时，要营造安静、舒适的环境及选择坐式便器。

3. 合理饮食 老年人应多吃含粗纤维的粮食和蔬菜、瓜果、豆类食物，多饮水，每日至少饮水 1 500ml，尤其是每日晨起或饭前饮一杯温开水，可有效预防便秘。此外，应食用一些具有润肠通便作用的食物，如黑芝麻、蜂蜜、香蕉等。

4. 其他 防止或避免使用引起便秘的药品，不滥用泻药；积极治疗全身性及肛周疾病；调整心理状态，良好的心理状态有助于建立正常排便反射。

（二）药物治疗

1. 促动力药 莫沙比利是全胃肠促动力药，对老年便秘疗效较好。可缩短胃肠通过时间，增加排便次数。

2. 泻药

（1）润滑性泻药：大多是无机矿物油，容易通过肠腔而软化粪便，可以口服或灌肠。此类制剂主要有甘油、液状石蜡，适宜于老年人心肌梗死后或肛周疾病手术后，避免用力排便，对药物性便秘无效。长期使用会影响脂溶性维生素 A、D、E、K 的吸收，还会引起肛门瘙痒和骨软化症。餐间服用较合适，避免睡前服用，以免吸入肺内引起脂性肺炎。

（2）容积性泻药：为含有较高成分的纤维素或纤维素衍生物，它有亲水性和吸水膨胀性的特点，可使粪便的水分及体积增加，促进肠蠕动而转运粪便。此类药有金谷纤维王、美特泻、康赐尔。适宜用于低渣饮食的老年人，不但通便，还能控制血脂、血糖，预防结肠癌的发生。在服用时必须同时饮 240ml 水或果汁，以免膨胀后凝胶物堵塞肠腔而发生肠梗阻。

（3）刺激性泻药：此类药物含有蒽醌，可刺激结肠蠕动，6～12h 即有排便作用，但会产生腹痛、水电解质紊乱等不良反应。此类药物有果导、番泻叶、舒立通、大黄苏打等。长期使用可丧失蛋白质而软弱无力，因损害直肠肌间神经丛而形成导泻的结肠（cathartic colorr）。此类制剂含有蒽醌，长期摄取后在结肠黏膜下会有黑色素沉积，形成所谓的结肠黑变病。对于慢性便秘者，应避免长期应用或滥用刺激性泻药。

（4）高渗性泻剂：如山梨醇、乳果糖溶液是含不被吸收糖类的电解质混合液。乳果糖是一种合成的双糖，由一分子果糖与一分子半乳糖连接而成，人体内不含有能将它水解为单糖的酶，因此乳果糖口服后能完整地通过胃肠道到达结肠，并分解为单糖，随后分解为低分子量的有机酸，增加肠腔的渗透压和酸度，从而易于排便。乳果糖（杜秘克）口服 15～30ml/d，24～48h 即有排便功效。福松是聚乙二醇 4 000 散剂，通过氢键固定水分子，使水分保留在结肠内，增加粪便含水量并软化粪便，恢复粪便体积和重量至正常从而促进排便。该药不被胃肠道吸收，其毒性极小；而且福松不含糖，所以可以用于糖尿病患者和需要无乳糖饮食的患者。用法每次 1 袋，每天 1～2 次；或每天 2 袋，1 次顿服。当大剂量服用时，可能出现腹泻，停药后 24～48 小时内即可消失，随后可减少剂量继续治疗。

（5）盐性轻泻药：如硫酸镁、磷酸钠，由于渗透压的作用会很快增加粪便中水分的含量，半小时后即可产生突发性水泻。此类泻剂可引起电解质紊乱，不宜长期使用，对有粪便嵌塞者可灌肠排出粪便。有肾功能不全者不宜使用含镁制剂。

（6）通便胶囊：系纯中药制剂，具有"健脾益肾、润肠通便"的功能。本品用量小，通便作用可靠，具有"通而不泻，补不滞塞"的特色。2～4 粒/次，2～3/d，1～2d 即可通便，通便后改为 1～2 粒/次，1/d。

（三）综合序贯疗法

对于习惯性便秘，在训练定时排便前，宜先清肠，即用生理盐水灌肠清洁肠道，2/d，共3d。清肠后检查腹部，并摄腹部平片，确定肠内已无粪便嵌塞。清肠后可给石蜡油，5～15ml/（kg·d），或乳果糖15～30ml/d，使便次至少达到1/d。同时鼓励患者早餐后解便，如仍不排便，还可鼓励晚餐后再次解便，使患者渐渐恢复正常排便习惯。一旦餐后排便有规律地发生，且达到2～3个月以上，可逐渐停用液状石蜡或乳果糖。在以上过程中，如有2～3d不解便，仍要清肠，以免再次发生粪便嵌塞。文献报道，这种通过清肠、服用轻泻剂并训练排便习惯的方法，治疗习惯性便秘，其成功率可达到70%～80%，但不少会复发。

（四）生物反馈治疗

是一种以意念去控制机体功能的训练，以前被用来治疗大便失禁，近年已有较多文献报道用于治疗盆底肌肉痉挛性便秘，包括气囊生物反馈法和机电生物反馈法两种，其通便的成功率可达75%～90%。反馈治疗法是将特制的测压器插入肛门内，通过仪器的显示器，可获得许多信息，包括肛门括约肌的压力、直肠顺应性、肛直肠处的感觉敏感性，使患者自己感到何时可有排便反应，然后再次尝试这种反应，启发排便感觉，达到排除粪便的目的。

（五）中医药治疗

大量文献报道，中医药在治疗老年便秘方面颇有特效，如炒决明子60g，压粉，每次服3g，早、晚各1次。加味增液汤、芍药甘草汤、加味硝菔通结汤、增液润肠丸等等，从人的整体角度出发，合理运用气血津液、阴阳脏腑基本理论，从不同角度用药，既可治表又可治本。此外，尚有运用中医理论，采取足底推拿、自我按摩、肛前推按、穴位注射等方法治疗老年便秘，均可使气血通畅，大便自调。

五、预防

坚持参加适当的体育锻炼，有意培养良好的排便习惯，合理饮食，注意补充膳食纤维。膳食纤维对改变粪便性质和排便习惯性很重要，纤维本身不被吸收，能使粪便膨胀，刺激结肠运动。这对于膳食纤维摄取少的便秘患者，可能更有效。含膳食纤维最多的食物是麦麸，还有水果、蔬菜、燕麦、玉米、大豆、果胶等。此外，应积极治疗全身性及肛周疾病，防止或避免使用引起便秘的药品，培养良好的心理状态，均有利于便秘的防治。

（曹建恒）

第七节 老年消化道出血

消化道出血（gastrointestinal bleeding）是指来自食管、胃、肠以及胆道、胰管等部位的出血。其中，屈氏（Treitz）韧带以上的食管、胃、十二指肠以及胆道、胰管等部位的出血为上消化道出血，屈氏韧带以下的空肠、回肠、结肠、直肠等部位的出血为下消化道出血。胃—空肠吻合术后的空肠出血归在上消化道出血。消化道出血是临床常见的急危重症，急性出血病死率约为10%，25%的患者会再出血，其病死率会增加10%。消化道出血的临床状态及转归取决于出血病变的性质、部位、失血量与速度、患者的年龄及发病前各器官功能状态。老年人胃肠道黏膜萎缩，黏膜下血管硬化，各器官储备功能下降，或同时伴有心、脑、肺、肾等慢性疾病，往往加快出血速度，出血不能控制，并诱发多器官功能障碍综合征（MODS），使老年人消化道出血的病死率明显增高（为30%~50%）。老年人消化道出血具有临床表现不典型、再出血机会多、易发生多器官损害等特点，且常常成为老年肿瘤等疾病的诊断线索。临床治疗时常须兼顾止血治疗、并发症治疗、原发病治疗、心血管病等伴随病变的治疗。

一、病因

（一）常见病因

上消化道出血的病因序列在老年人中以胃溃疡、贲门撕裂症、胃炎、食管炎、癌肿、胆出血、胰源性常见，其中消化道溃疡并出血者占40%。下消化道出血的病因中，老年人常见的是癌肿、憩室、缺血性结肠炎，其中80岁以上老人结肠憩室炎所致占50%。

1. 胃溃疡　消化性溃疡是上消化道出血的首要病因，在老年组以胃溃疡多见，而且胃溃疡保守治疗控制出血的效果比十二指肠球部溃疡差。老年胃溃疡患病率高可能与下述因素有关：①胃血管硬化和胃黏膜萎缩导致胃黏膜屏障功能受损；②胃蠕动减慢，胃内容物潴留时间长；③幽门括约肌老化，不能有效阻止胆汁和肠液反流。

2. 急性胃黏膜病变　老年人由于胃黏膜屏障功能减退和胃黏膜下血管硬化，易出现以胃黏膜糜烂、出血、急性浅表性溃疡形成为特征的急性胃黏膜损伤病变。在老年患者中，药物是引起本病的最常见原因，其中以抗凝剂、非甾体抗炎药、泼尼松多见。即使应用小剂量（50mg/d）肠溶阿司匹林，43~482d（平均171d）后也可发生上消化道出血，因此，心脑缺血性疾病的老年患者如有消化性溃疡等疾病，不宜长期应用小剂量肠溶阿司匹林作为抗凝药物治疗。此外，老年人各种应激如感染、休克、烧伤、颅内病变、呼吸衰竭、尿毒症等疾病亦是引起急性胃黏膜病变的常见原因。

3. 恶性肿瘤　在老年上消化道出血中，恶性肿瘤所致占25%，以胃癌最多见，其次为食管癌、直肠癌、结肠癌。有报道，在600例老年胃癌中显性失血为30.5%，大量出血占38.8%，这与既往认为胃癌为持续少量出血的传统观点有所不同。

4. 食管胃底静脉曲张破裂　老年人由食管静脉破裂所致的上消化道出血仅占6.2%~11.5%，明显低于中青年患者（16%~34%）。值得注意的是，1/3食管静脉曲张患者的上消化道出血是并存的消化道溃疡或胃黏膜病变所致，而非曲张之静脉破裂。

5. Dieulafoy病　Dieulafoy病又称胃黏膜下恒径动脉出血，是老年特有疾病，亦是老年人急性上消化道出血的原因之一，平均发病年龄64岁，病死率为23%. 是近来颇受重视的老年性疾病之一。本病好发于胃贲门部小弯侧食管与胃连接处的6cm内，偶尔位于十二指肠、空肠及降结肠。病灶微小，可呈2~5mm糜烂，中央可见直径1~3mm的动脉突出，呈喷射状出血，可附有血栓，如无出血，胃镜或手术中不可能发现。其发病机制不明，有学者认为是黏膜下动脉先天发育异常伴有不同程度的动脉硬化；另有人认为是胃黏膜微小灶性缺损或糜烂累及恒径动脉破裂出血，临床上若遇到老年人原因不明的急性上消化道出血，尤其是动脉出血，应高度怀疑本病。确诊主要靠胃镜，但检出率仅为37%镜下可见：①胃贲门区喷射性出血；②胃黏膜微小病灶因被鲜血覆盖而难以发现；③偶尔可见病灶中央搏动性小动脉。本病治疗首选外科手术，但不能盲目探查或行胃大部切除，以防遗漏贲门部出血灶，导致术后再出血。若没有手术条件时，可试用镜下硬化剂疗法或电凝。

6. 结肠憩室炎　随着增龄，结肠带和环状肌增厚，老年便秘增加肠腔内压力，均可诱发结肠憩室炎症。多数患者可无症状，<5% 有少许腹痛，便血可能是唯一的特点，而且可从粪便潜血试验阳性中进一步检查获得确诊，通过纤维结肠镜可见左半结肠及乙状结肠憩室腔内有出血。

7. 其他　慢性结肠炎、肠道息肉或息肉病、肠道血管畸形、痔或肛裂等亦是下消化道出血的常见原因。

（二）其他病因

1. 食管　反流性食管炎、食管裂孔疝、食管憩室炎、食管异物损伤、食管放射性损伤。

2. 胃　慢性胃炎、胃黏膜脱垂、胃手术后病变（胆汁反流性吻合口炎与残胃炎、复发性消化性溃疡、残胃癌等）、胃其他肿瘤（平滑肌瘤、平滑肌肉瘤、淋巴瘤、神经纤维瘤、胃息肉等）和胃血管改变（胃窦部血管扩张、胃十二指肠动静脉畸形等）。

3. 十二指肠　十二指肠炎、钩虫病、十二指肠憩室炎。

4. 肝胆胰　胆道结石、胆道蛔虫病、胆囊或胆管癌、肝癌、胰腺癌、急性胰腺炎等。

5. 小肠　急性出血坏死性肠炎、缺血性肠病。

6. 结肠　放射性肠炎，中毒性肠炎，其他肿瘤（肉瘤、淋巴瘤、平滑肌瘤、脂肪瘤等）及血管病变（肠系膜血管栓塞、血管瘤、血管发育不良等），肠套叠，肠扭转等。

7. 直肠与肛管　创伤、溃疡、特发性溃疡性直肠炎、直肠类癌。

8. 全身性疾病　严重感染、脑血管意外、尿毒症、弥散性血管内凝血、某些血液病、结缔组织病、传染病（流行性出血热、胃肠道结核等）及急性应激状态（烧伤、外伤、大手术后、休克、缺氧、心力衰竭等）。

二、发病机制

（一）引起出血和影响止血的因素

1. 机械损伤　如异物对食道的损伤、药物片剂对曲张静脉的擦伤、剧烈呕吐引起食管贲门黏膜撕裂等。

2. 胃酸或其他化学因素的作用　后者如摄入的酸碱腐蚀剂、酸碱性药物等。

3. 黏膜保护和修复功能的减退　非甾体抗炎药、类固醇激素、感染、应激等可使消化道黏膜的保护和修复功能受破坏。

4. 血管破坏　炎症、溃疡、恶性肿瘤等可破坏动静脉血管，引起出血。

5. 局部或全身的凝血障碍　胃液的酸性环境不利于血小板聚集和血凝块形成，抗凝药物、全身性的出血性疾病或凝血障碍疾病则易引起消化道和身体其他部位的出血。

（二）出血后的病理生理改变

1. 循环血容量减少　老年人多有心、脑、肾等重要器官的动脉硬化，不太严重的循环血容量减少即可引起这些重要器官明显的缺血表现，甚至加重原有基础疾病，引起一至多个重要器官的功能异常甚至衰竭；大量出血则更易导致周围循环衰竭和多器官功能衰竭。

2. 血液蛋白分解产物吸收　含氮分解产物经肠道吸收可引起氮质血症；以往认为血液分解产物吸收可引起"吸收热"，现认为消化道出血后的发热与循环血容量减少引起体温调节中枢功能障碍有关。

3. 机体的代偿与修复

（1）循环系统：心率加快，周围循环阻力增加，以维持重要器官的血流灌注。

（2）内分泌系统：醛固酮和垂体后叶素分泌增加，减少水分丢失，以维持血容量。

（3）造血系统：骨髓造血活跃，网织红细胞增多，红细胞和血红蛋白量逐渐恢复。

三、临床表现

（一）出血

1. 呕血

（1）可见于食管出血、胃出血、十二指肠出血、胃一空肠吻合术后的空肠出血。以上部位出血伴呕吐、反流或梗阻等因素时会呕血。

（2）颜色：食管静脉曲张破裂出血常呈暗红色，若与胃液混合再呕出则呈咖啡色；胃或十二指肠出血呕出者常呈咖啡色，若量大未及与胃液充分混合则为暗红或鲜红色。

2. 便血

（1）黑便：①可见于上消化道出血，空肠、回肠或右半结肠出血排出慢者。②性状：典型者色黑、发亮、黏稠，呈柏油样；若出血量少，与粪便混合，可呈不同程度的黑褐色便；粪便集中时呈柏油样，水冲散后呈暗红色，这种情况可见于上消化道出血量大者，也可见于下消化道出血。

（2）暗红血便：多见于结肠或空、回肠出血，也可见于上消化道出血量大、排出快时。

（3）鲜红血便：①便后滴血或喷血，见于肛门直肠出血；②少量鲜红血便，或粪便表面附着少量鲜红血，见于肛门直肠或左半结肠出血；③大量鲜红血便，除见于肛门、直肠、左半结肠出血外，也可见于右半结肠甚至小肠出血，量大、排出快时。

（4）混合血便：①果酱样便，粪便与血混合均匀，多见于右半结肠出血，如阿米巴痢疾；②黏液血便或黏液脓血便，多见于左半结肠出血，如溃疡性结肠炎、细菌性痢疾等。

（5）粪隐血试验阳性：缓慢、少量出血，粪便外观可无明显变化，仅隐血试验阳性。此外，有时即使大量出血，也可能在消化道停留数小时而未排出，不出现呕血和便血，此时易误诊。

（二）循环系统表现

1. 循环系统代偿表现　可有心动过速等表现。血未排出时，易误以为原有心脏病的表现而延误。

2. 重要器官供血不足表现　老年人常有脑动脉硬化、冠心病等基础病变，出血引起心、脑、肾等重要器官供血不足，可出现心绞痛、心律不齐、心音低钝、头昏、黑矇、晕厥、神志淡漠、意识不清、尿量减少等，在血未排出时易导致误诊。

3. 周围循环衰竭表现　消化道大量出血引起循环血容量迅速减少，可导致周围循环衰竭，出现头昏、心悸、口渴、黑矇、皮肤湿冷、体表静脉瘪陷、疲乏无力、精神萎靡、烦躁不安、反应迟钝、心动过速、血压下降等休克表现。

4. 贫血性心脏改变　长期反复消化道出血引起严重而持久的贫血，可引起心脏的相应改变，如心脏增大等。

（三）血象

1. 失血后贫血　①可见于急性较大量出血或长期反复出血；②急性出血后，一般经3～

4h 以上才出现贫血；③多为正细胞正色素性贫血，可暂时出现大细胞性贫血；④出血 24h 内网织细胞即见升高，至出血后 4～7 d 可高达 5%～15%，以后逐渐降至正常。

2. 白细胞升高　大量出血后 2～5h，白细胞计数可超过 $10×10^9/L$，血止后 2～3d 才恢复正常。

（四）其他

1. 氮质血症　①肠原性，由血液蛋白分解产物吸收引起，出血后数小时血尿素氮升高，24～48h 达高峰，大多不超过 6.7mmmol/L，3～4d 后才降至正常；②肾前性，由肾血流量暂时下降引起，休克纠正后可迅速降至正常；③肾性，由肾衰竭引起，伴有少尿或无尿，在肾衰纠正前难以降至正常。

2. 发热　大量出血后，多数患者可在 24h 内出现低热。

3. 依病因和出血程度　可有急性肾衰竭、感染、肝性脑病等并发症；出血又可使心、脑、肾等各器官的原有病变加重，出现相应临床表现。

四、诊断与鉴别诊断

（一）有无出血的判断

1. 出现呕血、黑粪、血便，或呕吐物、粪便隐血试验阳性　对于其中任何一种情况，能排除来自口腔或呼吸道的出血，或饮食等因素的干扰，则可确定为消化道出血。仅粪隐血试验阳性，而无其他出血表现者，可素食 3d 后复查，以排除饮食干扰。铁、铋等可使粪便呈黑色，某些食物可使粪便呈红色，均可由粪隐血试验鉴别。注意某些蔬菜水果（小萝卜、菜花、黄瓜、胡萝卜、卷心菜、马铃薯、南瓜、葡萄、无花果等）有时可使粪隐血试验呈假阳性。采用反向被动血凝法的粪隐血试验不易受干扰，特异性接近 100%。

2. 短时间内出现心悸、乏力、多汗、头昏、黑矇、心动过速　即使以往未发现消化道疾病，诊断时也应考虑到急性消化道出血，特别是上消化道大量出血的可能性，给予仔细检查和密切观察，必要和可能时插胃管抽取胃液以助诊断。

3. 贫血未找到其他原因　应反复行粪隐血试验以排除消化道出血以及其后隐藏的消化道病变。

（二）出血量的判断

1. 粗略估计　由于出血大部分积存在胃肠道，单凭呕血或排出血量估计出血量可能相差甚远。临床经验证明，以下指标对临床估计出血量是可行的：出血在 5ml（2～20ml）以上，便可产生粪隐血试验阳性；（上消化道）出血约 50ml 以上可出现黑粪；300ml 以上可致呕血；400ml 以下常无临床表现；出血在 500～1 000ml 时可产生循环代偿现象（如心悸、脉快有力、血压正常或收缩压偏高）；出血量在 1 000ml 以上或丧失循环血量 20% 以上时，常有循环失代偿的表现；出血约 1 500ml 以上，周围循环衰竭。此外，上消化道出血短期内超过约 250ml，易出现呕血。国内通常以短期内循环血量丧失 20%（1 000ml）以上为大出血，或以失血 30%（成人 1 500ml）以上为重度出血；国外 Shoemaker 和 Nyhks 均以失血 30% 以上为大出血。病史上如有昏倒、直立昏厥、呕吐物含血凝块、黑便频繁或较暗红者为大出血征象。体征上如有四肢湿冷、苍白、心率加速、血压下降等休克或代偿性休克表现亦为大出血表现。

2. 计算休克指数　休克指数 = 脉率/收缩压（mmHg），正常为 0.5。1.0 提示失血量为血容量的 20% ~ 30%；1.0 ~ 1.5 血容量丢失 30% ~ 50%。其可靠性受到患者平时脉率、血压值的影响。

3. 改变体位的反应　若患者由平卧改为半卧位时就出现脉搏增快、头昏、出汗，甚至昏厥，则提示出血量较大，有紧急输血的指征。

（三）出血部位和病因的判断

1. 根据血的排出方式及性状　详见"临床表现"。

2. 根据病史、症状和体征　注意有无消化性溃疡、肝硬化等病史；注意近期有无食欲减退、体重减轻以及贫血；注意出血前有无饮酒，近期有无服用阿司匹林、非甾体抗炎药、激素等；腹部及其具体部位有无压痛、包块。肛门指诊对了解肛门直肠病变及邻近转移灶有重要意义。

3. 抽吸消化液检查　经鼻胃管抽吸胃液检查有助于了解上消化道是否出血；有时须用带气囊的双腔管，插管通过幽门后充盈气囊，可由十二指肠随肠蠕动进入空回肠，逐段吸取肠液进行出血的定位诊断。

4. 内镜检查　是了解消化道出血部位和病因的最重要方法，诊断准确率高达 80% ~ 94%。出血 24h 内行急诊内镜检查，有利于检出急性黏膜病变、浅溃疡出血以及黏膜撕裂等病变。内镜直视下取活组织检查，可作出病理诊断。通过内镜还可实施注射、电凝、激光等方面的止血治疗。

5. X 线钡剂造影　包括胃肠钡餐造影、小肠气钡双重造影、结肠灌钡造影等，适用于急性出血已停止，或对慢性出血要了解病因，又因各种原因不能行内镜检查时。X 线钡剂造影对黏膜浅表病变易漏诊，对血管畸形难以诊断，仅对占位性病变的诊断价值较大，故应注意其假阴性。

6. 放射性核素显像　核素显像是将放射性核素标记在红细胞或胶体颗粒上，经静脉注入体内，随血循环到达出血部位，漏出血管外，在局部呈现一个放射性浓聚区，从而可以定位诊断。能探测出血速度每分钟仅 0.05 ~ 0.1ml 的出血。其敏感性是血管造影的 10 倍，能检出 3ml/h 的出血量。非创伤性，须在活动性出血时进行，用于胃肠道出血的定位诊断和寻找黑便或慢性贫血的病因。

7. 选择性内脏动脉造影　选择性内脏动脉造影可准确获得出血病灶的定位、定性和解剖学异常等诊断信息，同时也可采用药物灌注或栓塞疗法达到止血目的，或为内科及外科治疗创造有利条件。目前，这一技术已成为严重下消化道出血尤其是小肠出血的首选，也是上消化道出血内镜诊断的重要补充治疗措施。活动性出血速率 > 0.5ml/min 是最佳适应证选择。小肠急性大出血为首选检查方法，阳性率为 40% ~ 86%。选择性内脏动脉造影对动脉出血和毛细血管出血的诊断较敏感，对静脉出血则难以明确出血病灶。对门静脉高压并食道静脉曲张出血虽不能确定出血部位，但常用以排除动脉出血，并为以后门体静脉分流手术提供解剖学信息。对于内镜未能明确出血病灶的大出血患者，或不能明确出血病灶性质者，或经内镜治疗出血仍然继续者，或出血一度停止又短期复发者，应尽早进行紧急动脉血管造影治疗。上消化道出血首选腹腔动脉、胃左动脉或胃十二指肠动脉。小肠出血和左半结肠出血首选肠系膜上动脉。但选择性腹腔内脏动脉造影属创伤性检查，不宜长期使用或列为首选，特别是出血静止期。

8. 手术探查　各种其他方法均不能明确出血原因和部位，而情况紧迫时，可行手术探查。小肠出血内镜进镜困难，而其他方法又不能明确出血部位和原因时，可在探查术中行小肠镜检查，是确诊小肠出血最有效的方法，成功率达83%～100%，可明确小肠出血的准确部位和原因。

（四）出血是否停止的判断

1. 周围循环状况　心悸、头昏、乏力等症状减轻，脉率、血压改善，提示出血减缓或停止，如患者表现为烦躁不安，出冷汗，脉搏增快，血压波动，虽经输液或输血，尽快补充了血容量，但血压和中心静脉压仍低于正常水平，表明仍在出血。

2. 排血状况　原频繁呕血、便血者，若呕血便血停止，且周围循环改善，提示出血减缓或停止；粪隐血试验持续阴性，提示出血停止；如果出血量达1 000ml左右，大便隐血试验阳性可能持续1周左右：若出血量超过1 000ml，大便隐血试验阳性会持续更长时间，其转阴时间与出血量及粪便排出速度有关。如患者持续有恶心、欲吐的感觉，甚至不断呕血或者从胃管内抽出新鲜血，排出柏油样黑粪的量与次数增加，也可能粪便呈暗红或鲜红色，提示消化道出血还在继续。

3. 其他　①肠鸣音亢进，排除肠道感染或药物等因素，往往提示继续出血；②血尿素氮持续或再次升高，排除肾前性和肾性因素，往往提示继续出血；③红细胞计数、血红蛋白、红细胞比容继续下降，提示继续出血；④胃液隐血试验阴性，提示幽门以上消化道出血停止。

五、老年消化道出血的临床特点

1. 无诱因和无先兆症状者多　在上消化道出血前，约半数老年患者既无诱因又无先兆症状，而表现为突然黑便或（和）呕血。

2. 临床表现不典型　部分老年患者无消化道失血表现，而首发严重贫血、心绞痛、休克、晕厥及精神症状，这种隐性出血容易导致误诊和漏诊。有些老年患者出血量大，但呕血和黑便不多，而呈现烦躁不安，短时间内血压突然降低，呼吸、心跳停止而死亡。

3. 出血量大，再出血机会多　老年人由于动脉硬化，血管收缩功能差，妨碍自然止血，因而出血量比青年患者大，出血量＞1 000ml/d者老年人占25%～46%，中青年仅占10%。大出血对老年人危害极大，因为老年人对低血容量的耐受性很差，大出血可导致心、脑、肾低灌注，易发生心肌梗死、缺血性脑卒中及肾衰等严重并发症。老年患者经治疗止血后，再出血的机会多（35.1%～40.7%），尤其是首次出血后48h以内，再出血的次数2～13次不等，平均3次。因此对老年患者即使消化道出血已停止，仍应密切观察，随时警惕再出血的可能。

4. 易发生多器官损害　老年患者不同于中青年患者，常有多种慢性疾病存在，在出血后易发生序贯性多器官功能损害，其发生率高达22%。受累器官为心、肾、肝、脑等，以心脏损害多见，表现为心衰、心肌梗死、心律失常、急性冠脉缺血等。器官损害与出血量有密切关系，出血量＞2 000ml者，100%发生器官损害，出血量1 000～2 000ml者发生率为21.5%；＜1 000ml者仅5.9%，提示出血使有效血容量降低，导致器官供血不足及组织损伤。其损伤程度与缺血程度和持续时间有关。最近发现缺血器官的血流再灌注可以加重原有组织损害程度，认为缺血后钙离子向细胞内涌入，使细胞钙超负荷，缺血所产生的过氧自由基以及白细胞对缺血组织毛细血管阻塞等因素，均能加重组织水肿、坏死，血黏度增高，导致器官损害加重。这说明缺血－再灌注对机体器官造成的重大损害，必然对衰老的器官带来严重后果。因此，对老年人上消化道出血不仅着眼于出血量多少，低血压程度及持续时间，而且要充分重视对衰老器官的损害情况。

5. 可发生高血钾症　老年人消化道出血可发生高血钾，尤其是有肾衰或服用保钾利尿剂者，这可能与肠道内红细胞分解而导致钾吸收增多有关。因此，上消化道出血患者应定期观察血钾浓度，以防高血钾症所致的心脏停搏。

6. 脉率不是估计失血量的敏感指标　老年人压力反射迟钝，不能对血容量的丧失作出迅速反应，故脉率不是老年人估计失血量的敏感指标。若患者由平卧位改为半坐位即出现头昏、出汗、晕厥，提示出血量较大，有紧急输血的指征。测定血压须考虑年龄因素，70岁老年人的收缩压为14.7kPa（110mmHg）时，提示血压已明显降低，血容量有严重丧失。出现直立位低血压，提示失血量达25%；卧床有休克，表示失血量＞50%。根据老年人血压、呕血、黑便情况，上消化道出血可分轻、中、重度。活跃的呕血或黑便伴休克为重度；活跃的呕血或黑便伴直立性低血压为中度；大便隐血试验阳性，血红蛋白降低，血压平稳为轻度。

六、治疗

（一）一般处理

1. 大量出血　加强护理，禁食，卧床休息，保持呼吸通畅，吸氧，记录尿量及排出血量，严密观察神志、体温、脉搏、呼吸、血压、肤色、静脉充盈等情况，有条件者行心电血压监护，必要时行中心静脉压测定。

2. 中少量出血　根据出血量、年龄、伴随病变等给以相应的护理、观察和监护；呕血、中等以上出血和静脉曲张破裂出血者须绝对卧床休息，严格禁食，其余患者一般可适当进食流质或半流质。

（二）补充血容量

老年人对缺血耐受力差，补充血容量应更为积极，输血指征应相对放宽。大量或较大量出血后，应尽快建立静脉通路。首先应迅速滴入复方氯化钾溶液或5%葡萄糖盐水，严重休克时应输入血浆、浓缩红细胞。一般按75ml/kg体重推算正常血容量。对于中度休克，即收缩压9.31～11.97kPa（70～90mmHg），脉率110～130/min，伴有晕厥、苍白、皮肤湿冷等低血容量症状时，其输血量相当正常血容量的25%；严重休克，即收缩压＜9.3kPa（70mmHg）（若老年人原有高血压者应注意原血压的变化），其首次输血量为正常血容量的40%～50%。老年人对连续大量输血的耐受性很差，如可能应测定中心静脉压，有助于评估输血（液）量，并可及早发现是否存在输液过多和充血性心衰。若脉搏由细弱、快速转为有力和正常速率，肢体由湿冷转为温暖，血压和中心静脉压接近正常，每小时尿量超过30ml，提示血容量已补足。当病情处于平稳状态时，应逐渐减慢输液速度，尤其要注意老年心、肺、肾功能不全者，严防因输液、输血速度过快或总液量过多而导致急性肺水肿。在纠正失血性休克治疗中，一般不主张先用升压药物，在血容量基本补足后仍有血压低者可考虑升压药辅助纠正休克，改善血管活性。

（三）止血

1. 上消化道出血

（1）药物治疗

1）生长抑素：生长抑素及其类似物主要是指生长抑素八肽（奥曲肽、善宁、善得定）及十四肽（施他宁）。前者为生长抑素的类似物，半衰期长、价格便宜、使用方便；后者为生长抑素，半衰期短、价格较贵，需24h维持。本类药物有抑制胃酸、胃泌素和胃蛋白酶分泌，减少内脏血流，减低门静脉压力，减少食管胃底曲张静脉的压力和血流量，保护胃黏膜等多重作用，可以有效治疗消化性溃疡和急性胃黏膜病变引起的出血以及食管静脉曲张破裂出血。

2）垂体后叶素：也可减低门静脉压力而止血，以往为本病主要治疗药物。但不良反应多，可诱发心绞痛、心律失常等，于老年人不宜。仅在受经济等条件限制，不得已时，谨慎使用。有心脏病、高血压者禁用。与硝酸甘油联用可使不良反应明显下降，并可减少出血复发率。

3）血管收缩剂：去甲肾上腺素6~8mg，加生理盐水30~100ml口服，6~8h一次，生效快。吸收少，代谢快，故不影响心率、血压。但要慎防消化道黏膜的缺血性损害。冰盐水灌胃、孟氏液口服或内镜下喷洒等方法作用相似。

4）止血剂：局部可用凝血酶、云南白药、白芨制剂、紫珠草制剂等。全身（静注、肌注）可用巴曲酶。冻干凝血酶原复合物用于有凝血机制障碍者。其他止血药如酚磺乙胺等效果不肯定。

5）抑酸剂：抑制胃酸分泌，抑制胃酸和胃蛋白酶对黏膜组织的自我消化；降低局部pH值，有利于血小板的聚集和出血部位凝血块的形成，是大部分上消化道出血最基本的治疗手段，相当部分患者经抗酸治疗即可止血。可用质子泵抑制剂奥美拉唑，40mg静脉注射1~2/d，或40mg静脉滴注，出血控制后改为口服。其抑酸效强，不良反应少，对消化性溃疡止血率达90%以上。也可用H_2受体拮抗剂如西咪替丁、雷尼替丁、法莫替丁等，先静滴，病情好转后改为口服。

（2）三腔气囊管压迫止血：为以往治疗食管静脉曲张破裂出血的主要方法，短暂疗效约80%，但短期内再度出血发生率高，且患者较痛苦。应用中须慎防黏膜受压坏死、气囊滑出堵塞咽喉、吸入性肺炎等并发症。现多在酚磺乙胺未能满意止血时配合使用。

（3）内镜治疗：具有针对性强，止血效果好等优点，但老年患者往往难以接受。①内镜下喷药适宜于局限性病变，药物有5%孟氏液、凝血酶、巴曲酶等，但应注意，孟氏液可引起强烈的平滑肌痉挛，患者可有强烈恶心有时甚至因强烈痉挛而无法拔镜。可在直视下用少量孟氏液准确地喷洒在出血部位，一般用量2~5ml，最多不超过10ml。②内镜下电灼、微波凝固、激光光凝或高频电凝止血；③内镜下金属夹止血法：对食道静脉曲张破裂出血的止血成功率为50%左右；④内镜下血管结扎止血法，难度大，但疗效较好，并发症少；⑤内镜下血管收缩剂或硬化剂注射止血，止血总有效率为85.4%），但可发生食管溃疡、胃溃疡、胸腔积液、纵隔炎等并发症，仅适用于其他方法无效而又不宜手术的高危患者。老年人上消化道出血，可因伴有血管硬化而持续或反复不止，此时可考虑用高频电凝或激光，但应严格掌握指征，慎防动脉出血、穿孔等并发症。

（4）血管内介入治疗

1）药物灌注治疗：是经动脉导管持续输入生长抑素或血管加压素等达到止血目的。但会加重高血压，引起心动过缓、心肌缺血、肠缺血、周围血管缺血导致相关性血栓形成等并发症。

2）栓塞疗法：采用不同的栓塞剂如明胶海绵、金属圈等，经动脉导管选择性置放入出血部位的供血动脉，使其形成暂时性或永久性栓塞达到止血目的。

（5）手术治疗：应根据患者的年龄、全身状况、出血速度、出血原因及内科治疗效果而定。如果失血量较大，出血速度较快，每小时输血500ml左右仍不能维持血压或反复出血，血压不稳定者或疑有肿瘤并消化道梗阻者应考虑外科手术治疗，但急诊手术比择期手术死亡率高，故原则上应通过非手术的综合治疗，力争止血后病情平稳或恢复一段时间再择期手术。而且，手术后有发生残胃癌等病变的危险性，故决定手术应慎重。

2. 下消化道出血

（1）下消化道出血一经查明原因多先行保守治疗，可直接针对病因治疗，如抗炎、抗阿米巴、息肉摘除等。对大肠良性出血病变还可采用冰盐水灌肠，一般将8ml去甲肾上腺素加入100～200ml生理盐水中保留灌肠，使局部血管收缩而止血。绝大多数患者经此治疗可达止血目的，然后作进一步病因治疗。

（2）内镜下止血：如局部喷洒或注射止血药物、切除息肉等，为治疗大肠出血的有效手段。当内镜检查发现出血系浅表病灶，可用5%孟氏液、去甲肾上腺素、凝血酶、医用黏合胶喷洒，这些药物有强烈的收敛、血液凝固作用。也可在出血灶周围注射1/1 000肾上腺素液止血。但更多的是采用高频电凝、激光、冷冻等方法止血。值得注意的是，当出血部位广泛或局部出血显示不清时，应避免用高频电凝止血。

（3）血管介入治疗：①经导管注入垂体加压素，注射速度为0.2～0.4U/min，值得注意的是肠缺血性疾病所致的出血，垂体加压素滴注会加重病情，应为禁忌。还可选择巴曲酶等止血药。②选择性动脉栓塞疗法，分暂时性和永久性两种，适用于有外科手术禁忌证，一般内科方法止血失败的病例。对于消化道出血严重，但又不能手术的患者，可先行栓塞，待病情稳定后择期手术。

（4）其他出血药的应用：酚磺乙胺通过减少内脏血流而止血，可用于大出血，特别是小肠肿瘤或血管畸形出血，内镜难以到达，其他内科方法难以奏效时。加压素（垂体后叶素）可用于大出血，但不良反应大，老年人应慎用，有心脏病、高血压者禁用。必要时还可用云南白药、巴曲酶、酚磺乙胺、氨甲环酸等。

（5）外科手术：一般应先查明出血部位和原因，再考虑是否需要手术治疗。恶性肿瘤等出血宜行手术治疗。①择期手术：大部分下消化道出血的病例经保守治疗，在出血停止或基本控制后，通过进一步检查明确病变的部位和性质，如有手术适应证，应择期手术。②急诊手术：急诊手术的适应证为：保守治疗无效，24h内输血量超过1 500ml，血流动力学仍不稳定者；已查明出血原因和部位，仍继续出血者；大出血合并肠梗阻、肠套叠、肠穿孔或急性腹膜炎者。

（四）其他治疗

1. 处理继发病变　急性肾衰竭，按休克引起的急性肾衰竭处理。对感染、肝性脑病等给以相应治疗。对于失血后贫血，可补充铁剂并适当增加蛋白质营养，血止后一般恢复较快。多糖铁复合物是一种呈螯合状态的非离子铁剂，用量小，吸收全，不良反应小；口服150mg，1/d。老年人严重贫血可能加重原有的心、脑、肾等损害，必要时应输红细胞补充。

2. 治疗原发及伴随病变　老年人往往有心脏等重要器官的基础病，消化道出血后，这些伴随病变可能与失血性损害相互牵连而影响病情的演变。因此，在消化道出血的治疗、抢救中，应兼顾并重视心脏病等伴随病变的治疗，这往往成为抢救能否成功的关键。

七、预防

积极治疗原有病变，避免饮酒，避免损伤消化道黏膜食物、药物的摄入，必要时及早应用黏膜保护剂或抗酸剂。食管静脉曲张者，避免吞咽粗糙食物，口服药须磨粉，可用普萘洛尔加硝酸盐类降低门脉压。痔和大肠息肉患者注意保持大便质软、通畅。

（曹建恒）

现代老年病防治学

（下）

吴东波等◎主编

吉林科学技术出版社

第七章　泌尿生殖系统疾病

泌尿生殖系统疾病

第一节　泌尿系统感染

一、流行病学

尿路感染是指病原体侵犯尿路黏膜或组织引起的尿路炎症。根据感染发生的部位，尿路感染分为上尿路感染和下尿路感染，前者为肾盂肾炎，后者为膀胱炎；根据尿路有无结构和功能的异常，可以分为复杂性和非复杂性尿路感染。根据尿路感染是初发还是复发，还可以分为初发性尿路感染和再发性尿路感染（6 个月尿路感染发作≥2 次，或 1 年内≥3 次）。尿路感染的再发又可分为复发和重新感染。尿路感染痊愈后 2 周之内再次出现同一细菌的感染为尿路感染复发；尿路感染痊愈后的 2 周之后再次出现的感染，无论致病菌是否与前一次相同，均诊断为重新感染。

尿路感染是老年人最常见的细菌感染之一，更年期后妇女由于雌激素减少易患尿路感染，65 ~ 75 岁老年女性患病率为 20%，80 岁以上则增加至 20% ~ 50%；健康的成年男性，很少发生尿路感染，50 岁以后逐渐增多，从 65 ~ 70 岁的 2% ~ 4% 增加到 81 岁以上时的 22%，75 岁以后男女尿路感染的发病率无明显差异；研究还报告尿路感染在老年人感染性疾病中次于呼吸道感染和皮肤软组织感染。老年人尿路感染的高发病率与前列腺肥大、尿路狭窄、结石、膀胱突出症、膀胱憩室、既往尿道生殖系统手术以及合并其他慢性消耗性疾病引起的膀胱排空异常有关。

尽管大多数老年人的尿路感染没有症状而且不需要治疗，但毋庸置疑的是，尿路感染是老年人发生菌血症的常见病因，国外的研究发现，社区和长期护理机构中 70 岁老年人细菌尿的总发生率分别是 20% 和 50%，无症状细菌尿在老年人的发生率高，男性是 15% ~ 30%，女性是 25% ~ 50%。症状性尿路感染的发病率是每 1 000 例居民每天 0.1 ~ 2.4 次，伴有发热的尿路感染的发生率每 1 000 例无导尿管居民每天 0.49 ~ 1.04 次。

二、病因

（一）尿路感染的致病菌

细菌、病毒、真菌、衣原体和支原体等均可引起尿路感染，其中 95% 以上是革兰氏阴性杆菌所致。在细菌性尿路感染中，大肠埃希杆菌是老年人尿路感染最常见的致病菌，75%～90%的是由大肠埃希杆菌引起，其他常见的革兰氏阴性杆菌还包括副大肠杆菌、变形杆菌、肺炎克雷伯杆菌、产气杆菌和铜绿假单胞杆菌。大约5%的尿路感染由革兰氏阳性细菌引起，主要是肠球菌和凝血酶阴性的葡萄球菌。大肠杆菌常见于无症状细菌尿、非复杂性尿路感染和首次发生的尿路感染。院内获得性尿路感染、复杂性尿路感染以及尿路器械检查后发生的尿路感染多为肠球菌、变形杆菌、克雷伯杆菌和铜绿假单胞杆菌。95%的患者由单一病原菌所致，混合性细菌感染少见，多种细菌感染见于留置导尿管、结石、先天性畸形和尿道存在瘘管（阴道和肠道瘘）。

真菌性尿路感染较少见，致病真菌多为假丝酵母菌（念珠菌）。真菌性尿路感染多发生在接受广谱抗生素治疗和留置导尿管的患者，特别在合并糖尿病、使用糖皮质激素或免疫抑制剂的情况下。沙眼衣原体尿路感染少见，发生于有不洁性交史的患者，临床表现为尿频、排尿不适等症状。病毒如麻疹病毒、腮腺炎病毒、柯萨奇病毒等均可引起尿路感染，但临床上罕见。因此，本章节主要讲授细菌性尿路感染。

（二）发病机制

1. 上行性感染　大约95%的尿路感染由于病原菌经尿道上行至膀胱、输尿管乃至肾盂引起感染。上行感染的根据是尿路感染的常见致病菌，大都是肠道内平时寄生的细菌；女性尿道口较接近肛门和阴道，易受粪便和阴道分泌物污染，当机体抵抗力降低或尿道黏膜损伤时，细菌得以入侵、繁殖。女性尿道短而宽，细菌易进入膀胱；由于长期使用抗生素，导致了肠道正常菌群发生改变，导致这些患者发生尿路感染的致病菌株也发生变化，如变形杆菌和绿脓假单胞杆菌的出现。

2. 血行性感染　血行性感染仅占尿路感染的3%以下。引起这类感染的致病菌通常不同于其他途径所致感染的致病菌，血行性感染的主要致病菌是金黄色葡萄球菌、沙门菌、铜绿假单胞杆菌和假丝酵母菌。肾血流量占心搏出量的20%～25%，败血症或菌血症时，循环血中的细菌容易到达肾皮质，如合并糖尿病、多囊肾、尿路梗阻和缺血性肾病等疾病时使肾组织的易感性和易损性增加。

3. 易感因素

（1）尿路梗阻：各种原因引起的尿路梗阻，如肾及输尿管结石、尿道狭窄、泌尿道肿瘤、前列腺肥大等均可引起尿液潴留，细菌容易繁殖而产生感染。是诱发尿路感染和尿路感染易于上行的重要原因。

（2）泌尿系统畸形或功能异常：如肾发育不全、多囊肾、海绵肾、蹄铁形肾、双肾盂或双输尿管畸形及巨大输尿管等，均易使膀胱的含菌尿易上行到肾盂，局部组织引流不畅，增加感染风险。

（3）尿道插管及器械检查：导尿、膀胱镜检查、泌尿系统手术可引起尿道损伤，把前尿道的致病菌带入膀胱或上尿路而致感染。据统计，一次导尿后细菌尿的发生率为1%～2%；留置导尿4天以上，则细菌尿发生率为90%以上。

（4）机体抵抗力减弱：全身疾病如糖尿病、高血压、慢性肾脏疾病、慢性腹泻、长期使用肾上腺皮质激素等使机体抵抗力下降，尿路感染的发生率明显增高。

（5）由于器官衰老萎缩，排尿反射障碍，残留尿量增多，以及自身免疫功能低下和抵抗力降低，这是老年人尿路感染的主要原因之一。

三、临床表现

老年人尿路感染的临床表现多样化，从无症状的细菌尿，尿频尿急尿痛排尿困难的膀胱炎，到伴有高热、寒战、腰痛、甚至精神神经系统异常的急性肾盂肾炎。有以下常见的各种临床表现。

（一）急性膀胱炎

主要表现是膀胱刺激症状，即尿频、尿急、尿痛、白细胞尿，可有血尿，甚至肉眼血尿，下腹部不适，可有乏力，无全身明显的感染症状，少数患者有腰痛、低热。血白细胞计数一般不高。

（二）急性肾盂肾炎

主要表现为2组症状群：①尿路系统症状：包括尿频、尿急、尿痛等膀胱刺激征，腰痛和（或）下腹部痛、肋脊角及输尿管点压痛，肾区压痛和叩痛；②全身感染的症状：如寒战、发热、头痛、恶心、呕吐、食欲不振等，常伴有血白细胞计数升高、血沉和 C 反应蛋白增高。

（三）不典型尿路感染

老年人的基础疾病较多，尿路感染的症状可无特异性，表现为发热、精神不佳、反应迟钝加重、尿失禁加重以及恶心呕吐等，如果没有及时诊断和治疗，会造成菌血症、感染中毒性休克、肾衰竭以及死亡等。老年患者尿检异常并满足以下 3 个标准也可以诊断尿路感染：发热或寒战，排尿次数增加，新出现的腰痛或耻骨上方紧张，尿液性质的改变、功能性或精神状态的恶化，新出现的尿失禁或加重。

（四）无症状性细菌尿

指无尿路感染症状，偶有轻度不适、乏力，但多次尿细菌培养阳性，菌落计数 ≥ 10^5 CFU/ml。本病多见于老年人和留置尿管的患者。在美国，大于 65 岁的老年人发生无症状细菌尿的比例可达 20% ~50%，但是发展成症状性尿路感染的老年人只是其中的小部分。留置导尿管的老年人普遍存在无症状细菌尿和脓尿。不同的年龄、性别和是否存在泌尿系统异常对无症状细菌尿的人群发病率有很大的影响。健康女性，细菌尿的发生率随着年龄而增加，从学生时代约 1% 到 80 岁时的大于 20%。细菌尿在妊娠和非妊娠妇女发病率相同（2% ~7%），细菌尿在糖尿病女性更常见，发病率在 8% ~14%，与糖尿病的病史和长期并发症有关，与血糖的控制无关。无症状细菌尿在健康的年轻男性少见，60 岁以后由于存在前列腺肥大引起的尿道梗阻和排空异常，细菌尿的发生进行性增加，大于 75 岁的社区男性患者细菌尿的发生在 6% ~15%。不论男女，表现为尿道排空受损或存在尿道留置器械的慢性病患者均有较高细菌尿的发生率。短期经尿道留置尿管的患者发生细菌尿的比例是每天增加 2% ~7%。脊髓受损的患者，不论是通过括约肌切开或避孕套样导尿管导尿，无症状细菌尿的发生率均大于 50%。血液透析患者无症状细菌尿的发生率接近 28%。

（五）尿管相关性尿路感染

对于新留置导尿管的老年患者，导管相关的尿路感染定义为新出现的脓尿和细菌尿，多数 4 天内发生。尿管相关性尿路感染的主要症状和体征包括：新出现发热、寒战或发热、寒战加重，精神状态的改变和淡漠而没有其他明确的病因；腰痛、肋脊角压痛和急性血尿；盆腔不适；尿管拔除的患者，再次出现白细胞尿，尿急尿频，耻骨上疼痛或压痛；脊髓损伤的患者，痉挛增加、自主神经反射失调以及不适加重。

（六）复杂性的尿路感染

泌尿道有结构异常（尿道或膀胱颈梗阻、多囊肾、结石梗阻、导管及其他异物的存在）或功能异常（脊髓损伤、糖尿病或多发性硬化症所致的神经源性膀胱），使患者对细菌侵入高度易感，而且引起感染的病原微生物比单纯性尿路感染更为广泛，并且这些细菌对抗生素的耐药性也较常见。复杂性尿路感染的临床表现比较顽固，常有持续性发热、寒战，明显单侧腰痛和压痛，可出现严重的并发症而危及生命。

四、辅助检查

（一）尿常规检查

每高倍视野下超过 5 个白细胞称为脓尿。急性尿路感染时除有脓尿外，常可发现白细胞管型、菌尿，有时可有镜下血尿或肉眼血尿。蛋白多数是阴性－微量，如有较多蛋白尿应注意有无肾小球受累。

（二）尿细菌学检查

是诊断尿路感染的关键，尿标本可取自清洁中段尿、导尿管导尿和膀胱穿刺尿。尿培养菌落计数 $\geq 10^5 CFU/ml$ 具有临床意义。现有大量事实证明，约 90% 革兰氏阴性细菌引起的尿路感染菌落计数 $\geq 10^5 CFU/ml$，仅有 70% 左右的革兰氏阳性菌引起的尿路感染菌落计数超过 $10^5 CFU/ml$，而另外 20%～30% 的患者其菌落计数仅有 1 000～10 万/ml；男性患者中菌落计数 $\geq 10^3 CFU/ml$，单一细菌生长，也考虑细菌培养阳性。

菌落计数不高的原因有：①尿频尿急等刺激症状使尿液在膀胱内逗留的时间太短，不利于细菌的繁殖；②已用抗生素治疗；③有尿路梗阻（如结石并感染），菌尿排泄受限制；④病原体为厌氧菌，不能被常规培养基培养出来；⑤革兰氏阳性细菌分裂慢，菌落计数偏低。

（三）留置尿管的尿液收集

留置尿管的患者提取尿液标本应从尿袋中无菌收集。长期留置导尿管的患者其尿液中几乎总有细菌，可有 2～5 种不同的微生物。如果需要收集尿液标本，应该使用新的导尿管收集尿液，确保培养的结果是尿道的病原微生物而不是导尿管生物薄膜上吸附的微生物。这种方式收集的尿液有单一微生物生长且菌落计数 $\geq 10^3 CFU/ml$ 就可以诊断尿路感染。

（四）尿沉渣涂片镜检找细菌

用革兰氏染色或不染色检查，有研究报告尿路感染诊断的阳性率分别为 91.7% 和 86.9%。

（五）菌尿的化学检测方法

简便易行，有助于尿路感染的快速诊断。

硝酸盐还原法：基本原理为大肠杆菌等革兰氏阴性细菌可使尿内的硝酸盐还原为亚硝酸盐，大肠杆菌、副大肠杆菌感染 85% 阳性，变形杆菌半数阳性，球菌感染和结核菌感染为阴性。假阳性少见。

（六）感染的定位检查

尿路感染的定位检查法有以下几种：

1. 双侧输尿管插管法　是直接的定位方法。先留取首次尿标本，并做膀胱灭菌，然后通过膀胱镜插入输尿管导管，采尿做培养。优点是诊断准确性高，可区分哪一侧肾脏发生了感染。但是膀胱镜属损伤性检查，患者比较痛苦，操作复杂、费时，不作为临床的常规检查。

2. 膀胱冲洗后尿培养法　这种方法的主要缺点是不能区分肾脏感染是单侧还是双侧。与侵入性方法相比较，它具有易操作、安全、廉价且无须膀胱镜专业人员的帮助。这种方法是先留置导尿管，留取尿作 0 号标本；然后用 100ml 生理盐水加入抗生素（通常用新霉素）冲洗膀胱，再用 200ml 生理盐水冲洗膀胱，排空后收集最后几滴尿作 1 号标本；以后每隔 15min 分别收集 2 ~ 5 号标本。将 0 ~ 5 号标本进行细菌培养，结果判断如下：①0 号标本菌落数 $\geq 10^5 CFU/ml$，表明患者存在细菌尿；②1 ~ 5 号标本无菌，表明为下尿路感染；③2 ~ 5 号标本菌落数 > 100/ml，并超过 1 号标本菌落数的 10 倍，表明为上尿路感染。

3. 尿浓缩功能的测定　通过尿浓缩功能的测定来评价肾髓质的功能。急性或慢性肾小管间质的炎症常引起尿浓缩功能的减退，肾性菌尿与尿的浓缩功能下降有关，膀胱性菌尿与此无关。尿浓缩功能的恢复与感染是否根除有关。这种感染定位诊断方法的缺点是在膀胱感染、单侧肾脏及双侧肾脏感染患者之间，常有交叉重叠现象。

4. 尿酶检测　尿酶的检测可反映小管损伤，肾髓质部位的感染可出现肾髓质炎症反应，因而尿酶增加。发现肾盂肾炎患者的尿 N – 乙酰 – β – D 葡萄糖胺酶（NAG 酶）明显高于下尿路感染者。

5. C 反应蛋白的检测　研究发现肾盂肾炎患者 C 反应蛋白水平持续升高，急性膀胱炎患者 C 反应蛋白水平正常。在其他各种炎症状态下，C 反应蛋白水平也可升高。

（七）影像学检查

主要是明确患者是否存在需外科处理的泌尿系统异常。这种检查对男性患者的诊断尤其重要。①大多数成年男性尿路感染患者存在泌尿道解剖的异常，最常见的是前列腺增生所致膀胱颈的梗阻。前列腺检查和排泄性尿路造影应考虑。②对首次或复发性尿路感染的女性患者，多数人认为可不行影像学检查。对治疗无效或治疗后很快复发、持续性血尿、可能有梗阻存在和持续炎症症状如夜间盗汗，虽然给予适当抗菌治疗仍有持续腰痛或下腹痛的患者可考虑行影像学检查。

（八）超声波检查

是目前应用最广泛、最简便的方法，能检查泌尿系统先天性畸形、多囊肾、肾动脉狭窄、结石、肾盂重度积水、肿瘤及前列腺疾病等。通过超声了解膀胱的残余尿。

五、诊断与鉴别诊断

（一）诊断

尿路感染的诊断包括以下 3 个方面：

1. 是否为尿路感染　尿常规是必做的项目。为了确诊尿路感染并指导治疗，尿培养和菌落计数是很重要的。当患者满足下列条件者，可确诊为尿路感染：①典型尿路感染症状+脓尿（离心后尿沉渣镜检白细胞>5个/HP）+尿亚硝酸盐实验阳性；②尿路感染症状+脓尿（离心后尿沉渣镜检白细胞>5个/HP）+清晨清洁中段尿细菌定量培养，菌落计数≥los/ml；③连续2次尿细菌计数≥105/ml，且两次的尿培养的细菌相同；④作膀胱穿刺尿培养，如细菌阳性（不论菌落多少）；⑤典型尿路感染症状+治疗前清晨清洁中段尿离心尿沉渣革兰氏染色找细菌，细菌>1个/油镜视野。尿培养细菌计数的诊断标准是105/ml 但是，许多患者的细菌计数较低，包括半数的膀胱炎患者，并且多数患为者有尿路刺激征。球菌的菌落计数即使低于100/ml，诊断为尿路感染的敏感性和特异性分别为94%和85%。

尿管相关性尿路感染的诊断定义为存在与尿路感染相匹配的症状和体征，不伴有其他感染，经导尿管留取标本，或拔除导尿管，耻骨上导尿管或安全套导尿管后48小时内留取的清洁中段尿的尿培养：细菌菌落计数≥10^3CFU/ml（A级）。

经尿道、耻骨联合上方留置尿管和间断导尿的尿管相关性无症状细菌尿定义为病人无与尿路感染相匹配症状，单次导尿的尿样本存在细菌菌落≥10^5CFU/ml（A级）。

使用避孕套导尿的男性尿管相关性无症状细菌尿的定义为病人无与尿路感染相匹配的临床症状，单次清洁避孕套收集的尿样本存在单一细菌10^5CFU/ml（A级）。做尿液分析和培养时，如果有导尿管应在更换导尿管后留尿。

2. 是上尿路感染还是下尿路感染　上、下尿路感染的鉴别要点见表7-1。

表7-1　上下尿路感染的鉴别要点

	下尿路感染	上尿路感染
尿路刺激征	有	有或没有均可以
全身症状	不明显	明显
腰痛	不明显	明显
肾区叩击痛	无	有
尿白细胞管型	无	可有
尿浓缩功能减退	无	有
尿NAG酶	正常	升高

3. 是复杂性尿路感染还是非复杂性尿路感染　结合患者临床表现以及相关辅助检查如B超和影像学结果区分二者。

（二）鉴别诊断

1. 发热性疾病　当急性尿路感染发热等全身感染症状较突出，尿路局部症状不明显时，易与发热性疾病混淆，如流感、疟疾、败血症、伤寒等，约占误诊病例的40%。但如能详细询问病史，注意尿路感染的局部症状，并作尿沉渣和细菌学检查，鉴别诊断不难。

2. 腹部器官炎症　有些患者可无尿路感染的局部症状，表现为腹痛、恶心、呕吐、发热、白细胞数增高等，易误诊为急性胃肠炎、阑尾炎、女性附件炎等，通过详细询问病史，及时作尿常规和尿细菌学检查，则可鉴别。

3. 尿道综合征　有尿路刺激症状，而无脓尿及细菌尿的患者，需要除外尿路结核菌、真菌、厌氧菌、衣原体、支原体等感染。其病因尚不明了，可能与尿路局部刺激或过敏有关，如外用避孕药或工具、洗浴液、除臭喷雾剂等；亦有人认为可能是尿路动力学功能异常，特别是逼尿肌和括约肌的共济失调；还有人认为某些下尿路的非特异性炎症疾病也可引起。

4. 肾结核　有些尿路感染以血尿为主要表现，膀胱刺激征明显，易误诊为肾结核。但肾结核时膀胱刺激征更突出；晨尿结核菌培养可阳性，而普通细菌培养阴性，尿沉渣可找到抗酸杆菌，静脉肾盂造影可发现肾结核 X 线征，部分患者可有肺、生殖器等肾外结核病灶等有助鉴别诊断。

5. 慢性肾小球肾炎　肾盂肾炎的尿蛋白量一般在 1～2g/d 以下，若 >3g 则多属肾小球病变。但本病与隐匿性肾炎较难鉴别，后者尿常规中有较多红细胞，而肾盂肾炎则以白细胞为主。此外，尿培养、长期观察患者有无低热、尿频等症状亦有助鉴别。

6. 前列腺炎　50 岁以上的男性，常表现为尿频、尿痛、尿液检查有脓细胞，急性前列腺炎除畏寒、发热、血白细胞总数升高外，可有腰骶部和会阴部疼痛，慢性前列腺炎除尿检异常外临床症状多不明显。可通过前列腺液检查和前列腺 B 超，有助于鉴别诊断。

7. 小管间质性肾炎　各种小管间质性肾炎，如感染性小管间质性肾炎和过敏性小管间质性肾炎、非甾体类抗炎药物相关肾病、重金属中毒性肾病、放射性肾炎、反流性肾病等，均可引起白细胞尿，但属于无菌性脓尿，细菌培养阴性。仔细询问病史，尿常规检查和尿培养有助于诊断。

六、病程经过和预后

急性非复杂性尿路感染使用抗生素治疗后，大多数患者可以治愈。即使是复发的非复杂性尿路感染，预后也较好，发展为肾衰竭的患者少见。

复杂性尿路感染的临床治愈率低，容易复发，除非能去除易感因素，否则难以治愈。严重的肾盂肾炎多见于复杂性尿路感染，尤其是尿路梗阻者。部分患者可并发急性肾乳头坏死、急性肾衰竭、革兰氏阴性细菌败血症等。感染的病灶穿破肾包膜可引起肾周脓肿或并发肾盂积脓。

七、治疗

治疗尿路感染的目的是预防或治疗全身败血症，减轻症状，消除尿路病原体，预防长期并发症，应做到费用较低，副作用最小，耐药菌群最少。常见尿路感染的治疗如下。

（一）女性非复杂性急性尿路感染

1. 急性膀胱炎的治疗方案　建议采用 3 日疗法，即口服磺胺甲噁唑（每片含磺胺甲噁唑 400mg，含甲氧苄啶 80mg），每次 2 片，每日 2 次；喹诺酮类，氧氟沙星，每次 0.2g，每日 2 次；或环丙沙星，每次 0.25g，每日 2 次；或者左旋氧氟沙星，每次 0.4g，每日 1 次，连续服用 3 日（A 级）；喹诺酮类药物在急性膀胱炎时可以作为抗生素治疗的首选替代治疗（A 级）。3 日疗法好于单剂量疗法（A 级）。致病菌对磺胺甲噁唑耐药率高达 20% 的地区，可采用呋喃妥因治疗，每次 100mg，每日 2 次，连续服用 5 天（A 级）。甲氧苄氧嘧啶 100mg，1 天 2 次，连续 3 天，与磺胺甲噁唑的治疗效果等效，被推荐使用（A 级）。由于耐药性和脏器损害少见，可选择匹美西林（400mg，3～7 天）。当以上药物不能使用时，可选择使用内酰胺类抗生素包括阿莫西林 - 克拉维酸、头孢地尼、头孢克洛和头孢泊肟酯，疗程 3～7 天（B 级）。与其他抗生素比较，B 内酰胺类的作用稍差且不良反应较多（B 级）。阿莫西林和氨苄西林不作为常规传统的治疗（A级）。

2. 急性肾盂肾炎治疗方案　怀疑患有肾盂肾炎的患者，应进行尿培养和药敏检查，先经验性治疗，以后根据药敏的结果适当调整。建议抗生素治疗7～14天。口服环丙沙星（500mg，2次每日）治疗7天，适用于尿病原菌对氟喹诺酮耐药不超过10%且不需要住院人群（A级）；如果开始是静脉用药，长效抗生素（如1g的头孢曲松钠或氨基苷类的联合剂量）可作为喹诺酮的替代选择（B级）；如果喹诺酮药物的耐药超过了10%，推荐使用长效抗生素如1g的头孢曲松钠或氨基苷类（B级）。与其他肾盂肾炎的抗生素治疗比较，口服内酰胺类抗生素的作用欠佳，推荐使用长效的静脉用抗生素如1g的头孢曲松钠或氨基苷类24小时的联合剂量（B级）。指南仍推荐β内酰胺类抗生素治疗肾盂肾炎的疗程是10～14天。需要住院的女性肾盂肾炎患者应该静脉使用抗生素如氟喹诺酮；氨基苷类抗生素联合或不联合氨苄西林；广谱的头孢菌素或广谱的青霉素连用或不连用氨基苷类抗生素；药物的选择以当地的细菌耐药数据和药敏结果为基础。

（二）复杂性急性肾盂肾炎

由于存在各种基础疾病，复杂性急性肾盂肾炎易出现肾脏皮髓质脓肿、肾周脓肿及肾乳头坏死等严重并发症，这类患者需要住院治疗。首先应该及时有效控制糖尿病、尿路梗阻的疾病疾病，必要时需要与泌尿外科等相关专业医生共同治疗，单纯使用抗生素治疗很难治愈本病。其次，根据经验静脉使用广谱抗生素。例如，哌拉西林/他唑巴坦，每次3.375g，每6小时一次；替卡西林/克拉维酸钾，每次1g，每6小时1次；第四代头孢类抗生素头孢吡肟，每次1g，每12小时1次；美罗培南，每次1g，每8小时1次；亚胺培南，每次0.5g，每6小时1次。在用药期间，应及时根据病情变化或细菌药物敏感试验结果调整治疗方案，部分患者还需联合用药，疗程至少为10～14天。

（三）男性尿路感染

高质量治疗男性细菌性尿路感染的研究证据不多。男性尿路感染至少50%是复发性尿路感染和超过90%有发热的尿路感染累及前列腺，这会导致某些并发症如前列腺脓肿和慢性细菌性前列腺炎。所有男性膀胱炎患者均应除外前列腺炎。目前常规的方案推荐2周的抗生素治疗，对前列腺炎同样有效。由于喹诺酮比呋喃妥因、头孢菌素具有穿透前列腺液的作用，作为男性尿路感染的首选。对于非复杂性急性膀胱炎可口服磺胺甲噁唑或喹诺酮类药物治疗，剂量同女性患者，但是疗程需要7天。对于复杂性急性膀胱炎的患者可口服环丙沙星，每次500mg，每日2次，或左旋氧氟沙星，每次250～500mg，每日一次，连续治疗7～14天。可选择的其他的药物包括甲氧卞氨嘧啶、阿莫西林克拉维酸钾等药。

（四）无症状细菌尿

对于绝经前女性（A级）、非妊娠患者（A级）、糖尿病患者（A级）、老年人（大于65岁的老年患者）（A级）、脊髓损伤（A级）及留置导尿管（A级）的无症状细菌尿的患者不需要治疗。治疗无症状的细菌尿不能降低死亡率或不能明显减少症状的发生。抗生素的治疗明显地增加耐药菌株的出现和不良事件的风险，如皮疹和胃肠道症状。但是，对于经尿道前列腺手术（A级）或其他可能导致尿道黏膜出血的泌尿外科手术或检查（A级）的无症状细菌尿患者，应根据细菌培养结果采取敏感抗生素治疗。

（五）尿管相关性尿路感染

首先必须减少不必要的留置尿管。尿管相关性无症状细菌尿不需要使用抗生素治疗（A级）。对于尿管相关性尿路感染症状迅速缓解的患者抗生素的推荐治疗疗程是 7 天（A级）。对于反应较慢的患者，不管患者是否还有尿管留置，推荐疗程是 10~14 天（A级）。对于尿管相关性尿路感染症状不严重的患者，5 天左旋氧氟沙星的治疗方案也可以考虑（B级）。但是对于其他氟喹诺酮药物没有这样的推荐。对于尿管拔除后发生的尿管相关性尿路感染，如没有上尿路感染症状且年龄小于 65 岁的女性患者，可以考虑 3 天的抗生素治疗方案（B级）。

（六）尿路感染再发的预防

1. 一般措施　多饮水，每天液体入量最好在 2 000ml 以上，每 2~3 小时排尿一次。尽量避免尿路器械的使用。研究显示蔓越橘汁能够阻止大肠埃希菌黏附在尿路上皮细胞上，有助于预防尿路感染。

2. 抗生素预防　对于复发性尿路感染的女性患者，推荐使用抗生素预防治疗（A级）。疗程 6~12 月。必须在原有尿路感染痊愈后（停药 1~2 周后复查尿培养阴性）方可采用，并根据以往的药敏实验结果及药物过敏史选择抗生素。

3. 绝经女性患者的预防　阴道局部应用雌激素软膏可以恢复阴道局部环境，减少尿路感染的复发机会（A级）。萎缩性阴道炎会使一些妇女易感尿路感染。雌激素能促进乳酸菌在阴道的定植，降低阴道的 pH，预防肠道细菌的定植。阴道雌激素霜安全，能改善与萎缩性阴道炎有关的泌尿生殖系统的不适。

4. 对于频繁尿路感染再发的患者　应详细检查其泌尿系统有无解剖畸形、基础病变（如结石、多囊肾、髓质海绵肾等）及整体免疫系统异常。

（吴东波）

第二节　泌尿系结石

结石病是现代社会最常见的疾病之一，随着全球饮食文化的西化，结石发病率有升高的趋势，泌尿系结石形成的部位已经从下尿路转向上尿路。随着全球人口老龄化的进程，心脑血管疾病和前列腺增生、骨质疏松等老年病的发生率升高，主动和被动的运动减少，下尿路结石作为相关的并发症也越来越多。考虑到泌尿系结石的高复发率，有必要了解尿路结石病的病因、流行病学和发病机制，开展有效的医学措施来预防结石的复发。

一、流行病学资料

按原发部位分为原发肾的上尿路结石和原发膀胱的下尿路结石。上尿路结石包括肾和输尿管结石，下尿路结石包括膀胱结石和尿道结石。肾结石的患病率估计在 1%~15%，因年龄、性别、种族和地理位置等差异有所不同。我国泌尿系结石发病率为 1%~5%，南方高达 5%~10%；年新发病率约为（150~200）/10 万人，其中 25% 的患者需住院治疗。近年来，我国泌尿系结石的发病率有增加趋势，是世界上 3 大结石高发区之一。30~50 岁为高发；女性结石病发病率低，可能与雌激素有防止结石形成的作用有关；炎热、干旱地区结石病患病率高。暴露于热源和脱水也是结石病的危险因素。另外不健康的饮食习惯、长期久坐、肥胖和体重增加都使结石形成的危险性增加。

二、病因

结石形成的理化过程复杂。首先是成石盐过饱和，然后溶解的离子或分子从溶液中析出，形成晶体，晶体核一旦形成，可能随尿排出或停留在泌尿系统各附着部位继续生长和聚集，最终导致结石形成。结石形成与全身的代谢异常、局部泌尿系统的异常和药物密切相关。

局部的尿路梗阻、感染和尿路中存在异物是诱发结石形成的主要局部因素，其中，肾盂输尿管连接部狭窄、膀胱颈部狭窄、海绵肾、肾输尿管畸形、输尿管口膨出、肾盏憩室和马蹄肾等是常见的机械梗阻性疾病。神经源性膀胱和先天性巨输尿管则属于动力梗阻性疾病。两者可以造成尿液的滞留，促进结石的形成。药物引起的肾结石占所有结石的 1% ~ 2%，分为 2 大类：一类为尿液的浓度高而溶解度比较低的药物，包括氨苯蝶啶、治疗 HIV 感染的药物（如茚地那韦）、硅酸镁和磺胺类药物等，这些药物本身就是结石的成分；另一类为能够诱发结石形成的药物，包括乙酰唑胺，维生素 D、维生素 C 和皮质激素等。

三、临床表现

结石所处的部位不同，肾盏、肾盂、输尿管、膀胱、尿道，临床表现也各不相同。结石主要的影响是造成泌尿系统的梗阻和感染。处于肾盏内的小结石可能不引起任何症状，当进入肾盂内，可能引起腰部不适和肾区疼痛。结石进入输尿管，则可能产生肾绞痛，向下腹部和会阴放射。如果结石嵌顿于输尿管，则造成患侧肾积水，以肾区或上腹部胀痛为表现，有时仅表现为腹胀和食欲减退。经输尿管排入膀胱的结石，如果无膀胱出口梗阻情况，多数能自行排出结石。在排石过程中，可能有尿频、尿急、尿痛的刺激症状，也可能出现排尿中断伴阴茎龟头放射痛的典型表现。而因为前列腺增生引起的膀胱结石，则表现为储尿期耻骨上疼痛，运动时加重，排尿期尿线中断和排尿末期疼痛，还经常伴有泌尿系感染和终末血尿，后者也多见于神经源性膀胱引起的结石。尿道结石绝大多数为继发性结石，后尿道结石常表现为排尿困难、尿不尽和尿痛等症状，前尿道结石除上述表现外，还可沿尿道摸到结石硬块。另外肾结石合并有肾盂肾炎的女性患者，常表现为泌尿系感染迁延不愈，经常出现患侧腰痛和发热的情况；如伴有肾积脓，发作期可出现持续高热，迁延期存在消瘦、贫血等恶病异质等表现。

四、诊断

具有泌尿系结石临床症状的患者首先要做影像学检查，以明确尿路结石病的诊断。之后的血液分析、尿液分析等实验室检查对于结石的病因确诊和治疗有一定帮助。结石分析对预防结石复发有重要的价值。

中国泌尿外科疾病诊疗指南推荐 B 超、尿路平片（KUB 平片）、静脉尿路造影（IVU）等检查，可选择的检查包括 CT 扫描、逆行或经皮肾穿刺造影、磁共振水成像（MRU）和放射性核素。对于急性肾绞痛症状的患者，CT 扫描因为对结石诊断的敏感性比尿路平片及静脉尿路造影高，被认为是推荐的检查项目。通过上述影像学检查，结石的大小、部位是否引起尿路梗阻都能做出明确的诊断，为是否需要外科干预提供依据。

五、治疗

临床治疗的目的是最大限度地去除结石，控制尿路感染和保护肾功能。

单纯的药物排石一般针对结石直径小于0.6cm，结石表面光滑，下尿路无梗阻，结石未引起尿路完全梗阻，且留滞于局部小于2周。药物排石也可作为外科腔内治疗结石的辅助治疗。对结石引起的肾绞痛，采用的药物治疗有非甾体类镇痛抗炎药物：常用药物有双氯芬酸钠（扶他林），50mg，可口服或肛塞；吲哚美辛（消炎痛）25mg，口服。阿片类镇痛药：常用药物有氢吗啡酮（5~10mg，im）、哌替啶（50~100mg，im）、布桂嗪（50~100mg，im）和曲马朵（100mg，im）等。解痉药：①M型胆碱受体阻断剂，如654-2，10~20mg，im；②黄体酮20mg，im；③钙离子阻滞剂，硝苯地平10mg口服，每日3次；④α受体阻滞剂（坦索罗辛0.4mg，Qn）。

对于肾、输尿管的结石常用的外科治疗包括体外冲击波碎石治疗（ESWL）、经皮肾镜取石术（PCNL）、输尿管镜取石术（USR）、腹腔镜取石术和开放手术等。对于膀胱、尿道结石推荐经尿道激光和气弹碎石术，也可选择经尿道机械碎石、超声碎石或液电碎石。长期嵌顿的前尿道结石可能需要尿道外切开术。见于女性尿道憩室的结石，应行憩室切除和修补术。

对于复杂性肾结石（指结石反复复发、有或无肾内残石和特别的危险因素）的患者应采取辅助性内科治疗，简单处理的程序见表7-2。

表7-2 复杂性肾结石处理程序

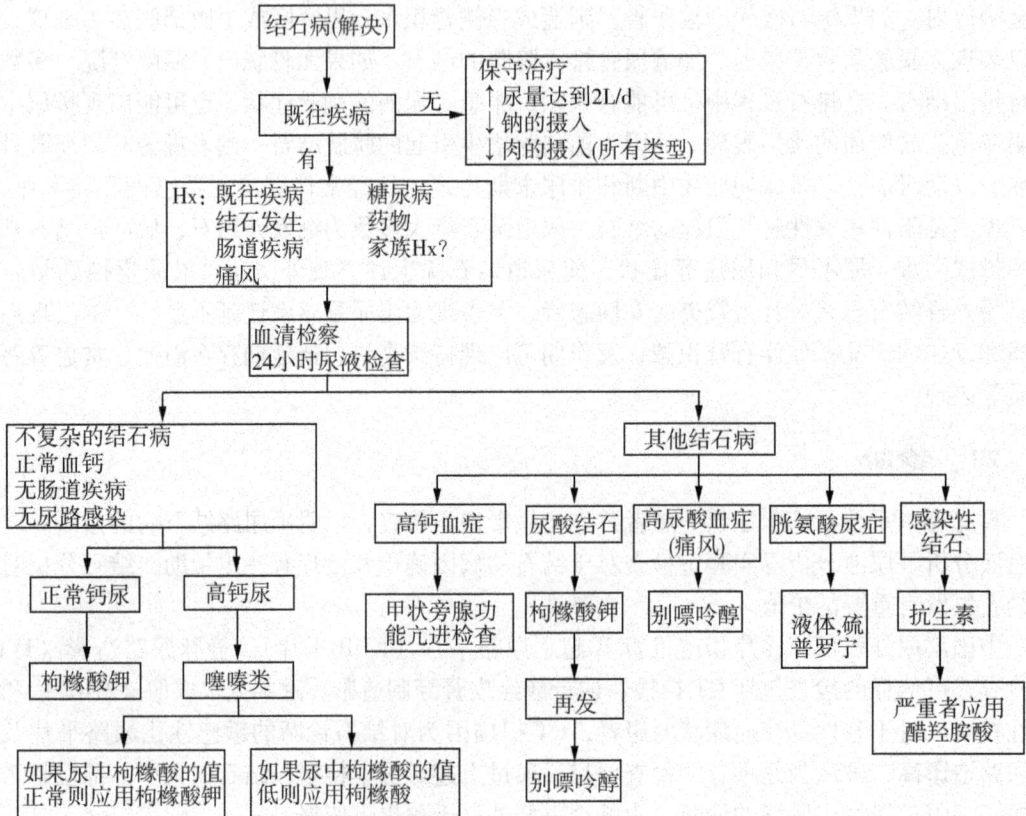

六、注意事项

双侧上尿路同时存在结石约占结石患者的 15%。双侧上尿路结石的处理原则：①双侧输尿管结石，如果总肾功能正常或处于肾功能不全代偿期，先处理梗阻严重一侧的结石；如果肾功能处于氮质血症或尿毒症期，先治疗肾功能较好一侧的结石。②双侧输尿管结石的客观情况相似，先处理主观症状较重或技术上容易处理的一侧结石。③一侧输尿管结石，另一侧肾结石，先处理输尿管结石。④双侧肾结石，一般先治疗容易处理且安全的一侧，如果肾功能处于氮质血症或尿毒症期，梗阻严重，建议先行经皮肾穿刺造瘘。⑤孤立肾上尿路结石或双侧上尿路结石致急性梗阻性无尿，只要患者情况许可，应及时外科处理，如不能耐受手术，应积极试行输尿管逆行插管或经皮肾穿刺造瘘术。⑥对于肾功能处于尿毒症期，并有水电解质和酸碱平衡紊乱的患者，建议先行血液透析，尽快纠正其内环境的紊乱，待病情稳定后再处理结石。

七、尿路结石的预防

初发的结石患者 10 年内的复发率约 50%，且在结石初发后的最初几年复发危险较高，因此需要预防尿路结石的复发。

1. 含钙结石的预防　增加液体摄入量，推荐每天液体摄入量在 3 000ml 以上，这是各类结石的预防措施之一；改变生活习惯，调整饮食结构，保持合适的体质指数，适当的体力活动，保持营养平衡，增加富含枸橼酸钾的水果摄入是预防含钙结石复发的重要措施。

2. 尿酸结石的预防　增加尿量，提高尿液的 pH，减少尿酸的形成和排泄。必要时，口服别嘌醇 300mg/d，减少尿酸的形成。

3. 感染结石的预防　推荐低钙、低磷的饮食。对于尿素酶细菌感染导致的磷酸镁铵和碳酸磷灰石结石，推荐根据药敏结果应用抗生素预防感染，并尽可能用手术方法清除结石。胱氨酸结石的预防：大量饮水以增加胱氨酸的溶解度，可以服枸橼酸钾钠 1~2g，3 次/日，碱化尿液，使尿 pH 达 7.5 以上。

（吴东波）

第三节　良性前列腺增生

一、概述

良性前列腺增生是一种老年男性的常见病，它通常包含了三方面的内容：组织学前列腺增生以及前列腺腺体的增大；膀胱出口梗阻；下尿路症状。通常同时具有这三方面才是有临床意义的良性前列腺增生。良性前列腺增生的定义在过去的十年中发生了多次变化，现在仍没有一个可以采用的标准。由于目前没有世界公认的良性前列腺增生流行病学定义，所以其患病率是根据组织学标准（尸检患病率）或临床标准（临床患病率）计算出来的。该病确切的病因目前还不得而知，年龄是一个明确的影响因素，此外宗教、社会经济因素、性生活、高血压、吸烟、肝硬化、体质指数等都与该病的发生相关。

组织学前列腺增生是指前列腺移行带平滑肌和上皮细胞增生。组织学前列腺增生一般从

40 岁开始出现，患病率随着年龄的增高而增加，90 岁后达到顶峰，患病率高达 88%。不同人种或不同地区间年龄特异的尸检组织学前列腺增生患病率非常相似。

良性前列腺增生患者通常是因为下尿路症状而就诊的。关于症状的评估通常是采用国际前列腺症状评分进行评价，总分是从 0 分到 35 分，0～7 分为轻度症状，8～19 分为中度症状，20～35 分为重度症状。这种方法在全球得到了广泛的应用，在研究中显示随着年龄增长症状评分呈明显增加的趋势。

前列腺体积可以通过直肠指诊评估，但更准确的方法是前列腺 B 超检查。研究显示前列腺的体积会随着年龄的增长而进展。平均前列腺体积由 30 岁的大约 25ml 增加到 70 岁时的 35～45ml，而移行带体积则从 15ml 增至 25ml。

尿动力学检查中的压力流率测定是评估膀胱出口梗阻最为准确的研究，而无插管的尿流率检查最多对梗阻存在的可能性提供间接的依据。遗憾的是至今也没有一个有意义的压力流率的数据库。一般认为，最大尿流率小于 10ml/s 高度提示梗阻可能，而最大尿流率大于 15ml/s 提示梗阻可能性很小。

虽然良性前列腺增生一般不会威胁生命，但其对患者生活质量的影响同样是不容忽视的。一个大型社区研究显示：大多数良性前列腺增生患者寻求治疗最重要的动机是症状的困扰。而这也是评估疾病严重程度和决定何时治疗的重要因素。

前列腺增生的自然进程的评估包括下尿路症状的变化和相关并发症的出现。一般情况下症状随着年龄的增加而加重。而良性前列腺增生的并发症主要包括：尿潴留、肾功能不全（上尿路梗阻引起）、尿路感染、血尿、膀胱结石。

关于症状方面，在 MTOPS 研究中显示，安慰剂组中有 14% 的患者在随访 4.6 年中 IPSS 评分升高 4 分，其出现几率为每 3.6/100 人/年，而非那雄胺长期疗效和安全性研究（PLESS）安慰剂组也有类似的发病率。

尿潴留在 PLESS 研究安慰剂组中发生率 1.8/（100 人·年），而在 MTOPS 研究安慰剂组中发生率 0.6/（100 人·年），4 年累计发生率为 2%。在这两项大型研究中没有提到肾功能不全的问题，这可能是因为那些有严重的潜在肾功能不全的患者已经在研究人组时被排除。

泌尿系统感染一般不是良性前列腺增生直接引起的，主要是因为膀胱排空障碍导致大量残余尿而引起的，持续或反复的泌尿系统感染也是手术治疗的指征。此外，持续的血尿也是手术治疗指征，虽然关于此方面的文献不多，但一项研究显示其发生率达 2.5%。

二、良性前列腺增生的评估

（一）下尿路症状

下尿路症状（lower urlnary tract symptoms，LUTS）是对患者生活造成困扰的一系列排尿不适症状组成的症候群。LUTS 症状可分为三类，分别为储尿期症状、排尿期症状以及排尿后症状（表 7 - 3），其中排尿期症状又称为梗阻性症状，储尿期症状又称为刺激性症状。

表7-3 LUTS 症状分类

分类	症状
排尿期症状	尿线细
	尿分叉
	排尿等待
	排尿费力
	排尿中断
	排尿困难
储尿期症状	夜尿增多
	尿频
	尿急
排尿后症状	排尿不尽感
	尿后滴沥

　　LUTS 症状最早是由 Abrams 在 1994 年建议提出的，目的在于替代当时的前列腺综合征（prostatism）、刺激性症状、梗阻性症状等易混淆的概念。LUTS 症状并不是良性前列腺增生特有的症状，表现有 LUTS 症状的患者并不一定患有良性前列腺增生。前列腺炎、膀胱炎、膀胱过度活动症、尿道狭窄以及前列腺癌等都可以表现为 LUTS 症状。

　　LUTS 症状的评估目前主要依靠国际前列腺症状评分表（international prostatic symptoms score，I-PSS）（表7-4）。依据 I-PSS 评分将 LUTS 症状分为轻、中、重三度。0~7 分为轻度症状，8~19 分为中度症状，20~35 分为重度症状。临床中 IPSS 评分经常同生活质量评分（quality of life，QOL）（表7-5）一起使用，QOL 评分侧重于患者忍受下尿路症状的程度，又称为困扰评分。良性前列腺增生患者的 I-PSS 评分随患者年龄增长而增加，年平均增幅为 0.29~2 分不等。I-PSS 评分对预测良性前列腺增生临床进展有一定的价值，I-PSS >7 分的患者发生急性尿潴留的风险是 I-PSS <7 分患者的 4 倍。

表7-4 国际前列腺症状评分表

在最近一个月内，您是否有以下症状	在五次中						症状评分
	无	少于一次	少于半数	大约半数	多于半数	几乎每次	
是否经常有尿不尽感	0	1	2	3	4	5	
两次排尿间是否经常小于 2 小时	0	1	2	3	4	5	
是否曾经有间断性排尿	0	1	2	3	4	5	
是否有排尿不能等待的现象	0	1	2	3	4	5	
是否有尿线变细现象	0	1	2	3	4	5	
是否需要用力及使劲才能开始排尿	0	1	2	3	4	5	
从入睡到早起一般需要起来排尿几次	0	1	2	3	4	5	
症状总评分 =							

表7-5 生活质量评分表

	高兴	满意	大致满意	还可以	不太满意	苦恼	很糟
如果在您今后的生活中始终伴有现在的排尿症状,您认为如何?	0	1	2	3	4	5	6

I-PSS评分表中列出了良性前列腺增生常见的症状,但在临床工作中,还需向患者询问并关注以下内容:

与良性前列腺增生相关的既往史:包括糖尿病、骨盆骨折、尿道狭窄、脊椎损伤史,尿道或膀胱颈手术史,以及神经系统病史(帕金森病或脑血管意外史)。

与前列腺增生相关的服药史:包括服用良性前列腺增生药物史以及服用其他影响排尿的药物历史。例如影响膀胱收缩的抗胆碱药物(如:阿托品,山莨菪碱)或增加膀胱出口阻力的肾上腺素受体激动剂(如:间羟异丙肾上腺素)等。

其他相关症状:包括血尿,排尿疼痛,腰腹部疼痛等症状。

这些病史和症状会帮助医生对良性前列腺增生进行诊断和鉴别诊断,也能帮助医生对良性前列腺增生进行评估和制订治疗方案。

(二)体格检查

腹部触诊应注意能否触及充盈的膀胱。叩诊需要注意在耻骨上区能否叩到浊音,一般膀胱内尿液>400ml时,可在耻骨上区叩出浊音,需要同腹水造成的浊音鉴别,膀胱充盈造成的腹部浊音多为固定的局限性的浊音,而腹水往往为移动性浊音。

外生殖器检查需要注意患者有无包茎、尿道外口狭窄或畸形,尿道阴茎部能否触及结石等。

直肠指诊是有下尿路症状患者的非常重要的一项检查。50岁以上有下尿路症状的患者应常规进行直肠指诊检查。直肠指诊应在膀胱排空后进行。检查时应注意患者前列腺的形状、大小、质地、硬度、中央沟情况、有无结节或压痛。直肠指诊对前列腺大小的评估并不精确,且多是凭借实践的经验,可因不同的检查者而异。直肠指诊对鉴别前列腺癌也有帮助,直肠指诊怀疑有异常的患者最终有26%~34%确诊为前列腺癌。

局部神经系统检查应包括运动和感觉检查。可行跖反射、踝反射、提睾反射、球海绵体反射、肛反射、腹壁反射、鞍区及下肢感觉、下肢运动等检查。这些检查有助于鉴别良性前列腺增生和神经系统疾病引起的神经源性膀胱功能障碍。

(三)尿液常规检查

尿液常规检查应注意患者有无血尿、蛋白尿、脓尿等。尿液常规检查异常患者应注意排除其他非前列腺因素引起的尿路感染或血尿等。对有血尿的老年患者应注意有无膀胱癌或其他泌尿系肿瘤可能。

(四)血清前列腺特异性抗原(prostate-specific antigen,PSA)

PSA是1979年由Wang等采用免疫沉淀法首次从前列腺癌组织检测出的一种属于性腺激肽释放酶族的糖蛋白,它几乎只由前列腺上皮细胞分泌。PSA在临床上主要用于前列腺癌的筛查,但除前列腺癌外,多种因素或疾病也可能会引起PSA升高,如:良性前列腺增生,前列腺炎,前列腺穿刺、直肠指诊,急性尿潴留,留置尿管等。

对 50 岁以上的有下尿路症状的男性应常规行 PSA 检查，对于有前列腺癌家族史的患者应从 45 岁开始检查。

临床上血清 PSA 检测可分别测量总 PSA（t - PSA）和游离 PSA（f - PSA），通过 f - PSA/t - PSA 可计算出 F/T 值，一般不特别指出时，PSA 水平特指 t - PSA。PSA 检测应在前列腺按摩后 1 周，直肠指诊、膀胱镜检查、导尿等操作 48 小时后，射精 24 小时后，前列腺穿刺活检 1 个月后进行，PSA 检测时应无急性前列腺炎、急性尿潴留等疾病。

在我国《中国泌尿外科疾病诊疗指南》推荐 PSA 水平正常范围为 <4ng/ml。但是需要指出四点：一是 PSA 可能出现一定的波动，对初次检测 PSA 异常的患者建议复查 PSA；二是即使 PSA <4ng/ml，仍有前列腺癌可能。三是除前列腺癌外，其他因素或疾病（包括良性前列腺增生）也可能导致 PSA 升高；四是口服 5a 还原酶抑制剂 6 个月以上的患者期 PSA 将降低 40% ~50%。

除了作为前列腺癌筛查手段外，PSA 也可以作为预测良性前列腺增生临床进展危险因素之一。当血清 PSA≥1.6ng/ml 时，良性前列腺增生患者发生临床疾病进展的可能性增大。

（五）超声检查（ultrasonography）

超声检查可以观察前列腺的形态、大小、位置和内部回声情况。超生测量前列腺的大小可作为评价药物疗效的客观指标，并在治疗方式的选择上起重要作用。通过超声测量残余尿量，可以了解疾病的严重程度，对判断良性前列腺增生对于尿流的影响程度和选择合理的治疗方法具有重要作用。另外超生检查对于前列腺良恶性疾病的鉴别诊断有一定的参考价值。

超声检查可分为经腹超声检查和经直肠超声两类。

1. 经腹超声（transabdominal ultrasonography，TVUS）　无创伤、无痛苦，患者易于接受。除检查前列腺外，还可以同时了解泌尿系统（肾、输尿管）有无扩张积水、结石或占位性病变。还可以评价尿潴留患者行导尿治疗后肾功能恢复情况。

2. 经直肠超声（transrectal ultrasonography，TRUS）　检查时探头距前列腺位置近，分辨率高，声像图清晰，能探及微小病变的位置、大小及性质。它还可以更为精确地测量前列腺体积（计算公式为 0.52 × 前后径 × 左右径 × 上下径），对于手术方式选择以及估计术中切除前列腺组织量都有帮助。对于前列腺的异常结节，经直肠腔内超声检查发现率高于经腹部超声。

（六）尿流率检查（uroflowmetry）

尿流率是指单位时间内排出的尿量。尿流率测定方法简便，无创伤，费用低，可重复检查，是确定良性前列腺增生手术指征和评价手术治疗效果的重要客观指标。

尿流率有两项主要指标（参数），最大尿流率（Q_{max}）和尿量。其中最大尿流率更为重要，它客观地反映了患者的排尿状况，还可预测良性前列腺增生患者发生急性尿潴留的风险及临床疾病进展的可能性。

最大尿流率存在容量依赖性，尿量在 150 ~200ml 时进行检查较为准确，当排尿量低于 150ml 时尿流率的测定值有偏差。尿流率测定易受某些主客观因素影响，必要时可重复检查。另外最大尿流率减低时不能确定其原因是梗阻还是逼尿肌收缩力减低，因此必要时应行尿动力学等检查。

（七）血肌酐（creatinine）

良性前列腺增生导致的膀胱出口梗阻有可能引起肾功能损害以及血肌酐升高。但是一般如果残余尿量正常或膀胱出口梗阻不明显时可不必检测血肌酐，因为良性前列腺增生所致的肾功能损害在达到血肌酐升高时已经有许多其他的变化（如：肾积水、输尿管扩张反流等），而这些可以通过超声检查得到明确的结果。因此一般仅在已经发生上述病变，怀疑肾功能不全时建议选择此检查。

（八）尿动力学检查（urodynamics）

尿动力学检查并不是所有良性前列腺增生患者均常规推荐的检查项目。它可以反映下尿路梗阻对患者膀胱逼尿肌功能的损害程度，可提示术前逼尿肌收缩及协调情况和膀胱顺应性，判断有无膀胱出口梗阻，尤其在判断逼尿肌功能方面更具优势。一般认为手术前逼尿肌压力较高的良性前列腺增生患者可能获得更满意的手术疗效。

一般对于良性前列腺增生患者拟行手术治疗前如有以下某一项，应考虑行尿动力学检查：

（1）尿量小于150ml。

（2）Q_{max}大于15ml/s。

（3）年龄大于80岁者。

（4）残余尿大于300ml。

（5）怀疑合并神经系统病变者。

（6）既往有不成功的良性前列腺增生手术治疗史者。

（九）排尿日记（voiding charts）

排尿日记是根据患者的日常习惯，分别记录其昼夜饮水量和排尿量。并非所有前列腺增生患者均常规推荐该项检查，它对以夜尿增多为主要下尿路症状的患者很有意义，通过记录24小时排尿日记，可有助于鉴别夜间多尿和饮水过量。由于国际前列腺评分低估了夜尿的普遍性，排尿日记是对夜尿的判断最为有效的一项客观工具。

（十）尿道膀胱镜（urethrocystoscopy）金查

膀胱镜是泌尿外科常用的工具之一，用于直接观察膀胱、膀胱颈及尿道，诊断或治疗该区域的疾病。一般良性前列腺增生患者并不主张进行膀胱镜检查，仅当怀疑良性前列腺增生患者合并尿道狭窄、膀胱内占位性病变等情况时建议行此项检查。

三、良性前列腺增生的治疗

良性前列腺增生主要的治疗方法包括：等待观察、药物治疗和外科手术。治疗方法的选择需要考虑症状的严重程度、症状对患者的日常生活造成的困扰、前列腺的体积以及是否伴有并发症。

（一）等待观察

所谓等待观察，即通过改变生活习惯、定期就诊等措施来治疗良性前列腺增生。一些患者应用这一疗法后，下尿路症状可在多年内不出现进展。等待观察应当围绕如下几方面进行。第一，选择合适的患者，等待观察适合有轻度下尿路症状且无明显生活质量影响的患者，如果对中、重度LUTS症状患者采取该疗法非但不能起到治疗作用反而可能会加速疾病的进展。第二，指导患者改变生活习惯。比如调整饮水时间，在外出和入睡之前限制饮水量，旨在减少夜尿次数；减少咖啡和酒类等具有利尿作用饮料的摄入量；排尿训练：①在患者出现尿意的时候，告知患者转移注意力以减少排尿次数；②在患者出现尿急症状时，嘱咐其做提肛动作以收缩尿道括约肌从而延迟排尿时间，长期的排尿训练能够增大膀胱的容量并缓解尿频症状。第三，患者宣教。医务人员应当告知患者并不是所有的病人都会出现疾病进展，且急性尿潴留和肾衰竭等并发症的发生率也并不普遍。在临床诊疗中，许多患者对下尿路症状的担忧都是出于对前列腺癌的恐惧，因此也必须对患者普及前列腺癌的知识，告诉他们下尿路症状和前列腺癌并没有必然的联系。第四，等待观察并不是一种被动的治疗方法，医生应要求患者定期前往医院随访，根据其 IPSS 评分、前列腺超声、尿流率以及残余尿量变化情况来判断良性前列腺增生的进展情况。

（二）药物治疗

治疗良性前列腺增生的药物包括 5α 还原酶抑制剂，α_1 - 肾上腺素能受体阻滞剂，M 受体阻滞剂（抗胆碱药物）、植物制剂以及中药。

1. 5α 还原酶抑制剂　前列腺的生长发育离不开睾酮的衍生物——双氢睾酮，良性前列腺增生也和双氢睾酮密不可分。人体内的双氢睾酮源自 5α 还原酶对睾酮的转化。5α 还原酶分为两型，工型主要存在于肝脏和皮肤之中，Ⅱ型则位于前列腺内。5α 还原酶抑制剂能够抑制该酶的活性，使睾酮向双氢睾酮转化受阻。5α 还原酶抑制剂主要包括非那雄胺和度他雄胺两类。前者能够抑制 Ⅱ 型 5α 还原酶，后者则能够同时抑制工型和 Ⅱ 型 5α 还原酶，但在临床治疗效果上两者没有明显差别。长期服用 5α 还原酶抑制剂，能够使前列腺体积减小大约 30%，IP—SS 减少 2~4 分，最大尿流率增加约 1.5ml/s。除上述疗效以外，5α 还原酶抑制剂还能减少良性前列腺增生患者疾病进展的风险，包括：降低急性尿潴留的发生率以及需要接受手术治疗的患者比例；5α 还原酶抑制剂还能减少前列腺切除术中患者的失血量。长期服用这类药物还能减少部分患者前列腺癌的发病风险，但有潜在的高级别前列腺癌发生率增加的风险。

由于 5α 还原酶抑制剂的基本药理作用是缩小前列腺的体积，因此一般推荐前列腺体积较大的患者服用；肾功能不全的老年患者不需要调整剂量。该药起效较缓慢，治疗时间为 3 个月的病人，其前列腺的体积缩小大约 20%。停药 14 天后，双氢睾酮水平恢复至用药前的水平。停药 3 个月后，前列腺体积会恢复到基线值。

该药的主要不良反应包括：性功能减退（性欲下降、勃起功能障碍和射精障碍）、乳房胀痛、男性乳腺发育和皮疹。绝大多数病人能够很好地耐受上述不良反应。药物相关的性功能减退的发生率随治疗时间的延长而降低。

服用 5α 还原酶抑制剂能够使男性血清 PSA 浓度降低约 50%。在评价长期服药（时间 > 6 个月）患者的 PSA 数据时，其真实的血清 PSA 应该在测量值的基础上加倍，以减少前列腺癌的漏诊率。

2. α - 肾上腺素受体阻滞剂　在人类前列腺和膀胱颈部的平滑肌中分布有 α - 肾上腺素受体，这些受体如被阻断，平滑肌则会出现舒张，下尿路阻力随之减小。为此，20 世纪 70 年代末就有应用非选择性 α - 受体阻滞剂——酚苄明治疗良性前列腺增生的尝试，但这一药物有较为明显的心血管系统副作用。随后的研究发现，前列腺和膀胱颈部的 α - 肾上腺素受体为 α_1 亚型，不久以后，选择性的 α - 受体阻滞剂问世，开启了良性前列腺增生药物治疗的新时代。近些年的研究还发现此类药物可能通过影响膀胱壁以及中枢神经系统中的 α 受体而改善排尿症状。

目前此类药物中常用的包括α-受体阻滞剂（如：特拉唑嗪、多沙唑嗪、阿夫唑嗪等）以及高选择性的α-受体阻滞剂（坦索罗辛）。与5α还原酶抑制剂相比，α_1-受体阻滞剂起效迅速，下尿路症状一般在患者服药48小时内得以改善，改善LUTS的程度为30%～40%，能够提高最大尿流率16%～25%。但长期治疗不能缩小前列腺体积，不能降低远期急性尿潴留的发生率。在此类药物治疗过程中还应当注意以下两点：第一，不推荐同时服用两种或两种以上的α受体阻滞剂，这样做非但不能进一步改善疗效，反而会增加药物的不良反应。第二，如果患者连续服药一个月以上症状仍未改善，则不推荐继续用药。

α-受体阻滞剂常见的不良反应包括：体位性低血压、心悸、心动过速、头晕、头痛、眩晕、鼻黏膜充血。服用α_1-受体阻滞剂的患者接受白内障手术时可能出现虹膜松弛综合征，因此建议术前停药。由于目前市面上的药物多为缓释或控释剂型，故心血管系统副作用的发生率并不普遍，大多数患者耐受良好。相关研究表明，不同类型α_1-受体阻滞剂的药效无显著差异；虽然某些研究显示选择性高的剂型副作用较低，但其结论尚未得到大宗临床研究的证实。

3.5α还原酶抑制剂和α_1受体阻滞剂的联合治疗 临床研究表明，联合应用5α还原酶抑制剂和α_1-受体阻滞剂治疗良性前列腺增生较之单药治疗效果更为显著，表现在IP-SS的下降、最大尿流率的增加以及延缓疾病的进展等方面联合治疗均更有优势。然而药物联合治疗可能增加不良反应的发生率，加重患者的经济负担，另外联合治疗的疗效也受到患者个体差异的影响。

4. M受体阻滞剂（抗胆碱药物） 部分良性前列腺增生患者的尿频、尿急等尿路刺激症状是由膀胱逼尿肌兴奋性升高造成的，表现为逼尿肌的不规则收缩。由于膀胱逼尿肌分布有胆碱能受体，因此服用抗胆碱药物能够缓解尿路刺激症状。M受体阻滞剂适用于经α-受体阻滞剂治疗后仍合并尿频、尿急等储尿期症状者。常用的M受体阻滞剂有酒石酸托特罗定和盐酸索利纳新，常见的不良反应包括口眼干涩、消化不良。由于该药可能导致残余尿量增加，因此对于残余尿量异常的患者不应使用这类药物。对于膀胱出口梗阻明显的患者，应用此类药物有发生急性尿潴留的风险。

5. 植物制剂 常见的品种包括花粉提取剂、锯棕榈、塞雷诺阿草的果实、非洲李子树皮以及荨麻根的提取物。植物制剂不良反应发生率低，对于缓解下尿路症状和增加最大尿流率的治疗效果优于安慰剂，但其作用机制尚不明确。

（三）手术及微创治疗

尽管药物的推广应用使得相当一部分良性前列腺增生患者可以采用非手术的治疗，但是仍然有部分患者最终需要外科治疗来解除下尿路症状和改善生活质量。

1. 外科治疗的适应证和禁忌证

（1）适应证：经过规律药物治疗不能改善的中重度下尿路症状患者，对于生活质量有明显影响时；两次或两次以上急性尿潴留；反复泌尿系感染；由于良性前列腺增生引起反复血尿；膀胱出口梗阻继发双侧肾输尿管积水、肾功能受损者；膀胱结石。

（2）禁忌证包括：①全身状况差不能耐受手术；②凝血机制障碍或需要不间断服用抗凝药物的患者；③诊断为前列腺癌。

2. 外科治疗的方法分类 主要分为开放手术、经尿道电切手术、经尿道激光手术以及其他一些以微波、冷冻、射频为能量方式的微创治疗方法。

3. 开放前列腺切除术 开放前列腺切除术包括耻骨上和耻骨后前列腺摘除术。两者各有优缺点，耻骨上前列腺摘除术也被称为经膀胱前列腺摘除术，对于合并膀胱内结石以及膀胱憩室的患者，应用耻骨上入路可以一并解决。但是对于前列腺窝的止血因为此入路下难于直视出血点，相比之下，耻骨后入路时可以直视下进行缝扎，止血效果要优于耻骨上入路。

术后需要持续膀胱冲洗防止膀胱内血块形成堵塞尿管，根据冲洗液的颜色调整灌注速度，一般在术后 1~3 天停用。提倡应用抗血栓弹力袜和早期床上活动减少下肢深静脉血栓形成。

术后主要并发症包括：①出血：耻骨后术式较之耻骨上术式止血确切，术后出血发生率在 1.5%~3%，可轻轻加大尿管牵拉力量，前列腺窝内出血不再进入膀胱，出血可逐渐停止。仍不能停止出血者，可考虑电切镜直视下止血。②尿道狭窄：并不多见，主要发生在前列腺尖部或膀胱颈，可以采用尿道扩张或者二期尿道内切开手术治疗。③尿失禁：很少发生，多数为一过性尿失禁，行提肛训练，数周至数月多可恢复，真性尿失禁罕见，多系操作时损伤尿道膜部和括约肌造成。

4. 经尿道前列腺电切术 经尿道前列腺电切术分为切除术（TURP）和切开术（TU-IP）。

自 20 世纪 70 年代更为实用的电切镜应用于临床，越来越多的开放手术被经尿道电切术（TURP）所取代，到 1986 年，美国国内 96% 的前列腺切除术采用 TURP，随后其在全世界范围内被推广开来，现在已经成为业内前列腺切除的金标准，但是近年来其地位受到了经尿道激光前列腺切除手术的挑战。

TURP 的手术效果肯定，术后随访 10 个月时 IPSS 平均降低 15 分；随访超过 16 个月，平均尿流率提高 8ml/s。

TURP 的适应证与开放手术相似，但前列腺小于 75g 较为适宜，技术熟练的术者可以适当放宽。其禁忌证主要是严重的尿道狭窄。

术前准备和麻醉与开放手术相同，术时采用体截石位，置入电切镜后持续膀胱内 5% 甘露醇溶液冲洗以保持良好的视野，自膀胱颈部致前列腺尖部顺行逐条切除腺体组织，深度达前列腺包膜。

TURP 可以保留所有切除的标本，合并前列腺癌者可以术后明确诊断，采取相应的治疗。同时此手术方式也有其缺点：术中失血仍较多，尤其是切除过深使得静脉窦开放时更明显，有时需要输血；手术时间过长会造成水吸收过多、稀释性低钠血症（TUR 综合征），据统计其发生和手术时间过长、膀胱内灌洗压力过高以及静脉的较多开放密切相关；膀胱颈部挛缩等造成尿道狭窄；逆行射精以及勃起功能障碍也有一定的发生率；大约 1% 患者术后出现尿失禁。

因此建议在手术过程中尽量减少失血，缩短手术时间、减小灌洗压力以及减少静脉窦的损伤，必要时监测术中血气分析和血电解质水平，保持电切时视野良好，不得损伤尿道括约肌等。

TUIP 主要是用于前列腺体积较小（<30ml）患者，选择 1~2 处行膀胱颈部以及前列腺的纵行切开。对于这些高选择性病例，手术效果很好，但荟萃分析提示症状改善程度较之TURP 稍显不足。由于手术时间缩短，TUIP 的失血和 TUR 综合征发生率明显减少；切除范

围小使得逆行射精和勃起功能障碍的发生率也大为降低。然而，由于切除组织少也造成远期复发率较高。

5. 经尿道激光前列腺手术 根据用于切除前列腺的激光类型不同分为以下几种：①绿激光；②钬激光；③2微米激光；④半导体激光。

激光切除镜与电切镜类似，只是电切环被引导激光光纤的通道所代替。通常采用的是1.5mm直径的光导纤维。

尽管激光的种类不同，但都是将光能转化为热能作用于组织来实现汽化或切割效果。当温度在45~50℃，组织被割裂；50~100℃时组织发生不可逆的凝固坏死；当温度超过100℃，就会发生组织的碳化和汽化。

按照激光作用方向的不同，分为侧发光光纤和末端发光光纤。前者主要作用方式为组织的汽化，而后者则兼有汽化和切割的作用。

（1）绿激光（KTP：YAG）：波长为1 064~532nm，主要采用侧发光方式汽化切除前列腺体，术后不保留标本，主要适应证是中小前列腺，凝血机制障碍并非手术禁忌，失血量明显少于TURP。术后主要的近期并发症为排尿困难和需要再导尿治疗，尤其是处理超过70ml的前列腺时。而随访3年至5年后需要再治疗情况与TURP相当。

（2）钬激光（Ho：YAG）：波长为2 140nm，为脉冲式激光，既可以汽化切除腺体，也可以行腔内剜除前列腺，而且随着剜除和腺体粉碎技术的进一步成熟，剜除腺体体积没有上限，可以适用于任何大小的前列腺，切除范围堪比开放手术，手术效果好。剜除手术时首先在中叶尖部切开找到增生腺体和包膜的间隙，逆行性分离至颈部，其余各叶同样处理，注意分离的解剖层次，否则容易造成包膜穿孔。粉碎已经推入膀胱内的前列腺组织块时，出入口同时灌注生理盐水并保证一定膀胱内充盈度，防止粉碎器损伤膀胱黏膜。术后近远期并发症的发生比率和TURP和开放手术相当。

（3）2微米激光（Tm：YAG）：波长为2 013nm，多用连续模式，汽化同时切割前列腺组织，汽化和残余标本的比率约为2∶1。采用自颈部至尖部顺行"屋瓦"样切除，直至包膜。此外，与钬激光类似，使用2微米激光也可以进行前列腺腔内剜除术。由于激光的连续性，其止血效果和汽化比率优于钬激光，即便是凝血机制障碍的患者接受此手术也是安全的。在目前较少的临床对照研究中，随访18个月，2微米激光剜除术比钬激光剜除术的效果更佳，术后并发症比率和需要再治疗的比率也更低。

（4）半导体激光：波长范围广，应用于前列腺切除的主要是940nm、980nm和1 470nm者，同样可以进行汽化和切割。其凝固坏死深度较大，例如同为80W的能量，半导体激光的凝固深度达绿激光的7.7~8.7倍。因此，有作者建议在前列腺手术中处理尖部时应该降低能量以免尿道括约肌受到热损伤而发生术后尿失禁。

相对于TURP而言，激光的止血效果更好，术中视野清晰，失血量减少，输血率下降；可以采用生理盐水作为冲洗液，有效地减少了手术过程中的TURP综合征的发生；术后冲洗时间和保留尿管时间缩短，多在2.9~4.7天，缩短了平均住院日。手术效果方面缺乏长期的研究结果，多为术后12个月至30个月的报道，最大尿流率平均提高112%，IPSS降低54%左右。就目前的研究结果，激光手术相对于TURP已经在适应人群、失血量、术后恢复时间和部分术后效果方面等显现了优势，但是由于缺乏长期的多中心临床随机对照研究，短期内还不能取代TURP的金标准地位。

总而言之，外科治疗方式的选择应当综合考虑医生个人经验、患者的意见、前列腺的大小以及患者的伴发疾病和全身状况。我们历经了由开放手术向腔内微创手术的过渡并见证了TURP 成为前列腺切除术的金标准。但事物不是一成不变的，随着技术的进一步发展，电切方式正在经受激光能量方式的挑战。

（蒲娟娟）

第四节 前列腺癌

一、流行病学

前列腺癌是一种成年男性疾病，在世界范围内，前列腺癌是第六大常见肿瘤。前列腺癌发病率有明显的地理和种族差异，加勒比海及斯堪的纳维亚地区最高，中国、日本及前苏联国家最低。在欧洲、北美以及非洲部分地区，前列腺癌是男性中最常见的肿瘤，它占了发达国家所有男性肿瘤的 15.3%，发展中国家所有男性肿瘤的 4.3%。据美国癌症协会估计，2004 年在美国大约有 230 110 例新发前列腺癌，有 29 900 例将死于此病。在欧洲，每年得到确诊的新发前列腺癌病例大约有 260 万人，前列腺癌占全部男性癌症人数的 11%，占全部男性癌症死亡人数的 9%。亚洲前列腺癌的发病率远远低于欧美国家，但近年来呈现上升趋势。中国 1993 年前列腺癌发生率为 1.71/10 万，死亡率为 1.2/10 万；1997 年发生率升高至 2.0/10 万，至 2000 年 4.55/10 万。1979 年台湾地区仅有 98 位前列腺癌新病例；1995 年已上升至 884 位，年龄标准化发生率达 7.2/10 万，2000 年有 635 人死亡，死亡率为 5.59/10 万。

前列腺癌患者主要是老年男性，新诊断患者中位年龄为 72 岁，高峰年龄为 75~79 岁。在美国，大于 70% 的前列腺癌患者年龄都超过 65 岁，50 岁以下男性很少见，但是大于 50 岁，发病率和死亡率就会呈指数增长。年龄小于 39 岁的个体，患前列腺癌的可能性为 0.005%，40~59 岁年龄段增至 2.2%，60~79 岁年龄段增至 13.7%。

二、病因

引起前列腺癌的危险因素尚未明确，但是其中一些已经被确认。最重要的因素之一是遗传。如果一个直系亲属（兄弟或父亲）患有前列腺癌，其本人患前列腺癌的危险性会增加一倍。两个或两个以上直系亲属患前列腺癌，相对危险性会增至 5~11 倍。流行病学研究发现有前列腺癌阳性家族史的患者比那些无家族史患者的确诊年龄大约早 6~7 年。

外源性因素会影响从潜伏型前列腺癌到临床型前列腺癌的进程。这些因素仍然在证实讨论中，但高动物脂肪饮食是一个重要的危险因素。其他危险因素包括维生素 E、硒、木脂素类、异黄酮的低摄入。阳光暴露与前列腺癌发病率呈负相关。阳光可增加维生素 D 的水平，可能是前列腺癌的保护因子。在前列腺癌低发的亚洲地区，绿茶的饮用量相对较高，绿茶可能为前列腺癌的预防因子。

总之，遗传是前列腺癌发展成临床型的重要危险因素，而外源性因素对这种危险可能有重要的影响。现在尚无足够的证据显示生活方式的改变（降低动物脂肪摄入及增加水果、谷类、蔬菜、红酒的摄入量）会降低发病风险。有一些研究支持这些说法，还需要进一步的研究加以证实。

三、临床表现

早期前列腺癌没有临床症状。但前列腺癌患者如果前列腺体积增大导致膀胱颈梗阻会表现出典型的下尿路梗阻症状，如尿频、尿急、夜尿增多、排尿等待。这些症状与良性前列腺增生患者症状基本一致。有些患者会因膀胱颈梗阻出现尿潴留，因主动脉周淋巴结肿大出现双侧肾盂积水，或因硬膜外扩张出现脊髓压迫。前列腺癌晚期若发生骨转移会导致骨痛、病理性骨折甚至截瘫。极少有患者出现锁骨上淋巴结肿大或肝功能指标上升。

四、诊断

（一）直肠指检（digital rectal exanunation，DRE）

大多数（70%）前列腺癌起源于前列腺的外周带，DRE 对前列腺癌的早期诊断和分期都有重要价值。考虑到 DRE 可能影响 PSA 值，应在抽血检查 PSA 后进行 DRE。

（二）前列腺特异性抗原（PSA）检查

PSA 是一种糖蛋白，几乎只由前列腺上皮细胞生成，当前列腺癌患者 PSA 升高，表明肿瘤负荷相应增大。其对于前列腺癌并不特异，当患有前列腺炎和 BPH 时，PSA 也会升高。血清 PSA 也受年龄和前列腺大小等因素的影响。目前国内外比较一致的观点：血清总 PSA（tPSA）>4.0ng/ml 为异常。对初次 PSA 异常者建议 2 周后复查。

（三）经直肠超声检查（transrectal ultrasonography，TRUS）

在 TRUS 引导下在前列腺以及周围组织结构寻找可疑病灶，并能初步判断肿瘤的体积大小。但 TRUS 在前列腺癌诊断特异性方面较低。

（四）前列腺穿刺活检

前列腺系统性穿刺活检是诊断前列腺癌最可靠的检查。通常采取的方式是经直肠 B 超引导下的前列腺穿刺活检术。

此外，还可进行影像学检查，如 CT，MRI，ECT 等。

（五）病理分级

在前列腺癌的病理分级方面，目前最常使用 Gleason 评分系统。前列腺癌组织被分为主要分级区和次要分级区，每区的 Gleason 分值为 1~5，Gleason 评分是把主要分级区和次要分级区的 Gleason 分值相加，形成癌组织分级常数。

（六）前列腺癌分期

原发肿瘤（T）：

T_x 原发肿瘤不能评价。

T_0 无原发肿瘤的证据。

T_1 不能被扪及和影像无法发现的临床隐匿性肿瘤。

T_{1a} 偶发肿瘤体积 < 所切除组织体积的 5%。

T_{1b} 偶发肿瘤体积 > 所切除组织体积的 5%。

T_{1c} 穿刺活检发现的肿瘤（如由于 PSA 升高）。

T_2 局限于前列腺内的肿瘤。

T_{2a} 肿瘤限于单叶的 1/2（≤1/2）。

T_{2b} 肿瘤超过单叶的 1/2，但限于该单叶（1/2～1）。

T_{2c} 肿瘤侵犯两叶。

T_3 肿瘤突破前列腺包膜。

T_{3a} 肿瘤侵犯包膜（单侧或双侧）。

T_{3b} 肿瘤侵犯精囊。

T_4 肿瘤固定或侵犯除精囊外的其他邻近组织结构，如膀胱颈、尿道外括约肌、直肠、肛提肌和或）盆壁。

区域淋巴结（N）：

N_x 区域淋巴结不能评价。

N_0 无区域淋巴结转移。

N_1 区域淋巴结转移（一个或多个）。

远处转移（M）：

M_x 远处转移无法评估。

M_0 无远处转移。

M_1 有远处转移。

M_{1a} 有区域淋巴结以外的淋巴结转移。

M_{1b} 骨转移（单发或多发）。

M_{1c} 其他器官组织转移（伴或不伴骨转移）。

五、治疗

许多小的、高分化腺癌一直局限于前列腺中，直到尸检时才被发现，被称为无临床意义前列腺癌。但是目前我们无法区分哪些肿瘤属于有临床意义会进展，哪些前列腺癌属于无临床意义不会进展。据估计，美国男性一生中发展为前列腺癌的平均风险为 17%，但是死于前列腺癌的风险只有 3%。

对于前列腺癌的处理，需要根据患者情况不同，考虑其年龄、预期寿命、合并症、副作用、医疗费用等，制订个性化的治疗方案。

（一）等待观察

等待观察是指主动监测前列腺癌的进程，在出现病变进展或临床症状明显时给予其他治疗。对于等待观察的病人密切随访，定期检查 PSA、DRE，必要时缩短复诊间隔时间和进行影像学检查。对于 DRE、PSA 检查和影像学检查进展的患者可考虑转为其他治疗。

（二）前列腺癌根治性手术治疗

根治性前列腺切除术是治疗局限性前列腺癌最有效的方法，有三种主要术式，即传统的经会阴、经耻骨后及近年发展的腹腔镜前列腺癌根治术和机器人辅助的前列腺癌根治术。

（三）前列腺癌外放射治疗（EBRT）

前列腺癌患者的放射治疗具有疗效好、适应证广、并发症少等优点，适用于各期患者。早期患者（$T_{1\sim2}N_0M_0$）行根治性放射治疗，其局部控制率和 10 年无病生存率与前列腺癌根治术相似。局部晚期前列腺癌（$T_{3\sim4}N_0M_0$）治疗原则以辅助性放疗和内分泌治疗为主。转移性癌可行姑息性放疗，以减轻症状、改善生活质量。

（四）前列腺癌近距离治疗

近距离治疗（brachytherapy）包括腔内照射、组织间照射等，是将放射源密封后直接放入被治疗的组织内或放入人体的天然腔内进行照射。前列腺癌近距离治疗包括短暂插植治疗和永久粒子种植治疗。

（五）试验性前列腺癌局部治疗

包括前列腺癌的冷冻治疗（cryo – surgical ablation of the prostate，CSAP）、高能聚焦超声（high – intensity focused ultra – sound，HIFU）和组织内肿瘤射频消融（radiofrequencylnter – stitial tumour ablation，RITA）等试验性局部治疗。

（六）前列腺癌内分泌治疗

早在1941年，Huggins 和 Hodges 发现了手术去势和雌激素可延缓转移性前列腺癌的进展，并首次证实了前列腺癌对雄激素去除的反应性。前列腺细胞在无雄激素刺激的状况下将会发生凋亡。任何抑制雄激素活性的治疗均可称为雄激素去除治疗。前列腺癌内分泌治疗主要通过以下策略：①抑制睾酮分泌：手术去势或药物去势（黄体生成素释放激素类似物，LHRH – A）；②阻断雄激素与受体结合：应用抗雄激素药物竞争性封闭雄激素与前列腺细胞雄激素受体的结合。两者联合应用可达到最大限度雄激素阻断的目的。其他策略包括抑制肾上腺来源雄激素的合成，以及抑制睾酮转化为双氢睾酮等。

内分泌治疗的目的是降低体内雄激素浓度、抑制肾上腺来源雄激素的合成、抑制睾酮转化为双氢睾酮、或阻断雄激素与其受体的结合，以抑制或控制前列腺癌细胞的生长。

内分泌治疗的方法包括：①去势；②最大限度雄激素阻断；③间歇内分泌治疗；④根治性治疗前新辅助内分泌治疗；⑤辅助内分泌治疗。

六、预防与保健

前列腺癌预防研究使用非那雄胺和度他雄胺（$5-\alpha$ 还原酶抑制剂，可以抑制睾酮转化为双氢睾酮）作为化学预防制剂。结果显示非那雄胺和度他雄胺降低了前列腺癌的发病率。尽管存在不同观点，但服用非那雄胺似乎与高分级前列腺癌发生风险增加有关，需要谨慎使用。此外，生活方式的改变，如减少动物脂肪摄入，增加水果、谷类、蔬菜等的摄入有可能会降低前列腺癌的发病风险。

（蒲娟娟）

第五节　肾血管疾病

一、概述

（一）肾血管分布

肾脏是多血管的器官。双肾动脉起自腹主动脉的两侧，后逐渐分支为肾动脉、叶间动脉、弓状动脉、小叶间动脉、入球小动脉、肾小球毛细血管袢、出球小动脉、肾小管周毛细血管网，之后汇入到与动脉相伴行的静脉系统，逐级为小叶间静脉、弓状静脉、叶间静脉、肾静脉，最后注入下腔静脉。

肾动脉、叶间动脉、弓状动脉属于中等动脉，有较厚的平滑肌，内膜较厚，管腔较大；小叶间动脉、入球小动脉属于小动脉和细动脉，内膜较薄，平滑肌较少；毛细血管仅有内皮细胞和基底膜。静脉管壁平滑肌很少。

（二）肾血管病病因

肾血管病可由多种病因引起，任何一级血管的受累都可导致肾血管病，临床表现亦多种多样（表7-6）。其中肾动脉狭窄、肾动脉胆固醇结晶栓塞及肾静脉血栓最具有代表性。近年来，随着动脉粥样硬化的发生率升高和各种有创检查技术及介入治疗技术的广泛应用，胆固醇结晶栓塞也日益增多，应引起高度重视。故本章着重阐述肾动脉狭窄及肾动脉胆固醇结晶栓塞。

表7-6 肾血管病的病因

病因	大血管	中血管	小血管
血管炎	多发性大动脉炎	结节性多动脉炎	原发性小血管炎
代谢异常	动脉粥样硬化性肾动脉狭窄		
血栓	肾动脉血栓 肾静脉血栓	肾静脉血栓	
栓塞	肾动脉栓塞	肾动脉栓塞	肾动脉胆固醇结晶栓塞
高血压			良性高血压肾小动脉硬化症
其他	纤维肌性发育不良		血栓性微血管病

二、肾动脉狭窄

肾动脉狭窄（renal artery stenosis，RAS）是指不同病因导致的单侧或双侧肾脏动脉主干或主要分支的狭窄，当狭窄大于50%导致肾内血流动力学改变，肾内发生缺血性病变，继发肾素血管紧张素系统激活，导致肾血管性高血压和肾功能不全。

（一）病因

RAS主要的病因包括动脉粥样硬化、大动脉炎及纤维肌性发育不良。

动脉粥样硬化占RAS病因的70%~90%。大多数动脉粥样硬化病变发生在距肾动脉起始部1cm处，可发生在单侧或者双侧。动脉粥样硬化可局限在肾动脉，但更多的是弥散性病变。研究显示RAS在动脉硬化症患者更易发生，并且提示同时有肾外广泛严重的动脉粥样硬化。动脉粥样硬化是西方国家肾动脉狭窄的最常见原因，以往我国以大动脉炎发生率最高，但近年来，随着人口平均寿命的延长，动脉粥样硬化性肾动脉狭窄（atherosclerotic RAS，ARAS）逐渐成为RAS主要病因。

纤维肌性发育不良占RAS的病因不到、10%。其发病原因不清，能够影响动脉内膜、中膜、外膜，狭窄常发生在肾动脉主干中远段或侧支，血管造影可见血管呈串珠样动脉瘤样改变。本病很少导致血管阻塞和缺血性肾病。纤维肌性发育不良常见于青少年，伴有严重的难以控制的高血压。

大动脉炎主要侵犯主动脉及其大的分支，侵犯肾动脉者约占 60% 以上，87% 病变侵犯肾动脉起始部和近心端，肾动脉多为向心性局限狭窄。大动脉炎多发生于中青年女性，可伴有无脉症及风湿免疫疾病的特征。

少见的病因包括肾动脉瘤、肾动脉栓塞、肾动脉损伤和腹主动脉瘤压迫、肾移植术后移植肾动脉狭窄等。

（二）流行病学

男性 RAS 的患病率是女性的将近两倍（9.1% vs 5.5%，P = 0.053）。由于缺乏简便准确的无创检查手段，迄今关于 ARAS 的流行病学研究，还限于高危人群中。国外学者调查发现，ARAS 在冠心病患者中的患病率为 11% ~ 23%；在脑卒中患者中为 10.4%。来自美国的资料，动脉粥样硬化性肾血管病在 65 岁以上的住院患者中，年患病率为 0.5/（1 000 ~ 3.7）/10 000 在 50 岁以上伴进行性肾功能不全的患者中，5% ~ 22% 为缺血性肾血管病。在肾功能不全的老年患者中，近 25% 伴有未诊断的 RAS。尸检发现，> 50 岁患者中 27% 为 RAS（狭窄 ≥ 50%），而在有舒张期高血压（> 100mmHg）病史的患者中这一比例增加至 53%。疑诊冠心病而行心导管介入术的患者中，有 1/3 可以发现 RAS。外周动脉疾病或腹主动脉瘤患者中 30% ~ 40% 并存 RAS。我国在这方面的资料较少，为 ARAS 在冠心病患者中的患病率为 17% ~ 25.9%。RAS 是 10% ~ 15% 的肾透析患者发生终末期肾病的原因。在一般高血压人群中，RAS 是引起继发性高血压的最常见（2% ~ 5%）原因。

（三）危险因素

现已公认糖尿病、高胆固醇血症是动脉粥样硬化的危险因素。亦有研究显示吸烟、脉压、血肌酐及冠状动脉狭窄积分、纤维蛋白原、同型半胱氨酸、脂蛋白、C 反应蛋白等对 ARAS 和肾功能的预测有重要价值。

（四）临床表现

临床主要表现为肾血管性高血压和缺血性肾病。

（1）肾血管性高血压：肾缺血导致肾素血管紧张素醛固酮系统（RAAS）激活，引起肾血管性高血压，尤其发生在患纤维肌性发育不良的病人。肾动脉狭窄，尤其是双侧 RAS 可加重原发性高血压。高血压的临床特点为：①50 岁以上患者，突然发生的快速进展的高血压或恶性高血压；②高血压发病年龄 < 30 岁（特别是女性患者）；③高血压起病后 6 个月内迅速进展；④以前稳定的高血压突然恶化；⑤服用 3 种以上降压药物仍难以控制的高血压。

高血压得不到控制可导致器官衰竭，如充血性心力衰竭、反复发作性急性肺水肿、高血压脑病等。左心扩大和心力衰竭的最主要原因是高血压。肾缺血导致 RAAS 激活，醛固酮不仅促进高血压，而且也和导致左室扩大的心肌纤维化和心力衰竭病人心室重构有关。左室纤维化和扩大导致舒张和收缩功能不全。对于患 ARAS 的病人，肾动脉血管成形术很少能治愈高血压，但是能够改善血压的控制。

（2）缺血性肾：病部分患者以肾功能异常作为首发症状，老年人不明原因的肾功能不全应高度怀疑缺血性肾病可能。该病可由严重的双肾动脉狭窄或者独肾伴 RAS 所致。肾功能不全的发生一方面是由于受累肾脏的低血流灌注，另一方面是由于高血压、糖尿病等引起的肾脏结构的改变。可出现以下表现形式：①老年人或高血压患者出现原因不明的肾功能不全；②服用血管紧张素转换酶抑制剂（ACEI）或血管紧张素 II 受体拮抗剂（ARB）后突然发生且迅速进展的肾功能恶化或肾衰竭；③伴有单侧肾脏萎缩的氮质血症；④全身性动脉粥样硬化患者最近发生不能解释的氮质血症；⑤肾小管-间质受损明显时可出现肾小管浓缩功能障碍，表现夜尿增多、尿渗透压降低等。

（五）相关检查

1. 非侵入性检 查见表7-7。

表7-7 RAS非侵入性检查的比较

检查	优点	缺点	敏感度	特异度	用途
彩色多普勒超声	简便、价格低廉、准确度高	①耗时长；②对远端、副肾动脉很难检查，对狭窄的判定限于定性；③肥胖、肠内积气患者不易检出；④依赖于操作者经验	85%	92%	筛查RAS的首选检查
螺旋CT成像（CTA）	和肾动脉造影相比，观察动脉管腔和管壁更清晰，更清楚地显示粥样硬化斑块的性质	造影剂用量大，造影注射时间长，易致造影剂肾病	对于狭窄＞50%的病变，64%～99%	对于狭窄＞50%的病变，92%～99%	无创诊断RAS的最佳方法
磁共振成像（MRA）	较好的显示肾动脉的解剖结构；所用造影剂肾毒性小；作为肾衰竭患者的优先选择	①所用造影剂（Gd-DTPA）可引起肾纤维化，肾小球滤过率小于30ml/min时不能应用；②只能提供肾动脉的解剖结构；③禁用于体内有金属物、幽居恐惧症患者	62%～100%	84%～96%	
放射性核素肾动态显像及卡托普利肾图	不依赖解剖结构评价肾功能；测定分肾功能；对肾实质血流灌注不足的诊断敏感，有助于判断预后	①检查前准备要求高（停用ACEI/ARB72小时）；②不能用于存在ACEI/ARB禁忌证患者③不用于RAS筛查	70%～98%	70%～98%	

2. 侵入性检查 肾动脉血管造影（DSA）是诊断RAS的"金标准"。其检查的同时可进行介入治疗是其优势，但是检查时需要动脉插管，属侵入性检查，术后并发症多，具有发生造影剂肾病和动脉粥样硬化栓塞性肾病的危险，费用昂贵，尤其对高龄、合并多脏器病变的患者无法实施，临床应用有一定的限制。肾动脉血管造影不作为RAS的筛查，尤其对患有其他疾病的老年人。仅适用于拟行肾动脉介入治疗的患者。

（六）肾动脉狭窄的理想诊断程序

1. 鉴别主肾动脉和副肾动脉 RAS的诊断依赖于影像学检查，没有单一的非侵入性影像学检查是特异的、敏感性高的，因而需要综合多个影像学检查做出判断。非侵入性检查的结果仅供参考，最终确诊还需肾动脉血管造影。

2. 定位诊断 判断狭窄部位是在肾动脉的近端开口处，还是在肾动脉的远端近肾门处，或肾内小动脉，抑或是整根肾动脉都有狭窄；是单侧狭窄，或是累及双侧。

3. 确定病因（如动脉粥样硬化、纤维肌性发育不良）　如动脉粥样硬化性狭窄，在血管壁上可见粥样斑块或钙化斑块。纤维肌性发育不良表现为肾动脉呈串珠样狭窄。大动脉炎的特点是病变可累及腹主动脉或头臂动脉。

4. 确定血流动力学异常　RAS 的血流动力学严重程度可以通过测量跨病变压力阶差进行确定。

5. 确定血运重建术可能的临床获益率见表 7-8

表 7-8　血管重建术可能获益或无效的临床线索

血管重建术可能获益	血管重建术可能无效
重度、难控制的高血压，或既往血压平稳近期血压急性升高（A 级）	血压通过药物可以维持稳定（A 级）
高血压对 ACEI/ARB 有效（C 级）	肾功能稳定（C 级）
反复发作的肺水肿，不能用心功能解释（C 级）	基础血肌酐 > 3 ~ 4mg/dI（C 级）或患侧 GFR < 10ml/min（C 级）
难以解释的进展性肾衰竭（A 级）	患侧肾脏长径 < 8cm（C 级）
应用 ACEI/ARB 出现的急性肾衰竭（C 级）	患侧肾脏阻力指数 > 80（C 级）
血压降低的同时肾功能不能维持（C 级）	

6. 诊断可能对治疗产生影响的伴随病变（腹主动脉瘤、肾肿物等）

7. 经皮介入或外科血运重建后判断再狭窄

（七）治疗

目前，RAS 的治疗方案有 3 种：药物治疗、介入治疗和手术治疗。2005 年美国心脏病学会和美国心脏协会（ACC/AHA）发布的外周血管病指南指出：药物治疗为了控制血压，对于所有单侧肾动脉狭窄的患者都适用；介入治疗即经皮血管成形及支架植入术，适用于有显著血流动力学异常的患者，如对降压药抵抗、不耐受、恶性高血压、反复发生肺水肿的患者；外科手术适用于复杂的血管病变。

1. 药物治疗　伴有 ARAS 者为预防心血管事件的发生，应强化药物治疗，包括降压、降糖、应用他汀类、阿司匹林等，同时还要戒烟及保持健康的饮食和生活方式（表 7-9）。

表 7-9　老年 ARAS 患者的危险因素及治疗药物

危险因素	治疗药物	治疗目标	说明
高血压	ACEI/ARB 钙离子拮抗剂（CCB）β 阻滞剂	血压 < 140/90mmHg；血压 < 130/80mmHg（糖尿病或蛋白尿）	多采用两种或两种以上联合，以 CCB 和 β 阻滞剂为主；ACEI/ARB 对肾性高血压控制好，有利于减缓肾脏病进展，但对双侧 RAS 及孤立 RAS 导致的容量依赖型高血压是绝对禁忌
高脂血症	他汀类	胆固醇 < 3.38mmol/L 低密度脂蛋白 < 2.6mmol/L	老年患者严格的血脂控制未见明显的益处，血脂调节需慎重。如有慢性肾脏病，需使用小剂量他汀类和对胆固醇吸收有抑制的作用的降脂药

危险因素	治疗药物	治疗目标	说明
糖尿病		HbA1c<7%	老年患者注意血糖的个体化，必要时可放宽标准
抗血小板药物	阿司匹林、氯吡格雷		对于75岁以上老年患者增加出血风险；肾功能不全的老年患者会加重肾脏损害
慢性肾脏病		除以上因素外，控制贫血及甲旁亢	尽量避免药物、造影剂、心力衰竭、低血压等导致的肾损伤

2. 介入治疗 由于药物治疗对肾血管严重狭窄或闭塞无明显疗效，临床上往往需要进行肾动脉血运重建，恢复肾血流量，控制高血压，防止肾功能进一步恶化或治疗严重肾动脉狭窄，保障慢性心力衰竭或心肌病患者可更安全地使用血管紧张素转化酶抑制剂类药物等。介入治疗主要包括经皮腔内肾动脉成形术（percutaneous transluminal renal angioplasty，PTRA）、肾动脉支架植入术（percutaneous transluminal renal angioplasty with stent，PTAS）、置入血栓保护装置以及药物涂层支架等。近来有不少临床试验对介入治疗的安全性和有效性提出质疑，但只要临床医师严格掌握适应证，介入治疗会有明确的疗效。

2006年美国AHA/ACC指南认为：肾动脉血运重建术指征为肾动脉狭窄程度≥70%，同时：①治疗RAS的药物难以控制高血压和进行性肾功能损害者；②有与RAS相关的心力衰竭或阵发性肺水；③有与RAS相关的不稳定心绞痛。支架术用于：①动脉粥样硬化性RAS开口病变；②肌纤维发育不良球囊扩张失败。对于无症状单侧RAS的介入治疗目前尚无循证医学证据。

中华医学会老年分会的ARAS治疗的专家建议着重强调了介入治疗的适应证：当血管直径狭窄≥70%，跨狭窄收缩压差>20mmHg（1mmHg=0.133kPa），并伴有以下一项以上的临床情况，才考虑行介入治疗：①高血压Ⅲ级；②无法用其他原因解释的突发性或进行性肾功能恶化；③短期内患侧肾脏出现萎缩；④使用血管紧张素转化酶抑制剂或血管紧张素拮抗剂后肾功能出现恶化；⑤伴不稳定型心绞痛；⑥反复发作的急性肺水肿与左心室收缩功能不匹配。当有以下情况时，不建议进行介入治疗：①患侧肾脏长径<7.0cm和（或）肾内段动脉阻力指数>0.8；②患者已有明确的对比剂过敏史或胆固醇栓塞病史；③伴随的严重疾病预期寿命有限或无法耐受经皮介入治疗；④病变肾动脉的解剖结构不适合经皮介入治疗；⑤支架植入后可能会严重影响其他重要的后续治疗。

血运重建成功后血压易于控制，所需降压药明显减少，但治愈率一般<15%，部分患者甚至无效。这可能是长期高血压已经导致了肾实质损害或狭窄没有功能意义。除此之外，肾动脉介入本身有一定的肾脏损害危险，主要是造影剂肾毒性及操作过程中发生胆固醇栓塞，因此有些病例虽然血运重建成功，但肾功能无改善甚至恶化。因此，这也要求临床医师在严格把握肾动脉介入的适应证后，防范介入治疗对肾脏的直接损害。目前比较公认的预防对比剂肾病的措施是水化治疗和应用低渗或等渗、低黏稠度的非离子型对比剂，并尽量减少对比剂的用量。同时严格规范肾动脉介入术者的准入制度，提高团队的围术期治疗经验，从而提高介入成功率。

3. 手术治疗 外科开放式手术目前已非ARAS治疗的首选，但在下列情况时仍然不可缺少：①ARAS病变严重但肾动脉解剖学特征不适合行血管介入治疗的患者；②介入治疗失败或产生严重并发症的患者；③ARAS 伴发的腹主动脉病变需行开放式手术治疗的患者。常见的手术方式有主动脉－肾动脉旁路重建术、肾动脉再植术、非解剖位动脉重建手术、自体肾移植术、肾动脉内膜剥脱术和肾切除手术，需根据患者肾动脉病变的具体情况和患者全身状况等进行选择。

4. 治疗的选择　ASTRAL 是迄今为止最大的一项前瞻性随机临床研究，进行了药物与支架的疗效比较；STAR 研究了支架与肾功能受损之间的关系。上述 2 项试验在传统降压药物的基础上，加用了阿司匹林和他汀类，加强了抗血小板聚集和延缓动脉粥样硬化斑块聚集的功效，极大程度上预防了术后可能导致的肾动脉粥样硬化栓塞，并使得药物的降压作用达到最优化。结论认为相较于药物治疗，介入治疗并未对血压、肾功能或不良心血管事件有所改善。且对于稳定的单侧肾动脉狭窄患者，仍然认为药物治疗是首选。在未明确血管重建指征的情况下，介入治疗未必比药物治疗更有效。

正在进行的 NITER、CORAL、RADAR 研究将对生存率、心血管不良事件发生率、高血压及改善肾功能等问题进行深入研究，其结果的公布可能给 ARAS 患者介入治疗策略的选择提供新的证据。

（八）RAS 患者的评估程序

RAS 患者的评估程序见图 7 - 1。

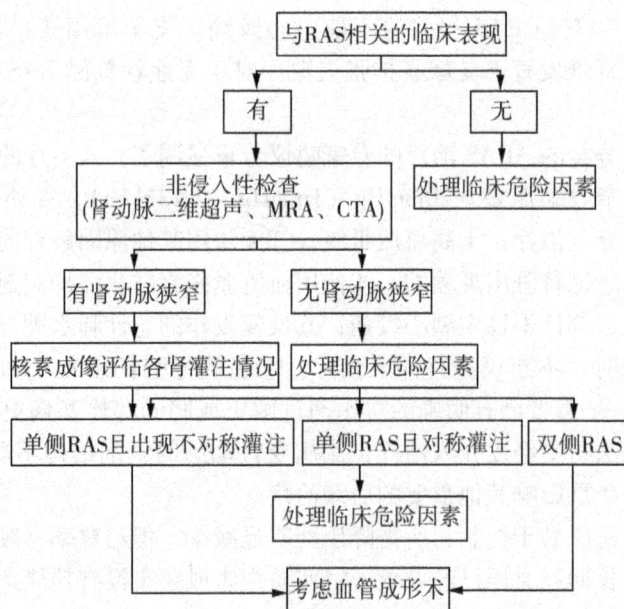

图 7 - 1　RAS 患者的评估程序

三、肾动脉胆固醇结晶栓塞

胆固醇结晶栓塞（cholesterol crystal embolism，CCE）是由于各种原因造成动脉粥样斑块破裂，导致其中的胆固醇结晶脱落，阻塞末梢血管造成组织缺血和坏死的综合征。该病主要发生于动脉造影、血管外科手术后，少数也可以自发产生。肾脏由于邻近腹主动脉，而且血供丰富，成为最常受累的器官。

肾小动脉胆固醇结晶栓塞于 1945 年由 Flory 首先报道，在一组 267 例严重主动脉粥样硬化病人进行的尸检中发现 9 例患者血管内存在胆固醇栓子。其后随着检查手段的进步，相关报道不断增多。该病的死亡率高，对患者的危害极大，但是在临床工作中，这一疾病的诊断常常被忽略。

（一）流行病学

荷兰的 Moolenar 等发现年度报告中的发病率为 6/100 万，但尸检检出率高达 0.3% ~ 0.4%，高于临床报道的发生率。据国外资料报道，本病占老年轻度动脉粥样硬化的 4%，老年重度动脉粥样硬化病人的 77%；占肾活检病例的 1.1% ~ 1.6%，老年肾活检病例的 4.25%。

（二）病因和病理改变

多数 CCE 与应用有创性或介入性心血管诊治技术密切相关，例如主动脉造影、经皮冠状动脉或肾动脉成形术、主动脉和心脏手术、主动脉内气囊反搏、心肺复苏术等。常发生于导管操作时，粥样斑块脱落栓塞肾脏、皮肤和其他脏器的动脉。因此，对动脉粥样硬化性疾病患者行介入治疗前应评价 CCE 的风险，适时应用远端保护装置有助于预防其发生。

抗凝治疗引起的主动脉粥样斑块破溃处纤维素血栓形成，也易造成肾栓塞；而静脉应用链激酶治疗肺栓塞和急性心肌梗死也可继发胆固醇栓塞。胆固醇结晶栓塞的其他危险因素还包括高血压、糖尿病和主动脉瘤。

对受累器官进行活检，可见于肾的弓状动脉，和（或）小叶间动脉、肾小球入球小动脉及毛细血管腔内可见胆固醇结晶。在受累血管周围可见不痛类型的炎性细胞浸润，后期可见动脉内膜增生和血管周围纤维化。典型病理改变为小动脉管腔被两面凸起的裂隙状胆固醇结晶所阻塞。若肾中等动脉栓塞，可有肾梗死表现。

（三）临床表现

好发于老年人，男性多于女性。由于胆固醇结晶栓子可累及多个器官，其疾病的临床表现无外乎是由于不同器官栓塞和激发的局部炎症反应所引起的一系列临床症候群。

1. 肾脏表现　肾衰竭和高血压恶化较常见。国外报道的 221 例确诊的胆固醇栓塞患者中，34% 的患者在就诊时即存在肾衰竭。大多数患者伴有高血压，甚至为恶性高血压。此外，蛋白尿、血尿、嗜酸性粒细胞尿，甚至肾病综合征也为肾损害的常见表现。栓塞至大、中动脉者少见，可由肾梗死表现。需要透析的肾功能不全患者预后较差。

2. 肾外表现　患者可有发热、体重下降等非特异表现。皮肤受累最为常见，有报道显示在发现 CCE 患者中约半数患者会有皮肤受累的临床表现。可表现为下肢、臀部或腹部皮肤的网状青斑，脚趾皮肤的蓝紫色斑点，又称"蓝趾综合征"，此为特异性的临床表现。由于栓塞发生在小动脉至微动脉水平，所以患者的外周血管搏动通常是正常的。

中枢神经受累表现为大脑半球多发性小灶性脑梗死；胃肠道受累可表现为缺血性肠病、急腹症等；心脏受累可导致心绞痛或心肌梗死；肌肉受累可表现为肌炎。

（四）相关检查

血嗜酸性粒细胞比例和绝对值的升高，血沉加快，低补体血症是 CCE 患者的共同表现。其中血嗜酸性粒细胞升高最为常见，可见于 20% ~ 70% 的患者，其升高水平的波动可反映病情的变化。

各器官受累均有相应的化验指标异常。肾脏受累的时候，血肌酐进行性升高。与造影剂肾病导致的血肌酐升高多发生在术后48小时不同，血肌酐的升高发生较晚，可与诱因间隔数周至数月。

CCE最终诊断要依靠病理。病理表现如前所述。诊断敏感性与取材的部位有关。文献报道皮肤活检的敏感性为33%，肌肉活检的敏感性可达100%，肾脏活检敏感性达75%。

（五）诊断与鉴别诊断

1. 诊断　动脉粥样硬化的患者，如有可能导致斑块不稳定的诱因，出现典型的三联征，即网状青斑、急性肾衰竭和嗜酸性粒细胞升高，需高度怀疑CCE。诊断标准参考Scolari等所提出的标准：①动脉硬化性血管疾病患者，出现急性肾衰竭；②同时出现下腹部或肢端皮肤缺血性表现，包括网状青斑、瘀斑、发绀、坏疽等，并结合临床排除由造影剂肾病、急性间质性肾炎等其他原因引起的急性肾衰竭。

2. 鉴别诊断

（1）造影剂肾病：由于二者均可发生于心血管检查或治疗后，应特别注意鉴别。CCE者其血肌酐常进行性升高，发生较晚，可与诱因间隔数周至数月；而造影剂肾病患者其血肌酐7~10天达到高峰，数周后血肌酐可逐步恢复正常。

（2）原发性小血管炎：肾活检及ANCA检测可协助鉴别诊断。

（3）急性间质性肾炎：胆固醇栓塞引起的肾损害患者尿中无嗜酸性粒细胞可与之鉴别。

（六）治疗

迄今为止，对本病尚无有效的治疗方法，以禁用抗凝药、降脂、降压和透析等对症支持治疗为主，糖皮质激素可能有效，但需大规模临床研究证实。

1. 糖皮质激素　由于CCE的发病机制重要的是对免疫系统的激活导致器官的进一步损伤。有研究发现小剂量肾上腺皮质激素（泼尼松0.3mg/kg）不仅改善一般状态，而且可改善肾功能，避免透析。但也有报道持相反的结论。

2. 血液净化治疗　由于血液透析需要肝素抗凝，可能诱发甚至加重CCE；而腹透由于无须使用肝素，应成为首选的透析方式。然而，需要进行透析的患者，预后都很差。

3. 降脂治疗　因为CCE的重要病因是不稳定斑块破裂，而他汀类药物可稳定斑块，因此应用他汀类药物治疗CCE似乎是合理的。但尚缺乏循证医学的证据。

四、肾静脉血栓

肾静脉血栓（renal vein thrombosis，RVT）是指肾静脉主干和（或）分支内血栓形成，导致肾静脉部分或全部阻塞而引起的一系列病理改变的临床表现。

（一）病因

RVT常见的病因为：①肾病综合征：1840年，Rayer首先报道了肾病综合征（NS）合并RVT，随着临床对RVT的不断认识，目前已证实RVT是NS的常见并发症之一，其中以膜性肾病最为常见。国外报道NS并发RVT的发生率为5%~62%，国内也对NS与RVT的关系及其发生机制进行了前瞻性的研究，指出国人NS发生RVT的发生率为46%。②自身免疫性疾病：主要见于系统性红斑狼疮、抗磷脂综合征等。③恶性肿瘤：合并高凝状态时已发生。④其他情况：肾移植术后、脱水、口服避孕药、创伤、蛋白 C 和蛋白 S 缺乏等。

（二）发病机制

RVT 的发生与血管内膜损伤、肾静脉内血流淤滞以及高凝状态这三种因素密切相关。

肾小球疾病时血管内皮损伤，基底膜胶原暴露，免疫复合物、补体和血小板活化因子以及高胆固醇血症均可激活血小板，促进血小板黏附、集聚。系统性红斑狼疮等自身免疫性疾病引起的血管炎症，以及糖尿病等代谢疾病引起的异常代谢产物的蓄积，均可以损伤内皮细胞，从而加重内、外源性凝血途径的活化。肾病综合征状态下，伴随大量尿蛋白丢失，抗凝血酶Ⅲ、蛋白 C 及蛋白 S 等抗凝因子的丧失，低蛋白血症刺激肝脏合成脂蛋白、纤维蛋白原，以及凝血因子Ⅴ、Ⅶ、Ⅷ、Ⅸ、ⅩⅢ等的增多，都将加重肾病综合征患者的凝血过程活化，产生凝血亢进状态。

（三）临床表现

临床表现取决于血栓形成速度、血栓大小、位置及被侵犯的范围等。按临床表现分为急性和慢性两种类型。慢性最为常见，多无临床症状，主要表现为镜下血尿及肾小管功能异常。急性 RVT 典型表现：①突发持续性腰痛或腹痛；②肉眼血尿；③肾功能异常；④受累肾增大。

（四）相关检查

肾静脉造影仍被作为诊断 RVT 的金标准，但其为有创检查，且造影剂对肾脏有潜在毒性，同时对于 RVT 合并下腔静脉血栓形成时，下腔静脉内造影操作有撞落血栓导致肺动脉栓塞的危险，因此肾静脉造影不宜作为常规检查。

彩色多普勒超声检查的主要优点是方便、无创。超声可以发现肾静脉主干和（或）下腔静脉内低回声血栓影；肾脏明显增大，皮髓质界限不清；可以显示肾静脉内无血流色彩或色彩血流变窄、流速增高；肾动脉阻力指数明显增高等征象。

CT 平扫也可以显示肾脏增大、皮髓质及肾周筋膜增厚模糊，肾静脉增宽、肾脏集合系统显影延迟等征象。增强扫描可以发现肾静脉内血栓的充盈缺损影。CT 的不足之处是也需要注入较大剂量的含碘造影剂，且对于肾内小静脉血栓的显示能力稍感不足。

MRI 可以避免含碘造影剂的使用，但价格相对昂贵。MRA 可准确显示血栓的充盈缺损影。

（五）治疗

RVT 诊断明确后应尽早开始溶栓或抗凝治疗，同时及时针对病因治疗。

抗凝治疗是最常用的治疗方法，由于 RVT 多合并 NS 所致的高凝状态，因此抗凝治疗是必需的。肝素抗凝治疗能加速内源性纤维蛋白溶解过程，阻止纤维蛋白及凝血因子进一步沉积，对肾内分支小静脉血栓形成或不合并肾衰竭的患者，单纯的抗凝治疗可能是适当的。

溶栓治疗能够快速分解纤维蛋白（原）及凝血因子，其比单纯抗凝治疗能更快溶解血栓，使阻塞的肾静脉再通，迅速改善肾脏血流动力学，恢复患肾功能。溶栓治疗联合抗凝治疗的效果要好于单独溶栓、抗凝治疗。对于 1 周以内的新鲜血栓，溶栓治疗均有较好的效果。对于 RVT 合并急性肾衰竭的患者，应首选溶栓治疗。溶栓治疗过程中尽量减少造影剂的应用。最危险的并发症是出血，应严密监测凝血功能状态。溶栓治疗结束后常规应用肝素和华法林抗凝，只要肾病状态持续，发生 RVT 的危险性就较高，尤其在原发部位更易复发，因此抗凝治疗应长期进行。

除药物治疗外，尚有介入治疗、手术治疗等方法。总之，RVT 的治疗不仅在于防治血栓形成，更重要的在于能减轻疾病进展，延缓肾组织纤维化进程。

（吴东波）

第六节　肾衰竭

肾脏是维持机体内环境稳定的重要脏器，具有排泄代谢产物及外源性毒物、调节机体酸、碱、水和电解质代谢平衡，以及产生、转化和代谢一些重要的内分泌激素（如肾素、多种前列腺素成分、激肽释放酶、转化的有活性的 1，25 – 二羟维生素 D_3 及红细胞生成素）等功能。肾衰竭是各种肾脏病发展到后期引起的肾功能部分或全部丧失的病理状态，可分为急性及慢性。急性肾衰竭表现为肾功能在数日、数周内急剧恶化，体内代谢产物潴留，水、电解质及酸碱平衡紊乱。慢性肾衰竭是多种慢性肾脏病症的进行性发展至肾硬化（肾小球硬化、肾小管萎缩及肾间质纤维化）及肾功能损害、尿毒症，是一个连续发展的慢性过程。

随着年龄的增加，肾脏的解剖结构和生化代谢方面都发生了不同程度的退行性变化，进而导致肾脏发生老年性功能改变，使其肾脏疾病的发病率、发病机制及临床表现均与年轻人有所不同，临床上具有病因复杂、影响因素多、表现不典型及病情较重、病程迁延等特点。同时，由于老年人常一身多病、应用多种药物，更使其肾脏病改变错综复杂。

一、病理生理特性

衰老是所有物种生命的自然进程，肾脏衰老性改变通常始于 40 岁，50 岁左右为加速期，表现为肾单位逐渐丢失，肾小球硬化、肾小管萎缩及间质纤维化，肾小球、肾小管功能及血流动力学改变，水、电解质紊乱等。由于肾脏在组织结构上的退化，导致衰老肾脏对外界刺激如血管紧张素、高盐、氧化应激、缺血再灌注损伤等的防御能力减弱，较年轻人更易出现肾衰竭。

（一）肾小球功能

随着年龄的增长，完整和正常的肾小球数目进行性减少。正常成年人每侧肾脏的肾小球数大约为 33 万 ~ 110 万个，约 25% 的人群低于每肾 50 万个，另有 25% 的人群则高于 74 万个。年龄与肾小球数目呈反比，与肾小球的体积和肾脏的重量呈反比。研究表明，肾小球的数目与出生时的体重有明显相关关系，出生时体重每增加 1kg，肾小球可以多出 257 ~ 426 个；肾小球数还与患者对高血压和肾脏疾病的易感性明显相关。因此，出生时低体重的老年人肾脏的老化改变可能更明显。肾小球体积与肾小球数目呈现明显的负相关关系，解放军总医院尸检资料表明，老年人硬化性肾小球数与代偿肥大的肾小球数相平行，且硬化性肾小球的百分数越大，代偿肥大的肾小球也越多。随着年龄的增长，硬化性肾小球的数量逐渐增多，尤其是在肾皮质外带更为明显。健康成年人 30 岁后即可出现肾小球硬化的表现，但比例一般不超过 3%，60 ~ 69 岁则可增高至 10%，70 ~ 79 岁组高达 19%，80 岁以上老年人约25% 的肾小球完全硬化。随年龄增长的肾小球硬化数目可以用以下的公式进行推算：肾小球硬化的比例（%）= ［（年龄/2）– 10］%。

正常成人安静时每分钟有 1 200ml 血液流过两侧肾，相当于心排血量的 1/5 ~ 1/4。衰老的肾脏体积较小，肾实质尤其是肾皮质变薄，故肾血流量明显减少。40岁以后肾血流量以每年1.5%~1.9%速率递减。65岁以上老年人的肾血浆流量仅为青年人的一半，男性减少较女性更为显著。

肾小球滤过率是评价肾脏功能的重要指标。通常认为在40岁之后GFR随年龄增长而逐渐降低，年平均降低速率为 $0.75 \sim 1ml/$（$min \cdot 1.73m^2$）。80岁以上肾功能将损失30%~40%。美国Baltimore的纵向调查显示，大约1/3的人群在20年内，GFR并没有随着年龄的增长发生变化，另外1/3的人则随着年龄的增长，GFR出现加速恶化，这种变化主要与平均动脉压的升高明显相关。但所有老年人的肾小球滤过功能的判断不能一概而论应做个体分析。

肾脏储备能力是肾小球滤过率（glomerular filtration rate，GFR）由基础（静息状态值）增加到最高限度的能力。正常人肾脏一般情况下无须发挥最大的滤过功能便能满足机体需要，但随着生理要求增高或肾脏疾病的进展，则需动用其贮备功能以适应内环境的变化。目前公认蛋白质或氨基酸负荷可调动及检测肾贮备。健康老年人的负荷—基础差值较健康成人有所降低，表明肾贮备降低，因而发生急性缺血或其他损害时，老年人群更易出现急性肾衰竭。严重肾损害者静息肾小球滤过率接近肾脏最大滤过能力，即几乎没有肾贮备。适当限制蛋白质摄入可减轻肾脏负担，延缓生理性衰老过程，降低肾疾病患者的静息肾小球滤过率，增加肾贮备。

（二）肾小管间质功能

肾小管间质结构和功能的老年性改变主要有：肾小管的数量和体积随着年龄的增长逐渐减少，40岁以后，功能性肾小管组织按照每年1%的速度递减，近曲肾小管的体积也明显缩小；肾小管尤其是远曲小管的长度变短，出现管腔扩张、憩室和囊肿；肾小管萎缩，肾小管上皮细胞出现凋亡和空泡样变性；肾间质体积明显增加和间质纤维化逐渐明显，并偶见炎细胞浸润。肾小管间质的病变如肾小管萎缩、间质纤维化等通常给人的印象是慢性的、静止的和不可逆的改变，但实际上这些病灶却代表着一个活动的病变过程，如局灶的肾小管细胞增殖、肌纤维母细胞的激活、巨噬细胞的浸润、炎症因子和黏附分子的产生、肾小管周边毛细血管的丧失、细胞凋亡等，所以肾小管间质结构和功能的老年性改变应引起临床医师的高度重视。

老年人肾小管间质功能的改变可以造成以下几方面的问题：钠的吸收和排泄障碍，容易造成机体的钠平衡失调；肾小管水及渗透压平衡功能损害，尿液的浓缩稀释功能出现障碍，容易造成血容量不足和脱水状况；肾小管排酸、重吸收和重新合成碳酸氢根的功能损害，有时可能引起代谢性酸中毒；肾小管对各种物质转运的储备功能降低，可以引起钙、磷代谢失衡，影响某些药物的代谢等；肾小管间质损伤后，可以影响肾素血管紧张素、前列腺素、激肽类物质、1，25－二羟维生素 D_3 及红细胞生成素等合成、影响抗利尿激素和利钠因子的反应性。

二、流行病学资料

（一）急性肾衰竭

急性肾衰竭是一种临床较常见的重、危、急症，以社区为基础的急性肾衰人群发病调查报告并不多，而且由于急性肾衰的诊断标准不一，各组报告之间数值差别较大。我国目前尚缺乏全国性调查资料，粗略估计，我国每年急性肾衰竭的发病数应为 20 万～50 万人。据北京市血透质控中心统计，2002 年、2003 年、2004 年中因急性肾衰竭进入透析者分别占总透析人数的 4.4%、7.0%、9.7%。院内发生的急性肾衰竭见于各科患者，于 20 世纪 70 年代占住院患者约为 5%，90 年代增长到 3%～7.2%。而在重症监护室患者中占 5%～30%。近半个世纪以来，急性肾衰竭的病死率并没有随着医疗水平的提高而下降，据各组报告总死亡率约为 28%～82%。但值得注意的是，2006 年初美国全国性统计均表明，在过去的十余年中，急性肾衰竭的死亡率有所下降：United States Renal Data System（USRDS）资料表明需要透析的急性肾衰竭患者 90 天内死亡率由 1992 年的 45.7% 降至 2001 年的 44.8%；而不需要透析组的死亡率下降更为明显，由 49.7% 降至 40.3%。据北京地区心血管病检测区 70 万人群资料，1993 年急性肾衰竭的死亡率为 1/10 万，推算全国每年因急性肾衰竭死亡者万余例。

急性肾衰竭在老年患者中极为常见。由于老年人肾脏的退行性变化及患有多种疾病，使老年人接受药物干预、治疗性介入或手术的几率增加，也使得老年人对各种致病因素（如缺血、感染、药物肾损伤等）的易感性大大增加。20 世纪 80 年代有国外文献报道，在急性肾衰竭病例中老年人约占 60%，包括肾前性、肾实质性及肾后性急性肾衰竭。在 80～89 岁老年人中，急性肾衰竭发病率可高达 95/10 万人口。国内报道，老年急性肾衰竭患者约占同期急性肾衰竭患者的 27%～44%。在住院急肾衰患者中，60 岁以上的老年患者的社区获得性急肾衰占 12%～46%，而医院获得性急肾衰占 28%～54%。亦有报道表明，在大于 75 岁的老年人中急性肾衰竭的发生率是非老年人的 3.5 倍，老年患者的急性肾衰竭死亡率约为 50%。

（二）慢性肾衰竭

慢性肾衰竭主要原因为长期的肾脏病变，随着时间推移及疾病的进展，肾脏的功能逐渐下降，造成肾衰竭的发生。据美国卫生经费管理署统计，20 世纪末美国已有近 30 万慢性肾衰竭病人，平均每年增长率为 7%～9%。据 1999 年我国透析登记资料显示，仅进行慢性维持性血液透析或腹膜透析的病人已达 40 000～50 000 人。新发病年增长率为 13%，在新进入透析的患者中，以老年人为主。

随着年龄的增加，老年人因各类系统性疾病或慢性肾脏病的慢性进展可发生慢性肾衰竭，在许多欧美发达国家，老年人终末期肾脏病已对医疗、社会、经济等各个方面产生了很大影响。据美国 1999—2004 年全国健康与营养调查，National Health and Nutrition Examination Survey（NHANES）的数据显示，60 岁以上的美国人慢性肾脏疾病的患病率为 39.4%。据美国肾脏数据系统（USRDS）的报道，美国大于 65 岁的透析患者已从 1973 年的 5.10%，1990 年的 38.10% 升至 2004 年的 60.13%。北京大学医学院 2006 年在北京市石景山 4 个社区中对 40 岁以上人群（其中 60 岁以上占 70%）进行的非随机抽样调查发现，慢性肾脏病患病率高达 12%。中国各大中城市 2006 年慢性肾衰竭行透析治疗的患者中，超过 60 岁的患者占 49.2%。

三、病因

（一）急性肾衰竭

由于老年人肾功能减退、心血管疾病及糖尿病等其他疾病导致的肾功能损害，其肾脏贮备能力明显下降，且常需联合多种药物进行治疗。在一定的诱因下，更易发生急性肾衰竭。常见原因包括肾脏缺血、肾毒性药物以及感染及创伤的控制欠佳等。有研究提示，老年人医院内获得性急性肾衰竭（hospital acquired acute renal failure，HA－ARF）的发生率为54%，明显高于社区获得性急性肾衰竭（community acquiredARF，CA－RF）。老年人急性肾衰竭以肾前性为主，多因素综合病因分析显示：与感染（56%）相关为首位病因，其次与低血容量（30.7%）、肿瘤（26%）、心力衰竭（25.3%）、肾毒性药物（22%）、手术（14%）、肾脏疾病（14.7%）及肾后性疾病（8.7%）相关。单因素病因分析显示与低血容量相关为首位病因（21.6%）。值得注意的是，老年ARF多由多种病因共同导致，其死亡率高达53.3%，医院内获得性急性肾衰竭的死亡率是社区获得性急性肾衰竭的1.87倍。另有研究提示，老年患者肾前性因素以大量失液或严重摄入不足（57.5%）、感染（42.5%）为主，非老年患者则以创伤（65.0%）、感染（20.0%）为主；老年患者肾性因素以药物中毒（60.0%）、生物中毒（25.0%）为主，非老年患者多见于急性肾脏疾病（65.3%）、生物中毒（13.3%）；老年患者肾后性（12.5%）显著高于非老年患者（4.1%）。老年患者原发慢性病（90.0%）及多器官障碍综合征（37.5%）高于非老年组（分别为16.0%、5.3%）；老年组病死率为57.5%显著高于非老年组的13.3%（$P < 0.01$）。

1. **肾前性急性肾衰竭**　任何引起低血容量、低血压并伴有肾血流量明显减少的因素，均可导致肾前性急性肾衰竭。由于老年人生理性渴感减退、尿浓缩能力下降、肾脏的保钠能力减低，故最易发生这种类型的急性肾衰竭。主要诱发因素包括：消化道出血、腹泻或呕吐、心力衰竭、长期或不适当利用利尿剂、联合应用NSAIDS及ACEI或ARB类以及应用环孢素等药物。老年人仅因大量出汗或饮水少就可表现出尿量减少，当上述诱因存在时可很快出现肾前性急性肾衰竭，若未及时纠正则可迅速进展为肾小管坏死。

2. **肾实质性急性肾衰竭**　老年人可发生各种病因所致的肾实性急性肾衰竭，常见以下类型：

（1）急性肾小管坏死：各种肾前性因素持续存在、手术并发症、严重感染败血症所致的缺血性损伤以及各种药物肾毒性损伤（如造影剂、抗生素、化疗药等）均是导致老年人急性肾小管坏死的主要病因。职业相关的重金属中毒、运动相关的肌红蛋白引起的急性肾小管坏死在老年人并不多见。但值得注意的是，少数"空巢"老人可能因外伤或活动严重受限而造成局部肌肉挤压伤，若处理不及时也有可能造成横纹肌溶解，诱发肌红蛋白所致的急性肾小管坏死。

（2）急性肾小管间质肾炎：老年人群因急性间质性肾炎引发的急性肾衰竭为10%~15%，发生急性间质性肾炎的最常见原因为感染和药物，感染主要为革兰氏阴性菌，源于老年人免疫功能低下或应用免疫抑制剂。随着年龄的增加，老年人发生了许多可以影响药物代谢的生理改变，如：①肾血流量减少，肾小球滤过率降低，药物排泄速度减慢，半衰期延长；②平均血浆白蛋白浓度较年轻人约低20%，故血中游离药物浓度相对较高；③各器官功能下降，使药物代谢受到影响。这些生理改变可导致药物的药理作用和毒性发生变化，容易造成对肝、肾等重要脏器的损伤，其中部分严重者可导致急性肾衰竭。老年人的药物肾损害可分为各种类型，以急性肾小管间质肾炎最为常见。由于近年心脑血管疾病的发病率增高及心导管技术的广泛开展，在老年人中造影剂、利尿剂、甘露醇等引起的 ARF 也逐渐增多。此外，血管紧张素转换酶抑制剂（ACEI）及血管紧张素受体拮抗剂（ARB）在老年人，特别是原有肾功能不全或合并应用利尿剂时更易诱发 ARF，应引起临床医生的重视。不同抗菌药物所致急性肾损伤的机制不同，其中以直接肾毒性和免疫炎症最为常见。损伤部位以肾小管和肾间质为主，少数也可损伤肾小球。不同的抗菌药物，作用的方式也可能不同，如两性霉素 B 可直接损伤肾小管细胞膜，而氨基苷类抗生素则需要进入肾小管上皮细胞后才能导致细胞损伤。常见引起急性间质性肾炎的药物为抗生素（如青霉素和头孢菌素类）和非类固醇类消炎药。

（3）肾小球及肾血管疾病：约有 10% ~ 20% 的老年肾脏急性肾衰竭是由肾小球疾病所致，可见于老年人的新月体肾炎、膜增殖性肾炎、增殖性狼疮性肾炎等。老年人 ANCA 相关性小血管炎发病率高，常导致急进性肾炎；老年肾动脉粥样硬化患者若行血管外科手术或介入治疗，导致粥样硬化斑破裂，即可引发急性胆固醇结晶栓塞。它们都能引起肾实质性急性肾衰竭。

3. 肾后性急性肾衰竭　肾后性急性肾衰竭的发生主要与老年人前列腺肥大、泌尿系结石、前列腺癌、尿道狭窄等疾病有关。据国外资料统计约 1/3 老年妇女及半数老年男性的梗阻性肾病与泌尿生殖系的肿瘤相关。此外，其他病因还包括：腹膜后纤维化、淋巴瘤导致的尿路梗阻；在患有脑血管意外、帕金森病、阿尔茨海默病、糖尿病或慢性酗酒的老年患者中，应用抗副交感神经药物或中枢神经系统抑制药物导致膀胱逼尿肌过度收缩，进而导致膀胱出口梗阻；在老年绝经期妇女，由于雌激素水平降低所造成的盆腔脏器下垂，等等。任何原因导致的梗阻若持续存在，都将影响肾功能。另外值得注意的是，某些药物如磺胺、抗病毒药（如阿昔洛韦、茚地那韦）、抗肿瘤药（如甲氨蝶呤）可形成结晶，阻塞及损伤肾小管导致肾损害。有研究提示，老年患者肾后性急性肾衰竭主要见于前列腺增生及肿瘤，非老年患者急性肾衰竭以输尿管结石为主，肾后性因素在急性肾衰竭中所占比例相对较低，但不应忽视，尤其老年患者，应积极除外肿瘤相关疾病。

（二）慢性肾衰竭

在西方国家，导致老年人慢性肾衰竭的主要病因为糖尿病肾病、高血压病、动脉粥样硬化所致的缺血性肾血管疾病及梗阻性肾病，而肾小球肾炎及多囊性肾病等其他原因比较少见。我国老年人的病因分布情况尚缺乏确切统计，据近年来临床或肾活检资料，慢性肾小球肾炎、慢性肾盂肾炎等感染或自身免疫相关的慢性肾脏病发病率可能仍占较高的比例。与年轻人相比，老年人因慢性肾小球肾炎所致慢性肾衰竭者明显减少，而继发性疾病导致的慢性肾衰竭显著增多。

四、临床表现

（一）急性肾衰竭

由于病因的差异，急性肾衰竭的临床表现有各自的特征，本文将以急性肾小管坏死为代表，介绍其临床表现，特别是老年患者的临床表现。

急性肾小管坏死的临床表现及肾功能减退程度与其肾脏低灌注的程度和持续时间有关，可表现为肾脏低灌注早期异常、肾前性氮质血症、典型急性肾小管坏死甚至肾皮质坏死。以往临床上曾根据典型缺血性急性肾小管坏死的临床表现及病程，将其分为少尿（或无尿）期、多尿期和恢复期三个阶段。但根据急性肾小管坏死病生理过程发展的分析，肾脏低灌注状态与急性肾小管坏死的发生是一个连续的过程，事实上在少尿期时患者已经处于病变的持续发展阶段，对临床干预治疗来说已经相对较晚，不利于改善预后。

起始期患者可无明显的临床症状或仅表现为轻微的有效循环血容量不足，常以导致肾脏低灌注的原发病因表现为主。诊断常常赖于对患者体征的观察和化验的动态分析，如患者有无口渴症状、水肿情况、体重有无下降；及体格检查有无黏膜干燥、体位性低血压；实验室检查可发现 $BUN/Scr > 15 : 1$（mg/dl）或 $> 60 : 1$（$mmol/L$）等。

对于存在肯定肾前性因素且可疑有效循环血容量不足的患者，在应用利尿剂前进行全面的尿诊断指数分析。

持续期一般为 1~2 周，也可能更长时间。患者出现尿量改变（少尿型或非少尿型）及氮质血症，Scr 水平增高，逐渐出现水、电解质和酸碱平衡紊乱及各种并发症，可伴有不同程度的尿毒症表现，包括早期出现消化道系统的食欲减退、恶心、呕吐、腹胀、腹泻或上消化道出血等；严重者常见高血压、心力衰竭和心律失常，甚至可出现意识淡漠、嗜睡或意识障碍。部分患者还可因创伤、出血、溶血或严重感染而出现贫血。

恢复期是患者通过肾组织的修复和再生达到肾功能恢复的阶段。少尿或无尿患者尿量超过 500ml/d，临床上即进入恢复期，部分患者出现多尿，尿量超过 2 500ml/d，可持续 1~3 周或更长时间，被称为多尿期。对于非少尿型急性肾小管坏死患者，恢复期可无明显尿量改变。恢复期患者血肌酐下降通常出现于尿量增加后数日，此期仍可出现水、电解质紊乱及各种并发症。多数患者肾小球滤过功能的完全恢复约 3 个月或以上，部分患者的肾小管浓缩功能需一年以上才可恢复，少数患者肾功能持续不恢复，临床上呈慢性肾功能不全或衰竭的发展过程。

老年人的急性肾小管坏死的临床表现及病程经过与其他年龄组相仿，但病情常较重，其心血管、呼吸系统并发症以及高钾血症等电解质紊乱的发生率明显增加，并易发生较严重的多器官衰竭。老年人肾功能常恢复缓慢或不能完全恢复。国外学者报告，70 岁以上的老年急性肾小管坏死患者肾功能稳定的恢复时间平均需 11.2 天，肾功能完全恢复正常者仅28%；而 70 岁以下者肾功能稳定的恢复时间仅需 7.7 天，43% 患者的肾功能可完全恢复正常。国内资料表明，老年急性肾小管坏死患者肾功能完全恢复者仅 3.2%，明显低于 20~40岁的成年人（57.7%）。

老年人发生了许多可以影响药物代谢的生理改变，可导致药物的药理作用和毒性发生变化，容易造成肾损伤。老年人药物肾损害，以急性肾小管间质性肾炎最为常见。除发生率较高以外，其他特征与年轻人无显著差别。常见的致病药物包括：各类抗生素、造影剂、利尿剂、ACEI/ARB 类药物、非类固醇类抗炎药、环孢素等。

在广泛动脉粥样硬化的老年患者中，动脉插管抗凝和纤溶治疗可能并发动脉硬化栓塞性肾脏疾病。自发的肾血管胆固醇栓塞在放射或外科的动脉血管介入手术后很常见，这些手术包括颈动脉、冠状动脉、肾动脉、腹部动脉造影、主动脉手术、经皮冠状动脉或肾动脉成形术。这些患者的肾衰竭是不可逆的。并逐渐恶化，同时还可能伴有其他系统胆固醇栓塞的症状，包括紫癜、腹部、腰部或下肢皮肤的青紫色网纹、消化道出血、胰腺炎、心肌梗死、脑梗死、远端足趾缺血性坏死等，但往往并不出现嗜酸性粒细胞增多、嗜酸性粒细胞尿、补体水平降低等在内的胆固醇栓塞的试验室证据。

有前列腺增生的老年患者常常出现尿路梗阻症状。且血肌酐和尿素氮进行性升高。女性患者的输尿管梗阻常由子宫或宫颈的恶性肿瘤引起。其他的腹膜后或盆腔恶性肿瘤如淋巴瘤、膀胱癌或直肠癌等在老年患者中也常常表现为急性肾衰竭。但尿频、排尿困难等尿路梗阻的典型症状在老年患者中不一定都会表现出来。尿路梗阻症状的延迟表现可能导致不可逆的肾功能损害。对这些患者，必须询问抗胆碱能药物的使用史、行残余尿检查以及肾脏超声检查。尿路梗阻引起的残余尿感染可能损伤肾小管功能，减少肾血流量。并降低 GFR。虽然老年患者更易罹患急性肾衰竭，且肾功能的恢复需要更长的时间，但年龄不应作为判断预后和选择治疗方案的决定性因素。大部分老年患者对透析治疗的反应均较好。因此。及时透析治疗与治疗感染、充血性心力衰竭、心肌梗死、出血等并发症同样重要。

（二）慢性肾衰竭

老年人慢性肾衰竭的临床表现与其原发病因有关，往往隐袭起病，进展缓慢但变化迅速，初期，患者没有任何症状，仅实验室检查发现肾功能异常。轻到中度肾衰竭患者，尽管血中 Scr 增加，仍可能仅有轻微症状。后期老年患者症状仍可不典型，除贫血、代谢性酸中毒、高血压及一般尿毒症症状外，神经精神症状常较突出，水、电解质紊乱和心血管系统损害往往较重，由于受肌肉容积及营养状态不良的影响血清肌酐往往增高不明显，故容易误诊、漏诊或延误诊断。若采用肾活检方法，可发现临床上表现为慢性肾衰竭的老年人中有20% 尚存在可以治疗的病变。因此若老年患者出现原因不明的短期内肾功能急剧恶化，有可能是在慢性肾脏病的基础上发生了急性肾衰竭，患者易并发多器官衰竭，危及生命。

五、诊断及鉴别诊断

（一）急性肾衰竭

目前对急性肾衰竭尚无明确定义，临床上较实用的判定、分层及追踪急性肾衰的指标是血清肌酐。但从临床角度，不应等待患者达到某一具体血肌酐数值才开始重视急性肾衰是否出现，而应追踪血肌酐的动态变化，以判定急性肾衰出现的可能性，及早防治。2004 年，急性透析质量建议（acutedialysis quality initiative，ADQI）第二次共识会议提出了根据危害性及病变程度的急性肾衰分层诊断标准（RI－FLE）。但 ADQI 共识会明确指出这一分层定义仅仅适合于急性肾小管坏死而不适用于肾小球疾病引起的急性肾衰。

2005 年，急性肾损伤专家组（AKIN）将急性肾衰竭更名为急性肾损伤（acute kidney injury，AKI），并提出 AKI 的定义为：48 小时内 Scr 上升≥0.3mg/dl（26.5mmol/L）或较原先水平增高50%；和（或）尿量减少至 <0.5ml/（kg·h）×6h（排除梗阻性肾病或脱水状态）。老年人肌肉萎缩，内源性肌酐产生减少，尿肌酐排出量随增龄而逐年下降，若仅依赖血肌酐（Scr）检测有可能是急性肾衰竭漏诊，因而应强调对老年人进行 Ccr、Cystatin C 检测，也可应用不同的公式估算 GFR 的动态变化。

目前，临床上可按 ADQI 的急性肾衰竭分层诊断标准（RIFLE）或急性肾损伤（AKI）诊断标准确诊急性肾衰竭，即当患者的血清肌酐水平增高1.5 倍或 GFR 下降 >25%、或尿

量 <0.5ml/（kg·h）持续 6 小时以上，可诊断为急性肾衰竭或急性肾损伤，再根据血清肌酐水平和尿量变化情况进一步分层或分级，但 AKI 分级对疾病严重性的分级与预后的关系尚待验证。

根据原发病因、急骤出现的进行性氮质血症伴少尿，结合临床表现和实验室检查，一般不难做出急性肾衰竭的诊断，但首先需要与慢性肾衰竭相鉴别。临床上，慢性肾衰竭患者通常具有以下特点有助于鉴别：①既往有慢性肾脏病史，平时有多尿或夜尿增多表现；②B 超显示双肾缩小、结构紊乱；③常有贫血，指甲肌酐或头发肌酐异常增高；④患者呈慢性病容、具有慢性肾衰竭相关的心血管病变、电解质紊乱、代谢性酸中毒等并发症表现。

对于以往存在慢性肾脏病的患者，某些诱因作用可造成其肾功能急剧恶化，临床上被称为慢性肾脏病基础上的急性肾衰竭。由于此类患者常兼有急性肾衰竭及慢性肾衰竭的临床特点，临床情况比较复杂，容易误诊为慢性肾衰竭而使其失去治疗时机。

确诊急性肾衰竭后，最重要的是找出病因。由于肾前性或肾后性肾衰竭多有明确致病因素，其持续存在将加重病变使其发展至急性肾小管坏死，要先进行鉴别。肾实质性急性肾衰竭的诊断首先需除外肾前性及肾后性因素的影响。针对老年患者需特别注意除外血容量不足，感染及药物等常见病因，并及时针对病因进行治疗，避免肾功能损害进一步加重。

（二）慢性肾衰竭

虽然各种慢性肾脏病发展至后期有类似的表现：肾硬化（肾小球硬化、肾小管萎缩及肾间质纤维化）及肾功能损害、尿毒症，是一个类似的过程，仍应尽可能明确肾功能不全的原因，以利于判断预后及系统性疾病所致肾脏以外脏器损伤的治疗及预后判断。

六、治疗及预防

（一）急性肾衰竭

对老年人急性肾衰竭重在明确病因，在有效支持治疗的基础上，积极治疗原发病。一旦证实老年患者已发生急性肾小管坏死，首先应积极寻找病因或诱因并予以去除。老年人急性肾小管坏死的治疗与成年人基本相同，但需特别注意营养支持及酌情适时替代治疗，及早有效的透析治疗可使老年人急性肾小管坏死患者的预后改善，死亡率降低，可选择腹膜透析，间歇性血液透析，或持续动静脉血液滤过等方法。目前认为，尽管老年人存在多种高危因素，但年龄本身可能并不是影响预后的主要因素，不应因高龄而影响治疗方案的选择，多数老年人对支持治疗和替代治疗反应良好。

对老年人急性肾小管坏死重在预防，主要包括积极治疗系统性疾病；维持水电解质平衡，特别是在术前术后，感染或创伤等应急状态下，必要时可参考中心静脉压指导血容量的调整；慎用或不用肾毒性药物；根据肾功能情况随时调整药物剂量及给药间隔等。在药物治疗时，应严密检测相关生物学标志的变化，随时警惕并控制感染发生。

需特别强调对老年患者要合理用药，避免滥用药物，根据病情变化及时调整药物，将用药种类减低到最低水平，并避免肾毒性、性药物的应用。对主要经肾脏排泄的药物应根据肾小球滤过率调整剂量，至常规成人剂量的 1/2 或 1/3，或延长给药间歇。对于用药者应严密检测临床表现及肾功能等有关生化指标，必要时检测血药浓度的动态变化，一旦出现毒副作用立即给予及时处理。

影响预后的主要因素可能包括：原发病复杂、心血管或肺部并发症、严重电解质紊乱、败血症等未能及时纠正。老年人常因急性肾衰竭诱发多器官衰竭，有时急性肾衰竭作为多器官衰竭的表现之一而存在，此时预后极其凶险。但在发生多器官衰竭时决定预后的可能并非年龄，而主要是在于造成肾衰的诱因是否及时被去除以及其他脏器功能恢复的程度。

（二）慢性肾衰竭

1. 非透析治疗　老年慢性肾衰竭患者在治疗后仍可得到与年轻人同样满意的疗效，对老年患者亦应采取积极态度予以治疗。老年人慢性肾衰竭的非透析治疗原则及方法与成年人基本相同。但对于老年患者来说，由于肾小球滤过率下降已被证实是导致新发心血管疾病和增加死亡率的独立危险因素，因此在治疗前，应首先注意鉴别除外急性肾衰竭存在的可能性，同时注意找出肾功能恶化的可逆因素（如水、电解质紊乱，血压波动，感染或用药不当等），并应积极治疗伴随存在的其他系统性疾病。

2. 透析治疗　高龄不是透析的禁忌证，没有其他主要脏器功能不全的老年人完全可以适应并耐受透析治疗。KOPPI 报道。65 岁以上老龄透析患者的死亡危险度较非老年组高 1 倍以上，诸多影响因素中包括了种族、心脑血管疾病、肿瘤、消化道出血、糖尿病及心理疾患等，但不同国家老年患者的死亡率及危险因素有明显差异。在血液透析技术方面由于老年人血管条件差，应加强血管通路的管理，老年患者的动静脉内瘘阻塞的发生率明显高于非老年组，部分老年人血管资源已基本耗竭，因此动静脉内瘘成形术的时机的选择及如何保护有限的血管资源将是影响患者透析充分性及生存状况关键问题。有些老年患者在应用肝素或低分子肝素后出现了严重的血小板下降或消化道出血而被迫转腹透，或因透析不充分并发代谢性脑病，此类患者枸橼酸钠抗凝治疗及新型抗凝药物的应用可能是更佳选择。

对患有心血管疾病且血流动力学状态不稳定的老年人，可以首选透析方式为腹膜透析。临床研究显示，老年人 ESRD 患者的心血管并发症发生率较高，短时血透的老年人易因低血压导致的缺血而出现相应并发症；而腹膜透析的并发症在老年人与青年人之间并无明显差别。老年人接受透析治疗的疗效与其他年龄组差别不太大。只要处理得当，其并发症的出现也可以减少到一定程度。

3. 肾移植　目前认为，年龄本身不应作为肾移植的禁忌条件，供者的年龄较受者的年龄对移植肾功能的影响更大。对经过严格移植前筛选并匹配、对预期生存率 80% 或 5 年以上的 60 岁以上老年患者的研究发现，肾移植患者 1、3、5 年的生存率分别为 98%、95% 和 90%，而老年透析患者相对较低，仅为 92%、62%、27%。在老年患者中，心血管事件及感染是移植肾功能丧失的主要原因，而发生急性排异反应者相对较少，故移植后老年患者的 1 年生存率和同种异体肾移植的存活率与年轻人相似。由于老年人存在基础心血管病者较多，且因免疫功能减退易发生感染，因此对老年人肾移植前各方面情况的评估应更为谨慎。

（吴东波）

第七节 尿失禁及膀胱过度活动症

一、尿失禁

（一）前言

尿失禁可以出现于任何年龄、活动情况，包括精神状态不正常者。尿失禁患者往往感到窘迫、孤独、耻辱、抑郁。而事实上尿失禁者多是可以治愈的。

（二）原因及分类

根据出现症状持续的时间、临床表现或生理异常可对尿失禁进行分类。尿失禁还可以分为急迫性、压力性、充溢性或混合性尿失禁。

（三）女性压力性尿失禁

女性尿失禁是女性常见病，目前据全球统计，患病率接近50%，严重尿失禁约为7%，其中约一半为压力性尿失禁。

1. 定义 压力性尿失禁（stress urinary incontinence，SUI）指打喷嚏、咳嗽或运动等腹压增高时出现不自主的尿液自尿道外口漏出。

症状表现为咳嗽、打喷嚏、大笑等腹压增加时不自主漏尿。体征是在增加腹压时，能观测到尿液不自主地从尿道漏出。尿动力学检查表现为充盈性膀胱测压时，在腹压增加而逼尿肌稳定性良好的情况下出现。

2. 流行病学特点 尿失禁的流行病学调查多采用问卷方式。调查结果显示该病患病率差异较大，可能与采用的尿失禁定义、测量方法、研究人群特征和调查方法等都有关系。女性人群中23%～45%有不同程度的尿失禁，7%左右有明显的尿失禁症状，其中约50%为压力性尿失禁。

（1）较明确的危险因素

1）年龄：随着年龄增长，女性尿失禁患病率逐渐增高，高发年龄为45～55岁。一些老年常见疾病（如慢性肺部疾患、糖尿病等）也可促进尿失禁进展。但老年人压力性尿失禁的发生率趋缓，可能与其生活方式改变有关（如日常活动减少等）。

2）生育：生育的次数、初次生育年龄、生产方式、胎儿的大小及妊娠期间是否发生尿失禁均与产后尿失禁的发生有显著相关性，生育的胎次与尿失禁的发生呈正相关性。

3）盆腔脏器脱垂：压力性尿失禁和盆腔脏器脱垂紧密相关，两者常伴随存在。盆腔脏器脱垂患者盆底支持组织平滑肌纤维变细、排列紊乱、结缔组织纤维化和肌纤维萎缩可能与压力性尿失禁的发生有关。盆腔脏器脱垂和压力性尿失禁严重影响中老年妇女的健康和生活质量。

4）肥胖：肥胖女性发生压力性尿失禁的几率显著增高，减肥可降低尿失禁的发生率。

5）种族和遗传因素：遗传因素与压力性尿失禁有较明确的相关性。压力性尿失禁患者的直系亲属尿失禁发生率显著增高。白种女性尿失禁的患病率高于黑人。

（2）可能的危险因素

1）雌激素：雌激素下降长期以来被认为与女性压力性尿失禁相关，临床也主张采用雌激素进行治疗。但近期有关资料却对雌激素作用提出质疑，认为雌激素水平变化与压力性尿失禁患病率间无相关性。甚至有学者认为雌激素替代治疗有可能加重尿失禁症状。

2）子宫切除术：子宫切除术后如发生压力性尿失禁，一般都在术后半年至一年。手术技巧及手术切除范围可能与尿失禁发生有一定关系。

3）吸烟：吸烟与压力性尿失禁的相关性尚有争议。有资料显示吸烟者发生尿失禁的比例高于不吸烟者，可能与吸烟引起的慢性咳嗽和胶原纤维合成的减少有关。但也有资料认为吸烟与尿失禁的发生无关。

4）体育活动：高强度体育锻炼可能诱发或加重尿失禁，但尚缺乏足够的循证医学证据。

其他可能的相关因素有便秘、肠道功能紊乱、咖啡因摄入和慢性咳嗽等。

3. 病理生理机制

（1）膀胱颈及近端尿道下移：正常情况下，在腹压增加引起膀胱压增加的同时，腹压可同时传递至尿道，增加尿道关闭能力，以防止压力性尿失禁的发生。

（2）尿道黏膜的封闭功能减退。

（3）尿道固有括约肌功能下降：尿道平滑肌、尿道横纹肌、尿道周围横纹肌功能退变及受损，导致尿道闭合压下降。

（4）尿道本身的结构、功能，尿道周围的支撑组织相关的神经功能障碍均可导致尿道关闭功能不全而发生尿失禁。

4. 诊断　压力性尿失禁诊断主要依据主观症状和客观检查，并需除外其他疾病。本病的诊断步骤应包括确定诊断（高度推荐）、程度诊断（推荐）、分型诊断（可选）及合并疾病诊断（高度推荐）。

（1）确定诊断：目的：确定有无压力性尿失禁。主要依据：病史和体格检查。

1）高度推荐

A. 病史：a. 全身情况：一般情况、智力、认知和是否发热等。b. 压力性尿失禁症状：大笑、咳嗽、打喷嚏或行走等各种程度腹压增加时尿液是否漏出；停止加压动作时漏尿是否随即终止。c. 泌尿系其他症状：是否伴随血尿、排尿困难、尿路刺激症状或下腹或腰部不适等。其他病史：既往病史、月经生育史、生活习惯、活动能力、并发疾病和使用药物等。

B. 体格检查：a. 一般状态：生命体征、步态及身体活动能力及对事物的认知能力。b. 全身体检：神经系统检查包括下肢肌力、会阴部感觉、肛门括约肌张力及病理征等；腹部检查注意有无尿潴留体征。c. 专科检查：外生殖器有无盆腔脏器膨出及其程度；外阴部有无长期感染所引起的异味、皮疹；双合诊了解子宫水平、大小和盆底肌收缩力等；肛门指诊检查括约肌肌力及有无直肠膨出。d. 其他特殊检查：压力诱发试验。

2）推荐：①排尿日记：连续记录 72 小时排尿情况，包括每次排尿时间、尿量、饮水时间、饮水量、伴随症状和尿失禁发生时间等。②国际尿失禁咨询委员会尿失禁问卷表简表（ICI－QSF）：ICI－QLF 表分四个部分，记录尿失禁及其严重程度，对日常生活、性生活和情绪的影响；ICI－Q：SF 为 ICI－QLF 简化版本。③其他检查：a. 实验室检查：血、尿常规，尿培养和肝、肾功能等一般实验室常规检查；b. 尿流率；c. 残余尿量。

3）可选：①膀胱镜检查：怀疑膀胱内有肿瘤、憩室或膀胱阴道瘘等疾病时，需要作此检查。②尿动力学检查：a. 最大尿道闭合压；b. 压力－流率测定；c. 腹压漏尿点压（abdominal leak point pressurc，ALPP）测定；d. 影像尿动力学检查。③膀胱尿道造影。④超声、静脉肾盂造影、CT。

（2）程度诊断：目的：为选择治疗方法提供参考。

1）临床症状（高度推荐）

轻度：一般活动及夜间无尿失禁，腹压增加时偶发尿失禁，不需使用尿垫。

中度：腹压增加及起立活动时有频繁的尿失禁，需要使用尿垫生活。

重度：起立活动即有尿失禁出现或卧位体位变化时出现尿失禁，严重影响患者的生活及社交活动。

2）国际尿失禁咨询委员会尿失禁问卷表简表（ICI－Q－SF）（推荐）。

3）尿垫试验：推荐 1 小时尿垫试验。

轻度：1 小时漏尿≤1g。

中度：1 小时漏尿 1～10g。

重度：1 小时漏尿 10～50g。

极重度：1 小时漏尿≥50g。

（3）分型诊断：分型诊断并非必需，但对于临床表现与体格检查不甚相符者，以及经初步治疗疗效不佳的患者建议进行尿失禁分型诊断。

1）解剖型与尿道固有括约肌缺陷（ISD）型，影像尿动力学可将压力性尿失禁分为解剖型和 ISD 型。也有作者采用最大尿道闭合压（MUCP）进行区分，MUCP＜30cm H_2O 提示 ISD 型。

2）腹压漏尿点压（ALPP）结合影像尿动力学分型。

Ⅰ型压力性尿失禁：ALPP≥90cm H_2O。

Ⅱ型压力性尿失禁：ALPP60～90cm H_2O。

Ⅲ型压力性尿失禁：ALPP≤60cm H_2O。

目前认为，大多数女性压力性尿失禁患者可同时存在盆底支持功能受损和尿道括约肌缺陷，以上分型可能过于简单。此外，确诊 ISD 的方法尚存争议，ⅣIUCP 和 ALPP 的检测有待规范，其临界值也需进一步验证。

5. 治疗方法

（1）保守治疗

1）高度推荐：盆底肌训练（pelvic floor muscle training，PFMT）对女性压力性尿失禁的预防和治疗作用已为众多的荟萃分析和随机对照研究（randomized controlled trials，RCTs）所证实。

目前尚无统一的训练方法，一般认为必须使盆底肌达到相当的训练量才可能有效。可参照如下方法实施：持续收缩盆底肌（提肛运动）2～6秒，松弛休息2～6秒，如此反复10～15次。每天训练3～8次，持续 8 周以上或更长。

盆底肌训练也可采用特殊仪器设备，通过生物反馈实施。与单纯盆底肌训练相比，生物反馈更为直观和易于掌握，其疗效与单纯盆底肌训练相当或优于单纯盆底肌训练，并有可能维持相对长的有效持续时间。

2）推荐：减肥。肥胖是女性压力性尿失禁的明确危险因素。减轻体重有助于预防压力性尿失禁的发生。患有压力性尿失禁的肥胖女性若减轻体重 5%～10%，尿失禁次数将减少

50%以上。

3）可选：①戒烟；②改变饮食习惯；③阴道重锤训练：阴道内放入重物（20g或40g），为避免重物脱出而加强盆底肌收缩，以训练盆底肌；④电刺激治疗：部分患者不易接受；⑤磁刺激治疗。

（2）药物治疗：主要作用原理在于增加尿道闭合压，提高尿道关闭功能，目前常用的药物有以下几种：

1）推荐：选择性 α_1 - 肾上腺素受体激动剂。

原理：激活尿道平滑肌 α_1 受体以及躯体运动神经元，增加尿道阻力。

副作用：高血压、心悸、头痛和肢端发冷，严重者可脑卒中。

常用药物：米多君、甲氧明。米多君的副作用较甲氧明更小。2000年美国FDA禁止将苯丙醇胺用于压力性尿失禁治疗。

疗效：有效，尤其合并使用雌激素或盆底肌训练等方法时疗效较好。

2）可选：①丙米嗪：抑制肾上腺素能神经末梢的去甲肾上腺素和5 - 羟色胺再吸收，增加尿道平滑肌的收缩力；并可以从脊髓水平影响尿道横纹肌的收缩功能；抑制膀胱平滑肌收缩，缓解急迫性尿失禁。用法：50~150mg/d。②β - 肾上腺素受体拮抗剂：阻断尿道β - 受体；增强去甲肾上腺素对α - 受体的作用。③β - 肾上腺素受体激动剂：一般认为兴奋β - 肾上腺素受体将导致尿道压力减低，但研究表明它可以增加尿道张力。主要机制可能是通过释放神经肌肉接头间的乙酰胆碱来加强尿道横纹肌的收缩能力，还可在储尿期抑制膀胱平滑肌收缩。④雌激素：促进尿道黏膜、黏膜下血管丛及结缔组织增生；增加α - 肾上腺素能受体的数量和敏感性。通过作用于上皮、血管、结缔组织和肌肉4层组织中的雌激素敏感受体来维持尿道的主动张力。

（3）手术治疗：主要适应证包括：①非手术治疗效果不佳、不能坚持、不能耐受或预期效果不佳的患者；②中重度压力性尿失禁，严重影响生活质量的患者；③生活质量要求较高的患者；④伴有盆腔脏器脱垂等盆底病变需行盆底重建者，应同时行压力性尿失禁手术。

手术治疗前应注意：①征询患者及家属的意愿，在充分沟通的基础上做出选择；②注意评估膀胱尿道功能，必要时应行尿动力学检查；③根据患者的具体情况选择术式。要考虑手术的疗效、并发症及手术费用，并尽量选择创伤小的术式；④尽量考虑到尿失禁的分类及分型；⑤注意特殊病例的处理，如多次手术或尿外渗导致的盆腔固定患者，在行尿失禁手术前应对膀胱颈和后尿道行充分的松解；对尿道无显著移动的Ⅲ型（ISD）患者，术式选择首推为经尿道注射，其次为人工尿道括约肌及尿道中段吊带。

1）高度推荐：无张力尿道中段悬吊术。

原理：DeLancey于1994年提出尿道中段吊床理论这一全新假说，认为腹压增加时，伴随腹压增加引起的尿道中段闭合压上升，是控尿的主要机制之一。据此，Ulmsten（1996）等应用无张力经阴道尿道中段吊带术（tension - free vaginaltape，TVT）治疗压力性尿失禁，为压力性尿失禁的治疗带来了全新的革命。

疗效：无张力尿道中段吊带术与其他类似吊带手术相比治愈率无明显区别，短期疗效均在90%以上。其最大优势在于疗效稳定、损伤小、并发症少。

主要方法：目前我国较常用为TVT（耻骨后悬吊术）和TVT - O（经闭孔悬吊术 in - out），其他还有ⅣS（Intra - VaginalSlingplasty、经阴道吊带悬吊术）、TOT（经闭孔悬吊术

out – in）等。

TVT：

疗效：长期随访结果显示其治愈率在 80% 以上。TVT 治疗复发性尿失禁时治愈率与原发性尿失禁相似。治疗混合性尿失禁的有效率为 85%。对固有括约肌缺陷患者有效率达 74%。

并发症：膀胱穿孔。易发生在初学者或以往施行过手术的患者。术中反复膀胱镜检查是必不可少的步骤。如果术中出现膀胱穿孔，应重新穿刺安装，并保留尿管 1～3 天；如术后发现，则应取出 TVT，留置尿管 1 周，待二期再安置 TVT。

出血：出血及耻骨后血肿并不罕见，多因穿刺过于靠近耻骨后或存在瘢痕组织。当出现耻骨后间隙出血时，可将膀胱充盈 2 小时，同时在下腹部加压，阴道内填塞子宫纱条，严密观察，多能自行吸收。

排尿困难：多因悬吊过紧所致。另有部分患者可能与术前膀胱逼尿肌收缩力受损或合并膀胱出口梗阻有关，此类患者行尿动力学检查有助于诊断。对术后早期出现的排尿困难，可作间歇性导尿。约 1%～2.8% 患者术后出现尿潴留而需切断吊带，可在局麻下经阴道松解或切断 TVT 吊带，术后排尿困难多立刻消失，而吊带所产生的粘连对压力性尿失禁仍有治疗效果。

其他并发症：包括对置入吊带的异物反应、切口延迟愈合、吊带侵蚀入尿道或阴道、肠穿孔和感染等，最严重的是髂血管损伤。

TVT – O：

疗效：近期有效率为 84%～90%，与 TVT 基本相当，但远期疗效仍有待进一步观察。

并发症：TVT – O 和 TOT 的手术原理与 TVT 相同，但穿刺路径为经闭孔而非经耻骨后，基本排除了损伤膀胱或髂血管的可能性，但有可能增加阴道损伤的风险。有专家认为：TVT – O 术式原理与 TOT 基本相同，但由于穿刺进针方向不同，TVT – O 术式安全性高于TOT。少见的严重并发症主要有吊带阴道侵蚀、闭孔血肿、脓肿形成等。

尿道中段吊带术疗效稳定，并发症较少，高度推荐作为尿失禁初次和再次手术术式，其中 TVT – O 或 TOT 因创伤小、住院时间短、并发症少而优势更加明显。

2）推荐

Burch 阴道壁悬吊术：

方法：分为开放手术和腹腔镜手术两种术式。

疗效：初次手术时治愈率在 80% 以上，二次手术时治愈率与初次手术基本相同。长期随访显示其控尿效果持久。Burch 手术同时行子宫切除时疗效不受影响，亦不增加并发症的发生率。本术式与经皮穿刺悬吊术和原理基本类似，但疗效更为确切，主要原因在于：悬吊材料缝合在 Cooper 韧带上，锚定更牢固；二是脂肪组织充分游离后形成更广泛的粘连。

并发症：排尿困难（9%～12.5%），处理方法有间歇导尿、尿道扩张等；逼尿肌过度活动（6.6%～10%）；子宫阴道脱垂（22.1%，其中约 5% 需要进一步重建手术）；疝气等。

膀胱颈吊带（sling）术：

疗效：较肯定。初次手术平均控尿率 82%～85%。荟萃分析显示客观尿控率为 83%～85%，主观尿控率为 82%～84%；用于再次手术患者时，成功率 64%～100%，平均治愈率86%。长期随访 10 年时与 1 年时控尿率并无明显差异。可适用于各型压力性尿失禁患者，尤其是Ⅱ型和Ⅲ型压力性尿失禁疗效较好。尚无研究比较不同材料的膀胱颈吊带术的疗效差异，自身材料吊带的文献较多。

并发症：排尿困难；逼尿肌过度活动。其他并发症：如出血（3%）、尿路感染（5%）、尿道坏死、尿道阴道瘘和异体移植物感染传染病（如肝炎、HIV）等。

3）可选

a. Iarshall – Marchetti – Krantz（MMK）手术：将膀胱底、膀胱颈、尿道及尿道两侧的阴道前壁缝合于耻骨联合骨膜上，以使膀胱颈及近端尿道恢复正常位置，减少膀胱尿道的活动度，恢复膀胱尿道角。该术式可开放完成，也可在腹腔镜下完成。

b. 针刺悬吊术：腹壁耻骨上作小切口，以细针紧贴耻骨后穿刺进入阴道，用悬吊线将膀胱颈侧之阴道前壁提起，悬吊固定于腹直肌或耻骨上，以将阴道前壁拉向腹壁，使膀胱颈及近端尿道抬高、固定，纠正膀胱尿道角，减少膀胱颈及近端尿道活动度。手术方式较多，包括 Pereyra 术，Stamey 术等。

c. 注射疗法：在内镜直视下，将填充剂注射于尿道内口黏膜下，使尿道腔变窄、拉长以提高尿道阻力，延长功能性尿道长度，增加尿道内口的闭合，达到控尿目的。与前述治疗方法不同，注射治疗不是通过改变膀胱尿道角度和位置，而主要通过增加尿道封闭能力产生治疗作用。

d. 人工尿道括约肌：将人工尿道括约肌的袖带置于近端尿道，从而产生对尿道的环行压迫。在女性压力性尿失禁治疗应用报道比较少，主要用于Ⅲ型压力性尿失禁患者。盆腔纤维化明显（如多次手术、尿外渗，盆腔放疗）的患者不适宜本术式。

e. 阴道前壁修补术：是指修补阴道前壁，以增强膀胱底和近端尿道的支托组织，使膀胱和尿道复位，并减少其活动。

二、膀胱过度活动症

（一）定义

膀胱过度活动症（overactlve bladder，OAB）是一种以尿急为特征的症候群，常伴有尿频和夜尿症状，可伴或不伴有急迫性尿失禁；尿动力学上可表现为逼尿肌过度活动（detrusorlnstability or detrusor overactivity），也可为其他形式的尿道–膀胱功能障碍。国际尿控学会（ICS）把 OAB 从两个层面上进行定义。①尿动力学角度：膀胱充盈过程中出现的以逼尿肌不自主收缩、同时伴有尿意为特征的一种疾患，源于神经源性疾病的逼尿肌反射亢进，或是非神经源性的逼尿肌不稳定。②症状学角度：以尿频、尿急和急迫性尿失禁为表现的一组症候群，患者没有局部的疾病因素，但可以存在可能导致症状的神经源性因素。

（二）流行病学

由于 OAB 常与尿失禁相混淆，不同的医生所使用的诊断标准又不同，因而所总结的发病率或流行性差异很大。但也有人认为不同的国家其发病率大致相同。在法国、意大利、瑞典、英国、西班牙等国家其发病率为 11% ~ 22%。而估计欧美国家大约 17% 的成年人罹患此病。全世界患病人数大约在 5 000 万至 1 亿左右。患者中女性略多于男性，其发病率随年龄增加而上升。我国目前尚无本病的流行病学资料，不过北京大学泌尿外科研究所在北京地区调查显示：50 岁以上男性急迫性尿失禁的发生率为 16.4%，18 岁以上女性尿失禁的发生率为40.4%。正确地处理 OAB，必将减少尿失禁的发生，从而提高患者的生活质量。

（三）病因及发病机制

OAB 的病因尚不十分明确，目前认为有以下四种：①逼尿肌不稳定：由非神经源性因素所致，储尿期逼尿肌异常收缩引起相应的临床症状；②膀胱感觉过敏：在较小的膀胱容量时即出现排尿欲；③尿道及盆底肌功能异常；④其他原因：如精神行为异常，激素代谢失调等。

OAB 的症状是因为膀胱充盈过程中逼尿肌不随意收缩所致，其病因至今仍不十分清楚，它可能是由于中枢抑制性传出通路，外周感觉传入通路或膀胱肌肉本身受到损害造成的，这些原因可以单独或联合存在。

脑桥上中枢神经对排尿反射主要起抑制作用，此处病变常导致抑制不足，逼尿肌反射亢进的发生率为75%～100%，一般不伴有逼尿肌－外括约肌协同失调；而脑桥－骶髓间病变，多表现为逼尿肌反射亢进加逼尿肌－外括约肌协同失调。糖尿病等引起骶髓周围神经病变，也有出现逼尿肌反射亢进的报告，这可能与其病变的多灶性有关。此外膀胱出口梗阻引起不稳定膀胱的发生率高达50%～80%，其机制是梗阻导致膀胱壁的神经、肌肉改变，最终引起逼尿肌兴奋性增加，出现 OAB 症状。

（四）临床表现

虽然 OAB 无明确的病因，但需明确其不包括由急性尿路感染或其他形式的膀胱尿道局部病变所致的症状。尿急是指一种突发、强烈的排尿欲望，且很难被主观抑制而延迟排尿；急迫性尿失禁是指与尿急相伴随、或尿急后立即出现的尿失禁现象；尿频为一种主诉，指患者自觉每天排尿次数过于频繁，而在主观感觉的基础上，成人排尿次数达到：日间≥8次，夜间≥2次，每次尿量＜200ml 时考虑为尿频。夜尿指患者从入睡到醒来排尿次数≥2次（除去晨起排尿1次）。

OAB 与下尿路症状（lower urlnary tract symptoms，LUTS）的鉴别点在于：OAIB 仅包含有储尿期症状，而 LUTS 既包括储尿期症状以及排尿期症状（如排尿困难等）。

（五）膀胱过度活动症的诊断

膀胱过度活动症多发生于中老年，发病率较高。随着我国进入老龄化社会，以及糖尿病、脑血栓等疾病的增多，这个与"老龄化"和神经系统疾病关系密切的疾病应引起重视。其具体诊断步骤详见图7-2。

1. 筛选性检查

（1）病史

A. 典型症状：应该向患者详细地询问每一种症状的情况，尽可能准确的进行定量和定性。

B. 其他相关症状：a. 在下列情况时是否发生压力性尿失禁：咳嗽、打喷嚏、站立时或者正在进行重体力劳动；b. 病人是否有排尿困难；c. 病人的性功能及排便状况。

C. 为了记录尿失禁的一般状况及严重程度，需要排尿日志及尿垫实验。

最简单的尿垫实验操作如下：在24小时内，每6小时更换一次尿垫，同时口服尿路抗菌药。可通过尿垫上污染物的总量来粗略估计尿失禁的严重程度；或者将尿垫进行称重，用其总重量减去浸湿之前尿垫的重量，可作为对漏尿量的估计（1g大约等于1ml的尿量）。这个实验的主要目的是对尿失禁的严重程度进行粗略的定量。

D. 相关病史：a. 泌尿及男性生殖系统疾病及治疗史；b. 月经、生育、妇科疾病及治疗史；c. 神经系统疾病及治疗史。

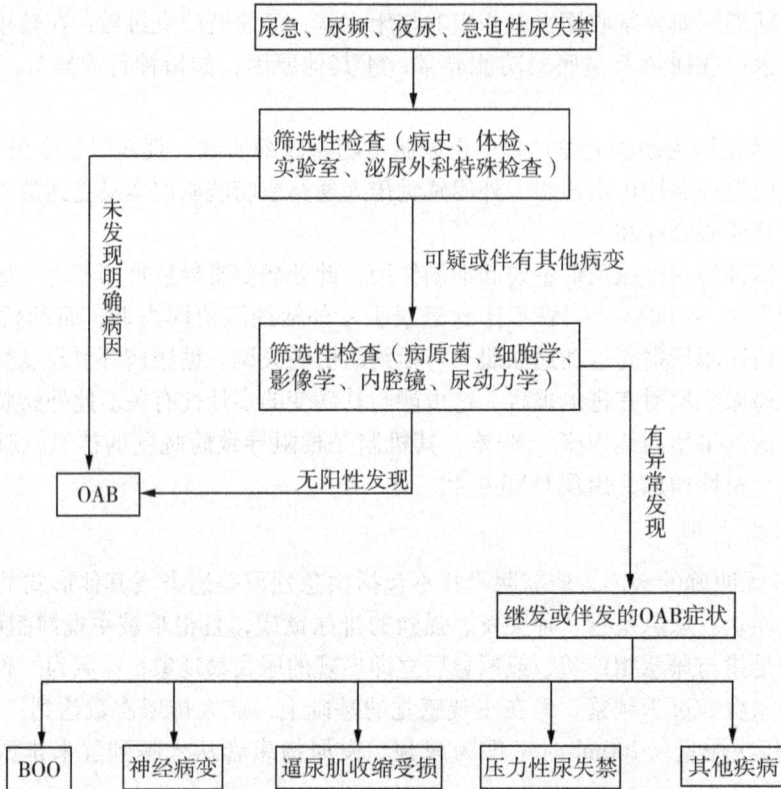

```
                    ┌─────────────────────────┐
                    │ 尿急、尿频、夜尿、急迫性尿失禁 │
                    └─────────────────────────┘
                              │
                    ┌─────────────────────────┐
                    │ 筛选性检查（病史、体检、    │
                    │ 实验室、泌尿外科特殊检查） │
                    └─────────────────────────┘
          未                  │
          发                  │ 可疑或伴有其他病变
          现                  │
          明     ┌─────────────────────────┐
          确     │ 筛选性检查（病原菌、细胞学、 │
          病     │ 影像学、内腔镜、尿动力学） │
          因     └─────────────────────────┘
                              │                有
          ┌──────┐  无阳性发现  │                异
          │ OAB  │◄───────────┘                常
          └──────┘                             发
                                               现
                              ┌─────────────────────┐
                              │ 继发或伴发的OAB症状    │
                              └─────────────────────┘
     ┌────────┬───────────┬──────────────┬──────────────┬──────────┐
  ┌─────┐ ┌────────┐ ┌──────────────┐ ┌────────────┐ ┌──────────┐
  │ BOO │ │ 神经病变 │ │ 逼尿肌收缩受损 │ │ 压力性尿失禁 │ │ 其他疾病 │
  └─────┘ └────────┘ └──────────────┘ └────────────┘ └──────────┘
```

图 7 - 2　膀胱过度活动症的具体诊断步骤

（2）体检：体格检查应着眼于发现能导致尿失禁的解剖及神经上的异常，病人在接受检查时应保持膀胱充盈。

A. 神经检查：应从病人进入诊室时观察其步态及行为举止开始，轻微的跛行，共济失调，说话方式的异常，面部的不对称，或是其他的一些异常可能揭示其神经系统的异常。

B. 腹部检查：应注意有无包块、疝及膨大的膀胱；指诊时男性病人确定前列腺的大小及硬度；评估肛门括约肌的韧性及控制能力：医生将手指伸入直肠中，要求病人收缩肛门肌肉来挤压医生的手指以测试肛门括约肌的收缩能力。

C. 由于女性中压力性尿失禁较常见，体检时应做一些特殊检查来排除。女性阴道的检查应该在膀胱充盈（检查尿失禁及脱垂）及排空时（检查盆内器官）进行。病人处于截石位，保持膀胱充盈，嘱用力咳嗽，以期人为造成尿失禁。

通过 Q - tip 试验来评价尿道过度活动性的程度。Q - tip 试验即用一个涂有润滑剂的消毒导管通过尿道插入膀胱，在膀胱颈部遇到阻力而停止，记录导管相对于水平位置的角度，嘱病人屏气用力，再一次记录旋转的角度。当导管的旋转角度大于30°时可确定为高活动性。

（3）实验室检查：①尿常规；②尿培养；③血生化；④血清 PSA（男性40岁以上）。

（4）泌尿外科特殊检查

A. 尿流率：尿流率是由逼尿肌的压力和尿道压力互相作用而产生的测量结果。低尿流率可能是由于膀胱出口梗阻或是由于逼尿肌收缩力减弱导致，此外，当逼尿肌产生足够高的压力以至于高过尿道所增加的压力，这种情况下则尿流率可能保持不变。

为了区分是由于出口梗阻还是由于逼尿肌收缩减弱造成的，要同时测量逼尿肌压力及尿流率。因此尿流率正常并不代表逼尿肌正常，也不意味着尿失禁手术后病人可以正常排尿了。

B. 泌尿系统超声检查（包括残余尿测定）。

2. 选择性检查　见表7－10。

表7－10　膀胱过度活动症的选择性检查

病原学检查	对疑有泌尿或生殖系感染性疾病者进行尿液/前列腺液/尿道或阴道分泌物的病原学检查
细胞学检查	对疑有尿路上皮肿瘤者进行尿液细胞学检查
KUB、IVU 检查	怀疑泌尿系其他疾病
泌尿系内腔镜检查	
CT 及磁共振检查	
尿动力学检查	怀疑膀胱感觉、收缩功能受损或神经源性膀胱

（六）治疗

诊断 OAB 后应考虑是否需要治疗，了解患者是否有治疗的要求。因此初期的治疗要围绕病人的症状对其生活质量的影响有多大这个问题确定治疗的路线。

由于 OAB 是一个症状诊断，因此其治疗只能是缓解症状而非针对病因，不可能达到治愈。目前的治疗包括行为矫正、药物治疗、神经调节以及外科手术。

1. 行为矫正　行为矫正包括病人健康教育、及时或延迟排尿、膀胱训练、盆底锻炼等。告诉患者下尿路的"工作原理"，使患者清楚地知道应对策略。排尿日记不仅可以增强患者的自我防范意识，而且还可以使医生清楚地了解到症状何时发生及其严重程度，据此教会患者简单的饮食控制知识，制订出定时或预防性排尿及膀胱训练的方法。此外盆底锻炼可增强盆底肌肉的力量，对不自主的逼尿肌收缩可产生强有力的抑制。近年来应用生物反馈的方法对盆底肌肉进行物理治疗，在恢复下尿路功能方面确实达到了其他治疗方法难以获得的疗效。

2. 药物治疗　药物治疗的目标是增加膀胱容量、延长警报时间、消除尿急而不干扰膀胱的排空能力。目前用于治疗 OAB 的药物有：①针对副交感传出神经，作用于逼尿肌胆碱能受体，包括胆碱酯酶抑制剂，如阿托品、普鲁苯辛、奥昔布宁、托特罗定、达非那新、曲司氯铵、索利那新等；②作用于膀胱感觉传入神经的药物：辣椒辣素及树胶脂毒素（resiniferatoxin，RTX）；③抑制副交感神经胆碱能神经末梢乙酰胆碱的释放：肉毒杆菌毒素 A；④作用于中枢神经系统的药物。

Schneider 综述了近期治疗 OAB 的抗胆碱能药物的进展，所有临床应用的抗胆碱能药物的疗效均经过了随机、双盲试验的验证，而且也得到许多综述和荟萃分析的肯定。除了奥昔布宁在口干和中枢神经的副作用方面较多以外，所有药物在耐受性方面均相当。目前，研究的热点聚焦在了高选择性或者超选择性的 M 受体阻滞剂，希望其高选择或超选择作用于膀胱 M 受体，减少对身体其他部位和器官 M 受体的作用，从而减少药物所带来的副作用。

A 型肉毒杆菌毒素是一种由肉毒杆菌产生的神经毒素，它通过抑制神经肌肉接头处胆碱能神经末梢的乙酰胆碱释放而使肌肉瘫痪。在逼尿肌－尿道括约肌协同失调的患者中应用肉毒杆菌毒素，可松弛尿道外括约肌，改善患者的膀胱排空。最近研究显示，A 型肉毒杆菌毒素也能够松弛逼尿肌，减轻脊髓损伤患者的逼尿肌过度活动。因此应用 A 型肉毒杆菌毒素逼尿肌注射，可有效地松弛神经源性逼尿肌过度活动。Seze 最早采用 A 型肉毒杆菌毒素尿道外括约肌注射作为一种治疗脊髓损伤患者逼尿肌－外括约肌共济失调的方法，70% ~90% 患者可以获得尿道关闭压和排尿压力的下降，自觉症状获得了明显改善。Reitz 采用 A 型肉毒毒素膀胱内多点注射治疗神经源性膀胱和特发性 OAB 的患者，70% ~80% 的患者主观症状获得明显改善，且无明显副作用发生。

近期 Gam 报道了一项 A 型肉毒毒素膀胱内注射治疗神经源性逼尿肌过度活动或神经源性 OAB 小儿的系统性综述，采用全身麻醉下通过膀胱镜按 10 ~12U/kg 剂量对膀胱壁内 30 个位点注射 A 型肉毒毒素（三角区除外，10U/ml），最大剂量不超过 300U。65% ~87% 的患者完全转为干性 OAB，尿动力学检查显示平均膀胱逼尿肌压力下降至 40cm H_2O 以下，顺应性提高到 20ml/cm H_2O 以上。A 型肉毒毒素膀胱内注射治疗神经源性逼尿肌过度活动或神经源性 OAB 疗效显著，耐受性良好。

3. 神经调节治疗　如果初始的行为矫正和药物治疗失败，那么就要考虑是否增加药物剂量、更换药物、加入其他药物或治疗方法，之后就要选择神经调节治疗。

神经调节治疗是通过调节神经功能来调控膀胱和尿道的功能。其中包括通过各种方式刺激周围神经来调控膀胱和尿道功能。行为治疗和药物治疗是目前一线治疗 OAB 的标准模式，但在这些一线治疗效果不佳、或者患者出现较为明显的副作用时，神经调节治疗即可作为 OAB 的二线治疗方式。目前神经调节治疗包括经阴道、经直肠或经皮电刺激或磁刺激以及利用植入装置侵入性治疗等方式。

4. 外科手术　常规治疗无效的 OAB 患者及顽固性 OAB 患者则可能要用外科手术的方式进行治疗，这包括膀胱神经切除术、膀胱壁肌肉切开术、膀胱扩张术、膀胱扩大成形术、盆神经切断术、骶神经根切断术及尿流改道术等。

膀胱神经切除术实际上是去中枢支配，破坏节后副交感纤维，该方法技术要求很高，据目前的经验术后 18 ~24 个月的复发率高达 100%。因此已经很少应用。膀胱扩大成形术因有并发膀胱排空障碍的危险也较少应用，其他手术方法也主要用于脊髓损伤后痉挛性膀胱，总之手术治疗 OAB 是最后的选择，应用范围比较有限。

（吴东波）

第八章

老年神经系统疾病

第一节　神经系统结构和功能的老化改变

神经系统的老化过程是导致机体衰老（aging）的重要因素。人类中枢系统的老化常伴有不可逆的功能下降或丧失。老年人神经系统功能改变可分为三大类：原发性，继发性和第三类。原发性改变涉及基本生物学的减退；继发性改变包括与年龄相关的疾病，其患病率随年龄增长而增多；第三类是伤残损伤性的后果。正常情况下，脑通过氧化葡萄糖产生能量而行使功能，成年人的脑重量仅占体重2%，但消耗葡萄糖的量却为全身的20%，脂溶性维生素等也是必不可少的。

（一）老年神经系统的大体形态学改变

老年人的脑会随年龄增长发生肉眼和组织的改变。

1. 重量变化　脑重减轻主要由于脑萎缩。出生后脑的重量持续增长，25岁可达1 400g左右，在45岁以后就开始逐渐减轻，60岁时减轻约6%，但到60岁以后才能看到明显的脑萎缩。据大宗数量统计表明：65岁健康老年人平均脑重量为1 360g，90岁为1 290g，女性较男性脑重量轻150g。

2. 形态学变化　脑的萎缩主要见于大脑皮质，以额叶、颞叶和顶叶最显著，基底核和丘脑的体积也有减少，枕叶及脑底部脑回一般不受累。由于脑萎缩，相应地引起蛛网膜下腔增宽，脑室扩大，脑沟增宽和脑回变窄。蛛网膜有轻度增厚，尤以脑底部为著，老龄脑内均有不同程度的脑动脉硬化，大血管多发生动脉粥样硬化，血管内皮有不规则增厚。脑内小动脉及细动脉可有广泛内膜增厚、管壁玻璃样变。

（二）老年神经系统的组织学变化

1. 神经细胞脱失　细胞学变化出现于40岁以后，到了老年更为明显。脑重量的减轻主要因脑和脊髓的运动神经元数量的减少，老年人约每天大约丢失100个神经元。至70岁以后某些脑区皮质神经元将丧失30%～50%，运动皮质与黑质的运动神经元数目减少20%～50%，小脑蒲肯野细胞数量下降25%，其他部位（脑干Menert基底核）的神经元丧失不多。除神经元数量随增龄而减少外，其中形态结构也有一定改变，包括突触总数减少、突触密度减低、树突分支小棘脱失、神经细胞胞体进行性肿胀、胶质细胞增生等，在病理状态下，神经元损失的速度更快，当神经元损失的数量达到一定程度时，便发生认知功能障碍。

脑中布满了血管，当脑血管发生病变时，同样会发生脑内结构的丢失，每单位时间丢失的脑内结构 = $V_1/V_2 \times TB/$时间（V_1 为梗死容积，V_2 为全脑容积，TB 总脑结构数量），由此推算：老年人每次卒中丢失的神经元、突触、有髓纤维是相当巨大的，这必然加速老化。

2. 其他退行性改变　包括脂褐素沉积（由细胞器内多种不饱和脂肪酸的氧化与蛋白质和不饱和肽类聚合而成，可能与神经细胞的退化有关），神经元纤维缠结（神经元纤维发生融合、增粗、断裂或形成特征性的缠结，NFT，老年斑（大量变性的神经突起形成的嗜银性斑块，SP）和淀粉样物沉积。老年斑是 NFT 发展到晚期的产物，由于 tau 蛋白过度磷酸化使微管组装能力下降，损害了轴浆流，引起递质及一些神经元成分聚集，在受累的神经细胞内，导致神经功能减低、丧失，直至神经细胞破坏。

（三）老年神经系统的生化改变

1. 蛋白质改变　年龄相关的蛋白质变化包括神经元纤维缠结（NFT），淀粉样变蛋白积聚及神经元特异蛋白随增龄而降低，下降最明显的部位为脑桥、丘脑、尾状核和枕叶。但并非所有蛋白质均下降，含于神经元纤维缠结与老年斑内的异常蛋白连同细胞外的淀粉样蛋白却是逐渐增加。对脑内酶的研究发现，许多酶的活性随增龄而下降，其下降幅度为 30% ~ 70%，如磷酸果糖激酶的显著减少引起 ATP 合成减少。

2. 脂类改变　脂含量占脑干重 50% 以上，50 岁以后总脂含量开始下降，只是不同脂类下降速度不同。高度集中于髓鞘糖脂、半乳糖苷脂和硫酸脂的丧失最多，60 岁以后，髓鞘磷脂以一种相当恒定的速率下降。

3. 分子遗传方面的变化　神经元核中的 DNA 含量亦随增龄而递减，RNA/DNA 随增龄而升高，并可见部分线粒体的 DNA 缺损。脊髓、腹外侧核及舌下神经的运动神经元内 RNA 含量在 50 岁以上逐渐下降，70 岁以后即稳定地下降。在某些与年龄相关的疾病中，脑细胞胞浆和胞核内 RNA 含量均有丧失。所有神经元都是有丝分裂后的细胞，不再进一步分裂，因此，老年人只存在神经元和神经胶质内染色体转录特性改变。脑神经元内 DNA 结构和转录机制受损，导致神经元萎缩、DNA 聚合酶及组蛋白乙酰化速率的改变，引起 DNA 结构的变化。

4. 神经递质改变　神经递质随增龄而发生改变，特别是多巴胺和胆碱能系统。表现为乙酰胆碱酯酶、胆碱能受体、γ-氨基丁酸、5-HT 和儿茶酚胺水平降低，胆碱能纤维和纹状体系统多巴胺能纤维普遍退化。功能改变可能与酶和神经递质的变化有关，如阿尔茨海默病（Alzheimer disease）乙酰胆碱（Ach）、谷氨酸（Glu）的减少和帕金森病（Parkinson disease）的多巴胺水平下降。神经递质改变引起老年人学习、记忆障碍，智能障碍，失眠，抑郁，躁狂，动作缓慢，震颤等。

5. 脑代谢的改变　正常老年人脑血流量逐渐下降 10% ~ 30%，发生动脉硬化及多发性腔梗等血管性病变时脑血流量下降更明显。老年期脑代谢率平均减少 10% ~ 30%，其降低与脑血流量下降有关。

（四）老年神经系统的功能改变

上述形态和生化方面的变化必然会引起老年人神经生理功能的减退（确切地说，形态－生化－生理改变是相互影响的），表现为记忆衰退，典型的表现是对名字发生遗忘、思维活动缓慢、行动迟缓、视力减退、听力下降、嗅觉和味觉减退、睡眠形式改变等。

1. 脑电图 脑电图有较轻的改变，但因人而异，总的特点为 α 节律减慢，快活动增加，弥漫散活动增多和局灶性改变（如出现颞叶局灶性慢波）。

2. 诱发电位 50 岁以后视觉诱发电位的 P100 潜伏期随增龄而延长，每 10 年增加 2～5ms。随年龄增加，脑干听觉诱发电位潜伏期、波间期和波幅有轻微的变化，表现为波间期稍延长。体感诱发电位随增龄轻度延长。

3. 肌电图 老年人由于周围神经的节间距离不等和节段性脱髓鞘，运动及感觉传导速度均随增龄而减慢，波幅降低，传导速度按每年 0.15m/s 的速度递减，50 岁以后周围神经传导速度减慢 10%～30%，70 岁老人的波幅约为年轻人的一半。一般认为这与随着年龄增长而血流量减少、神经细胞树突变短或减少、周围神经节段性脱髓鞘和神经纤维变性等有关。

（胡金成）

第二节 老年短暂性脑缺血发作

短暂性脑缺血发作（transient ischemic attack，TIA）是由颅内血管病变引起的一过性或短暂性、局灶性脑或视网膜功能障碍，临床症状一般持续 10～15min，多在 1h 内，不超过 24h。不遗留神经功能缺损症状和体征，结构性影像学检查（CT、MRI）无责任病灶。老年人颈内动脉系统 TIA 平均发作时间为 12min，椎 - 基底动脉系统 TIA 平均发作时间为 8min，具有反复发作性、症状刻板性、时间短暂性这些特点。

一、病因及发病机制

TIA 病因尚不十分清楚。其发病与动脉粥样硬化、动脉狭窄、血液成分改变、血流动力学异常、心脏病等多种因素有关。

1. 微栓塞 来源于颈部和颈内大动脉，尤其是动脉分叉处的动脉粥样硬化斑块、附壁血栓或心脏的微栓子脱落，随血液流入脑中，引起颅内供血动脉闭塞，产生临床症状。当微栓子崩解或移动后局部血流回复，症状便消失。

2. 脑血管痉挛、狭窄或受压 老年人情绪变化或其他刺激脑血管因素可导致脑血管痉挛，脑动脉粥样硬化可引起脑血管狭窄，颈椎骨质增生压迫椎动脉等。

3. 血流动力学改变 依据 Bayliss 效应，当平均动脉压高于 160mmHg 或低于 60mmHg 时，会引起脑血流增多或减少。老年高血压患者脑血流流量自动调节的范围的上、下限均下移，对低血压的耐受能力减弱，因此在血压波动或急剧降压后会引起 TIA 发作。血液成分的改变、某些血液系统疾病、血纤维蛋白含量增高、血液的高凝状态等所引起的血流动力学异常均可引起 TIA。

4. 颅内动脉炎和脑盗血综合征

5. 遗传因素 磷酸二酯酶 4D 基因（PDE4D）和 5 - 脂氧合酶活化蛋白（ALOX5AP）是冰岛科学家新近发现的缺血性卒中相关基因。此相关性主要是这些基因的特殊单倍型，并没有发现疾病相关的特异性突变。PDE4D 是环核苷酸磷酸二酯酶，选择性降解第二信使 cAMP，而 cAMP 水平的降低增加了平滑肌细胞增殖、迁移，这是动脉粥样硬化的主要过程之一，所以认为此基因与卒中的病理生理相关。ALOX5 AP 编码了 5 - 脂氧合酶活化蛋白，后者为一种在白三烯介导的炎症反应通路中起到关键作用的蛋白质。白三烯 A4 到白三烯 B4 的转化在白细胞趋化现象和炎症应答中起决定性作用，这也是动脉粥样硬化的一个主要过程。

二、临床表现特点

TIA 的临床特征有：①TIA 好发于年龄 60 岁以上的老年人，男性多于女性；②患者多伴有一种或多种脑血管病的危险因素，如高血压、糖尿病、高脂血症等；③发作常有诱因。常见劳累、寒冷、情绪激动、颈部过度活动、躯体的剧烈疼痛等；④突然发病，表现为短暂性完全遗忘发作和跌倒发作，发作时间短暂，一般持续数分钟、数十分钟，不超过 24h（近年许多学者提出不超过 1h）。根据神经系统定位分颈内动脉系统及椎 - 基底动脉系统 TIA 两种临床类型。

（一）颈内动脉系统 TIA

1. 最常见症状　对侧发作性肢体单瘫或轻偏瘫、可伴有对侧轻面瘫，病变血管定位为大脑中动脉或大脑中动脉与大脑前动脉皮层支交界区。

2. 特征症状　眼动脉交叉瘫（病变侧单眼一过性黑蒙或失明，对侧偏瘫或感觉障碍）和 Hornor 征交叉征（病变侧 Hornor 征，对侧轻瘫），主侧半球损害可有失语及失用征，辅侧半球损害可有空间知觉障碍。

3. 少见症状　单肢或半身感觉异常（麻木或痛觉减退）和对侧同向性偏盲。

（二）椎 - 基底动脉系统 TIA

1. 最常见症状　眩晕、平衡失调是由于脑干前庭系缺血；耳鸣是内听动脉缺血引起内耳受累。

2. 特征症状　猝倒发作（常在转头或仰头时，下肢突然失去张力而摔倒，无意识丧失）、短暂性全面遗忘（突然出现短暂性近记忆障碍，无神经系统其他异常）和短暂双眼视物障碍。

3. 少见症状　共济失调、吞咽障碍、构音障碍、交叉性瘫痪、眼外肌麻痹及复视、意识障碍伴或不伴瞳孔缩小等。

该型为老年 TIA 常见的临床类型。

三、辅助检查

1. 经颅多普勒超声（TCD）　了解颅外颈部动脉和颅内脑血管是否存在闭塞或狭窄。

2. 颈动脉彩超检查　了解颈总动脉、颈内动脉、颈外动脉、锁骨下动脉及椎动脉颅外段是否有狭窄或闭塞。

3. 头颅核磁血管成像（MRA）　了解颅内血管是否有狭窄或闭塞。

4. 头颅 CT 血管成像（CTA）　了解颅内外血管狭窄、钙化斑块程度和范围。

5. 数字减影血管造影（DSA）　即经皮股动脉穿刺全脑血管造影，是了解颅内外血管病变最准确的方法，但有创伤。

6. MRI 弥散加权成像（DWI）和灌注加权成像（PWI）　可显示脑局部缺血性改变，有助于早期诊断。

7. SPECT 可发现局部脑血流灌注量减少程度及脑缺血部位，有助于早期诊断。

8. PCT 可显示局限性氧和糖代谢率降低，有助于早期诊断。

9. 选择必要的鉴别诊断检查 颈椎影像学检查（椎－基底动脉系统的 TIA 患者），头颅 CT，头颅 MRI，脑电图，眼震电图，脑干诱发电位等。

四、诊断和鉴别诊断

1. TIA 的诊断 分两步：①是否是 TIA；②寻找 TIA 病因。

由于 TIA 发作持续时间短，多数患者就诊时已无症状和体征，仔细询问病史是做出正确诊断的重要依据，对于暂时难于确诊的患者，可以先诊断为 TIA，保持随访观察。对患有高血压、糖尿病、动脉粥样硬化和心脏病的老年人突然反复发作的局灶性、短暂性脑缺血，每次发作持续数分钟或数小时，不超过 24h，神经系统缺损症状可以用某一"责任"血管解释，发作间期无异常神经体征者，应高度怀疑 TIA。

查体时应仔细注意下列有意义的阳性体征：一侧颈部和锁骨上窝血管杂音、一侧颈动脉搏动减弱或消失、一侧肢体血压明显降低、有无心脏杂音、有无严重的颈椎退行性变等。

2. 应注意与以下疾病鉴别

（1）癫痫的部分性发作：部分性癫痫发作大多数继发于脑部病变，以刺激症状为主要表现的发麻，脑电图可出现局限性异常波，CT、MRI 等可发现脑部病灶。

（2）梅尼埃病：与椎－基底动脉 TIA 表现相似，但该病发作持续时间明显延长，多持续数日，伴有耳鸣，反复多次发作后听力有不同程度减退，不伴有脑干的定位体征。

五、治疗

老年 TIA 是急症，应给与足够的重视，及早治疗，以防发展为脑梗死。

1. 危险因素的处理

（1）高血压：血压宜控制在 120~160/75~90mmHg 的范围。有资料显示，老年人降压治疗的益处与过度治疗危险的临界点是舒张压 65mmHg。降压时机宜在急性期治疗完成后开始，首选长效钙离子拮抗剂，如尼莫地平。老年人降压宜缓慢，宜选用长效钙离子拮抗剂，长效 ACEI、ARB、β 受体阻滞剂、利尿剂等，将联合用药作为初始治疗或一线治疗，在 3~6 个月达到预期降压目标，目标值一般高危患者为 < 140/90mmHg，极高危患者 < 130/80mmHg。

（2）糖尿病：尽可能将血糖控制在正常水平，合并高血压的老年 TIA 患者除积极控制血糖外血压控制更严格，建议控制在 135/80mmHg。

（3）高脂血症：对伴有高脂血症的老年患者，至少使用一种他汀类降脂药，将低密度脂蛋白控制在 2.6mmol/L 以下。

（4）改变生活方式：包括低盐低脂饮食、戒烟酒、适当运动、控制体重、夜间睡眠固定在 7h 等。

（5）高同型半胱氨酸：高同型半胱氨酸血症是 TIA 和缺血性脑血管病的独立危险因素，叶酸、维生素 B_{12}、维生素 B_6 联合应用有效降低血中同型半胱氨酸。

2. 抗血小板凝聚剂治疗　抗血小板凝聚药物能阻止血小板活化、黏附和聚集，减少微栓子的发生，减少 TIA 复发。有心、脑血管危险因素的老年人应常规服用肠溶阿司匹林片 100mg，1/d，也可选用氯吡格雷（clopidogrel）75mg，1/d。研究发现，联合应用肠溶阿司匹林和氯吡格雷比单用肠溶阿司匹林获益更大，但出血的几率增高。副作用主要是粒细胞减少，出血。有脑出血史，血压过高的老年患者不宜应用。

3. 抗凝治疗　老年 TIA 患者常规不用抗凝治疗，对于伴发房颤和冠心病的老年 TIA 患者（感染性心内膜炎除外）、频繁发作的老年 TIA 患者，应考虑抗凝治疗。首选肝素 100mg 加入 0.9% 生理盐水 500ml 静脉滴注，20~30 滴/min，每日测定 APTT，5d 后可改用低分子肝素（LMWH）4 000~5 000U，腹壁皮下注射，2/d，连用 7~10d。或用华法林（warfarin）6~12mg，每晚 1 次口服，3~5d 后减为 2~6mg 维持，应每晨监测凝血酶原时间（PT），用药 4~6 周逐渐减量停药，用于长期治疗。有出血倾向、溃疡病、严重高血压、及肝肾疾病的老年 TIA 患者禁忌。

4. 中医中药治疗　如葛根素、丹参、银杏叶制剂、灯盏花素等，可以选择应用。

5. 脑保护治疗　一般选用钙离子拮抗剂，如尼莫地平、尼卡地平等。

6. 手术治疗　单次或多次发生 TIA 的老年患者，如抗血小板药物治疗不佳，且颈动脉狭窄程度超过 70%，可选择进行颈动脉内膜切除术（CEA）、血管成形术（PIA）和颈动脉血管内支架植入术（CAS）进行治疗。近年来 CAS 技术日益进步，远端保护装置（保护伞）的应用增加了操作的安全性。

六、预后

不同病因 TIA 患者预后不同，约 70% 的表现为大脑半球症状的 TIA 患者和伴有颈动脉狭窄的 TIA 患者在 2 年内发生卒中的几率是 40%。Johnston 小组进行了一个大模型的急诊 TIA 队列研究，确定了与卒中 3 个月复发率相关的 5 个独立危险因素：年龄 >60 岁，症状持续 >10min，无力，言语障碍和糖尿病。椎 – 基底动脉系统 TIA 发生脑梗死的比例相对较少。孤立的单眼视觉症状的患者预后较好。总体来说，未经治疗的老年 TIA 患者，约 1/3 可反复发作，1/3 发展为脑梗死，另 1/3 能自行缓解。

（孙　斌）

第三节　老年脑梗死

脑梗死（cerebral infarction，CI）是由于脑循环供血不足，造成脑组织缺血缺氧引起的局限性脑组织坏死软化和神经功能障碍的一组疾病，故亦称缺血性脑卒中（cerebral ischemic stroke，CIS）。包括脑血栓形成（cerebral thrombosis）或血栓形成性脑梗死（thrombosis cerebral infarction）、脑栓塞（cerebral embolism）或栓塞性脑梗死、腔隙性梗死（lacunar infarct）和分水岭脑梗死（cerebral watershed infarction，CWSI）。其发生率占脑血管病的 60%~70%，其中脑血栓约占脑卒中的 60%，脑栓塞约占 15%，腔隙性脑梗死约占缺血性脑卒中的 20%。缺血性脑梗死是老年人致残和致命的主要疾病之一。

一、病因特点

1. 动脉粥样硬化（AS）严重　脑动脉血管壁最常见的动脉粥样硬化性病变是脑血栓形成和腔隙性脑梗死的首发病因。病理研究表明，脑动脉硬化随增龄而加重，60～69 岁组中度大脑中动脉硬化占 55%，中度基底动脉硬化占 44%。而深穿支动脉（穿入深部脑组织的小动脉）粥样硬化是引起腔隙性脑梗死的最主要病因，新近的研究表明，主动脉弓及其分支（颈总动脉、颈内动脉、椎动脉等）大动脉的粥样硬化斑块及其血栓脱落也是脑栓塞的常见病因。

2. 短暂性脑缺血发作（TIA）常见　TIA 是局灶性脑或视网膜缺血导致支配区域短暂的、可逆的神经功能障碍，当脑供血大动脉狭窄或闭塞时，如果有丰富的侧支循环代偿，往往只引起单纯 TIA 发作；侧支循环失代偿，即出现一次完全性的脑卒中。TIA 是脑梗死的重要危险因素，短暂性完全遗忘发作和跌倒发作多见于老年人，这两种病均是椎动脉系 TIA 的特殊形式。

3. 老年人房颤是另一常见病因　老年人房颤发生率明显高于青年人，且常见于无瓣膜病变心脏病，60 岁以上人中无瓣膜病变房颤发生率 3%～5%，有 60.3% 发生脑缺血症状，其中 9%～25% 发生脑梗死。

4. 高危因素多　年龄是老年脑梗死独立的无法干预的危险因素。Jorgensen 等发现，年龄小于 55 岁患者脑梗死患病率为 10%，而大于 75 岁者为 33%。病理学提示，人类 30 岁以后开始出现动脉硬化，并随年龄增长，动脉硬化逐渐加重。许多研究表明，即使没有动脉硬化加速这一因素，人类在 50 岁以后，每增加 10 岁，脑血管病的患病率可增加一倍。高血压是缺血性脑卒中的最主要的直接病因。有文献报道，高血压在缺血性脑卒中的患病率是 45%～90%。糖尿病也是缺血性脑卒中的危险因素，其原因可能和异常的糖代谢促进大小血管硬化，引起脑梗死，常引起微小的、深在部位脑梗死。除此之外，脑梗死均与高脂血症、高黏血症、高同型半胱氨酸血症、吸烟、冠心病、精神状态异常有关。老年脑梗死往往多种危险因素并存。

二、临床表现特点

1. 血栓形成脑梗死最常见

（1）大多数的老年人发病前有前驱症状，表现为头晕、视物模糊、一过性肢体麻木无力等非特异性脑供血不足症状，25% 老年患者有明确的 TIA 发作。

（2）起病多在夜间睡眠中或安静时，醒来才发现半身肢体瘫痪。多数发病时无意识障碍、头痛等症状，局灶性体征进展多在数小时或 2～3d 内达高峰。

（3）受累血管多发生于大脑中动脉和颈内动脉，神经系统的症状和体征随不同的动脉阻塞而异，大脑中动脉阻塞时往往有数天的前驱症状（头痛、头晕、肢体感觉及运动障碍）；椎 - 基底动脉病变的常见表现为眩晕、恶心或呕吐；颈内动脉颅外段病变的典型表现有短暂性失语、发作性对侧肢体瘫痪或晕厥、Homner 征、复视，它常由突然站立、弯腰、强光刺激等诱发，并常有颈部血管杂音。

（4）老年人脑梗死有相当比例的患者表现为老年血管性痴呆，其早期有类似神经衰弱的表现，如头痛、头昏、失眠、耳鸣、易疲劳、易激动等，随着逐渐发展可出现比较明显的精神障碍、记忆减退、计算力下降、情绪不稳定、时而欣喜忘形、时而痛哭流涕等。

2. 栓塞性脑梗死不容忽视　临床资料显示，栓塞性脑梗死占所有脑卒中的10%，病理学资料显示，栓塞性脑梗死占缺血性脑血管病的50%~80%，二者差别如此悬殊，主要原因是临床对脑栓塞的认识不够。老年人脑栓塞除发作较急骤外，定位表现与脑血栓形成相同。其特点有：

（1）发病急剧，多无前趋症状，局灶性神经体征多在数秒至数分钟内达到高峰。

（2）意识障碍和癫痫发生率高，有时以癫痫为首发症状，主要与栓塞后继发的脑血管痉挛有关。

（3）神经系统体征可不典型，老化或合并糖尿病性周围神经病变，偏瘫侧深反射即使在恢复期仍减弱或不能引出。

3. 无症状脑梗死（ACI）和腔隙性脑梗死（lacunar infact）在老年人中常见　50岁以下的腔隙性脑梗死不足10%，90%的腔隙性脑梗死发生在老年人，其中相当大一部分老年患者无临床症状。Fisher等将腔隙性脑梗死的临床表现分为21种综合征，其中以纯运动性轻瘫、构音障碍－手笨拙综合征、纯感觉性卒中、共济失调性轻偏瘫和感觉运动性卒中最多见。有资料表明，普通人群ACI约占11%，而在65岁以上人群ACI的发生率为28%。Modrego P报道，脑卒中患者中ACI的发生率在65岁以下人群为16%~29%，65~75岁为30%，75岁以上为33%。

4. 并发症多，易出现大面积脑梗死　老年人心、肺、肾功能差，且常有多病共存，一旦发生脑梗死即可相互影响，出现多种并发症，如肺部感染、血糖升高、心衰、肾衰、应激性溃疡、褥疮、骨折等。并发症可加重脑梗死，有时比脑梗死本身更具破坏性。老年人大面积脑梗死，头颅CT显示梗死灶以大脑中动脉供血区为主。死亡原因有多器官功能衰竭、重症肺部感染、脑疝、上消化道大出血等，存活者遗留严重后遗症。

三、诊断及鉴别诊断要点

（1）老年患者，有动脉粥样硬化、高血压、糖尿病等脑卒中的危险因素。

（2）安静状态下或活动中起病，病前可有反复的TIA发作。

（3）症状常在数小时或数天内达高峰，出现局灶性神经功能缺损，梗死范围与某一脑动脉供血区域一致。一般无头痛，若有头痛且头痛与意识障碍呈进行性加重时应警惕发生大面积脑梗死（2个脑叶或以上，总面积大于$20cm^2$）。

（4）头部CT早期可正常，但最终可发现相应的脑部有腔隙性病灶、楔形或带状梗死灶，SPECT、DWI、PWI有助于早期诊断，血管造影可发现狭窄或闭塞的动脉。发病后2~3d应复查头部CT。有条件时应尽早做MRI + DWI + PWI，PWI能早期反映脑组织血流灌注减少的病灶，DWIT2,成像发病数小时可发现脑组织水肿的病灶甚至微小出血灶。SPECT能早期显示脑梗死的部位、程度和局部脑血流改变。PET能显示脑梗死灶的局部脑血流、氧代谢及葡萄糖代谢，并监测缺血半暗带及对远隔部位代谢的影响。一般情况CT或MRI平扫排除脑出血、脑卒中和炎症性疾病等，诊断即可确定。

本病应与脑出血（表8-1）、蛛网膜下腔出血、硬膜下血肿或硬膜外血肿、颅内占位性病变、脱髓鞘病及脑囊虫病等鉴别。

表 8 - 1　脑梗死与脑出血的鉴别要点

	脑梗死	脑出血
发病年龄	多在 60 岁以上	多在 60 岁以下
起病状态	安静或睡眠中	活动或激动中
起病速度	相对缓慢，十余小时或 1~2d 症状达高峰	数十分钟至数小时迅速达到高峰
血压升高	多数不太明显	明显增高
颅内压增高	轻或无	明显
意识障碍	通常较轻或无	较重
脑脊液	多正常，无色透明	压力增高，可出现血性
头颅 CT、MRI	脑实质内低密度病灶	脑实质内高密度病灶

四、治疗要点

脑梗死的治疗原则是改善脑循环，防治脑水肿，治疗合并症。在治疗老年脑梗死时要注意以下几点：①保证生命体征的平稳尤为重要；②切忌每日输液过多，以防对心肺造成沉重的负担；③切忌药物品种过多，药物品种过多除加重肝、肾负担外，药物间相互作用也可导致病情恶化；④切忌脱水过多；⑤尽量保证正常体温；⑥一旦感染，应用高级足量抗生素；⑦注意营养、通便。

（一）脑卒中单元（strok care unit，SCU）

SCU 定义为由一组经验丰富的专家构成的灵活的医疗小组，包括内科医师、护士和康复科医师，具有监护能力，可密切观察神经功能恶化和其他并发症，经常交流和合作也是卒中单元的关键部分。约 25% 患者在脑梗死后 24~48h 病情会恶化，但很难预测哪位患者会恶化。为预防可能的病情进展及神经系统并发症，患者应住院治疗。住院的目的在于：①观察病情变化；②开始支持及康复治疗，尽可能恢复神经功能；③预防急性期并发症；④预防脑卒中复发。急性缺血性脑卒中患者住院后应收入高度组织化的 SCU，并应在临床缺血脑卒中指南指导下进行治疗。循证医学已肯定 SCU 可降低脑卒中患者的病死率、致残率，使更多脑卒中患者恢复生活自理能力。

（二）急诊支持治疗和急性并发症的治疗

1. 呼吸道的管理　保持良好氧合是卒中治疗的基础，因此首先进行气道功能评估。常见的缺氧原因有呼吸道部分阻塞、肺换气不足、吸入性肺炎和肺不张。意识程度降低或脑干卒中的患者由于咽喉部肌肉麻痹更易发生低氧血症。脉搏血氧饱和度能提供患者有无缺氧信息，急性脑梗死患者应监测脉搏血氧饱和度，并保证饱和度 ≥95%，如有当氧饱和度 <92% 时，应立即予以 2~4L/min 吸氧，并加强呼吸道管理如保持头侧位、清除口腔分泌物、定期拍背、吸痰等。对于有意识障碍（GCS 评分小于 8 分）又有较大误吸危险者、严重低氧血症、高碳酸血症应及早行气管插管或切开、必要时应进行辅助呼吸。

2. 心脏监护和血压管理　心律失常及心肌梗死是急性缺血性脑卒中的潜在并发症，其中房颤最常见。右大脑半球梗死者发生心律失常的可能性大，推测因交感神经和副交感神经系统功能紊乱所致。脑卒中时心电图改变包括：S - T 段低平、Q - T 间期延长、T 波倒置及

U波增高。故脑卒中患者应尽快行心电图检查，严重病例或血流动力学不稳定者应行心电监护。

监控和治疗高血压是脑卒中患者治疗的重要组成部分。脑卒中急性期由于紧张、膀胱充盈、疼痛、原有高血压病、低氧血症、颅内压增高以及局灶性脑血流量自动调节功能紊乱可引起血压升高或进一步升高。理论上降低血压可减少患者梗死后出血的危险性，防止脑血管进一步损害，但血压降低会降低脑灌注压。脑卒中后脑血流自动调节功能受损，缺血半暗带（ischemic penumbra 即 DWI 与 PWI 的不一致区）的脑血流量与平均动脉压成正相关，血压升高是脑卒中机体的代偿反应，目的是要维持脑灌注压。血压降低会减少半暗带的脑血流量，扩大脑梗死灶的体积，因此在对高血压病的处理上，既要维持适度的脑灌注压，又要防止高血压对患者的损害。

将患者移入安静的房间，排空膀胱，控制疼痛及让患者入睡等可使部分患者血压自发性降低，降低颅内高压的内科治疗可降低动脉血压。美国缺血性脑卒中早期治疗指南（2003年）的降压指征是不溶栓患者收缩压 >220mmHg 或舒张压 >120mmHg 时（除非有主动脉夹层、急性心梗、肺水肿和高血压脑病等），溶栓患者收缩压为 >185mmHg 或舒张压 >110mmHg 时。也有人认为有高血压病史者收缩压应控制在 180mmHg，舒张压应在 100 ~ 105mmHg。多数人认为血压极度升高〔收缩压 >220mmHg 和（或）舒张压 >120mmHg〕应早期降压，但降压不宜太快，静脉给药较胃肠道给药疗效好，原因在于静脉给药容易控制，同时扩张脑血管作用轻微。作用快的短效降压药如硝苯地平不宜使用，它可致血压骤降。

急性缺血性脑卒中患者持续低血压较少见，如果出现这种情况应寻找病因，多为大动脉破裂、血容量不足、心肌缺血或心律失常引起心排血量不足，应纠正低血容量，可能会减少心输出量的心律失常应予纠正。

3. 发热的处理　发热影响缺血性脑梗死的预后。急性缺血性脑梗死患者体温升高加重神经系统损害，可能与代谢需要增加、神经递质释放和自由基生成增加有关。应先确定发热原因，并给予退热处理、抗生素或低温治疗，尽快把体温降至 37.5℃ 以下。降低体温能改善疾病预后，实验研究表明，全脑或局部缺氧性脑损害后降温具有神经保护作用。中枢性高热是老年脑梗死的一种表现形式，常为病情危重的征象之一，患者多在中枢性高热 1 ~ 2d 内死亡。

4. 内科并发症的预防

（1）早期移动和适当活动：除非患者昏迷、神经症状进展或并存心肌梗死，急性缺血性脑梗死患者应该早期移动和离床，减少肺炎、深静脉血栓形成、肺栓塞等并发症的发生率。瘫痪肢体 24h 后即可进行大范围的被动运动。

（2）营养：所有脑梗死患者在进食前必须筛查吞咽困难。许多脑梗死患者因吞咽困难或意识不清不能进食，应静脉补充液体和营养或鼻胃管供给食物和药物。

（3）尿路健康：应避免导尿，除非有前列腺疾病、尿路局部病变或外伤。

（4）深静脉血栓形成和肺栓塞的预防：约 1% 的患者可能发生肺栓塞，其中约 10% 死亡，1/3 ~ 1/2 的中度脑梗死患者 B 超可发现深静脉血栓。新近脑梗死患者给予抗凝药物或低分子肝素、使用弹力长袜都可预防深静脉血栓形成和肺栓塞。不能用抗凝药物时，应用抗血小板聚集药物如阿司匹林也有效。

（5）急性上消化道出血（acute upper digestive tract hemorrhage）：老年脑梗死并发消化

道出血多数由于应激性溃疡，属于中枢性胃十二指肠损害，许多学者认为与丘脑、丘脑下部直接受损有关。发生率为 9.04% ~ 48.28%，多发生在急性脑梗死 6 ~ 10d，病死率高达 48.1%。急性脑梗死患者如出现意识障碍加重、体温持续升高、心率快、血压降低、眼球浮动或震颤、上腹饱胀、频繁呃逆、肠蠕动增加、烦躁不安，则说明病变累及丘脑及脑干，提示有上消化道出血可能，应尽早插胃管，按上消化道出血急症处理。

（6）急性肾衰竭（acute renal failure）：少尿期可给予增加肾血流药物，限制水和蛋白质的摄入。可以口服 α - 酮酸制剂。预防和治疗慢性功能不全时蛋白质代谢紊乱引起的损害。一般用于 GFR 为 5 ~ 15ml/min 的患者。

（7）糖尿病（diabetes mellitus）：有证据表明，在发生卒中后最初 24h 内持续高血糖 > 7.8mmol/L 提示预后不良。因此，人们普遍认同，当患者血清葡萄糖浓度 > 7.8 ~ 10.3mmol/L 时就应该给予胰岛素，以防高血糖的发生。应密切监测血糖浓度并调整胰岛素的剂量，以避免低血糖，同时适当补充葡萄糖和钾。

（8）水电解质紊乱的处理：主要有低钾血症、低钠血症和高钠血症。对于低钠血症的患者应根据病因分别治疗，注意补盐速度不宜过快，应限制在 0.7mmol/（L·h），每天不超过 207mmol/L，以免引起脑桥中央髓鞘溶解症。纠正高钠血症也不宜过快，以免引起脑水肿。

（9）循环系统并发症（如脑 - 心综合征）的治疗：保护心脏功能，可适当应用利尿剂、心肌营养剂，当心脏无缺血性损害时可给予扩容、抗血小板药阿司匹林等治疗。临床观察发现对老年脑梗死并发脑 - 心综合征的心律失常可根据病情选用钾盐和 β 受体阻滞剂治疗。房颤是 75 岁以上老年患者引起卒中的因素也是其常见并发症，出现房颤时予以华法林（INR 2.0 ~ 3.0）长期抗凝治疗是防止卒中再发的重要方法。

（三）溶栓治疗

1. 适应证　所有年龄 <75 岁，CT 排除脑出血的急性脑梗死患者应该评价是否适合重组组织纤溶酶原激活物（rt - PA）治疗，因为只有溶解血栓才能增加缺血区血流灌注。虽然梗死区的中心部分不可存活，但在一定时间内恢复缺血区的血液循环能挽救半暗带区的功能，尽快恢复缺血区的脑血流是治疗成功的关键。

2. 溶栓的最佳时间　rt - PA 应该在发病的 3 ~ 12h 内给药，最佳时间是 3h。治疗越早，预后越好。

3. 禁忌证　rt - PA 的主要危险是症状性脑出血，有单纯感觉障碍或共济失调、活动性内出血或出血性疾病、脑出血史、血压 > 200/120mmHg、颅内动脉瘤或静脉畸形等为溶栓治疗的禁忌证。

4. rt - PA 使用方法　rt - PA 使用量 0.9mg/kg，最大剂量 90mg，静脉滴注，60min 用完，其中 10% 静脉推注，用药过程中每 15min 进行一次神经功能评价，持续 2h，其后每 60min 一次，维持血压低于 180/105mmHg，用药后 2h 内每 15min 测一次血压，其后的 6h 每 30min 测一次血压，然后的 17h 每 1h 测一次，给予 rt - PA 后 24h 内不使用抗凝药或抗血小板聚集药。

（四）抗凝治疗和抗血小板聚集治疗

1. 抗凝治疗　急性缺血性脑梗死的抗凝治疗的有效性尚有争议。主要适用于进展型脑梗死、心源性脑梗死、有症状颅内和颅外动脉夹层瘤或动脉狭窄而不宜溶栓治疗者。常用药物有肝素、低分子肝素和华法林，一般用 2~3 周，使凝血酶原时间控制在正常对照的 1.5 倍左右。目前资料显示抗凝药不能降低急性脑梗死近期复发率，早期给予抗凝药不能减轻神经系统损害。胃肠外给予抗凝药可增加缺血性脑梗死转化为出血的几率，因此，不主张常规抗凝治疗。

2. 抗血小板聚集治疗　有的资料表明抗血小板聚集治疗对急性缺血性脑梗死的疗效不及急性心肌缺血确切。主要适用于预防脑梗死复发和治疗轻度脑血管狭窄（<70%），常用药物有阿司匹林和噻氯匹啶。总之，大多数缺血性脑梗死患者应在脑梗死后 24~48h 给予阿司匹林，但在急性期和溶栓治疗 24h 内不应使用抗血小板聚集药。

（五）预防和治疗脑水肿

急性缺血性脑梗死后 24~48h 内可发生脑水肿，3~5d 脑水肿达高峰，特别是较大面积脑梗死者更易发生脑水肿而导致脑疝死亡。

1. 降低颅压　床头抬高 20°~30°，以利头部静脉回流。有颅内高压表现或病情迅速恶化者，可予呋塞米或甘露醇，每天 2~4 次，连用 7~10d。临床试验已证明甘油能降低大面积脑梗死的病死率，但静脉给药有可能引起溶血。大剂量皮质激素治疗脑水肿的临床试验证明不能改善预后，同时感染率明显升高，因此不主张用地塞米松或其他皮质类固醇治疗脑水肿。

2. 低温疗法　低温对局灶性脑缺血损伤具有保护作用，近期研究发现脑内温度降至 32~33℃时可无任何不良反应，且可降低病死率。

（六）神经保护剂

动物实验表明预防性神经保护治疗可减轻神经细胞损伤，改善神经功能缺损和预后。常用药物有钙拮抗剂（尼莫地平）、抗氧化剂（维生素 E、依达那奉）、腺苷增效剂、多肽神经生长因子、脑活素、胞磷胆碱钠等。据研究报告显示银杏叶提取物、血栓通等有活血化瘀作用的中药也可能有助于促进侧支循环开放，有些还可通过对抗自由基、抗过氧化物氧化酶、调节线粒体呼吸功能等而保护缺血脑组织。

（七）血管成形术和支架术

30% 的老年人群中存在颅底动脉环发育不完全或部分缺如，当梗死原因为一侧颈内动脉或椎动脉闭塞时，对侧补偿不能，患者发病的情况往往较重，若失去溶栓的时机，尽早行颅内外动脉搭桥手术，迅速开通脑供血，才有可能纠正病情的恶化。

五、预后特点

小面积梗死或腔隙性梗死预后好，大面积梗死引起严重的神经功能障碍，其恢复很差，急性期死亡率为 5%~15%。死亡原因多为脑疝、肺部感染和心衰。基底动脉系统梗死的预后较颈内动脉系统梗死差，老年人心源性脑梗死的复发率高。

（胡金成）

第四节　老年脑出血

脑出血（Intracerebral Hemorrhage）指非外伤性脑实质和脑室内出血，也称自发性脑出血。其中大多由高血压引起，称为高血压性脑出血。脑出血占全部脑卒中的比例因国家和地区不同变化于 10%～40%。

脑出血发病率因地区种族而不同，世界范围内平均为 10～20/10 万，其中黑人较白人高，男性高于女性。日本统计 >40 岁女性可达 106/10 万，中国北京地区为 7～7.8/10 万，上海地区 61.3/10 万，流行病学调查显示自 1984—1999 年，北京市脑出血发病粗率自 84.8/10万降至 63.8/10 万，脑出血的构成比自 42% 降至 16% 人口标化发病率自 109.5/10 万降至 59.5/10 万。脑出血再发率在患病后第一年为 2.1%。患病率根据种族不同患病率 1.6%～6%。脑出血患病率较脑梗死明显低，但死亡率高，脑出血死亡占全部脑血管病死亡 18%～38%。30 天致死率高达 37%～52%。病程 6 个月时预后只有 20% 达工作和生活功能完全恢复。2009 年意大利报告病程 7 天病死率 34.6%，30 天达 50.3%，1 年 59.0%，10 年存活率只有 24.1%。不同部位脑出血 1 年病死率：深部出血 51%，脑叶出血 57%，小脑出血 42%，脑干出血 65%。

一、病因

（一）高血压病

是脑出血最常见的原因。脑内动脉壁薄弱，厚度和颅外同等大小的静脉类似，中层和外膜较相同管径的颅外动脉薄，没有外弹力膜。豆纹动脉、丘脑穿通动脉等自大动脉近端直角分出，因其距离大动脉甚近，承受压力高，冲击性大，因此容易发生粟粒状动脉瘤、微夹层动脉瘤，受高压血流冲击易破裂出血。这些微动脉瘤发生在小动脉的分叉处，多数分布于基底节的穿通动脉供应区和壳核、苍白球、外囊、丘脑及脑桥，并与临床常见的出血部位相符合，少数分布于大脑白质和小脑。长期高血压病和动脉硬化导致血管内膜缺血受损，通透性增高，血浆蛋白脂质渗入内膜下，在内皮细胞下凝固，在内膜下与内弹力层之间形成呈均匀、嗜伊红无结构物质，弹力降低，脆性增加，血管玻璃样变和纤维素样坏死，使动脉壁坏死和破裂。高血压引起远端血管痉挛，小血管缺氧坏死，引起斑点样出血及水肿，可能为子痫时高血压脑出血的机制。无长期高血压病史出现的急性血压增高的患者，其血管功能及结构没有对血压增高的储备，血压急剧增高时处于高灌注状态，脑出血危险增加，如寒冷脑出血及麻将桌脑出血。

（二）脑血管淀粉样变性

β 淀粉样蛋白沉积在脑膜和皮质及小脑的细小动脉中层和外膜，血管中外膜被淀粉样蛋白取代，弹力膜和中膜平滑肌消失，是 70 岁以上脑出血的主要原因之一。老年人脑出血约 12%～15% 和淀粉样血管病相关，常发生于老年非高血压病自发脑叶出血患者。出血部位多发生在脑叶如额叶顶叶，易反复发生，多灶性出血机会高。尸检证实 90 岁以上患者 50% 以上存在脑淀粉样血管病。

（三）其他

脑动脉粥样硬化，动脉瘤，脑血管畸形，脑动脉炎，梗死性出血，血液病（白血病、再生障碍性贫血、血友病和血小板减少性紫癜等），脑底异常血管网（moyamoya），抗凝/溶栓治疗，静脉窦血栓形成、夹层动脉瘤、原发/转移性肿瘤内新生血管破裂或侵蚀正常脑血管等均可引起脑出血，维生素 B_1 缺乏可引起斑片状出血。

二、危险因素

（一）不可干预改变的危险因素

1. 年龄　队列研究显示，随着年龄增长脑出血危险性增加，年龄每增加 10 岁脑出血风险成倍增加。

2. 性别　女性妊娠期和产后 6 周内脑出血相对危险达 28。

3. 种族　中国脑出血占全部脑血管病构成比为 17.1%~39.4%，日本男性和女性分别为 26% 和 29%，原因可能与高血压病患病率高和控制差有关。黑人脑出血发病率为 50/10 万，是白人的 2 倍。

（二）可以干预改变的危险因素

1. 高血压　为脑出血最重要的危险因素，在美洲、欧洲、亚太地区研究结果是一致的。尤其是年龄大于 55 岁，吸烟，降血压药物依从性差的个体危险性大。病例对照研究显示同年龄组有高血压病患者脑出血风险值为 5.71 倍，血压控制后脑出血风险平行下降。

2. 糖尿病　脑出血后高血糖增加早期死亡危险，脑出血患者合并糖尿病住院死亡率增加 1 倍。

3. 吸烟　吸烟者脑出血相对危险为 1.58。

4. 血脂异常　年龄大于 65 岁血清总胆固醇水平低于 4.62mmol/L（178mg/dl）脑出血相对风险为 2.7，且发病 2 天内死亡率增加。

5. 饮酒　大量饮酒增加发生脑出血风险。

6. 抗凝治疗　欧美 10%~12% 脑出血患者服华法林，口服抗凝药物脑出血相对危险增加 7~10 倍，抗凝药相关脑出血住院死亡率接近 50%。

7. 微出血　磁共振成像显示微出血可能为脑出血危险因素，随年龄增加微出血增多，研究显示脑出血患者 64% 可见微出血灶，有微出血患者出血量大，是无微出血患者的 3 倍。

8. 毒品　如可卡因、安非他命与脑出血相关，尤其见于年轻人群。

9. 血液透析治疗　回顾性分析显示长期血液透析治疗随访 13 年，脑出血发生率是正常人群的 5 倍。前瞻性研究慢性血液透析患者脑出血相对危险是 10.7。

10. 肿瘤　转移性黑色素瘤是最容易出血肿瘤（17/23），原发肿瘤中少突胶质细胞瘤和星形细胞瘤出血率为 29.2%。

三、病理生理特点

出血部位 50%~60% 位于壳核，丘脑、脑叶、脑干、小脑各 10%。壳核出血常常向内压迫内囊，丘脑出血向外压迫内囊，向内破入脑室系统，向下可影响丘脑下部和中脑。高血压病、淀粉样血管病、动脉瘤、动静脉畸形常导致血管破裂，出血量大；血液病、动脉炎及部分梗死后出血常为点片状出血，临床症状轻。

脑出血后，细胞毒性物质如血红蛋白、自由基、蛋白酶等释出，兴奋性氨基酸释放增加，细胞内离子平衡破坏，血脑屏障破坏；血浆成分进入细胞间质，渗透压增高，引起血管源性水肿；血肿溶出物如蛋白质、细胞膜降解产物、细胞内大分子物质使细胞间液渗透压增高，加重脑水肿。离血肿越近水肿越重。一般水肿 2~3 天达到高峰，稳定 3~5 天，最长可持续 2~3 周。

病理所见，出血侧脑组织肿胀，脑沟变浅，血液可破入脑室系统或蛛网膜下腔，出血灶为圆形或卵圆形空腔，内充满血液或血块，周围为坏死脑组织或软化带，有炎细胞浸润。血肿周围脑组织受压，水肿明显，使周围脑组织和脑室受压移位变形和脑疝形成，幕上出血挤压丘脑下部和脑干，使之受压变形和继发出血，出现小脑天幕疝；如颅内压增高明显或脑干小脑大量出血引起枕骨大孔疝，脑疝是脑出血死亡的直接死亡原因。

新鲜出血呈红色，急性期后血块溶解形成含铁血黄素为棕色，吞噬细胞清除含铁血黄素和坏死脑组织，胶质增生，小出血灶形成胶质瘢痕，大出血灶形成中分囊，内含含铁血黄素和透明液体。

四、临床表现

（一）一般表现

1. 发病形式　大多数发生于 50 岁以上，急性起病，一般起病 1~2 小时内出血停止。病前常有情绪激动、体力活动等使血压升高的因素。1/3 患者出血后血肿扩大，易发生在血压显著增高，有饮酒史，肝病或凝血功能障碍患者，病后未安静卧床或长途搬运，早期不适当用甘露醇过度脱水治疗可能是血肿扩大的促发因素。

2. 意识障碍　除小量出血外，大多数有不同程度意识障碍。

3. 头痛和恶心呕吐　最重要的症状之一，50% 患者发病时出现剧烈头痛，脑叶和小脑出血头痛重，深部出血和小量脑出血可以无头痛，或者头痛较轻未得到注意。因脑实质为非痛觉敏感结构，只有当脑血管收到机械牵拉、脑膜痛觉敏感纤维受到刺激或三叉血管系统受到血液刺激方可引起头痛。老年人痛觉敏感性低，往往无头痛。呕吐出现常常提示颅内压增高或继发脑室出血，如继发应激性溃疡，呕吐物可为咖啡色。

4. 癫痫发作　发生于 10% 患者，常常为部分性发作。有学者分析显示脑出血后癫痫发生率为 4.33%，其中脑叶出血和脑室出血达 10%，合并癫痫发作患者病死率高。

5. 脑膜刺激征　出血破入蛛网膜下腔或脑室系统可以出现颈部强直和 Kernig 征。

6. 颅内压增高　大量出血及周围水肿可出现颅内压增高表现，包括深沉鼾声呼吸或潮式呼吸，脉搏慢而有力，收缩压高，大小便失禁，重症者迅速昏迷，呼吸不规则，心率快、体温高，可在数天内死亡。

（二）局灶症状和体征

1. 壳核出血　高血压脑出血的最常见部位，约占脑出血 50%~60%，多为豆纹动脉外侧支破裂，症状体征取决于出血量和部位，向内压迫内囊出现偏瘫、偏身感觉障碍、偏盲及凝视麻痹等。小量出血：不伴头痛呕吐等，与腔隙性脑梗死不易鉴别，只有影像学检查才能检出。壳核前部出血可以出现对侧轻偏瘫，主侧半球出现非流利型失语和失写，非优势半球出现忽视，壳核后部出血可出现对侧偏身感觉障碍；同向性偏盲。中等量出血：常出现头痛，半数以上出现凝视麻痹和呕吐，可有意识障碍，对侧中枢性面舌瘫，对侧肢体偏瘫，对侧同向偏盲，偏身感觉障碍。大量出血：迅速昏迷，呕吐，双眼看向病灶侧，对侧完全瘫痪，恶化迅速，双侧病理征，压迫脑干上部出现瞳孔扩大呼吸不规则，去脑强直甚至死亡。

2. 丘脑出血　占脑出血10%，原因多为高血压脑出血。临床表现特点：感觉障碍重，深感觉障碍突出，感觉过敏和自发性疼痛。优势半球丘脑出血半数出现丘脑型失语，表现为语音低沉缓慢，自发性语言减少或不流畅，错语和重复语言等，情感淡漠。非优势半球出血可出现对侧忽视和疾病感缺失，出血量大影响内囊出现对侧偏瘫，可出现锥体外系症状如运动减少、震颤、肌张力障碍、舞蹈/手足徐动/投掷样动作。出血累及中脑可出现眼球垂直运动障碍，瞳孔异常眼球分离等。向下发展影响丘脑下部出现尿崩、血压变化、应激性溃疡等。

3. 尾状核头部出血　较少见，临床表现似蛛网膜下腔出血，头痛呕吐脑膜刺激征，可无局灶体征，临床常常误诊。有时可见到不自主运动、手足徐动和扭转痉挛。向后扩展影响内囊出现对侧偏瘫。

4. 脑叶出血　位于各脑叶皮质下白质，多因淀粉样脑血管病、脑血管畸形、脑底异常血管网病、动脉瘤、凝血功能障碍引起，高血压性脑出血少见。额叶、顶叶常见，颞叶枕叶可发生，常可见多叶受累。临床表现为突然发病头痛恶心呕吐，可有脑膜刺激征，出血近皮质癫痫性发作较其他部位多见，可出现精神异常如淡漠、欣快、错觉和幻觉。额叶出血的表现：对侧运动障碍，Broca 失语，情绪淡漠，欣快，记忆和智能障碍，行为幼稚，出现摸索、吸吮、强握等。顶叶出血表现：对侧肢体感觉障碍，轻偏瘫，优势半球出现 Gerstmann 综合征（手指失认，失左右，失算、失写）等，非优势半球出现失用症。颞叶出血：偏盲或象限盲，优势半球出现 Wernicke 失语，性格和情绪改变。枕叶出血：偏盲或象限盲，视物变形。

5. 脑桥出血　约占脑出血10%，最凶险的脑出血，常位于脑桥中部水平。小量出血意识常清醒，症状包括同侧面神经和展神经麻痹，对侧肢体偏瘫，可有凝视麻痹。出血量大时症状很快达高峰，表现为深度昏迷，四肢瘫痪，去大脑强直，头眼反射消失，瞳孔可缩小至针尖样，凝视麻痹，双侧锥体束征，多数有呼吸异常，可有中枢性高热，可在 1～2 天内死亡。

6. 小脑出血　占脑出血10%，常见为高血压引起，其次为动静脉畸形、血液病、肿瘤和淀粉样血管病等。突发枕部疼痛，频繁呕吐，眩晕，平衡功能障碍，眼震，共济失调，吟诗样语言，构音障碍，脑膜刺激征。脑干受压出现脑神经麻痹，对侧偏瘫，昏迷，严重时枕骨大孔疝死亡。压迫第四脑室脑脊液循环受阻出现高颅压表现：头痛加重，意识障碍。

7. 脑室出血　小量出血表现头痛呕吐，脑膜刺激征，血性脑脊液，CT 可见脑室积血。大量出血出现突然头痛、呕吐，迅速进入昏迷或昏迷逐渐加深，双侧瞳孔缩小甚至针尖样瞳孔，四肢肌张力增高，病理反射阳性，早期出现去大脑强直，血压不稳，脑膜刺激征阳性；常出现丘脑下部受损的症状及体征，如上消化道出血、中枢性高热、大汗、血糖增高、尿崩症等；预后不良。

（三）老年人脑出血的临床特点

病因中淀粉样血管病较为常见，脑叶出血多见，意识障碍重，头痛程度相对较轻甚至无头痛，因老年人常见不同程度的脑萎缩，故相同出血量脑疝机会低，因多合并心肺肾等脏器功能减退，故并发症多。临床观察证实高龄老年人脑出血死亡率高，致残率高，85岁以上组和85岁以下组比较，意识障碍更多见（64%和43%），住院死亡率高（50%和27%），出院时中等和严重神经功能缺损比例高（89%和58%）。80岁以上高龄老人高血压脑出血的临床特点包括：更少患者合并肥胖和糖尿病，收缩期、舒张期和平均血压较低，更多患者血肿破入脑室，丘脑出血更常见，多变量分析结果显示，年龄、入院时格拉斯哥昏迷评分（Glasgow coma scale）低、出血量大和幕下出血为住院死亡的独立预测因素。

五、辅助检查

(一) 影像学检查

突然起病神经系统局灶症状，收缩压明显增高，头痛，呕吐，意识水平下降，数分钟或数小时内进行性加重，高度提示脑出血，强烈建议神经影像学检查。美国AHA/ASA2011建议CT/MRI均可作为首选检查。CT检查对急性出血高度敏感可以作为"金标准"。磁共振梯度回波T_2和磁敏感成像（susceptibility weighted imaging，SWI）对急性出血敏感性和CT相似，对慢性期和陈旧性出血敏感性高于CT检查。因耗时、费用、患者耐受性、临床状况、提供可能性限制了磁共振检查的应用比例。

1. CT表现　是诊断脑出血安全有效的方法，平扫显示圆形或卵圆形均匀高密度影，边界清楚，CT值75~80Hu，可确定出血量、部位、占位效应，是否破入脑室或蛛网膜下腔，脑室及周围组织受压情况，中线移位情况，有无梗阻性脑积水，周围水肿呈低密度改变。随着血红蛋白降解，血肿信号逐渐降低，3~6周变为等密度影，随着出血吸收，2~3个月后表现为低密度囊腔。2~4周血肿周围可出现环状强化。

CT检查也能说明脑出血的自然史。脑出血起病后数小时内的神经系统表现恶化部分原因是活动性出血，在起病3小时内行头颅CT检查的患者，在随后的CT复查中发现28%~38%患者血肿扩大1/3以上。血肿扩大预示临床恶化、致残率和死亡率增加。因此鉴别哪些患者血肿有扩大趋势为脑出血研究的关注点之一。CT血管造影（CTA）和CT增强扫描显示在血肿内造影剂渗漏为预测血肿扩大高危表现。有研究前瞻性观察39例脑出血，发病3小时内行CTA检查，13例发现有造影剂渗漏造成的斑点征（spot sign），11例发生了血肿扩大（血肿扩大30%或6毫升以上），对血肿扩大的敏感性、特异性、阳性预测值和阴性预测值分别为91%、89%、77%和96%。2009年有研究者评估CTA所见的斑点征+CT增强后扫描所见的造影剂渗漏相加对血肿扩大的敏感性、阴性预测值提高至94%和97%。

2. MRI　可发现CT不能确定的脑干或小脑小量出血，能分辨病程4~5周后CT不能辨认的脑出血，区别陈旧性脑出血与脑梗死，显示血管畸形流空现象。可根据血肿信号的动态变化（受血肿内血红蛋白变化的影响）判断出血时间，对水肿判断较CT更为敏感。血肿演变规律：超急性期（24小时内）：细胞内期，为氧合血红蛋白，T_1WI显示为等或略高信号，质子密度相略高信号，T_2WI为高信号，数小时后出现血肿周围水肿，T_1低信号，T_2高信号；急性期（1~3天），红细胞内期，主要为去氧血红蛋白期，顺磁性物质，T_1WI和T_2WI均为低信号，质子相略高信号，周围水肿明显；亚急性早期（4~7天）：正铁血红蛋白，顺磁性物质，细胞内期，T_1WI高信号，T_2WI低信号围绕高信号水肿带；亚急性晚期（8~14

天）：正铁血红蛋白细胞外期，T_1WI/T_2WI 均为高信号，可有低信号含铁血黄素环；慢性期（2 周后）：铁蛋白和含铁血黄素期，细胞外期，T_1WI/T_2WI 均为低信号。上述演变过程从血肿周围向中心发展。

3. 脑出血急性期梯度回波 T_2 和 SWI 均表现为边界清楚的极低信号，或表现为边界清楚的极低信号环，内部为略高信号或低信号区内混杂小点、斑片状高信号。SWI 对于早期出血更加敏感，最早发现病灶的时间是发病 23 分钟，与 CT 比较，脑出血患者 SWI 显示病灶的敏感度、特异度和准确度均为 100%。

4. 关于陈旧性微出血 梯度回波 T_2 和 SWI 均可显示陈旧微出血灶，为直径 2～5mm 圆形或斑点状的极低信号，周围无水肿，原因是小血管壁严重损害时血液渗漏所致，主要病理变化是微小血管周围的含铁血黄素沉积或吞噬有含铁血黄素的单核细胞。含铁血黄素作为一种顺磁性物质，可引起局部磁场不均匀，导致局部组织信号去相位，但常规 MRI 对这种信号变化不敏感而难以显示病变，GRE - T_2WI 和 SWI 对局部磁场不均匀高度敏感，从而可以发现常规 MRI 难以发现的脑微出血，SWI 较梯度回波 T_2 成像发现微出血更加敏感。微出血最多见于皮质 - 皮质下区域和基底节 - 丘脑区域，这些位置也是有症状性脑出血的好发部位，如多发微出血在皮质和皮质下区域，淀粉样血管病变的可能性大，基底节丘脑区域高血压引起的可能性大，而小脑和脑干较少见。脑微出血通常无相应的临床症状和体征，见于高血压、缺血性或出血性卒中患者，脑栓塞患者少见，正常老年人发生率 5%～7.5%，其主要的危险因素有高血压、老年及其他原因所致的脑小动脉病变等。脑多发微出血可作为脑微血管病变的标志，常和腔隙性脑梗死和脑白质疏松伴随。有系统分析 1 460 例脑出血和3 817 例缺血性卒中/短暂性脑缺血发作患者，结果显示应用华法林者出现多发微出血的相对风险为 8.0，应用抗血小板聚集药物相对风险 5.7；所有抗栓治疗开始时存在微出血患者，随访发生脑出血的相对风险为 12.1。微出血常常与脑淀粉样变性所致的颅内出血相伴随，微出血的存在可能表明患者的微血管有易于出血的倾向，这使影像学技术成为在缺血性卒中后是否采取抗血小板治疗或抗凝治疗的一个可能证据。

5. MRA/MRV 和 CTA/CTV 如 CT 存在蛛网膜下腔出血、血肿形状不规则、水肿范围超出了早期出血的比例、非常见出血部位、静脉窦显示异常信号提示静脉窦血栓形成和其他结构异常如团块等，提示为高血压以外原因引起出血，MRA/MRV 和 CTA/CTV 在鉴别出血的原因包括动静脉畸形、肿瘤、静脉系血栓形成、脑底异常血管网等比较敏感。

6. 数字减影脑血管造影（DSA） 如果临床和非侵入性检查高度怀疑血管性原因如血管畸形、动脉瘤、脑基底异常血管网（moyamoya）、静脉窦血栓形成等引起，可以考虑 DSA 检查明确原因。

7. 影像学检查建议 快速 CT 或 MRI 成像区别缺血性和出血性卒中；CTA 和 CT 增强扫描可以考虑作为识别血肿扩大的手段；当临床和影像学证据怀疑脑内结构病灶如血管畸形和肿瘤等时，CTA、CTV、增强 CT、增强 MRI、MRA、MRV 可能会有帮助。

（二）腰穿检查

脑脊液压力增高，均匀血性脑脊液。仅在没有条件或患者不能行影像学检查，无明显颅内压增高和脑疝征象时进行，以免诱发脑疝风险。

（三）经颅多普勒超声检查

简便无创，是床边监测脑血流动力学的重要方法。可以监测有无血管痉挛，以及颅内压增高时的脑血流灌注情况，提供血管畸形和动脉瘤等线索。

六、诊断和鉴别诊断

大多数发生于 50 岁以上的高血压患者，常在体力活动或情绪紧张时发病，病情进展迅速；症状包括头痛、恶心呕吐、意识障碍，可有癫痫发作；局灶症状和体征包括偏身感觉障碍、偏身运动障碍、偏盲、凝视麻痹、失语等；提示脑出血可能，头颅 CT 或 MRI 见脑实质内出血改变可以确诊。应与以下情况鉴别。

（一）与脑梗死鉴别

脑梗死常为安静状态或睡眠中发病，数小时或 1～3 天达高峰，意识障碍较轻，头颅 CT 扫描见低密度影可以鉴别。和脑梗死出血转化鉴别，脑梗死低密度影范围按血管供血范围，出血多为点状、斑片状或沿皮质分布，少部分表现为圆形或类圆形血肿，脑梗死前可有短暂性脑血发作史，部分患者有心房颤动史。

（二）高血压脑出血与其他原因脑出血鉴别

正常血压老年人，脑叶多发出血，反复发生的脑出血史，可有家族史，提示脑淀粉样血管病。脑血管畸形脑出血多为年轻人，常见出血位于脑叶，影像学检查可有血管异常表现，确诊需脑血管造影。脑瘤出血前可能已存在神经系统局灶症状和体征，出血位于非高血压脑出血的常见部位，早期出血周围水肿明显。溶栓治疗所致出血有近期溶栓治疗史，出血多位于脑叶和脑梗死病灶附近。抗凝治疗所致出血常位于脑叶，出血量大。

（三）与外伤后脑出血鉴别

外伤史不明确，尤其是老年人头痛轻，可表现为硬膜外血肿、硬膜下血肿和对冲伤，病情进行性加重，出现脑部受损的表现如意识障碍，头痛、恶心、呕吐，瞳孔改变和偏瘫等，头颅 CT 可见颅骨骨板下方出现梭形或新月形高或等密度影，可见颅骨骨折线和脑挫裂伤。

（四）与蛛网膜下腔出血鉴别

发病年龄 30～60 岁多见，主要病因为动脉瘤和血管畸形，一般活动或情绪激动后发病，起病急骤，数分钟达高峰，剧烈头痛，脑膜刺激征阳性，可见眼玻璃体下出血，头颅 CT 见脑池、脑沟、蛛网膜下腔内高密度影，一般无局灶体征。表现突然起病主要表现为意识障碍的患者应与中毒（镇静安眠药物、乙醇、一氧化碳）及代谢性疾病（低血糖、高血糖、肝性脑病、肺性脑病、尿毒症等）鉴别，存在相关病史，神经系统局灶体征不明显，相关的实验室检查，头颅 CT 扫描可鉴别。脑炎等中枢神经系统疾患可表现为意识障碍，可以有局灶体征及脑膜刺激征，结合有无发热、影像学表现、出血部位、腰穿有无感染征象鉴别。

七、治疗

（一）院前处理

保持呼吸道通畅，血压循环支持，转运到最近的医疗机构，获知患者起病的准确时间或者可知患者正常的最后时间，急救系统应提前告知医院急诊室患者达到时间，以便尽量缩短等候 CT 时间。到达急诊室后对疑诊为脑出血患者医生应尽快了解患者其发病时间，脑血管病危险因素（高血压、糖尿病、高脂血症、吸烟等），服药情况包括抗凝药物如华法林、抗血小板药物、抗高血压药物、兴奋剂、拟交感药物（可卡因等），最近外伤或手术史特别是颈动脉内膜切除术或支架植入术（可以引起过度灌注），有无痴呆（与血管淀粉样变性有关），酒精和毒品使用史；凝血功能障碍相关有关疾病如肝病、血液病。体格检查应获得以下资料：量化的神经功能障碍评估如 NIHSS 评分、格拉斯哥昏迷评分（GCS）等。血常规、血尿酸、肌酐、血糖、心电图，胸部 X 线检查，肌酐和血糖水平高与血肿扩大和预后不佳有关；PT 或 INR（华法林相关出血特点出血量大，血肿扩大危险性高，残疾率和死亡率高）。青中年脑出血患者毒物学筛查可卡因和其他拟交感药物滥用；生育期女性检查尿妊娠试验。

（二）一般处理及对症治疗

脑出血 24 小时内有活动性出血或血肿扩大可能，尽量减少搬运，就近治疗，一般应卧床休息 2～4 周，避免情绪激动及血压升高；严密观察体温、脉搏、呼吸、血压、意识状态等生命体征变化；保持呼吸道通畅，昏迷患者应将头歪向一侧，以利于口腔分泌物及呕吐物流出，并可防止舌根后坠阻塞呼吸道，随时吸出口腔内的分泌物和呕吐物，必要时行气管切开；吸氧，有意识障碍、血氧饱和度下降或有缺氧现象的患者应给予吸氧，使动脉氧饱和度保持在 90% 以上；鼻饲，昏迷或有吞咽困难者在发病第 2～3 天即应鼻饲；过度烦躁不安者使用镇静剂，便秘者使用缓泻剂，预防感染。加强护理，保持肢体功能位。

（三）纠正凝血功能紊乱

严重的凝血因子缺乏或血小板减少患者给予相应的凝血因子或血小板是必要的。在美国抗凝剂相关脑出血占 12%～14%，这些患者尽快停用抗凝剂，给予静脉应用维生素 K，可能需时数小时才能纠正 INR 至正常范围。凝血酶原复合物浓缩剂（PCCs）含凝血因子 II、VII、X 及 IX，可以快速补充所缺乏的凝血因子，数个临床试验证实可以在数分钟内纠正 INR，可以作为口服抗凝剂相关脑出血选择之一。关于 rFVIIa 问题：Mayer 及同事于 2005 年在新英格兰医学杂志上发表了题为 "Recombinant Activated Factor VII for Acute Intracerebral Hemorrhager" 的文章，观察 399 例发病 3 小时内的经 CT 证实的脑出血患者，发病 4 小时内随机给予安慰剂、rFVIIa 40、80、160μg/kg。与安慰剂组比较，三个治疗组血肿扩大分别减少 3.3、4.5 和 5.8ml。安慰剂组死亡或严重残疾（MRS 4～6 分）69%，三个治疗组分别为 55%、49%、54%（有显著性差异）。90 天死亡率安慰剂组为 29%，三个治疗组合并为 18%，严重血栓栓塞事件（主要为心肌梗死和脑梗死）治疗组 7%，安慰剂组 2%，文章结论：脑出血发病 4 小时内给予重组活化凝血因子 VII 虽然增加了血栓栓塞事件，仍可以减少血肿扩大，降低死亡率，改善功能预后。此研究 rFVIIa 对脑出血治疗可能获得益处得到了神经科学界的关注，2008 年 Mayer 为首的研究组发表了 FAST 试验结果，多中心随机安慰剂对照观察 841 例发病 4 小时内的脑出血患者分别给予 rFVIIa 20μg/kg（276 例）和 80μg/kg（297 例）及安慰剂（268 例），结果显示两种剂量药物均可减少血肿扩大，但增加了血栓栓塞事件的风险，因此未见到明显改善临床预后。后分析显示，80μg/kg 组动脉血栓栓塞事件明显高于小剂量组和安慰剂组，与动脉性血栓栓塞事件相关因素包括年龄、大剂量应用 rFVIIa、发病时有心肌或脑缺血征象、既往服用抗血小板药物。回顾性分析 101 例华法林相关颅内出血应用 rFVIIa 1 个月内血栓栓塞事件发生率为 12.8%，与 FAST 试验相仿。因此 ASA/AHA 指南鼓励进一步的临床试验选择有血肿扩大风险，低血栓栓塞风险的脑出血亚组患者为实验对象观察是否可能获益。

（四）预防下肢静脉血栓

在肢体瘫痪不能活动患者脑出血发病后数天且出血停止后，可予皮下注射小剂量低分子肝素，给予间歇性充气加压泵加弹力袜预防静脉血栓栓塞。

（五）处理血压

急性脑出血时血压升高是颅内压增高情况下机体保持脑血流量的自动调节机制。血压过高可使血肿扩大，过低使脑灌注压降低，加重血肿周围组织损害，可参考病前血压水平调整血压。如果收缩压 >200mmHg 或平均动脉压 >150mmHg，考虑静脉持续泵入降压药物，每 5 分钟测血压；如果收缩压 >180mmHg 或平均动脉压 >130mmHg，同时存在颅内压增高，监测颅内压并间歇或持续给予静脉降压药物，保持脑灌注压 ≥60mmHg；如果收缩压 >180mmHg 或平均动脉压 >130mmHg，无颅内压增高的证据，给予中等程度降压（平均动脉压 110mmHg 或目标血压 160/90mmHg），每 15 分钟测量血压。

（六）抗癫痫药物

不建议预防性使用抗癫痫药物，如临床有癫痫发作或脑电图监测有癫痫波，给予抗癫痫药物治疗。

（七）颅内压监测和处理

成人颅内压（intracranial pressure，ICP）增高是指 ICP 超过 200mmH$_2$O。ICP 增高是急性脑卒中的常见并发症，是脑卒中患者死亡的主要原因之一。脑血管病患者出现头痛、呕吐、视盘水肿，脑脊液压力增高提示颅内压增高。其治疗的目的是降低颅内压，防止脑疝形成。颅内压增高的常见原因包括脑室出血引起的脑积水和血肿及其周围水肿引起的团块效应，故小的血肿和少量的脑室出血通常不需降颅压治疗。脑出血的降颅压治疗包括避免引起 ICP 增高的其他因素，如激动、用力、发热、癫痫、呼吸道不通畅、咳嗽、便秘等。必须根据颅内压增高的程度和心肾功能状况选用脱水剂的种类和剂量。

1. 甘露醇　是最常使用的脱水剂，一般用药后 10 分钟开始利尿，2 ~ 3 小时作用达高峰，维持 4 ~ 6 小时，有反跳现象。可用 20% 甘露醇 125 ~ 250ml 快速静脉滴注，6 ~ 8 小时 1 次，一般情况应用 5 ~ 7 天为宜。颅内压增高明显或有脑疝形成时，可加大剂量，快速静推，使用时间也可延长。使用时应注意心肾功能，特别是老年患者大量使用甘露醇易致心肾衰竭，应记出入量，观察心律及心率变化。

2. 呋塞米（速尿）　一般用 20 ~ 40mg 静注，6 ~ 8 小时 1 次，易导致水电解质紊乱特别是低血钾，应高度重视，与甘露醇交替使用可减轻两者的不良反应。

3. 甘油果糖　也是一种高渗脱水剂，起作用的时间较慢，约 30 分钟，但持续时间较长（6 ~ 12 小时）。可用 250 ~ 500ml 静脉滴注，每日 1 ~ 2 次，脱水作用温和，一般无反跳现象，并可提供一定的热量，肾功能不全者也可考虑使用。

4. 皮质类固醇激素　虽可减轻脑水肿，但易引起感染、升高血糖、诱发应激性溃疡，故多不主张使用。

5. 白蛋白　大量白蛋白（20g，每日 2 次），可佐治脱水，但价格较贵，可酌情考虑使用。

如脑出血患者 GCS ≤8，且存在脑疝证据，或明显脑室内出血或脑积水证据，可以考虑监测颅内压，脑室引流管置入侧脑室可以引流脑脊液降低颅内压，放入脑实质的装置可以监测颅内压变化，保持灌注压 50～70mmHg，主要副作用为感染和出血，536 例颅内压监测显示感染率 4%，颅内出血率 3%。有临床试验显示原发或继发脑室出血患者脑室内应用尿激酶、链激酶或 rt-PA 可以加速血块溶解，更易血液引流出从而减低残疾率和死亡率，需要进一步的临床试验证实。

（八）手术治疗

1. 手术适应证　①小脑出血 >10ml，神经系统表现症状恶化或脑干受压和（或）脑室系统受压出现脑积水表现，应尽快实行出血清除，不建议单独行脑室引流术；②脑叶出血 >30ml，距表面 <1cm 可以考虑颅骨切开血肿清除术（craniotomy）。

2. 手术禁忌证　出血后病情进展迅猛，短时间陷入深度昏迷，发病后血压持续增高 200/120mmHg 以上，严重的心肝肺肾等疾患和凝血功能障碍者。立体定向或内镜微创碎吸术无论是否使用溶栓药物，目前的证据效果不肯定，有待于进一步观察。目前无明确证据显示超早期幕上血肿清除术可以改善功能或降低死亡率，极早期的手术因为可以诱发再出血可能有害。

（九）防治并发症

包括感染、应激性溃疡、心脏损害、肾衰竭、中枢性高热。低钠血症除脱水利尿药物及进食量减少外，主要为中枢性低钠血症包括抗利尿激素分泌异常综合征和脑性盐耗综合征，前者因抗利尿激素分泌减少，尿钠排出增加，肾对水的重吸收增加，导致低血钠、低血渗透压而产生的一系列神经受损的临床表现，无脱水表现，治疗限水 800～1 200ml 补钠，后者为肾保钠功能下降，尿钠进行性增多，血容量减少而引起的低钠血症，轻度脱水征，治疗补钠补水。

（十）康复治疗

早期肢体功能位，病情平稳后尽早进行康复治疗，包括肢体康复、言语康复和精神心理康复治疗。

八、预防和保健

针对脑出血可以干预的危险因素，应积极开展一级预防。教育民众充分认识高血压对脑血管的极大危害性，良好控制血压后脑血管病的危险性随之下降。定期进行体检，及早发现无症状的高血压患者，对高血压早期、严格、持久的控制，是预防脑出血最重要、最有效的措施；积极发现其他"出血倾向"个体（血液病，溶栓/抗凝治疗，吸毒人群和血液透析等）并采取相应的措施，以减少危险因素的损害，积极治疗，对可能发生的出血起预防或延迟作用；提倡良好的生活习惯，如规劝人们合理饮食，减少摄盐量，增加蔬菜、水果与蛋白质饮食，适当控制体重与动物脂肪摄入，加强体育锻炼，不吸烟，少饮酒，劳逸适度，心情舒畅，保持心理平衡。

脑出血复发的危险因素包括脑叶出血、正在进行抗凝治疗、存在载脂蛋白 E_4 等位基因、磁共振显示较多量地微出血。脑出血急性期后如无禁忌证，血压应控制良好，尤其对典型高血压血管病变引起的典型部位脑出血，血压控制的目标值为 <140/90mmHg（糖尿病和慢性肾疾患 <130/80mmHg）。对非瓣膜病性心房颤动患者预防栓塞事件，脑叶出血后因复发率高应避免长期抗凝治疗，非脑叶出血也许可以抗凝或抗血小板治疗。避免大量饮酒是有益

的，没有足够的资料建议限制体力锻炼和他汀类应用。

（胡金成）

第五节　老年性痴呆

老年性痴呆（senile dementia）亦称阿尔茨海默病（Alzheimer's disease，AD），是一种原因不明、表现为智力与认知功能减退和行为及人格改变的进行性退行性神经系统疾病。老年人中患病率较高，在美国，AD已成为继心脏病、肿瘤和脑卒中之后的第四位死亡原因。我国目前正面临着世界人口史上规模最大的老年人口增长，估计至少有300~400万痴呆患者，其中主要是AD患者。

一、病因

AD的病因复杂，其发生为多种因素相互作用的结果。近年来国内外大量研究的重点集中在遗传学、神经递质学说、病毒感染及免疫学等方面。

1. 遗传因素　AD具有家族聚集性，约20%的患者有阳性家族史，其一级亲属有很大的患病危险性。分子生物学研究证明，第21、19、14和1号染色体上有异常基因位点，这些受累基因所编码的蛋白质分别为：β淀粉样蛋白（β-amyloid protein，p-AP）、载脂蛋白E（apoli-poprotein E，Apo E）、早老蛋白-1（presenilin-1，PS-1）和早老蛋白-2（presenilin-2，PS-2）。这些基因的突变或多肽性改变与AD发病有关。β-AP是由β-淀粉样前体蛋白（β-amyloid precursor protein，3-APP）异常裂解而生成的，是老年斑形成的主要成分。Apo E基因是影响老化途径最重要的遗传学因素之一，迟发性家族性AD和散发性AD发生的危险性均与Apo E4等位基因的量有依赖关系。

2. 神经递质学说　与AD相关的递质改变有乙酰胆碱系统、单胺系统、氨基酸类和神经肽递质，其中乙酰胆碱转移酶和乙酰胆碱类递质的减少是AD的重要原因。神经药理学研究证实，AD患者的大脑皮质和海马部位乙酰胆碱转移酶活性降低，直接影响了乙酰胆碱的合成和胆碱能系统的功能。此外，AD患者生长抑素、促肾上腺皮质释放因子及去甲肾上腺素均明显减少，多巴胺羟化酶活性均显著降低。

3. 病毒感染　动物实验证明，使羊脑组织变性的病毒接种于小白鼠脑内可出现典型的老年斑。体外实验显示，疱疹病毒感染能使嗜铬细胞PC12乙酰胆碱转移酶水平降低。提示病毒感染可能是本病的病因之一。

4. 金属作用　部分AD患者脑内铝浓度可达正常脑的10~30倍，老年斑（SP）核心中有铝沉积，透析致痴呆时亦可见脑内铝增多，因此推测铝与痴呆有关。但铝是痴呆的原因抑或结果尚不十分清楚。

5. 免疫功能紊乱、自由基损伤　免疫功能紊乱、自由基损伤等均与AD的发病有关。AD的脑反应性抗体比对照组高20%，说明本病患者的自身抗体含量增加，可能对神经元的消失和人体衰老起作用。

二、神经病理学

1. 脑标本的肉眼观察　AD脑标本的肉眼观察变异很大，可呈弥漫性或局限性、对称性或非对称性、明显或不明显的大脑萎缩。中度以上的脑萎缩可表现为脑沟变深、脑回变窄。

2. 病理组织学改变　老年性痴呆的神经组织学特点为复合性表现，分布于大脑皮质、海马、皮质下结构及基底内。老年斑（senile plaques，SP）和神经元纤维缠结（neurofibrill-arytangles，NFT）是老年性痴呆的特征性病理改变，颗粒空泡变性（granulovacuolar degenera-tion，GD）、平野小体（hirano body，HB）和神经元减少分别可出现在正常老年人和其他变性病的脑中，但其数量要少得多。老年斑又称轴索斑，是老年性痴呆的特征性病变之一。它是神经细胞外的斑块状沉积，可以通过镀银或免疫组化方法显示。其核心含有淀粉样肽，并围绕变性的轴索、树突突起、类淀粉纤维和胶质细胞及其突起。神经元纤维缠结为第二个特征性组织学改变，是由异常细胞骨架组成的神经元内包涵体（其构形随神经元的形状不同而不同），在锥体细胞中呈火舌样，而在脑干神经元中呈线球样改变。电子显微镜下 NFT 是由配对缠绕的螺旋丝或 15nm 的直丝组成。颗粒空泡变性是海马锥体神经元细胞质内的一种异常结构，由一个或多个直径 3.5um 的空泡组成，每个空泡的中心都有 1 个颗粒。平野小体在 HE 染色切片中呈突出的桃红色，均质状定位在海马锥体细胞的细胞质中，横切面呈圆形，纵切面上呈梭形状，且随年龄的增长而增加。海马的神经元减少最严重，神经元受累平均达 47%，H_1 区锥体细胞的数量减少 40%，而终板和 H_2 区很少受影响。

三、临床表现

1. 起病隐匿，病程呈不可逆进展　常无确切起病时间和起病症状，早期往往不易被发现，一旦发生，即呈不可逆的缓慢进展。

2. 老年性痴呆的核心症状

（1）记忆障碍：记忆障碍为老年性痴呆的初发症状。既有遗忘又有健忘。遗忘是指记住新知识的缺陷，与皮质功能障碍有关；健忘是指远记忆缺陷，即回忆过去已记住信息的能力低下，与皮质下功能障碍有关。最初出现的是近记忆力受损，随之远记忆力也受到损害，最终远近记忆力均有障碍。

（2）认知障碍：认知功能是指掌握和运用知识的能力，包括语言和非语言技能、记住新知识的能力和从丰富的知识库中追忆知识的能力。认知功能障碍对诊断痴呆有决定意义。发生非言语的认知功能障碍比出现言语障碍的速度更快，时间更早。在 AD 的早期就可出现失算、判断力差、概括能力丧失、注意力分散、左右失认，且随病情发展愈益明显。

（3）失语：语言改变是皮质功能障碍的敏感指标。失语是 AD 的常见特征性症状，在其他原因的痴呆中不常见。口语理解进行性受损，复述功能相对保留直到晚期才受损，语言的句法和发音相对保留至晚期，而语义方面则进行性损害。可表现为找词困难、冗赘的自发语言、命名不能、流利性失语，渐至错语症明显。至该病的中晚期，可有各种明显的重复说话障碍，如：模仿语言（echolalia），为患者重复检查者对其说的词和词组；重语症（palila-lia），为患者重复自己说的词和词组；词尾重复症（logoclonia），为患者重复词的最后一部分。至晚期出现构音障碍（不可理解的声音），甚至缄默（哑口无言）。

（4）视空间技能障碍、失认及失用：在 AD 的早期视空间技能即受损，比其他类型痴呆的视空间障碍严重。如：不能临摹图形，不能做结构性作业、连线测验和摆积木、拼图等。近 1/3 的 AD 患者有视觉失认、面貌失认、体象障碍、视空间失认、地理失定向等，并随病情进展而加重。AD 患者可出现多种失用：结构失用、穿衣失用、意念运动性失用、意念性失用、步行失用、失用性失写等。

3. 老年性痴呆的伴随症状　精神病性症状即为 AD 的伴随症状。表现为主动性减少、情感淡漠或失控、抑郁、不安、兴奋或欣快、失眠或夜间谵妄、幻觉（听、视）、妄想（被害、被窃、嫉妒妄想等）、徘徊、无意义多动、自言自语或大声说话、焦躁不安、不洁行为、攻击倾向等。这些症状常常是 AD 患者求治的目的，在诊断痴呆时不应忽视。

4. 症状特点　核心症状随病程时间的推移逐渐加重，而伴随的精神症状随时间的推移无明显加重。

5. 体征不明显　AD 一般无神经系统体征，早期约 7% 的患者有肌阵挛发作，晚期可出现锥体束征阳性或癫痫（全身强直阵挛）发作。

6. 临床演变过程　AD 患者的高级认知功能相继丧失，以及行为和神经系统功能障碍发生的时间顺序，是临床诊断 AD 的重要线索。Cummings 等将 AD 的临床过程分为 3 个阶段。

四、实验室检查

1. 脑电图　脑电图可以表现正常或呈非特异性的弥漫性慢波，α 波节律变慢、波幅变低，甚至在疾病严重时可以消失。一般来说，脑电图变化的程度与患者的智能损害程度之间具有相关性。

2. CT　头颅 CT 主要显示脑萎缩。大脑灰质普遍萎缩，表现为两大脑半球脑沟增多、加深，脑裂增宽；颞叶（主要是颞中回）萎缩，表现为颞叶脑沟增多、加深，颞中回变窄，鞍上池和环池增宽，侧脑室颞角扩大；脑白质萎缩以三脑室和侧脑室体部扩大为主要表现。

3. 磁共振成像（MRI）　MRI 在所有医学影像学手段中的软组织对比分辨率最高，可以清楚地分辨脑灰白质。所显示的脑萎缩或脑室扩大较 CT 更清晰、更敏感，且能测量整个颞叶或海马、杏仁核等结构的体积，对 AD 的早期诊断具有重要意义。

4. 单光子发射断层扫描（SPECT）　SPECT 是一种放射性核素显像与计算机技术相结合的医学影像学技术。能显示局部脑血流灌注，进而反映脑功能变化。AD 患者脑颞顶叶皮层血流量减少，以颞顶叶后部更为显著，表现为低灌注或灌注缺损区，左右两侧血流灌注下降的程度可以相似或明显不同。

5. 正电子发射断层扫描（PET）　PET 是一种借助于扫描放射性示踪剂在人体内的运动，获取细胞活动或代谢的信息，并用于成像的核医学手段，是目前仅有的三维显示脑能量代谢的方法。可以显示颞顶部皮质葡萄糖代谢降低，表现为低代谢区或代谢缺损区。安静时检测的代谢率反映了形态损害的程度，活动状态下的代谢率反映的是大脑对功能试验的潜在能力。AD 的代谢在活动时比安静时受累更严重。

五、诊断

痴呆的诊断包括两方面：一是确定是否痴呆，可以采用 ICD - 10 相关的诊断标准和运用简易智能量表（MMSE）（表 8 - 2）、长谷川量表等测验；二是确定哪一类型痴呆，即病因诊断。AD 的确诊需要临床和病理两方面的证据，因此生前诊断只能是"可能 AD"。目前常用的 AD 诊断标准主要有三种：①1994 年美国精神病协会制定的 DSM - Ⅳ - R 标准；②1992 年 WHO 国际疾病分类（ICD - 10）诊断标准；③美国神经病学、语言障碍、脑卒

中 - 老年性痴呆和相关疾病学会（NINCDS – ADRDA）标准（表 8 – 3）。

表 8 – 2 简易智能量表（MMSE）

评价项目	得分
*1. 现在我要问你一些问题来检查你的记忆力和计算力，多数都很简单	
（1）今年的年份？	0/1
（2）现在是什么季节？	0/1
（3）现在是几月份？	0/1
（4）今天是几号？	0/1
（5）今天是星期几？	0/1
（6）这是什么城市（城市名）？	0/1
（7）这是什么区（城区名）？	0/1
（8）这是什么医院（或胡同，医院名或胡同名）？	0/1
（9）这是第几层楼？	0/1
（10）这是什么地方（地址、门牌号）？	0/1
*2. 现在我告诉你 3 种东西的名称，我说完后请你重复一遍。请你记住这 3 种东西，过一会儿我还要问你（请仔细说清楚，每样东西 1 秒钟）。（告诉）这 3 种东西是："树"、"钟"、"汽车"。请你重复（每说出一种得 1 分）	0/1/2/3
*3. 现在请你算一算，从 100 中减去 7，然后从所得的数算下去，请依将每减一个 7 后的答案告诉我，直到我说"停"为止（不能用笔算，算对哪项就得该项的分）	
100 减 7 等于多少？	0/1
93 减 7 等于多少？	0/1
86 减 7 等于多少？	0/1
79 减 7 等于多少？	0/1
72 减 7 等于多少？	0/1
4. 现在请你说出刚才我让你记住的是哪 3 种东西（树、钟、汽车，每说出一种得 1 分）	0/1/2/3
5. （检查者出示自己的手表）请问这是什么？	0/1
（检查者出示自己的铅笔）请问这是什么？	0/1
*6. 请你跟我说"四十四只石狮子"（只许说一遍。正确、咬字清楚才记 1 分）	0/1
7. 检查者给受试者 1 张卡片，上面写着"请闭上你的眼睛"请你念一念这句话，并按上面的意思去做	0/1
8. 我给你一张纸，请你按我说的去做	
用右手拿着这张纸	0/1
用两只手把它对折起来	0/1
放在你的左腿上	0/1
*9. 请你给我写一个完整的句子（句子必须要有主语、谓语，且有意义）	0/1
*10. （出示图案）请你照着这个样子把它画下来	0/1

注：满分为 30 分。正常值与受教育程度有关，文盲组 ≥17 分，小学组 ≥20 分，中学或以上组 ≥24 分。

表 8 - 3　老年性痴呆 NINCDS - ADRDA 的临床诊断标准

怀疑标准

——在发病或病程中缺乏足以解释痴呆的神经、精神及全身性疾病

——痴呆合并全身或脑部损害，但不能把这些损害解释为痴呆的原因

——无明显病因的单项认知功能进行性损害

可能标准

——临床检查为痴呆，并由神经心理检查确定

——进行性恶化

——意识状态无改变

——40 ~ 90 岁起病，常在 60 岁以后

——排除了系统性疾病或其他器质性脑病所致的记忆或认知障碍

很可能标准

——根据痴呆综合征作出判定

——存在有继发性系统或脑部疾病可作出判定

确定标准

——临床很可能，且有病理证据

支持可能诊断标准

——特殊认知功能的进行性衰退（如失语、失用、失认）

——损害日常生活能力及行为的改变

——家族中有类似患者

——实验室检查结果：腰穿脑压正常，脑电图正常或无特异性改变，如慢波增加

排除可能 AD 的标准

——突然及卒中样起病

——病程早期出现局部的神经系统体征，如：偏瘫、感觉障碍和视野缺损等

——发病或病程早期出现癫痫或步态异常

为研究方便，可分为下列几型

——家族型

——早发型（发病年龄 < 60 岁）

——21 号染色体三联体型

——合并其他变性病，如：帕金森病等

六、鉴别诊断

1. 血管性痴呆　血管性痴呆是由于血流障碍所致局部脑损害而引起的痴呆综合征。起病迅速，阶梯式进展，智力非全面障碍，记忆障碍明显，情绪易波动，人格改变不明显，有局部神经系统症状和体征，多有高血压及脑卒中史。CT 或 MRI 检查发现有多发性脑梗死，多位于丘脑及额颞叶，被称为多发性脑梗死性痴呆（MID），或有皮质下动脉硬化性脑病表现。应注意的是有一部分患者属于 AD - MID 混合性痴呆，需通过 CT、MRI 及 PET 进行诊断。

2. Pick 病　Pick 病是另一种较少见的神经系统的原发性退行性疾病。病理特点为新皮质和海马的神经细胞内出现银染色的细胞质内涵体 - Pick 体。

3. 正压性脑积水　正压性脑积水痴呆发展较快，颅内压不高，双下肢步态失调，步态不稳，尿失禁，CT 或 MRI 示脑室扩大显著，皮质萎缩不明显。

4. 帕金森病　帕金森病是一种基底节多巴胺能黑质纹状体系统变性疾病。临床表现以震颤、肌强直、动作减少等为特点，约 30% 的患者伴有智能障碍，运动症状出现于认知障碍之前，或至少是同时，神经系统检查有锥体外系的体征，葡萄糖代谢率通常不变。

七、治疗

（一）一般治疗

AD 患者常伴有躯体疾病，而且病程中又可出现新的认知功能损害和精神症状，涉及精神科、神经科、内科各学科等多学科治疗。应细致、定期地观察患者，对有明显幻觉、妄想等危险行为者，应及时采取住院治疗，对生活不能自理的晚期患者应建议住相关医院。同时，应向其家属普及安全和护理知识。应限制外出，或陪伴外出。饮食中补充富含卵磷脂、维生素 A、维生素 E、锌、硒等微量元素的食物，限制铝的摄入等。

（二）药物治疗

治疗原则：治疗行为异常，治疗 AD 的基本症状，减缓 AD 进展速度，延缓 AD 的发生。

1. 与神经递质有关的药物

（1）胆碱能药物：现代研究认为，中枢胆碱能系统与学习记忆关系密切。乙酰胆碱为促进学习记忆的神经递质，M - 胆碱能突触为记忆基础。胆碱能神经元的退化被认为是造成痴呆的重要病理因素。

1）胆碱酯酶抑制剂：是 AD 治疗过程中使用最多、历史最久的一类药物。通常只适用于轻、中度 AD 患者，因为其疗效依赖于胆碱能神经元的完整程度。此类药物有他克林（10 ~ 40mg，3/d，疗程 3 个月以上）、安理申（Aricept）、石杉碱甲（哈伯因）、加兰他敏、ENA - 713、美曲丰等。

2）作用于胆碱能受体的药物：随着病情的发展，能释放乙酰胆碱的神经元越来越少，而在整个病程中突触后膜毒蕈碱样受体（M 受体）的数目变化不大。M 受体激动剂：可能通过调节正常淀粉样前体蛋白（APP）的形成过程，而减缓 AD 患者大脑神经元的变性过程。常用药物有萘必西坦、SR - 46559A、AF102B 等。N 受体激动剂：能促进短时记忆中刺激信息的处理过程，降低记忆损害，而且还能促进记忆保持。常用药物有烟碱，ABT - 418 等。

（2）非胆碱能药物：老年脑功能衰退的原因还与其他神经递质如去甲肾上腺素、多巴胺、5 - 羟色胺、γ - 氨基丁酸、神经肽等的作用失衡有关。此类药物有司来吉兰、利诺吡啶等。

2. 脑细胞代谢激活剂　此类药物的作用机制是：①增强神经传递；②调节离子流，增加钙、钠向神经元的内流，减少钾外流；③影响载体介导的离子转运。常用药物有吡拉西坦（脑复康）、茴拉西坦（三乐喜）等。

3. 脑血循环促进剂　脑组织对氧及能量的需要量很大，且无储备功能。有学者的研究表明，AD 与动脉血栓密切相关，动脉粥样硬化越严重的患者，患 AD 的可能性越大。同时，AD 患者出现动脉粥样硬化的比例也大大高于正常人。

（1）麦角碱类：①双氢麦角碱直接作用于 DA 和 5 - HT 受体，降低脑血管阻力；增强突触前神经末梢释放递质与对突触后膜受体的刺激作用，改善突触神经传递功能。②脑通：增强脑细胞能量的新陈代谢，增加氧和葡萄糖的利用，改善智能障碍；促进 DA 的转换，刺激神经传导；增强蛋白质的合成，改善学习和记忆能力等。

（2）其他：①都可喜：提高脑动脉血氧含量，增加脑动脉血氧分压和血氧饱和度，改善大脑微循环状态。②素高捷疗：能促进缺血状态下脑细胞线粒体的呼吸，增加 ATP 的产生，激活脑组织功能及网状内皮系统的功能。③银杏叶提取物：提高脑缺氧的耐受性，增加大脑能量的代谢，清除自由基等。

4. 钙离子拮抗剂　脑细胞钙代谢失衡与老化的关系已引起广泛注意和重视。在含有神经元纤维缠结的脑细胞和来源于 AD 患者的成纤维细胞，均可见到钙的堆积。常用药物有：①尼莫地平：能选择性地扩张脑血管，增加脑血流量；在神经元中具有强的钙拮抗作用，促进受伤神经元的再生，改善学习和记忆能力。剂量为 120 ~ 180mg/d。②盐酸氟桂利嗪（西比灵）：能选择性地扩张脑血管，增加脑血流量，从而预防缺血、缺氧引起神经细胞内钙离子增多所致的细胞损害。

5. 神经营养因子　是靶组织分泌的特异性蛋白分子，有促进和维持神经细胞生长、存活、分化和执行功能的作用，但不刺激细胞分裂。目前研究比较深入的药物有神经生长因子、脑源性神经营养因子等。

6. 抗氧化剂　衰老过程中，脑组织物质和能量代谢异常导致大量自由基产生。对 AD 患者进行尸检发现，脑组织中自由基生成增加，脂质严重过氧化；线粒体的 DNA 明显受损。另外，沉积在 AD 患者脑中的 β - 淀粉样蛋白通过对血管的氧化性损伤可导致神经变性作用。常用的抗氧化剂有维生素 E、司来吉林等，长期服用能延缓 AD 的发展进程。

7. 雌激素　美国的一项研究发现，雌激素替代疗法可以明显延缓 AD 的发生。但其作用机理尚不清楚。能否推荐雌激素疗法用以延缓或防止 AD，尚须进行前瞻性临床试验，以期了解雌激素的剂量和用药时间，以及对老年绝经后妇女的安全性。

8. 中医药　自古就有文献记载，一般多从脑、心、肾等不同脏腑及气、血、痰、瘀、火、郁等病机论治。近年日本对 AD 患者应用当归芍药散、钩藤散及黄连解毒汤等从郁、风、热、毒等角度进行研究，认为对 AD 有一定改善学习记忆功效。

（三）其他疗法

1. 3R 智力激发法

（1）1R：往事回忆：用过去事件和相关物体通过回忆激发记忆。

（2）2R：实物定位：激发老年痴呆者对于其有关的时间、地点、人物、环境的记忆。

（3）3R：再激发：通过讨论思考和推论激发患者智力和认知能力。

2. 球体涂色法　直径 20cm 的圆球被曲波线画成 6 个区，涂红、黄、蓝三种颜色，不能相邻的两个或几个区均涂一种颜色，不限时间。

3. 血管弱激光照射法　He - Ne 激光（$\lambda = 632.8$nm）输出 ≤5mV，通常 1.0 ~ 2.5mV，可改善由衰老所致的多系统失调，使神经递质、生物胺类及受体功能得以恢复。

4. 亮光疗法　用于治疗 AD 患者的睡眠与行为障碍。AD 患者的睡眠觉醒节律破碎而零乱，白天睡眠时间增多，夜间睡眠时间减少。方法：每天上午 9 ~ 11 时，采用 3 000 ~ 5 000Lx 的全光谱荧光灯照射，灯距 1m，持续 4 周，可提高警觉水平，减少白天睡眠时间，使夜间睡眠得以整合，减少因白天或夜间谵妄而引起的异常行为。

（四）并发症的治疗

维持水电解质平衡，防治感染、心衰及各种代谢障碍，加强营养，尽量排除能损害脑功能的任何原因。精神方面并发症可以抗抑郁、抗焦虑、镇静及其他抗精神药物治疗。行为障碍的治疗主要是避免抑郁、焦虑及激怒，并可运用心理治疗、体育疗法、社会活动、定向治疗（熟悉数字、时刻表、日历等）和音乐疗法。

八、预后

AD 是一种不可逆性的慢性进展性疾病，现有的治疗措施均不能逆转其发展，其进展速度亦无法预测，且个体差异大。成活时间为 2 ~ 20 年，平均 7 年左右，病程晚期多死于严重的并发症（如肺部感染等）。

（胡金成）

第六节　老年性眩晕

眩晕（vertigo）是机体对空间关系的定向感觉障碍或平衡感觉障碍，是一种运动性或位置性错觉，随年龄增长患病率明显增高。老年性眩晕通常表现为眩晕感、平衡紊乱及失衡感。患者睁眼时视周围景物旋转、晃动或移动。轻者于闭眼时旋转或晃动即停止，重者闭眼时感觉自身旋转、晃动，犹如坐车船一般。发作时不能站立，伴有恶心、呕吐、耳鸣、出汗、心动过缓及血压下降等迷走神经张力增高症状，一般持续数分钟至数小时，有时达数天以上。当内耳的前庭系统、视觉系统及位于关节的本体感受器传人到位于前庭神经节的信号不对称时，可使位于小脑和大脑皮质的控制中枢产生眩晕感。

一、概述

（一）引起眩晕的常见疾病

眩晕系由前庭神经系统病变（包括末梢器、前庭神经及其中枢）引起，常见的疾病如下。

1. 耳源性眩晕　Meniere 病、壶腹嵴顶结石病、前庭神经元炎等。

2. 脑血管病性眩晕　临床常见椎 - 基底动脉系统疾病，包括：迷路卒中、延髓背外侧综合征、椎 - 基底动脉供血不足、锁骨下动脉盗血综合征、小脑梗死或出血。

3. 颈性眩晕　颈椎骨质、关节、横突孔增生，颈肌、软组织病变等使椎动脉受压。

4. 脑肿瘤性眩晕　包括听神经瘤、脑干肿瘤、小脑肿瘤。

5. 其他　可见于颅脑外伤、癫痫发作、药物中毒、多发性硬化及一些全身性疾病。

（二）眩晕的分类

眩晕的分类是为了临床诊断及治疗之需要，但至今仍没有共识。曾有系统性眩晕（有旋转运动感）与非系统性眩晕（无旋转运动感）；耳源性与非耳源性；真性（旋转性）与假性（非旋转性）眩晕；全身性疾患，神经学疾患、耳科疾患及杂类之分。

1. 按眩晕病变部位、发病原因分类

（1）前庭性眩晕。存在前庭系统受损表现：眼球来回规律性颤动，步态不稳，双足踩棉花感，身体向一侧倾倒以及指物偏向，特别是并足站立，沿直线行走困难，但指鼻和跟膝、胫试验基本正常。

1）前庭周围性眩晕。在眩晕发作前、后或同时出现耳蜗症状、自主神经症状。同时存在前庭及耳蜗症状的耳蜗前庭疾患有：①迷路内：梅尼埃病，迟发性膜迷路积水，病毒性、化脓性迷路炎，迷路瘘管，Raamsaay Hunt 综合征，特发性突聋，耳硬化症，外伤性眩晕，药物中毒，自身免疫性内耳病；②迷路外：外耳道耵聍栓塞，外耳道异物，咽鼓管阻塞致中耳负压。

仅为前庭疾患有：①迷路内：良性阵发性位置性眩晕，晕动病；②迷路外：前庭神经炎。

2）前庭中枢性眩晕：在眩晕发作前、后或同时伴有神经系统症状。①血管性：锁骨下动脉盗血综合征，椎 - 基底动脉短暂缺血性眩晕，Wallenberg 综合征，基底偏头痛，过度换气综合征；②肿瘤、外伤、变性疾患：小脑脑桥角外肿瘤，小脑损害（变性或肿瘤），颞叶肿瘤，后颅凹肿瘤，感染，前庭性癫痫，脑外伤，多发性硬化，遗传性共济失调，颅底凹入症，中枢性位置性眩晕。

（2）非前庭性眩晕：全身疾病引起的眩晕，有眼性、颈性、循环系疾病、血液病、内分泌及代谢性疾病、精神性眩晕等。

2. 按眩晕的性质分类

（1）中枢性眩晕：持续性眩晕或者平衡障碍伴不规则眼球震颤与步态障碍；头痛、复视、言语迟纳、肢体运动不协调或单侧轻瘫等；眩晕较轻，病程长；听力检查多正常，无耳鸣。

（2）周围性眩晕：呈阵发的、周期性眩晕的发作，有正常的间隔时；一侧耳聋、耳鸣常提示耳蜗神经被累及，并且是周围神经受损害的可靠标志；有 2～10s 潜伏期，病程短。

（3）耳源性眩晕：常突然发病，患者感自身或四周景物旋转或摇摆，可因头位变动加重，持续时间较短，常伴有耳鸣，听力减退，可出现规律水平性眼震，伴有恶心、呕吐等自主神经症状。一般神志清楚，有自行缓解和反复发作倾向。常见疾病如梅尼埃病、迷路炎、耳窗膜破裂、耳毒性药物中毒等。

（三）诊断

作出诊断的最基本要素：眩晕种类、持续时间、强度、伴随症状。

1. 病史分析

（1）根据眩晕的表现形式，单次发作或多次发作，是否伴发耳蜗症状及神经系统症状等，鉴别是前庭性还是非前庭性，若是前庭性则鉴别是中枢性还是周围性。

（2）心、脑血管疾病及高脂血症史是老年性眩晕的重要病因线索。

（3）代谢性疾病（糖尿病）、内分泌疾病（如甲亢、甲低）及其他系统病史。

（4）耳药物中毒史、耳手术史、头部外伤史及呼吸道病毒感染史，可排除常见外周眩晕病因。

2. 伴随症状

（1）眼震：眼震是眩晕最常见的伴随症状，对眩晕的诊断和鉴别诊断有重要的意义。

周围性眼震：共轭或水平－旋转的，朝向有病变的迷路时最显著，其快速运动成分是离开病侧指向健侧。

中枢性眼震：可以是水平的或垂直的，其快速成分的方向与注视方向相同，可向任何一侧，也可能是摆动的或两眼震颤不同步。显著的旋转性眼震，向上或向下注视时所引起的无一定方向的眼球震颤，多是起源于中枢系统的病变。

（2）共济失调：指保持平衡的随意运动协调不良。中枢性眩晕常可出现共济失调，根据症状可判断发病的部位：皮质脊髓束受损，可引起肢体随意运动的软弱无力或完全麻痹，以及巴宾斯基征阳性，伴有强直现象和折刀样痉挛；基底病变（苍白球、尾核、壳核、黑质即锥体外系）不引起运动软弱与腱反射变化，其特点为不自主运动，可表现为运动的增多、贫乏或姿势与肌张力改变；小脑疾病，可影响运动的范围、节律与力量，并表现各种异常，但对肌力影响较少。

（3）耳聋：①传音性耳聋：气导听阈提高而骨导听阈正常；②感音神经性耳聋：气、骨导听阈都提高，分感音性耳聋和神经性耳聋；③中枢性耳聋：病变在耳蜗核以上，气、骨导听阈均提高。

（4）耳鸣。

3. 检查　应包括以下几方面。

（1）全身检查：着重检查可引起眩晕的眼部、颈部、循环系统及神经系统。

（2）耳鼻喉检查：着重中耳、内耳有无炎性疾病。

（3）听力学检查：音叉试验、纯音测听、语言测听、声阻抗测试、耳蜗电图及听性脑干反应（ABR）。

（4）前庭功能检查：自发性眼震、步态试验、位置试验。眼震电图（双温试验）及旋转试验可了解前庭功能损失的量及性质。老年人眼球震颤慢相速率、频率、振幅及眼震值均逐渐减弱，冷刺激反应较小，热刺激反应上述各项参数减弱较明显。

（5）影像学检查：耳部 X 线拍片，耳部与颈椎体层摄影，颞骨薄层或头颅 CT 扫描，头颅或颈椎磁共振，经颅彩色多普勒，以了解内听道、颅内及颈椎情况。

（6）实验室检查：脑电图、心电图、放射性核素检查、血液流变学、血液生化及变态反应检查，了解脑、心、肝、肾功能及免疫功能。

（四）病因诊断和鉴别诊断

按照不同的分类方法，眩晕可诊断为近 200 种不同的疾病。在鉴别诊断中要注意如果伴有共济失调症状多为中枢系统疾病所致的眩晕；如伴有耳鸣、耳聋等应首先考虑前庭系统疾患所致的眩晕。

1. 梅尼埃病　本病的发病是因为内耳膜迷路积水，其典型的三联症为：反复发作性眩晕；感音神经听力损失，特别是对低音感觉（250Hz）的听力损失最为明显；耳鸣、耳胀满感。具有发作性与复发性特点，发作持续时间数分钟到 24h 以内，且伴有恶心、呕吐、面色苍白、出汗、脉搏或快或慢，血压多偏低或偏高等一系列自主神经功能紊乱的症状。

2. 内耳听动脉供血不足　突发严重的眩晕，伴恶心、呕吐，10~20d 后逐渐减轻而表现为位置性眩晕，伴或不伴听力损失及耳鸣，耳内胀感，眼震电图检查可见快相向健侧之Ⅲ度自发性眼震，热试验患耳无反应或反应减低。

3. 眼性眩晕　由于双眼的视神经传导到视觉中枢的信号不对称所致，其共同特点是：①眩晕轻，有"假性眩晕"的特点；②常有视力模糊、视力减退或眼外肌麻痹；③眼部检查有异常；④无神经系统定位体征。多见于以下情况：①屈光不正，如散光，眼外伤或手术导致单眼无晶状体等；②视力障碍，如视网膜黄斑病变和各种先天性眼疾等；③眼肌麻痹，如糖尿病性眼肌麻痹。

4. 神经官能性与精神性因素所致的眩晕　临床表现有下列特点：①症状含糊不清，患者常难以表达其眩晕特征；②多为失平衡感，病程可达数月；③不能耐受嘈杂环境及密闭场所，且常憎恶超级市场，故有幽闭恐惧症及旷野恐惧症之表现；④过度换气可激发出症状，且常有心悸等症状。

5. 急性发作性眩晕　突然出现剧烈眩晕、恶心、呕吐，阵发性水平性眼震，平衡功能失调，可合并突然听力减退或耳鸣。如伴有同侧咽喉肌轻瘫，同侧头面部和对侧肢体痛觉与温度觉减退，乃由于小脑后下动脉与基底动脉痉挛、血栓、梗死引起的前庭损害。因急性脑血管病是老年人急症之一，有很高的致死率和致残率，在老年患者应引起高度重视。

6. 慢性持续性或阵发性眩晕　眩晕持续或阵发，多见于基底动脉局限性慢性缺血和良性阵发性位置性眩晕，一般不伴有耳聋和耳鸣。

（五）老年性眩晕的临床特点

1. 前庭系统退行性改变是老年性眩晕发病率高的主要原因　老年性组织退行性改变可发生在前庭系统任何部位，在一侧或两侧。研究证实老年人前庭系统可出现耳石器的退变、壶腹嵴和囊斑上皮变性、球囊膜破裂、囊斑毛细胞减少20%、壶腹嵴毛细胞减少40%、内淋巴液管及内淋巴囊壁钙沉着及玻璃样变、前庭中枢神经元减少等一系列病变。由于传入的信息不对称，前庭中枢不能正确分析而出现眩晕或头晕感。因此，国外有研究结果显示，65~74岁、75~84岁和≥85岁年龄组眩晕的患病率分别为6.6%、11.6%和18.4%。国内近期一项流行病学调查显示，≥60岁的老年人中眩晕的患病率为7.1%，与Aggarwal等的结果相近，可见眩晕是老年人的常见症状。

2. 多系统病变并存　身体平衡由视觉系统、本体感觉系统和前庭系统的相互协调维持，其中前庭系统是最重要的。但由于双眼屈光不一致使视觉系统传入中枢的信号不对称或脑血管病后位于大关节处的本体感觉系统传入中枢的信号不对称，都可使老年患者产生不同程度的眩晕，所以也可以说眩晕也是一种视觉、本体感受器及前庭系统有机平衡体系的紊乱在机体的一种表现。

3. 老年性眩晕以中枢性眩晕为主　老年性眩晕中中枢性眩晕多于周围性眩晕，其中约一半为中枢性疾病，1/4为周围性病损，表现为前庭毛细胞和前庭神经节细胞退变。有人分析64名老年性眩晕患者，其中脑病变者占36%，前庭外周病变35%，前庭中枢性病变13%，脑干缺血2%，其他占14%。国外成年人群中眩晕发病最多的是良性位置性阵发性眩晕（34.3%），其次是中枢前庭性眩晕（7.7%）和梅尼埃病（6.6%）。

4. 脑血管疾病影响大　老年人突发的眩晕首先应考虑脑血管疾病，因为脑梗死和脑出血早期会有不同程度的眩晕症状。眩晕也是脑血管病后患者常有的临床表现。高血压、脑动脉硬化使前庭系统供血不足常致眩晕，耳部症状常可早于心脑症状。但缺氧对前庭的损害比耳蜗轻，故老年人多出现耳聋、耳鸣而眩晕的发生相对较少。

（六）眩晕的治疗

眩晕的治疗包括：一般治疗，心理治疗，病因治疗，症状治疗，前庭补偿训练和手术治疗。

1. 一般治疗　急性发作时，应绝对卧床，房间应安静及昏暗，避免头部活动，通常数天之后，眩晕将进行性减轻。此时，应逐渐增加头及身体的活动，以利于恢复。为了让神经系统重新调整对视觉、本体感觉及前庭信号之间的关系，需要更多的头、眼及身体的运动，使患者脱离一种慢性虚弱状态。

2. 心理治疗　对于首次发作的患者，眩晕是一种令人恐惧的症状，医生必须给患者提供足够的心理支持，使其了解所患疾病的临床特点及预后，减轻患者的恐惧和顾虑，使患者所感受的苦痛就会少一些。通过病史及检查之后，如可以排除严重之疾病，则可告知患者，其眩晕疾患并非为影响生命之疾患所致，是可以治愈的。

3. 病因治疗　当引起眩晕的疾病得到明确诊断之后，病因的特殊治疗极为重要。一部分眩晕疾患，如感染性眩晕、血管性眩晕，可以针对疾病进行治疗；但是有部分眩晕疾患，即使病因明确，但去除病因治疗有一定困难。

4. 药物治疗　抗眩晕药有多种，其效果多为经验的结论，难以确定何药有效或何种合并用药有效，即使是同类患者，个体间对疗效反应也不一致。通常可用：

（1）抗胆碱能药及单胺类药：可减少前庭核的神经元的兴奋性，抗胆碱能药物同时抑制了前庭神经的刺激及自发点火率。

1）抗胆碱能药：①东莨菪碱（scopoline）能阻断 M 胆碱受体，口服 0.2～0.6mg/次，0.6～1mg/d；皮下注射 0.2～0.5mg，3 次/d。②阿托品（atropine）与 M 胆碱受体结合，可对抗乙酰胆碱，0.4mg/次，口服；0.3～0.5mg/次，皮下注射。

2）单胺类药：①苯丙胺（amphetmine），亦称安非他明。为拟肾上腺素药，5～10mg，3 次/d，口服。有烦躁、失眠等副作用；高血压、动脉硬化、冠心病患者禁用。②麻黄碱（ephedrine）25mg，3 次/d。

（2）抗组胺药：已长期应用于抗眩晕，但其作用不甚清楚，有一些抗胆碱能作用，且可阻止在神经突触末端处对单胺的再吸收，从而加强了交感神经的活动。可能有减低前庭核传入兴奋性的作用。异丙嗪（非那根）（promethazine，phenergan）25mg，2～3 次/d。

（3）抗多巴胺药：包括了吩噻嗪药，主要作用于化学感受器触发带及呕吐中枢，有多巴胺阻滞作用，且有抗组胺及抗胆碱能作用。①丙氯拉嗪（prochlorperazine）5mg，3 次/d；②氯丙嗪（chlorpromazine，thorazine）25mg，2 次/d。

（4）安定药：减少前庭核的静息活动，同时还可影响前庭的交叉活动，以及抑制小脑－前庭的传递作用。①地西泮（diazepam）2.5～5mg，3 次/d；②艾司唑仑（estazolam）1～2mg，2～3 次/d；③阿普唑仑（alprazolam）0.25～0.5mg，3 次/d。

（5）钙通道阻滞剂：亦称钙离子拮抗剂，根据 WHO 的分类方案，氟桂利嗪（flunarizine）属于非慢钙通道选择型中的第Ⅳ类，为高选择性钙离子通道阻滞剂，且为钙离子超载阻滞剂，高选择性作用于脑血管。用法：通常 5mg，必要时 10mg，每晚 1 次。连续服药 5～6 周达到稳态血药浓度以后可改用每周用药 5d，用药 1 个月，一般疗程 3 个月。另一第Ⅳ类钙通道阻滞剂为桂利嗪，25mg，3/d。尼莫地平为钙通道抑制剂的第Ⅱ类，既作用于脑血管也作用于心血管系统，对脑血管及脑神经元的作用与氟桂利嗪近似，但由于有扩张周围血管的作用，故可出现全身无力之副作用；用法：20mg，3 次/d。

（6）类组胺药：倍他司汀（甲氨乙基吡啶，betahistine）可抑制外前庭核的多突触神经元的活动，使脑血管扩张，从而改善脑、小脑、脑干及内耳循环，且可减少膜迷路内淋巴量。

倍他司汀（甲氨乙基吡啶，betahistine）是组胺 H_1 受体的弱激动剂，H_3 受体的强拮抗剂，对不同原因引起的各种程度的眩晕、头晕、不平衡等症状均能有效控制，并能显著改善局部脑血流量。用法：6～12mg，3 次/d。

（7）抗缺氧药：能增加动脉血氧分压及血氧饱和度，且改善微循环。都可喜（duxil）1 片，2 次/d。

（8）神经营养药剂：补充维生素 A、B 及 E，金维他或施尔康包含多种维生素及微量元素。其他还可用 ATP 及辅酶 A 等。

（9）抗晕止吐药：对呕吐中枢及催吐化学感受器有抑制作用，有血管扩张作用，可阻断来自前庭末梢的异常冲动。眩晕停，又名地芬尼多（diphenidol），25mg，3/d。

（10）银杏叶制剂：为自由基清除剂、血小板活化因子抑制剂，故可抑制血管壁通透性，抑制血小板聚集，从而防止对脑组织细胞的破坏，且可增加缺血组织血流量，降低血黏稠度，血管张力的调整。

（11）用药原则：药物的选择与药物的合用应根据每种药物对某一疾病的作用大小、副作用的大小，以及是否是同类药、合并应用可致作用超量情况（如氟桂利嗪与尼莫地平同用），症状的严重程度及过程等因素而定。急性发作且症状严重时，地西泮类药的应用极为需要且最有效。但这类药物皆有副作用，使用时应慎重。慢性复发性眩晕，则可选用抗组胺药、单胺药及抗胆碱能药。

二、椎-基底动脉短暂缺血性眩晕

以眩晕为主诉的椎-基底动脉短暂缺血性发作，又称椎-基底动脉短暂缺血性眩晕（VBTIA）。本病为门诊中眩晕多发病之一。

（一）病因及发病机制

1. 微栓子致动脉栓塞　本病的主要发病原因是由动脉粥样硬化斑块脱落后成为微小栓子，或因某些疾病致血液黏滞度增加，血液处于高凝状态，血循环中形成微栓子。

2. 血流动力学改变　某一脑动脉原已存在狭窄，侧支循环健全时可维持局部脑组织的血液供应，当心律失常、心功能异常、直立性低血压性或颈动脉窦过敏时，出现一过性血压下降，致心排出量减少，侧支循环血供减少而出现缺血症状，故常反复出现同一临床征象。

3. 血管痉挛-脑动脉硬化

4. 颈外椎动脉受压

5. 血液成分的改变　血小板增多、血小板凝集性增加、巨球蛋白血症、真性及继发性红细胞增多症、服避孕药、妊娠期、产褥期、术后皆可使血液黏稠度增加，或处于高凝状态，血流缓慢，当血管受压或一时性心排出量不足时，即出现 VBTIA。

6. 盗血综合征　锁骨下动脉、颈动脉近心端狭窄或闭塞时，可使同侧椎动脉逆流，对侧椎动脉血液经由患侧椎动脉流向上肢，引起脑干等处供血不足。血液的逆流则使椎-基底动脉血流经同侧后支动脉分流入颈内动脉，致椎-基底动脉系供血不足。

7. 其他血管病　如血管炎、结节性多动脉炎、系统性红斑狼疮等，如侵犯至椎 – 基底动脉系统的分支，皆可致缺血性改变，而导致 VBTIA。

综观上述的致病因素，其原发病皆与动脉硬化、高血压、高血脂、糖尿病、心排出量异常等有关。其发病原因可能是单一的，也可能为多方面的。

（二）临床表现

临床表现极为复杂，与不同部位受累、不同侧支循环的建立有关。

（1）眩晕及平衡障碍：为常见症状，且可在较长时间内为唯一的症状，作为孤立症状的出现率为 10% ~62%，作为首发症状可达 48%。眩晕可为旋转性眩晕，也可为头昏、头重脚轻、头沉重感、猝倒、共济失调等，且常发生于头转动及后仰时，而被称为"理发椅现象"（bar – berchair phenomenon）。眩晕发作常于 2 ~5min 内达最高峰，持续时间常为 2 ~15min，约 70% 患者持续时间 <10min。

（2）视觉症状：可有视力模糊、水平或垂直复视、单眼或双眼的同侧视野缺失。视力模糊为全脑缺血的一种表现，也可出现眼前"闪光样发作"，或闪动的暗点（为大脑后动脉受累所致）。

（3）运动功能障碍：前庭脊髓束受损可出现上肢及下肢、两侧下肢、三个肢体及四个肢体的肢体无力，为两侧交叉的肢体无力、瘫痪，手脚不灵活。小脑功能障碍可出现共济失调。一侧的偏瘫及对侧颅神经症状（交叉性瘫痪），为脑干病变的特征。

（4）感觉障碍：肢体或肢体的一部分、面部出现感觉缺失、麻木、感觉异常等。一侧肢体及对侧面部的痛温觉障碍（交叉感觉障碍），为脑干病变特征。

（5）咽下困难，构语困难，呐吃。

（6）猝倒：发病时，两腿突然无力而且坠地，为脑干网状结构缺血致肢体肌张力下降所致，为老年性眩晕的最常见和突出的表现。

（7）黑矇。

（8）意识模糊或丧失由于脑干网状结构缺血所致。

（9）枕部疼痛。

（三）辅助检查

Kikuchi 等（1993）指出，采用质子密度图像法 MRI 检查，可发现椎 – 基底动脉系存在慢血流状态。

1. 脑血流检查

（1）经颅多普勒（TCD）检查：了解某一动脉血流情况。

（2）单光子发射扫描（ECT）：测定脑局部血流量，敏感度为 88%。

（3）正电子发射扫描（PET）：测定脑局部血流量或局限性缺氧、葡萄糖代谢情况。

（4）眼震电图检查：可描记到眼球震颤。

（5）脑干的听觉诱发电位检查：常提示听力减退或脑干病变的波形变化。

2. 实验室检查　包括尿液及血液分析，血小板功能试验，血糖、尿糖、红细胞沉降率、血脂以及血液流变学测定，以明确有无糖尿病动脉硬化、高脂血症等疾病存在。

（四）临床诊断依据

具备临床表现第 1 项，同时伴有 2 ~5 项中任意 1 项或 1 项以上者，同时经听力学、前庭功能，经颅多普勒脑血管检查（必要时可作颅CT检查），排除其他眩晕疾患后，可以作出诊断。

临床诊断应具备的症状特征：

（1）发作时个体本身或个体间的症状常不同，即无定型。通常症状出现的顺序为：眩晕，感觉异常或障碍，共济失调，肢体力量变弱，轻瘫，视觉模糊，复视，头痛。

（2）症状出现极为突然，发展极快，从无症状至症状高峰的时间多在2min内。

（3）症状持续时间短，约1/2患者症状持续时间不超过5min，1/4患者症状消失于1h内，另1/4患者症状消失于24h内。

（4）发作次数，个体间变化很大，1d发作1~5次者占80%左右，或1周发作1~2次，可多至12~20次，也可数月或1~2年发作1次者。次数多者为梗死之前兆。

（5）一临床征象必须局限于某一血管供应之神经部位。

（6）两次发作之间无神经学异常体征出现，CT多无异常发现。

（7）可由情绪活动、突然体位或头位改变、突然过分用力等促发。

（五）治疗要点

1. 病因治疗　对动脉硬化、心血管疾患、高脂血症、血液高凝状态、糖尿病等原发病进行治疗。

2. 抗血小板聚集　阿司匹林25~50mg/d。

3. 促进脑细胞代谢营养脑细胞　改善微循环，促进血循环，清除斑块，软化血管。药物有达纳康、复方丹参滴丸、氟桂利嗪、尼莫地平、曲克芦丁、706代血浆等。

4. 慎用一般血管扩张药　因扩张血管后，血流动力学更为紊乱，会发生脑血管盗血现象，脑血管灌注更为不足。

三、颈性眩晕

颈性眩晕是指颈椎及有关软组织（关节囊、韧带、神经、血管、肌肉等）发生器质性或功能性变化所引起的眩晕，亦称Barre-Lieon综合征。

1. 引起颈性眩晕的病变

（1）颈椎骨质损害：如颈椎退行性改变、骨质增生、炎症、外伤等。

（2）颈部软组织病变：如颈肌损伤，风湿性颈肌炎，颈部关节囊肿胀、外伤、椎间盘突出、韧带损害、神经根炎、神经根损害等。

（3）颈椎凝滞为颈椎段性功能障碍。该处运动受限后伤害感受反射引起的症状，因颈椎负荷过重或不当所致。

2. 临床表现

（1）眩晕：可为运动错觉性眩晕，也可为头昏、晃动、浮沉感，多在颈部运动时发生；有时呈现坐起或躺卧时的变位性眩晕，少数可出现耳蜗症状。

（2）颈和（或）枕痛：多在晨起时发生。

（3）颈神经根压迫症状：手及臂发麻、感觉异常、无力，致持物不自主的坠落。

（4）可有咽部异物感、视觉症状。

3. 检查

（1）颈部检查时，可发现棘突、棘突间、横突、棘旁项肌、枕外粗隆外下方、肩胛上区有压痛、紧张、僵硬或硬结。甚至个别患者在按压某一部位时可出现眩晕及眼震或扪诊颈部时眩晕明显减轻,头及颈部运动受限情况。

(2)颈扭曲试验及颈性眼震检查可呈阳性。

(3)其他激发性眼震电图检查可无异常,或出现头位性眼震,少数可有冷热试验增强

4. 诊断　诊断必须结合:

(1)病史与症状,尤其是眩晕的特征、病程、伴发症状、诱因等。

(2)检查极为重要(同前述)。

(3)椎-基底动脉缺血性眩晕与颈性眩晕的区别诊断。

5. 治疗要点

(1)病因治疗:主要以颈椎外科治疗为主,包括颈石膏固定、颈牵引及必要时手术等。

(2)针对内耳血供障碍,改善内耳微循环。常用药有地巴唑、烟酸、培他定、氟桂利嗪、复方川芎嗪、复方丹参片及都可喜等;降低血液黏滞度,可用双嘧达莫、阿司匹林等。

(3)前庭镇静剂:常用地西泮、异丙嗪、茶苯海明、敏使朗等。

(4)颈部凝滞者可用理疗、普鲁卡因椎旁注射,服用非甾体类解热镇痛剂。手法治疗应慎重。

(5)改变不良卧位:枕头不能过高或过低,睡眠时,除头部着枕外,应使肩部上部也着枕;颈部常活动操练。

四、良性阵发性位置性眩晕

位置性眩晕(positional vertigo,PV)分为良性阵发性位置性眩晕(Benign paroxysmal positional vertigo BPPV)和中枢性位置性眩晕两类。良性阵发性位置性眩晕患者是在某一特定头位时,激发伴随有眼震的短暂阵发性眩晕,但不伴有耳鸣、耳聋等耳蜗症状。

1. 病因　主要是由于耳石器异位所引起,也可能与下列疾病有关或继发于下列疾病。

(1)耳石病:迷路老年性改变,或退行性变,椭圆囊斑变性,耳石膜脱落后进入并沉积于半规管,特别是后半规管中。

(2)外伤:颅脑外伤,血管病变如高血压、低血压、椎基底动脉供血障碍引起的内耳循环障碍,特别多发于轻度头颅外伤后数天及数周,或头部加速减速运动时所致的外伤。

(3)耳部疾病:如中耳及乳突感染、迷路炎后,梅尼埃病缓解期,前庭神经炎,突聋。

2. 临床表现

(1)发病突然:症状的发生常与某种头位或体位活动有关。激发头位(患耳向下)时出现眩晕症状,眼震发生于头位变化后3~10s之内,眩晕则常持续于60s之内,可伴恶心及呕吐。

(2)眼震十分特殊:在坐位迅速改变至激发头位时出现一种旋转性的、短暂的、易疲劳的、眼球震动,左耳向下时眼震为顺时针方向,右耳向下时为逆时针方向;眼震持续过程中,先是逐渐增强,其后逐渐减弱,当从卧位回至坐位时,出现一种方向相反的短暂低速度眼震。

(3)病程:可为数小时至数周,个别可达数月或数年,眩晕可周期性加重或缓解。眩晕的程度变化较大,严重者于头轻微活动时即出现眩晕,间歇期可无任何不适,或有头昏,眩晕发作后可有较长时间的头重脚轻及飘浮感。

（4）多见于中年患者（45～50岁）。

3. 临床检查

（1）Hallpike变位性眼震试验：应为常规检查的重要方法，参见前庭功能检查法。

（2）听力学检查：一般无听力学异常改变。

（3）姿势图检查：无特异性。

4. 诊断　患者临床表现为在某种体位和头位时突然发作眩晕并出现眼震，伴有轻度自主神经症状，但不伴有耳聋、耳鸣等耳蜗症状。位置性、变位实验时出现旋转性或水平旋转性眼震，有潜伏期，持续数秒致30s，连续检查时有习服现象。冷热实验多为正常。

5. 治疗　虽然良性阵发性位置性眩晕是一种可自愈的疾病，但其自愈的时间有时可达数月或数年，严重的可使患者丧失工作能力，故应尽可能地治疗。

（1）心理治疗：指出本病为良性过程，无严重的后遗症，以解除患者的精神负担。

（2）体位和头位：当眩晕发作剧烈时，尽量避免采用会引起眩晕发作的体位和头位。

（3）抗眩晕药：桂利嗪或氟桂利嗪等有一定效果，也可加服血管扩张剂及西地泮类药物。

（4）前庭习服疗法：目的是增加对眩晕的耐受能力，有一定的疗效。

（5）体位疗法：指导患者闭眼，从坐位到侧卧位，当眩晕消失后坐起，30s后再向另一侧侧卧，两侧交替进行直至症状消失为止，每3h进行一次，通常7～10d症状可消失。

（6）手法耳石复位：目的是使沉积在后半规管的耳石复位。根据耳石异位的半规管的不同，手法不同。

（7）手术疗法：如上述疗法无效，且影响生活工作质量者，可行后壶腹神经切断术、半规管阻塞术、4%利多卡因和链霉素鼓室内注射等。手术治疗适用于单侧病变且患者听力已严重丧失或丧失者。

（吴美海）

第九章

老年精神障碍

老年期的精神障碍特征以脑老化为基础的器质性疾患所占比例较大，究其临床特征而言，有学者将其归纳为4D，即痴呆（Dementia）、抑郁（Depression）、妄想（Delusion）和谵妄（Delirium）。这些特征可以独立存在分别构成临床状态或疾病诊断，如谵妄状态、阿尔茨海默病痴呆（Alzheimer disease，AD）、老年期抑郁症（depression in the elderly）、晚发精神分裂症，也可以同时出现，如痴呆的行为和心理症状（the behavioral and psychological symptoms of dementia，BPSD）。研究显示，老年期所患精神障碍的发病率远高于一般人群。本章仅包括老年期抑郁障碍和睡眠障碍。

第一节 老年期抑郁障碍

广义而言，将发病于60岁以后，以持久的抑郁心境为主要临床相的一种精神障碍，统称为老年期抑郁障碍。包括老年期抑郁症（depression in the elderly）和器质性抑郁障碍。前者是指抑郁心境不能归于躯体疾病或脑器质性疾病所致，临床特征以情绪低落，孤独感、自卑感突出，更多的焦虑、激惹、认知功能障碍、迟滞、妄想观念和繁多的躯体不适症状，自杀率高等为主，一般病程较长，具有缓解和复发的倾向，部分病例预后不良，可发展为难治性抑郁症，是老年人群中患病率相当高的精神障碍之一。后者继发于躯体或神经系统疾病，多见于痴呆和心脑血管疾病。本节以老年期抑郁症为阐述重点。

一、流行病学

抑郁症是老年期常见的精神疾病，具体的患病率各国报道不一。欧美的调查，患病率为1%～3.7%。男性明显低于女性。时点患病率为0.5%～6.4%，平均为1.11%。社区调查为5%～15%，老年护理机构为15%～25%。从国外研究综合来看，老年期首次发病的抑郁障碍占所有老年期情感障碍的40%～50%以上。据（马辛等，2003）北京地区抑郁障碍流行病学调查显示，抑郁障碍的终生患病率为6.87%，值得注意的是，65岁（包括65岁）以上的患病率高于其他年龄段。另一项调查（孟琛，1997）显示，北京市老年抑郁的发生率为12.89%。

二、病因

老年期抑郁症的病因尚不明确，可能与遗传、神经生化、病前性格、社会环境以及生活事件等因素相关。研究表明，相对于早年发病的抑郁症，老年抑郁的遗传倾向较小。老年抑郁症的病因更倾向与机体老化、脑细胞退行性改变、躯体疾病和频繁遭受的精神挫折有关。

（一）神经生化假说

随着年龄的增长，中枢神经系统神经递质和神经内分泌变化，如 5 - 羟色胺（5 - HT）、去甲肾上腺素（NE）和多巴胺（DA）等，对老年期抑郁症的发病起着重要的作用。总体而言，5 - HT、NE 和 DA 功能低下导致抑郁。

研究发现，5 - HT 耗竭可能使抑郁恶化。自杀患者脑脊液中 5 - HT 的代谢物下降；抑郁症患者中血小板 5 - HT 吸收部位的浓度亦低，某些抑郁患者的 H3 - 丙米嗪对血小板的黏合力下降。选择性 5 - HT 再摄取抑制剂（SSRIs）在抑郁症的治疗中发挥肯定的作用，这种有活性的抗抑郁剂主要是通过阻断 5 - HT 再摄取而发挥抗抑郁作用的事实，从临床药理学的角度支持上述发现和抑郁障碍病因学的神经生化代谢异常假说。

由于 5 - HT 含量减少与抑郁症发病有重要关系，所以许多学者研究探讨年龄增长引起的 5 - HT 变化。根据采用正电子发射断层摄影术（PET）研究 5 - HT 受体的结果表明，人体随着年龄的增长，5 - HT$_2$ 受体的结合在苍白球、壳核、前额叶均减少。这一结果提示，5 - HT 神经细胞减少或 5 - HT$_2$ 受体中 5 - HT 过剩，形成代偿性变化。Robinson 等（1971）对 55 例因衰老死亡而精神正常的老人进行尸体解剖，分析他们后脑部位 NE 和 5 - HT 的浓度，发现两个神经介质的浓度随年龄增长而减少。但也有研究报告，人脑脊液中的 5 - HT 代谢产物 5 - HIAA（5 - 羟吲哚醋酸），随年龄增长而上升。因此，5 - HT 系统随年龄增长的变化，尚无一致的研究结果。

有研究报道，NE 系统的活动性随着年龄的增长而降低。以往的研究表明，随着年龄的增长，蓝斑核的神经细胞数目减少。由于这种神经核向中枢神经系统广泛分布 NE 能纤维，所以，随着年龄的增长，脑组织内 NE 的含量下降。此外也有报道，与这些神经细胞减少的同时，合成 NE 所必需的酪氨酸羟化酶、多巴胺脱羧酶活性降低，而降解作用的单胺氧化酶（MAO）活性反而随着年龄增长而升高，特别是女性，绝经期后雌激素减少，使 MAO 脱抑制，造成脑组织内 NE 浓度降低。

大脑组织中 DA 含量降低，与机体老化有关。已有的研究发现，随着正常老化过程，一些特定的脑区，特别是黑质纹状体 DA 含量明显下降。可能是酪胺羟化酶和多巴胺脱羧酶不足所致。研究提示，DA 功能减弱是老年人易患抑郁症的原因之一。

另有研究认为，胆碱能系统与记忆障碍、情感障碍、应激状态密切相关。胆碱功能增强，可导致抑郁发作和认知障碍；增加胆碱能活力，可加重抑郁状态，并可使一些正常对照者出现抑郁发作。故有学者认为，胆碱能系统参与情感调节，心境障碍是由脑内调节情感区域的肾上腺素能和胆碱能神经活动出现相对不平衡所引起的，抑郁症是情感中枢胆碱能活动占优势，躁狂则是肾上腺素能占优势。并提出情感调节的胆碱能 - 肾上腺素能平衡学说。这一观点的根据是：①实验证明，中枢肾上腺素能和胆碱能的作用是相互对抗的，前者使行为活动增加后者抑制；②帕金森病是由于多巴胺减少而胆碱能系统过度活动的结果，临床发现抑郁与帕金森病往往同时存在；③拟胆碱能药物可引起抑郁，抗胆碱能药物多具有不同程度的抗抑郁作用，而拟交感肾上腺素能药物能使人和动物行为增加、情绪提高。Newhouse 提出，毒蕈碱能神经系统功能障碍与老年性抑郁的认知和情感变化密切相关。但是，年龄增长造成的 Ach 系统变化还不能肯定。

同样，神经受体功能异常也与抑郁症发生相关。研究表明，5－HTIA 自身受体控制着 5－HT 细胞的电冲动，从而调节 5－HT 的释放。临床上也发现，若长期使用选择性 5－HT 再摄取抑制剂（SSRIs）氟西汀的同时，在使用 5－HTIA 受体拮抗剂，抗抑郁作用会大大加强。推测与长期使用氟西汀会使突触前膜 5－HTIA 受体脱敏，内源性 5－HT 作用在该位点上会抑制 5－HT 的进一步释放有关。除氟西汀外，5－HTIA 受体拮抗剂还可增强其他选择性 5－HT 再摄取抑制剂、单胺氧化酶抑制剂和部分三环类抗抑郁药对 5－HT 释放的影响。这种增强作用是由于拮抗剂阻止了抗抑郁药对 5－HT 细胞冲动的抑制。此外，5－HT1A 受体还可分布在突触后膜影响 NE 的释放。此外，已知与抑郁症相关的 5－HT 受体还有 5－HT1B、5－HT1D、5－HT$_2$、5－HT$_3$、5－HT$_6$ 和 5－HT$_7$ 受体。

目前有关抗抑郁药作用机制的研究中最为公认的发现是 β－受体功能的下调（down－regulation）与临床抗抑郁作用之间的密切关系。这种关系不仅存在于几乎所有的抗抑郁治疗，而且与临床抗抑郁效果的产生具有明显的时间上的一致性。目前认为 β－受体功能的下调可能使抗抑郁药共同的主要作用机制。研究证实，β$_2$－受体的作用是对 NE 的释放形成负反馈调节，因此阻断 β$_2$－受体可增强 NE 系统的功能。此外，肾上腺素受体 α$_1$、α$_2$ 也与抑郁症有关。α$_1$－受体主要分布于突触后膜，研究表明，长期抗抑郁治疗可使 α$_1$ 受体上调。α$_2$－受体分布在突触前膜和突触后膜，通过负反馈抑制 NE 和 5－HT 释放。抗抑郁药米氮平的药理作用之一，是通过阻断 α$_2$－异受体和 α$_2$－自调受体促进 5－HT 和 NE 释放，提高脑内 5－HT 和 NE 水平，达到治疗抑郁症的目的。

与抑郁症密切相关的单胺类递质受体，均为 G 蛋白偶联受体。他们通过不同的 G 蛋白激活或抑制胞内不同的信号转导途径，影响基因转录和表达，从而使神经细胞功能发生一定的变化。但是，与心境障碍相关的神经递质众多，除单胺类递质外，还有氨基酸递质中的谷氨酸，以及众多的神经肽等等。在受体后的信号转导中还存在"网络"影响。因此，心境障碍的发病机制复杂，还有很多未知领域有待进一步深入研究探讨。此外，研究结果提示，第二信使系统如腺苷酸环化酶和钙调素与心境障碍可能有因果关系。

（二）神经内分泌假说

心境障碍患者存在神经内分泌功能失调，主要是下丘脑－垂体－肾上腺皮质轴和下丘脑－垂体－甲状腺轴的功能失调。抑郁患者表现为血浆皮质激素和 17－羟皮质类固醇的含量增高，同时其昼夜周期波动规律紊乱。在对抑郁患者和正常人注射可的松以评估患者的下丘脑－垂体－肾上腺皮质轴功能的对照研究中发现，抑郁患者的快速反馈回路功能受损，某些抑郁患者的海马部位的可的松受体功能异常。当患者长期处在应激状态时，可刺激可的松持续不断的过度释放而导致已受损的海马进一步损害，海马神经元损害加剧，抑郁病情加重。Rosenbaum 等人（1984）对 20～78 岁抑郁症患者进行地塞米松抑制试验，结果发现，18% 的 65 岁以上老人血浆皮质醇浓度出现不受抑制的反应，年轻患者仅有 9.1% 不受抑制。这是否反映了老年人有下丘脑－垂体－肾上腺（HPA）系统功能紊乱的倾向，是否是由于难以吸收和代谢地塞米松造成，还在研究探讨之中。此外，对所有神经内分泌系统，尤其是促肾上腺皮质激素系统容易受睡眠－觉醒节律、饮食、疾病、医疗、应激等非特异性因素影响，因此老年人更容易引起异常。

另外，不少研究报道心境障碍患者的甲状腺轴调节功能异常，约 1/3 患重性抑郁障碍患者的甲状腺素释放迟缓，是促甲状腺素（TSH）对甲状腺激素释放激素（TRH）的影响所致。新近的研究集中于这样的一种可能性，即抑郁患者之所以患病，可能是某种未知的自身免疫功能障碍影响某甲状腺功能之故，约10%心境障碍者，特别是双相Ⅰ型障碍者，可检测到抗甲状腺激素抗体。此外，甲状腺功能减退与双相Ⅰ型患者快速循环的发生有关。还有研究发现，抑郁患者与正常人之间，生长激素释放的调节有显著差异，抑郁患者自身诱导睡眠刺激的生长激素释放迟缓，抑郁患者对可乐定（cloni - dine）诱导生长激素分泌增加的反应变为迟钝。

20世纪50年代，研究者注意到，垂体的提取物内包括一种因子，可以刺激腺垂体细胞释放ACTH，后来被命名为促皮质素释放因子（corticotropin - releasing factor，CRF），也有人称为促皮质素释放激素（CRH）。研究发现，在正常个体中，给予外源性CRF后（CRF刺激试验）可以刺激ACTH、β - 内啡肽、β - 促脂素（β - lipotropln）及皮质醇分泌显著增加。但对于重性抑郁症患者而言，给予CRF后，ACTH及β - 内啡肽分泌往往上升不明显，而皮质醇反应则相对正常。重要的是，研究还发现，当抑郁症患者经过治疗症状缓解后，CRF刺激试验后ACTH反应也随之恢复正常。提示CRF刺激试验异常如同地塞米松刺激试验一样，是一种状态标记而非特质标记。显然，个体早年的不良生活经历会使HPA轴变得更为敏感，从而使个体成年后患抑郁症的风险大大增加。有研究发现，童年时曾经遭受虐待的女性抑郁症患者，在遇到心理社会应激时ACTH及皮质醇反应过分增强。

抑郁症患者给予CRF后为何ACTH反应迟钝，其机制有两种假说。第一种假说认为，由于下丘脑CRF分泌过多，会造成垂体中的CRF受体下调。第二种假说认为，这是由于垂体对糖皮质激素负反馈机制的敏感性发生改变。目前，已经有大量的研究结果支持第一种假说，即CRF受体下调会导致腺垂体对CRF的反应性降低。然而需注意的是，神经内分泌研究是测定中枢神经活性的间接手段，垂体ACTH反应主要反映的是下丘脑CRF的活性而非皮质边缘系统CRF环路的活性，而后者才更有可能与抑郁症的发生密切相关。

一系列研究显示，重性抑郁症患者或自杀死亡的患者脑脊液（CSF）中的CRF显著升高。此外，研究发现，神经性厌食症、多发性硬化及Huntingdon氏病患者中的抑郁症状严重程度似乎与CSF中的CRF浓度相关。且神经性厌食症患者中升高的CRF水平，在经过有效治疗，患者体重接近正常时逐渐恢复正常。到目前为止，尚无研究显示CRF在其他精神障碍（包括躁狂、惊恐障碍、躯体化障碍等）患者中发现明显改变。最近，一项研究采用放射免疫化学方法测定因患抑郁而自杀死亡的患者一些特定脑区的CRF水平。该研究发现，自杀死亡的抑郁症患者与对照组相比，蓝斑及缝核中CRF免疫反应性增加30%～40%。而在背侧被盖区及臂旁核（parabrachial nucleus）中CRF水平则与正常对照无差异。这些发现与以下假说相一致：包含NE及5 - HT的神经元中CRF活性特异性升高可能与重性抑郁症发病机制有关。

尤其有意义的是，研究发现，未服药的抑郁症脑脊液中（CSF）中的CRF水平升高，而经过ECT的成功治疗后，升高的CRF会显著降低，提示CSF中的CRF升高（如同高皮质醇血症）是一种状态标志而非特质标志。其他研究则证实，经过氟西汀治疗后，CSF中升高的CRF也会恢复至正常水平。另一研究发现，15例女性抑郁症患者在经过有效治疗症状缓解超过6个月后，CSF中的CRF浓度显著降低，而另一组因疗效差而复发的患者CSF中的CRF浓度则降低不明显，提示抗抑郁药治疗过程中CSF中CRF浓度较高或有所升高可能预示抗抑郁长期治疗效果不佳，尽管有些患者治疗早期效果尚可，但不可掉以轻心。有意思的是，采用去甲米帕明治疗健康受试也会使 CSF 中 CRF 浓度降低，如同抑郁症患者经过氟西汀治疗后 CRF 水平降低一样。

在临床前研究中，人们发现 CRF 分泌过高与 CRF 受体下调有关。我们知道，抑郁症是自杀的重要危险因素，大约 50% 的自杀者生前患有抑郁症。如果 CRF 高分泌是抑郁症的特征，那么，我们在患抑郁症自杀死亡的患者中应该可以发现，患者中枢神经系统应该可以发现 CRF 受体下调的证据。确实有研究发现，与健康对照相比，自杀死亡的抑郁症患者大脑前额叶中 CRF 受体密度显著降低。

从 CRF 被发现后，它与精神疾病尤其是抑郁症的关系得到了广泛的研究。多数研究证实，重性抑郁症患者 CRF 分泌过高，且这种高分泌状态经有效的治疗后可以恢复正常。基于这些研究，许多研究者业已推论，如果 CRF 分泌过高是抑郁症发生的病理基础，那么，如果可以采取某些措施降低或干扰 CRF 的传导，就应可能对抑郁症状产生治疗作用。

（三）生物节律变化

生物的生理活动水平有与昼夜变化相对应的周期性变化，它是生物在不断变化的环境中进化和适应的结果。人类的体温、睡眠 - 觉醒、内分泌、消化、代谢和排泄，都有接近 24 小时的生理节律（circadianrhythm）。近年来，有关情感性障碍发病机制有一个较新的学说，即昼夜节律的失同步作用。情感性障碍有反复发作的病程，每次发作后恢复良好，推想其发作与生物节律有关，提示是在正常生化和生理的昼夜节律紊乱基础上发生的。Vogel（1980）描述了抑郁症的临床表现，特别是睡眠障碍和昼行性的心境变化，提示与节律同步障碍有关。伴随年龄增长而发生的睡 H 民周期紊乱，表明昼夜问题有可能成为老年期抑郁症的病因。此外，目前已知多巴胺 β - 羟化酶的活性有昼夜节律，如果此酶节律改变，可使 NE 和其前体 DA 失同步。NE 有时过剩（躁狂发作），有时不足（抑郁发作）。总之，情感性障碍时，生物节律有改变，并且这种改变与临床症状变化相关。对于生物节律变化的机制，目前所知甚少，一般认为它与单胺活性和丘脑下部神经内分泌功能状态有密切联系。动物实验中应激亦可引起昼夜节律失同步。生物节律的改变不能看作是解释老年期抑郁症的一个独立的模式，它可能是各种生化异常和社会环境因素等共同作用的结果。

（四）脑组织结构改变

Jacoby 对 50 例正常老人（60 岁以上）做头颅 CT 检查，发现有脑室扩大的倾向，1983 年 Jacoby 又对 41 例老年抑郁症患者做头颅 CT 检查，发现 9 例（22%）具有脑室扩大，并发现其首次发作的年龄较晚，提示器质性脑损害可能在一些老年抑郁症病人中具有显著的病因学意义。经过对上述病人的随访，并与无脑室扩大的老年抑郁症比较，发现具有脑室扩大的老年抑郁患者的两年死亡率明显增加。Dolanyo 亦发现，与正常老年人比较，老年性抑郁者头颅 CT 检查显示脑室扩大，脑密度降低。有学者认为，晚发病的老年性抑郁与早发病者比较，脑室扩大和皮质萎缩更明显，故脑组织退行性改变可能对晚发病的老年抑郁症病因学意义更为重要。

Harrison（2002）通过大量的尸解研究发现额前区皮质的变化可能在重性抑郁症中起关键性的作用，如胶质细胞的数量或密度减少，眶额区皮质和前扣带回的某些神经元大小与密度减少。在老年性抑郁症中，神经病理学研究描述了额前区背外侧的白质密度增高的特异性，这与 MRI 研究文献报道的高密度损害是老年性抑郁症主要的神经生物学基础的结果是一致的。Taylor（2004）等人应用漫射张量成像对 17 例老年性抑郁症和 16 例无抑郁的老年病人进行了对照研究，其年龄、性别及躯体疾病方面两组无统计学差异。与对照组相比，老年抑郁组其额前回右上部的白质明显减少，提示此区白质的微结构变化与老年性抑郁症有关。正电子发射扫描（PET）对抑郁症患者重复研究证实前部的额前区皮质右背外侧存在低的代谢特点，且抑郁恢复后，低代谢特征也恢复，支持上述观点。

以上生化、生物节律及脑组织结构变化等一系列研究表明，老年期抑郁症之所以多见，是与脑的老化过程有关。曾有学者对老年期情感障碍进行了长期随访，发现其中的器质性痴呆发生率并不比一般社会人群中的发病率高。因此，很多学者推测，老年期抑郁症的发病，也许与某种老化改变有关，但在质与量上都未达到像痴呆那样明显的病变程度。

（五）心理社会因素

关于心理社会因素与老年期抑郁症的关系，人们早有认识。老年期间，一方面是对躯体疾病及精神挫折的耐受能力日趋减退，另一方面遭遇各式各样心理刺激的机会却越来越多。老伴的亡故、子女的分居、地位的改变、经济的困窘、疾病的缠绵等等，都给予或加重老年人的孤独、寂寞、无用、无助之感，成为心境沮丧抑郁的根源。很多学者都发现，对于老年人的抑郁性疾病，无法做出内源性—反应性的划分，Post（1972）报告 92 例老年期抑郁症，78% 在病前不久有损失性的生活事件。Paykei（1978）报告老年期抑郁症患者，1/3 在病前不久有过生离死别性质的生活事件，1/4 在病前患躯体疾病，其余的也遭遇了诸如退休、经济困难之类的生活事件。国内林其根（1978）比较了老年期和青壮年期情感性障碍患者首次发病前生活事件的作用，发现无论是青壮年还是老年患者，在发病前一年内，其生活事件的发生率都相当高，前者为 39.6%，后者为 83%。可见，生活事件的致病作用在老年人中更为显著和突出。

老年人在生理"老化"的同时，心理功能也随之老化，心理防御和心理适应的能力减退，一旦遭遇生活事件，便不易重建内环境的稳定，如果又缺乏社会支持，心理活动的平衡更难维持，有可能促发包括抑郁症在内的各种精神疾病。即使是中、轻度的生活事件也有可能致病，这一点在老年人中具有重要意义。

此外，社会人口学资料提示独身、文化程度低、兴趣爱好少、无独立经济收入以及社会交往少的老年人为本病的高危人群。

以上是关于老年期抑郁症的生物、心理和社会因素综合作用的发病机制假说，对于疾病的发生、发展、预防和治疗，具有相当重要的作用。

三、抑郁症与心脑血管疾病

诸多证据显示，抑郁症状与血管性疾病之间有着密切联系，甚至有人提出用"血管性抑郁症"（vascular depression）这样的术语来指主要发生在老年人群、与若干血管病变有关的抑郁综合征。近十余年来，很多研究围绕二者的关系展开。

（一）抑郁症患者中的血管疾病

1. 临床研究　Baldwin 等对 57 例老年抑郁症患者进行研究，根据患者的年龄分为起病年龄早及晚两组，发现起病晚者出现躯体疾病及血管性疾病的风险显著增高（增高 4.5 倍，经对年龄因素调整后）。但另两项研究则未能发现抑郁症会增加老年患者出现躯体疾病（包括高血压、糖尿病、心血管疾病等）的危险。

Lyness 等比较了 130 例重性抑郁症患者及 64 例健康对照，所有的被试年龄均在 50 岁以上（平均 70 岁），结果未发现脑血管疾病风险与抑郁症之间的关联。后来，同一研究组又发表了一项随访研究，一共随访了 247 例被试，结果发现随访 1 年后，基础水平的脑血管危险程度与研究结束时抑郁症诊断及抑郁症评分呈现显著关联。基于仅有的这些研究，我们现在还难以得出肯定的结论，但可以发现一些趋势，即脑血管疾病可增加抑郁症的危险。

2. 结构影像学研究　关于抑郁症的研究被重复最多的发现是患者出现白质信号密度增强（WMH）及基底节深部灰质信号密度增强，而这些改变可能源于脑血管病变。如有人对 51 例老年抑郁症患者及 22 例对照进行比较，发现患者组的 WMH 显著增加。另一项大型研究中比较了 60 例老年（5 5 岁以上）抑郁症及 39 例对照，发现患者出现显著的深部白质密度增加。此外，另有两项社区研究也证实了上述发现。其中一项研究在美国的 4 个中心进行，涉及样本 3 660 例，结果发现白质密度改变及基底节病变的严重程度与抑郁评分呈现显著关联，但在对混杂因素进行调整后，仅基底节病变与抑郁评分的关联继续存在。另一项研究荷兰的两个城市进行，涉及样本 1 077 人，同样发现白质密度改变与抑郁症存在显著关联，且一些具有显著白质改变者出现抑郁症的风险增加 3 ~ 5 倍。

（二）血管性疾病患者中的抑郁症问题

诸多研究显示，血管性疾病（尤其是冠心病 CAD 及卒中）患者中出现抑郁症的比例有所增加。

1. 冠心病中的抑郁症问题　Frasure – Smith 等对 222 例心肌梗死后的患者进行评估，发现在住院 5 ~ 10 天时，有 16% 符合 DSM – IH – R 重性抑郁症的诊断。而与此同时，另一项研究考察了 200 例心脏导管手术及心脏造影术的患者，发现 17% 可诊断重性抑郁症，另有 17% 患有"轻性抑郁"。后来，Frasure – Smith 等对一组 896 心肌梗死患者随访问 1 年，采用 Beck 抑郁量表进行评分，并以 10 分作为界值，发现抑郁评分可以作为预测患者死亡率的重要指标，其中对女性及男性死亡的相对危险度分别为 3. 29（95% CI 1.02 ~ 10.59）及 3.05（95% CI 1.29 ~ 7.17）。同一研究组此前也发表过类似的结论。他们调查了 222 名心肌梗死患者 6 个月后的死亡率，发现抑郁症使死亡率明显增高（抑郁组 16%，非抑郁组 3%，P < 0.01）。多元 Logistic 回归分析显示，在对其他多个预测死亡率的因素进行控制后，仍发现抑郁症与 18 个月后心脏病死亡率高度相关。

最近还有一项有意义的发现，Sauer 等报告了一项病例一对照研究，涉及 653 例抑郁症患者及 2 990 对照。在对相关的危险因素进行调整后，发现 SSRI 类抗抑郁药治疗可显著减低心肌梗死的危险（ORO. 35；95% CI 0. 18 ~ 0. 68）。这一研究的启示是，CAD 患者如果患有抑郁症，没有任何理由不进行积极的治疗，而积极的治疗完全可能改善患者的整体预后。

2. 抑郁症与脑卒中　多项涉及医院样本及社区样本的研究均显示，脑卒中后抑郁症的患病率有所增加。如 Rob – inson 等评估了 103 例抑郁症患者，发现 27 例患重性抑郁症。之后，他们又对其中的一部分患者进行随访，发现在 1 年及 2 年底的时候仍然有 14% 患有重性抑郁症。一项在芬兰进行的研究则发现，在 277 例缺血性脑卒中患者中，病后 3 ~ 4 个月时有 26% 患有重性抑郁症，另有 14% 患有轻性抑郁症。其他多项类似的研究大多支持这些发现，限于篇幅，不再详述。

国内近年也陆续有人对次进行研究。如丁关庆（1997）对 112 例脑卒中患者的抑郁症进行研究。其中脑梗死 81 例，脑出血 31 例，均由 CT 和（或）MRI 证实。采用老年抑郁量表进行测试，在卒中后至少 15 天进行。总抑郁发生率为 31.2%，重症抑郁 9.8%。脑卒中后出现抑郁与脑卒中后无抑郁出现的患者比较年龄、性别、职业、卒中性质、病变部位和病程无明显差别。伴有瘫痪患者出现抑郁的发生率比无瘫痪患者明显增高（P<0.05）。新近，郭玉香等也对此进行研究，样本为 86 例急性脑卒中患者，以 Zung 氏抑郁自评量表评分≥50为急性脑卒中后抑郁。研究发现 34 例患者被评定为抑郁（其中轻度 27 例、中度、重度 7例），研究者还发现抑郁症状与疾病严重程度呈正相关（P<0.05）。

3. 抑郁症与血管性痴呆　Reichman 等考察了 67 例 Alzheimer 病（AD）及 38 例血管性痴呆（VaD），发现 AD 及 VaD 患者患重性抑郁症的比例分别是 10% 及 29%。另一项研究则选择年龄、性别及认知损害程度相匹配的 AD 及 VaD 患者各 28 名进行比较，VaD 患者HAIVID 的评分显著高于前者。Ballard 等对 92 对进行匹配的 AD 及 VaD 患者进行随访，不同时点的结果均显示 VaD 患者组抑郁症的比例及评分均高于 AD 组。此外，一组涉及样本5 000余人的社区老人研究同样发现，被诊断出患有 VaD 的患者抑郁评分显著高于 A）患者。

对于 VaD 患者中抑郁症比例显著增加的现象，引起人们对其二者关系的兴趣。可能的解释是，抑郁症可引起皮质下的认知功能障碍（如精神活动减慢、记忆障碍、前额叶执行功能障碍等），而这与影像学中观察到的深部白质及基底节密度增加相关联，而这些密度改变又可能由脑血管疾病所致。VaD 患者，尤其是皮质下 VaD 患者，其认知损害的特点与抑郁症的认知损害非常相似。这引起人们推测，具有明显认知损害的晚发性抑郁症可能与皮质下 VaD 本质上属于同一现象，只是诊断者使用的名称不同而已。

4. 高血压　早在 1983 年，Rabkin 等对 452 例精神科门诊患者进行研究发现，患有高血压者被诊断为重性抑郁症的比例为无高血压者的 3 倍。但另一项样本较大的研究却未能重复这一发现，该研究调查了 4 352 例高血压患者，并用 CES－D 量表进行抑郁症状的评定，结果未发现抑郁评分与收缩压或舒张压之间存在显著关联。

5. 抑郁症与胆固醇水平　曾有观点认为，低胆固醇可能导致 5－羟色胺受体减少，但目前尚无证据显示胆固醇水平与抑郁症之间存在关联。一些社区研究显示胆固醇降低与抑郁症存在关联，如 Morgan 等发现，70 岁以上的男性中，如果胆固醇<4.14mmol/l，则其患抑郁症的风险增加 3 倍。但需要注意的是，该研究忽略了一些重要的混杂因素，如营养状况、体重等。另一项研究经过对上述混杂因素进行调整后，则未发现二者之间的关联。

（三）关于血管性疾病与抑郁症关系的前瞻性研究

1. 卒中与抑郁症　现有至少 6 项前瞻性研究对这一问题进行了考察。所选择的样本在基础水平时均无卒中症状，但其中有两项研究在人组时有的个体有高血压。在 5 项使用评定量表的分值作为判定标准的研究中，其中有 4 项有阳性发现，但一项研究为阴性。另外，Larson 等使用诊断会谈方案（DIS）在基础水平时评定被试的抑郁症，并评定这些人患卒中的危险度，发现患抑郁障碍者出现卒中的相对危险度为 2.67（CI 1.08～6.63）（经对血管性危险因素调整后）。

2. 血压与抑郁症　近年来，若干前瞻性研究对血压与抑郁症的关系进行了考察。就已有的 5 项样本较大的（1 045～3 461 例）研究而言，其中有两项研究发现抑郁症与高血压相关联，另两项研究发现抑郁与低血压相关联，但另一项研究则未发现任何关联，但此组观察对象在基础水平时就有高血压。根据这些研究，我们尚难确定血压与抑郁症之间的联系。

针对目前多数证据显示血管疾病患者中抑郁症比例显著增高的现象，多数人认为二者的关系很可能是双向的。一方面，血管疾病可能是抑郁症形成的基础或原因，如血栓性疾病或低血压可以导致大脑某些区域出现缺血，而这些区域（如额叶－皮质下回路及海马）的缺血又会引起抑郁症。另一方面，也有可能是抑郁症导致或促发了血管性疾病的发生。一些前瞻性研究发现，抑郁症是某些血管性疾病（如冠心病及脑卒中）肯定的危险因素，而且，抑郁程度愈重，出现血管疾病的风险也愈高。当然，还有一种可能，即存在一个共同的病因，使某些个体既容易出现血管性疾病，也容易出现抑郁症。对于共患有抑郁症的冠心病患者而言，应积极进行抗抑郁治疗，尤其是 SSRI 类抗抑郁药。目前的证据显示，积极的治疗可以改善患者的整体预后。

四、临床表现

情绪低落无疑是抑郁症的主要临床表现。应当指出的是，这种情绪低落不是正常心理活动过程中的情绪反应，而是一种病理性的情绪体验。其表现应符合以下条件：①抑郁情绪妨碍了社会功能（如工作、学习和人际交往能力），或为此感到痛苦，寻求医生的帮助；②抑郁情绪持续时间长，一般超过两周以上；③往往伴有相应的认知和行为的改变。

老年期抑郁症的临床表现究竟有无独特之处？早发和晚发抑郁症有无重要区别？老年人所特有的心理、生理因素是否影响临床表现和结局？各家看法不一，并且临床分类不一，这已引起了很多学者的关注。北京安定医院 2006 年的一项研究显示，老年组和非老年组中均以抑郁情绪最为常见，老年组以激越、疑病、记忆力减退症状突出，昼重夜轻现象少见。老年组抑郁的躯体症状以心血管系统症状、泌尿系统症状和自主神经症状较为显著。近几年的研究表明，与早年起病者比较，老年期抑郁症具有如下特点：

（一）疑病性

即疑病症状。表现为以自主神经症状为主的躯体症状。Alarcon（1964）报道 60 岁以上的老年抑郁症中，具有疑病症状者男病人为 65.7%，女病人为 62%，大约 1/3 的老年组病人以疑病为抑郁症的首发症状。因此有学者提出疑病性抑郁症这一术语。疑病内容可涉及消化系统症状，尤其便秘、胃肠不适是此类病人最常见也是较早出现的症状之一。此外，对正常躯体功能的过度注意，对轻度疾病的过分反应，应该考虑到老年抑郁症的问题。

（二）激越性

即焦虑激动。Post 早在 1965 年即明确指出激越性抑郁症最常见于老年人，此后的研究也证实了这一点。如 1979 年，Strian 等指出，激越性抑郁症的平均年龄为 51 岁，1984 年 Ayery 等报道 40 岁以下激越性抑郁症为 5%，40 至 60 岁为 47%，60 岁以上为 49%；1988 年，Wesner 等认为 55 岁以下为 40%，55 岁以上为 63%。由此可见，激越性抑郁症随年龄增长而增加。焦虑激越往往是比较严重的抑郁症的继发症状，也可能成为病人的主要症状。表现为焦虑恐惧，终日担心自己和家庭将遭遇不幸，将大祸临头，以致搓手顿足，坐卧不安，惶惶不可终日。夜晚失眠，或反复追念着以往不愉快的事，责备自己做错了事，导致家人和其他人的不幸，对不起亲人，对环境中的一切事物均无兴趣。轻者则喋喋不休诉其体验及"悲惨境遇"，寻求安全的人物或地点，重者则勒颈、触电、撕衣服、揪头发、满地翻滚、焦虑万分，以致企图自杀。

（三）隐匿性

即躯体症状化。许多否认抑郁的老年病人表现为各种躯体症状，而情绪障碍很容易被家人所忽视，直到发现老人有自杀企图或行为时方到精神科就诊。陈学诗等（1990）对综合医院中诊断为"神经症"的患者纵向观察，无选择地给予抗抑郁剂治疗，结果发现7%的患者获得缓解，17%显著进步，两者共占观察病人的24%，说明这部分病人并非神经症，而属抑郁症。因其抑郁症状为躯体症状所掩盖，故称为"隐匿性抑郁症"。诸多的躯体症状可表现为：①疼痛综合征，如头痛、嘴痛、胸痛、背痛、腹痛及全身疼痛；②胸部症状：胸闷、心悸；③消化系统则为厌食、腹部不适、腹胀、便秘；④自主神经系统症状为面红、手抖、出汗、周身乏力等。在这些症状中，以找不出器质性背景的头痛及其他躯体部位的疼痛为常见。此外，周身乏力、睡眠障碍也是常见症状。因此，在临床实践中对有各种躯体诉述，尤以各种疼痛，查不出相应的阳性体征，或是有持续的疑病症状的老年患者，应考虑隐匿性抑郁症，不妨投以抗抑郁剂治疗。倘确属此症，则各种症状可较快地消除。

（四）迟滞性

即抑郁症的行为阻滞，通常是以随意运动缺乏和缓慢为特点，它影响躯体及肢体活动，并发面部表情减少、言语阻滞。多数老年抑郁症患者表现为闷闷不乐，愁眉不展，兴趣索然，思维迟缓，对提问常不立即答复，屡问之，才以简短低弱的言语答复，思维内容贫乏，病人大部分时间处于缄默状态，行为迟缓，重则双目凝视，情感淡漠，无欲状，对外界动向无动于衷。抑郁症行为阻滞与心理过程缓慢具有一致性关系。

（五）妄想性

Meyers 等（1984）曾报道，晚发抑郁症具有比较普遍的妄想性，他们对 50 例内源性抑郁症的住院患者进行研究，比较了 60 岁以前和 60 岁以后发病者妄想的出现率，发现 60 岁以后起病的抑郁症比前者有较丰富的妄想症状，认为妄想性抑郁症倾向于老年人。两年后，Meyers 等再次报道，单相妄想性抑郁症的老年病人发病年龄晚于那些无妄想的抑郁症病人。在妄想状态中，以疑病妄想和虚无妄想最为典型，其次为被害妄想、关系妄想、贫穷妄想、罪恶妄想。这类妄想一般以老年人的心理状态为前提，同他们的生活环境和对生活的态度有关。

（六）抑郁症性假性痴呆

即可逆性的认知功能障碍。人们已经普遍地认识到，抑郁症假性痴呆常见于老年人，这种认知障碍经过抗抑郁治疗可以改善。但必须注意，某些器质性的、不可逆性痴呆也可以抑郁为早期表现，需加以鉴别。

（七）自杀倾向

抑郁症患者大多感到生活没有意义，度日如年，异常痛苦无法摆脱，最后只有一死了之。患者不只是感到某一种具体的活动没有意义，而是感到生活中的一切都没有意义，生活本身就没有意义。患者通常产生自杀观念，典型的陈述是："没有什么可值得我留恋的"，"我活着没有什么用处"，"我愿意一了百了"。自杀者有以下特点，越是计划周密准备行动，越是含而不露若无其事。这应引起我们的高度警惕。

老年期抑郁症自杀的危险比其他年龄组大多。Sainbury 报道老年人有 55% 的病例在抑郁状态下自杀。自杀往往发生在伴有躯体疾病的情况下，且成功率高。Pankin 等调查显示，自杀未遂与成功之比在 40 岁以下是 20 ：1，60 岁以上者是 4 ：1，导致自杀的危险因素主要有孤独、罪恶感、疑病症状、激越、持续的失眠等。人格和抑郁症的认知程度是决定自杀危险性的重要附加因素，如无助、无望及消极的生活态度。但是也有相反的研究结果，马辛等（1993）对老年期与非老年期抑郁症的研究发现，非老年组的自杀行为明显多于老年组。这是否能反映国内老年期抑郁症自杀的危险性相对较低，还有待于进一步探讨。

自杀是抑郁症最危险的症状，是导致抑郁症患者死亡的最主要的原因。因此如何发现和预防抑郁症患者自杀非常重要。有研究显示自杀危险因素有：①家族中有过自杀的成员；②有强烈的绝望感及自责、自罪感，如二者同时存在，发生自杀的可能性极大，应高度警惕；③以往有自杀企图者；④有明确的自杀计划者，因此一定要询问抑郁症患者是否有详细的计划；⑤存在引起不良心理的相关问题，比如失业、亲人亡故等；⑥并存躯体疾病；⑦缺乏家庭成员的支持，比如未婚者独居者，或受到家人漠不关心者。⑧年老者比年轻者、女性比男性自杀的危险因素高。

（八）季节性

Jacobsen 等（1987）描述了老年人具有季节性情感障碍的特点。Dan 将其诊断标准归纳为：①抑郁症的诊断符合 DSM－Ⅲ－R 重性抑郁的标准；②至少连续两年冬季抑郁发作，春季或夏季缓解；③缺乏其他重性精神障碍的表现或缺乏季节性心境变化的社会心理方面的解释。此类型用普通的治疗方法难以奏效。

（九）其他

（1）Post 在"神经症性"和"精神病性"抑郁的对照研究中发现，常见于神经症性抑郁的表演样行为和强迫或恐怖症状，在精神病性抑郁中也可见到，但是年轻人的抑郁症没有此方面的报道。

（2）Whitehead 描述老年抑郁症可表现有急性精神错乱状态（意识障碍）。严重的激越，往往被误诊为急性精神错乱，而老年抑郁症病人因食欲不振导致的营养不良、维生素缺乏、脱水都可发生真正的急性精神错乱状态。

由此可见，老年期抑郁症的临床表现具有比较明显的特殊性，这是由老化过程的心理和生理变化所致。

五、发作形式、病程和预后

本病的发作形式有单相发作和反复发作。缓慢起病者多见。与年轻病人相比，老年抑郁症病程较长，平均发作持续时间超过 1 年，也明显长于早年发病的老年抑郁症患者，而且发作频繁，常常变为慢性。

与其他年龄组相比较，老年期抑郁预后不良已被人们所认识。例如：Post（1972）对 92 例老年抑郁症患者经过 3 年的随访发现仅 26% 完全治愈，37% 治愈后有一次复发，25% 反复发作，12% 在整个随访期间未愈。Iurphy 对一组老年抑郁症患者随访 1 ~ 6 年，发现康复率仅为 25% ~ 35%，明显低于年轻抑郁症患者。Keller 对各年龄组抑郁症病人进行研究，发现老年抑郁症复发率高。

本病的死亡率也较正常老年人高，Murphy 对 124 例老年抑郁症患者随访 1 年，发现 14

例（11.3%）死亡，这可能与伴发严重躯体疾病和服抗抑郁剂所致的不良反应有关。Murphy 又对上述病例随访 4 年，发现死亡 41 例（33.1%），其中因心血管和脑血管疾病死亡 16 例（39%），呼吸系统疾病死亡 9 例（21.9%），癌症 5 例（12.2%），仅 1 例自杀死亡（2.4%），死亡原因不明为 10 例（24.5%）。Balduin 认为，本病预后不良与慢性躯体疾病有关。

许多研究表明，人格特征也与抑郁障碍密切相关。与正常人比较，抑郁症于发病前性格已发生变化，如情绪不稳、神经过敏、内向、刚愎自用等。Gynther 报道，老年伴躯体疾患的病人，其内向、躯体关注、幼稚和抑郁的 MMPI 量表分数高于年轻伴躯体疾患的病人。因此，老年性的人格特征也能影响老年性抑郁症的预后。

Post 指出，判断预后的有利因素为：①70 岁以下；②发作期在两年以内；③早年发作恢复者；④阳性的情感病家族史；⑤外向的性格特征；⑥典型的抑郁症状。非常不利的因素为合并脑血管疾病及其躯体伴发病，近期急性的、长期持续性的疾病，被认为是预测抑郁症预后差的重要因素。此外，妄想的出现，缺乏社会支持系统，也可作为预后差的重要指征。

六、诊断与鉴别诊断

目前，国内外尚无老年期精神障碍的分类，本病的诊断仍依据国内外现有的疾病分类与诊断标准。有些研究者认为，应制订老年期起病的抑郁症亚型，则有利于本病的深入探讨。当前，ICD-10［国际疾病和分类（第 10 版）］，DSM-Ⅳ［美国精神障碍的诊断统计手册（第四版）］以及我国的 CCMD-Ⅲ［中国精神障碍分类与诊断标准（第三版）］是精神障碍分类与诊断研究的重大成果。尽管在诊断概念和标准上仍存在某些差异，但毕竟在世界范围内广为流行，为国内外众多专业人员所接受。

（一）CCMD-Ⅲ关于抑郁发作的诊断标准

抑郁发作以心境低落为主，与其处境不相称，可以从闷闷不乐到悲痛欲绝，甚至发生木僵。严重者可出现幻觉、妄想等精神病性症状。某些病例的焦虑与运动性激越很显著。

1. 症状标准　以心境低落为主，并至少有下列 4 项：①兴趣丧失、无愉快感；②精力减退或疲乏感；③精神运动性迟滞或激越；④自我评价过低、自责，或有内疚感；⑤联想困难或自觉思考能力下降；⑥反复出现想死的念头或有自杀、自伤行为；⑦睡眠障碍，如失眠、早醒，或睡眠过多；⑧食欲降低或体重明显减轻；⑨性欲减退。

2. 严重标准　社会功能受损，给本人造成痛苦或不良后果。

3. 病程标准　①符合症状标准和严重标准至少已持续 2 周；②可存在某些分裂性，但不符合分裂症的诊断。若同时符合分裂症的症状标准，在分裂症状缓解后，满足抑郁发作标准至少 2 周。

4. 排除标准　排除器质性精神障碍，或精神活性物质和非成瘾物质所致抑郁。

（二）老年期抑郁症诊断要点

（1）60 岁以后缓慢起病，可有一定的诱发因素。

（2）除符合上述诊断标准外，还具有精神运动性激越和迟滞的表现，以及繁多的躯体化症状和疑病等妄想症状，并具有生物性症状的特点。

（3）除外脑器质性疾病及躯体疾病所致的抑郁综合征。

（三）鉴别诊断

1. 与继发性抑郁综合征相鉴别　老年期容易患脑器质性疾病和躯体疾病，也经常服用有关药物，这些情况都容易引起继发性抑郁综合征。如癌症（特别是胰腺癌）、病毒感染（如流行性感冒、肝炎）、内分泌性疾病、贫血、维生素 B，或叶酸缺乏、脑血管病、帕金森病、多发性硬化等。容易引起继发性抑郁的药物有甲多巴、利血平、皮质类固醇等。继发性抑郁综合征的诊断主要依据病史、体格检查、神经系统检查以及实验室检查中可以发现与抑郁症有病因联系的特异性器质因素。例如继发于躯体疾病的抑郁综合征可依据下列要点诊断：①有躯体疾病的证据；②抑郁症状在躯体疾病之后发生，并随躯体疾病的病情变化而波动；③临床表现为躯体、神经系统的症状和体征，以及抑郁征候群。但值得注意的是，某些器质性疾病如癌症、感染以及帕金森病、Huntington 病等，抑郁可以作为首发症状，出现于躯体症状之前，从而造成诊断的混淆，有的学者把这种情况称为预警性抑郁或先兆性抑郁。

因此，对于抑郁症老年人，应进行彻底的内科和神经科检查。常规的实验室检查应包括：①检查全血细胞计数、尿常规、快速血浆抗体测定、胸片、心电图；②T_3、T_4 和促甲状腺素水平测定以明确甲状腺功能；③若怀疑巨细胞性贫血，应测定叶酸和 B_{12} 水平；④怀疑药物中毒时，应测定常用药物的血浆浓度；⑤脑电图、头颅 CT 检查等。据研究表明，快眼动睡眠（REM）潜伏期缩短，快眼动活动度、强度和密度增加是内源性抑郁症电生理特有的指标，为本病的诊断和鉴别诊断提供了生物学方面的客观指标。

2. 抑郁症性假性痴呆与老年期器质性痴呆的鉴别　在老年期抑郁症中，有些患者可出现既有抑郁症状，又有记忆、智能障碍的表现。对此种情况有人称之为抑郁症性假性痴呆，因其痴呆是可逆性的。而在脑器质性损害的老年期痴呆的病例中，在疾病初期也可能出现抑郁、焦虑状态，此时智能障碍尚未明确化。此外，有些症状如个人习惯的改变、精神运动迟缓、情绪不稳定、性欲减退、食欲不振、便秘、体重减轻等，可为抑郁症和器质性痴呆所共有的症状。因此，要区别究竟是假性痴呆还是真性痴呆（老年期器质性痴呆）往往是比较困难的。一般而言，抑郁性假性痴呆起病较快，有明显的发病时间，对记忆力减退有明确的体验，情绪障碍明显，行为活动较迟滞但执行准确，心理测查结果矛盾，脑影像检查缺乏可靠的支持，抗抑郁药治疗能有效改善认知功能。

与老年期抑郁相比较，阿尔茨海默病伴抑郁的症状不典型。抑郁情绪体验不突出，特别是抑郁症特有的情绪日夜变化、体重的变化和绝望感不明显。以思维困难、无用感和自杀观念更多见，并与认知功能损害正相关。阿尔茨海默病伴抑郁诊断标准：①符合 AD 的诊断标准；②同时要有 3 项或 3 项以上的抑郁症状，如抑郁情绪、社会和日常生活兴趣或愉快反应减少、社会脱离或退缩、食欲丧失、失眠、精神运动减少、激越、倦怠、自我价值否认、无助、过分自责、自杀倾向等；③抑郁症状持续 2 周以上。

3. 与焦虑症的鉴别　由于抑郁症常常伴有焦虑，所以描述抑郁状态和焦虑状态的分界线是困难的。焦虑状态具有如下 3 方面的表现：①情绪障碍：表现为大祸临头的恐惧、激动、注意力缺乏；②躯体障碍：表现为心悸、呼吸困难、震颤、出汗、眩晕和胃肠功能紊乱；③社会行为障碍：表现为寻求安全的人物或地点，反之，厌恶离开安全的人物或地点。Murphy（1986）提出，如果抑郁状态与焦虑状态并存时，一般的规律为抑郁症的诊断优先于焦虑症，如果抑郁心境伴焦虑症状，并有生物性症状，首先诊断抑郁症。在临床实践中，抑郁症常常作为一个新的事件发生在那些具有终身的焦虑性人格或慢性焦虑的人们中。个别晚年首发的抑郁症，一旦抑郁症状消除，持续的焦虑症状可能为唯一的残余症状。

4. 与非精神障碍的丧恸反应相鉴别　生离死别是人生中的最大悲痛之事，老年期容易遇到丧偶、丧子或丧失亲人的严重生活事件，因此居丧（bereavement）期间的悲痛反应（grief）是十分常见的。居丧不能被当做心境障碍，其悲伤、失去亲人感是正常的情感体验。没有精力、丧失兴趣、频繁哭泣、睡眠问题、注意力不集中是常见的，不是丧失亲人后的额外症状。自罪自责可以表现在老年人，但不像在抑郁症时那样普遍。典型的悲痛反应在6个月内改善，悲痛反应除了附加的与悲痛原因有关的生活事件或丧失亲人后的第一个纪念日，一般不呈发作性，但抑郁症则呈发作性、周期性病程。悲痛反应一般不导致工作能力及社会适应能力的下降，能继续维持他们的生活，进行他们每天正常的活动，而抑郁症早期便有人际交往能力减退和工作能力下降。悲痛反应一般无昼夜节律的变化，而抑郁症则呈晨重晚轻的节律。悲痛反应无精神运动性迟滞，很少有真正的消极观念和自杀企图，自杀的危险性仅可发生在悲痛反应的低文化层次的人群中。必须注意，对抑郁症易感的个体，居丧可以成为突然的发病诱因，特别是对于那些脆弱的人和有抑郁症病史的人，要进行二者的鉴别。

七、治疗

老年抑郁症的治疗应有多个目标。首先是病人的安全必须得到保证。为此，临床医生往往必须做出患者是否应住院的决定，必须住院的明确指征是：①有自杀和杀人危险；②伴有严重的躯体疾病；③患者总体能力下降致使不能进食且回避环境；④症状迅速恶化，如冲动、自伤等严重损害自身和危及他人等行为；⑤缺少或丧失家庭和社会支持系统的支持。

存在以上指征若不住院及时处理，则后果严重。其次，必须有一个完善的诊断与长远的治疗方案。治疗一开始实施不仅要考虑当前的症状，还要考虑患者长远的健康。因为心境障碍本质上是慢性疾病，因此必须让病人及其家属接受长期治疗的策略。由于应激性生活事件与复发率有关，因此治疗过程中必须重视尽可能减少心境障碍患者生活中应激源的数量及其严重度。

（一）一般治疗

当今抗抑郁剂和电痉挛治疗虽然对抑郁症有较佳的疗效，但不能忽视一般性治疗。由于食欲缺乏和精神反应迟钝，患者的营养需要往往不能获得满足，故加强饮食护理和补充营养在医疗护理上十分重要。此外，对患者所伴发的任何躯体疾病，应不失时机地给予彻底治疗。

支持性的心理治疗应是常规性的。由于老年患者理解能力降低，语言交流可能受到限制，非言语交流与支持对于改善老年抑郁症患者的无力感和自卑感也有效。老年患者社会支持方面相对较差，不仅要注意加强社会支持系统，而且要帮助患者正确认知、接受支持，并学会主动寻求社会支持、主动利用社会支持。

音乐治疗可以从调节情绪的角度，作为药物治疗的辅助方法而发挥作用。因为它是综合了医学、心理学、物理学、音乐美学等学科原理而产生的一种治病技术，也是利用音乐艺术的结构特点，音响的物理性能，音乐的情绪感染力，来协调人体的神经生理功能，改善人的心理状态，增进社会交往的一种治疗方法。人们可以用音乐发泄情绪、交流情感，可以使内心的抑郁、不安等情绪得到疏泄，特别是老年患者，通过参加音乐活动，可增进人际间的交往，因而摆脱了孤独，从关注自身不适的困境中解脱出来。同时，通过音乐的创作性活动，可加强自我尊重的行为，以获得情感上的满足和行为上适应。

（二）药物治疗

老年人用药需要考虑机体老化对药物代谢的影响。总的来说，老年人药物代谢动力学改变的特点是过程降低，绝大多数口服药物（被动转运吸收药物）吸收不变、主动转运吸收药物吸收减少，药物代谢能力减弱，药物排泄功能降低，药物消除半衰期延长、血药浓度增高等。

1. 抗抑郁药的种类和选择　目前，抗抑郁药按作用机制的不同，可分为十大类别共有二十多种药物：①混合性的再摄取及神经受体拮抗剂（包括叔胺类 TCA）：阿米替林、阿莫沙平、氯米帕明、多塞平、米帕明和三甲米帕明；②去甲肾上腺素（NA）选择性再摄取抑制剂（NSRI，包括仲胺类的 TCA）：去甲丙米嗪、马普替林、去甲替林和普罗替林；③选择性 5 - 羟色胺再摄取抑制剂（SSRI）：舍曲林、西酞普兰、氟西汀、氟优沙明和帕罗西汀；④选择性 5 - 羟色胺再摄取增强剂：噻奈普汀钠（达体朗）；⑤5 - 羟色胺和去甲肾上腺素再摄取抑制剂（SNRI）：文拉法辛和度洛西汀；⑥5 - HT_{2a} 受体阻滞剂及弱 5 - HT 再摄取抑制剂（SARI）：奈法唑酮和曲唑酮；⑦5 - 羟色胺（5 - HT_{2a} 和 5 - HT_{2c}）受体及 α_2 - 肾上腺素受体阻滞剂（NaSSA）：米氮平；⑧多巴胺去甲肾上腺素再摄取抑制剂（NDRI）：氨非他酮；⑨选择性去甲肾上腺素再摄取抑制剂：瑞波西汀；⑩单胺氧化酶抑制剂（MAOI）：苯乙肼、反苯环丙胺和吗氯贝胺。

应该指出，在选择上述种类的某一抗抑郁药时，应认真考虑五个因素，即安全性（safety），耐受性（tolerability），效能（efficacy），费用（payment）和简便（simplicity）。有人称此为选择抗抑郁药的 STEPS 原则。其中的安全性指的是治疗指数（治疗窗）和药物相互作用（包括药效学和药代动力学）。效能是指药物的整体效能，独特的作用谱，起效速度，维持治疗与预防治疗。简便是指给药的容易程度。

三环类抗抑郁药抗胆碱作用较强，老年人使用易引起轻度的意识障碍，发生率可高达 10% ~ 20%。也易出现排尿困难，甚至尿潴留和麻痹性肠梗阻。抗抑郁药有阻断 α - 肾上腺素能受体的效应，老年人更容易出现体位性低血压。文拉法辛、度洛西汀、瑞波西汀有升高血压的作用，故患有高血压、卒中的老年人应慎重使用。比较而言，米氮平和选择性 5 - 羟色胺再摄取抑制剂（SSRIs）类抗抑郁药相对安全。

抗抑郁药阻断毒蕈碱受体的效价由高到低依次为阿米替林、氯米帕明、多塞平、丙米嗪、帕罗西汀、舍曲林、米氮平、氟西汀、西酞普兰、氟伏沙明和文拉法辛。抗毒蕈碱受体效应，可加重闭角型青光眼，因此不得用于闭角型青光眼。此外，苯二氮䓬类药可能有抗胆碱效应，慎用于急性或隐性闭角型青光眼。

药物对肝脏的损害可分为：①药物对肝细胞的直接损伤。直接毒性常可预测，有一定规律，毒性往往与剂量呈正比。②免疫特异质肝损伤。免疫介导的过敏反应，具有不可预测性，仅发生在某些人或人群（特异体质），有家族集聚现象，往往与用药剂量和疗程无关，多伴有肝外组织器官损害的表现。③代谢特异质肝损伤。多与细胞色素 P450 酶（CYP）系统相关，常因药物代谢酶遗传多态性造成代谢能力低下，致药物原型或中间代谢产物蓄积而发病，特点是多数在长期用药后出现，不伴过敏症状。目前尚缺乏有关精神药物对肝脏损害的机制研究。药物性肝损害的诊断标准：丙氨酸转氨酶（ALT）>2 倍正常值上限或 ALT/碱性磷酸酶（AKP）≥5；或 AKP >2 倍正常值上限或 ALT/AKP ≤2；或 ALT 和 AKP 均 >2

倍正常值上限，且 ALT/AKP 介于 2~5 之间。三环类抗抑郁药在肝脏进行去甲基和氧化代谢，SS-RIs 经肝脏药酶代谢，同时对这些酶又产生抑制作用，因此在肝损害使用时要加以谨慎。

由于阿米替林、氯米帕明、多塞平、去甲替林等三环类抗抑郁药和马普替林四环类抗抑郁药具有奎尼丁样作用，因此易引起心律失常。使得 P-R、QRS 和 Q-T 间期延长，延缓心脏的传导，并可使 T 波低平，尤其对于患有心血管疾病的患者影响更为明显。Lentln1 等报道 1 例 69 岁女性既往有冠心病的抑郁症患者，服用马普替林后，QTc 延长至 700ms，射血分数（EF）下降至 0.25，发生了尖端扭转型室性心动过速（TdP）和左心力衰竭，在停用马普替林，给予硫酸镁和利多卡因后，有效地控制了 TdP 的发作。

研究发现，舍曲林、氟伏沙明、西酞普兰、帕罗西汀、氟西汀、文拉法辛和米氮平是较少引起心律失常的抗抑郁剂。一项舍曲林治疗急性心肌梗死或不稳定心绞痛伴发的重性抑郁（SADHART）研究发现，舍曲林在明显改善抑郁症状的同时，对其他心脏功能指标如血压、脉搏、QTC、QRS、P-P 间期和左心室射血分数与安慰剂相比均无明显影响，同时严重心血管事件（心绞痛、心肌梗死）也少于安慰剂。进一步研究发现，舍曲林能有效降低患者血浆中血小板因子（PF4）和 β-血栓蛋白（β-TG），提示这些变化可能是舍曲林降低心血管严重不良事件的生物学机制。Francois 等对西酞普兰和人际关系心理治疗（IPT）稳定期冠心病伴有重性抑郁的研究发现，与安慰剂相比西酞普兰能有效改善抑郁症状，而人际关系治疗疗效不明显，并且西酞普兰对血压、心电图指标（包括 QTc 间期）均无明显影响。同时，Loutis 等的研究证实西酞普兰能显著增加血液-氧化氮（NO）的含量，NO 是血小板活动的强大抑制剂，NO 生成受损是导致动脉粥样硬化和血管血栓形成的重要因素。但新近 FDA 针对一项西酞普兰对 QT 间期影响的研究结果，确定西酞普兰会引起剂量依赖性 QT 间期延长，并警告使用剂量不应高于 40mg/d。

此外，文拉法辛、度洛西汀、瑞波西汀有轻度升高血压的作用，故患有高血压病、脑卒中的抑郁症患者应慎重使用。

2. 老年抑郁症患者用药原则

（1）起始剂量小：由于老年人对精神药物的敏感性明显高于青壮年人，对药物的吸收、代谢、排泄等能力较低下，血药浓度往往较高，故容易发生严重的不良反应。

（2）加药速度慢：加药速度主要依据患者对药物的耐受性、病情的严重程度等，临床可采取滴定的方法进行加药。

（3）治疗剂量少：一般有效剂量为成人剂量的 1/3~1/2。也不否认有些老人需要与年轻患者同样的剂量才能奏效，关键在于用药的个体化和缓慢加量及避免不良反应。

（4）药物的选择：应选择使用不影响心血管系统、肝肾功能和易导致代谢综合征的药物。

（5）要注意药物之间的相互作用：老年人罹患躯体疾病的比率高，经常会服用各种治疗躯体疾患的药物，联合用药的比例较高，因此要高度警惕药物之间的相互作用问题，避免出现影响疗效、加重不良药物反应的现象。

（三）改良电痉挛（MECT）治疗

Weiner（1982）认为，ECT 对老年人一般是安全的，对伴有心脏疾病者，ECT 可能比三环类抗抑郁剂更安全。在 ECT 过程中，谨慎地使用肌肉松弛剂和麻醉药，配合心电监护，以免发生骨折并发症，称之为改良电痉挛（MECT）治疗。因此，对于老年期抑郁症有严重自杀企图和行为以及伴有顽固的妄想症状者，严重激越者，呆滞拒食者以及用抗抑郁药物治疗无效或对药物副作用不能耐受者，无严重的心、脑血管疾病者，MECT 治疗是一种非常有效的治疗方法，能使患者的病情得到迅速缓解，有效率可高达 70% ~ 90%。但有些观点认为电痉挛治疗会损伤患者的大脑、认知功能和躯体健康。

（四）心理治疗

抑郁症心理治疗的目标是减轻或缓解症状，改善患者对药物治疗的依从性，预防复发，恢复心理社会和职业功能，减轻或消除疾病所致的不良后果。可见，心理治疗是抑郁症治疗的一种重要辅助疗法，但必须是在药物或其他治疗的基础上进行。治疗对象主要是病人，但还应包括患者的亲属。常用的心理治疗应该是支持性的解释、劝慰、支持、鼓励与保证，心理治疗的种类有行为治疗、认知治疗、人际心理治疗、动力心理治疗、婚姻和家庭治疗等等。心理治疗时，应将方法告诉病人，并取得家庭及周围人的协作，使病人树立信心，相信通过种种治疗，抑郁症可以减轻或痊愈。

（五）认知行为治疗

目前老年抑郁症仍以抗抑郁药物治疗为主，但药物治疗仍存在一定的局限性和安全性问题，包括老年罹患躯体疾病较多，联合用药比率较高，致使老年人对药物不良反应的敏感性较高，增加了药物相互作用和不良反应的几率，严重影响了药物治疗的安全性和依从性。再者，老年人在生理老化的同时，心理功能也随之"老化"，心理适应和心理防御的能力减退，难以应对社会环境和生活事件带来的冲击，而单纯的药物治疗却难以兼顾对老年抑郁症患者社会心理因素的改观，导致了治疗上的困难和抑郁症状的反复发作，尚不能获得满意效果。基于上述问题，越来越多的学者转入心理治疗的研究领域，期待找到一种既有效又安全的治疗方法。

（1）抑郁症的认知理论和认知行为治疗：国内外临床研究认为，抑郁症患者既有神经生化改变的病理基础，也有认知歪曲的心理背景，心理社会因素同样与老年抑郁症的发生和发展密切相关。早在 60 年代初，Beck 就提出了抑郁症的认知模型（内容包括 ABC 认知三联征理论），主要有：①外部刺激可以引发个体对所遇事件的推理和判断，形成个性化特征的认知（即某种观点或信念），而认知又能使个体出现一系列的继发反应，包括情绪、生理及行为改变，倘若个体的认知具有消极、极端化或与事实存在偏差时，则这类个体更易产生抑郁症状；②抑郁的主要特征是对自我、对世界、对未来的消极认知，其他特征（如躯体紊乱、情感失调）都是这些观念的反应；③歪曲的认知图式是对抑郁者假设的认知结构，引导着信息的歪曲加工过程；④功能失调性信念是关于自我和世界的过分僵化的信念，包括核心信念、中间信念等，主导着消极的自我图式。

在上述理论的基础上形成了认知行为治疗（cogmtlve – behavioral therapy，CBT），其治疗焦点在于识别来访者歪曲的认知与当前急需解决的关键问题，可采用认知技术与行为技术，矫正其功能不良的思维模式和态度，积极处理伴发的情感、行为障碍，在治疗过程中，将关注点放置于来访者通常意识不到的认知图式上，治疗的目的是为来访者提供一种更为理性、贴近现实的思维模式来看待自身、他人及周围的世界，并用更加积极的应对方式，较好地处理来自各方面的问题，最终能够实现减少复发、促进社会康复，实现个人的长期与短期目标。

单一 CBT 治疗对轻至中度抑郁症患者的疗效已被大量的研究及循证医学的文献所证实，

提示这种治疗不仅可有效改善抑郁症患者的失眠，能够缓解患者的抑郁症状（包括残留症状），减少他们的自杀意念、自杀企图及行为等一系列的自杀危险性，而且还能降低其复发几率（包括间断服药者的复发率），改善他们的应对方式、大体功能和生活满意度，部分改善躯体疾病、避免出现与药物可能相关的自杀观念或自伤行为、利于康复。在急性期和维持期连续加用 CBT 治疗，还可提高那些仅对药物有部分反应的患者的疗效。CBT 已被广泛地用于治疗不同类别、不同时期的抑郁症患者，还被推荐成为难治性抑郁症的优化治疗方案之一，其总体有效率与其他优化方案并无统计学差异。国内外的一些抑郁症防治指南也极力推荐使用 CBT 治疗。

（2）CBT 治疗老年抑郁症的应用现状与问题：老年抑郁症属于抑郁症的一种，同样可以用 CBT 来进行治疗，且 meta 分析指出，心理治疗（包括 CBT 治疗）在用于年轻成人与老年抑郁症患者的疗效上并无显著性差异。国内外大量文献支持，CBT 可有效治疗慢性或重度的抑郁症患者、药物治疗效果不佳者及多种躯体疾病（如Ⅱ型糖尿病、帕金森病等）所伴发的抑郁患者，尤其是老年患者，且 CBT 与药物的联合治疗较单一 CBT 治疗更加安全、有效且疗效更为持久。

当然，也有部分研究对上述结论提出异议，其中，有项 meta 分析指出，CBT 治疗对老年抑郁症患者有效，但作为一种辅助治疗，并未发现其具有明显增加抗抑郁药物治疗的效果，考虑现有纳入的随机对照研究样本量较小，故该结论尚待进一步验证。此外，由于老年抑郁症群体具有一定的临床症状特征，如在躯体化主诉、激越、自杀风险、迟缓、疑病、睡眠障碍、记忆减退上，尤其在焦虑/躯体化、认知障碍方面与非老年期起病的抑郁症患者之间存在明显差异。由于其发病年龄、临床表现、病程和转归与一般抑郁症又确有诸多不同，因而有学者指出老年抑郁症可能是抑郁症的一个特殊亚型，这提示我们在对这部分群体进行 CBT 治疗时需要适当的调整，但纵观国内多项有关 CBT 治疗老年抑郁症患者的研究，通常只简要提及采用的是 CBT 治疗技术及其效果，却未提及治疗当中的调整内容。

此外，认知与行为治疗技术成功起效的基础，是能准确把握来访者的能力、个性特征及生活环境等多方面的信息。同样，采用 CBT 治疗老年抑郁症患者时，也要清楚地了解患者在老龄化进展中的一些特殊改变。研究发现，老年人在认知、个性特征及人格等多方面具有不同于其他年龄段群体的特点，如参与各种认知任务的速度都缓慢；智力可分为晶体智力和流体智力两种，随着老龄化的进展，人们的智力水平将发生明显改变，但晶体智力改变的时间可延缓至 70 岁或以后；记忆受损是老龄化进程中的一个重要问题；老年人的个性特征相对稳定；情绪变化是心理治疗师需要考虑的重要议题之一，等等。基于老年人多方面的特点，Knight 在 1996 年提出了一种综合的、以群体为基础的成熟/特定挑战模型（a contextual, cohort-baseci maturity/specific challenge model, CCMSC）。在这一模型中，老年人既被视为在某些重要方面较年轻人更趋成熟，同时也被指出要面对一系列更为严峻的挑战（包括慢性躯体病、伤残及频繁哀悼他人）。老年群体中又存在不同时代间的差异，如年长者具有某些特定的社会活动；在同龄人当中，较早出生的一代在社会文化环境方面又与较晚出生的一代人有所不同，且这些内容较为固化，因而，在这些方面与其突出的临床症状上需要进行 CBT 的调整。

（3）规范的认知行为治疗应成为老年抑郁症治疗的重要手段。

综上所述，鉴于老年抑郁症的临床特征和治疗中面临的问题，CBT 治疗更适用于老年人群，然而目前国内已有的研究尚不足以充分证实这一点，并且也尚未确定 CBT 是否可以对药物治疗起到较好的辅助效能。总结其原因有：其一，现有的随机对照研究的样本量较小，难以说明问题；其二，缺少经过系统 CBT 治疗培训的心理治疗师；其三，在当今这个多学科相互交融的时代，CBT 治疗也面临与其他学科的融合，但目前针对老年抑郁症患者的 CBT 治疗，尚缺少兼顾老年人认知特点且较为规范的操作程式。循证医学研究显示，CBT治疗应积极关注整体治疗过程、关系的建立与治疗师的资质和素养等，应根据老年人的认知特点治疗老年抑郁症患者，适当调整治疗技术。目前虽有较多文献提到采用 CBT 治疗老年抑郁症疗效明显，但尚缺少较为规范、明确的治疗方案。

（六）睡眠剥夺疗法

国外应用睡眠剥夺疗法对某些抑郁症患者治疗有效。原因可能与 TCA 和 MAOI 一样，通过剥夺病人的快速眼动睡眠（REl）能抑制病人的 REM，改变患者睡眠的昼夜节律时相而发挥抗抑郁作用。操作方式有三种：

（1）每周剥夺睡眠（平均约 40 小时不睡）。

（2）剥夺总睡眠，每周 2～3 次。

（3）后半夜叫醒病人（在病人入睡后 4 小时），保持觉醒至次日晚。此种疗法疗效短暂，复发率高，故仅作辅助治疗。

（七）光照治疗

国外经验本疗法对于具有连续两年，每年均在秋末冬初发作，可能是抗黑变激素分泌昼夜节律紊乱（正常分泌是昼少、夜多，冬天昼短夜长，故夜晚分泌更多而节律失调）为特征的季节性抑郁症有效。方法是将病人置于人工光源中，光强度为普通室光的 200 倍，每日增加光照 2～3 小时，共 1～2 周。2～4 天可见效，但停止治疗 2～4 天后又复发，疗效不稳定，复发率高，故仅为一种实验性治疗。

八、难治性抑郁症

难治性抑郁症（refractory depression）是指对治疗干预反应不良者。在考虑对难治性抑郁的治疗前，必须认真分析所面对的患者是否真的属于"难治"，以下六个方面是给病人以难治性抑郁诊断前必须考虑的：①诊断是否明确，是单相抑郁还是双相抑郁障碍，是否伴有精神病性症状；②是否存在影响疗效的躯体疾病及精神病性障碍；③是否存在其他干扰治疗的因素，如严重的心理社会问题；④当前和既往的治疗药物剂量是否充分；⑤各种药物治疗的疗程是否充分；⑥病人是否已理解药物治疗的方案并能遵从医嘱服药。

可见，重要的问题是应有个难治性抑郁的操作性定义。但目前尚无统一的标准，较严谨的标准是：首先应符合 ICD - 10 或（和）CCMD - 3 抑郁发作的诊断标准；并且用现有的两种或两种以上不同化学结构的抗抑郁药，经足够剂量（治疗量上限，必要时测血药浓度）、足够疗程治疗（6 周以上），无效或收效甚微者。

难治性抑郁症有多种临床表现形式。妄想型抑郁症，快速循环发作情感障碍，慢性抑郁症，以及人格缺陷基础上发生的抑郁，情感低落型人格即心境恶劣状态（dysthymia）均属难治性抑郁之列。形成难治性抑郁的原因复杂，各类型难治性抑郁可有其独特的诱发因素。

对难治性抑郁症的治疗，方法多种。就不少抗抑郁剂而言，无论联合使用或附加使用，其疗效往往不理想。目前，如何选择治疗程序尚无明确一致的方案可供参考。因此，熟悉尽可能多的治疗方案对临床医生可能有帮助。

目前可供选择的治疗方案可归纳为以下 5 个方面：

（1）增加抗抑郁药的剂量：增加原用的抗抑郁药的剂量，至最大治疗剂量的上限。在加药过程中应注意药物的不良反应，有条件的应监测血药浓度。但对 TCAS 的加量，应持慎重态度，严密观察心血管的不良反应，避免过量中毒。

（2）抗抑郁药物合并增效剂：可与锂盐、碘塞罗宁、抗精神病药物（如新型抗精神病药利培酮、奥氮平、喹硫平等），$5-HT_{1a}$ 激动剂（丁螺环酮、坦度螺酮）、单胺氧化酶抑制剂、抗癫痫药（卡马西平、丙戊酸钠）等合并使用，强化治疗。应注意，单胺氧化酶抑制剂与多种 TCA、SSRI 类药物使用会产生严重不良反应，甚至致死，故不应选用。

（3）两种不同类型或不同药理机制的抗抑郁药的联用：①TCAS 与 SSRJS 联用：如白天用 SSRIS，晚上服多塞平，阿米替林。SSRIS 和 TCAS 联用因药代学的相互作用，可引起 TCAS 血药浓度升高，可能会诱发中毒，联用时 TCAS 的剂量应适当减小。②TCAS 和 IVI-AOIS 联用：一般不主张将两药联用，因为有发生严重并发症的可能。但有报道，两药联用对部分难治性抑郁症患者有效，剂量都应比常用的剂量为小，加量的速度也应较慢，通常在三环类治疗无效的基础上加用 MAOIS，同时严密观察药物的不良反应。③TCAS、SSRIS 和 NDRI 联用。④NaSSA 与其他类抗抑郁药联用。

（4）抗抑郁药合并电痉挛治疗，或采取生物心理社会综合干预措施。

（5）国外应用非药物性治疗，如剥夺睡眠，提前睡眠期及高强度照明治疗。

九、预防

老年期抑郁症与心理社会因素息息相关，因此预防是十分必要的。预防的原则在于减少老年人的孤独及与社会隔绝感，增强其自我价值观念。具体措施包括：鼓励子女与老年人同住，安排老年人互相之间的交往与集体活动，改善和协调好包括家庭成员在内的人际关系，争取社会、亲友、邻里对他们的支持和关怀。鼓励老年人参加一定限度的力所能及的劳作，培养多种爱好等。此外，由于老年人不易适应陌生环境，因此应避免或减少住所的搬迁。有效的预防措施对于老年期抑郁症是十分重要的。

（吴美海）

第二节　老年期睡眠障碍

一、概述

睡眠障碍是严重影响老年生活质量和健康的原因之一，造成晚上不能安静入睡频繁起床，长期应用催眠药增加跌倒摔伤的危险，白天极度困乏，注意力不集中，记忆力减退，产生精神抑郁焦虑。老年人的睡眠特点主要表现为睡眠能力显著下降。入睡和夜间觉醒时间长，睡眠质量差，睡眠浅且易受内外因素的干扰，觉醒次数增加，正常的睡眠—觉醒周期消失，出现片段化睡眠，睡眠效率大大下降等。

睡眠是非常复杂的生理现象，它包括两种睡眠状态：非眼球快速运动睡眠（NREM 睡眠）和眼球快速运动睡眠（REM 睡眠）。NREM 睡眠又分为1、2、3 和 4 期，NREM 睡眠的第 3、4 期属于深睡期。从睡眠结构上看，老年人浅睡眠（即非快速动眼期）比例增多，深睡眠（即快速动眼期）比例减少。研究发现，60 岁以上老年人的深睡眠只占总睡眠时间的10% 以下，70~80 岁的老年人深睡眠仅占总睡眠时间的 5%~7%，75 岁以上老年人的NREM 睡眠第 4 期基本消失。由于深睡眠时间的大大减少，老年人睡眠主要是由 REM 睡眠和 NERM 睡眠的浅睡眠（即第 1、2 期）构成。老年人睡眠结构的其他变化还包括多导睡眠图研究显示的入睡潜伏期（入睡前觉醒阶段）较年轻人延长。

睡眠障碍的患病率随增龄而增加。国外研究发现，老年人中睡眠障碍的现患率为30%~40%，甚至还有高达90%以上的报告。美国洛杉矶市调查发现，51 岁以上人口中92.9%有睡眠障碍，其中 39.8% 主诉失眠，14.8% 睡眠过多，30% 做噩梦和8.3% 有梦呓。美国老年人中镇静催眠药的消耗量占总消耗量的 35%~40%，而老年人口只占总人口的12%。国内报道山东省城市老年人各种睡眠障碍的现患率为 55.73%，宋修珍等报道山西省农村老年人睡眠较差者为 22.20%。陈长香（2006）等以匹兹堡睡眠质量指数（PSQI）为主要研究工具，调查了 22 省市 2 102 例城乡老年人的睡眠状况。结果发现，睡眠质量差者占49.4%。其中，入睡困难占 35.2%，睡眠时间减少占 22.7%，睡眠效率下降占 36.7%，服用安眠药占 8.1%，影响日间功能占 37.1%。

老年期睡眠障碍可以分为继发性和原发性。前者通常是起因于躯体疾病、精神科疾病、药物或化学物质使用等原因，如伴有前列腺增生的老年人常见的夜尿症和尿失禁，心力衰竭时的端坐呼吸常导致频繁觉醒，急性卒中后常见有严重嗜睡和失眠，抑郁症往往伴有入睡困难和早醒等。应用利尿药导致频繁排尿影响睡眠，应用肾上腺素能药物高度刺激交感神经系统兴奋而难以入睡，经常服用催眠药的患者突然撤停药可以导致停药性失眠，服用异烟肼、苯妥英钠等药物也有睡眠障碍的不良反应。后者是指不明原因所致的睡眠障碍，通常包括昼夜节律性睡眠障碍、呼吸相关的睡眠障碍及周期性肢动综合征或称夜间肌阵挛所致的睡眠障碍等。国际睡眠基金会针对老年人的调查数据显示，睡眠障碍与伴随老化的各种疾病呈正相关，如充血性心力衰竭、慢性阻塞性肺疾病、脑卒中、帕金森病、糖尿病、夜尿、胃十二指肠反流、终末期肾衰竭、关节炎、慢性疼痛和癌症等。老年人睡眠障碍的原因错综复杂，既有社会因素，也有个人的行为因素，可以是正常衰老的结果，也可以是不良睡眠习惯、某些未发现的疾病可能是这些因素联合作用的结果。

增龄老化导致老年人睡眠改变的确切机制不明。许多研究指出，随着年龄增高，机体的许多生理活动发生相应改变，包括睡眠过程。有人认为，尽管我们不能把老龄作为疾病看待，但增龄老化确实增加了许多至少是不舒服的状态的危险性，如年龄相关的昼夜节律改变。有研究认为，睡眠障碍是年龄本身的问题，衰老的结果。但是，Foley 等研究发现，健康老人失眠的发生率显著降低，而健康状况差的老年人失目民率较高。故认为老年人睡眠障碍常见，但不是衰老的表现。

二、失眠症

（一）概述

失眠症是一种持续相当长时间的睡眠的质和（或）量令人不满意的状况。睡眠时间的长短不能作为判断失眠严重程度的标准。对失眠的焦虑、恐惧心理可形成恶性循环，从而导致症状的持续存在。

老年人失眠以继发性多见，往往是多因素作用的结果，同一患者可以有不同病因。年龄越大越容易失眠，女性失眠的发生率是男性的2倍。失眠症常与多种精神障碍共病，有超过40%的持续性失日民症患者合并有精神障碍。有调查显示，65%的重性抑郁患者、61%的慢性疼痛患者和44%的广泛性焦虑患者存在睡眠问题。一些躯体疾病，如哮喘、心律失常、反复发作的低氧血症、高血压病、右心力衰竭都可以导致失眠。使用多种药物在老年人中是常见的，许多用于治疗慢性疾病的药物可致慢性失眠，如抗高血压药物（β-受体阻断剂、α-受体阻断剂）、呼吸系统药物（茶碱、沙丁胺醇）、化疗、减充血剂（伪麻黄碱）、激素（糖皮质激素、甲状腺激素）和精神疾病治疗药物（非典型抗抑郁剂、单胺氧化酶抑制剂）等。长期服用催眠药物以及不当使用咖啡因、尼古丁或乙醇，手术应激、疼痛等，亦可以导致失眠。此外，心理社会因素也是导致失眠的常见因素。如过分关注失眠，导致不安和紧张仍然可以导致入睡困难。严重的生活事件，如丧失亲人、离婚丧偶或分居、生活环境的改变等。

临床常见的失眠形式有：①睡眠潜伏期延长：入睡时间超过30分钟；②睡眠维持障碍：夜间觉醒次数≥2次或凌晨早醒。有报道老年人失眠类型中，以中途觉醒最常见，每夜自觉有3次以上中途觉醒者占被研究者的24.0%左右；③睡眠质量下降：睡眠浅、多梦；④总睡眠时间缩短：通常少于6小时；⑤日间残留效应（diurnal residual effects）：次晨感到疲乏、烦躁、情绪失调、注意力不集中、日间瞌睡和记忆力减退等，工作能力和效率下降。

（二）诊断

失眠是一种原发性或继发性睡眠障碍，该病易被漏诊，仅5%的失眠患者就该问题求医，有70%的患者甚至未向医师提及症状。失眠症的主观标准是主观睡眠感不足，因此导致白天疲乏、头胀、头昏等脑力和体力不支。仅仅睡眠量减少而无白天不适者不被视为失眠（应视为短睡）。失眠的客观标准是临床症状、睡眠习惯（询问患者本人及知情者）、体格检查及实验室辅助检查（包括脑电图）；专项睡眠情况根据具体情况选择进行，包括：①睡眠日记、睡眠问卷、视觉类比量表（VAS）等；②多导睡眠图（PSG）：发现睡眠潜伏期延长、每晚觉醒时间增多均大于30分钟，而实际睡眠时间减少且每晚不足6.5小时；③多次睡眠潜伏期试验（MSLT）；④体动记录仪；⑤催眠药物使用情况；⑥其他（包括睡眠剥夺脑电图等）。

在ICD-10（关于精神与行为障碍分类）诊断标准中，有关非器质性失眠症的诊断须排除各种躯体疾病或其他精神疾病所伴发的症状，然后诊断标准必须满足下列临床特征：①主诉或是入睡困难，或是难以维持睡眠，或是睡眠质量差；②这种睡眠紊乱每周至少发生三次并持续一个月以上；③日夜专注于失眠，过分担心失眠的后果；④睡眠量和（或）质的不满意引起了明显的苦恼或影响了社会及职业功能。

应当注意的是，失眠是其他精神障碍中常见的症状，如情感性、神经症性、器质性及进食障碍，精神活性物质所致精神障碍，精神分裂症等。失眠也可伴发于躯体疾病，如疼痛、慢性阻塞性肺部疾病和帕金森病等系统性疾病，不适或服用某些药物等。如果失眠仅仅是某一精神障碍或躯体疾病的多种症状中的一种，即在临床相中并不占主要地位，那么诊断就应限定于主要的精神或躯体障碍。

（三）治疗

失眠的治疗原则：注意睡眠卫生，改善卧室及周围环境调整作息时间，减少或停止烟、酒、茶、咖啡的食入，适当增加运动。检查有无原发疾病，若有，应首先处理原发疾病。有选择的采用心理治疗，合理使用安眠药物。

1. 药物治疗　老年人失眠症的治疗药物主要有苯二氮䓬类（BZD）、非苯二氮䓬类（BzRA）催眠药和褪黑素受体激动剂等。药物的使用原则应遵循最低有效剂量，短期内单药治疗（一般不超过3~4周），逐渐停药并注意由于停药引起的失眠反弹的原则。尽量选择半衰期短的药物以避免日间镇静，还要考虑到患者的身体状况比如肝、肾功能等。

（1）苯二氮䓬类药物：是非选择性GABA－受体复合物的激动剂，同时也有抗焦虑、肌肉松弛和抗惊厥作用。仍然是最常用的失眠治疗药，可以缩短入睡潜伏期，减少夜间觉醒次数和时间，增加总睡眠时间（主要是NREM睡眠2期）。该药起效迅速，安全、耐受性良好。主要不良反应是精神运动损害、记忆障碍、长期或滥用导致药物成瘾性和停药反跳性失眠（尤其是短效类）、晕倒、过度嗜睡，较高剂量时常发生交通事故。目前作为催眠药物使用的苯二氮䓬类药物半衰期较短的有三唑仑、咪达唑仑，长效的有氟西泮、硝西泮、氟硝西泮。有些主要用来抗癫痫、抗焦虑的苯二氮䓬类药物，如氯硝西泮、艾司唑仑也常被用来对抗失眠。

（2）非苯二氮䓬类药物：为选择性GABA－受体复合物的激动剂，因此没有抗焦虑、肌松和抗惊厥作用，不影响健康人的正常睡眠生理结构，甚至可以改善失眠症患者的睡眠生理。代表药物有唑吡坦、佐匹克隆、扎来普隆。在治疗剂量下，唑吡坦和扎来普隆没有反跳性失眠和戒断反应。

右佐匹克隆是一种短效的BzRA药物，开发用于失眠症治疗，其性能与唑吡坦相似，主要为促进入睡。唑吡坦可在不引起第二天早晨的精神运动性发作的情况下提高患者的睡眠质量，耐受性好，停药后也很少出现失眠反弹，可能出现的不良反应有头晕、嗜睡、头痛和胃肠问题等，在10mg剂量时对顺行性记忆几无影响。唑吡坦的起始治疗剂量为一日5mg，必要时可逐渐增加到最大剂量一日10mg。右佐匹克隆较吡唑坦有较长的半衰期，这也使它在促进睡眠维持和改善早醒上具有优势。老年患者药物清除时间延长，因此老年患者右佐匹克隆的治疗起始量应从1mg/d开始，最大不宜超过2mg/d。

美国食品和药品管理局（FDA）要求唑吡坦的生产厂商为每一位患者提供关于用药潜在危险的教育指南，其中提示有与睡眠相关的罕见的行为问题，包括睡行症。2008年，在中国台湾的一项回顾性调查中显示，服用唑吡坦的患者有5.1%（255例中有13例）出现睡眠相关行为变化，提示此种不良反应似乎并非罕见。这就提醒临床医生在开具唑吡坦处方时，要关注可能出现的发生于异态睡眠中的行为问题。国内也有老年患者服用唑吡坦出现夜间行为紊乱的个案报道。

（3）抗抑郁剂：抗抑郁药能减轻慢性失眠、预防抑郁。有些抗抑郁剂由于有镇静作用，可用来改善睡眠。三唑酮拮抗$5-HT_{2a}$受体和组胺受体，因此有较强的镇静作用。然而有研究提示在非抑郁失眠症患者中应用三唑酮（常用剂量25~250mg）应该注意其副作用如眩晕、过度镇静和精神运动功能损害，这些副作用对老年人可能会更为显著。此外，长期应用三唑酮会有耐受性增加的可能。另一些抗抑郁剂如奈法唑酮、米氮平对突触后$5-HT_{2a}$受体的拮抗从而产生镇静作用，也被用来治疗失眠症。但同样对非抑郁失眠患者的疗效尚缺乏可靠的临床资料。

（4）褪黑素：褪黑素是松果体分泌的吲哚类激素，有镇静催眠和调节睡眠－觉醒周期作用。对睡眠位相滞后、时差反常、倒班作业引起的睡眠障碍、盲人及脑损伤者等睡眠节律障碍性失眠有较好的效果。褪黑素还有抗氧化和抗衰老作用，对老年患者更好。与传统的GABA 能催眠药物的作用机制不同，瑞美替昂是一种选择性褪黑素受体（MT1/MT2）激动剂，在自然睡眠中褪黑素正是通过作用于这些受体来控制昼夜节律的变化。瑞美替昂可改善睡眠效率，提高睡眠总时间，是第一个也是目前唯一一个获准用于治疗失眠症的褪黑素能药物。与 BZD 药物相比，瑞美替昂没有潜在的滥用风险，可长期使用。在老年患者中，瑞美替昂口服吸收快，1～2 小时血药浓度达峰值，甚至在剂量加倍时也不会引起精神运动性障碍和认知功能损害。

（5）其他：抗精神病药物尤其是非经典抗精神病药物对于顽固性失眠和夜间谵妄的患者还可以选择合并或单独应用，但不提倡首选使用，同时要注意药物的安全性和适应证问题。抗组胺药如苯海拉明，具有镇静作用，是大多数非处方药的主要成分。因半衰期长而具有残留镇静作用．且对催眠作用有耐受。

2. 心理治疗　心理行为治疗在建立良好医患关系的基础上，向病人解释失眠的发生机制，传授有关睡眠的正确知识，矫正病人关于睡眠的错误认知，如"睡眠不足会引起严重的疾病"等。对于慢性失眠病人来说，进入寝室本身就是构成了沉重的精神负担，一接近上床时间，情绪变得烦躁，陷入条件性失眠状态。刺激控制疗法、睡眠限制疗法、肌肉松弛疗法、自律训练疗法和生物反馈疗法等行为治疗，既可以单独应用，更可以与药物治疗结合起来，达到终止病人条件性失眠的目的。

目前研究认为，认知行为治疗（CBT）对 80% 的 60 岁以上人群具有长期疗效。CBT 主要针对导致失眠的不良认知方式的治疗。很多失眠症患者对睡眠产生恐惧，害怕失眠，当夜晚来临时，费尽心机地思考如何尽快入睡，想尽方法预防失眠，但越是想尽快入睡而越难以如愿，使内心冲突、焦虑烦躁更强化，痛苦不堪，恶性循环。治疗方法之一是顺其自然，不要强迫入睡，采取能睡多少就睡多少的态度，听任睡眠的自然来临而入睡。

三、老年期常见的异态睡眠

异态睡眠（parasomnias）是指睡眠中发生异常发作性事件，包括觉醒障碍、清醒－睡眠过渡期障碍、与 REM 睡眠有关的异态睡眠和其他形式异态睡眠。以下介绍几种常见异态睡眠。

（一）夜间发作性肌张力障碍

夜间发作性肌张力障碍是在 NREM 睡目民期出现的反复、刻板的肌张力障碍或运动障碍（如投掷样或手足徐动舞蹈样动作）发作。病因、易发因素和流行病学资料不详，疾病的性质和分类仍有争论。有观点认为，是与睡眠有关的癫痫的一种表现形式，有额叶皮质下发育不良引起夜间发作性肌张力障碍的报道，但并没有发现明确的病灶。小剂量的卡马西平对短时间发作有效，疗效并不随着治疗时间而减弱，停药后会再发，剂量为睡前 200mg 口服，逐渐增加剂量直到症状控制。

（二）夜间下肢痛性痉挛

夜间下肢痛性痉挛是指睡眠期间出现的肌肉绷紧感或肌肉紧张性疼痛感。一般发生于小腿部，常见于腓肠肌，偶发于足部。患病率不详，老年人常见。本病可能与下列情况有关，如剧烈运动后、妊娠、使用避孕药、水电解质紊乱、内分泌代谢障碍（如糖尿病）、神经肌肉疾病和某些运动减少性疾病，如关节炎和帕金森病等。

（三）快速眼动睡眠期行为障碍

快速眼动睡眠期行为障碍（REM sleep behavior disorder，RBD）是以丧失 REM 睡眠期肌肉弛缓并出现与梦境相关的复杂运动为特征的发作性疾病。老年人群常见。由于症状发生于 REM 睡眠期，其典型表现是睡眠开始 90 分钟之后，在 REM 睡眠期肌肉迟缓消失时，出现面部和肢体的各种不自主运动，伴梦语，表现为各种复杂的异常行为，动作比较粗暴、猛烈，如拳打、脚踢、翻滚、跳跃、呼喊、反复坠床并对同床者造成伤害等。发作之后，有些患者能够部分回忆做了噩梦，梦的内容常充满暴力与不快感，十分生动。发作期间的行为异常通常与所报告的梦境内容有关。个别患者在睡眠中仅表现为频繁的肌肉抽动和喃喃自语，但自觉睡眠正常，醒后能够叙述梦境样心理活动。

（四）不宁腿综合征

主要是夜间睡前双腿明显不适，患者描述为虫爬蠕动感，以小腿内部肌肉内明显。患者有反复活动下肢的欲望。否则难以入睡，运动可以暂时缓解症状，因运动不停而影响睡眠，导致发生失眠和抑郁等相关问题。病因不明。大多数是特发性，发生在年轻人和家族性患者中。症状严重者可以试用左旋多巴、溴隐亭、卡马西平、氯硝安定和可乐亭等药物对症治疗有效。

（五）睡眠－觉醒节律障碍

睡眠－觉醒节律障碍是指个体睡眠－觉醒节律与患者所在环境的社会要求和大多教人所共同的节律不符。在应该清醒的时候出现睡眠，而在需要睡眠的时候则失眠。治疗可使用少量镇静催眠药物调整夜间睡眠。训练睡眠节律，逐步养成良好的睡眠习惯。

（吴美海）

第十章

老年内分泌代谢系统疾病

第一节 内分泌代谢系统结构和功能的老化改变

随着人体的老化，内分泌代谢调节可发生多层面的改变，包括内分泌细胞、内分泌器官、内分泌轴及激素－受体水平。其主要特点是随增龄内分泌器官重量降低。尸解资料表明，内分泌器官重量减少的顺序是胰腺、甲状腺、睾丸和肾上腺。男女之间略有差异，男性以甲状腺减轻最明显，女性以胰腺减轻最明显。但是，也有一些器官很少改变或完全无变化。另一方面，内分泌激素（牵涉到激素的合成和分泌率、激素的代谢清除率及组织对激素反应性）亦随增龄而发生变化。

（一）甲状腺

甲状腺在人发育成长时期起到促进全身器官发育与中枢神经成熟的作用，成年后承担组织氧化和物质代谢作用。因此，它是维持发育与代谢的重要内分泌腺。人体在衰老的过程中甲状腺纤维化、腺体萎缩和重量逐渐减轻，甲状腺滤泡的数目、大小、胶质和分泌颗粒均减少。甲状腺结构的变化，必然伴随功能方面的改变。甲状腺滤泡同化碘的能力较差，使 T_4 向 T_3 的转化下降。此外，在外周甲状腺素与靶细胞 T_3、T_4 受体的结合也可能发生变化，使结合型（T_{3b}）与游离活动型（T_{3f}）动态平衡失调，在老年期，活性较强的 T_3 减少，估计降低 10%~15%。这是老年人甲状腺活力下降的主要机制。一项研究表明：75 岁的老年女性甲状腺功能低下患病率是 20 岁女性的 10 倍。一些研究提示，亚临床型的甲状腺功能低下（TSH 增高、T_3 和 T_4 正常）在老年人患病率为 4%~14%，而且女性比男性高。

（二）肾上腺

衰老过程中，肾上腺发生退行性改变，主要是肾上腺纤维化使其重量减轻，皮质出现结节，皮质和髓质细胞减少，脂褐素颗粒沉积。肾上腺皮质随增龄对促肾上腺皮质激素（ACTH）反应性下降，但因皮质醇的分泌速率和排泄率并未减少，故皮质醇的浓度仍保持不变，其分泌的昼夜节律亦维持正常。但雄酮、脱氢异雄酮和去氢异雄酮硫酸盐减少，无论男女在 20 岁以后开始随年龄的增长而逐渐下降，到 70 岁时仅为年轻人的 10%，说明肾上腺皮质网状带增龄性衰竭。

（三）垂体

50 岁以上人群 MRI 检查显示腺垂体高度和体积明显缩小，组织结构呈纤维化和囊性改变。老年人垂体重量可减轻 20%，血液供应明显减少。腺垂体激素分泌的模式随着衰老有轻度的改变，生长激素脉冲分泌时限缩短和幅度减小；促肾上腺皮质激素（ACTH）、促甲状腺素（TSH）、促黄体素的释放及储备功能不受增龄影响；在妇女绝经期后促卵泡激素（FSH）、催乳素（PRL）分泌增加。此外老年男性亦可见到 PRL 的升高。

（四）性腺

50 岁前后即进入更年期的女性，卵巢体积缩小，腺体萎缩，功能衰退，最后缩小为一小片结缔组织。一般认为睾丸精曲小管固有膜和基膜增厚，管腔变窄、硬化，生精上皮细胞减少。性腺激素受脑垂体支配，女性更年期后，主要靶器官——卵巢机能停止，雄激素、雌二醇不能从卵巢分泌，只能靠肾上腺供给，因此总量显著减少。睾丸分泌睾酮和抑制素，有报道男性 50 岁以后睾酮值开始下降，也有学者认为老年男性与青年男性睾酮水平基本相同。有学者认为，机体内雄激素与雌激素比例的改变可能是老年人许多疾病发生的原因之一。这种改变在男性多发生在 50～60 岁，在女性多发生在 60～70 岁。

（五）胰腺

老年胰岛结构的改变，在显微镜下有胰岛 β 细胞量的减少，α 细胞相对增加，δ 细胞在 60 岁以上老年人占 20%，而健康青年人仅占 3%。近年研究发现，胰岛内胰淀粉样多肽沉积增加，直接损害胰岛素的分泌。老年人糖耐量降低，机体处理糖的能力下降，老年期胰岛素释放延缓。有报道，老年人的血糖水平随增龄上升，空腹血糖平均每增龄 10 岁，上升 0.05～0.112mmol/L，餐后 2h 血糖上升 1.67～2.78mmol/L。

（董　玲）

第二节　老年糖尿病

老年糖尿病（diabetes mellitus，DM）是指年龄在 60 岁以上的老年人，由于体内胰岛素分泌不足或胰岛素作用障碍引起的以血糖升高为特征的代谢病。老年糖尿病患者常同时伴有脂肪、蛋白质、水、电解质等代谢障碍，并可并发眼、肾、神经、心血管等多脏器的慢性损害。流行病学资料显示，糖尿病的发病随着年龄的增长逐渐增高。美国 1993 年的调查表明，糖尿病发病率一般人群为 2.97%，45～64 岁为 5.84%，65～74 岁为 10.68%，80 岁以上为 20.0%。1997—1998 年对我国 12 个地区年龄在 40～99 岁之间的人群进行的调查显示，全国 DM 标化患病率为 5.4%，葡萄糖耐量减低（IGT）标化患病率为 5.89%；60 岁年龄以上 DM 和 IGT 患病率分别为 19.24% 和 17.92%。95% 以上的老年人糖尿病为 2 型糖尿病，而 2 型糖尿病患者中年龄超过 60 岁的约占 50%。

一、病因及发病机制

老年糖尿病的发病存在三方面因素：遗传、环境因素和生理性老化引起胰岛素抵抗和胰岛素作用不足。

1. **遗传因素**　多数学者认为，糖尿病属多基因遗传性疾病，存在多个基因的微效累积作用。老年糖尿病有更强的倾向性和更广泛的遗传异质性，属多基因遗传性疾病。葡萄糖激酶基因是胰岛 β 细胞上的葡萄糖感受器，能根据血糖的变化调节胰岛素的分泌。有证据表明老年人葡萄糖诱导的胰岛素释放反应下降，此与基因异常有关。

2. 环境因素　环境因素在老年糖尿病的发病中也有重要作用。随着人的衰老，基础代谢率也逐渐降低，老年人全身代谢所需能量减少，特别是碳水化合物的需要量小，机体代谢葡萄糖能力和（或）葡萄糖在周围组织的利用都明显下降，葡萄糖耐量逐渐降低。因此，老年人进食过多和运动不足容易发胖。肥胖者细胞膜上的胰岛素受体减少，加重胰岛素抵抗，可使葡萄糖的利用降低，肝糖原的生成及输出增加，致高血糖倾向增加。从而使 β 细胞胰岛素分泌代偿性增加，造成 β 细胞的功能失代偿，导致高血糖，最终发生 2 型糖尿病。

3. 年龄因素　老年人胰岛结构在显微镜直观下可见胰岛 p 细胞量减少，α 细胞增加，δ 细胞相对增多，纤维组织增生。老年人糖耐量降低，糖代谢下降，老年期胰岛素分泌量降低，且释放延缓。国内外的研究显示：随增龄的改变，老年空腹和餐后血糖水平均有不同程度上升，平均每增龄 10 岁，空腹血糖上升 0.05 ~ 0.112mmol/L，餐后 2h 血糖上升 1.67 ~ 2.78mmol/L。老年人对糖刺激后胰岛素分泌反应起始上升延迟，往往第 Ⅰ 时相低平甚至消失。

4. 胰岛素原因素　当人衰老时，体内胰岛素原增加，胰岛素原与胰岛素的比例增高，而胰岛素原的活性只有胰岛素活性的 1/10，故使体内胰岛素的作用下降，这也是老年糖尿病增多的因素之一。

5. 胰淀素因素　胰淀素是新发现的一种胰岛 β 细胞合成和分泌的激素，该激素合成后与胰岛素共同储存于胰岛细胞的分泌囊泡中，在葡萄糖的刺激下与胰岛素同步分泌，对胰岛素分泌起抑制作用，并与胰高血糖素、胰岛素共同调节人体血糖平衡。另外，胰淀素还是导致胰岛素抵抗的原因之一。研究发现，老年人胰淀素合成、分泌增多，可导致胰岛组织的损害。但目前对以上理论尚有争议。

二、老年糖尿病的临床特点

1. 糖尿病前期可有多种代谢异常　在 IGT 阶段，许多患者有多种代谢异常表现，包括肥胖、高血压、高甘油三酯血症、高极低密度脂蛋白血症、高胰岛素血症和糖耐量减低。这一时期大血管并发症的危险性已升高。

2. 病情隐匿，症状不典型　老年糖尿病患者"三多一少"症状通常不明显，有些患者可有疲乏无力、体重下降或反复感染等非特异性症状，典型症状的发生率仅占 1/5 ~ 2/5，因此约 50% 的患者发病后很长时间未能得到诊断和处理，患者常在发生了并发症后或因其他系统疾病做常规检查时才发现。

3. 慢性并发症多且较严重　老年糖尿病患者因年龄大、病程长、延误治疗等原因，常伴有多种慢性并发症，包括大血管和微血管并发症。其中心脑血管并发症是老年糖尿病的主要致死原因。慢性并发症的表现与其他 2 型糖尿患者相同，但并发症的发生率、严重程度、致残率和致死率在老年人中更高。

4. 急性并发症的死亡率高　老年人常伴渴感减退或消失，认知能力下降，如高血糖未控制又未充分补液时，常引起脱水。在感染、胃肠功能紊乱、高糖输液等诱因作用下，可引起高渗性昏迷或糖尿病酮症酸中毒。由于年龄或疾病因素，老年人的肝肾功能常减退，在用降糖药治疗时药物性低血糖及乳酸酸中毒的发生率较高。对已有多种慢性并发症的老年糖尿病患者而言，这些急性并发症易诱发心、脑、肾等多器官功能衰竭，导致死亡。

5. 老年糖尿病还可有一些特殊表现　①10% 患者可有肩周关节疼痛伴中、重度关节活动受限；②糖尿病性肌病，包括不对称的肌无力、疼痛和骨盆肌、下腹肌萎缩。③精神心理改变，表现为精神萎靡，抑郁，焦虑，悲观，记忆力减退；足部皮肤大疱。④肾乳头坏死且往往无腰痛和发热的表现。

三、实验室检查

1. 葡萄糖测定　1999 年 WHO 标准：有糖尿病症状，空腹血浆血糖（FPG）≥ 7.0mmol/L（126mg/dl）；或随机血浆血糖≥11.1mmol/L（200mg/dl）或 OGTT 2h 血浆血糖（2h PG）≥11.1mmol/L（200mg/dl）。具备以上情况者，即可诊断为糖尿病。无糖尿病症状，应在另一日重复试验以确认符合诊断标准。

老年人生理状态下糖耐量降低，2h PG 增高明显多于空腹血糖增高，因此，对老年人必须重视餐后 2h 血糖的测定。

2. 尿糖测定　尿糖可作为诊断和评价糖尿病的参考，老年人肾动脉硬化，使肾小球滤过率低，尿糖的阳性率低，血糖和尿糖阳性程度不符合，老年人应以血糖作为诊断和评价糖尿病的标准。

3. 胰岛素和胰岛素释放试验　了解老年胰岛素水平和胰岛素释放功能，以鉴别有无高胰岛素血症和胰岛释放功能受损的程度，对评价糖尿病程度、指导治疗、判断预后有重要意义。1 型糖尿病患者血基础胰岛素水平降低，服糖刺激后胰岛素分泌不增加或增加甚微，呈低平曲线。2 型糖尿病患者的胰岛素分泌高峰可延至 120～180min，与血糖高峰不平行，呈延迟曲线。临床观察，老年人多数并存胰岛功能低下和胰岛素抵抗。

4. 糖化血红蛋白（HBAlc）　糖化血红蛋白可反映较长一段时间血糖的变化情况，对指导糖尿病治疗有重要意义。糖化血红蛋白特异性较高，但敏感性差，可作为诊治糖尿病的参考指标。

四、诊断要点和鉴别诊断

对老年人糖尿病力争早诊断，如能在 IGT 阶段发现并予以干预措施，可阻断或延缓慢性并发症的出现。诊断主要依靠血糖检测，必要时做糖耐量检查，达到上述 WHO 所规定的血糖标准，即可诊断糖尿病。

老年糖尿病还需与其他原因引起的血糖升高相鉴别。①继发性糖尿病：包括胰源性（胰腺炎和胰腺肿瘤）、内分泌性（甲亢和肾上腺皮质功能亢进）和肾性（慢性肾病和肾病透析）糖尿病；②应激性糖尿病：外伤、严重感染和脑卒中等均可出现血糖增高；③药源性糖尿病：长期使用皮质激素、噻嗪类利尿剂。

五、治疗

对老年糖尿病治疗的目标是良好地控制代谢，预防和延缓急、慢性并发症的发生，提高生活质量。关键是控制高血糖，同时注意治疗高血脂、高血压。对老年糖尿患者进行降糖治疗时，要注意防止低血糖。因老年人常有肝肾功能减退、摄食减少、应急能力下降、并发其他消耗性疾病，或服用与降糖药有协同作用的其他药物等，易于发生药物性低血糖，后者又可导致跌倒、心肌缺血、脑梗死，甚至昏迷、死亡，所以对老年糖尿病的血糖，既要适当控制在可允许的水平，又要避免发生低血糖。目前认为老年糖尿病患者的血糖控制在：空腹血糖＜7.8mmol/L，餐后血糖＜10mmol/L，HBAlc 值＜7%。

（一）非药物治疗

1. 重视糖尿病防治知识宣教　患糖尿病的老年人往往存在焦虑心理，对本病认识不足，常常担心治疗效果、费用及药物的副作用等，而消极情感、抑郁、焦虑对血糖的控制不利。所以对糖尿患者及家属进行康复宣教，教育患者应保持乐观、稳定情绪，使其掌握糖尿病的知识，做好自我监测，较好地配合医护人员，才能最终获得较好的治疗效果。

2. 饮食治疗　糖尿病的饮食治疗是老年糖尿病的基本治疗，适当控制饮食可减轻胰岛 p 细胞的负担。要做到严格控制主食，定时定量进食，同时也要做到均衡营养，保持体重稳定在标准体重的 ±5% 以内，有充足的精力保持较高的生活质量。

糖尿病饮食的建议：主食可以粗略定为 300～400g/d，每日碳水化合物占总热量的 50%～60%，10%～20% 为单不饱和脂肪酸，10%～20% 为蛋白质（每千克标准体重 0.8～1.0g）。少食多餐（每日 5～6 次），有利于降低餐后血糖的峰值。主食以细、粗粮混合为宜，高纤维饮食能使血糖吸收缓慢，以降低血糖的峰值。水果不宜多吃，应选用含糖量少，果胶纤维素量高的水果。

3. 运动　老年糖尿病患者进行体育锻炼非常有益，运动可以减轻体重，改善血脂和血糖水平，更重要的是运动可以增加胰岛素的敏感性，降低血压，减低高凝血症的危险等。在开始制定运动方案之前，应该仔细地询问病史和体格检查。评价心血管状况和确定有无脑血管并发症。三餐后散步 20～30min 是老年患者改善餐后血糖的有效措施之一。如果参加较剧烈的体育锻炼，以心率 170/min 为该年龄最大的运动时心率。总之，老年人的运动要量力而行，小量开始，持之以恒，缓慢递增。

（二）药物治疗

现有 5 种不同作用机制的药物。老年糖尿病患者选用降糖药物时，必须考虑每种降糖药物的效果、半衰期、作用持续时间、代谢途径、药物的相互作用、副反应和安全性。

老年糖尿病主要是 2 型糖尿病，往往先选择口服降糖药，对于肥胖且血糖轻度升高（尤其是餐后血糖升高为主）的患者宜选用 α-葡萄糖苷酶抑制剂、双胍类和噻唑烷二酮类药物。而非肥胖者以及血糖较高者则应选用磺脲类药物，磺脲类和其他类口服降糖药合用以控制血糖。因为 2 型糖尿病是一种缓慢进展性疾病，随着时间的推移，残存 B 细胞功能缓慢下降，许多 2 型糖尿病患者最终必须用胰岛素治疗。

1. 磺脲类　磺脲类药物主要通过直接刺激胰腺 β 细胞促进胰岛素的释放，但对胰岛素合成无影响，适用于具有一定胰岛功能，无急性并发症的轻、中度糖尿病患者。然而，长期刺激 β 细胞分泌胰岛素可引起 β 细胞上磺脲类受体数目减少和亲和力降低，从而出现 β 细胞疲劳和药物的继发性失效。此类药物的副作用是易引起低血糖，尤其是强效制剂，如格列本脲（优降糖），可因严重低血糖造成危害，因此对老年人应选用短效制剂，如格列吡嗪（美吡哒）、格列齐特（达美康）、格列喹酮（糖适平）等。新近研制的格列美脲（glimerpiride）因起效快，作用时间短，对心血管钾通道、血管及心脏的影响较小，故对老年人比较适宜。瑞格列奈（诺和龙）作用机制与磺脲类相似，但药物的化学结构和作用的受体位点不同，起效迅速代谢快，进餐时服用，不进餐则不服，称为"餐时血糖调节剂"，因服药方式灵活且减少了由误餐或用餐推迟导致的低血糖，适用于老年人。

2. 双胍类 可减少糖异生，抑制肠道对葡萄糖的吸收，改善胰岛素的敏感性，增进外月组织细胞对葡萄糖的利用，不会引起体重增加，单独使用不引起低血糖，还可降低甘油三酯和低密度脂蛋白，增加高密度脂蛋白和纤溶活性，减少心血管并发症。

双胍类药物适用于肥胖的 2 型糖尿病患者，与磺脲类药物合用有协同作用，与胰岛素合用可以减少胰岛素的用量。双胍类药物的主要副作用是胃肠道反应，包括恶心、腹绞痛和腹泻，亦有引起乳酸酸中毒的危险，所以 80 岁以上的老人、肝肾功能不全、合并较重的心肺疾病者均不宜使用。

3. α-葡萄糖苷酶抑制剂 α-葡萄糖苷酶的家族中包括：葡萄糖淀粉酶、蔗糖酶、麦芽糖酶、异麦芽糖酶、乳糖酶，水解碳水化合物淀粉戊寡糖、单糖和葡萄糖。α-葡萄糖苷酶抑制剂——阿卡波糖（拜唐苹）通过竞争性结合 α-葡萄糖苷酶而降低肠道的糖吸收，减缓餐后血糖的高峰形成，使血糖趋于平稳，亦有益于改善高胰岛素血症和高脂血症。这类药主要降低餐后血糖，单独应用不会引起低血糖和体重增加，对老年人和肥胖患者尤为适用，该药还可与胰岛素或双胍类或磺脲类药物联合应用。α-葡萄糖苷酶抑制剂不良反应极少，主要副作用是肠胀气，伴有肠道感染时不宜使。

4. 噻唑烷二酮类（thiazolidine dione，TD） 噻唑烷二酮类是新开发的一种胰岛素增敏剂，为过氧化增殖因子活化受体-γ激动剂，通过增强肝脏、肌肉、脂肪组织对胰岛素的敏感性，提高胰岛素活性，从而达到降糖效果，且没有发生低血糖的危险。同时该类药也能降低血脂、降低糖化血红蛋白，减少胰岛素分泌，并有保护 β 细胞，改善胰岛素应答的作用。

目前有多种 TD 类药物，我国上市的有罗格列酮和吡格列酮等，罗格列酮效果最强。曲格列酮为第 2 代药物，在美国上市期间发现有致命性肝损害，已停用。其他药物尚在临床试用阶段。

5. 胰岛素 老年糖尿病胰岛素应用新见解——主张更积极、尽早应用胰岛素。

过去对老年人用胰岛素治疗比较保守，仅用于重型，伴严重并发症、合并症及手术应激状况时。近来的研究表明，随着糖尿病病程进展，老年糖尿病者对口服降糖药反应差，血糖控制不良多，另一方面，老年糖尿病往往并存多种心、脑、肾血管并发症，更需要使用胰岛素治疗。当血糖控制不佳时，主张尽早单独或联合使用胰岛素治疗，这有利于降低高血糖毒性反应，减少对胰岛 β 细胞的刺激，防止其功能衰竭，并防治严重并发症的发生。

推荐老年糖尿病患者联合用药，白天给予口服降糖药，睡前注射胰岛素补充夜间基础胰岛素水平。目前临床常用生物合成人胰岛素及胰岛素类似物，有短效胰岛素（如诺和灵 R、优泌林 R）；中效胰岛素（低精蛋白锌胰岛素如诺和灵 N、优泌林 N）；速效胰岛素类似物（如诺和锐、优泌乐）；预混胰岛素（如优泌林 70/30、诺和灵 30R 或 50R）；预混胰岛素类似物（如诺和锐 30、优泌乐 25）；长效胰岛素类似物甘精胰岛素等。多种剂型的出现使胰岛素治疗更加灵活方便，低血糖的发生率降低。人胰岛素注射笔、无针注射器和胰岛素泵的使用，也给老年患者带来更多方便。值得注意的是，老年人肝肾功能生理性降低影响胰岛素的降解和清除，可能发生药物蓄积而导致低血糖的发生，故老年患者应从小剂量开始，逐渐加量。

（三）基因治疗

老年糖尿病多为 2 型糖尿病，在 2 型糖尿病众多候选基因中，胰岛素基因、胰岛素受体基因、葡萄糖激酶基因、糖原合成酶基因等都显示与 2 型糖尿病的发病有关。随着研究的不断深入，将会开展包括基因治疗在内的综合临床防治。

（吴东波）

第三节　糖尿病乳酸性酸中毒

乳酸是糖代谢的中间产物，机体代谢过程中产生的乳酸在肝脏中氧化利用，血液中乳酸正常值为 0.6~1.8mmol/L。如果因各种原因引起组织缺氧，乳酸生产过多，或因肝脏疾病致使乳酸氧化利用不及时、不充分，致使组织和血液中乳酸增加，pH 降低，即可造成乳酸性酸中毒。乳酸性酸中毒一旦发生，预示组织缺氧、低灌注以及其他损伤。如血液乳酸水平 >5.0mmol/L，则预后较差。

一、病因

乳酸性酸中毒可能来自糖尿病酮症酸中毒、肝脏或肾脏疾病；某些药物，特别是苯乙双胍和二甲双胍，某些抗艾滋病（HIV）药物损害线粒体功能也可产生乳酸性酸中毒；重金属中毒，包括砷中毒，可增加乳酸水平导致全身代谢性酸中毒。

糖尿病患者易发生乳酸性酸中毒，原因如下：

（1）糖尿病患者常有丙酮酸氧化障碍及乳酸代谢缺陷，因此平时血浆乳酸水平较高。

（2）糖尿病急性并发症如感染、酮症酸中毒、糖尿病非酮症高渗综合征时，常可因休克、组织缺氧、酮酸竞争性抑制乳酸氧化等而造成乳酸堆积，诱发乳酸性酸中毒。

（3）糖尿病患者合并的心、肝、肾疾病使组织器官灌注不良，低氧血症；患者糖化血红蛋白水平增高，血红蛋白携氧能力下降，更易造成局部缺氧引起乳酸生成增加；此外，肝、肾功能障碍影响乳酸的代谢、转化及排出，进而导致乳酸性酸中毒。

（4）糖尿病合并其他重要脏器的疾病，如脑血管意外、心肌梗死等，可加重组织器官血液灌注不良，导致低氧血症和乳酸性酸中毒。

（5）大量服用降糖灵：双胍类药物尤其是降糖灵能增强葡萄糖无氧酵解，抑制肝脏及肌肉对乳酸的摄取，抑制糖异生作用，故有致乳酸性酸中毒的作用。糖尿病患者如合并有心、肝、肾疾病，还服用大量降糖灵时，容易诱发乳酸性酸中毒。

（6）其他：如酗酒、一氧化碳中毒、水杨酸、乳糖过量时偶亦可诱发乳酸性酸中毒。

二、临床表现

乳酸性酸中毒症状与体征无特异性，临床上经常可能引起误诊或漏诊。症状包括乏力、恶心、呕吐、腹痛、食欲降低、头昏、嗜睡、呼吸深快、休克、严重贫血、心律失常，尤其是快速性心律失常。

三、实验室检查

（1）多数患者血糖升高，但常在 13.9mmol/L 以下。

（2）血酮体和尿酮体正常，偶有升高。

（3）血乳酸升高，常 >5.0mmol/L，血乳酸/丙酮酸的值 >30（丙酮酸正常值为0.045~

0.145mmol/L)。

(4) 血二氧化碳结合力下降，<10.0mmol/L。

(5) 动脉血气分析：pH明显降低；血渗透压正常，阴离子间隙扩大（>18mmol/L）。

四、诊断要点

(1) 病史：糖尿病患者过量服用双胍类药物，如苯乙双胍（降糖灵）>75mg/d，二甲双胍>2 000mg/d，出现病情加重；糖尿病患者有肝肾功能不全、缺氧或手术等同时使用双胍类降糖药物；糖尿病患者出现多种原因休克，又出现代谢性酸中毒者，应高度怀疑本病。

(2) 有代谢性酸中毒呼吸深大、意识障碍等表现。

(3) 实验室检查：血乳酸增高；血pH降低，血糖常增高；血酮体正常；血渗透压正常。

五、治疗

乳酸性酸中毒现尚缺乏有效的治疗，一旦发生死亡率极高，应积极预防诱发因素，合理使用双胍类药物，早期发现，积极治疗。应详细问诊，及时发现酸中毒。治疗过程中及时、恰当、准确、综合处置是成功的关键。

1. 胰岛素治疗　本病是因胰岛素绝对或相对不足引起，需要用胰岛素治疗。即使是非糖尿病患者，也有人主张胰岛素与葡萄糖合用，以减少糖类的无氧酵解，有利于血乳酸清除，糖与胰岛素比例根据血糖水平而定。

2. 迅速纠正酸中毒　当pH<7.2，HCO_3^-<10.05mmol/L时，患者肺脏能维持有效的通气量而排出二氧化碳，肾脏有能力避免水钠潴留，就应及时补充5%碳酸氢钠100~200mL（5~10g），用氯化钠注射液稀释为1.25%的浓度。严重者血pH<7.0，HCO_3^-<5.0mmol/L，可重复使用，直到血pH>7.2，再停止补碱。补碱不宜过多、过快，否则可加重缺氧及颅内酸中毒。

3. 迅速纠正脱水　治疗休克、补液扩容可改善组织灌注；纠正休克，利尿排酸，可补充氯化钠溶液维持足够的心输出量与组织灌注。补液量要根据患者的脱水情况、心肺功能等情况来定。目的是维持适当的中心静脉压、平均动脉压和尿量。

4. 早期给予呼吸机辅助呼吸　因机械通气通过提高氧饱和度，可在一定程度上改善周围组织氧供，减少乳酸的产生，加速乳酸代谢。

5. 补钾　根据酸中毒情况，血糖、血钾的高低，尿量>40mL/h，酌情补钾。

6. 监测血乳酸　当血乳酸>13.35mmol/L时，病死率几乎达100%。

7. 血液净化　也是抢救成功的关键，尤其在抢救急危重症中显示出独特的优势。血液净化可以清除血乳酸和严重酸中毒时机体产生的炎症介质。如果患者对水钠潴留不能耐受，尤其是因降糖灵引起的乳酸性酸中毒，可用不含乳酸根的透析液进行血液或腹膜透析。

8. 对症治疗，去除诱因　如控制感染，停止使用引起乳酸性酸中毒的药物等。

六、乳酸性酸中毒的预防

乳酸性酸中毒一旦发生，病死率极高，对治疗反应不佳，因而预防比治疗更为重要，具体措施如下：

（1）在糖尿病治疗中尽量不用苯乙双胍：凡糖尿病肾病、肝肾功能不全、>70岁的老年人以及心肺功能不佳者，双胍类药物应谨慎采用。糖尿病控制不佳者可用胰岛素治疗。

（2）积极治疗各种可诱发乳酸性酸中毒的疾病。

（3）糖尿病患者应戒酒，并尽量不用可引起乳酸性酸中毒的药物。

糖尿病患者并发乳酸性酸中毒往往病情危重，预后极差。因此早期诊断、早期治疗是成功救治患者的关键。尤其是初诊医生在接诊患者后能迅速识别不典型的临床表现，并给予鉴别，对此危重病例的抢救将大有帮助。

（孙　斌）

第四节　糖尿病酮症酸中毒

糖尿病酮症酸中毒（DKA）是糖尿病的一种严重的急性并发症。糖尿病患者在各种诱因的作用下，机体胰岛素缺乏加重，而升糖激素不适当升高，造成糖、蛋白质、脂肪代谢紊乱而导致高血糖、高血酮、酮尿、脱水、电解质紊乱和代谢性酸中毒等症候群。当血酮 > 2mmol/L（2mg/dL）时称为酮症，当酮酸积聚发生代谢性酸中毒时，称为酮症酸中毒，此时血酮多 > 5mmol/L。

一、流行病学

DKA在胰岛素应用于临床之前，是糖尿病死亡的主要原因。随着糖尿病知识的普及与胰岛素的广泛应用，DKA的发病率已明显下降。近年来，每年1型糖尿病酮症酸中毒发病率为3%~4%，DKA仍然是儿童和青少年1型糖尿病患者最常见的死亡原因。在国外成人DKA患者，总体死亡率<1%。近年临床观察在老年糖尿病患者中DKA发病有增加趋势。在老年及合并严重伴发疾病患者中，国外统计数据死亡率>5%，国内大多在10%左右，在这种情况下的死亡多与其基础疾病有关而不是酮症酸中毒所致。据统计，DKA的发病率国外约占住院糖尿病患者的14%，国内为14.6%。

二、病因

1型糖尿病常有自发性糖尿病酮症酸中毒倾向，2型糖尿病在一定诱因下也可发生。在某些2型糖尿病患者可以DKA为首发表现。DKA的临床发病大多有诱发因素，这些诱因多与加重机体对胰岛素的需要有关。诱因如下：

（1）急性感染：是DKA最常见的诱因。常见有急性上呼吸道感染、肺炎、泌尿系感染、化脓性皮肤感染、胃肠道感染如急性胃肠炎、急性胰腺炎、胆囊炎、胆管炎、腹膜炎以及深部脓肿。

（2）胰岛素突然减量或中止降糖药物治疗。

（3）暴饮暴食。

（4）严重外伤、烧伤、大手术、麻醉、急性心肌梗死、心力衰竭、脑卒中等。

（5）严重的精神应激。

（6）胃肠功能紊乱，如食物中毒导致恶心、呕吐，不能进食。

（7）妊娠，尤其是分娩。

（8）静脉输注葡萄糖或使用大剂量的糖皮质激素、生长激素、生长抑素、肾上腺素、苯妥英钠等。

（9）违禁药物如可卡因。

10%～30% 的 DKA 患者可无诱因。报道也显示越来越多的发生在儿童、青少年及成人 2 型糖尿病患者的 DKA 没有直接原因。观察性及前瞻性研究表明某些新诊断的成人 2 型糖尿病患者有无缘无故的 DKA。这些病例的临床表现是发病急（类似于经典 1 型糖尿病）。但是经过短时间胰岛素治疗后，病情能够明显缓解，并且最终停用胰岛素治疗，采用饮食或者口服降糖药就能够良好控制血糖。这些患者中 2 型糖尿病的临床与代谢特征包括超重明显的糖尿病家族史、一定的胰腺胰岛素储备、B 细胞破坏自身免疫性标记物阳性率低以及随访过程中胰岛素治疗的可中断性。这种发生 DKA 后独特的短暂性需要胰岛素治疗的现象主要发生在黑人与西班牙人。在美国人、亚洲人群中也有报道。这种糖尿病的变异情况文献中称之为特发性 1 型糖尿病、非典型糖尿病、"弗莱特布什糖尿病"、1.5 型糖尿病，以及最近谈到的酮症倾向 2 型糖尿病。一些实验研究已经阐明了酮症倾向 2 型糖尿病的发病机制，这些患者有显著的胰岛素分泌受损及作用障碍，但是积极的胰岛素治疗可以改善胰岛素分泌及作用水平，类似于没有 DKA 的 2 型糖尿病患者。

三、发病机制

引起酮症酸中毒的原因：一方面是胰岛素分泌相对或绝对不足，高血糖不能刺激胰岛素的进一步分泌；另一方面是对抗胰岛素的升糖激素分泌过多。升糖激素包括胰高血糖素、肾上腺素、糖皮质激素和生长激素等，其中胰高血糖素的作用最强。由于胰岛素及升糖激素分泌双重异常，患者体内葡萄糖运转功能降低，糖原合成与糖的利用率降低，糖原分解及糖异生加强，血糖显著增高。同时由于脂肪代谢紊乱，游离脂肪酸水平增加，给酮体（乙酰乙酸、β-羟丁酸和丙酮）的产生提供了大量前体，最终形成了酮症酸中毒（图 10-1，图 10-2）。

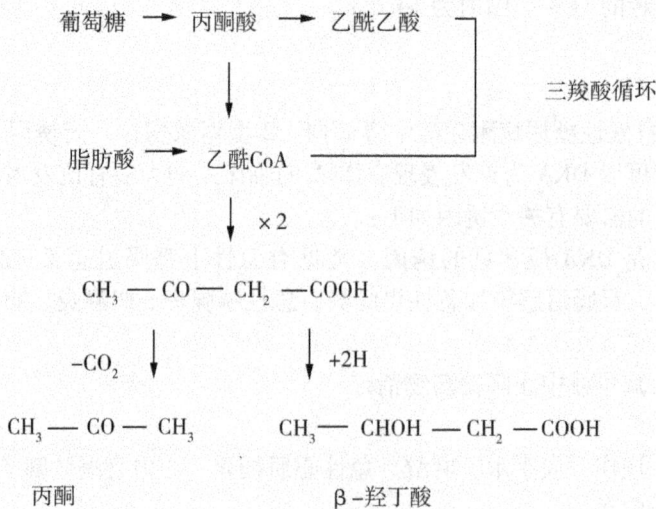

图 10-1　酮体生成

胰岛素绝对缺乏　　抗胰岛素激素　　胰岛素相对缺乏

脂解作用　　蛋白合成　蛋白水解作用　　缺乏或最低限度生酮作用

游离脂肪酸到肝　++　　葡萄糖异生作用底部

生酮作用　　葡萄糖利用　糖异生　糖原分解

碱储备　　高血糖

酮症酸中毒　　糖尿（渗透性利尿）

甘油三酯　　水与电解质丢失

高脂血症　　脱水　　液体摄入减少　　高渗透压

肾功能受损　　HHS

DKA

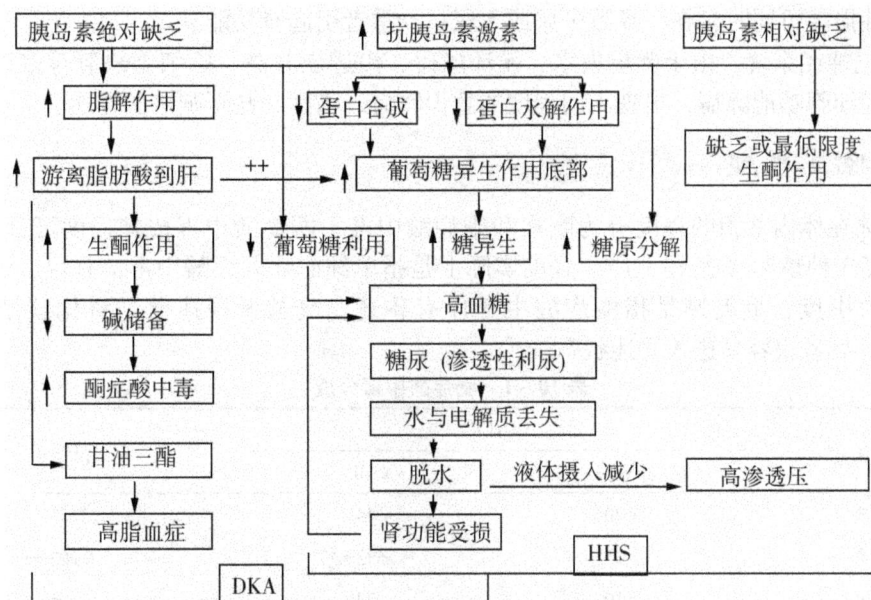

图 10 – 2　DKA 和 HHS（高血糖高渗状态）发病机制

酮症酸中毒时机体病生理改变主要包括以下几个方面：

1. 高血糖　DKA 患者的血糖呈中等程度的升高，常在 16.6～27.7mmol/L，除非发生肾功能不全否则多 ≤27.7mmol/L。

2. 酮症　酮体是脂肪不完全 β – 氧化物的产物，包括乙酰乙酸、β – 羟丁酸和丙酮 3 种成分。其中乙酰乙酸为强有机酸，能与酮体粉发生显色反应；β – 羟丁酸为乙酰乙酸还原产物，亦为强有机酸，在酮体中含量最大，约占酮体总量的 70%；丙酮为乙酰乙酸脱羧产物，量最少，呈中性，无肾阈，可经呼吸道排出，具挥发性并溶于脂肪组织，在别的酮体已恢复正常后，丙酮仍可在呼出的气体和尿中存在。正常人血酮体 ≤10mg/dL，酮症酸中毒时可升高 50～100 倍，尿酮体阳性。

3. 酸中毒　酮症酸中毒时，酮酸、乳酸等有机酸以及硫酸、磷酸等无机酸生产增多，肾脏排酸失碱加重，再加上脱水和休克造成机体排酸障碍，最终导致代谢性酸中毒的发生。

4. 脱水　酮症酸中毒时，血糖明显升高，同时大量酸根产生渗透性利尿及排酸失水，加上呼吸深快、呼吸道丢失水分和可伴有的恶心、呕吐、腹泻引起的消化道失水等因素均可导致脱水的发生。脱水 5% 可有脱水症状（尿量减少、皮肤干燥、眼球下陷），脱水 >15% 时可有循环衰竭（心率快、脉细弱、血压体温下降）。

5. 电解质紊乱　渗透性利尿、摄入减少及呕吐、细胞内外水分转移、血液浓缩均可以导致电解质紊乱尤其是钾的丢失。由于同时有电解质的丢失和血液浓缩等方面因素的影响，实际测定的血电解质水平可高、可低，亦可在正常范围。酮症酸中毒时，由于血脂水平增高可使水溶性的电解质成分如血钠假性降低，同时由于细胞分解代谢量增加，磷的丢失亦增加，临床上可出现低磷血症。

6. 周围循环衰竭和肾功能障碍　严重失水、有效血容量减少，加之酸中毒导致微循环障碍，如不能及时纠正，可导致低血容量性休克。且糖尿病患者本身可并发糖尿病肾病。肾前性及肾性损害可同时存在，导致少尿或无尿，严重者引起肾功能衰竭。

7. 中枢神经系统　由于严重失水、循环障碍、渗透压升高、脑细胞缺氧等多种因素引起中枢神经细胞功能障碍，出现不同程度的意识障碍、嗜睡，甚至脑水肿昏迷。

四、临床表现

1. 酮体在体内蓄积的程度分为酮症和酮症酸中毒　酮症酸中毒按其程度可分为轻度、中度及重度 3 种情况（表 10-1）。轻度实际上是指单纯酮症并无酸中毒，有轻、中度酸中毒者可列为中度；重度则是指酮症酸中毒伴有昏迷，或虽无昏迷但二氧化碳结合力 < 10mmol/L，后者很容易进入昏迷状态。

表 10-1　酮症酸中毒分度

分度	CO_2CP		pH
	mmol/L	vol/dL	
轻度	<20	<44	<7.35
中度	<15	<33	7.20
重度	<10	<22	<7.05

2. 较重的酮症酸中毒临床表现

（1）糖尿病症状加重：多饮、多尿、乏力及体重下降的症状加重。

（2）胃肠道症状：食欲下降、恶心、呕吐。有的患者可出现腹痛症状，有时甚至被误为急腹症。造成腹痛的原因尚不明了，有人认为可能与脱水及低血钾（或）低血镁所致胃肠道扩张和麻痹性肠梗阻、肝包膜膨胀、腹膜失水等原因有关。

（3）呼吸改变：当血 pH < 7.2 时，血浆 H^+ 增多直接刺激呼吸中枢，导致呼吸深快（Kussmaul 呼吸），以利排酸，患者呼吸中可有类似烂苹果气味的酮臭味；当 pH < 7.0 时则发生脑干呼吸中枢受抑制，呼吸减慢。

（4）脱水与休克症状：中、重度酮症酸中毒患者常有脱水症状，如尿量减少、皮肤干燥、眼球下陷等。脱水超过体重 15% 时则可有循环衰竭，症状包括心率加快、脉搏细弱、血压及体温下降等，严重者可危及生命。

（5）神志改变：神志改变的临床表现个体差异较大，早期有头痛、头晕、萎靡继而烦躁、嗜睡、昏迷，造成昏迷的原因包括乙酰乙酸过多、脑缺氧、脱水、血浆渗透压升高、循环衰竭。

（6）诱发疾病表现：各种诱发疾病均有特殊表现应予以注意以免与酮症酸中毒互相掩盖贻误病情。

3. 临床转归及并发症　一般糖尿病酮症酸中毒病死率为 5% ~ 10%，而老年糖尿病患者患酮症酸中毒的病死率为 50% 以上。死亡的主要原因是糖尿病并发的心肌梗死、循环衰竭、脑卒中、肠坏死、严重感染和肾功能衰竭。在儿童糖尿病患者中，入院时的血浆渗透压是 DKA 预后的预测因素。妊娠合并 DKA 时，胎儿和母亲的死亡率较单纯 DKA 高。因此，应重视预防酮症酸中毒的发生。

五、实验室检查

1. 尿糖、尿酮　尿糖多为（++）~（+++）。当肾功能受损时肾糖阈可升高，尿糖可减少或阴性。尿酮可用试纸或酮体粉测定，酮体粉的有效成分为硝普钠（亚硝基铁氰化钠），主要与乙酰乙酸反应，玫瑰紫色为阳性。将尿液覆盖酮体粉后观测颜色变化 30s 内出现玫瑰紫色为强阳性，1min 内出现为阳性，2min 内出现为弱阳性，2min 以上出现则无临床意义。分析酮体水平时值得注意的是：①酮症消退时，β - 羟丁酸转化为乙酰乙酸，而后者与酮体粉的显色反应显著强于前者，故可能发生酮体水平下降而测定值反而假性升高的情况；②缺氧时，较多的乙酰乙酸被还原而转化为 β - 羟丁酸，酮体可假性降低。

2. 血酮　如取尿液标本有困难时，可测血酮，方法是用血清及其稀释物或试纸反应，正常者做 1：2 以上稀释时多呈阴性反应，酮症酸中毒则可达 1：16 仍为阳性。血酮最低可测值为 0.96mmol/L，故计算血酮水平的公式为：血酮浓度 = 0.96mmol/L x 稀释倍数。DKA 时血酮体 >5mmol/L。

3. 血糖　多高于 16.6mmol/L，一般在 16.6～27.7mmol/L，如 >27.7mmol/L，则说明有肾功能不全。

4. 血电解质及尿素氮（BUN）　钠、氯常降低，但由于血液浓缩，亦可正常或升高；严重高血糖可导致稀释性低血钠，血糖每增加 5.6mmol/L，血钠可降低 1.6mmol/L。校正后的血 Na^+：［Na^+］+ 1.6 ×［血糖（mg/dL）- 100］/100 可评价脱水状态，Na^+ >140mmol/L，提示大量脱水。严重的高三酰甘油血症可导致假性低钠血症，此时应审慎评价化验指标，避免给予高渗盐水补液。血钾在治疗前多正常，可偏低，偶可见升高，见于合并肾功能损害者。治疗后血钾可急剧下降，BUN 多升高，这是血容量下降、肾灌注不足、蛋白分解增加所致，BUN 持续升高者，预后不佳。

5. 血酸碱度　血二氧化碳结合力及 pH 下降，HCO_3^- 降低，剩余碱水平下降，阴离子间隙明显升高。

6. 其他

（1）血常规：粒细胞及中性粒细胞水平可增高，反映血液浓缩、感染或肾上腺皮质功能增强；白细胞升高与感染程度无必然关系，更可能与血酮体浓度有关。CRP 和 IL-6 可能是提示感染和反映抗感染疗效的有用指标。

（2）尿常规：可有泌尿系感染表现；尿蛋白、管型可阳性。

（3）血脂：可升高，重者血清可呈乳糜状。

（4）血淀粉酶：不能仅根据淀粉酶升高就诊断急性胰腺炎，16%～25% 的 DKA 患者会非特异升高，升幅不超过正常上限 3 倍。淀粉酶升高与血 pH 和血清渗透压显著相关，可因急性胰腺炎而起病。对起病时有腹痛、淀粉酶升高的患者行腹部 CT 增强扫描，10%～15% 的 DKA 患者同时存在急性胰腺炎。

（5）胸透：有利于寻找诱发或继发疾病。

（6）心电图：无论是 T_1DM 型还是 T_2DM 型，窦性心动过速都是最常见的心电图表现。心电图：因右心房压力负荷一时性加重，可出现暂时性高尖 P 波。低血钾时，T 波普遍低平。监测心电图有利于寻找诱因（如心肌梗死）并可帮助了解血钾水平。

六、诊断

根据糖尿病酮症酸中毒的临床表现和实验室检查所见，不难及时做出正确诊断。关键是要想到 DKA 的可能。出现以下情况是 DKA 的诊断线索：

（1）加重胰岛素绝对或相对不足的因素，如治疗中断、感染应激、暴饮暴食。

（2）恶心、呕吐、食欲减退。

（3）呼吸深快。

（4）头晕、头痛、烦躁或表情淡漠。

（5）脱水表现、心率增快、血压下降或休克。

（6）血糖明显升高、酸中毒等。

（7）昏迷。

七、鉴别诊断

1. 高渗性非酮症糖尿病昏迷　此类患者亦可有脱水、休克、昏迷等表现，老年人多见，但血糖常 >33.3mmol/L，血钠 >155mmol/L，血浆渗透压 >330mmol/L，血酮体为阴性或弱阳性。糖尿病酮症酸中毒与糖尿病高渗性昏迷也可同时并存。

2. 乳酸性酸中毒　此类患者起病急，有感染、休克、缺氧史，有酸中毒、呼吸深快和脱水表现，虽可有血糖正常或升高，但其血乳酸显著升高（ >5mmol/L），阴离子间隙 >18mmol/L。

3. 乙醇性酸中毒　有酗酒习惯，多在大量饮酒后发病，患者因剧吐致血 β-羟丁酸升高，血酮可出现阳性，但在有酸中毒和阴离子隙增加的同时，其渗透压亦升高。

4. 饥饿性酮症　因进食不足造成，患者脂肪分解供能，尿酮呈阳性，但尿糖阴性，血糖多不高。

5. 低血糖昏迷　患者曾有进食过少的情况，起病急，呈昏睡、昏迷，但尿糖、尿酮阴性，血糖低，多有过量注射胰岛素或过量服用降血糖药史。

6. 脑血管意外　可诱发酮症酸中毒，致两者并存。颅脑 CT 与 MRI 的应用可用于鉴别。

7. 各种急腹症　如急性阑尾炎、急性胰腺炎、急性胆囊炎可并发酮症酸中毒。酮症酸中毒以腹痛为首发症状的发生率约5.4%，其腹痛的表现形式多样，可伴有体温升高、肝功能异常、凝血功能异常和血小板减少。尿酮体为阴性或弱阳性。研究显示，腹痛与代谢酸中毒明显相关，发生腹痛者 HCO_3^- 和血 pH 明显低于无腹痛者，HCO_3^- 越低，腹痛的发生率越高。糖尿病酮症酸中毒所致急性腹痛经过积极治疗 3~6h 后腹痛消失。

八、几种特殊类型的 DKA

1. 血糖正常的 DKA　约占15%，起病时的血糖可正常或仅轻度升高（ <16.6mmol/L）。仍然有酮症酸中毒。见于脱水不严重或肾小球滤过率很高，可以大量排出尿糖的患者。患者一般较年轻，摄水较多，空腹时间较长或为妊娠或正在进行胰岛素治疗。此外，当患者有显著的高三酰甘油血症时，如三酰甘油 >28.2mmol/L，血糖也可假性正常。

2. 碱血症性 DKA　呼吸代偿或代谢性碱中毒部分抵消原发性代谢性酸中毒 DKA 时过度通气、呼出大量 CO_2 引起的呼吸性碱中毒。大量呕吐、过度使用利尿剂和摄入碱性物质以及 Cushing 综合征都可能出现这种情况。DKA 时监测阴离子间隙更有意义，DKA 时大量的 HCO_3^- 用于缓冲酮酸，升高了阴离子间隙，呕吐时又丢失大量 Cl^- 阴离子间隙进一步增加。

3. 正常酮体性 DKA　缺氧或低血压、严重感染时，线粒体内的还原型辅酶 I（NADH，即还原态的烟酰胺腺嘌呤二核苷酸）不能产生 NAD^+ 和 H^+，$NADH/NAD^+$ 值升高，促使乙

酰乙酸大量产生 β - 羟丁酸，比例可达 20 ： 1（β - 羟丁酸：乙酰乙酸）。组织缺氧时，丙酮酸转变为乳酸以产生 NAD + 供细胞代谢，消耗大量的 NAD⁺，使 NADH/NAD⁺ 值升高，同样也会出现尿酮体不高的情况。

4. 妊娠期 DKA　妊娠期糖尿病其发病率世界各国报道为 1% ~ 14%，我国妊娠期糖尿病的发生率为 2.5% ~ 3.1%。妊娠中晚期，拮抗胰岛素激素样物质增加，糖代谢紊乱加重时，脂肪分解加强，血清酮体急剧升高，易发生糖尿病酮症酸中毒。妊娠期糖尿病未能及时做出诊断，胰岛素治疗不当以及并发重度子痫前期、呕吐、使用拟交感神经药物、隐性感染等，易诱发酮症酸中毒。妊娠期 DKA 临床表现不典型，常与其他疾病相混淆，导致早期的误诊误治，危及孕妇及胎儿生命。误诊原因：①妊娠未定期产检，常规空腹血糖检查容易造成漏诊，发生糖尿病酮症酸中毒时不易引起医务人员重视。②妊娠期糖尿病酮症酸中毒临床表现缺乏特异性，易误诊为妊娠合并急性胰腺炎、重度子痫前期、肾结石、阑尾炎等疾病。

九、治疗

1. 治疗　加强宣教，提高糖尿病患者、家属及一般人群对酮症酸中毒的认识，以利于及早发现和治疗本病。严格控制好糖尿病，及时防治感染等诱因，预防酮症酸中毒的发生与发展。在治疗方面，对于轻度的酮症酸中毒患者应鼓励进食、进水、用足胰岛素以利血糖下降和酮体消除；中、重度酮症酸中毒应用小剂量胰岛素、补液、纠正电解质及酸碱平衡。去除诱因，防止酮症酸中毒的复发。

（1）小剂量胰岛素疗法：此疗法是指按每千克体重（按标准体重计算）0.1U/h 的剂量，经静脉、肌肉或皮下给予正规胰岛素，成人通常用 4 ~ 6U/h，一般不超过 10U/h。使血糖以 3.9 ~ 5.9mmol/（L·h）的速度下降。治疗的主要目的是消除酮体，正常人胰岛素半数最大抗脂肪分解作用的外周血水平为 10mU/L。小剂量胰岛素疗法即可对酮体生成产生最大抑制，而又不至于引起低血糖及低血钾。低血糖不利于酮体消除，尤其不能进食的患者，热量不足可导致饥饿性酮体参与酮症酸中毒。

不同途径胰岛素给药，首剂由静脉、肌肉或皮下注射相同剂量的胰岛素 0.33U/kg，以后 7U/h，给药途径同首剂方式，直至血糖降至 13.9mmol/L。静脉给药，酮体在最初 2h 内下降速度最快，血糖在最初 2h 内下降速度最快，但 8h 后三者的血糖下降程度相似。

研究已经显示皮下注射速效胰岛素类似物（赖脯胰岛素与门冬胰岛素）与静脉使用正规胰岛素治疗 DKA 相比也是一个有效的选择。有研究表明在非重症监护室中每隔 1 ~ 2h 皮下注射速效胰岛素类似物治疗轻至中度 DKA 与在重症监护室中静脉使用正规胰岛素治疗的安全性和有效性是一致的。血糖下降速率与酮症酸中毒被纠正的平均时间在皮下注射胰岛素类似物与静脉使用正规胰岛素治疗中是类似的。

小剂量胰岛素使用过程中应注意：①胰岛素可皮下给药，但严重 DKA 患者末梢循环差，或全身性水肿及病危者皮下用药效果不佳，胰岛素可在组织内蓄积，血压恢复后，容易引起低血糖反应，故常需静脉给药；②可用冲击量 20U 左右，尤其是采用胰岛素皮下给药时；③血糖 < 13.9mmol/L 时，可按胰岛素（U）：葡萄糖（g）=（1：1）~（1：2）给药；④恢复饮食后，停止静脉胰岛素输注后应及时皮下注射胰岛素，否则由于静脉胰岛素代谢清除率高作用难以持久，如果造成酮症酸中毒的诱因尚未完全消除，可能导致酮症酸中毒的复发。

治疗过程中应防治低血糖：低血糖的发生直接影响患者的预后，其发生原因与对胰岛素的调节方案不熟练，使血糖下降速度过快；单纯使用末梢血糖监测造成误差有关。因危重患者尤其是有循环衰竭的患者，末梢血糖明显高于静脉血糖，末梢血糖与静脉血糖相差 3.3 ~ 4.3mmol/L，在治疗过程中要密切注意末梢血糖检测与静脉血浆血糖测定的比对。

（2）补充血容量是抢救 DKA 重要的措施，只有在有效血容量恢复后，胰岛素才能发挥生物学效应。对重症酮症酸中毒患者更是治疗的关键，不只利于失水的纠正，而且有助于血糖的下降和酮体的消除。成年酮症酸中毒患者一般失水 3 ~ 6L，原则上前 4h 应补足水量的 1/3 ~ 1/2，以纠正细胞外脱水及高渗问题；以后则主要纠正细胞内脱水并恢复正常的细胞功能和代谢。补液开始用生理盐水，当血糖降至 13.9mmol/L 左右，可改为葡萄糖并联合胰岛素输注。可同时胃肠道补液，对于昏迷患者予以胃管补液，开始给予温开水，以后参考血钠、血钾水平，给予电解质液体。经胃管每 4h 注入温开水 300 ~ 400mL，24h 饮水 1 500 ~ 2 000mL，直至酮症酸中毒纠正。但如果有呕吐、明显胃肠胀气及上消化道出血，则不宜胃肠道补液。

（3）电解质紊乱

a. 钠和氯的补充可通过输入生理盐水而实现。过多补充氯化钠及氯化钾可造成高氯血症：高氯血症可导致酸中毒不易纠正，影响血红蛋白的 O_2 解离，导致组织缺氧，诱发肾功能损害。治疗过程中应避免高氯血症的发生，可考虑消化道补液饮水。

b. 钾：对本症患者纠正电解质紊乱，主要是补钾，患者总体钾丢失往往较严重，而且胰岛素的使用和血 pH 升高可促使钾进入细胞内，扩容补充血容量能利尿排钾，但都可加重低血钾。实验室化验血钾 <5.5mmol/L 时就应该开始补钾。常用 10% 氯化钾。值得注意的是高血钾可引起严重的后果，如心搏骤停等，必须加以预防。补钾时应注意：血钾低或正常而且有尿者（每小时尿量在 40mL 以上）可立即补钾；血钾高或无尿者暂缓补钾；24h 补氯化钾 3 ~ 6g；可辅以口服 10% 氯化钾以减少静脉补钾量。

c. 磷：DKA 患者体内总磷缺乏，平均每千克体重 1.0mmol，但是血磷表现为正常或升高，随着胰岛素治疗，血磷降低。前瞻性随机研究表明 DKA 患者补磷治疗无任何益处，并且过度补磷可导致严重的低钙血症。但是为了避免低磷血症导致的潜在心肌、骨骼肌乏力及呼吸肌抑制，在心功能不全、贫血或存在呼吸肌疲劳患者及血磷 <1.0mmol/L，应谨慎缓和补磷，不超过 4.5mmol/h（1.5mL/h K_2PO_4）是较为安全的补磷速度。

d. 镁：充分补钾 2 ~ 3d 后，低血钾难以纠正，或血镁 <0.74mmol/L（1.8mg/dL）时，如肾功能正常，可考虑补镁。10% 硫酸镁稀释为 1% 浓度静脉滴注，每天 10% 硫酸镁 60 ~ 80mL。补镁过多、过快可导致呼吸抑制，血压下降，心脏骤停，可给予 10% 葡萄糖酸钙对抗其不良反应。

e. 纠正酸中毒：DKA 患者中补碱治疗存在争议。大部分专家认为补碱治疗不会改变中度 DKA（pH 6.9 ~ 7.14）成人患者的治疗结果，只有在重度酸中毒，pH <7.1 或 HCO_3^- < 5mmol/L 时方需补碱。补碱的原则为宜少且宜慢。常用 5% 碳酸氢钠 100 ~ 200mL（每千克体重 2 ~ 4mL）缓慢输入，直到静脉 pH >7.0。输入碱液时应注意避免与胰岛素使用同一条通路，以防胰岛素效价的下降。不宜使用乳酸钠，以免加重可能存在的乳酸性酸中毒。补碱过多、过快可造成不良后果：由于碱性物质难以通过血脑屏障，补碱过于积极可导致血 pH 升高，机体排酸机制的受抑制而加重颅内酸中毒和氧合血红蛋白解离曲线左移造成组织缺氧；补碱过多可导致脑细胞内外渗透压失衡导致脑水肿；补碱过于积极还可促进钾进入细胞而加重低血钾；治疗后酮体消失，原来与酮体结合的碳酸－碳酸氢钠这一缓冲对重新释放出来，加上所补的碱，可引起反跳性碱中毒。如果 DKA 患者在治疗前神志不清，治疗后神志恢复，在补碱过程中又出现神志不清，要考虑补碱过快过多引起了脑水肿的可能。

2. 诱发因素及防治并发症

（1）诱因：因 DKA 的常见诱因是感染，且糖尿病患者本身多存在免疫功能损害，应积极给予控制感染，根据感染部位选择针对性抗生素。因 DKA 可引起低体温和血白细胞升高，故此时不能以有无发热或血常规改变来判断，应监测 C－反应蛋白。积极寻找可能存在的感染灶并及时留取细菌标本行细菌培养及抗生素敏感试验，选择有效抗生素。抗生素选择，应以降阶梯为原则并及时评价抗生素疗效，避免延误病情。如起病非感染诱发，但发生昏迷，多合并误吸，可导致吸入性肺炎；卧床导致褥疮；留置导尿合并泌尿系感染，应注意防治。少见的感染如深部脓肿如肝脓肿、肾脓肿或肾周脓肿、肺脓肿，在老年糖尿病患者不少见，如不能及时发现治疗，可导致酮症难以纠正。

（2）心力衰竭与心律失常：年老合并冠心病的患者，DKA 可诱发急性心肌梗死，补液过多可导致心力衰竭，应注意血压、心率、中心静脉压、尿量等情况调整输液量和速度，并酌情使用利尿剂和正性肌力药。血钾过高、过低均可诱发严重的心律失常导致心源性猝死，应监测血钾及心电图。

（3）肾功能衰竭：是 DKA 主要的死亡原因，与有无肾脏基础病变、休克程度等密切相关。一旦出现进行性血尿素氮、肌酐水平升高伴少尿，应及时行血液滤过治疗或肾脏透析治疗。

（4）脑水肿：一旦发生，死亡率极高，应着重于预防、早期发现和治疗。脑水肿发生机制多样，包括脑缺血缺氧，炎症因子的产生，脑血流量增加，细胞膜离子通道中断，细胞内、外液体的快速转移致渗透压改变。应慎重补碱，适当补液避免渗透压快速变化。脑水肿的症状及体征变化多样，包括初起头痛，意识状态的逐渐加重，癫痫发作，括约肌失禁，瞳孔改变、视盘水肿、心动过缓、血压增高、呼吸抑制。当患者出现烦躁、心率增快、血压偏高、肌张力增加，应警惕脑水肿发生。发生脑水肿时可给予脱水药物如呋塞米（速尿），必要时给予糖皮质激素。此外有报道使用奥曲肽静脉滴注治疗 DKA 所致脑水肿能明显改善患者预后。

（5）消化道症状恶心、呕吐频繁者，充分静脉补液同时，应注意预防吸入性肺炎。此外要预防应激性消化道出血，适当使用制酸药物。

（6）横纹肌溶解症（RMS）：是指横纹肌损伤，致使大量肌红蛋白、肌酸磷酸激酶、乳酸脱氢酶进入外周血而导致的一种临床综合征。主要临床表现为肌肉酸痛和小便呈茶色。化验血清磷酸激酶升高，血、尿肌红蛋白阳性。在 DKA 患者由于血容量不足，心肌、骨骼肌、肝细胞可发生缺血缺氧性坏死。DKA 并发 RMS 的概率大约 50%，绝大多数为亚临床型，为无症状性的肌酸激酶升高，伴有肾功能损害者肌酸激酶升高明显。DKA 伴 RMS 者死亡率较单纯 DKA 升高 4 倍。治疗以扩容、碱化尿液、利尿、改善肾脏循环为主。

（7）急性胰腺炎：半数以上糖尿病酮症酸中毒患者会出现血、尿淀粉酶非特异性升高，有时其升高幅度较大。但 DKA 也可因急性胰腺炎发病，尤其是合并高三酰甘油血症患者。严重的高三酰甘油血症（ > 28.2mmol/L）发生率 < 1%，但是一旦 TG > 14.1mmol/L，应该注意通过血、尿淀粉酶及胰腺 B 超或者 CT 检查进一步明确是否存在急性胰腺炎。这种高三酰甘油血症，给予小剂量胰岛素即可明显改善，而不需贝特类调脂药物的干预。

（8）脑卒中：不但见于成年 DKA 患者，也可发生在青少年。DKA 并不经常并发脑卒中，但是一旦出现往往致命。DKA 可看做是血管内皮的应激和凝血系统的功能损害过程。血栓形成是少见但是多因素造成的。治疗 DKA 中枢神经系统并发症首先要治疗脑水肿。

（9）极少见的并发症还有双侧缺血性视神经病变的报道。

十、预后

有报道 DKA 的病死率一般为 2% ~ 10%。年轻人为 2% ~ 4%，65 岁以上老年人则达 20%。年龄是危险因素之一，老年 DKA 患者组织器官退化，耐受应激能力下降多合并基础疾病，认知功能下降，对治疗顺应性差，导致死亡危险性增大。有 38.4%（25/65）的患者以 DKA 首发就诊，否认既往糖尿病病史，但追问发病经过，多在较长时间内有口渴、多饮等临床症状，未予重视。DKA 在 2 型糖尿病死亡中占第 3 位，且多见于老年人及病程短者。多种并发症是糖尿病患者发生酮症酸中毒的诱因，也是导致 DKA 患者死亡的直接原因，并发症的存在，即可掩盖 DKA 的症状，又易导致延误诊断和治疗，且使 DKA 患者的病情更加危重，DKA 的预后取决于治疗是否恰当。

（孙　斌）

第五节　糖尿病性心脏病

糖尿病性心脏病是指糖尿病患者所并发或伴发的心脏病，其中包括冠状动脉粥样硬化心脏病（冠心病），糖尿病型心肌病，植物神经功能紊乱和微血管病变所致的心率和心功能失常，如有高血压者还可包括高血压心脏病。自从采用胰岛素与抗生素治疗后，大多数糖尿病患者不是死于酮症酸中毒与感染而约有 70% ~ 80% 死于心血管系统并发症或伴随症。在以往半个世纪中，大都仅注意冠心病主要累及冠状动脉及其主要分支，但近十多年来由于动脉造影未见冠状动脉病变，甚而尸检后也未见冠状动脉阻塞与心肌梗死，因此对于为何糖尿病患者较非糖尿病患者心血管系统发病率与病死率高 2 ~ 3 倍的解释只能从心肌和小血管等病变中探寻。而且糖尿病患者发生心脏病较早、发展较快，尤以女性为多，即使糖耐量减低患者亦有此倾向。因此，从流行病学上对比此二组情况，可推测单纯从冠状动脉粥样硬化是不可以解释上述现象的，糖尿病患者心脏病的严重性远远大于非糖尿病患者的冠心病，尚有其他因素影响心肌而导致此后果。

一、病因病理

1. 高血糖　高血糖引起大血管病变的机制不甚清楚，可能是糖基化终末产物的产生、多羟基化合物的增多和蛋白激酶 C 活化作用等的结果，这些产物增加氧化应激性从而导致能破坏许多生物分子的过氧亚硝酸盐形成，所以美国心脏协会建议 DM 合并 CAD 患者血红蛋白 A1c 在正常值以上不能超过 1%。高血糖也可引起血液中血管细胞黏附分子 - 1 和可溶性 E - 选择素增加，从而使粥样斑块形成。许多大型研究显示高血糖可致大血管病变，这种影响在血糖还没有达到糖尿病水平时已经开始，尤其是餐后血糖与病死率独立相关，与空腹血糖比较，餐后血糖是较好的死亡预测因子。非 DM 患者餐后血糖较高的心血管死亡率也明显增加，这就提示胰岛素抵抗时或高血糖时就会有动脉粥样硬化形成及大血管病变发生，甚至先于微血管病变之前。

2. 血脂紊乱　包括三种主要成分：低高密度脂蛋白胆固醇、高低密度脂蛋白胆固醇和高甘油三酯。高甘油三酯血症是极低密度脂蛋白胆固醇过度增加伴胰岛素抵抗状态的结果，极低密度脂蛋白颗粒由载脂蛋白和甘油三酯组成。血中自由脂肪酸和葡萄糖水平增加、肝中甘油三酯水平增加和脂蛋白酯酶水平降低可使已形成的极低密度脂蛋白颗粒清除受损（因为脂蛋白酪酶需要正常功能的胰岛素），分解极低密度脂蛋白功能丧失、肝脂肪酶活性增加及肝脏合成高密度脂蛋白颗粒功能紊乱都可导致低高密度脂蛋白胆固醇。高低密度脂蛋白胆固醇主要表现在小而密成分变化，包括胆固醇酯减少和载脂蛋白 B 增加，更易被氧化，更具有导致动脉粥样硬化性。另外，脂蛋白（a）在 DM 中是增加的，成分与低密度脂蛋白相似之外还携带载脂蛋白（a），具有致血栓形成和动脉粥样硬化作用，被认为是冠脉事件的一种危险因子。

3. 高胰岛素血症　胰岛素对动脉壁有双向调节作用，血管舒张作用是通过内皮细胞产生的一氧化氮所介导的，一氧化氮抑制血管平滑肌细胞从中层到内膜的迁移和增殖、减少血小板聚集和黏附。另外，胰岛素也能增强血小板源性生长因子和其他促有丝分裂生长因子对血管平滑肌细胞增殖的作用，刺激血管平滑肌细胞纤溶酶原激活剂抑制物 – 1 和细胞外基质的产生。高胰岛素血症打破了血栓形成和溶解之间的平衡，引起一氧化氮减少、信号转导失调、一氧化氮合酶功能降低等。另一方面，内皮依赖性舒张功能紊乱将导致不能有效产生一氧化氮的胰岛素产生增多，但仍能刺激血管平滑肌细胞正常增殖，从而导致胰岛素增加而无血管舒张作用。纤溶酶原激活剂抑制物增加，减弱纤维蛋白溶解，导致不稳定斑块形成。

4. 凝血异常　糖尿病性大血管血栓形成主要涉及三种成分：血小板、血管壁和血蛋白凝。DM 患者血小板处于一种活化状态，能产生大量的血栓素 A_2 并易于聚集。凝血异常还包括血管性假血友病因子、纤维蛋白原、D_2 – 二聚体、凝血酶等。

5. 炎症学说　越来越多的证据支持炎症在动脉粥样硬化形成中的作用，循环中 C 反应蛋白水平是炎症严重程度的指标，有人提出冠心病（尤其 ACS）是一种炎症过程。可见炎症在 ACS 斑块破裂中的地位，从而认为炎性因子 C 反应蛋白（CRP）、白细胞介素 – 6 等为 ACS 的危险因子。炎症和胰岛素抵抗与冠心病密切相关。

6. 基因遗传　多态基因群体的研究表明，胰岛素受体、载脂蛋白 B、载脂蛋白 A 三个基因遗传促使心脏病的发生。有研究表明 LDL 受体基因和葡萄糖转运蛋白内切酶与 2 型糖尿病的关系，证实了基因遗传能促使心脏病的发生。

7. 低纤维蛋白溶解征　糖尿病患者纤溶功能障碍是心血管事件高危因素之一，纤溶酶原激活物抑制剂 1（PAI – 1）水平进行性升高与心血管病变的危险性成正相关。有研究显示由 IGT 发展到 2 型糖尿病过程 PAI – 1 水平也逐步升高。

8. 非酶促蛋白糖基化作用　心肌内所有细胞可能受非酶促蛋白糖基化作用的影响，非酶促蛋白糖基化作用可使脂蛋白、纤维蛋白原、凝血蛋白、胶原和 DNA 改变形式。与糖化胶原结合的脂蛋白，在动脉内膜的停留时间延长，同时其在动脉内膜氧化敏感性也升高；血红蛋白糖化使血红蛋白氧亲和力增加，氧解离下降，细胞缺氧；胶原糖基化后对胶原酶的敏感性下降，导致胶原之间及与其他结构蛋白的交联增加，降低动脉管壁的顺应性；昆布氨酸的糖化作用促进基底膜病变的发展和增厚。人类单核细胞表面具有糖基化终末产物（AGE）特异性受体，AGE 与其受体结合后可促使单核细胞释放多种细胞因子及生长因子如肿瘤坏死因子、血小板源生长因子（PDGF）、IGF－1 等，增加内皮细胞通透性及单核细胞趋化性，并促进血管增生。其中 IGF－1 不仅促进胰岛素诱导血管平滑肌细胞变性和增生，还能使血管内皮细胞合成蛋白多糖增加。

9. 肌球蛋白变化　糖尿病心肌病变发展过程中肌原纤维重建原因之一是肌球蛋白同工酶的分布改变。肌球蛋白为心肌粗、细肌丝的结构和功能蛋白，有 V1（αα）、V2（αβ）、V3（ββ）三种同工酶。V1 为钙刺激的高活性的 ATP 酶，收缩快速，但耗能多；V3 为钙刺激的低活性的 ATP 酶，收缩缓慢而持久，但耗能少；V2 介于两者之间。糖尿病伴心脏舒缩功能障碍大鼠心室肌球蛋白 ATP 酶活性明显下降，同工酶 V1 减少，V3 增多。胰岛素的治疗可以逆转这种障碍。

二、临床表现

糖尿病合并冠心病发病年龄较早，冠心病可能发生在糖尿病之前的 1～20 年，也可与糖尿病同时诊断或发生于糖尿病之后。1 型糖尿病可在 30 岁左右，2 型糖尿病则多为 50 岁左右并发冠心病。与非糖尿病冠心病临床表现相似，根据冠状动脉病变的部位、范围和程度的不同，一般分为五型：

（1）隐匿型或无症状性冠心病无症状，但有心肌缺血的心电图改变。心肌组织无组织形态改变。

（2）心绞痛有发作性胸骨后疼痛，为一时性心肌供血不足所导致。心肌多无组织形态改变。

（3）缺血性心肌病，长期心肌缺血所引起的心肌逐渐纤维化，表现为心脏增大、心力衰竭和（或）心律失常。

（4）心肌梗死症状严重，为冠状动脉阻塞，心肌急性缺血性坏死所引起。

（5）猝死：突发心脏骤停而死亡，多为心脏局部发生电生理紊乱或起搏、传导功能发生障碍引起严重心律失常。

近年来有人提出急性冠状动脉综合征（ACS），指急性心肌缺血引起的一组临床症状，包括急性心肌梗死（AMI）（Q 波与非 Q 波，ST 段抬高与压低）和不稳定型心绞痛。它的发生，与粥样硬化斑块破裂，进而引起一系列导致冠状动脉血流减少的病理过程密切相关。

1972 年 Rubler 发表了长期患糖尿病患者尸检发现心肌有弥漫性小灶坏死及纤维化，心脏没有冠状动脉硬化狭窄而心电图有 ST 改变，超声心动图示有心室肥厚（尤其是室间隔）、EF 下降、左室舒张压上升和容量减少。末期出现心脏扩大，心功能不全，被称为糖尿病性心肌病。

另外，糖尿病性心脏病还可能有以下临床表现：

1）休息时心动过速：由于糖尿病早期可累及迷走神经，致使神经处于相对兴奋状态，故心率常有增快倾向。凡在休息时心率每分钟大于 90 次者应疑为植物神经功能紊乱。此种心快常较固定，且不易受各种条件反射所影响，如患者深呼吸时心率差异常减小，从卧位快速起立时的心率加速反射也减弱，给阿托品后或心得安后，心率减慢。有时心率每分可达 130 次，则更提示迷走神经损伤。

2）体位性低血压：当患者从卧位起立时、如收缩期血压下降 >4kPa（30mmHg）、舒张期下降 >2.67kPa（20mmHg），称为体位性低血压。主要机理可能是由于血压调节反射弧中传出神经损害所致。体位性低血压多属糖尿病神经病变中晚期表现，当体位性低血压发作时患者感头晕、软弱、心悸、大汗、视力障碍等不适感。

三、诊断

可根据临床表现和各项实验室检查资料，主要的检查手段包括：静息心电图、负荷心电图、动态心电监测、静息超声心动图检查、负荷超声心动图检查、心肌灌注闪烁成像和冠状动脉造影等。其中最肯定的客观诊断是发现心肌有缺血的表现，同时可证明患者有冠状动脉粥样硬化性阻塞性病变。冠状动脉造影是诊断的金标准，目前已经逐步在各级医院普及。

四、治疗

应坚持预防为主，及早发现、及早治疗的原则，如早期严格控制糖耐量减低或糖尿病；消除胰岛素抵抗和高胰岛素血症，尽量控制腹型肥胖；戒烟和限制酒量，限制脂肪食品和总热量摄入；增加体力活动，避免过度脑力劳动。还应积极控制"三高"，即高血脂、高血糖及高血压；改善血流动力学和血液流变学，抑制血小板聚集和黏附，防止高凝和高黏状态。

（一）基础治疗

（1）合理膳食宜低脂（脂肪摄入应 < 总热量的 30%）、低胆固醇（胆固醇摄入 < 300mg）、低盐（饮食中氯化钠 <5g/d），富含维生素及纤维素的饮食。若体重超标或肥胖者应限制总热量的摄入。

（2）维持标准体重，肥胖者需减肥。

（3）适当的体力活动或体育锻炼对预防肥胖、锻炼循环系统的功能和调整血脂代谢都有裨益。

（4）药物治疗包括降血脂药物、血管扩张剂、抗血小板药。

（二）抗血栓治疗

不稳定性心绞痛和急性心肌梗死的共同点是血栓形成，干预的靶点应该是血小板、凝血酶、已形成的纤维蛋白和其他凝血因子。常用的药物种类包括：抗血小板药物，如阿司匹林、血小板膜糖蛋白 Ⅱb/Ⅲa 受体拮抗药、噻氯匹定（包括氯吡格雷）；抗凝血酶药物，如肝素类和水蛭素类；纤溶药物和维生素 K 依赖性凝血因子抑制药。维生素 K 依赖性凝血因子抑制药是口服的抗凝药物，起效比较缓慢，不能单独用于急性冠状动脉综合征的急性期。

1. 抗血小板药物

（1）阿司匹林：是环氧化酶和氢过氧化酶抑制药，阻断血栓素 A_2 介导的血小板聚集，使心脏死亡或者心肌梗死的患者明显减少。阿司匹林在心肌梗死的急性期和随后的二级预防也极为有效。

（2）噻氯匹定：是 ADP 受体拮抗药，抑制 ADP 介导的血小板聚集。口服需要 24～72h 显效。有关报道显示，噻氯匹定在减少不稳定性心绞痛不良心脏事件方面与阿司匹林相当，和安慰剂相比较，非致命心肌梗死和血管性死亡的危险下降46%。

（3）血小板膜糖蛋白 Ⅱb/Ⅲa 受体拮抗药：不管诱导剂（ADP、肾上腺素、凝血酶、

TXA$_2$、胶原）是什么，导致血小板聚集的共同通路是血小板膜表面的糖蛋白Ⅱb/Ⅲa受体，只要能够阻断糖蛋白Ⅱb/Ⅲa受体，那么就可以阻断任何聚集剂诱导的血小板聚集。血小板膜糖蛋白Ⅱb/Ⅲa受体拮抗药可加速溶栓速度。提高90min冠状动脉造影血管开通的比率，并且安全性较好。

2. 抗凝血酶药物

（1）肝素凝血酶：使凝血因子Ⅰ转变形成纤维蛋白，激活血小板。肝素与内源性抗凝血酶Ⅲ形成复合物，使抗凝血酶Ⅲ灭活凝血酶作用增强数千倍。在急性冠状动脉综合征中，皮下应用的肝素在减少主要心血管事件方面肯定无效，间断静脉注射效果也不好。所以肝素的应用必须在活化部分凝血活酶时间（APTT）的监测下连续静脉注射，既要达到抗栓效果，又不导致出血。

（2）低分子肝素：是间接凝血酶抑制药，作用有赖于抗凝血酶Ⅲ；与血浆蛋白、细胞外基质和细胞表面受体结合灭活；对于和纤维蛋白结合了的凝血酶无效；易为肝素酶和血小板第4因子灭活。皮下应用生物利用度高，常规应用对APTT影响并不大，无需监测。

（3）直接凝血酶抑制药：水蛭素（hirudin）及其衍生物（hirulog等）是直接凝血酶抑制药，作用不需依赖于抗凝血酶Ⅲ，直接作用于凝血酶活性中心或者底物结合部位，对和纤维蛋白结合了的凝血酶仍然有效，但对其他凝血因子没有什么作用，并不抑制凝血酶的产生。总体上，对急性冠状动脉综合征的治疗，抗血小板药物与抗凝血酶药物的疗效相当，进一步确认了血小板和凝血酶在急性冠状动脉综合征发生中的关键作用。

（4）口服抗凝药物：单独华法令（可密定）口服，对于心肌梗死后死亡和再梗死的预防效果中至少与阿司匹林相当。近来探讨中等抗凝强度可密定加阿司匹林的效果。不稳定性心绞痛后口服可密定（INR 2.0~2.5）加阿司匹林10周，临床预后和冠状动脉造影结果比单独服用阿司匹林明显改善，出血不会增加。

（三）溶栓疗法

（1）对于ST段抬高的急性心梗来说，明显减少远期随访死亡或者心肌梗死的发生，改善心脏功能。溶栓疗法既挽救心肌，也挽救生命，这一切有赖于冠状动脉迅速、完全和持续的再灌注。急性心肌梗死治疗的目的在于尽早、尽快、尽可能地完全恢复冠脉前血流；恢复心肌水平的血流灌注，解决无复流现象；防止溶栓后血栓再闭塞的情况，维持冠状动脉的开放状态；解决残余狭窄，增加冠脉腔径和血流储备。

（2）在不稳定性心绞痛中，冠状动脉内的血栓多为非闭塞性，或形成闭塞血栓后短期内再通，造影闭塞性血栓只占15%~20%，血栓成分以富血小板的白色血栓为主。不稳定性心绞痛患者的血栓多较陈旧，或者新旧相混合，溶栓难以发挥作用。溶栓只在有明显血栓的病变显示造影改善，另一些患者冠状动脉阻塞病变反而会加重，即便造影有改善的患者，并未对主要临床终点指标（死亡和急性心肌梗死）产生任何有利的作用。不仅如此，由于溶栓剂对血小板的直接激活，和溶解了为数不多的纤维蛋白，血管创面重新暴露，与创面结合的大量凝血酶和血小板充分暴露或释放出来，使得本不稳定的斑块变得更不稳定，而且还有导致斑块内出血的可能性。

（四）抗缺血治疗

1. 硝酸酯类　硝酸酯类的应用已有一个世纪，虽没有充分证据降低死亡和新的心肌梗死，但仍然是急性冠状动脉综合征治疗的一线药物。硝酸酯类的缺点是连续静脉应用时快速（<24h）耐药，并有诱发肝素抵抗的报道。如发生耐药可增加剂量，或改为非静脉给药，停药6～8h后效果可部分得到恢复。长效制剂仅用于病情稳定时。

2. β阻滞药 通过减慢心率，抑制心肌收缩力和降低血压来减少心肌耗氧量，并可改善心肌的舒张功能，控制心肌缺血诱发的恶性心律失常。无论稳定性还是不稳定性的心绞痛，β阻滞药明显减少心肌缺血和心肌梗死的发生。在急性心肌梗死的二级预防，β阻滞药明显改善远期预后，如无特殊的禁忌，都应常规应用。β阻滞药还可能抑制血小板聚集。

3. 钙拮抗药 部分阻滞钙离子内流，扩张血管平滑肌，松弛心肌。可有效降低血压，减少稳定性心绞痛的发作频率。

（1）短效的钙拮抗药：如硝苯地平不宜单独用于不稳定性心绞痛和急性心肌梗死后，因为硝苯地平反射性引起心率增快，心肌耗氧量增加。单独应用地尔硫䓬在降低有症状的缺血事件方面，与普萘洛尔相当，远期效果也比较相似。

（2）长效的二氢吡啶类钙拮抗药：如氨氯地平和非洛地平，基本上没有负性变力和负性心率作用，可较安全地应用于慢性心力衰竭患者的心绞痛控制。

（五）调脂治疗

（1）对血清TC或LDL-C水平升高或对以血清TC或LDL-C水平升高为主的混合型血脂异常：首选他汀类药物。有不同的意见是，对血清TG水平升高或对以血清TG水平升高为主的混合型血脂异常一般首选贝特类药物，但用这类药干预的几个大型长期临床研究结果均未见总病死率的降低。而他汀类药干预的大型长期临床研究结果表明，不仅可降低冠心病事件，而且可降低总病死率。加之阿托伐他汀也能明显降低血清TG水平，随后发现随着剂量的增加，其他他汀类也有较明显的降低血清TG水平的作用。因此，部分著名专家强调，即便血清中等度升高的高TG血症，也应当首选他汀类药。

（2）低HDL-C血症的治疗也不容忽视：但因目前尚无针对性很强的升HDL-C的药物，一般未予强调。一般来说能降低TG的药都有较好的升HDL-C的作用。由于血清TG水平升高者一般伴有低HDL-C血症，用贝特类药则可明显地改善TG及HDL-C的这种异常。

（3）近年来，他汀类调脂药物在冠心病一级预防和二级预防中的作用得到了大规模随机试验的证实，证实可以明显减少心血管事件的发生。调脂治疗在改善血脂构成的同时，可减轻斑块内的炎症反应（溶解和侵蚀纤维帽），改善内皮依赖性的舒张功能，使斑块更加稳定，不易于破裂。

（4）对于糖尿病合并冠心病的患者，目前倾向于将总胆固醇（TC）控制在5.217mmol/L（200mg/dl）以下，低密度脂蛋白胆固醇（LDL-C）控制在2.6mmol/L（100mg/dl）以下。

（六）降压治疗

糖尿病冠心病者力求血压控制在130/80mmHg以下，这对于预防大小血管病变十分重要。UKPDS调查显示：2型糖尿病伴高血压者，严格控制血压使得与糖尿病有关的任何终点的危险性明显减少了28%，与糖尿病有关死亡减少32%，心力衰竭的危险性减少56%，卒中减少44%，微血管病变减少37%。相比之下，强化血糖控制组中，与糖尿病相关终点的危险性减少了 12%，微血管病减少 25%。故提出在 2 型糖尿病的治疗中，应高度重视治疗高血压。降血压的益处大于降血糖的益处。在各类降压药物中，ACEI 和钙拮抗药作为一线药物。

（七）介入措施和手术

1. 不稳定性心绞痛和非 Q 波心肌梗死

（1）不稳定性心绞痛应在积极抗缺血和抗栓治疗的基础上，早期（1 周内）经皮冠状动脉干预（PCI）或者冠状动脉旁路移植术（Coronary artery bypass grafting，CABG）（1 个月内），成功干预后无需再使用低分子肝素或者肝素。

（2）支架置入使 PCI 的预后大大改善，相对于单纯冠状动脉腔内成形术（Percutaneous transluminal coronary angioplasty，PTCA），成功率提高，术后腔径增大，6 个月再狭窄发生率降低，6 个月无事件生存提高，急性闭塞、心肌梗死和紧急血运重建的危险性已下降至 2% 以下。

（3）CABG 适用于左主干病变狭窄 >50%、三支病变和病变虽然不严重，但左室功能下降（射血分数 <50%）或者患糖尿病的高度危险的不稳定性心绞痛患者。也可用于双支的病变，近端近似闭塞的冠状动脉病变和射血分数下降的等中度危险的患者。

2. 急性心肌梗死

（1）在早期开通 ST 段抬高的急性心肌梗死患者的梗死相关动脉，可限制梗死面积，改善远期的预后，降低病死率。但应该清楚，治疗急性心梗不应只是仅仅开通 IRA，还应仔细权衡溶栓治疗的获益（减少再闭塞和死亡）和风险（脑出血），判断再灌注能否得以维持，使患者能够长期获益。我们还应当清楚，心包脏层血管实现再灌注并不意味着心肌再灌注。在梗死晚期开通 IRA 也可能获益，但机制不同，如防止梗死部位扩张和心脏扩大、改善电稳定等。

（2）有两个重要的概念对急性心肌梗死的现代治疗产生了重大影响。一是心肌梗死的病理生理基础是在动脉粥样硬化斑块破裂的基础上形成了闭塞性血栓，导致供血区域的心肌发生坏死。心肌坏死是从心内膜到心包脏层，若形成透壁心肌梗死，则心电图上表现为 ST 段的抬高，之后形成 Q 波。二是及时恢复冠状动脉前向血流，即再灌注疗法，明显减少心肌梗死的病死率。再灌注的手段包括溶栓疗法、PTCA 置支架和 CABG。

（孙　斌）

第十一章

风湿免疫系统疾病

第一节 类风湿关节炎

类风湿关节炎（rheumatoid arthritis，RA）是一种原因不明的，以慢性、进行性、侵袭性关节炎为主要表现的全身性自身免疫性疾病。炎症性疾病，主要病变部位在关节滑膜，也可累及关节外的其他器官和系统。它可发生在任何年龄，发病高峰年龄为 30~50 岁。其患病率随年龄的增加而增加，随着人口老龄化，老年 RA 越来越受到人们的关注。

通常人们把 60 岁以上的 RA 患者称为老年 RA，这其中又分两种情况：一种是 60 岁以后发病的 RA，称为老年发病的类风湿关节炎（elderly - onset theumatoid arthritis，EORA）；另一种是 60 岁以前发病，携带疾病进入老年，即非老年发病的类风湿关节炎（NEORA）。老年类风湿关节炎在临床表现、诊断和治疗等方面都有与非老年类风湿关节炎不同的特点，尤其 EORA 更是如此（表 11-1）。

表 11-1 EORA 与 NEORA 临床特点的比较

	EORA	NEORA
发病年龄	>60 岁	30~50
受累关节数	寡关节	多关节
受累部位	大中关节为主	小关节
关节炎发作类型	急起发作常见	缓慢发作
RF	少见	多见
性别差异	1:1~1:2	1:2~1:4
ESR（CRP）升高	++	+
HLA 分型	DRB1 * 01	DRB1 * 04
糖皮质激素疗效	++	+

一、流行病学

RA 是全球性疾病，发病率在 0.01%~0.05%，患病率为 0.18%~1.07%。不同地区和人群之间，其发病率和患病率存在着人种和地区差异。发病率和患病率的种族差异表现为印第安人高于白种人，白种人高于亚洲黄种人；发达国家较高，发展中国家较低。中国 RA 患病率约为 0.32% ~0.36%。

本病可发生于任何年龄，发病高峰在 30~50 岁之间。女性多发，男女之比约为 1：3。

RA 的发病率随年龄增长而增加，老年发病的 RA 约占老年人群的 2%，约占 RA 患者的 10%~33%。与 60 岁前发病的 RA 相比，老年发病的 RA 性别差异变小，男女之比约为 1：（1.5~1）：2。

二、病因

RA 的病因目前尚不明确，有研究认为遗传易感者在反复感染诱导下，发生自身免疫反应，内分泌和环境因素则增加了这种易感性。

（一）感染因素

包括多种致病微生物，如病毒、细菌、支原体和寄生虫等。有研究显示，EB 病毒和结核分枝杆菌的某些蛋白结构均与 HLA – DR1 * 0404 等亚型有共同的氨基酸序列，可能通过"分子模拟"，引发机体的自身免疫反应，诱发 RA 的发生。此外，77% 的 RA 患者滑膜中有细小病毒（parvovlrus）B_{19} 基因，活动性滑膜炎患者的滑膜组织大多表达 B_{19} 抗原 VP – 1，而骨关节炎及健康对照组无 VP – 1 表达。近来有人用 B_{19} 病毒成分直接免疫小鼠，诱导了小鼠关节炎的发生，这为 B_{19} 病毒感染与 RA 发病的关系提供了佐证。其他与 RA 有关联的病毒包括巨细胞病毒、肝炎病毒及多种逆转录病毒如慢病毒、Ⅰ 型人 T 细胞病毒（HTLA –1）、Ⅰ 型和Ⅱ型人类免疫缺陷病毒（HN –1）等。

（二）遗传因素

单卵双生子同患 RA 的概率为 27%，而在异卵双生子则为 13%，均远高于普通人群。显示遗传因素在本病的发生当中具有重要作用。大量研究显示，人类白细胞抗原（HLA）表型与 RA 发病有着密切关系，在白种人，近 80% 的 RA 患者表达 HLA – DR1 和 HLA – DR4 亚型。此外，某些 HLA – DR1、HLAⅢ类抗原及 T 细胞受体基因均可能与 RA 的免疫学异常有关。

老年发病的 RA 的易感 HLA 表型可能有所不同。有研究显示老年发病的 RA 与 HLA – DRB1 * 01 关联度更大，而非青年发病的 RA 常见的 HLADRB1 * 04。

（三）内分泌因素

本病男女发病比率 1：3，更年期女性的发病率明显高于同龄男性及老年女性，80 岁后男女发病率相似。显示性激素参与了 RA 的发生、发展。除性激素外，泌乳素、下丘脑 – 垂体 – 肾上腺轴和皮质醇均可能对 RA 的发生和演变产生影响。

（四）其他因素

寒冷、潮湿、疲劳、外伤、吸烟及精神刺激等因素均可诱导 RA 的发病。

三、临床表现

RA 作为一种全身性自身免疫性疾病，临床表现虽然以关节症状为主，但全身表现及脏器受累亦不少见。大多数 RA 隐匿起病，即起病缓慢，发病初期症状不典型，可表现为一个或几个关节的僵硬、肿胀或疼痛。约有 8%~15% 的 RA 呈快速起病，几天或数周内出现典型的关节症状。这种起病方式虽然可见于各个年龄段人群的患者，但以老年人为主。约有

15%～20%的患者起病介于前两者之间称为亚急性起病。RA 的病程大致可分为三类，第一类为进展型，最常见，占 65%～70%，自发病以后，临床表现没有明显的自发缓解征象，病情持续发展；除关节症状外，部分患者可伴有乏力、体重下降、低热、肌肉酸痛等全身症状，需要长期持续治疗。第二类为间歇型，即病情呈间歇性发作，两次发作之间可有数个月的缓解期，占 15%～20%。第三类则为长期临床缓解，两次急性发作之间病情缓解可长达数年甚至数十年之久，约占 10%。

（一）关节表现

RA 的关节症状表现多样，早期主要表现为关节的滑膜炎症，因此与其他关节病相比均具有炎症性（红、肿、热、痛）关节病的共同点。主要受累关节为有滑膜的可动关节，以手、腕、足小关节受累多见，也可出现肩、肘、膝、髋等大关节炎症。各关节受累频率从高到低依次为：掌指、腕、近端指间关节、跖趾、肩、膝、踝、肘、颈及下颌关节。

典型关节表现为缓慢起病的对称性、多小关节炎症。而在老年起病的 RA 患者中，急起、单关节或少关节炎更为常见。RA 的关节症状通常有以下几种表现形式：

1. 晨僵　是指患者清晨出现关节部位的发紧和僵硬感，这种感觉在活动后可明显改善。晨僵是许多关节炎的表现之一。但在 RA 最为突出，可持续 1 个小时以上。晨僵时间和程度可作为评价病情活动和观察病情变化的指标。

2. 关节痛及压痛　关节痛及压痛常常是 RA 发病的最早症状。多呈持续性、对称性，常见部位是近端指间关节、掌指关节、腕关节，也可累及肘、膝、足等。

3. 关节肿胀　关节肿常呈对称性，可见于任何关节，但以双手近端指间关节、掌指关节及腕关节受累最为常见。主要是由于关节腔积液、滑膜增生及组织水肿而致。

4. 关节畸形　常出现于病程中晚期，由于滑膜增生、软骨破坏，或关节周围肌肉萎缩及韧带牵拉的综合作用引起关节半脱位或脱位。关节畸形最常见于近端指间关节、掌指关节及腕关节，如屈曲畸形、强直、天鹅颈样畸形及钮孔花畸形等。

5. 骨质疏松　骨质疏松在本病非常常见，并随病程迁延而增多。其原因可能与失用、成骨细胞功能降低、溶骨作用增强有关。

6. 关节功能障碍　由于关节炎症的持续存在，导致受累关节局部的损害和修复反复进行，最终使增生的滑膜发生纤维化及钙化，导致关节强直，初期以纤维化强直为主，晚期则为骨性强直，关节功能完全丧失。

RA 最常侵袭四肢远端小关节。90% 的 RA 患者有手关节受累，并为本病的首发症状。手关节炎多累及近端指间关节，呈现为近端指间关节的梭形肿胀，而远端指间关节较少受累（<5%）。脊柱除颈椎受累多见外，其余胸、腰及骶髂关节极少受累；关节症状多呈对称性，也可表现为不对称。

不同关节的表现：

（1）手的关节：绝大部分 RA 患者以手部关节病变为首发症状。典型表现为掌指关节、近端指间关节对称性肿胀，半数以上患者出现近端指间关节、掌指关节和腕关节受累。近端指间关节软组织梭形肿胀最为常见，发病 2 年内出现概率高达 99%；掌指关节，特别是第二、三掌指关节长期肿胀十分常见。远端指间关节很少受累。指关节病变易造成各种畸形，如鹅颈指、掌指关节向掌侧半脱位和尺偏移。手的屈肌腱鞘炎亦十分常见，约可累及半数 RA 患者，炎症和周围粘连均可限制近端指间关节的活动，使握力大为减退。少数患者可有雷诺现象，一些患者有掌红斑，手指及甲皱可见血管炎。

（2）腕关节：几乎所有的 RA 患者都有腕关节受累。最早受累的部位多为尺骨远端的滑囊，出现局部软组织肿胀和压痛；腕背侧由于尺侧伸肌腱和指总伸肌腱鞘炎或腕关节的滑膜炎引起的弥漫性软组织肿胀和压痛是 RA 的特征性表现。掌侧滑膜肥厚和腱鞘炎可压迫腕横韧带下的正中神经，引起腕管综合征，表现为拇指，第二、三指及第四指桡侧感觉异常和迟钝，并有手部刺痛和灼痛。在病变晚期，由于桡腕、腕间和（或）腕掌关节的强直，整个腕关节僵硬强直，活动受限。

（3）肘关节：20% ~ 60% 的 RA 患者可有肘关节受累。疾病早期肘关节仅占 15% ~ 20%，且多为缓慢起病，表现为关节自发痛和活动痛，持物时加重，程度多不严重；渐出现关节肿胀，中后期出现关节活动受累。伸展受限是早期表现，但肘的功能基本正常。随疾病进展，屈曲功能也受损，这时患者的自理能力将受很大影响。有时在鹰嘴和桡骨头之间的陷窝处可看到和触摸到肘关节积液，同时可有关节周围囊肿，囊肿破裂可引起前臂炎性反应。如滑膜炎持续存在，肱尺关节将首先出现侵蚀性改变，继而桡骨头移向肱骨小头，表现为桡肱关节和尺肱关节有压痛和活动障碍，肘屈曲挛缩十分常见。

（4）肩关节：也常受到累及，受累关节无明显肿胀，多表现为肩关节疼痛，尤其是夜间痛。发病初期多为间断性，随疾病进展而转为持续性，并逐渐出现关节运动障碍。由于手、腕、肘的适应机制，在很长时期内患者的自理能力不受影响。所以肩关节受累的症状只有到疾病晚期才显现出来。肩关节是由盂肱关节、肩锁关节及喙锁关节构成，各关节均可发生炎症。盂肱关节炎症可引起喙突外侧肿胀，当邻近的肩峰下滑囊也发生炎症时，全肩肿大。由于疼痛迫使关节活动减少，导致肌群虚弱无力及萎缩。

（5）膝关节：膝关节是较易受累的大关节，少部分患者以膝关节炎为首发症状。由于膝关节是负重关节，所以受累早期即有明显疼痛和肿胀，出现股四头肌萎缩，关节伸屈困难，而迅速影响功能，后期关节固定屈曲挛缩。通常膝关节皮肤温度较低，如发现膝关节皮肤温度与大小腿处皮温相等，说明膝关节有炎症存在。膝关节滑膜渗出液多于 5ml 就可出现膝关节积液如关节积液量大，屈膝时腔内压力增高，迫使滑液后移，形成腘窝囊肿，引起膝后部疼痛和发胀，并可触及有弹性的软组织肿块；当压力继续增大，腘窝囊肿破裂，滑液沿腓肠肌下流，可产生膝后部及小腿肚的突然疼痛，伴局部红肿、热、痛。B 型超声检查及关节造影可证实腘窝囊肿及破裂的诊断。

（6）足和踝：踝关节受累在疾病早期或轻型 RA 患者中少见，多见于严重进展型 RA。表现为踝前后囊性肿胀。踝关节的稳定依靠韧带的完整，当连接胫骨、腓骨和距骨的韧带被侵蚀而变得松弛时，可出现足内翻和足外翻。偶有跟腱类风湿结节，并可引起跟腱断裂。约 1/3RA 患者发生足关节病变，其中跖趾关节的滑膜炎最为常见，早期表现为肿胀压痛，随病情进展可出现跖骨头半脱位，蹋趾外翻以及足趾外侧偏移和爪样足变形。

（7）颈椎：RA 对脊柱的影响，几乎均局限于颈椎，且发病率很高，有人报道早期大约 25%，随着病情的发展最终可有 60% ~ 70% 患者出现颈椎受累的症状。主要的常见症状为颈项痛，头向肩部旋转活动时疼痛加重，肩或臂部感觉异常。X 线检查可见颈椎间盘关节骨和软骨被破坏，关节间隙狭窄。寰枢关节为最易受累的颈椎关节，可发生向前、向后及竖直方向的半脱位。发生半脱位时，患者常感从颈部向枕部的放射性疼痛，手部感觉减退，转头时症状加重。查体可见枕颈椎前凸消失，颈部被动活动受限。脊髓受压是半脱位的严重并发症，其受压程度与脊髓腔的容积有关。脊髓受压的表现为：①严重颈部疼痛，常向枕部放射；②括约肌失控，如尿失禁或尿潴留；③臂和腿活动能力减退；④手或脚刺痛和（或）麻木；⑤腿不自主跳动；⑥吞咽困难、眩晕、抽搐、构音障碍、眼球震颤或半身不遂等。偶有突发死亡。

（二）关节外表现

RA虽以关节受累为特征，但关节外表现也是RA全身表现的一部分。某些全身表现如乏力、发热、消瘦、贫血等可先于关节表现出现于发病的早期。同时，关节外表现往往与关节症状伴发，有些关节外受累会导致严重的后果，甚至危及患者的生命。

1. 类风湿结节　大约15%～20%的类风湿因子阳性的RA患者有类风湿结节，类风湿因子阴性的患者很少有类风湿结节。结节呈圆形或椭圆形，质地较硬，直径自数毫米至数厘米不等，一个或数个位于皮下，常附着于骨膜上。多见于关节隆突部及经常受压处，如前臂尺侧及鹰嘴突处，亦可见于枕部及前额。腱鞘结节也较常见，可发生在踝周围腱鞘、足跟腱鞘及掌屈肌腱鞘，严重时可妨碍腱鞘内肌腱的活动。偶见于胸膜、脑膜、鼻梁、耳部、巩膜、肺和心脏等处。经治疗病情缓解后，结节可软化、缩小乃至消失。

2. 血管炎　类风湿血管炎的发生率低于1%，是重症RA的表现之一，患者多伴有淋巴结病变及骨质破坏。常见于病情严重，有类风湿结节、高滴度类风湿因子、血沉快、贫血、血小板增多、补体低的患者。病理改变是坏死性血管炎，主要累及病变组织的小动脉，亦可侵犯微静脉。皮肤表现是血管炎最常见的关节外表现。主要包括下肢皮肤溃疡、瘀点或紫癜、指（趾）端梗死、坏疽，其次为非特异性斑丘疹或结节红斑等。血管炎也可累及内脏，如心、肺、肠道、肾、胰、脾、淋巴结及睾丸等，导致相应器官动脉炎。

3. 血液系统表现　贫血是RA关节外表现较为常见的症状，大多为轻度、正细胞正色素性贫血。贫血与RA的活动性，特别与关节炎的严重程度有关。部分患者可出现血小板、嗜酸性粒细胞增多，可能与疾病活动有关。

活动期RA患者可有淋巴结肿大，肿大淋巴结可活动，常无压痛，常见于腋窝、腹股沟和滑车上，随疾病控制，淋巴结可缩小。

4. 肺及胸膜表现　10%～30%的本病患者可出现肺部病变，较常见的有肺间质纤维化、胸膜炎，也可见结节性肺病、肺血管炎和肺动脉高压。

5. 心脏病变　心血管疾病是RA患者的主要死因之一，约占50%。急慢性RA炎症均可引起心脏损害。心脏病变可分为心包炎、偶见传导障碍。心包炎最常见，发生率可达10%以上。心肌炎、心内膜炎及心脏瓣膜病变也不少见，但多无临床表现。另外，本病也是早发动脉粥样硬化和心血管疾病的独立危险因素。

6. 肾脏病变　肾脏损害少见，而且相对轻微，进展缓慢，常表现为单纯镜下血尿或蛋白尿或两者兼有，偶见肾病综合征。病变中系膜增生性肾小球肾炎最常见，约占25%～50%，淀粉样变约占5%～15%。

7. 眼部干燥性角结膜炎　是最常见的眼部受累表现，见于10%～35%的RA患者，其严重程度不一定与RA相平行。需要注意是否有继发性干燥综合征发生。眼部其他病变有巩膜炎和浅层巩膜炎，与血管炎、关节炎活动相关，需要积极救治。

8. 其他　本病也可因血管炎、淀粉样变而引起消化系统、肝脏、脾脏、胰腺等损害。

9. 几个特殊类型的 RA

（1）Felty 综合征：是指 RA 伴有脾大及粒细胞减少的三联征。见于 1% 的 RA 患者，多伴有贫血、血小板减少、血沉增快、RF 及 HLA - DR4 阳性。部分病例可为 ANA 或抗组蛋白抗体阳性。

（2）反复型风湿症：是一种反复急性发作的关节炎。以单个或少数关节起病，可在几小时内达高峰，持续数小时至数天，发作间期关节完全正常。部分 RF、ACPA 阳性，血沉增快。HLA - DR4 阳性者的患者可转变成典型 RA。

（3）缓解型血清阴性对称性滑膜炎伴凹陷性水肿综合征（syndrome of remitting sero-negatlve symmetric synovltlswith pitting edema，RS3PE）：该病多见于老年人，其特征是突发的对称性手背凹陷性水肿、腕关节滑囊炎及手指屈肌腱鞘炎。病变亦可累及足和踝关节。RS3PE 患者的 RF 多为阴性，亦无 X 线片可见的关节破坏。部分病例表达 HLA - B$_{27}$。

四、诊断

RA 诊断主要根据病史及典型的临床表现，对中晚期患者，诊断一般不难。国际上应用较广泛的诊断标准仍是 1987 年美国风湿病学会制订的 RA 分类标准（表 11 - 2），符合表中 7 项中至少 4 项者可诊断为 RA。但是，不除外符合标准者合并另一种疾病的可能性。该标准的敏感性为 94%，特异性为 89%，对早期、不典型及非活动性 RA 容易漏诊。因此 2010 年美国风湿病学会及欧洲抗风湿病联盟（EULAR）共同推出的新的 RA 分类标准（表 11 - 3）。

表 11 - 2 1987 年美国风湿病学会制订的 RA 分类诊断标准

1987 年美国风湿病学会制订的 RA 分类诊断标准
1. 晨僵，持续至少 1 小时
2. 至少三个关节区的关节炎：关节肿痛涉及双侧近端指间关节、掌指关节、腕关节、肘关节、跖趾关节、踝关节、膝关节共 14 个关节区中至少 3 个
3. 手关节炎：关节肿胀累及近端指间关节，或掌指关节，或关节
4. 对称性关节炎：同时出现左、右两侧的对称性关节炎（近端指间关节、掌指关节及跖趾关节不要求完全对称）
5. 皮下结节
6. RF 阳性（所用方法在正常人的检出率 <5%）
7. 手和腕关节 X 线片显示骨侵蚀或骨质疏松

表 11 - 3 2010 年 ACR/EULAR 标准

2010 年 ACR/EULAR 标准
关节受累（0~5 分）
1 个大中关节（0 分）
2~10 个大中关节（1 分）
1~3 个小关节（2 分）
4~10 个小关节（3 分）

2010 年 ACR/EULAR 标准
>10 个关节且至少有 1 个小关节（5 分）
自身抗体（0~3 分）
RF 和 ACPA 均阴性（0 分）
RF 或 ACPA 阳性（2 分）
RF 或 ACPA 强阳性（3 分）
急性相反应物（0~1 分）
ESR 和 CRP 均正常（0 分）
ESR 或 CRP 增高（1 分）
病程（0~1 分）
<6 周（0 分）
≥6 周（1 分）

总积分达到或超过 6 分，诊断为 RA

当 1 个或 1 个以上关节肿胀，排除其他疾病所致，影像学

有典型的 RA 侵蚀可诊断为 RA，无须采用本分类标准

注：关节受累：评估时关节肿胀和压痛，不包括远端指关节、拇腕掌关节和第 1 跖趾关节；

小关节：包括掌指关节、近端指关节、第 2~5 跖趾关节、拇指掌关节和腕关节；

中、大关节：指肩、肘、髋、膝、踝关节；

ACPA：抗环瓜氨酸肽抗体；阳性：超过正常值 3 倍以内；强阳性：超过正常值 3 倍以上。

五、鉴别诊断

（一）强直性脊柱炎

本病主要侵犯脊柱、骶髂关节。以周围关节受累为首发症状者，需与 RA 相鉴别。其特点是：①青年男性较为多见；②主要侵犯骶髂关节及脊柱，外周关节受累多以下肢关节为主，常有跟腱炎；③90% 以上患者 HLA - B$_{27}$ 阳性；④类风湿因子阴性；⑤骶髂关节及脊柱的 X 线改变有助于鉴别。

（二）骨性关节炎

该病为退行性骨关节病，中老年人多发，主要累及膝、脊柱等负重关节，近端指间关节和腕关节受累较少，手部可见 Heberden 结节和 Bouchard 结节。血沉、类风湿因子、ACPA 均为正常，X 线可见到关节间隙狭窄、关节边缘呈唇样增生或骨疣形成。

（三）银屑病关节炎

多关节炎型常有手关节受累，与 RA 相似。银屑病关节炎以手指远端指间关节受累为主，有特征性皮疹和指甲病变，类风湿因子阴性，可有 HLA - B$_{27}$ 阳性。

（四）痛风

痛风性关节炎有时与 RA 相似，如关节炎反复发作，有皮下结节（痛风石）。但痛风性关节炎多见于男性，好发部位为第一跖趾关节或跗关节，也可侵犯踝、膝、肘、腕及手关

节。发病急骤，在数小时内出现红、肿、热、痛。伴有高尿酸血症。

（五）系统性红斑狼疮

少数以双手或腕关节炎为首发症状，并可出现近端指间关节肿胀和晨僵。但这些患者多伴有发热、光过敏、面部蝶形红斑等症状，检查可发现血细胞减少、蛋白尿、抗核抗体、抗ENA抗体阳性等。

六、治疗

RA目前尚无法根治，发病初期2~3年的致残率较高，如不及早合理治疗，3年内关节破坏达70%。因此积极治疗关节炎症，控制临床症状，防止关节破坏，保护关节功能，最大限度地提高患者的生活质量，是现阶段RA的治疗目标。及早、联合应用改善病情的抗风湿药物，控制RA病变的进展，根据患者的病情特点、对药物的反应及副作用等选择个体化治疗方案，并适时开展功能锻炼，保护关节功能是RA治疗的基本原则。

RA的治疗主要包括一般治疗，药物和外科治疗等。

（一）一般治疗

在关节肿痛明显者应强调休息及关节制动，而在关节肿痛缓解后应注意关节的功能锻炼。此外，理疗、外用药对缓解关节症状有一定作用。

（二）药物治疗

治疗RA的常用药物分为五大类，即非甾类抗炎药（nonsteroid antiinflammatory drugs，NSAIDs）、改善病情的抗风湿药（disease modifying antirheumatic drugs，DMARDs）、糖皮质激素、生物制剂和植物药。

1. NSAIDs　主要通过抑制环氧化酶活性，减少炎症性前列腺素合成而具有抗炎、止痛、退热、消肿作用。由于其同时对生理性前列腺素的抑制，故可出现相应的不良反应。其中胃肠道不良反应最常见，如恶心、呕吐、腹痛、腹泻、腹胀、食欲不佳，严重者有消化道溃疡、出血、穿孔等；其他不良反应如肝肾损害、骨髓造血障碍也不罕见，少数患者可发生过敏反应（皮疹、哮喘）以及耳鸣、听力下降、无菌性脑膜炎等。使用时应避免两种或以上的NSAIDs联合应用，因为联用不会增加药效，但副作用增加；如因疗效不佳更换品种时，应至少观察两周以上；用药时应严密监测副作用的发生，即采取相应措施。

老年患者由于脏器功能减退，或者罹患其他慢性疾病，长期应用NSAIDs更易引起严重消化系统不良反应，肾脏损害发生率较高；此外，还可能诱发和加重心力衰竭。因此，使用时更应慎重选择。开始用药后，应定期监测血象、肝肾功能等指标，发现不良反应及时调整用药。在老年患者合用胃黏膜保护剂，如H_2受体阻断剂、质子泵抑制剂或前列腺素制剂等是较好的选择。另外，选用环氧合酶-2选择性抑制剂，如美洛昔康、塞来昔布等，可明显减少消化道不良反应，对老年患者较为适用。如果患者存在需抗血小板治疗的基础疾病如心脑血管病时，必要时应合用小剂量阿司匹林。以下是常用的几种非甾体抗炎药（表11-4）：

表 11 - 4　RA 常用的 NSAIDs

分类英文	半衰期（小时）	每日总剂量（mg）	每次剂量（mg）	次/日
丙酸衍生物				
布洛芬（ibuprofen）	2	1 200 ~ 3 200	400 ~ 600	3
洛索洛芬（loxoprofen）	1.2	180	60	3
苯酰酸衍生物				
双氯芬酸（diclofenac）	2	75 ~ 150	25 ~ 50	3
吲哚酰酸类				
吲哚美辛（indometacin）	3 ~ 11	75	25	3
舒林酸（sulindac）	18	400	200	2
吡喃羧酸类				
依托度酸（etodolac）	8.3	400 ~ 1 000	400 ~ 1 000	1
非酸性类				
萘丁美酮（nabumetone）	24	1 000 ~ 2 000	1 000	1 ~ 2
昔康类				
炎痛昔康（piroxicam）	30 ~ 86	20	20	1
烯醇酸类				
美洛昔康（meloxicam）	20	15	7.5 ~ 15	1
磺酰苯胺类				
尼美舒利（nimesulide）	2 ~ 5	400	100 ~ 200	2
昔布类				
塞来昔布（celecoxib）	11	200 ~ 400	100 ~ 200	1 ~ 2
依托考昔（eloricoxib）	22	120	60 ~ 120	1

注：表中 1 ~ 4 项必须持续超过 6 周。

（1）布洛芬（brufen）：布洛芬有较强的解热镇痛和抗炎作用，胃肠道的不良反应少。治疗剂量为 1.2 ~ 2.4g/d，分次服用。

（2）双氯芬酸（diclofenac）：其解热镇痛和抗炎作用比吲哚美辛强 2.5 倍，是阿司匹林的 30 ~ 50 倍。口服剂量为 75 ~ 150mg/d，分次服用。

（3）萘丁美酮（nabumetone）：是一种长效抗风湿药物。萘丁美酮具有 COX - 2 倾向性抑制的特性，胃肠副作用较轻。每日用量 1 000mg。

（4）美洛昔康（meloxicam）：该药是一种与吡罗昔康类似的烯醇氨基甲酰。本药有明显的 COX - 2 选择性，为 COX - 2 倾向性抑制剂。其用法为每天 7.5 ~ 22.5mg。该药的胃肠道不良反应较少。

（5）依托度酸（etodolac）：是另一种倾向性 COX - 2 抑制剂，胃肠道不良反应较少，每日剂量 200 ~ 400mg，分 2 次口服。

（6）塞来昔布（celecoxib）：是以 1，5 - 双吡醇为基础结构的化合物，为选择性 COX - 2 抑制剂。胃肠道副作用较轻，每日剂量 200 ~ 400mg。

2. DMARDs　该类药物起效较 NSAID 慢，对疼痛的缓解作用较差。临床症状的明显改善大约需 1~6 个月，故又称慢作用药。它虽不具备即刻止痛和抗炎作用，但起效后抗炎效果持久，有减缓关节的侵蚀、破坏、改善和延缓病情进展的作用。

该类药物多为免疫抑制剂或免疫调节剂，临床多主张尽早采用几种药物联合治疗的方案，以达到增加疗效，减少副作用，早期达到缓解病情发展的目的。一般首选甲氨蝶呤，并且将它作为联合治疗的基本药物。常用药物见表 11-5。

表 11-5 RA 常用 DMARDs

药物	起效时间（月）	常用剂量（mg）	给药途径	毒性反应
甲氨蝶呤	1~2	7.5~15 每周	口服、肌内注射、静脉滴注	胃肠道症状、口腔炎、皮疹、脱发，偶有骨髓抑制、肝脏毒性，肺间质病变（罕见但严重，可能危及生命）
柳氮磺吡啶	1~2	1 000 2~3 次/日	口服	皮疹，偶有骨髓抑制、胃肠道不耐受。对磺胺过敏者禁用
来米特	1~2	10~20 1 次/日	口服	腹泻、瘙痒、可逆性转氨酶升高，脱发、皮疹
羟氯喹	2~4	200 1~2 次/日	口服	偶有皮疹、腹泻，罕有视网膜毒性，禁用于窦房结功能不全，传导阻滞者
金诺芬	4~6	3 1~2 次/日	口服	可有口腔炎、皮疹、骨髓抑制、血小板减少、蛋白尿，但发生率低，腹泻常见
青霉胺	3~6	250~500 1 次/日	口服	皮疹、口腔炎、味觉障碍、蛋白尿、骨髓抑制、偶有严重自身免疫病

（1）甲氨蝶呤（methotrexate，MTX）：是目前国内外治疗 RA 的首选药物之一。可减少核蛋白合成，从而抑制细胞增殖和复制；另外可抑制白细胞的趋向性，有直接的抗炎作用。口服 60% 吸收，每日给药可导致明显的骨髓抑制和毒性作用，故多采用每周 1 次给药。常用剂量为每周 7.5~25mg。甲氨蝶呤的副作用有恶心、口炎、腹泻、脱发、皮疹、肝酶升高，少数出现骨髓抑制，听力损害和肺间质变。也可引起流产、畸胎和影响生育力。服药期间，应定期查血常规和肝功能。

老年患者，由于肾小球清除率下降，药物从肾脏清除延缓，用药剂量过大易引起药物不良反应，如胃肠道症状、肝损害、骨髓抑制等。因此，有人推荐先予较小剂量 5mg/周，随访 2 个月，如无不良反应，再增加剂量至每周 7.5mg。长期应用较大剂量的 MTX 易导致肺间质纤维化，在老年患者尤为常见，选用前及服药过程中应注意肺部变化。

（2）柳氮磺吡啶（sulfasalazine，SSZ）：该药能减轻关节局部炎症和晨僵，可使血沉和 C 反应蛋白下降，并可减缓滑膜的破坏。本品一般从小剂量开始，逐渐递增至每日 2~3g。用药 4~8 周后起效，如 4 个月内无明显疗效，应改变治疗方案。柳氮磺吡啶的副作用有恶心、腹泻、皮疹、肝酶升高；偶有白细胞、血小板减少，对磺胺过敏者禁用。

老年患者易发生胃肠道反应，可同时加服碳酸氢钠，可碱化尿液，促进药物排泄；合并营养不良者易出现叶酸缺乏，应适当补充。

（3）羟氯喹（hydroxychloroquine，HCQ）：治疗早期 RA 的首选药物之一。该药起效慢，服用后 3~4 个月疗效达高峰，至少连服 6 个月后才能宣布无效，有效后可减量维持。常用剂量为羟氯喹 0.2~0.4g/d。可由小剂量开始，1~2 周后增至足量。不良反应有恶心、呕吐，头痛、肌无力、皮疹及白细胞减少，偶有视网膜病变，本药有蓄积作用。

老年患者羟氯喹的剂量不超过 6mg/（kg·d）时不良反应较少，为一种较安全的药物，但其视网膜毒性有待进一步研究，建议服药半年左右复查眼底；为防止心肌损害，用药前后应查心电图；对于有窦房结功能不全、心率缓慢、传导阻滞等心脏病患者应禁用。

（4）来氟米特（leflunomide，LEF）：为一种新的抗代谢性免疫抑制剂，可明显减轻关节肿痛、晨僵及增加握力，且可使血沉及 C - 反应蛋白水平下降。其用量 10～20mg/d。主要副作用有腹泻、瘙痒、高血压、肝酶增高、皮疹、脱发和一过性白细胞下降等，服药初期应定期查肝功能和白细胞计数。因有致畸作用，故孕妇禁服。

（5）青霉胺（D - penicillamine）：一般每日口服 125～250mg，然后增加至每日 250～500mg。一般用药 2～3 个月左右见效，见效后可逐渐减至维持量 250mg/d。青霉胺不良反应较多，长期大剂量应用可出现肾损害和骨髓抑制等，如及时停药多数能恢复。其他不良反应有恶心、呕吐、厌食、皮疹、口腔溃疡、嗅觉丧失、淋巴结肿大、关节痛、偶可引起自身免疫病，如重症肌无力、多发性肌炎、系统性红斑狼疮及天疱疮等。治疗期间应定期查血、尿常规和肝肾功能。

老年患者服用青霉胺后皮疹及味觉障碍发生率较高，应予注意；适当减小剂量，250mg/d 可有效减少副作用，而疗效相当。

（6）环孢素 A（cyclosporin A，CsA）：主要优点为无骨髓抑制作用，用于重症 RA。常用剂量为 2.5～5.0mg/（kg·d），维持量是 2～3mg/（kg·d）。主要不良反应有高血压、肝肾毒性、神经系统损害、继发感染、肿瘤以及胃肠道反应、齿龈增生、多毛等。不良反应的严重程度、持续时间均与剂量和血药浓度有关。服药期间应查血常规、血肌酐和血压等。

环孢素因可有明显肾毒性，且单一用药效果欠佳而不推荐用于老年患者。

（7）金制剂（gold salts）：早期 RA 治疗效果较好。国内只有口服金制剂，初始剂量为 3mg/d，2 周后增至 6mg/d 维持治疗。常见的不良反应有皮疹、瘙痒、腹泻和口炎，个别患者可见肝、肾损伤，白细胞减少、嗜酸性粒细胞增多、血小板减少或全血细胞减少，再生障碍性贫血等。为避免不良反应，应定期查血、尿常规及肝、肾功能。孕妇、哺乳期妇女不宜使用。

3. 糖皮质激素（gluc ocorticoid，简称激素）　一般不作为治疗 RA 的首选药物。使用糖皮质激素的原则是小剂量、短疗程，同时应用 DMARDs 治疗。小剂量糖皮质激素（每日泼尼松 10mg 或等效其他激素）能迅速减轻关节疼痛、肿胀，缓解多数患者的症状，并作为 DMARDs 起效前的"桥梁"作用；此外，近期的许多研究显示，小剂量（≤10mg/d）泼尼松可明显延缓 RA 患者的病情进展和骨侵蚀，改善关节的影像学表现。但一般认为在下述四种情况可选用激素：①类风湿血管炎：包括多发性单神经炎、类风湿肺及浆膜炎等；②过渡治疗，在重症 RA 患者，可用小量激素缓解病情；③经正规 DMARDs 治疗无效的患者；④局部应用，如关节腔内注射可有效缓解关节的炎症。

对于起病较急，关节外表现较多或合并风湿性多肌痛的老年 RA 患者，激素可做为首选，以便迅速控制症状，随病情改善可将激素逐渐减量或停用。对于因为不良反应等原因不宜使用 NSAIDs 的老年患者，小剂量激素是一种较安全的一线药物。需要注意的是，应用激素的同时需要合用 DMARDs，以达到完全控制病情的目的。此外，激素可导致骨量减少，增加骨折的危险性，建议同时补钙剂及维生素 D 预防骨质疏松及缺血性骨坏死。

4. 生物制剂 20 世纪 90 年代末开始在 RA 治疗中应用的具有明确靶点的新型药物（表 11-6）。其药物靶点主要集中在与 RA 发病、发展相关的细胞因子和 T、B 免疫细胞上。与传统 DMARDs 相比，生物制剂具有起效快、患者总体耐受性好，延缓、抑制骨破坏效果显著，亦称为生物 DMARDs。与传统 DMARDs 联用，疗效优于单用传统或生物 DMARDs。

表 11-6 用于 RA 治疗的生物制剂

药物名称（商品名）	作用机制	用法用量	起效时间	副作用
etanercept (enbrel)	可溶性 TNF-α 受体	皮下注射：25mg 每周 2 次或 50mg 每周 1 次	几天至 4 个月	感染时禁用、轻微的注射局部反应，罕见脱髓鞘反应
infliximab (remicade)	TNF-α 拮抗剂	初次分别于第 0、2、6 周静脉注射：3mg/kg，以后每 8 周注射 1 次	几天至 4 个月	输液反应、感染，罕见脱髓鞘反应
adalimumab (humira)	TNF-α 拮抗剂	皮下注射：40mg，每 2 周 1 次	几天至 4 个月	输注反应、感染（包括结核复发）、罕见脱髓鞘反应
anakinra (kineret)	IL-1 受体拮抗剂	皮下注射：100~150mg，每天 1 次	12 周之内起效可持续至 24 周	感染、中性粒细胞下降、头痛、眩晕、恶心，罕见超敏反应
rituximab (mabThera)	抗人 CD20 单抗	静脉注射，500~1 000mg，每 2 周 1 次，连用 2~3 次	12~24 周	初次输液反应、感染
abatacept (orencia)	T 细胞抑制剂	初次时分别于第 0、2、4 周静脉注射，每次 500~1 000mg，以后每 4 周 1 次	16 周	头痛、鼻咽炎、恶心、感染、注射反应；不宜与其他生物制剂联用，慎用于慢性阻塞性肺病患者

目前，生物制剂的适应证国内外并无统一标准。一般常用于传统 DMARDs 无效、相对禁忌或者早期出现进行性关节破坏的患者，目前应用较多的是 TNF-α 拮抗剂。

TNF-α 拮抗剂应用的禁忌证包括各种活动感染、最近 12 月内的假体关节关节炎、NYHA 分级 Ⅲ 级以上的充血性心力衰竭、恶性肿瘤、既往脱髓鞘综合征或多发性硬化病史、妊娠或哺乳期妇女。

5. 植物药 植物药在国内 RA 治疗上的应用比较广泛，对减轻关节症状，改善生存质量有其独特作用。由于缺乏科学的、大样本的对照研究，其远期效果及不良作用亟待进一步研究。目前，临床应用的从植物药提取的多种药物，如雷公藤、白芍总苷、青藤碱等，对 RA 有肯定的疗效。

（1）青藤碱：口服，每次 20~80mg，每日 2~3 次。主要不良反应为皮疹、皮肤瘙痒，少数患者可有白血病、血小板减少，偶见胃肠不适、恶心、头痛、多汗等。孕妇、哺乳期妇女以及哮喘患者禁用。

（2）白芍总苷：口服，每次 600mg，每日 2~3 次。可引起大便次数增多以及轻度腹痛、腹胀，偶见皮疹。

（3）雷公藤总苷：口服，每次 10～20mg，每日 2～3 次。主要不良反应有白细胞、血小板减少，可引起月经紊乱、精子减少，可导致肝损害和消化道症状。孕妇、育龄及儿童患者忌用。

老年 RA 患者肝脏代谢功能及肾小球清除率降低，导致药物代谢动力学改变；出现关节外脏器受累的比例较青年人增多，如肺间质病变；罹患老年人常见疾病如心血管、肝肾疾病、眼部疾病、骨质疏松、糖尿病等的机会大大增加，存在和多种伴随药物相互作用等因素的影响，药物治疗的不良反应明显增加。而目前的治疗方案均来自于青壮年 RA 患者的治疗。因此，在选择联合用药方案及确定药物剂量时，应充分考虑到上述影响因素，对老年患者用药，特别要注意个体化。给药时要注意治疗方案和药物品种的选择、适当调整剂量，并进行密切的临床观察。

（三）外科治疗

经正规内科治疗无效及严重关节功能障碍的患者，可采用外科治疗。常用的手术主要有滑膜切除术、关节形成术、软组织松解或修复手术、关节融合术等。但手术并不能根治 RA，故术后仍需内科药物治疗。

七、预防与保健

RA 的致残率比较高，早期诊断、及早开始合理治疗是避免关节毁损发生的根本。只有普及 RA 的一般知识，保持足够的警惕性，才能达到早诊断、早治疗。

如前所述，本病目前尚无根治措施，需要终生治疗。如何克服由于关节疼痛、畸形、功能障碍、生活能力下降、家庭和社会关系发生改变带来的精神压力、抑郁，理性地面对疾病，提高患者治疗的依从性、主动参与治疗，对于有效控制病情、改善关节功能具有重要意义。

RA 是易感人群在反复感染和其他环境因素的共同作用下，诱发自身免疫反应，导致疾病的发生。因此，加强锻炼，增强身体素质，增强抗病能力，可以减少 RA 等疾病的发生，尤其对于有 RA 家族史的女性。对于已经罹患该病的患者，避免感染诱发的病情活动同样重要。生活上应该注意天气变化，及时增减衣服，避免感冒；女性患者应注意个人卫生，避免憋尿，减少泌尿系感染。

饮食上，注意饮食卫生，避免寒凉刺激性饮食；饮食结构上，减少脂肪摄入，适当优质高蛋白和富含维生素（如维生素 B_2）、微量元素（硒、锌）的饮食；对于体重超重或肥胖者，应该注意体重控制，保护负重关节。此外，有人认为，摄入鱼油可起到缓解关节症状的作用。

日常生活应注意关节保护，本病主要小关节，尤其双手。可以注意以下几点：①使用大关节从事活动，比如把拎包改为挎包；以手持物时，尽可能用双手，比如端平底锅；②把持物握柄加大，比如在牙刷把上缠绕纱布，以利握持；③避免掌指关节弯曲指关节伸直的动作，如起床时以手掌撑起，避免只有手指；④能推不提，比如推车买菜；⑤工作时尽量坐有靠背的椅子，避免长久站立；⑥久坐、平卧后，先活动关节，再起身。

理想的 RA 的治疗是一个系统工程，需要医患、家庭、社会的共同努力。

（董 玲）

第二节 干燥综合征

一、概述

干燥综合征（Sjogren syndrome，SS）是一种系统性自身免疫病。主要累及外分泌腺，典型表现为口、眼干燥，也可累及腺体外其他器官，而出现多系统损害的症状。受累器官可见大量淋巴细胞浸润，血清中可检测到多种自身抗体。

本病分为原发性和继发性两类，前者指不具另一诊断明确的结缔组织病（CTD）的干燥综合征。后者是指发生于另一诊断明确的 CTD 如系统性红斑狼疮、类风湿关节炎等的干燥综合征。本文主要叙述原发性干燥综合征。

本病女性多见，男女比为 1：（9～20）。发病年龄多在 40～50 岁，也见于儿童。1993年国内流行病学调查材料发现原发性干燥综合征患病率为 0.33%～0.77%。国外报告在老年人群中患病率高达 1.9%～4.8%。

二、病因学

（一）遗传因素

近年来通过免疫遗传学研究测定，某些主要组织相容性复合体（MHC）的基因的频率在干燥综合征患者中增高。同正常对照人群相比，原发性干燥综合征患者 HLA－B8、HLA－DR3、HLA－DRw52 分子高表达。临床上还发现某些 HLA 基因与干燥综合征自身抗体的产生和严重程度相关。如具有 HLA－DQ 抗原的干燥综合征患者多具有高滴度的抗SSA，抗 SSB 抗体，且临床症状较重。

同时，干燥综合征患者中有姐妹、母女同时患病者，这也提示了本病的患病中有遗传因素存在。

（二）病毒感染

研究发现，多种病毒与干燥综合征的发病与病情持续有关。如 EB 病毒、疱疹病毒 6型、巨细胞病毒、逆转录病毒、丙型肝炎病毒等。

（三）性激素

干燥综合征患者体内雌激素水平升高，且干燥综合征患者大多数为女性，推测与雌激素升高有关。

三、发病机制和病理生理

干燥综合征的病因和发病机制一直是一个研究热点，但至今尚未阐明。一般认为它的发生发展可分为三个阶段：①某一环境因子作用于有遗传敏感性的个体引起自身免疫反应。②外分泌腺有原位免疫反应，可吸引更多的 T 细胞到达腺体内。由此而产生的细胞因子使炎症持续下去并激活 B 淋巴细胞，导致机体体液免疫和细胞免疫的异常。③不断产生的炎症引起组织损伤。

干燥综合征患者的外分泌腺上皮细胞可作为抗原呈递细胞起作用。受累腺体的上皮细胞不适当地表达Ⅱ型分子，且为 c-rmyc 原癌基因和促炎细胞携带信息，这些细胞经历了程序性细胞死亡（凋亡），最终引起外分泌腺功能障碍。

本病患者 B 淋巴细胞激活后产生多种自身抗体，使免疫球蛋白数量升高。其中，Ro/SSA 自身抗原包含三条多肽链（52kDa、54kDa 和 60kDa），可与 RNAs 相结合；48-kDa 的 La/SSB 蛋白与 RNAⅢ聚合酶转录因子结合。Ro/SSA 和 La/SSB 阳性的干燥综合征患者发病较早，病程相对较长，可有唾液腺增生和严重淋巴细胞浸润，并有腺外表现如淋巴结病变，紫癜和血管炎，在干燥综合征的发病中起重要作用。最近发现的Ⅲ型毒蕈样乙酰胆碱（M3）抗体可阻断自主神经对残余外分泌腺体的调节作用，并产生腺体外神经功能紊乱症状。

有学者报道干燥综合征患者的唇腺上皮细胞及单个核细胞内有 IL-1β、IL-6、TNF-α、IFN-γ 的 mRNA 表达，提示细胞因子参与了干燥综合征的局部及唇腺炎的发病过程。

本病主要有两种病理改变：外分泌腺炎及血管炎。在柱状上皮细胞组成的外分泌腺体间有大量淋巴细胞包括浆细胞及单核细胞的浸润，这种聚集的淋巴细胞浸润性病变是本病的特征性病理改变。它出现在唾液腺（包括唇、腭部的小涎腺）、泪腺（包括眼结膜的小泪腺）、肾间质、肺间质、消化道黏膜、肝汇管区、胆小管及淋巴结，最终导致局部导管和腺体的上皮细胞增生，继之退化、萎缩、破坏、以纤维组织代之，甚至丧失其应有的功能。有人把唾液腺、泪腺以外组织中出现大量的淋巴细胞浸润称为假性淋巴瘤。血管炎可由冷球蛋白血症、高球蛋白血症及免疫复合物沉积引起，是本病并发肾小球肾炎、神经系统病变、皮疹、雷诺现象的病理基础。

四、临床表现

多数干燥综合征患者有泪腺和唾液腺功能受损。疾病进展缓慢，开始可有黏膜干燥或非特异性症状，经过 8~10 年，疾病逐渐进展并达到干燥综合征的诊断标准。

（一）局部表现

1. 口干燥症　因唾腺病变，使唾液黏蛋白缺少而引起下述常见症状：①有 70%~80% 患者诉有口干，吞咽较干的食物困难，不能持续讲话，口腔烧灼感觉，但不一定都是首症或主诉，严重者因口腔黏膜、牙齿和舌发黏以致在讲话时需频频饮水，进固体食物时必须伴水或流食送下，有时夜间需起床饮水等。②猖獗性龋齿：约 50% 的患者出现多个难以控制发展的龋齿，表现为牙齿逐渐变黑，继而小片脱落，最终只留残根。是本病的特征之一。③成人腮腺炎，50% 患者表现有间歇性交替性腮腺肿痛，累及单侧或双侧。大部分在 10 天左右可以自行消退，但有时持续性肿大。少数有颌下腺肿大，舌下腺肿大较少。有的伴有发热。对部分有腮腺持续性肿大者应警惕有恶性淋巴瘤的可能。④舌部表现唾液浑浊。为舌痛，舌面干、裂，舌乳头萎缩而光滑。⑤口腔黏膜出现溃疡或继发感染。

2. 干燥性角结膜炎　干燥综合征患者可有眼睛受累。因泪腺分泌的黏蛋白减少而出现眼干，下眼睑沙砾感，发热，眼内眦分泌物黏着，流泪减少，严重者哭时无泪。结膜角膜红肿、瘙痒，眼睛疲劳和光过敏。这些症状由角膜和球结膜上皮损害引起，称为干燥性角膜结膜炎。部分患者有眼睑缘反复化脓性感染、结膜炎、角膜炎等。70 岁以上老年干燥综合征眼部客观检查阳性率较其他年龄组减低。

其他外分泌腺较少受累，上下呼吸道的黏膜腺分泌减少可致鼻干、咽干和气管干燥（气管干燥症）。胃肠道外分泌腺分泌减少可致食管黏膜萎缩，萎缩性胃炎和亚临床胰腺炎。

外生殖器干燥可引起性交困难。患者可有皮肤干燥。

（二）系统表现

除口、眼干燥表现外患者还可出现全身症状如乏力、低热等。约有 2/3 的患者出现系统损害。

1. 皮肤　皮肤病变的病理基础为局部血管炎。有下列表现：①过敏性紫癜样皮疹：多见于下肢，发生率约为 11%，为米粒大小边界清楚的红丘疹，压之不退色，分批出现。每批持续时间约为 10 天，可自行消退而遗有褐色色素沉着；②结节红斑：较为少见；③雷诺现象：发生率约为 37%，多不严重，不引起指端溃疡或相应组织萎缩。

2. 骨骼肌肉　约 60% 以上的患者出现关节痛。仅小部分表现有关节肿胀但多不严重且呈一过性。关节结构的破坏非本病的特点。肌炎见于约 5% 的患者。

3. 肾　国内报道约有 30%~50% 患者有肾损害，主要累及远端肾小管，表现为因 I 型肾小管酸中毒而引起的低血钾性肌肉麻痹，严重者出现肾钙化、肾结石及软骨病。表现为多饮、多尿的肾性尿崩亦常出现于肾小管酸中毒患者。通过氯化铵负荷试验可以看到约 50% 患者有亚临床型肾小管酸中毒。近端肾小管损害较少见。小部分患者出现较明显的肾小球损害，临床表现为大量蛋白尿、低白蛋白血症甚至肾功能不全。

4. 肺　约 14% 的患者有肺部受累。轻度受累者出现干咳，重者出现气短。肺部的主要病理为间质性病变，部分出现弥漫性肺间质纤维化，少数人可因此而呼吸衰竭而死亡。早期肺间质病变在肺 X 线片上并不明显，只有高分辨肺 CT 方能发现。另有小部分患者出现肺动脉高压。有肺纤维化及重度肺动脉高压者预后不佳。

5. 消化系统　胃肠道可以因其黏膜层的外分泌腺体病变而出现萎缩性胃炎、胃酸减少、消化不良等非特异性症状。肝脏损害见于约 20% 的患者，临床谱从黄疸至无临床症状而有肝功能损害不等。肝脏病理呈多样，以肝内小胆管壁及其周围淋巴细胞浸润，界板破坏等改变为突出。慢性胰腺炎亦非罕见。

6. 神经　累及神经系统的发生率约为 5%。以周围神经损害为多见，不论是中枢或周围神经损害均与血管炎有关。原发性干燥综合征伴有血管炎的患者可有多灶性，复发性和进展性神经病变，如轻偏瘫，横纹肌病变，半身感觉缺失，癫痫发作和运动疾病；也有无菌性脑膜炎和多发性硬化。约半数的干燥综合征患者可有感觉性听力丧失，多与抗心磷脂抗体有关。

7. 血液系统　本病可出现白细胞减少，发生率为 13%，13% 的患者出现血小板减少，但两者不一定同时出现。血小板低下严重者可出现出血现象。贫血的发生率约为 20%。干燥综合征的早期患者淋巴结病变的发生率为 14%。脾肿大的发生率为 3%。干燥综合征的晚期，可出现淋巴瘤。表现为持续性腮腺肿大，淋巴结病变，皮肤血管炎，外周神经病变，淋巴细胞减少和冷球蛋白血症。大多数淋巴瘤发生在结外，B 细胞周边区，且为低度恶性。唾液腺是最常见的受累部位。国外报道中约 44 倍高于正常人群。在干燥综合征中出现的概率为 6%。发病年龄越早，出现淋巴瘤的概率越高。国内的原发性干燥综合征患者还发现有血管免疫母淋巴结病（伴巨球蛋白血症）、非霍奇金淋巴瘤、多发性骨髓瘤等疾病。

8. 实验室检查

（1）自身抗体：本病可有多种自身抗体出现，45.7% 的患者可有抗核抗体滴度升高，抗 SSA、抗 SSB 抗体的阳性率分别为 70% 和 40%（70 岁以上老年人阳性率低于其他年龄组），约 5% ~ 10% 可以出现抗 RNP 抗体和抗着丝点抗体。43% 的患者类风湿因子阳性，约 20% 的患者出现抗心磷脂抗体。近年来，抗 α - 胞衬蛋白抗体诊断干燥综合征敏感性为 52% ~ 95%，特异性为 87% ~ 100%，β - 胞衬蛋白也有一定意义。Ⅲ型毒蕈样乙酰胆碱（M3）受体抗体与 SS 有关。抗 M_3 受体抗体对 SS 诊断的敏感性为 80% ~ 90%，特异性为 90%。

（2）免疫球蛋白：由于淋巴细胞高度增殖，90% 以上的患者有高球蛋白血症，呈多克隆性且强度高，可引起紫癜，血沉快等。少数患者出现巨球蛋白血症，或但克隆性高丙种球蛋白血症，或冷球蛋白血症；出现这些情况需警惕并发恶性淋巴瘤或多发性骨髓瘤的可能。国外学者研究提示，口干、眼干在 70 岁以上干燥综合征的发病率为分别为 98%、91%。由于口干、眼干的症状在正常老年人中也较常见（在 80 岁以上的老年人群的发生率为 3% ~ 4%），因此在诊断中应综合实验室检查有学者总结了 84 例干燥综合征患者的临床资料，发现大于 60 岁以上老年组患者口干、眼干及猖獗龋的阳性率分别为 80.0%、76.7% 及 43.3%，明显高于中青年组 57.4%、51.9% 及 20.4%；类风湿因子（RF）升高及抗 SSA 抗体，抗 SSB 抗体阳性的概率分别为 13.0%、36.7% 及 16.7%，明显低于中青年组 44.4%、59.3% 及 42.6%；老年组白细胞减低及甲状腺受累的阳性率分别为 13.3% 及 10.0%，均低于中青年组 48.1% 及 37.0%（以上 $P < 0.05$）。因此，老年干燥综合征的诊断应更多地依据唇腺活检资料。

五、诊断和鉴别诊断

（一）诊断

干燥综合征缺乏特异的临床表现和实验室检查，因而迄今无公认的诊断标准。目前普遍应用 2002 年干燥综合征国际分类（诊断）标准，内容见表 11 - 7。

表 11 - 7 干燥综合征分类标准的项目

干燥综合征分类标准的项目
Ⅰ 口腔症状：3 项中有 1 项或 1 项以上
1. 每日感口干持续 3 个月以上
2. 成年后腮腺反复或持续肿大
3. 吞咽干性食物时需用水帮助

干燥综合征国际诊断（分类）标准（2002 年修订）
Ⅱ 眼部症状：3 项中有 1 项或 1 项以上
1. 每日感到不能忍受的眼干持续 3 个月以上
2. 有反复的砂子进眼或砂磨感觉
3. 每日需用人工泪液 3 次或 3 次以上
Ⅲ 眼部体征：下述检查任 1 项或 1 项以上阳性
1. Schirmer Ⅰ 试验（+）（≤5mm/5 分）（图 11 - 1）
2. 角膜染色（+）（≥4van Bijsterveld 计分法）（图 11 - 2）
Ⅳ 组织学检查：下唇腺病理示淋巴细胞灶≥1（指 4mm² 组织内至少有 50 个淋巴细胞聚集于唇腺间质者为一灶）（图 11 - 3）

Ⅴ唾液腺受损：下述检查任1项或1项以上阳性

　　1. 唾液流率（＋），即15分钟内只收集到自然流出唾液≤1.5ml（正常人＞1.5ml）

　　2. 腮腺造影（＋）；即可见末端腺体造影剂外溢呈点状、球状的阴影（图11－4）

　　3. 唾液腺同位素检查（＋），即唾液吸收、浓聚、排出核素功能差

Ⅵ自身抗体：抗SSA或抗SSB（＋）（双扩散法）

上述项目的具体分类

1. 原发性干燥综合征　无任何潜在疾病的情况下，有下述2条则可诊断

　　a. 符合表11－7中4条或4条以上，但必须含有条目Ⅳ（组织学检查）和/或条目Ⅵ（自身抗体）

　　b. 条目Ⅲ、Ⅳ、Ⅴ、Ⅵ4条中任3条阳性

2. 继发性干燥综合征　患者有潜在的疾病（如任一结缔组织病），而符合表11－7的Ⅰ和Ⅱ中任1条，同时符合条目
　　Ⅲ、Ⅳ、Ⅴ中任2条

3. 必须除外　颈头面部放疗史，丙肝病毒感染，AIDS，淋巴瘤，结节病，GVH病，抗乙酰胆碱药的应用（如阿托品、
　　莨菪碱、溴丙胺太林、颠茄等）

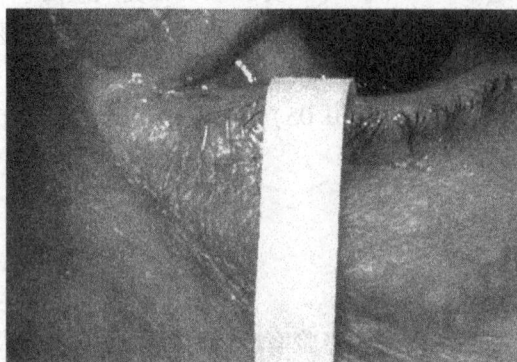

图11－1　Schirmer 试验＜5mm 滤纸湿/5min

Schirmer Ⅰ试验为反映泪腺基础分泌的实验。在有/无表麻情况下，将标准滤纸放在下眼睑外侧，嘱被测者注视前方，5分钟后滤纸变色小于5mm 为阳性（正常人的湿长不少于10mm/5min）

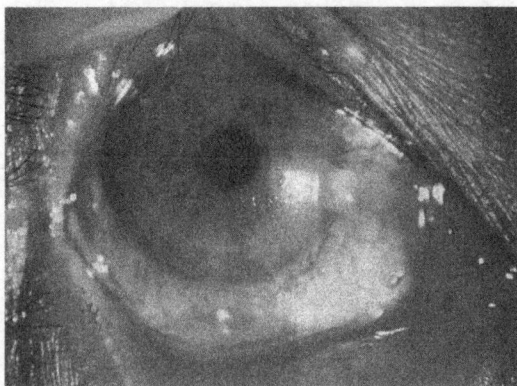

图11－2　Rose Bengal 角膜染色

于受检眼下穹部滴1%虎红眼液约20μl，轻揉上下眼睑使其弥散分布，然后用生理盐水冲洗，呈玫瑰色者为阳性。Bijsterveld 把眼表分为三个区域，用于虎红染色的评分，依次为鼻侧球结膜、角膜和颞侧球结膜。每一个区域评为0~3分，0分无染色，1分为少许点状染色，2分为介于1分和3分两者之间的较多点状染色，3分为全染色

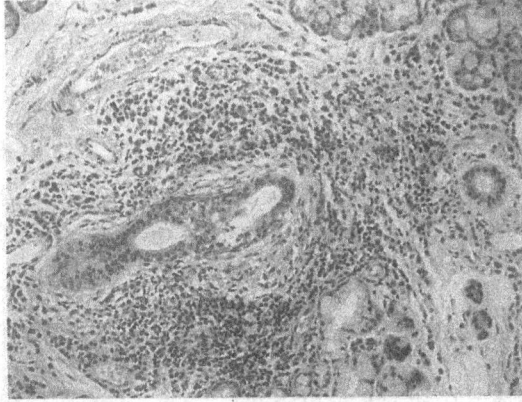

图 11-3　唇腺病理

下唇腺病理示淋巴细胞灶 ≥1 个（指 $4mm^2$ 组织内至少有 50 个淋巴细胞聚集于唇腺间质者为一灶）

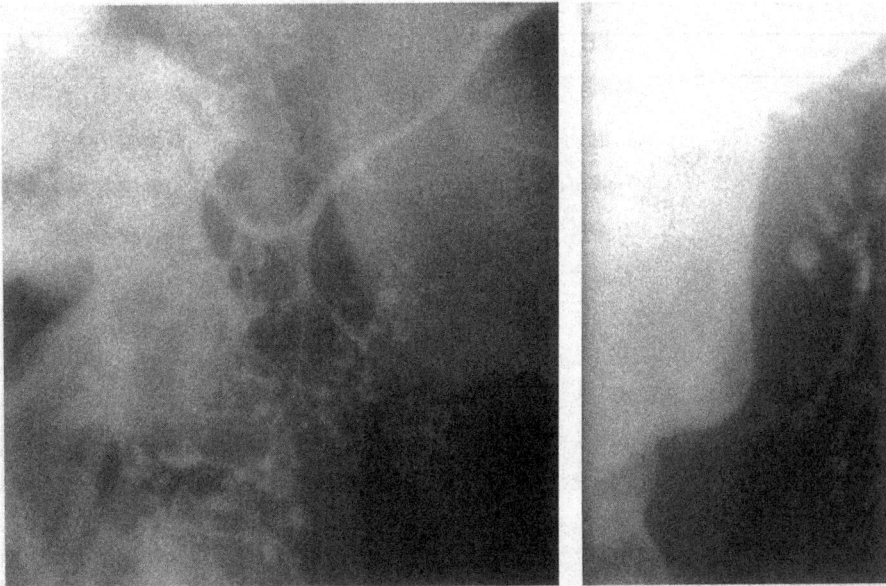

图 11-4　腮腺造影

腮腺管注入碘化油 1~2ml，消毒棉球压迫腮腺管口，摄充盈像 X 线片，含醋 5 分钟，再摄排空像 X 线片。具有以下表现为阳性，包括：末梢导管的斑点状扩张，小球状扩张，导管扩张融合成腔洞状，导管破坏，造影剂外溢，主导管无改变，分支导管稀疏甚至不显影

　　上述诊断标准经我国的初步验证，得其特异性为 98%，敏感性为 87%。在临床工作中干燥综合征的诊断要结合患者的具体情况，既不应受限于本标准，以免遗漏早期不典型患者，但又要具备本标准中有力的依据，如重视本标准中的血清学和唇腺病理结果，以免造成误诊。对于老年人，因自身抗体出现的阳性率随年龄的增加而增加，且多器官功能衰退，关节痛，疲劳，抑郁等症状可能由其他疾病引起，很多症状也极容易被忽视，故诊断标准的敏感性和特异性均受影响，临床上一定要综合分析，合理判断。

（二）鉴别诊断

干燥综合征的临床表现多种多样，患者可因某一症状突出而到眼科、口腔科、呼吸科、肾内科、神经科就诊，因此应加强科普教育和各科室的交流、协作，使各科医师对此病都有了解。当患者无口眼干燥症状，而以腺体外受累为主要表现，如皮疹、关节痛、低钾肌无力时，往往容易误诊漏诊。因关节痛，类风湿因子阳性易误诊为类风湿关节炎；因转氨酶高易误诊为慢性肝炎，因抗核抗体阳性易误诊为系统性红斑狼疮；当干燥综合征以肾小管酸中毒、间质性肺炎、外周神经炎、慢性胰腺炎为突出表现时，临床医生可能会因为症状性诊断而忽略它是干燥综合征的一个局部表现。尤其对老年人，因其起病隐匿，且多同时合并有高血压、糖尿病及老年痴呆等，临床表现很不特异，更应该提高警惕，以免延误诊断。

此外，外分泌的任一环节功能失常都可引起口、眼干燥的症状和相关检查异常。干燥综合征需和其他导致口干、眼干和腮腺肿大的疾病鉴别（表 11-8）。如 HIV 感染，C 型肝炎病毒感染和结节病。对于老年口干患者，首先应排除药物因素所致，很多抗抑郁药，抗精神病药，抗高血压药都有抗胆碱能或抗肾上腺能作用，极易引起口干的症状出现。

表 11-8 干燥综合征的鉴别诊断

口干	眼干	双侧腮腺肿大
病毒感染	炎症	病毒感染
药物	Stevens-Johnson 综合征	腮腺炎
精神治疗药物（阿米替林）	phemphigoid	流感
交感神经阻滞药	慢性结膜炎	Epstein-Barr
抗高血压药物	慢性睑炎	柯萨奇病毒
心理作用	中毒	巨细胞病毒
接触放射物质	烧伤	HIV
糖尿病	药物	类肉瘤病
创伤	神经病学疾病	淀粉样变
干燥综合征	泪腺功能受损	干燥综合征
	眼睑功能受损	代谢疾病
	各种疾病	糖尿病
	创伤	高脂蛋白血症
	维生素 A 缺乏	慢性胰腺炎
	眨眼异常	肝硬化
	眼睑结痂	内分泌
	角膜麻痹	肢端肥大
	上皮不规则	性腺功能低下

六、治疗与预防

干燥综合征是一种慢性疾病，临床表现各种各样，大部分患者预后良好。目前尚无肯定的药物改变其病程。主要是采取措施改善症状，控制和延缓因免疫反应而引起的组织器官损害的进展，预防继发性感染。

1. 口腔护理及口干燥症的治疗　对于口干燥症患者，应避免吸烟、饮酒，避免服用引起口干加重的药物如阿托品、吩噻嗪、三环类抗抑郁药，解痉药，抗帕金森药，避免长期应用 H_2 受体阻滞剂包括西咪替丁，雷尼替丁及法莫替丁等。

注意口腔卫生和做好口腔护理，餐后一定要用牙签将食物残渣清除，并勤漱口，减少龋齿和口腔继发感染。发生口腔溃疡时，可先用生理盐水棉球擦洗局部，再用 5% 灭滴灵涂擦，避免使用甲紫，以免加重口腔干燥症状。对口腔继发真菌感染者，外用制霉菌素片 50万 U 溶于 500ml 生理盐水，每次 10～20ml，3～4 次/日漱口，或给予 4% 碳酸氢钠溶液 10～20ml/次，3～4 次/日漱口，严重者可给予氟康唑 50mg/d，连服 7～14 日。对唾液引流不畅发生化脓性腮腺炎者，应及早使用抗生素（抗菌谱包含 G^+ 球菌及厌氧菌：如 β 内酰胺类抗生素＋甲硝唑），避免脓肿形成。

可用无糖柠檬水和酸性食物刺激唾液分泌。茴三硫片（每次 25mg，每日 3 次）可缓解口干症状；必嗽平（溴己新片）有黏液溶解作用，每次 16mg，每日 3 次口服，可以改善口干症状；沐舒坦（每次 30mg，每日 3 次）、复方鲜竹沥（每次 10～20ml，每日 3 次），中药川贝类止咳化痰药、罗汉果等代茶饮均可改善干燥症状。口干症状严重者可口服副交感胆碱能 M3 受体的激动剂盐酸毛果芸香碱（匹罗卡品片），每次 5～7.5mg，每日 3 次，分可使唾液分泌提高 20%～40%，症状改善约需 2 个月，长期服用不产生耐药，但停药后症状复发。本类药物有一定疗效但亦可引起面部潮红、出汗及尿频等不良反应，目前未发现此类药物哮喘、支气管炎及慢性阻塞性肺病有明显不良影响，但在这些疾病应该慎用。

中药制剂如白芍总苷对缓解干燥综合征的干燥症状及关节疼痛有效，用法为 1～2 片/次，每日 2～3 次，偶有患者出现腹泻，但对症治疗（中药陈皮代茶饮）多能好转，若不能好转可以减量为 1 片/次，每日 2～3 次。另外一些中药方剂可能对本病的治疗有一定作用。本文作者研究发现，老年干燥综合征患者对白芍总苷具有很好的耐受性和依从性，可能与老年人胃肠道功能低下，普遍存在便秘现象，白芍总苷有一定的缓泻作用有关。

2. 眼睛护理及干眼征的治疗　应尽量避免应用降低泪液分泌的制剂如利尿剂，抗高血压药和抗抑郁药。使用人造泪液（5% 甲基纤维素）滴眼和改善环境（如使用加湿器）可以缓解眼干症状，使用金霉素眼膏，润舒滴眼液可以保护角膜，减轻角膜损伤和不适，减少感染机会。如果出现角膜溃疡，建议做眼修补和用硼酸软膏治疗。

3. 皮肤护理　对汗腺受累引起的皮肤干燥、脱屑和瘙痒等，要少用或不用碱性肥皂，选用中性肥皂。可以用复方甘油止痒乳，维生素 E 乳及市售润肤露等都有很好的保护皮肤作用。要勤换衣裤、被褥，保持皮肤清洁。原发性干燥综合征有皮损者应根据皮损情况予以清创换药，如遇感染可适当使用抗生素。有阴道干燥瘙痒、性交灼痛，应注意阴部卫生，可适当使用洁尔阴洗液或润滑剂如甘油、蓖麻油等。

4. 呼吸道护理　将室内湿度控制在 50%～60%，温度保持在 18～21℃，可以缓解呼吸道黏膜干燥所致干咳等症状，并可预防感染。对痰黏稠难以咳出的患者可做雾化吸入。必要时可加入抗生素和糜蛋白酶，以控制感染和促进排痰。

5. 肌肉、关节痛　可用非甾体抗炎药如双氯芬酸钠每次 50mg，3 次/日，对有消化性溃疡及胃肠道不良反应者及老年人，可用选择性或特异性 COX－2 受体抑制剂如塞来昔布胶囊每次 100～200mg，1～2 次/日，美洛昔康每次 7.5～15mg，1～2 次/日等，但对合并严重心脏病者应慎重。

6. 低钾血症 纠正低钾血症的麻痹发作可采用静脉补钾（氯化钾），待病情平稳后改口服钾盐液或片（如 10% 枸橼酸钾每次 10ml，3 次/日，或氯化钾缓释片 0.5 ~ 1.0g，2 次/日），有的患者需终身服用，以防低血钾再次发生。或多进食含钾丰富的食物如香蕉、橘子、果珍等。多数患者低血钾纠正后可较正常生活和工作。

7. 系统损害 目前国际上对干燥综合征脏器受累的治疗尚无定论，也没有大规模的循证医学资料。一般认为应以受损器官及严重度而进行治疗：对有神经系统病变、肾小管酸中毒、肺间质性病变、肝脏损害、血小板降低，肌炎及高丙种球蛋白血症等腺体外受累者，则须根据病情轻重给予肾上腺皮质激素及免疫抑制剂治疗，剂量因疾病的轻重不同而异。TNF-α 拮抗类生物制剂对干燥综合征的疗效有限。有学者尝试应用 CD20 单抗治疗干燥综合征，目前无明确肯定疗效。对出现恶性淋巴瘤者，宜按肿瘤治疗原则根据组织类型、部位及范围采用化疗和/或放疗治疗。血液净化疗法对干燥综合征血液系统抗体滴度减低及高丙种球蛋白血症有一定意义。

一般认为，对干燥综合征无脏器损伤者，可考虑白芍总苷 600mg，3 次/日；或羟氯喹 200 ~ 400mg/d；或糖皮质激素：泼尼松 0.5mg/（kg·d）（最大剂量≤40mg/d）×4 周，继以规律减量（每周减 2.5mg 至 10mg/d）维持。

对于肺间质病变患者，可考虑糖皮质激素 + 环磷酰胺：泼尼松 0.5 ~ 1.0mg/（kg·d）×4 周，其后规律减量（每周减 2.5mg 至 10mg/d）维持；同时加用环磷酰胺 100mg/d 持续治疗，或雷公藤总苷 20mg，3 次/日持续治疗，也有学者用来氟米特、青霉胺、秋水仙碱长期口服或依地酸钙钠静脉滴注等治疗肺纤维化。

对血小板减少（＜50×10^9/L）患者，可考虑应用中等剂量糖皮质激素 + 环磷酰胺或中等剂量糖皮质激素 + 环孢素 [3 ~ 5mg/（kg·d）监测环孢素浓度以调整剂量]，激素应规律减量；重症患者需要大剂量激素冲击或免疫吸附治疗。

对肝脏病变患者，合并原发性胆汁性肝硬化可给予 UD-CA（优思弗）13 ~ 15mg/（kg·d）；或中等剂量糖皮质激素（注意规律减量）+ 优思弗治疗。

就目前而言，我们没有足够的临床证据证明哪种治疗是最科学的，需要我们认真地加以研究，根本改变干燥综合征治疗的混乱。目前，由北京协和医院牵头的国家"十一五"科技攻关项目对干燥综合征的治疗提出了一些方案：相关结果正在进一步研究中。希望在不久的将来，能够看到我国在干燥综合征治疗方面的循证医学证据。

值的提出的是，由于老年人各器官功能衰退，且很多人同时存在高血压、糖尿病、冠心病及肾功能不全等基础疾病，因此，在选择激素及免疫抑制剂治疗时宜相对保守，随年龄增加应适当减小药物剂量，且在应用时，一定要分清各种疾病的轻重缓急，同时需严密监测预防药物不良反应发生。

七、预后

本病预后较好，有内脏损害者经恰当治疗后大多可以控制病情达到缓解，但停止治疗又可复发。内脏损害中出现进行性肺纤维化、中枢神经病变、肾小球受损伴肾功能不全、恶性淋巴瘤者预后较差，其余有系统损害者经恰当治疗大部分都能使病情缓解甚至康复到日常生活和工作。

（董 玲）

第十二章

造血和血液系统疾病

第一节　贫血

贫血的定义是指血液循环中红细胞量或血红蛋白水平减少，低于同海拔水平、同年龄、同性别健康人的正常参考值。贫血的评价指标包括血红蛋白、红细胞计数和血细胞比容，国内诊断贫血的标准定为：成年男性血红蛋白 $<120g/L$，红细胞 $<4.5 \times 10^{12}/L$ 或血细胞比容 <0.42；成年女性血红蛋白 $<110g/L$，红细胞 $<4.0 \times 10^{12}/L$ 或血细胞比容 <0.37。由于血红蛋白与贫血的病理生理改变直接相关，且精确性和可重复性等于甚至优于其他指标，临床上更多采用血红蛋白水平作为贫血判定指标。许多因素可能影响健康人血红蛋白水平，包括种族、居住海拔、吸烟以及血浆容量的生理性波动等。世界卫生组织建议成年男性血红蛋白 $<130g/L$、成年女性血红蛋白 $<120g/L$ 即为贫血。贫血是老年人常见的健康问题，常导致老年人群死亡率增加、生活质量的下降。在老年人，贫血由于其疲乏、无力、气短等症状常被归咎于老龄或伴发的心血管疾病，在临床上极易被忽略。

一、病理生理

红细胞的主要生理功能是携带氧气为组织供氧，同时排出二氧化碳。贫血造成的后果主要是缺氧，此时机体可出现一系列代偿变化以缓和组织缺氧。

（一）血红蛋白降低对氧的亲和力

血红蛋白下降时造成组织缺氧，此时红细胞内 2，3 - 二磷酸甘油酸（2，3 - DPG）生成增加，使血红蛋白对氧的亲和力下降，氧解离曲线右移，增加氧的释放供组织利用，缓解病人的缺氧症状。在慢性贫血的病人，常常能够耐受较严重程度的贫血，主要依靠 2，3 - DPG 增高这一代偿机制。

（二）血流重新分布

贫血发生后，为保障需氧量高的重要器官（心、脑、肌肉）的供氧，机体能自动调节不同器官的血流分配。在贫血时对缺氧耐受性较高的脏器如皮肤、肾脏等供血的血流会明显减少，以保证心、脑、肌肉的血液供应。

（三）心功能的变化

贫血状态下心跳加速、心输出量增加使血液循环加速，从而组织能有更多机会得到氧。

贫血时由于血粘度较低并伴有血管扩张，使外周阻力下降，也可以使血流加速，从而维持较高的心输出量，代偿性增加组织供氧。一般轻度贫血时静息状态下心输出量变化不大，当血红蛋白 <70g/L 时，心输出量即明显增加。

正常情况下心肌可以耐受较长时间的高动力循环，但在老年患者，贫血程度严重、长时间心肌过度运动以及冠心病等基础病变，可能导致冠状动脉供氧不足，出现心绞痛、心功能不全甚至心肌梗死。心力衰竭时血浆量增加，反过来又加重心脏负担而使心力衰竭更加严重。研究显示在老年充血性心力衰竭的病人合并贫血的患者比无贫血的患者死亡率显著增高，急性心肌梗死合并贫血的老年患者 30 天死亡率显著高于非贫血者；多因素分析血红蛋白下降 1g/dl，死亡危险增加 13%，提高血红蛋白水平能提高终末器官功能。

（四）肺功能的变化

贫血患者在体力活动时常有呼吸加快、加深，一般贫血时血氧分压并无明显改变，呼吸加快并不能增加组织氧气供应，这主要是由于机体对组织缺氧的反应，可能缺氧时二氧化碳增高，通过呼吸中枢引起呼吸加快；此外，还可能与潜在的充血性心力衰竭有关。

二、流行病学

在老年人，贫血发生率随年龄增长而增高，尤以 85 岁以上发生率最高（图 12 − 1，图 12 − 2）。在 Ezekowitz 的研究中，年龄与贫血发生率的 OR 值为 1.011 年（$P = 0.002$）；BL-SA 研究以两年间隔动态随访健康老人，有 21% 出现贫血，与基线相比，血红蛋白每年下降 0.055 2g/dl（$P < 0.001$），血浆促红细胞生成素水平每年上升 0.376mIU/ml（$P < 0.001$）。据 2002 年我国居民营养与健康状况调查结果显示，在 60 岁以上农村人群超过 1/4 被调查者患贫血，60 岁以上城市人群也有 15% ~ 20% 贫血；美国第三次全国健康与营养调查（NHANES Ⅲ）的研究显示有 11% 的男性和 10.2% 的女性 65 岁以上的人口贫血。卧床老人贫血发病率高于生活自理老人，住院老人贫血发病率高于社区居住老人。随着老龄化的到来，老年贫血将成为 21 世纪严重的公共卫生问题。

三、病因

很多原因可以导致贫血，导致贫血的发病机制大致可归纳为红细胞生成不足或减少、红细胞破坏过多（溶血）和失血三类，老年人贫血最常见的原因是营养缺乏和慢性病（肾脏疾病、感染、肿瘤、慢性炎症性疾病）。

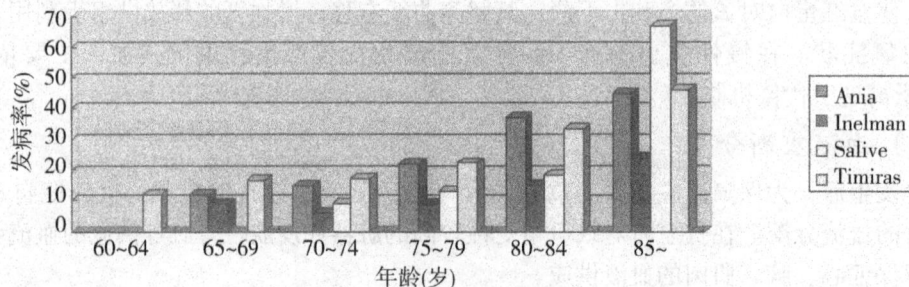

图 12 −1　不同年龄老年男性贫血发病率

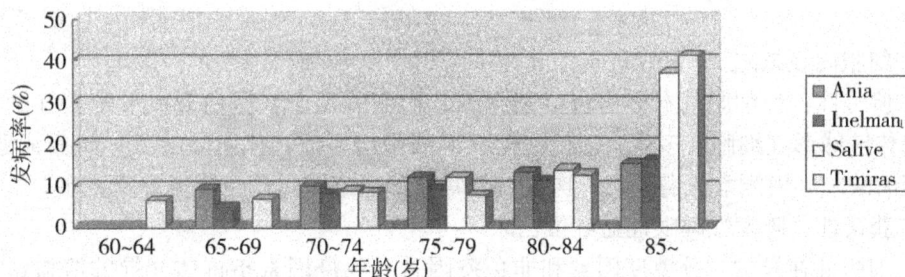

图 12 - 2　不同年龄老年女性贫血发病率

（一）红细胞生成不足

任何原因导致造血原料的不足、造血干细胞异常、骨髓微环境改变均可导致红细胞生成障碍。

1. 造血原料缺乏　无论是铁缺乏或是叶酸、维生素 B_{12} 缺乏均可导致红细胞生成障碍，造成贫血。NHANESⅢ研究结果显示营养性贫血占到老年贫血 1/3；铁缺乏主要和慢性失血有关，叶酸缺乏常常与过度饮酒和营养不良有关，而萎缩性胃炎是导致维生素 B_{12} 缺乏常见原因。在我国少数边远贫困地区，摄入不足仍可能是导致营养性贫血的主要原因。

2. 造血干细胞异常　主要表现为造血干细胞数量减少或质量异常，临床主要表现为以下类型：①骨髓衰竭：包括再生障碍性贫血、范可尼贫血（Fanconi anemia）；②先天性红细胞生成异常性贫血；③造血干细胞克隆性疾病：如骨髓增生异常综合征（MDS）、急性髓系白血病、骨髓纤维化等；④骨髓抑制：放化疗导致的干细胞损伤；⑤骨髓转移癌。

衰老可能影响多能干细胞数量，在骨髓长期培养实验中，造血维持的长短与供者的年龄成反比，但无论动物研究还是人体研究均未见到定向祖细胞及分化的血细胞数随年龄升高而下降，且老年人红细胞的寿命无改变，红细胞容量正常。

Pang 等发现原因不明老年贫血骨髓造血干细胞数量明显增高（是正常对照老年人 1.5 倍、青年人的 2.8 倍），多能祖细胞也明显增高（是正常对照老年人 2.6 倍、青年人的 5.8 倍），髓系祖细胞也同样增高。但造血干细胞培养显示 CFU - GM 增高，而红系集落 CFU - E 和 BFU - E 明显减少，提示原因不明老年贫血患者骨髓造血干细胞不少但红细胞分化成熟障碍。

3. 骨髓微环境异常　骨髓微环境包括由骨髓基质细胞、淋巴细胞、造血调控因子、微循环、神经内分泌因子等所构成复杂网络，当微环境遭到破坏时，造血干细胞将无法得到自我更新、成熟分化的必需条件和场所。如慢性肾功能不全、垂体或甲状腺功能低下、肝病等均可引起促红细胞生成素不足而导致贫血；T 淋巴细胞异常活化是导致再生障碍性贫血的主要原因；感染或肿瘤性疾病能诱导体内多种炎症因子，通过对造血负调控作用导致贫血，如慢性病性贫血。Ferrucci 等发现在原因不明老年贫血患者血浆 EPO 水平明显低于非贫血患者，提示促红细胞生成素轴异常在不明原因老年贫血发病机制中起着重要作用。巴尔的摩纵向研究对 150 例老年人研究结果表明，在血红蛋白经常维持在 14g/dL 以上的人群 EPO 产生随着年龄增加而增加，甚至在糖尿病和高血压的患者也是如此。这提示至少在部分老年人随年龄增长出现低氧/EPO 感觉机制异常时可能发生 EPO 缺乏，需要产生更多的 EPO 来维持正常的血红蛋白水平。是什么导致这一改变尚不清楚。

（二）红细胞破坏过多

即溶血性贫血，其共同特点是红细胞寿命缩短。溶血原因包括红细胞内在缺陷和红细胞外在异常。

1. 红细胞内在缺陷

（1）遗传性：红细胞基本结构包括细胞膜、代谢酶及血红蛋白合成异常。红细胞膜缺陷，如遗传性球形红细胞增多症、遗传性椭圆形细胞增多症；代谢酶缺陷，如葡萄糖－6－磷酸脱氢酶缺陷、丙酮酸激酶缺乏；珠蛋白异常，如血红蛋白病、镰形细胞贫血。

（2）获得性：阵发性睡眠性血红蛋白尿。

2. 红细胞外在异常　分免疫因素和非免疫因素。免疫因素指抗体介导的溶血，如自身免疫性溶血性贫血、药物相关性溶血性贫血；非免疫因素包括机械因素、化学因素、物理、生物因素导致的溶血，如微血管病溶血、烧伤、毒蛇咬伤、疟疾、脾功能亢进等。

3. 失血

（1）急性失血主要造成血容量的减少导致血流动力学改变。

（2）慢性失血是导致贫血最常见的原因，是缺铁性贫血的主要原因。

四、临床表现

贫血的临床表现主要是机体对缺氧的代偿反应，贫血症状的轻重取决于贫血的病因、贫血发生的快慢、血容量有无减少、血红蛋白水平及心血管代偿的能力。老年人一般心脑血管功能不好，症状要比年轻人重。

（一）皮肤黏膜

皮肤黏膜、甲床苍白，部分患者可以出现毛发干燥、脱落，指甲薄脆。缺铁性贫血的患者指甲扁平或呈反甲或匙状甲，溶血患者可见皮肤黄染。

（二）神经系统

头晕、头痛、耳鸣、失眠，思想不易集中，理解能力、记忆力减退，在高龄患者可能仅表现为嗜睡，严重贫血患者可出现晕厥、意识模糊。

（三）循环系统

轻度贫血多无症状，或仅在体力活动后心悸、心率加快。中、重度贫血患者随贫血程度的不同出现不同程度的心悸气短，活动后明显。体征有心动过速、脉压增宽、心前区可闻及吹风样收缩期杂音。长期重度贫血可出现心脏扩大，甚至高动力性心力衰竭。心电图可有低电压、窦性心动过速、ST 段降低、T 波低平倒置等，贫血纠正后可恢复。老年患者、有心血管疾病的患者临床表现可因贫血而加重，心绞痛发作频度增加，冠状动脉狭窄严重者可出现心肌梗死甚至心脏骤停。在一组 5 888 例社区老人随访中，按 WHO 标准贫血者心血管事件相关死亡率为 21%，无贫血者仅为 16%。

（四）肌肉系统

疲乏无力、易疲劳、运动能力下降。老年患者症状尤为明显，有研究发现在社区居住的老年人三种不同定时功能测试（站立平衡、5 次重复从椅子上站起坐下、8 英尺行走）能力下降与血红蛋白浓度下降一致；In CHIANTI 研究发现在意大利 Chianti 地区居住的年龄在 65～102 岁的贫血患者膝伸肌力和手握力与同龄非贫血者相比明显降低。

（五）消化系统

贫血时可出现食欲不振、恶心、腹胀、便秘或腹泻等症状，还可出现舌炎和舌乳头萎缩，缺铁性贫血的患者还可有异食癖。

（六）泌尿生殖系统

少数严重贫血病人可出现轻度蛋白尿。育龄期女性贫血患者还可出现月经紊乱、月经量增多或减少、甚至闭经。严重贫血患者可出现性欲减退。

（七）其他

20%病人眼科检查异常，包括眼底出血、渗出、棉絮样斑点、静脉迂曲，也有贫血相关视盘水肿的报告，多数贫血纠正后可消退。少数极重度贫血患者可出现听力下降。

五、诊断及鉴别诊断

根据临床表现和实验室检查结果可确定有无贫血及贫血的程度，但须注意贫血只是一个由各种潜在疾病引发的症状，诊断过程中查明引起贫血的病因更为重要。

（一）病史

仔细、全面地询问病史是诊断贫血的基础，询问病史时应针对贫血的病因逐一询问。首先应排除失血，包括有无咯血、黑便、痔疮出血、女性患者月经生育史、出血性疾病或出血倾向；其次贫血发生的快慢对病因有所提示，红细胞寿命120天，理论上在骨髓不造血情况下红细胞每天下降1/120［约（30~45）×10^9/L］，如发病迅速，在排除出血的情况下则高度提示溶血可能；还应了解饮食习惯，如素食、饮浓茶等。此外，还应了解有无毒物、化学药品（包括乙醇）、放射线接触史，很多药物如某些降压药、降糖药等也可引起贫血；很多疾病如糖尿病、高血压、肾脏疾病等均可引起贫血，既往史应注意有无消化性溃疡发作、是否做过胃大部切除、是否合并心肺疾病、慢性炎症、肿瘤及肝肾疾病等。

（二）体格检查

体格检查包括皮肤黏膜是否苍白，巩膜黄染提示可能溶血，巩膜发蓝提示可能缺铁。此外，还应注意皮肤黏膜有无出血点、瘀点、瘀斑，肝脾、淋巴结是否肿大，舌乳头是否萎缩，有无匙状指或神经系统深层感觉障碍，神经系统检查还应包括眼底。

（三）实验室检查

外周血细胞计数可以确定有无贫血，贫血是否伴有白细胞或血小板数的变化。按红细胞体积参数（MCV、MCH、MCHC）可将贫血分为小细胞、正细胞及大细胞性贫血，可为进一步明确贫血的病理机制诊断提供线索。网织红细胞间接反映骨髓红系增生（或对贫血代偿）情况，网织红细胞高提示增生性贫血，而网织红细胞降低则提示增生减低或再生不良。血涂片可提供红细胞、白细胞、血小板数量和形态，有无球形红细胞、泪滴样红细胞、红细胞碎片等。此外，临床上根据血红蛋白水平将贫血划分为轻、中、重和极重度4级，血红蛋白 >90~120g/L为轻度贫血，>60~90g/L为中度贫血，>30~60g/L为重度贫血，≤30g/L为极重度贫血。

骨髓检查有助于判断贫血的病因及机制，包括骨髓细胞涂片分类和骨髓活检。溶血或失血时红细胞生成明显活跃，而再生障碍性贫血时骨髓增生不良，造血细胞明显减少、非造血细胞比例增加；白血病或其他血液肿瘤可在骨髓中见到相应肿瘤细胞，正常造血受抑。此外，骨髓活检还可以评估骨髓有效造血组织的面积和有无纤维化。骨髓铁染色是评价机体铁储备的金标准，缺铁性贫血时骨髓可染铁减少，环形铁粒幼细胞常见于 MDS 和铁粒幼细胞贫血。

尿常规尿胆原升高常提示溶血可能，血红蛋白尿是血管内溶血的证据，血尿则可能是肾脏或泌尿道疾病本身的表现，大便潜血阳性提示消化道出血。

（四）贫血病因的鉴别诊断

对于血红蛋白低于正常下限的老年人，除了仔细询问病史和详细查体外，首先应根据平均红细胞体积（MCV）推断病因并进行相应检查（图 12 - 3）。

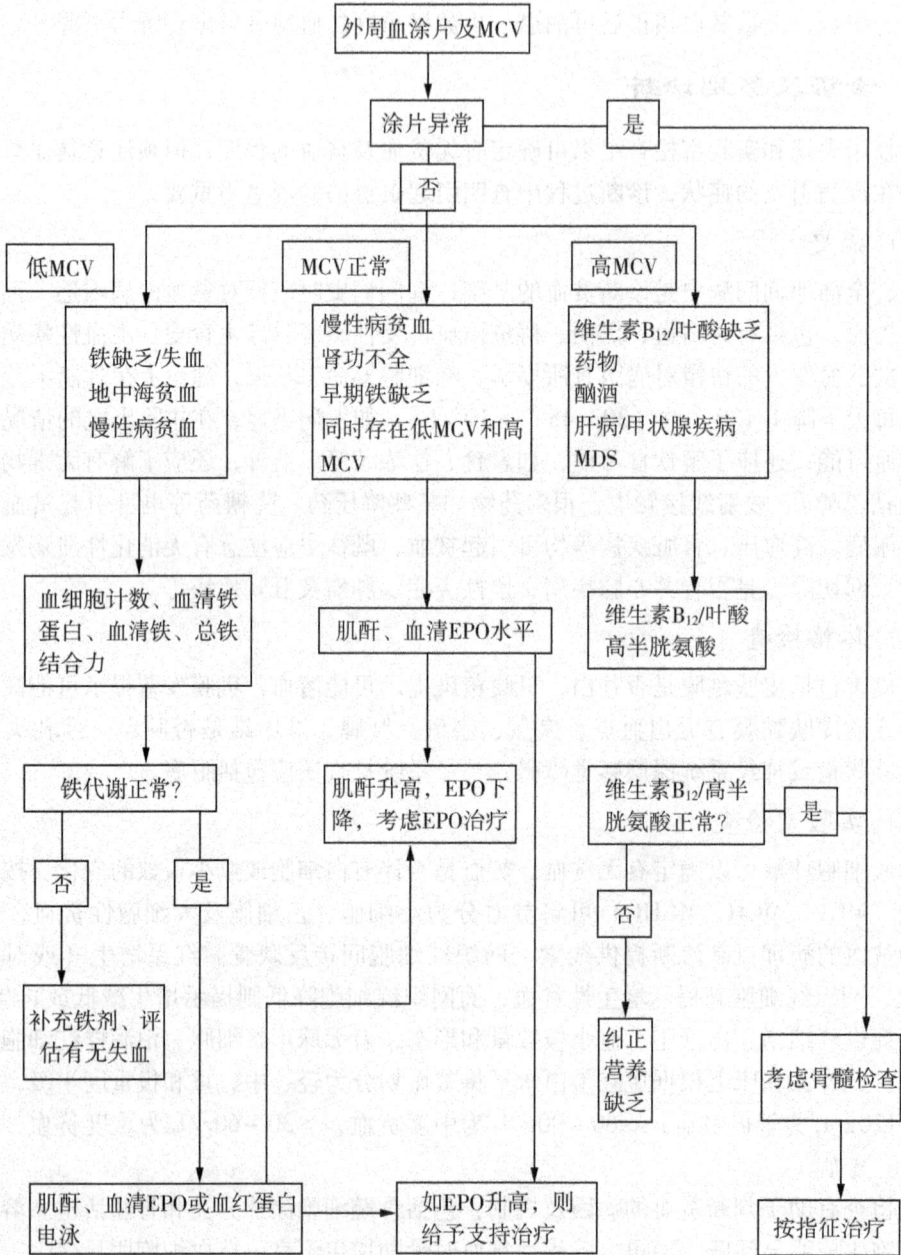

图 12 - 3　老年贫血检查流程

低 MCV 的老年贫血最常见的病因是缺铁性贫血，其次是慢性炎症性贫血。此时如果血清铁蛋白 <20ng/ml，则提示为铁缺乏；而血清铁蛋白升高伴 C – 反应蛋白增高，血清铁减少，则高度提示慢性炎症性贫血。需注意的是临床上经常有部分老年人可能缺铁伴慢性炎症性贫血，临床上应综合判断，检测转铁蛋白受体对鉴别诊断有一定帮助，但是并不是所有实验室都能做，而且实验室间标准不一致。对于铁缺乏合并慢性病老年患者除 CRP 升高外还影响铁蛋白，如何设定铁蛋白标准？在一组 65 岁以上经骨髓铁染色证实的贫血老人，2/49 例血清铁蛋白 <18ug/L 的患者为非缺铁性贫血，8/116 例铁蛋白 >100ug/L 患者有缺铁贫血，建议血清铁蛋白 <40ug/L 作为未合并炎症时缺铁的指标，<70ug/L 为合并炎症时诊断缺铁贫血的指标。也有作者建议将血清铁蛋白 <50ug/L 作为合并慢性肝病时诊断缺铁贫血的分水岭。仅限于与铁相关的造血的检测方法，如低色素网织红细胞及低网织红细胞血红蛋白水平可能是一种最大限度达到敏感性和重复性要求、并且经济的筛查方法。

MCV 增高最常见原因是叶酸、维生素 B_{12} 缺乏和骨髓增生异常综合征，酗酒和慢性肝脏病也可能造成大细胞性贫血。除检测血清叶酸、维生素 B_{12} 浓度外，试验性叶酸、维生素 B_{12} 治疗也是重要诊断依据，如试验性治疗无效应作进一步检查除外骨髓增生异常综合征。

正细胞正色素性贫血应注意检查肾功能和血清促红素水平，另外缺铁性贫血早期、混合型营养性贫血同时兼有大细胞和小细胞时也可能表现为 MCV 正常。

何时进行骨髓检查？由于骨髓增生异常综合征、急性非淋巴细胞白血病、浆细胞肿瘤发病率随年龄增长而增加，因此临床上对于原因不明的贫血均应进行骨髓检查（涂片、活检及染色体检查）。

六、治疗

首先应去除或纠正造成贫血的病因，其次是针对贫血的发病机制治疗。

（一）去除病因

大多数情况下如能将贫血病因去除，贫血也可以达到缓解，如仅针对发病机制治疗而没有去除病因，虽然贫血也会减轻，但一旦停药会很快复发。例如缺铁性贫血仅补充铁剂而忽视了导致缺铁的病因，血红蛋白虽然能够恢复正常，但停用铁剂后很快复发，尤其是消化道肿瘤慢性失血造成的贫血，还可造成病情延误、肿瘤转移。老年人常合并其他系统疾病，查明贫血的原因，尽可能去除病因极为重要。

（二）输血

红细胞输注能迅速改善贫血，急性大量失血时，输血对恢复正常血容量极为重要，但由于副作用和并发症，应严格掌握输血指征。一般情况下慢性贫血血红蛋白 <70g/L 或急性失血超过总容量 30% 是输血适应证，但在老年人常在此标准以上即出现心肺功能、神经系统等终末器官功能障碍，此时不应拘泥于血化验标准，应维持血红蛋白在维持脏器功能正常的最低要求水平以上。

（三）补充造血原料

常见铁、叶酸、维生素 B_{12} 缺乏。

1. 铁剂　缺铁性贫血应予补充铁剂治疗，口服铁剂常用有硫酸亚铁、琥珀酸亚铁，300mg/d，分次服用，不良反应主要胃肠道反应。铁剂一般应于餐前 1 小时空腹服用，有研究显示缺铁性贫血患者服用硫酸亚铁 100mg 每日 1 次，早餐前 1 小时服用与硫酸亚铁 100mg

每日3次餐后服用疗效相当，不良反应不增加；笔者在临床工作中对采用传统方法口服铁剂无法耐受的患者改为餐前服药，大多耐受良好。当有未控制的失血、无法耐受口服铁剂、小肠吸收不良、口服方案依从性差的患者可考虑铁剂注射。右旋糖酐铁曾经是最常用的注射用铁剂，50~100mg，肌内注射，进入体内后于单核－巨噬细胞系统转变为铁蛋白；影响使用的主要原因是严重不良反应，注射后数分钟可出现严重过敏反应，有时能致命；此外注射后24~48小时出现的迟发反应（头痛、无力、肌肉关节痛）也影响病人的使用。葡萄糖酸铁盐（SFG）是一大分子化合物，1999年由FDA批准上市，125mg静脉注射，12.5mg/min；与右旋糖酐铁不同，SFG注射后24小时80%与转铁蛋白结合，而巨噬细胞处理右旋糖酐铁过程常需数周，且过敏反应少见。2000年上市的蔗糖铁较少发生过敏反应，100mg静脉注射或稀释后静脉输注。近年来在肾病透析患者EPO治疗后铁储备下降，从而提出"功能性铁缺乏"的概念，推测可能导致EPO疗效下降，建议在EPO应用的同时给予铁剂治疗，但需注意血红蛋白上升后调整铁剂剂量，在CRP正常时维持血清铁蛋白>100ug/L即可，CRP升高时>200~300ug/L。

2. 叶酸　用于叶酸缺乏引起的巨幼细胞性贫血，10~30mg/d，口服。

3. 维生素 B_{12}　常用腺苷钴胺、甲钴胺，0.25~0.5mg每日2~3次口服。但对于恶性贫血患者由于内因子缺乏导致维生素 B_{12} 吸收障碍，则必须肌内注射，终生使用。

（四）造血生长因子

肾性贫血、慢性病贫血、原因不明贫血目前常用的治疗是促红细胞生成素（EPO）。心功能不全的患者合并原因不明贫血接受EPO能显著提升血红蛋白水平、改善心功能；在老年淋巴瘤、乳腺癌合并贫血患者接受EPO治疗能改善贫血，延长生存期。EPO治疗可以减少输血量，体外研究还显示改善细胞免疫功能。常用剂量3 000~10 000单位，每周2~3次。老年人使用EPO结果既有有利的一面（如减少由于缺血所致终末器官损害），又有不利的一面（如血压升高），临床上应注意观察调整剂量。

（五）免疫抑制剂

适用于免疫相关性的贫血，常用的包括肾上腺皮质激素（常用于自身免疫性溶血性贫血、纯红再障）、抗人胸腺球蛋白和环孢素（重型再障治疗）。

（六）异基因造血干细胞移植

对于骨髓造血功能衰竭和某些严重遗传性贫血如重型再障、镰状细胞贫血、地中海贫血等可以考虑异基因造血干细胞移植。虽然近年来移植技术尤其是非清髓造血干细胞移植技术的发展使移植的年龄上限上升，但对于老年患者采取此类技术仍须谨慎。

（七）脾切除

对于某些遗传性溶血性贫血、难治性自身免疫性溶血性贫血、脾功能亢进所致贫血可考虑脾切除。

七、预防与保健

（一）坚持运动，保持良好心态

保持生活规律、乐观积极向上的生活态度、良好的家庭和邻里关系对老年人精神卫生健康非常重要。俗话说"生命在于运动",适当体育锻炼可以改善机体免疫状态和代谢,有研究显示运动后人体外周血淋巴细胞尤其是活化的淋巴细胞增多,免疫功能增强;此外运动还可促进胃肠道蠕动功能,并使肌肉组织强壮,改善运动功能,使精神保持良好状态。

(二)营养卫生

老年人饮食应以柔软、易消化为主,但应注意饮食均衡,不要偏食。新鲜蔬菜能提供人体所需的维生素和矿物质,新鲜蔬菜富含叶酸,是红细胞生成必需的原料,摄入不足会造成叶酸缺乏。此外,长时间烹调还能破坏菜中的叶酸,从而减少叶酸摄取。动物性食物如瘦肉、鱼、虾等含有丰富蛋白质,还是造血原料维生素 B_{12} 的唯一来源;含铁食物很多,但植物来源铁难以吸收,人体 90% 铁来源于动物性食物,素食会导致造血原料缺乏,临床上常有少部分病人因减肥或降脂而减少甚至停止动物性食物摄取从而导致营养性贫血。茶文化是中华民族的一大瑰宝,饮茶有诸多益处,但长期餐后饮浓茶可影响铁吸收而导致铁缺乏。注意饮食卫生,比如幽门螺杆菌是经口传播,胃幽门螺杆菌感染可影响铁吸收,造成铁缺乏。

(三)定期进行身体检查,积极治疗各种伴发疾病

首先很多疾病可以导致贫血,如长期糖尿病、甲状腺疾病、肾脏疾病等可导致贫血,消化道肿瘤可因肠道慢性失血而导致缺铁贫血,萎缩性胃炎可以影响维生素 B_{12} 吸收导致恶性贫血甚至神经联合变性,应早发现、早治疗,避免疾病进展;其次随着年龄增高,髓系肿瘤、浆细胞肿瘤的发病率也增高,如骨髓增生异常综合征和急性髓系白血病的中位发病年龄是 65~67 岁,早期发现能减少贫血相关并发症。

(四)增强保健意识

老年人贫血表现不典型,常因活动气喘、心前区不适、头晕等症状按心脑缺血性疾病治疗,甚至有些病人还接受了冠状动脉造影等介入检查,在开始治疗前常规进行贫血筛查可减少很多不必要的弯路。

(五)适当服用营养添加剂

一般情况下正常均衡饮食能够提供足够身体需求,但老年人可能由于牙齿缺损、咀嚼困难导致消化不良,也可由蔬菜过度烹调使营养成分破坏而导致营养性贫血;部分老人还可因精神或器质原因饮食减少或厌食,适当补充复合维生素和微量元素、矿物质制剂可弥补饮食营养的不足。

(董 玲)

第二节 慢性淋巴细胞白血病

慢性淋巴细胞白血病(chronic lymphocytic leukemia,CLL)是一种起源于淋巴细胞的恶性增殖性疾病,以小淋巴细胞在血液、骨髓和淋巴组织中不断增生聚集为主要表现。2008年世界卫生组织(WHO)造血系统肿瘤分类法认为 CLL 和小淋巴细胞淋巴瘤(small lymphocytic lymphoma,SLL)是同一种恶性淋巴细胞疾病的不同临床表现,当白血病细胞主要侵犯外周血液和骨髓组织则称为 CLL;而白血病细胞主要侵犯淋巴结或其他组织,且在外周血液和骨髓组织中缺乏白血病细胞浸润时,则称为 SLL。但在临床上,大约只有 5% 的 SLL 患者没有 CLL 的临床表现。WHO 分类同时规定 CLL 总是 B 淋巴细胞性疾病,既往称之为 T

细胞 CLL 归类于 T 幼淋细胞白血病。

一、流行病学

CLL 是西方国家最常见的一种白血病，占所有成人白血病的 22.6%，男女比例为 1.3：1~2.0：1，在美国，年发病率男性为 3.35/10 万~3.39/10 万，女性为 1.61/10 万~1.92/10 万，2009 年约有新发病人 15 490 人（其中男性 9 200 人，女性 6 290 人）。我国对 CLL 无确切的发病率统计，但 CLL 占全部成人白血病的比例仅为 3%。

CLL 多见于老年患者。70% 的 CLL 患者在诊断时年龄大于 65 岁，只有不到 2% 的患者在 45 岁以下，45~54 岁的占 9.1%，55~64 岁的占 19.39%，65~74 岁的占 26.5%，75~84 岁的占 30%，大于 85 岁的占 13.2%。

二、病因和发病机制

CLL 的确切发病机制不明，环境因素与 CLL 发病无明显相关。已报告与其他类型的白血病发病有密切相关的因素如电离辐射、化学致癌物、杀虫剂等均与 CLL 发病无关。病毒感染如 C 型肝炎病毒、EB 病毒也与 CLL 的发病无关。虽然男性患者明显多于女性患者，但至今未发现性激素与 CLL 的发病有相关性。目前有关 CLL 发病机制的研究主要集中于遗传因素、染色体异常、细胞凋亡及细胞癌基因和抗癌基因变异等。

（一）白血病细胞的起源

有关 CLL 白血病细胞的起源一直存在争论。由于所有的 CLL 的 B 细胞均表达 CD5，曾经认为 CLL 起源于 CD5$^+$ 的 B 淋巴细胞，后者主要存在于淋巴结中的套区，小部分存在于外周血液中。研究发现正常 CD5$^+$B 细胞缺乏 IgV 基因的突变，而几乎 50% 的 CLL 白血病细胞存在这种突变。最近的 CLL 基因谱研究显示 CLL 白血病细胞最接近于记忆 B 细胞。另外的研究发现 CD5－B 细胞可被各种细胞因子诱导表达 CD5 抗原，而 CD5$^+$ 的 B 细胞可减少表达 CD5。目前认为 CLL 白血病细胞起源于记忆 B 细胞，而不是起源于正常的 CD5$^+$B 细胞、未接触抗原刺激的 B 细胞，或滤泡中央细胞。CLL 细胞表达 CD5 和 CD23 是一种继发性改变，或许仅表示细胞被激活，是恶性肿瘤细胞的一种继发性变化。

（二）遗传因素

CLL 发病最重要的危险因素是 CLL 家族史。在欧美国家，所有新诊断的 CLL 患者，8%~10% 有 CLL 家族病史。瑞典的一项研究发现 CLL 患者的第一代直系亲属中，患 CLL 的危险性比普通人高 7~8.5 倍。虽然目前已经明确遗传因素在家族性 CLL 的发病中起重要作用，但是至今尚未发现某一种遗传因子与 CLL 的发病有直接关联。

（三）获得性染色体改变

CLL 的细胞遗传学研究发现，超过 80% 的 CLL 患者存在获得性克隆性染色体异常，其中最常见者为染色体 11（del 11q）、12（三体）、13（del 13q）、17（del 17p）和 6（del 6q），且这些异常的染色体改变与 CLL 的预后有关。

1. 13 号染色体异常　超过 50% 的 CLL 患者有 13 号染色体长臂缺失（del 13q）。缺失位点多在 13q12.3 和 13q14.3。13q12.3 位点缺失周围有乳腺癌易感基因（BRCA$_2$）。13q14.3 位点的缺失可影响抑癌基因 RB－1（视网膜母细胞基因）、DBM（功能是抑制 B 细胞肿瘤的发生）、LEU1、LEU2 和 LEU5 的功能，单一的 del 13q 提示预后较好。

2. 11 号染色体异常　近 20% 的 CLL 患者有 11 号染色体长臂缺失（del 11q），发生 11 号染色体异常的 CLL 患者常有一些特殊临床表现，如患者年龄一般较轻（小于 55 岁），男性多见，有巨大淋巴结肿大，病程常表现为侵袭性，进展快，预后差。由于 ATM 基因位于 11q23 的缺失区域内，因此认为 ATM 功能的缺失与该类 CLL 的发生有关。

3. 12 号染色体异常　不到 20% 的 CLL 患者有 12 号染色体三体异常。但目前尚不清楚 12 号染色体三体型异常是否与 CLL 的发生有关。由于该类异常在 CLL 初期很少能检测到，多在 CLL 病情进展时才出现，提示 12 号染色体三体异常与 CLL 病情进展有关。

4. 17 号染色体异常　少于 10% 的 CLL 患者在诊断时即有 17 号染色体异常（del 17p）。出现 del 17p 提示疾病进展快，对化疗药物不敏感和生存期短。17 号染色体异常改变了 TP53 的功能。

5. 6 号染色体异常　6q21 和 q24 异常患者临床常有幼淋细胞增多，疾病进展快。由于 TNF - α 和 LT - α（淋巴毒素）基因位于 6 号染色体长臂，因此推测 6 号染色体的异常导致 TNF - α 和 LT - α 的功能发生改变。

三、临床表现

在欧美国家，90% 以上的 CLL 患者诊断时大于 50 岁，大多数超过 60 岁，男女之比为 2：1。在中国，CLL 患者发病年龄相对较小。

（一）一般症状

约 25% 患者无症状，因检查血常规而偶然发现。常见症状为：疲乏、体力活动能力下降、虚弱和盗汗。腹部不适、饱胀感等也常见。其他少见的症状包括由于白细胞浸润鼻黏膜所致的慢性鼻炎，多发性周围神经病变，对蚊虫叮咬过敏等。在疾病的进展期，患者可有消瘦、反复感染、出血和严重贫血症状。本病也可因胆道浸润而发生阻塞性黄疸。

皮肤损害的发病率可达 50%，可在疾病的各期出现，进展和消退与白血病的进展和缓解相一致，提示皮损的发生与白血病相关。皮损分为两类：一类是非特异性皮损，包括瘙痒、痒疹、多形性红斑样荨麻疹、脱屑等；另一类是 CLL 特异性皮损，为白血病细胞浸润所致，表现为红褐色扁平斑块、结节、部分呈红皮病样皮疹，周身皮肤弥漫性潮红，脱屑，或在弥漫性潮红基础上出现瘙痒型丘疹。

（二）淋巴结肿大

约 75% 的 CLL 患者诊断时有无痛性淋巴结肿大，表现为中度肿大，表面光滑，质地中等硬度，相互无粘连融合。最常见的部位为颈部、锁骨上和腋窝淋巴结区，其次为腹股沟和肱骨上髁。典型 CLL 淋巴结肿大无压痛，但在合并感染时可有触痛。高度淋巴结肿大可引起局部压迫症状和影响器官功能，如口咽部淋巴结肿大可引起上呼吸道梗阻，腹腔淋巴结肿大可引起泌尿道梗阻和肾盂积水，压迫胆管引起梗阻性黄疸。但 CLL 患者纵隔淋巴结肿大很少引起上腔静脉综合征。若出现此综合征，高度怀疑合并肺部肿瘤。

（三）肝脾大

约半数 CLL 患者诊断时有轻度或中度肝脾大，常伴有饱满感和腹胀。病程中部分患者脾大可超过脐水平，甚至延伸至盆腔，少数脾大者可伴有脾功能亢进，造成贫血和血小板减少。部分 CLL 患者可有肝大，肝大者可有轻度肝功能异常，多不伴黄疸。但如腹腔淋巴结肿大压迫胆道者可产生梗阻性黄疸。

（四）淋巴结外累及

对 CLL 患者尸检时时常发现有脏器浸润的表现，但引起器官功能异常者少见。例如，一半以上患者尸检发现'肾间质有白血细胞浸润，但罕见肾衰竭者。在某些器官和组织伴有白血病细胞浸润时可产生症状，如在眼球后、咽部、表皮、前列腺、性腺以及淋巴组织，白血病细胞浸润可引起突眼、上呼吸道阻塞、头皮结节、尿道梗阻等相应症状。肺间质浸润者肺 X 线摄片显示结节或粟粒样改变，可致肺功能障碍。胸膜浸润可产生血性或乳糜样胸腔积液。白血病细胞浸润可致消化道黏膜增厚，产生溃疡、出血、吸收不良。CLL 中枢神经系统浸润少见，可产生头痛、脑膜炎、脑神经麻痹、反应迟钝、昏迷等症状。

（五）少见临床表现

1. 转化为侵袭性淋巴瘤/白血病　10%～15% 晚期 CLL 患者转化为侵袭性淋巴瘤/白血病。最常见转化为 Richter 综合征，表现为进行性肝、脾、淋巴结增大、发热、腹痛、体重减轻，进行性贫血和血小板减少，外周淋巴细胞迅速增多。淋巴结活检病理为大 B 细胞或免疫母细胞淋巴瘤。通过免疫表型、细胞遗传学、免疫球蛋白重链基因安排、DNA 序列分析等研究，证明有 1/2 Richter 综合征患者其大淋巴细胞来源于 CLL 的同一克隆。Richter 综合征患者对全身化疗反应差，一般生存期 4～5 个月。CLL 还可转为幼淋巴细胞白血病、急性淋巴细胞白血病、浆细胞白血病、多发性骨髓瘤、霍奇金淋巴瘤等。

2. 自身免疫性血细胞减少症　约 20% 的 CLL 患者可合并 Coombs 试验阳性的自身免疫性溶血性贫血，其中一半患者有明显的临床表现。2% CLL 患者合并免疫性血小板减少症。CLL 临床病情严重程度与是否合并自身免疫性血细胞减少症无相关。合并自身免疫性溶血和血小板减少患者一般对肾上腺皮质激素反应良好。

3. 纯红细胞再生障碍性贫血　有报道 CLL 合并纯红细胞再障患者可高达 6%，临床表现为严重贫血，骨髓幼红细胞和外周血网织红细胞减低，但不伴有粒细胞和血小板减少。肾上腺皮质激素可有短暂疗效。大多数患者对化疗有效，可升高血红蛋白数值，同时伴 CLL 病情减轻。环孢素 A 并用或不用肾上腺皮质激素对合并纯红细胞再障的 CLL 患者也有效，但常仅为血红蛋白量升高，CLL 病情无改善。

4. 继发性恶性肿瘤　CLL 患者可因自身免疫功能缺陷或化疗导致继发性恶性肿瘤。最常见为肺癌和恶性黑色素瘤，其他肿瘤有霍奇金淋巴瘤，急性髓细胞性白血病，慢性髓细胞性白血病，多发性骨髓瘤等。

四、实验室检查

（一）血象

1. 白细胞　CLL 患者早期即表现为白细胞增多，一般在（30～200）×10^9/L，也可高达（500～1 000）×10^9/L，绝大多数为成熟淋巴细胞，占 80%～90%。淋巴细胞绝对计数一般均大于 5×10^9/L，典型患者多在（10～200）×10^9/L 之间。白血病细胞形态类似于成熟小淋巴细胞，胞质少，胞核染色质呈凝块状。细胞在涂片过程中易破碎，产生典型污染细胞。中性粒细胞比例下降，但绝对值一般正常。

2. 红细胞 CLL 患者可有贫血。早期出现贫血的原因多为合并自身免疫性溶血性贫血、脾功能亢进。晚期出现贫血，多为白血病细胞浸润骨髓引起正常造血功能抑制所致，营养不良、消化道出血也可引起贫血。

3. 血小板 血小板减少多源于骨髓浸润，少数为脾功能亢进和免疫性血小板减少。

（二）骨髓象

诊断 CLL 时应常规做骨髓检查，包括骨髓涂片和活组织检查，以明确骨髓受浸润的程度和排除相应的疾病。

1. 骨髓涂片 显示增生明显至极度活跃，主要是淋巴细胞，50% 以上为成熟小淋巴细胞，原始淋巴细胞和幼稚淋巴细胞少见。红系减少，合并溶血时，幼红细胞可增生；巨核细胞在疾病晚期才出现减少。

2. 骨髓活检 疾病早期白血病细胞仅在少数骨髓腔内出现，以后侵及全骨髓。骨髓活检示白血病细胞浸润呈弥散性、间质性或局灶性，在后两种情况下常有残余的正常造血。①骨髓间质浸润：约 1/3 患者淋巴细胞浸润呈带状，常为疾病早期改变，预后较好；②局灶性：10% CLL 呈局灶性结节状，25% CLL 呈结节状和间质浸润混合型，该类患者预后也较好；③弥漫性浸润：25% CLL 呈弥漫性全骨髓浸润，正常造血组织明显减少，此型患者一般为 CLL 晚期，预后差。

（三）淋巴结活检

由于 WHO 分型已将 CLL 和小淋巴细胞瘤（SLL）归为一个疾病，因此，诊断 CLL 时若有淋巴结肿大，应该做淋巴结活检。

（四）免疫表型

新的 WHO 分型已将 CLL 定义为一种 B 淋巴细胞克隆性肿瘤，因此 CLL 白血病细胞主要表达 B 淋巴细胞的免疫表型：CD19，CD20，CD21，CD23 和 CD24。大多数 CLL 细胞表达 Ia$^+$，但一般不表达 CD22 和转铁蛋白受体（CD71）。CLL 的最独特之处在于表达 CD5。正常状态下 CD5 主要表达于成熟 T 细胞，胸腺细胞表达很弱。同时表达 CD5 和 CD23 而不表达 CD22 是 CLL 免疫表型的最大特征。CLL 细胞也表达 CD38 和 zAP70，且与预后相关。

（五）细胞遗传学

超过一半的患者有克隆性核型异常，常见异常者为染色体 13、11、12、17 和 6 号。存在 11 号和 17 号染色体异常者预后差。

（六）其他检查

CLL 患者常合并低或无丙种球蛋白血症，特别在长期生存者和疾病进展期病人。一般首先是 IgM 降低，继而出现 IgG 和 IgA 降低，原发和继发性抗体均严重受损，其原因不明。CLL 的 T 细胞绝对计数增高，CD4/CD8 比例常倒置，T 细胞功能也低下。

约 15% ~ 35% 的患者 Coombs 试验阳性，同时有溶血的相应指标。血清 β_2 微球蛋白水平增高提示预后差。

五、诊断和鉴别诊断

2008 年 WHO 血液肿瘤分类认为 CLL 和小淋巴细胞淋巴瘤（SLL）是同一个疾病发展的

不同临床阶段，当仅循环血液中有 CLL 细胞而无肝脾淋巴结等组织浸润时为 CLL；当存在 CLL 浸润肝脾淋巴结等组织时则为小淋巴细胞淋巴瘤。

（一）国内诊断标准

1. CLL　达到以下标准可以诊断 CLL：①外周血 B 淋巴细胞计数 $\geqslant 5 \times 10^9/1$，且 $\geqslant 3$ 个月；B 淋巴细胞 $< 5 \times 10^9/L$，存在 CLL 细胞骨髓浸润所致血细胞减少，也可诊断 CLL。②血涂片中的白血病细胞特征表现为小的、成熟淋巴细胞，细胞质少，核致密，核仁不明显，染色质部分聚集。外周血淋巴细胞中幼稚淋巴细胞 $< 55\%$。③典型的免疫表型：CD5（＋）、CD10（－）、CD19（＋）、FMC7（－）、CD23（＋）、CD43（＋/－）、CCND1（－）。弱表达（dim）表面免疫球蛋白（slg）、CD20、CD22 及 CD79b。白血病细胞限制性表达 κ 或 λ 轻链。

2. SLL　淋巴组织具有 CLL 的组织形态与免疫表型特征。诊断标准：①淋巴结和（或）脾、肝大；②无骨髓浸润所致的血细胞减少；③外周血 B 淋巴细胞 $< 5 \times 10^9/L$。

3. CLL/SLL　同时具有 CLL 和 SLL 的临床表现特征。

4. 单克隆 B 淋巴细胞增多症（MBL）　MBL 是指外周血中存在低水平的单克隆 B 淋巴细胞。诊断标准：①B 淋巴细胞克隆性异常（κ∶λ＞3∶1 或 ＜0.3∶1）；②B 淋巴细胞 $< 5 \times 10^9/L$；③无肝、脾、淋巴结肿大（所有淋巴结 ＜0.5cm）；④无贫血及血小板减少；⑤无淋巴组织增殖性疾病（LPD）的其他临床症状。

（二）WHO 诊断标准

（1）外周血淋巴细胞为单克隆性 B 淋巴细胞。

（2）外周血克隆性 B 淋巴细胞绝对值大于 $5 \times 10^9/L$。

（3）免疫表型：表达 CD19、CD20、CD23、CD5。

（4）低表达 sIg（IgM 或 IgD），呈 κ 或 λ 单克隆轻链。

（三）鉴别诊断

根据典型的外周血淋巴细胞形态及免疫表型特征，多数 CLL 患者容易诊断，鉴别诊断主要与其他 B 细胞增殖性疾病相鉴别（表 12－1）。

表 12－1　B 细胞增殖性疾病的免疫表型和基因异常

疾病	sIg	cIg	CD5	CD10	CD23	CD43	Cyclin D1	Bcl－6	基因异常	IqVH 基因突变
CLL	+	－/＋	+	－	+	－	－	－	有*	50%无
LPL	+	+	－	－	－/＋	+	－	－	t（9；14），PAX5R	有
MCL	+	－	+	－	－	+	+	－	t（11；14），BCL1R	无
FL	+	－	－	+	－/＋	－	－	+	t（14；18），BCL2R	有
MZL 结内外	+	－/＋	－	－	－/＋	－/＋	－	－	t（11；18），API2/MLT 三体 3 t（1；14），BCL10R	有
MZL 脾	+	－/＋							Del 7q21～32	50%有

注：LPL：淋巴浆细胞样淋巴瘤；MCL：套细胞淋巴瘤；FL：滤泡型淋巴瘤；MZL 结内外：淋巴结内外边缘型淋巴瘤；MZL 脾：脾边缘型淋巴瘤。

＋：超过90%阳性；　－/＋：小于50%阳性；　－：小于10%阳性。

*：del 13q，50%；del 11q，20%；三体 12，20%；del 17p，10%。

六、分期和预后

为了正确判断 CLL 患者确诊时的预后及治疗指征，需要对 CLL 进行临床分期，目前被国际上广泛应用的是 Rai 和 Binet 分期系统（表 12 - 2）。

表 12 - 2　CLL 的临床分期系统

分期	定义	中位生存期（年）
Binet 分期		
BinetA	HGB≥100g/L，PLT≥100×10⁹/L，受累<3 个淋巴区域ᵃ	>10
BinetB	HGB≥100g/L，PLT≥100×10⁹/L，受累≥3 个淋巴区域	7
BinetC	HGB<100g/L 和（或）PLT<100×10⁹/L	5
Rai 分期		
低危		>10
Rai 0	ALC>15×10⁹/L	
中危		7~9
Rai Ⅰ	ALC>15×10⁹/L + 淋巴结肿大	
Rai Ⅱ	ALC>15×10⁹/L + 肝和（或）脾大 ± 淋巴结肿大	
高危		1.5~5
Rai Ⅲ	ALC>15×10⁹/L + HGB<100g/L + 淋巴结、肝、脾肿大	
Rai Ⅳ	ALC>15×10⁹/L + PLT<100×10⁹/L ± 淋巴结、肝、脾肿大	

注：a：评估的 5 个区域包括颈、腋下、腹股沟（单侧或双侧均计为 1 个区域）、肝和脾。
ALC：外周血淋巴细胞绝对计数。

Rai 分期系统由 Rai 等于 1975 年首次提出，分为 0、Ⅰ、Ⅱ、Ⅲ和Ⅳ期。1987 年 Rai 又将上述分期系统进行了修改，分为：低危组（0 期），中危组（工和Ⅱ期）和高危组（Ⅲ和Ⅳ期）。

Binet 分期系统，由 Binet 等于 1981 年提出，分为 A、B、C 期。

Rai 和 Binet 分期系统不但提供了判断预后的依据，而且也为 CLL 患者何时需要治疗提供了依据。国际 CLL 协作组建议当 CLL 患者出现贫血或血小板减少（Rai 分期Ⅲ/Ⅳ，Binet 分期 C）时开始进行治疗。

经典的判断预后指标的因素包括：骨髓受浸润的方式、外周血或骨髓中幼淋细胞的数量、年龄和性别、淋巴细胞倍增时间、B 淋巴细胞绝对值、血清 β_2 微球蛋白水平等。最近几年，四种新的判断 CLL 预后的因素已广泛应用于临床：①IgVH 突变状态；②iFISH 异常；③CD38；④ZAP - 70。

七、治疗

CLL 呈惰性病程，目前不能用药物治愈，即使早期治疗也不能延长病人生存期。因此，只有出现以下表现时才有治疗指征：①贫血和（或）血小板减少；②有明显症状；③脾明显大或伴脾疼痛；④淋巴结明显肿大或伴压迫症状；⑤淋巴细胞倍增时间少于 6 个月；⑥转为幼淋巴细胞白血病或 Richter 综合征。初诊的临床分期为早期 CLL 患者不需要治疗，临床观察 3~6 个月。临床观察期间至少每月做一次血常规，观察患者淋巴细胞绝对计数、血红蛋白和血小板。CLL 治疗疗程常依患者具体病情而定，一般为间断治疗。当患者的治疗指征稳定、消失或减轻，可暂停治疗，进行观察。

（一）疗效判断标准

1. NCI 标准

（1）完全缓解：无临床症状及无淋巴结肝脾肿大。血象正常，中性粒细胞 $\geq 1.5 \times 10^9/L$，淋巴细胞 $\leq 4 \times 10^9/L$，Hb > 110g/L。PLT > $100 \times 10^9/L$，骨髓增生正常，淋巴细胞 < 30%。

（2）部分缓解：淋巴结或（和）肝或脾缩小 $\geq 50\%$。血象：中性粒细胞 $\geq 1.5 \times 10^9/L$，或较治疗前增加 50% 以上，淋巴细胞绝对计数较治疗前减少 $\geq 50\%$，Hb > 110g/L 或较治疗前增加 50% 以上。PLT > $100 \times 10^9/L$ 或较治疗前增加 50% 以上。

（3）稳定：未达到部分缓解标准。

（4）恶化：至少以下一种：①至少 2 个淋巴结较治疗前增大 50% 以上，或有新的淋巴结肿大；②肝脾较治疗前增大 50% 以上；③淋巴细胞绝对值增加 50% 以上；④转为幼淋白血病或非霍奇金淋巴瘤（Richter 综合征）。

2. IWCLL 标准

（1）完全缓解：没有疾病证据（临床或 CLL 克隆消失）。

（2）部分缓解：由 B 期转为 A 期或由 C 期转为 A 期或 B 期。

（3）无变化。

（4）恶化：从 A 期转为 B 期或 C 期；从 B 期转为 C 期。

（二）治疗方法

1. 单药化疗

（1）肾上腺皮质激素：单一用药对 10% 无免疫异常 CLL 患者可产生疗效。尤适用于合并自身免疫性溶血性贫血和血小板减少。泼尼松 40~60mg/d，连用一周，后逐渐减量至停用。亦可每月用泼尼松 60mg/d，连用 5 天。甲泼尼龙冲击疗法：1g/（m² · d），连用 5 天，每月 1 次，连用 6~8 个月，亦可使 CLL 患者获部分缓解。

（2）苯丁酸氮芥：为临床首选的烷化剂，对进展期 CLL 患者有效。副作用较少。但是尚无证据表明苯丁酸氮芥可明显延长 CLL 生存期，所以仍不适用于无治疗指征的早期 CLL 患者。用法：①持续应用，口服 2~4mg/d，如患者能耐受可逐渐加至 6~8mg/d。出现疗效后逐渐减量；②间断应用：0.1~0.175mg/（kg · d），连用 4 天，每 2~4 周一疗程，依据血象和骨髓相缓解程度决定疗程。完全缓解率为 15%，部分缓解率为 65%。

（3）环磷酰胺：50~100mg/d 连续口服，至出现疗效后减量。亦可间断用 500~750mg/m²，静脉注射或口服，每 3~4 周 1 次。疗效与苯丁酸氮芥类似，但副作用大，如脱发，出血性膀胱炎等。每日用剂量应清晨顿服，并注意多饮水。

（4）核苷酸类化合物

1）氟达拉滨（9 – β – D 呋喃阿拉伯聚糖 – 2 – 双氟腺苷）：氟达拉滨是一种腺苷的单磷酸氟化衍生物，是目前 CLL 有效的单剂治疗药物。其有效率大于普通的联合化疗方案。氟达拉滨 25mg/（m² · d），连用 5 天，每 4 周为一疗程。初治患者氟达拉滨有效率达 70%，包括38%完全缓解。复治的 CLL 患者总有效率45%，包括10%完全缓解。长期随访使用氟达拉滨获得完全缓解患者，平均缓解期在初治患者为33个月，复治患者为21个月。目前，还没有证实氟达拉滨可延长患者生存期。约1/3的初治患者和近一半复治患者氟达拉滨治疗无效，其中最常见于以下几种情况：Rai 分期Ⅲ～Ⅳ期；以前接受过化疗；高龄；体外药敏试验耐药。此外，如用2个疗程氟达拉滨而未获得疗效，继续应用也不会有效。

氟达拉滨主要毒性反应集中在血液和免疫系统，中性粒细胞减少见于2/3进展期患者；T 细胞明显减少，特别是 CD4 阳性 T 细胞，免疫功能低下（缺陷）持续时间可长达用药后1年以上，因而用药后患者易患条件致病菌感染，如带状疱疹，单纯疱疹，单核细胞增多性李斯特菌感染，卡氏肺囊虫感染等也明显增多。其他免疫功能异常包括发生新的免疫性疾病如自身免疫性溶血性贫血和血小板减少，纯红细胞再生障碍性贫血，易发生肿瘤溶解综合征及与输血有关的移植物抗宿主反应等。

2）克拉屈滨：也称二氯脱氧腺苷（cladribine, 2 – CDA），为另一治疗 CLL 有效的药物。最新的临床试验显示，克拉屈滨有可能取代氟达拉滨成为治疗 CLL 的一线药物，因其疗效比氟达拉滨好而副作用少而轻。克拉屈滨 $0.12mg/$（$kg \cdot d$），静滴 >2 小时，连用5天；或口服 $10mg/$（$m^2 \cdot d$），连用5天，在初始患者有效率为75%，在复治患者仍可达40%～60%，缓解期平均为9个月，而治疗无效者平均生存周期仅为4个月。与氟达拉滨一样，临床试验也未能证明克拉屈滨可延长生存期。毒副作用类似氟达拉滨，但较轻，骨髓抑制所致血小板减少是最常见的剂量依赖性毒副作用。同样由于外周血 T 细胞减少，细胞免疫抑制容易发生条件致病菌感染。

（5）利妥昔单抗：为人鼠抗 CD20 嵌合单克隆抗体。利妥昔单抗 $375mg/m^2$，静脉滴注，每周一次，连续4周为一个疗程。首次使用时易出现溶瘤综合征，预防方法是将利妥昔单抗总剂量分两天使用，第一天为100mg，余下的剂量改为第二天使用。利妥昔单抗对有 del 17p 或 p53 突变者疗效差。

（6）苯达莫司汀：美国 FDA 新批准用于治疗 CLL。单药使用，剂量每天 $100mg/m^2$，静脉滴注，连用两天，28天为一疗程。目前国内正在做临床试验。有希望取代氟达拉滨，成为治疗 CLL 的一线药物。

（7）干扰素 α：早期 CLL 患者应用干扰素 α 约有 1/4～1/2 可获得部分缓解，但完全缓解者少见。另外，干扰素 α 可作为维持治疗。一般剂量为每次300IU，皮下注射，每周1～3次，可长期使用。注意观察发现、预防和治疗干扰素 α 的相关副作用。

（8）阿仑单抗（alemtuzmab）：抗 CD52 的单克隆抗体，国外主要用于治疗伴有 del 17p 或 p53 突变的初发 CLL 患者，早期的临床试验疗效好。

2. 联合化疗　根据细胞遗传学（FISH）检查结果、年龄及身体适应性进行分层治疗。所谓分层治疗，也就是个体化治疗，选择适合病人最佳治疗方法。

（1）苯丁酸氮芥十泼尼松十利妥昔单抗（MP + R 方案）：苯丁酸氮芥 $0.1～0.175mg/$（$kg \cdot d$），连用四天，泼尼松 80mg/d，连用5天，每2～4周重复此疗程至患者获得缓解或骨髓抑制，总有效率为80%，其中15%可获得完全缓解。在 MP 方案中加入利妥昔单抗每次 $375mg/m^2$，疗效更好。

（2）环磷酰胺 + 泼尼松 + 长春新碱 + 利妥昔单抗（CP + R，COP + R 方案）：环磷酰胺 $300～400mg/$（$m^2 \cdot d$），口服5天，泼尼松 $40mg/$（$m^2 \cdot d$），口服5天，加用长春新碱

2mg，静推，第一天，利妥昔单抗 375mg/m²，化疗前一天，静脉滴注。完全缓解可达 25%，部分缓解率达 50%。本方案可出现神经毒性和骨髓抑制等不良反应，临床应予以注意。

（3）氟达拉滨 + 环磷酰胺 + 利妥昔单抗（FC 或 FCR 方案）：氟达拉滨 25mg/（m²·d），静脉滴注，第 1~3 天；环磷酰胺 250mg/（m²·d），静脉滴注第 1~3 天；利妥昔单抗 375mg/m²，静脉滴注，第 0 天（化疗前一天使用），25 天为一个疗程，总疗程一般 6~8 个。FCR 或 R-FC 方案在欧美国家已作为初发 CLL 患者的首选治疗方案。在采用 R-FC 方案对 300 例初发 CLL 患者的治疗中发现：总反应率为 95%，其 CR 72%，PR 23%，观察 6 年 OS 77%，PFS 51%。

德国 CLL 协作组（GCLLSG）CLL8 随机比较了 FC 方案和 R-FC 方案，发现 R-FC 治疗组获得更高的 CR 率，更易清除微小残留病灶，维持更长的疾病缓解期。R-FC 的毒副作用也较常见且严重，包括严重抑制骨髓造血功能、长期免疫功能受损（特别是体液免疫功能长期得不到恢复）、严重的溶瘤综合征（特别是当瘤负荷大时），在临床上应特别注意加强预防措施，如积极使用细胞因子，定期输注丙种球蛋白等。关于利妥昔单抗的剂量，目前尚未获得共识，临床上也有用更大的剂量，如第 1 疗程中用 375mg/m²，以后的疗程中用 500mg/m²。

（三）老年 CLL 患者的治疗

CLL 是一种老年性疾病，且随着年龄增长而发病率增加，因此，在选择治疗方案，除了参考细胞遗传学（FISH）检查结果和预后判断相关因素之外，患者的年龄和身体适应性是最重要的影响因素。患者的体能状态，而非患者的实际年龄是重要的因素，治疗前评估患者的伴发疾病、肝肾功能（尤其是肌酐清除率）和身体适应性是极其重要的。身体适应性好的患者可选择联合化疗方案，其他患者则使用单药或减低剂量的联合方案，甚至可不进行化学治疗，仅给予支持治疗。虽然 R-FC 方案已经推荐为 CLL 的一线治疗选择，但对于超过 70 岁或存在严重伴随疾病小于 70 岁的 CLL 患者，是不适合的。GCLLSG CLL5 将 193 例年龄大于 65 岁（平均年龄为 70 岁）的初发 CLL 的患者分成两组，分别给予氟达拉滨［25mg/（m²·d），静脉输注，连用 5 天，28 天为一个疗程，共用 6 个疗程］和苯丁酸氮芥（0.4mg/kg，根据情况剂量可增至 0.8mg/kg，每隔 15 天给予 1 次，共 12 个月。临床试验显示氟达拉滨组相对于苯丁酸氮芥组未获得任何临床益处。因此，超过 70 岁的 CLL 患者，应选择单药化疗，有条件者可加入利妥昔单抗；65~70 岁的患者，应进行分层治疗，选择适合患者的最佳方法；小于 65 岁的患者可用一线联合化疗方案。

（四）维持治疗

维持治疗的意义不明确，一般不需要维持治疗。

（五）造血干细胞移植

由于自体造血干细胞移植总生存并不优于化学免疫治疗，不推荐常规采用。异基因造血干细胞移植是 CLL 的唯一治愈手段，但由于 CLL 主要为老年患者，仅少数年轻高危且有 HLA 相合供者的患者适合移植。建议适应证：①氟达拉滨耐药：对嘌呤类似物为基础的治疗无反应或治疗 12 个月内复发；②具有 p53 异常的患者；③伴 del（11q），治疗达 PR 的患者；④Richter 综合征的患者。

（六）并发症的治疗

1. Richter 综合征 弥漫大 B 细胞/霍奇金淋巴瘤转化的 CLL 患者，大多数预后很差，中位生存期大多不超过 1 年，治疗建议参照侵袭性淋巴瘤的治疗方案。

2. 自身免疫性血细胞减少症 肾上腺皮质激素是一线治疗。对激素无效的患者可选择大剂量静脉注射丙种球蛋白（IVIG）、利妥昔单抗、环孢素及脾切除或脾区照射等。CLL 治疗方案中慎用氟达拉滨。

3. 感染 感染的防治包括 CLL 化疗前后病毒、细菌、真菌感染的预防和治疗；乙肝病毒携带者治疗中的预防等方面。乙肝病毒携带者应先进行抗病毒治疗，然后再考虑使用利妥昔单抗。

（七）支持治疗

（1）CLL 患者存在较大感染风险，反复感染的患者推荐 IVIG 维持 IgG≥5g/L。

（2）每年接种流感疫苗、每 5 年接种肺炎球菌疫苗，避免所有活疫苗的接种。

八、随访

完成诱导治疗（一般 6 个疗程）后获得 CR 或 PR 的患者无须进一步治疗，应该定期随访，包括每 3 个月进行血细胞计数及肝、脾、淋巴结触诊检查等。应该特别注意是否出现免疫性血细胞减少症（AIHA、ITP）、继发性恶性肿瘤（包括骨髓增生异常综合征）、急性髓系白血病及实体瘤等。

（董　玲）

第三节　多发性骨髓瘤

一、概述

浆细胞疾病（plasma cell disorders）系来源于 B 淋巴细胞的一组克隆性浆细胞异常增生性疾病。其特点为骨髓内浆细胞异常增生、血清或（和）尿中出现单克隆免疫球蛋白或轻链、重链的片段。该组疾病 2008 年 WHO 分类见表 12-3。

表 12-3 浆细胞疾病和变异型（WHO, 2008）

浆细胞疾病和变异型（WHO, 2008）
意义未明的单克隆免疫球蛋白血症（MGUS）
浆细胞骨髓瘤（plasma cell myeloma）即多发性骨髓瘤（multiple myeloma）
变异型（variants）
无症状（冒烟型）骨髓瘤［asymptomatic（smoldering）myeloma］
不分泌型骨髓瘤（non-secretory myeloma）
浆细胞白血病（plasma cell leukemia）
浆细胞瘤（plasmacytoma）
骨孤立性浆细胞瘤（solitary plasmacytoma of bone）

浆细胞疾病和变异型（WHO，2008）
骨外（髓外）浆细胞瘤［extraosseous（extramedullary）plasmacytoma］
免疫球蛋白沉积病（immunoglobulin deposition diseases）
原发性淀粉样变（primary amyloidosis）
系统性轻链和重链沉积病（systemic light and heave chain deposition diseases）
骨硬化性骨髓瘤（POEMS 综合征）（osteosclerotlc myeloma，POEMS syndrome）

一个免疫球蛋白（Ig）分子的基本结构由 4 条肽链组成，即二条相同的重链和二条相同的轻链借二硫键相连接。根据重链的不同，Ig 分为 IgG、IgA、IgM、IgD、IgE 五类，其相应的重链分别为 γ、α、υ、δ、ε。根据轻链的不同，Ig 具有 κ 和 λ 两型。正常人体内的免疫球蛋白是由成千上万株 B 细胞 - 浆细胞克隆合成和分泌的免疫球蛋白所组成，因此为多克隆性，结构不均一。血清蛋白醋酸薄膜电泳是筛选单克隆免疫球蛋白的方法。多克隆免疫球蛋白增多症在 γ 区形成宽底峰，而单克隆免疫球蛋白或轻链/重链的片段（统称 mono - clonal protein，M 蛋白）增多则在 γ 区内也可于 β 或 α_2 区内形成异常浓集的高而窄的尖峰。免疫固定电泳可以确定单克隆免疫球蛋白的类型。

多发性骨髓瘤（multiple myeloma，MM）即浆细胞骨髓瘤（plasma cell myeloma）是恶性浆细胞病中最常见的一种疾病。由于骨髓浆细胞恶性增生，产生大量的单克隆免疫球蛋白，其临床特征为多发性骨破坏、肾脏损害、贫血和反复发生的感染。近 10 年，MM 的发病率呈逐年上升的趋势，在我国随着老龄人口的增加，MM 的发病人数不断增加，是威胁老年人健康的重要疾病之一。

自 1847 年 Dr. Henry Bence Jones 发现尿轻链以来，人们对 MM 的认识逐步加深。20 世纪 60 年代多柔比星的应用，使 MM 的治疗获得了突破性进展。此后的 20 年间，尽管出现的各种化疗方案，提高了部分患者的缓解率，但总生存期无明显改善。20 世纪 80 年代，随着大剂量化疗联合干细胞移植的应用，患者的缓解率明显提高，总生存期明显延长。但多数患者终因复发而亡。20 世纪末期以来，随着对 MM 生物学特性认识的深化，对初诊 IM 进行危险度分层制订有效的治疗方案，以及新的靶向药物的应用和各种支持治疗的加强，彻底改变了 MM 的治疗模式，使患者完全缓解率明显提高，生存期逐渐延长，使其有望成为一种被彻底治愈的疾病，为患者带来希望。

二、流行病学资料和病因

在世界范围内，MM 约占所有恶性肿瘤的 0.8% ~ 1%。在血液系统肿瘤中占 10% ~ 15%，已超过急性白血病仅次于非霍奇金淋巴瘤居第二位。诊断时中位年龄约 70 岁，并随着年龄发病率呈指数增长。我国尚无 MI 发病率的确切流行病学资料，一般估计约为 1/10 万。病因尚未明确，可能与电离辐射、接触化学毒物、慢性抗原刺激、自身免疫性疾病、遗传倾向性、病毒感染等因素有关。

三、发病机制

MM 是 B 细胞肿瘤，起源于生发中心或生发中心后 B 细胞，这两类细胞在进行基因修饰时，可能会发生基因突变、双链 DNA 断裂或免疫球蛋白基因缺失等，这种遗传学的不稳定性，在某种原因下，以多步骤、阶段式发展方式而致病。在骨髓瘤早期已存在免疫球蛋白重链（IgH）基因易位，奇数染色体三体的超二倍体，13 号染色体序列丢失和 CyclinD1 基因异常表达等遗传学改变。MM 的发生和发展需要二次打击，包括 N - ras、K - ras、FGFR3 途径和 NFkB 途径的激活突变、c - myc 基因异常表达以及 RB1 途径和 P53 途径的失活突变等。这一系列的刺激致使骨髓瘤细胞异常增殖而致病。遗传学异常常发生 t（4；14）、t（11；14）、t（14；16）、t（6；14）、t（14；20）、dell3、dell7 等。流式细胞分析骨髓瘤浆细胞强表达 $CD138^+$，表达 $CD79^{a+}$、$CD38^+$、$CD19^-$，67% ~79% 病例表达 $CD56^+$，可与正常浆细胞区别。

四、临床表现

多数 MM 患者起病隐匿，临床表现多样，主要与骨髓瘤细胞增殖和 M 蛋白血症有关。

（一）骨痛和病理性骨折

初诊时约 75% 的 MM 患者即有骨骼浸润，如骨痛、溶骨病变、弥漫性骨质疏松或病理性骨折。骨痛以腰骶痛最常见，其次背痛、肋骨和四肢。早期较轻，可为游走性或间歇性，后期较剧烈，活动、负重后加重，休息后减轻。近 40% 可能发生病理性骨折，最常见的部位是胸腰椎骨，占 55% ~70%，10% 可因脊髓压迫而出现截瘫，部分可引起骨骼肿块，表现为髓外浆细胞瘤，骨痛的发生是由于破骨细胞骨吸收活动增强而成骨细胞骨形成活动不足，二者间平衡失调造成。目前双膦酸盐的应用可能改善预后。

（二）贫血及出血

贫血是本病常见的临床表现，为正细胞正色素性贫血。引起贫血的原因很多，骨髓瘤细胞增殖使红细胞生成相对受抑，肾衰竭致内源性促红素生成缺乏，反复感染，营养不良，伴发自身免疫性贫血，失血，铁利用障碍，化疗引起的骨髓抑制等等都可导致不同程度的贫血，贫血与肿瘤负荷直接相关。出血倾向不少见，一般不严重，以皮肤紫癜和鼻腔、牙龈渗血常见，晚期可发生内脏出血。原因是瘤细胞增殖及化疗对骨髓抑制导致血小板减少，大量单克隆免疫球蛋白覆盖于血小板及凝血因子表面造成凝血障碍而引起，血粘度增加及淀粉样变性均可损害毛细血管加重出血。

（三）感染

感染是本病常见的初诊表现之一，也是治疗并发症和主要死亡原因。感染部位以肺炎最常见，其次为泌尿系统、消化系统，也可发生软组织感染甚至败血症，常较顽固而不易控制。感染的原因是由于 M 蛋白的大量产生使正常免疫球蛋白的合成受抑，体液免疫缺陷，加之化疗、激素的应用，导致免疫功能进一步降低易引发感染，此外瘤细胞浸润致粒细胞生成减少也增加了感染的机会。

（四）肾脏损害

50% 患者早期即出现蛋白尿、血尿、管型尿。50% 可发展为肾衰竭，25% 死于肾衰竭，是仅次于感染的第二大死亡原因。多见于 IgD 型和入轻链型。发生肾损害的原因是多方面的，主要的原因是血液中游离轻链经肾小球滤过进入近曲小管，被吸收和分解沉积于肾小管上皮细胞浆内，使细胞发生肿胀，引起肾小管损害，游离轻链同某些组织蛋白或多糖结合形成淀粉样物质浸润血管壁，引起肾小球萎缩和肾小管阻塞，导致肾单位破坏和肾功能不全。另外，脱水、高钙血症、高尿酸血症、瘤细胞浸润、肾毒性药物及肾盂感染等可加重肾功能不全的严重程度。

（五）高黏滞血症

血清中大量 M 蛋白是高黏滞血症的主要原因，血液黏稠致血流缓慢，微循环障碍，导致组织淤血及缺氧。易引起高黏滞血症的 M 蛋白为 IgI、IgA、IgG3 类。视网膜、脑、肾、肢端最易受累，可有头昏、目眩、耳鸣、眼花、手足麻木，严重者突发意识障碍、充血性心力衰竭、呼吸困难。少数患者 M 蛋白属冷球蛋白，可有雷诺现象和循环障碍。

（六）淀粉样变性

发生率为 10% ~ 25%，文献报道 IgD 骨髓瘤伴发淀粉样变概率最大，为 20%，而 IgG、IgA、轻链型骨髓瘤的概率分别为 5%、2%、13%。主要由于大量 M 蛋白的轻链可变区片段或整个单克隆的轻链形成淀粉样物质，沉积在体内各器官和组织的血管壁中，引起多器官的功能障碍。一般表现为体重下降、水肿、皮肤黏膜出血、舌、腮腺、肝脾、淋巴结肿大、腹泻或便秘、外周神经病变、肾功能受损、严重者表现为心肌肥厚、心脏扩大、心律失常、充血性心力衰竭等，预后较差。

（七）高尿酸血症和高钙血症

瘤细胞裂解导致高尿酸血症，严重时可并发尿路结石影响肾功能。广泛的溶骨性病变引起血钙增高，欧美国家诊断时高钙血症的发生率为 10 ~ 30%，病情进展时可达 30% ~ 60%。表现为厌食、恶心、呕吐、烦渴、多尿、头痛、烦躁、思维紊乱、心律失常甚至昏迷。

（八）神经系统损害

MM 神经损害的病因可由肿瘤直接压迫、浸润、高钙血症、高黏滞血症、淀粉样变性、病理性骨折造成的机械性压迫等引起，神经系统表现各种各样，神经根痛，运动和感觉神经病变，肌肉无力、麻木和痛性感觉迟钝。脊髓压迫可致截瘫，浸润颅底可引起脑神经麻痹等。

（九）器官浸润脏器肿大

肝脾淋巴结肿大，见于 20% 的病例，多由于瘤细胞浸润或淀粉样变性所致。

五、诊断

（一）临床诊断标准

1. MM 的临床、实验室特征　见表 12 - 4。

表 12 - 4　骨髓瘤临床和实验室异常

怡床/实验室特征	存在异常的患者比例（%）
贫血 <120g/L	72
骨损伤（溶骨性病变，病理性骨折或严重骨质疏松）	80
肾衰竭（血肌酐≥2mg/dl）	19
高钙血症（≥11mg/dl）	13

续 表

恰床/实验室特征	存在异常的患者比例（%）
血清蛋白电泳中见单克隆蛋白	82
血清免疫固定电泳中见单克隆蛋白	93
血清或尿免疫固定电泳中见单克隆蛋白（或血清免疫固定电泳和血清游离轻链分析）	97
M 蛋白的类型	
IgG	52
IgA	21
仅有轻链	16
克隆性骨髓浆细胞增加≥10%	96

MM 的诊断需结合患者临床表现、实验室检查、骨髓涂片、骨骼 X 线（或 CT、MRI）检查来确定，依据增多的异常免疫球蛋白类型将 MM 分为不同类型。

实验室检查完善血象、骨髓象、血清 M 蛋白检测、尿常规及尿蛋白检测、免疫球蛋白检测及免疫固定电泳，生化检测血清总蛋白、白蛋白、肾功能、血钙磷、碱性磷酸酶、LDH、CRP、β_2 – MG 等。影像学 X 线、CT、MRI、PET – CT 等确定骨损害的程度。近年推荐应用更敏感的血清游离轻链（sFLC）检测：正常人 sFLC 比率（κ/λ）为 $0.26 \sim 1.65$，sFLC 比率（κ/λ）< 0.26 考虑有单克隆 λFLC，而 > 1.65 考虑有单克隆 κFLC，sFLC 比率（κ/λ）检测适用于诊断不分泌型及伴有肾病和淀粉样变的 MM 患者。流式细胞仪检测浆细胞免疫表型，FISH 检测 MM 患者存在的细胞遗传学异常。

2. MM 的国内及国际诊断标准

（1）国内标准：中国医师协会血液科医师分会组织有关专家（中国 MM 工作组），经多次研讨，在 2008 年制订了新的 MM 诊断标准。

主要标准：①组织活检证明有浆细胞瘤或骨髓涂片检查，浆细胞 $> 30\%$，常伴有形态改变；②单克隆免疫球蛋白（M 蛋白），IgG > 35g/L，IgA > 20g/L，IgM > 15g/L，IgD > 2g/L，IgE > 2g/L，尿中单克隆 K 或入轻链 > 1g/24h，并排除淀粉样变。

次要标准：①骨髓检查：浆细胞 $10\% \sim 30\%$；②单克隆免疫球蛋白或其片段的存在，但低于上述标准；③X 线检查有溶骨性损害和（或）广泛骨质疏松；④正常免疫球蛋白量降低：IgNk < 0.5g/L，IgA < 1.0g/L，IgG < 6.0g/L。

凡满足下列任一条件者可诊断为 MM：主要标准第 1 项十第 2 项；或第 1 项主要十次要标准②③④中之一；或第 2 项主要标准十次要标准①③④中之一；或次要标准①②＋次要标准③④中之一。

（2）国际骨髓瘤工作组标准

1）血清或尿中检测到 M 蛋白。

2）骨髓内存在克隆性浆细胞数≥10% 和（或）骨髓活检证实为浆细胞瘤。

3）骨髓瘤相关器官或组织损害见表 12 – 5。

表 12 - 5　骨髓瘤相关器官或组织损害（ROTI）

骨髓瘤相关器官或组织损害（ROTI）	
血钙水平增高	校正血清钙高于正常上限值 0.25mmol/L（Img/dl）以上或 > 2.8mmol/L（11.5mg/dl）
肾功能损害	血肌酐 > 176.8μmol/L（2mg/dl）
贫血	血红蛋白 < 100g/L 或低于正常值 20g/L 以上
骨质破坏	溶骨性损害或骨质疏松伴有压缩性骨折
其他	有症状的高黏滞血症、淀粉样变、反复细菌感染（≥2 次/年）

3. MM 的分型

（1）MM 的临床分型：可分为以下 7 型：IgG 型、IgA 型、轻链型、IgD 型、IgM 型、IgE 型及不分泌型。根据轻链类型分为 κ、λ 型。

1）IgG 型骨髓瘤：为最常见的亚型，约占 MM 的 50%，具有 MM 的典型临床表现。该型易发生感染，但淀粉样变和高血钙少见。

2）IgA 型骨髓瘤：约占 MM 的 15% ~ 20%。血清蛋白电泳 M 成分常处于 α_2 区而非 γ 区。该型高血钙、高黏滞综合征和淀粉样变的发生机会较多，易造成肾功能损害，预后差。

3）轻链型骨髓瘤：约占 15% ~ 20%。血和尿中大量单克隆轻链（尿本周蛋白阳性），λ 轻链型居多，溶骨性病变、高血钙及淀粉样变的发生率高，肾功能损害较重，预后差。

4）IgD 型骨髓瘤：国外占 1% ~ 2%，国内占 8% ~ 10%，发病年龄相对较轻。肾衰竭、贫血、高钙血症、淀粉样变较常见，易转变为浆细胞白血病和髓外浆细胞瘤，生存期短，预后差。

5）IgM 型骨髓瘤：少见，仅占 1% 左右，分子量较大，易形成五聚体使血液黏滞度增高，高黏滞血症易见。

6）IgE 型骨髓瘤：罕见，血清中单克隆 IgE 可高达 45 ~ 60g/L，溶骨性病变少见，可呈浆细胞白血病征象。

7）不分泌型骨髓瘤：约占 1%，血清及尿内不能检出 M 蛋白，骨髓克隆性浆细胞 ≥ 10% 或出现浆细胞瘤，存在骨髓瘤相关的终末器官损伤。此类浆细胞在形态上更加幼稚，临床上患者相对年轻，骨质破坏更加突出。

（2）特殊类型骨髓瘤

1）冒烟性骨髓瘤（smoldering IM，SMM）：血清 M 蛋白 ≥ 30g/L，骨髓克隆性浆细胞 ≥ 10%，一般均 < 20%，缺乏贫血、肾功能损害、高钙血症和溶骨性病变等表现，病程维持 3 ~ 5 年以上不变，一般不必急于治疗。

2）浆细胞白血病：周围血浆细胞 > 20%，绝对计数 > 2.0×10^9/L。本病中约 60% 为原发性，患者较年轻、起病急、肝、脾、淋巴结肿大发生率高，血小板计数较高，而骨骼病变罕见，血清 M 蛋白量低，治疗反应差，中位生存期短。40% 由 MM 转化而来者称为继发性浆细胞白血病，为 MM 的终末期表现。

3）骨硬化骨髓瘤（POEMS 综合征）：以多发性神经病变（polyneuropathy）、器官肿大（organomegaly）、内分泌病变（endocrinopathy）、M 蛋白（monoclonalprotein）和皮肤改变（skin changes）为特征。神经病变为慢性炎症性脱髓鞘，表现为慢性进行性、对称性、迁延不愈的运动神经并感觉神经损害，脑神经一般不受累，自主神经系统可有改变。50% 有肝大，也可见脾和淋巴结肿大。糖尿病和性功能不全是最常见的内分泌病变。多见皮肤色素沉着和多毛症。所有患者均见 M 蛋白，骨髓浆细胞可轻度增多，常无贫血而血小板增多。诊断尚须依据骨硬化病灶活检中有单克隆浆细胞的存在。

4）骨孤立性浆细胞瘤：活检证实单部位的浆细胞浸润引起的骨质破坏，正常骨髓象，血和尿中无 M 蛋白，其他部位正常的骨骼检查，无相关的器官或组织损害。部分病人可发展为 MM 或出现新的病灶，亦有无症状生存达 10 年以上者。

5）髓外浆细胞瘤：是髓外克隆性浆细胞肿瘤。常见于头颈部，特别是上呼吸道如鼻腔、鼻窦、鼻咽和喉部。骨髓象、X 线骨骼摄片、血和尿检查均无 MM 的证据，也无因浆细胞病造成的相关器官或组织损害。预后良好，亦有 40% 发展为 MM。

（二）诊断分期

目前常用的分期系统主要有 2 种：

1. Durie 和 Salmon 分期　此分期根据贫血的程度、高钙血症、血清和尿 M 蛋白水平以及骨损伤的情况，将患者分为工、Ⅱ、Ⅲ期。根据血肌酐是否 ≥2mg/dl，将患者分为 A 或 B 组。采用这种分期系统可简单实用地评估肿瘤负荷（表 12 - 6）。

2. ISS（internatlonal staging system）分期标准　该系统利用白蛋白、β_2 微球蛋白（β_2 - MG）这两个临床常用指标，把骨髓瘤病人分为低、中、高危三期，易于临床推广使用并对 MM 患者的预后进行评估（表 12 -6）。

表 12 -6　2009 年 NCCN（第二版）推荐的多发性骨髓瘤分期系统

分期	Durie - Salmon 标准 1	ISS 标准 2
Ⅰ 期	符合下述 4 项	血清 β_2 微球蛋白 <3.5mg/L
	（1）血红蛋白 >100g/L	血清白蛋白 ≥35g/L
	（2）血清 Ca^{2+} 正常或 ≤12mg/dl（3mmol/L）	
	（3）骨 X 线检查提示正常骨结构（scale 0）	
	或仅有单发的骨浆细胞瘤	
	（4）M 成分生成率低	
	①IgG <50g/L	
	②IgA <30g/L	
	③本一周蛋白 <4g/24h	
Ⅱ 期	介于 Ⅰ 期与Ⅲ期之间	血清 β_2 - MG <3.5mg/L，血清白蛋白 <35g/L
		或血清 β_2 - MG 3.5 ~ 5.5mg/L
Ⅲ 期	符合下述一项或一项以上	血清 β_2 微球蛋白 >5.5mg/L
	（1）血红蛋白 <85g/L	
	（2）血清 Ca^{2+} ~ 12mg/dl（3mmol/L）	
	（3）进展性溶骨病变（scale3）	
	（4）M 成分生成率高	
	①IgG ~ 70g/L	
	②IgA >50g/L	
	③本一周蛋白 >12g/24h	

亚组标准
A 肾功能正常（血清肌酐 <2.0mg/dl（176.8μmol/L））
B 肾功能异常（血清肌酐 ≥2.0mg/dl（176.8μmol/L））

注：骨骼损害积分：正常 0 分骨质疏松 1 分，溶骨损害 2 分，广泛骨骼破坏及明显骨折 3 分。

3. Durie/Salmon plus 分期系统　随着 CT、MRI、PET - CT 等新的影像学技术的应用，2006 年 Durie 又推出了 Dur - ie/Salmon plus 分期系统（表 12 - 7）。该系统克服了原有分期的局限，有助于早期治疗骨髓瘤骨病，有助于区别 IGUS 和冒烟型 MM，有助于对低分泌或不分泌 MM 进行分期，有助于区别Ⅱ期、Ⅲ期 MM，有助于辨别预后不良的亚型。

表 12 -7　Durie/Salmon plus 分期标准

Durie/Salmon plus 分期系统	影像学
Durie/Salmon plus	MRI/PET
分期	骨损害数目
Ⅰ B	Ⅰ　0 ~ 4
ⅡA 或 B	Ⅱ　5 ~ 20
ⅢA 或 B	Ⅲ　> 20
	B：肌酐≥2.0mg/dl 和（或）PET 或 MRI 检查的骨损害数目

MM 是一异质性疾病，没有一个单一系统可理想覆盖所有的 MM 患者。因此 2009 年 NCCN 的专家及我国 MM 工作组专家推荐在 MM 诊断中使用 DS 分期和 ISS 分期两种系统。

4. MM 的风险分层　DS 分期和 ISS 分期有重要的预后作用，但对治疗的风险分层没有意义。纳入细胞遗传学或 FISH 技术的危险度分层，使 MM 的治疗可根据患者的生物学特性制订个体化方案，以期达到最好的治疗效果。Mayo 风险度分层出现以下异常为高危患者：FISH 检测发现 t（4；14）、t（14；16）、17p⁻ 及 13 号染色体单体缺失并大于 2.5mg/L 血清 β_2 - MG 等。

六、鉴别诊断

（一）反应性浆细胞增多症

多由病毒感染、结核、慢性感染性疾病、慢性肝胆疾病、自身免疫性疾病、恶性肿瘤以及其他造血系统疾病引起的继发性浆细胞增多。一般骨髓浆细胞最多不超过 20%，且为成熟浆细胞，免疫球蛋白为正常多克隆性，升高水平有限。临床无 MM 相关症状，取决于原发病的表现。反应性增多的浆细胞在原发病得到有效治疗后可逐步降至正常。

（二）其他产生 M 蛋白的疾病

慢性感染、慢性肝病、自身免疫性疾病、淋巴增殖性疾病、神经系统疾病、皮肤病、器官移植等可产生少量 M 蛋白，原因推测为患者机体对抗原的异常免疫反应。这种单克隆免疫球蛋白增高水平有限，IgG < 30g/L，IgA < 20g/L，IgM < 10g/L；骨髓无骨髓瘤细胞；X 线检查无溶骨性病变。临床表现完全取决于原发病，不表现任何 MM 的临床症状。

（三）意义未明的单克隆免疫球蛋白血症（MGUS）

血清中 M 蛋白 IgG < 30g/L，IgA < 20g/L；骨髓浆细胞 < 10%；无溶骨性病变、贫血、高钙血症和肾功能不全，无须治疗。MGUS 多见于老年人，发病率随年龄增长而增高，约 5% 的患者在数年或更长时间内可发展为 MM，因此本病应长期随访。

（四）原发性巨球蛋白血症

血中 IgM 型免疫球蛋白呈单克隆增高，其他免疫球蛋白正常或减低；骨髓中以淋巴细胞及浆细胞样淋巴细胞多见；X 线摄片较少见骨质疏松，溶骨性病变极为罕见；淋巴结、肝、脾活检提示弥漫性分化好的或浆样淋巴细胞性淋巴瘤；免疫表型多为 sIgM$^+$、IgD$^-$、CD19$^+$、CD20$^+$、CD22$^+$、CD5$^-$、CD10$^-$ 及 CD23$^-$。

（五）原发性系统性淀粉样变性

淀粉样变性是由于免疫球蛋白重链或轻链在组织细胞中沉积所致，存在其相关的系统综合征，如肾、心、肝、胃肠道或周围神经累及，预后差。脂肪、骨髓或器官活检刚果红染色阳性。MM 由于其血清中存在大量单克隆的异常免疫球蛋白，因此病程中可发生淀粉样变性。

（六）肾病

肾脏损害是 MM 的重要临床表现之一，易与慢性肾小球肾炎、肾病综合征混淆。遇到老年患者有肾脏损害的同时还有骨骼疼痛或与肾功能不全不平行的贫血发生时，要进行有关 MM 的检查。MM 引起的肾衰竭贫血出现的早，高血压较少见，影像学显示双肾体积缩小不明显。

（七）腰痛性疾病

腰痛是 MM 的主要症状之一，常误诊为腰肌劳损、椎间盘突出、腰椎结核、骨质疏松症等，当老年以腰痛为主诉就诊，尤其疼痛呈持续性和活动后加重，伴有贫血或血沉显著增快时，要排查 MM。

（八）骨转移瘤

恶性肿瘤易发生骨转移，引起骨痛、溶骨性病变、贫血等临床表现，与 MM 有相似之处。鉴别应考虑病史和病程，恶性肿瘤骨转移往往是晚期表现，应有明确的肿瘤病史及原发肿瘤的临床表现；可出现各类肿瘤标记物阳性；骨髓中可见成堆转移癌细胞；血清碱性磷酸酶升高等而有别于 MM。

（九）甲状旁腺功能亢进

本病可有骨损害及肾功能障碍，但血中无 M 蛋白，骨髓无异常浆细胞，尿本周蛋白阴性，血清碱性磷酸酶增高。

七、治疗

（一）治疗策略

对无症状 MM 或 D - S 分期Ⅰ期患者尚无证据提示早期治疗能带来特殊疗效，因此可观察，每 3 个月复查一次。对有症状或没有症状但已出现 MM 相关器官功能损害的应尽早开始治疗。复发后再治疗的指征等同初诊病人的治疗指征，不具器官损伤，但 M 蛋白于 2 个月内加倍应治疗。治疗方案的选择应参照科学证据与患者病情（年龄及并发症）。通常年龄超过 65 岁患者已不具备移植条件，但应考虑生理年龄因素，精选出临床状况优良患者可考虑行低强度移植。对于年龄介于 65 ~ 75 岁之间患者，推荐使用全剂量化疗，75 岁以上并发症严重（严重的心、肺、肾或肝功能障碍）的患者应适当减量，采用较轻的化疗方案。若出现严重不良反应（级以上血液学毒性或 3 级以上非血液学毒性）治疗应立即停止，当严重不良反应缓解或降至 1 级以下时，应以适当减量的剂量重新开始治疗。对具有多种并发症的老年患者在选择合适的治疗方案时应密切关注治疗相关不良反应。预后因素在选择治疗方案时的角色仍有争议。以 ISS 为基础有 MM 症状的患者据病情严重程度分为三级，工级患者的中位生存期为 62 个月，Ⅱ 和 Ⅲ 级分别为 44 个月和 29 个月。细胞遗传学及荧光原位杂交（FISH）显示的 del 17 或 t（4；14）或 t（14；16）提示预后较差，独立 del 13 和 t（11；14）并未提示不良预后，超二倍体与较好预后相关。有研究证实应用硼替佐米或雷利度胺可以克服细胞遗传学异常所致的不良预后。

（二）治疗方案的选择

多年来，老年患者（年龄大于 65 岁）传统的联合化疗方案是口服美法仑（马法兰）+泼尼松（MP）。初治有效率约为 50% ~ 60%，中位生存期明显延长，生存质量提高，曾被认为是治疗 MM 的标准方案，但完全缓解率仅占 3%，且不能改善患者生存时间。近年来对老年初诊患者应用新药（如免疫调节剂与蛋白酶体抑制剂）为基础的治疗方案从根本上改变了 MM 的治疗模式。

1. MPT 方案　随机临床试验将 MP 联合沙利度胺（第一个用于治疗肿瘤的抗新生血管形成药物，可通过多种机制抑制骨髓瘤细胞生长）方案（MPT）与 IP 方案比较，均提示 MPT 组部分缓解率（PR）、非常好部分缓解（VGPR）或接近完全缓解（nCR）以及无病进展时间（PFS）均高于 MP 方案．部分研究还提示 IPT 组总生存期（OS）延长，这些数据支持 MPT 方案成为老年患者标准的一线治疗方案。本方案可能会增加 3 ~ 4 级非血液学不良事件的发生率，如神经系统毒性，感染，心脏毒性、深静脉血栓形成（DVT），但 75 岁及其以上老年患者对沙利度胺能较好耐受。预防性抗凝能减少 DVT 的发生率。

2. MPV 方案　硼替佐米（蛋白酶体抑制剂）联合 Mf（MPV）方案与标准 MP 方案的随机临床试验报道：MPV 力案在 PR，CR，疾病进展时间（TTP）及 3 年 OS 等均有显著改善。此优势延伸至 75 岁以上的老年患者。外周神经炎、胃肠道并发症、乏力及感染带状疱疹等表现较 MP 组增多，预防性应用阿昔洛韦可减少带状疱疹的发生。

3. 其他组合方案　TD（沙利度胺十地塞米松）、TAD（TD + 多柔比星）、T – VAD（T + 长春新碱、多柔比星及地塞米松）及 T – DVD（T + 脂质体多柔比星、长春新碱及地塞米松）等方案目前已成为 ASCT 前诱导治疗的主要方案；BD（硼替佐米十地塞米松）、PAD（BD + 多柔比星）、BTD（硼替佐米 + 沙利度胺 + 地塞米松）等方案对有明显肾功能损害，不能应用烷化剂的老年患者是一选择；VMPT 方案：MP + 硼替佐米 + 沙利度胺的四药联合方案，也是可选择的诱导治疗方案，此方案中硼替佐米剂量由标准的每周两次（1.3mg/m²，第 1、4、8、11 天）降至每周一次（1.3mg/m²，第 1、8、15、22 天）后，能减少周围神经病变的发生率，此用法已成为 >74 岁患者肾功能正常的理想选择；CTD 方案：环磷酰胺（500mg，第 1、8、15 天，每 3 周为一疗程）联合 TD 方案可作为老年患者的标准治疗方案；MPR 方案：新药雷利度胺联合 MP 方案与 MP 疗效的国际化随机试验正在进行，有望成为老年患者的另一标准治疗方案。传统 VAD）方案，多适用于 <40 岁、病情进展快、拟行干细胞移植者。因糖皮质激素相关不良反应的发生率较高，老年人已不建议首选。

4. 老年患者移植　老年及有明显并发症的患者通常不适宜进行大剂量（美法仑 200mg/m²）预处理及其后的 ASCT。但有研究显示降低强度预处理（多柔比星 100mg/m²）的移植反应率优于常规化疗。降低强度的 ASCT 前联合硼替佐米、脂质体多柔比星及地塞米松（PAD）进行诱导治疗，移植后使用雷利度胺联合泼尼松（LP）巩固治疗及平台期使用雷利度胺单药维持治疗，缓解率明显提高。

5. 维持治疗　MM 在取得初次缓解后是否需要长期维持治疗，尚无一致看法。目前认为ⅢB、轻链型和（或）起病时有高钙血症者，极易复发，应予维持治疗。有研究显示接受沙利度胺维持治疗的患者 PFS 和 OS 有所改善，但常因出现严重的周围神经炎而终止。雷利度胺不导致神经炎的发生，被视为长期维持治疗的理想选择。硼替佐米用于维持治疗也显示出一定效果。但目前诱导化疗后选用何种方案进行维持治疗尚未明确。

6. 难治和复发病人的治疗　大约20%～40%的病人一开始对诱导化疗即无反应，为难治性 MM。复发和难治病人对再次化疗的反应差，需要进行个体化的治疗，要考虑到先前药物接触量，先前药物毒性，缓解情况，年龄，复发的速度及遗传风险等，通常多种药物联合治疗与更高的总缓解率相关，但尚不清楚是否可以提高总生存率。新一代的免疫调节剂（pomalidomide）、蛋白酶体抑制剂（carfilzomib、salinospo‑ramide 等）及烷化剂（苯达莫司汀）和其他新药的出现，会对病人的预后带来希望。

（三）放射治疗

为减轻疼痛、解除压迫症状、可采用单次或分次局部放疗，剂量为 8～10Gy；如用于消除瘤体，剂量通常为 30～35Gy。造血干细胞移植时可采用全身放疗。

（四）并发症的治疗

对于有溶骨病变及骨痛的患者，双膦酸盐类药物可抑制破骨细胞的活性，减少骨质破坏，缓解骨痛。常用帕米膦酸二钠 90mg 或佐来膦酸 4mg 静脉注射，每月一次，明显减少病理性骨折和脊髓压迫综合征等事件的发生，若发生脊髓压迫综合征，需紧急处理，采用静脉注射地塞米松和局部放疗，严重者外科手术减压。发生高钙血症，应积极给予水化、利尿，应用激素，降钙素或双膦酸盐类治疗。防止脱水和感染．避免应用损害肾脏的药物，减少使用造影剂，尽可能预防 MM 患者发生急性肾衰竭，对已发生肾功能损害的患者，利尿剂保持尿量，纠正高尿酸血症，积极化疗尽快减少肿瘤负荷，同时可行人工肾透析治疗。化疗控制本病是纠正贫血的关键，促红细胞生成素对改善贫血有益，有症状的贫血可输注红细胞压积支持治疗。一旦发热或有感染迹象，积极明确感染原因，及早选用广谱抗生素给予足量治疗，对感染难以控制的可静注丙种球蛋白。高黏滞综合征症状明显者可进行血浆置换。

八、预后

影响预后的因素主要包括：肿瘤负荷量的高低，如血清 β_2‑MG 升高、>3 处溶骨性破坏、血红蛋白减低、高钙血症、肾功能受损及骨髓浆细胞比例 >20% 预示较高的肿瘤负荷预后差。肿瘤生物学异常，FISH 检测发现 t（4；14）、t（14；16）、t（14；20）、17p‑ 提示预后差；超二倍体、t（11；14）、t（6；14）常伴有较好的预后。另外患者自身因素，年龄、体能状况及治疗策略等也影响预后。

（董　玲）

第十三章

老年皮肤病

第一节 老年瘙痒症

一、瘙痒概述

瘙痒是许多皮肤病的主要症状之一。1660 年德国内科医师 Samuel Hafenreffer 给瘙痒下了一个定义：瘙痒是一科引起搔抓欲望的皮肤感觉。其实早在 2 000 多年前，希腊 Hippocrates of Cos（460－377BC）就描述过外阴瘙痒、痒疹以及老年瘙痒症。但长期以来，人们对于瘙痒的认识非常肤浅，这是由于缺乏适当的动物模型，且没有测量痒感的客观指标，使得瘙痒的研究步履艰难。许多关于瘙痒的病理生理学资料都来源于对疼痛的研究，认为瘙痒和疼痛具有许多共同的分子学和神经生物学发病机制，瘙痒和疼痛由同一感受器和同一神经传导，只是刺激的强弱不同，产生痛觉或痒觉，较轻的刺激产生痒，较重的刺激产生痛。直至 1990 年，在斯德哥尔摩世界皮肤科大会上，与会专家才达成共识，将瘙痒从疼痛中独立出来。

近十多年的研究已经证实瘙痒是一种不同于疼痛的感觉，由一种特异的 C 神经纤维传导。表皮与真皮交界处的游离神经末梢受到刺激而产生痒信号，经 C 纤维通路至脊神经根进入脊髓，在胶质细胞轴突组成的 Lissauers 束上升 1~6 个节段，并在脊髓灰质后角的第二级神经元终止，再由后角细胞发出的轴突经灰质前联合交叉至对侧的腹外侧索，通过脊髓丘脑束上升至丘脑，再由丘脑传递到大脑皮层从而产生痒觉。

瘙痒是由很多原因所引起的一个症状，而不是一个疾病。参与瘙痒的介质众多，最重要的介质是组胺，其他还有胺类（如 5－羟色胺等）、脂类（如前列腺素、血小板激活因子）、蛋白质/多肽［如血管舒缓素、细胞因子（IL－2，IL－31）、蛋白水解酶（胰蛋白酶、番木瓜酶、黏液酶）］、血管舒缓素－激肽（P 物质、降钙素相关因子肽、血管活性肠多肽）、类鸦片肽（P－内啡肽、亮氨酸脑磷脂、蛋氨酸脑磷脂）等。它们分别或协同在不同的瘙痒中发挥重要的作用。

持续数秒至数周的瘙痒称为急性瘙痒，瘙痒持续六周以上的称为慢性瘙痒。

根据发生瘙痒的原因不同以及瘙痒的外周和中枢可能机制，Twycross 等提出将瘙痒分为四个临床类型：

1. 皮肤源性瘙痒　由于炎症、感染、干燥或其他皮肤损伤导致的皮肤瘙痒称为皮肤源性瘙痒，如荨麻疹及蚊虫叮咬引起的反应。

2. 神经病性瘙痒　是指在痒觉传入途径中任何疾病所引起的瘙痒。如带状疱疹后遗神经痛。

3. 神经源性瘙痒　是指神经通路未受累的中枢性瘙痒。例如胆汁淤积引起的瘙痒就是由于阿片样神经肽作用于 μ-阿片样受体所致。

4. 精神性瘙痒　例如寄生虫恐怖妄想症。

最近的国际瘙痒大会建议首先将慢性瘙痒分为三型：有原发皮疹（皮肤病）的瘙痒、无皮疹的瘙痒和伴搔抓性皮疹的瘙痒。再根据病史、体检、实验室及影像学检查分为皮肤病、系统疾病、药物、神经伤害性、精神性、混合型及原因不明瘙痒等类型。

二、老年人皮肤病理生理改变

老年瘙痒症瘙痒部位最常见为下肢和躯干，这些部位的皮肤老化主要是自然老化，在临床上表现为皮肤萎缩、干燥、脱屑。组织学的变化为皮肤厚度减少，萎缩，表皮－真皮连接变平，真皮乳头和表皮脚消失，使单位面积皮肤内真皮表皮间的接触面积从 30 多岁开始至 90 多岁时减小 50% 以上，这使得相互间的物质交换减少，并且出现老年人皮肤受轻微挫伤后容易出现表皮真皮分离导致皮肤水疱发生。电镜下角质形成细胞之间的间隙增宽，基底膜带的致密板和锚状纤维复合物增厚，伸入真皮的基底细胞微绒毛大多消失。真皮层萎缩（体积缩小）大约减少 20%，血管减少、血管壁变厚、毛细血管袢缩短，汗腺、毛囊萎缩，汗腺约减少 15%，皮下脂肪减少。另外老年人角质层含水量较低，即皮肤的水合作用低于其他各年龄。

老年人随着年龄增加皮肤的生理功能逐渐减退。真皮上层的微小血管密度减少，皮脂腺和汗腺分泌减少。研究发现，不同部位表皮神经纤维的分布密度不同。不同年龄，一些部位的表皮神经纤维的分布也不同。随着年龄增大，面部神经纤维的分布逐渐渐少，但 50 岁左右的受试者腹部和乳房表皮神经纤维分布较年轻受试者无明显减少。这些可以解释不同部位的敏感性不同，而且随着年龄的增长敏感性降低。

三、老年瘙痒症常见类型及病因

以往临床上把发生于老年人，无原发皮肤损害，又无明确瘙痒性系统性疾患的瘙痒统称为老年瘙痒症（senile pruritus）。2007 年世界瘙痒大会建议停用 senile pruritus，以 prurirus in the elderly 代之，其实这两个名词的中文都是老年瘙痒症，只是后者包括了所有发生在老年人的慢性瘙痒。

老年瘙痒症是老年人最常见的一组皮肤病。据文献报道，60 岁以上的人群老年瘙痒症患病率高达 20%，80 岁以上的老年人可高达 70% 以上。老年人皮肤瘙痒原因很多，除一般致痒因素外，可能与老年皮肤退行性改变，皮脂腺及汗腺分泌减少、皮肤干燥及皮肤感觉神经末梢功能出现年龄相关性改变有关。目前老年瘙痒症的诊断没有明确的标准。临床上一般将老年瘙痒症分为全身性瘙痒和局限性瘙痒症。局限性瘙痒症又根据瘙痒部位不同分为肛门瘙痒、阴囊瘙痒、女阴瘙痒、头部瘙痒、小腿瘙痒等。按照最新的瘙痒分类，老年瘙痒症可分为以下几个主要类型。

（一）皮肤病引起的瘙痒

湿疹、皮肤干燥症、脂溢性皮炎、神经性皮炎、荨麻疹、药疹、疥疮、瘢痕疙瘩、皮肤T细胞淋巴瘤等。

其中，由于皮肤干燥引起的瘙痒最常见。其发病机制可能主要由于老年皮肤退行性改变，皮脂腺及汗腺分泌减少、皮肤干燥导致皮肤表皮屏障功能破坏等引起皮肤感觉神经末梢功能异常所致。瘙痒常发生在秋冬季，北方地区。最多见于小腿伸侧，大腿内侧、背部甚至全身也可发生。皮肤瘙痒多在洗浴后或夜间就寝时发生。有时极轻微的刺激就可引起皮肤瘙痒，一旦皮肤瘙痒发作，用手搔抓很难消除痒感，于是导致越抓越痒，越痒越抓的恶性循环。老年瘙痒症初期无皮疹，因不断地搔抓后，可出现灰白色条状抓痕，或点状、线状血痂，甚至出现皮肤粗糙增厚、苔藓样变。有的患者搔抓后可出现红斑、丘疹和龟裂甚至继发感染。

（二）药物引起的瘙痒

任何药物都可能引起瘙痒。由药物引起的瘙痒大多数伴有皮疹（如荨麻疹样药疹、固定型药疹），根据用药史、药物过敏史、皮疹特点等较容易诊断，即药疹（属皮肤病引起的类型）。有些药物引起的瘙痒不伴发皮疹时，不易诊断。某些药物直接诱导炎症介质的释放，如阿司匹林、鸦片类药物、多黏菌素 B 及放射造影剂等为组胺释放剂，可诱导肥大细胞及嗜碱性粒细胞脱颗粒而释放组胺，引起瘙痒。应根据用药史，排除其他引起瘙痒的原因和疾病，及时停药和治疗。常见引起瘙痒的药物有：青霉素、磺胺、红霉素、氯丙嗪、雌激素、β-受体阻滞剂、吗啡、曲马多、卡马西平、氯喹等。

（三）尿毒症性瘙痒

是指慢性肾衰竭患者出现慢性全身性或局限性瘙痒，又称肾性瘙痒。有研究表明尿毒症患者的瘙痒程度与其三年生存率显著相关，瘙痒越严重，死亡率越高。全身瘙痒约占尿毒症的 25% ~30%，局部瘙痒以面部、颈部、胸背部、前臂常见。瘙痒多呈阵发性发作，可自行缓解。尿毒症瘙痒发生率在血透前约为 36%，血透后可达 60% ~90%。慢性肾衰血透患者瘙痒发生率已由 20 世纪 80 年代的 60% ~90% 下降到现在的 25% ~30% 被认为与血透技术的改进，优质材料应用有关。

尿毒症瘙痒发生机制尚不完全清楚。皮肤干燥可能是尿毒症瘙痒的主要原因之一，见于 84.6% 尿毒症患者，患者的瘙痒与皮肤干燥的程度相关，应用润肤剂可明显减轻瘙痒。尿毒症血中阿片样物质增加，周围神经病变、皮肤中二价离子浓度增高（Ca^{2+}，Mg^{2+}，P^{2+}）、表皮中 VitA 水平升高、继发性甲状旁腺功能亢进、血浆组胺 5 - 羟色胺水平升高以及透析过程中接触致敏物质（包括用于消毒的碘、高锰酸钾、消毒防腐药、环氧树脂、环氧乙烷及甲醛等）可能与瘙痒有关。

（四）胆汁淤积性瘙痒

严重的肝脏疾病可以引起瘙痒，最常见的有原发性胆汁肝硬化、梗阻性胆总管结石、胆管癌等。全身瘙痒可能是原发性胆汁性肝硬化的早期表现。瘙痒也可以是药物所致的肝内胆汁淤积的早期症状。胆汁淤积引起瘙痒的机制还不清楚，早期认为与胆酸盐特别是与胆盐沉积于神经末梢有关。抗组胺 H_1 受体药物治疗慢性胆汁淤积引起的严重瘙痒症无明显效果，提示组胺可能不是胆汁郁积性瘙痒的主要介质。最近研究发现慢性胆汁淤积患者血浆鸦片样肽水平常常增加，而且鸦片样肽拮抗剂可改善其瘙痒，这表明内源性鸦片肽在胆汁淤积性瘙痒中起重要作用。

（五）恶性肿瘤相关性瘙痒

有些恶性肿瘤患者出现顽固的慢性瘙痒，但肿瘤相关性瘙痒发生机制尚不完全明了。60%~90%的皮肤 T 细胞淋巴瘤、约 30%的霍奇金病（hodgkin disease）和 10%的非霍奇金病患者出现明显瘙痒，且顽固瘙痒患者提示预后不良。霍奇金病的瘙痒可能与嗜碱性粒细胞释放的组胺、外周血嗜酸性粒细胞增多、白细胞肽酶或缓激肽的释放有关。慢性淋巴细胞性白血病患者瘙痒发生率高且顽固。

其他与瘙痒有关的系统性疾病有：甲状腺功能亢进（60%）或甲状腺功能减低、缺铁性贫血、真性红细胞增多症等。虽然糖尿患者可出现瘙痒，有调查显示糖尿患者瘙痒发生率并不比非糖尿患者高。

（六）精神性瘙痒

因精神因素，如精神紧张、情绪激动、抑郁焦虑、条件反射等引起或加重瘙痒也较常见。但精神性瘙痒的诊断要在排除其他原因之后才能确立。

（七）不明原因的瘙痒

有些老年人出现慢性瘙痒，经询问病史、体检、实验室检查及影像学检查不能找到引起瘙痒的原因，称为不明原因的瘙痒（pruritus undetermined origin，PUO）。在进行一般的止痒治疗时，应该定期对患者进行复查，包括病史、实验室检查等，以明确致痒因素。

四、老年瘙痒症的诊断

关于老年瘙痒症目前没有明确的诊断标准，60 岁以上的老年人出现局部或全身瘙痒持续时间超过 6 周的，可诊断为老年瘙痒症。其中由皮肤病引起的瘙痒可直接诊断为该皮肤病。

五、老年瘙痒症的治疗

目前还没有特效止痒药物。因此老年瘙痒症的治疗，主要根据不同的原因进行治疗。

（一）老年人生活起居及皮肤护理方面

（1）冬季居室内温度以保持在 24℃左右，湿度在 50~60℃为宜。穿柔软的棉制或丝绸内衣可明显减少皮肤瘙痒。

（2）保持充足的睡眠，合理的饮食：多喝水，多食新鲜蔬菜、水果，补充适量的维生素 A、B、C、E 以及多种微量元素。少食辛辣及刺激性食物。

（3）既要保持皮肤清洁卫生，又要做到冬季洗澡次数不宜过多，可每周 1 次。尽量不要用肥皂洗澡，可以用含油脂的中性香皂洗澡，或只用温热水洗浴，不用香皂和浴液等。洗澡后 3 分钟内全身外涂润肤霜，如维生素 E 乳和复方甘油止痒乳等。

（二）对不同类型的瘙痒，主要针对病因，辅以止痒治疗

（1）由皮肤病引起的瘙痒应积极治疗皮肤病，最好到正规医院皮肤科找专家诊治。

（2）瘙痒较轻者，每晚睡觉前外用润肤霜，中度瘙痒和皮疹严重者，可在外用润肤霜

的同时，口服抗组胺药物，如氯苯那敏、西替利嗪和开瑞坦等，并且局部外用复方薄荷脑制剂、糖皮质激素软膏，继发感染者应口服或外用抗生素药物。

（3）由系统性疾病引起的瘙痒，应积极治疗相应疾病。药物引起的瘙痒应及时停用可疑致敏药，恶性肿瘤相关性瘙痒应积极治疗肿瘤。不同疾病引起的瘙痒可以选用不同的治疗药物。

1）尿毒症性瘙痒：外用治疗可选用薄荷脑洗剂、辣椒碱（0.025%，每天 3 ~ 5 次）、γ - 亚麻酸（2.2%，每天 4 次）；口服药用炭（6g，每天 1 次）、沙利度胺（100mg，每天 1 次）；UVB 光疗；必要时可进行甲状旁腺次全切除或肾脏移植。

2）胆汁淤积性瘙痒：可口服熊去氧胆酸（13 ~ 15mg/kg，qd）、利福平（300 ~ 600mg，qd，根据血清胆红素水平）、纳曲酮（25mg，bid，第 1 天，然后 50mg，qd）、沙利度胺（100mg，每天 1 次）。或 UVB、UVA 光疗。

老年瘙痒症是老年人最常见的一组疾病，随着人们对瘙痒本质的了解，希望不久将会找到防治老年瘙痒症的有效方法。

（蒲娟娟）

第二节　老年性角化病

老年性角化病又称光线性角化病（actinic keratosis）、日光性角化病（solar keratosis），是一种皮肤长期受日光照射后而引起的癌前期病变。本病多见于中老年人，好发于曝光部位，部分损害如果不治疗可发展成鳞状细胞癌。因此临床上应该引起老年人重视。

一、病因及发病机制

老年性角化病的发生是由于皮肤过度暴露于紫外线尤其是中波紫外线（UVB）的结果。老年性角化病发生与紫外线照射的关系已经在动物模型中证实。日光照射、紫外线照射、电离辐射以及接触沥青、煤焦油等物质均可诱发老年角化病。该病在白种人发病率高而在深色皮肤的人种发病率较低，这是由于深色人种的表皮中有较多的黑色素从而起到保护作用。因此皮肤白皙的人更容易患老年角化病。老年性角化病也常发生在对紫外线敏感的特殊人群，如白化病患者及色素性干皮症的患者。

本病容易发生在老年人，是因为老年人的皮肤 DNA 修复能力低，故当紫外线损伤皮肤表皮细胞 DNA 时，老年皮肤缺乏年轻人那样的修复功能，所以容易发生该病。另外老年人皮肤中有较多的 DNA 损伤积累，也是发生该病的原因之一。有研究显示早期过度紫外线照射容易在老年患老年角化病。

二、临床表现

本病白种人或皮肤白皙的人好发，主要见于中老年人；多发生于长期户外工作者，如农民、渔民及野外工作者。本病主要发生于曝光部位，皮疹多见于面部、手背、前臂伸侧、下唇、耳轮；一般无自觉症状，偶有轻度瘙痒；慢性病程。早期损害为鳞屑性红斑或淡红色扁平丘疹，可覆有褐色黏着性鳞屑，表面可有毛细血管扩张；随着病程进展损害颜色较深，呈黄褐色或黑褐色，表面可出现明显角化，可出现厚痂，不易剥除，用力剥除会有轻微出血；

少数病例可见疣状增生、皮角、糜烂。本病常与皮肤萎缩、脂溢性角化、皮肤色素沉着伴发。部分患者如不治疗可发展为鳞状细胞癌。本病发展为皮肤鳞状细胞癌的概率为0.01%～0.3%，从老年角化病发展为皮肤鳞状细胞癌的时间尚不明了。

三、病理学特征

临床上怀疑老年角化病时应行皮肤活检进行病理学检查。该病在组织病理学上有较为特征性的表现，也是诊断此病的主要依据。

本病在病理上有以下类型：①肥厚型：表现为表皮轻至中度乳头瘤样增生，棘层肥厚，细胞排列紊乱，可见不典型细胞及角化不良细胞，可有多少不等核分裂象；②萎缩型：表现为表皮萎缩，角化过度，表皮突消失，不典型细胞主要见于基底层，核大而深染，可向真皮内呈芽状或短管状增生；③苔藓样型：表皮改变类似肥厚型或萎缩型，真皮上部可见比较致密的炎症细胞呈带状浸润，主要为淋巴细胞；④棘层松解型：表皮内除了不典型细胞外，在基底层上方可见裂隙及棘层松解；⑤色素型：除了具备典型的老年角化病的病理特征外，表皮内及真皮浅层可见黑素颗粒，真皮浅层可见噬色素细胞；⑥原位癌型：表皮各层失去正常形态，类似表皮内鳞状细胞癌，但是不累及毛囊及汗腺导管。

四、诊断与鉴别诊断

本病的诊断主要根据中老年人在曝光部位出现的鳞屑性的红斑、斑丘疹或斑块，无自觉症状，病理检查有典型的老年角化病病理学特征。怀疑老年性角化病时最好行皮肤活检进行病理学检查以明确诊断。临床上需与盘状红斑狼疮、脂溢性角化及皮肤原位鳞癌鉴别。老年角化病与以上疾病的鉴别主要依靠病理学检查。

五、治疗

(1) 早期损害可局部外用抗肿瘤药物，如2.5% 5－氟尿嘧啶软膏外用，每日1～2次。
(2) 可应用液氮冷冻治疗。
(3) 顽固性损害可进行外科手术切除。
(4) 可进行光动力学（PDT）治疗。

六、预防及保健

本病的预防主要是避免紫外线过度照射。尤其是肤色较浅的人群在日常生活中应该注意防晒。如果发现皮肤暴露部位出现红斑并有鳞屑应该到医院就诊，必要时行病理检查，以便尽早治疗。

（蒲娟娟）

第三节　带状疱疹

带状疱疹（herpes zoster）是由水痘带状疱疹病毒引起的急性炎症性皮肤病，中医称为"缠腰火龙"、"缠腰火丹"，民间俗称"蛇丹"、"蜘蛛疮"。本病临床上较为常见，成人多见，老年人好发，是老年人好发的疾病之一。

一、病因及发病机制

带状疱疹是为水痘-带状疱疹病毒引起，与水痘为同一病毒。此病毒呈砖形，有立体对称的衣壳，内含双链 DNA 分子。VZV 对体外环境的抵抗力较弱，在干燥的痂内很快失去活性。人是水痘-带状疱疹病毒的唯一宿主，在无免疫力或免疫力低下的人群尤其是儿童初次感染此病毒后，病毒经呼吸道黏膜进入血液形成病毒血症，临床上表现为水痘或隐性感染。以后病毒进入皮肤感觉神经末梢，并可长期潜伏在脊髓后根神经节或者脑神经感觉神经节内。大多数人携带病毒终生不发病。在各种诱因如劳累、紧张等因素导致机体免疫力下降时，潜伏病毒被激活，沿感觉神经轴索下行到达该神经所支配区域的皮肤内复制并产生水疱，使受累的皮肤及神经发生炎症、坏死，并产生神经痛。本病愈后机体可获得较低的特异性抗体，因此有一定的免疫力，但是仍可再发。

一般来说引起机体免疫力降低的因素均可诱发带状疱疹的发生，如创伤、劳累、紧张、恶性肿瘤、肿瘤患者化疗或病后虚弱等。老年人发生的严重的带状疱疹尤其频发带状疱疹应该警惕潜在的免疫缺陷性疾病或内脏恶性肿瘤的可能性。

二、临床表现

本病好发于春秋季节。发疹前可有一定的前驱症状如轻度乏力、低热、食欲不振、全身不适等全身症状。患处皮肤可有自觉灼热感或神经痛，触之有明显的痛觉敏感，也可无前驱症状即发疹。

带状疱疹典型的皮损为在红斑的基础上出现粟粒至黄豆大小水疱，成簇分布，一般不融合，疱壁紧张发亮，疱液澄清，周围常有红晕；早期也可为丘疹或丘疱疹；皮损沿某一周围神经区域呈带状排列，多发生在身体的一侧，一般不超过人体正中线。有时也可超过中线少许，可能与对侧神经小的分支受累有关。带状疱疹的好发部位为肋间神经（占53%）、颈神经（20%）、三叉神经（15%）及腰骶部神经（11%）。一般只累及单侧神经，双侧受累相对少见。

临床上一些带状疱疹患者可出现特殊的表现：①眼带状疱疹：系病毒侵犯三叉神经眼支所致，多见于老年人，表现单侧眼睑肿胀，结膜充血，疼痛常较为剧烈，常伴同侧头部疼痛，可累及角膜形成溃疡性角膜炎；②耳带状疱疹：系病毒侵犯面神经及听神经所致，表现为外耳道疱疹及外耳道疼痛。膝状神经节受累同时侵犯面神经时，可出现面瘫、耳痛及外耳道疱疹三联征，称为 Ramsay - Hunt 综合征；③顿挫型带状疱疹：仅有皮肤神经痛而不出现水疱等皮疹；④不全型带状疱疹：仅出现红斑、丘疹而不发生水疱；⑤疱疹病毒由脊髓处的神经根向上侵犯中枢神经系统，即人体的大脑实质和脑膜时，就会发生病毒性脑炎和脑膜炎；⑥疱疹病毒由脊髓处的神经根侵犯内脏神经纤维时，可引起急性胃肠炎、膀胱炎，表现为腹部绞痛、排尿困难、尿潴留等；⑦播散型带状疱疹：病毒偶可经血液播散产生广泛性水痘样疹。另外还有大疱型、出血性、坏疽型等表现的带状疱疹。

神经痛为带状疱疹的主要症状，可在发病前出现，也可在出疹后发生，也可与皮疹同时出现。在发疹前出现疼痛临床上容易误诊为其他疾病。如发生在胸部的带状疱疹疼痛容易误诊为心绞痛、肋间神经痛等疾病；发生在腹部的带状疱疹疼痛容易误诊为胆石症、胆囊炎、阑尾炎等疾病。带状疱疹的疼痛可为钝痛，也可为抽搐痛、跳痛，常伴有烧灼感。疼痛多为阵发性，也可为持续性疼痛。一般来说年轻患者疼痛较轻，老年以及体弱者患者疼痛常较为剧烈。某些患者皮疹消退后神经痛仍可持续数月或数年，称为带状疱疹后遗神经痛。

带状疱疹的病程一般 2~3 周，老年人为 3~4 周，水疱干涸、结痂脱落后留有淡红斑或色素沉着。水疱结痂脱落后皮肤不适感可持续数周或数月。

三、诊断与鉴别诊断

根据成簇水疱，沿一侧周围神经呈带状分布，常伴有明显神经痛，临床上不难诊断。在带状疱疹前驱期及无皮疹性带状疱疹，有时易误诊为肋间神经痛、心绞痛、胸膜炎或急腹症等，应该注意鉴别。一般来说带状疱疹疼痛主要为皮肤疼痛，多为针刺样或抽搐样疼痛，常伴有皮肤麻木，容易与内脏疾病鉴别。本病有时需与单纯疱疹进行鉴别，后者好发于皮肤与黏膜交接处如口唇及面部，分布无一定规律，水疱较小易破，发病面积较小，疼痛也不显著，常易复发。

四、治疗

本病的治疗原则包括抗疱疹病毒、止痛、营养神经及防止继发细菌感染。

1. 抗病毒　选择下列抗病毒药物之一即可：①阿昔洛韦：200mg，口服，5 次/日或者 5~10mg/（kg·d）静脉滴注，疗程 7~10 天；②泛昔洛韦片：250mg，口服，3 次/日，疗程 7 天；③溴夫定：125mg，口服，1 次/日，疗程 7 天。应用阿昔洛韦、泛昔洛韦等鸟苷类抗病毒药物时应该注意患者的肾功能。患者肾功能异常时应该慎用此类药物，可选用溴夫定口服。

2. 局部治疗　可外用 1%~5% 阿昔洛韦或 1% 喷昔洛韦软膏。如果有细菌感染可外用抗生素软膏。

3. 营养神经　口服或肌注 B 族维生素，如维生素 B_1 及 B_{12}。

4. 止痛　首先选择口服索米痛片等 NSAIDs 类镇痛药物。如疗效欠佳，可选择其他类药物如抗抑郁药如阿米替林，抗惊厥药如卡马西平；麻醉性镇痛药即以吗啡为代表的镇痛药物。

5. 中医治疗

（1）热盛证：证见皮肤潮红，疱壁紧张，疼痛剧烈，伴有口苦咽干，烦躁易怒，小便黄，大便干，舌质红，苔黄，脉弦滑。治宜清泻肝胆实火法，方选龙胆泻肝汤加减。亦可服用成药龙胆泻肝丸。

（2）湿盛证：证见皮肤淡红，疱壁松弛，疼痛较轻，纳差或腹胀，大便溏，舌质淡，苔白厚或白腻，脉沉缓。治宜健脾除湿法。方选除湿胃苓汤加减。

（3）若皮疹消退后局部疼痛不止者，属气滞血瘀，治宜疏肝理气，活血止痛法，方选柴胡疏肝饮加减。

（4）中医针灸疗法有消炎止痛作用，对后遗神经痛亦有一定疗效。

（5）也可应用中成药如龙胆泻肝丸、清开灵注射液等。

6. 其他　某些患者在皮损完全消失后，仍遗留有神经痛，这时可采取针灸、物理治疗等方法等缓解疼痛。

五、预防与保健

预防带状疱疹的发生关键是增强体质，提高自身抵抗力。老年人应坚持适当的户外活动或参加体育运动，以增强体质。发生带状疱疹后不要过分紧张，因为本病是自限性疾病。如果治疗得当大概2周左右即可痊愈，另外应该多休息，给以易消化的饮食。老年重症患者，尤其发生在头面部的带状疱疹，最好住院治疗，以防并发症的发生。

（蒲娟娟）

第四节　天疱疮与大疱性类天疱疮

一、天疱疮

天疱疮（pemphigus）是一组以皮肤黏膜慢性、复发性表皮内大疱为特点的自身免疫性皮肤病。pemphigus一词来源于希腊语pemphix，意为水疱。天疱疮是少见皮肤病，发病率与地区和人种有关，约为百万分之1.3～2.5。虽然从儿童到老年人均可发病，天疱疮好发于中老年人。男女发病率无明显差异。

（一）病因及发病机制

天疱疮是一种自身免疫性疾病。患者体内存在针对角质形成细胞间粘连分子的抗体（即天疱疮抗体），抗体结合到角质形成细胞抗原上引起免疫炎症反应，导致棘层松解，产生表皮内大疱。天疱疮的抗原主要在桥粒的细胞间跨膜蛋白，即桥粒核心糖蛋白（desmoglein，Dsg）。天疱疮抗体主要为IgG，少数为IgA。

（二）临床表现

临床上一般将天疱疮分为寻常型天疱疮、落叶型天疱疮、副肿瘤性天疱疮三个主要类型。增殖型天疱疮是寻常型天疱疮的顿挫型或异型、红斑型天疱疮是落叶型天疱疮的异型。

1. 寻常型天疱疮　寻常型天疱疮为天疱疮最常见的类型，约占天疱疮的70%。患者多为中年人。除皮肤水疱外，半数以上患者有口腔黏膜损害。口腔损害为大小不等的水疱或境界清楚的不规则糜烂，累及部位多为颊黏膜和上颚。口腔损害往往发生在皮肤损害出现前3～6个月。最初表现为口干、口腔感觉敏感、灼痛，继之在进食粗硬食品后在易擦伤部位出现水疱或糜烂。水疱壁薄，易破溃，糜烂面灼痛明显，且不易愈合。除口腔外，其他处黏膜也可受累。

皮肤水疱可发生于任何部位，但以头面、颈、胸背、腋下、腹股沟等处多见。起初在正常的皮肤上，出现豌豆至鸡蛋大的水疱。疱液清亮，继而混浊。水疱初起紧张丰满，很快松弛、破裂，形成红色湿润的糜烂面，易渗液出血，结黄褐色痂。用手指轻压水疱顶部，其疱向四周扩展，或用手指轻擦水疱周围正常皮肤时，表皮发生剥离，即尼氏征（Nikolsky sign）阳性。

寻常型天疱疮病程缓慢，如不治疗很难自行缓解。新的损害不断出现，而旧的损害又不易愈合，互相融合扩大，严重者表皮呈大面积剥离。治愈后可遗留色素沉着和粟丘疹，不形成瘢痕。

自觉瘙痒和疼痛，有时伴有不同程度的畏寒发热、食欲减退等全身症状。老年患者常因慢性消耗，易继发感染，并发肺炎、败血症等。

组织病理：棘层松解，可见表皮内裂隙或大疱，有棘层松解细胞；患者血清中可检测到抗表皮角质形成细胞间物质特异抗体。

增殖型天疱疮是寻常型天疱疮的顿挫型或异型，皮损好发于脂溢部位，如头面、腋窝、腹股沟、肛门、外阴、乳房下、脐窝等处。早期损害与寻常型相同，为松弛水疱，有时为脓疱。但与寻常型天疱疮不同的是，其糜烂面上出现蕈状及乳头状增殖，周围绕有炎性红晕，表面结污秽厚痂，散发腥臭气味。周围常出现新水疱或脓疱。尼氏征阳性。黏膜损害与寻常型相同。病程缓慢，自觉症状轻微，部分患者可自行缓解。

组织病理：与寻常型基本相同，但有表皮乳头瘤样增生，真皮内大量淋巴细胞和嗜酸性粒细胞浸润。

2. 落叶型天疱疮　皮损好发于头面及胸背部，在外观正常的皮肤或红斑上发生松弛性水疱和大疱，疱壁薄，易破裂，形成红色、湿润糜烂面。糜烂面因浆液渗出形成黄褐色、油腻性叶状痂，中央粘着，边缘游离，基底潮红湿润，易出血，有腥臭。黏膜损害较少见，多呈浅在性糜烂面，症状轻微。自觉灼热疼痛，可有严重瘙痒。损害可长期存在而不影响健康，也有缓解期，但可复发。尼氏征阳性。

组织病理：颗粒层及棘层松解，形成大疱，皮损可有角化过度、不全，角栓形成，棘层肥厚，轻度乳头瘤样增生。并可见角化不良的谷粒细胞，真皮内有炎症细胞浸润。

免疫学检查示有角质形成细胞间抗体，外周血中可测出抗角质形成细胞间物质特异性抗体。

红斑型天疱疮是落叶型天疱疮的异型，皮损主要发生在头、面、躯干及上肢等处，黏膜很少受累。鼻及颊部出现蝶形红斑，表面被有角化及脂溢性鳞屑，类似红斑狼疮，且许多患者抗核抗体阳性，因此认为该病是局限性落叶型天疱疮和红斑狼疮两种疾病的混合，故称为红斑型天疱疮。胸、背、四肢等处可见在红斑基础上，出现松弛性薄壁小疱，破裂后形成鳞屑或痂，除去痂皮可见浅在性糜烂面。病程缓慢，可自然缓解，但常复发。全身症状轻。尼氏征阳性。

组织病理检查与落叶型天疱疮类似。

3. 副肿瘤性天疱疮　副肿瘤性天疱疮（paraneoplastic pemphigus，PNP）是一种肿瘤相关的特殊类型的天疱疮。其最具特征性的损害是黏膜糜烂，表现为严重的口腔炎、眼结膜炎、外阴（阴唇、阴道、龟头包皮）炎。口腔糜烂、溃疡，常累及唇红。鼻咽及食管也可受累。黏膜损害常常最早出现，且抵抗治疗。皮肤损害呈多形性，有红斑、水疱和大疱、糜烂、多形性红斑样及扁平苔藓样损害。水疱壁可以是松弛的也可以是紧张的。手掌扁平苔藓样损害也是该病的另一个具有特征性的表现。部分副肿瘤性天疱疮患者可发生闭塞性支气管炎，导致呼吸衰竭而死亡。

良恶性肿瘤均可发生副肿瘤性天疱疮，最常见的是非霍奇金淋巴瘤（40%）、慢性淋巴细胞性白血病（30%）和 Castleman 病，其他有胸腺瘤、肉瘤等。虽然 Castleman 病是一种罕见的淋巴增生性疾病，但在成年人副肿瘤性天疱疮的相关肿瘤中很常见。

（三）诊断

天疱疮诊断根据典型的临床表现、组织病理和免疫病理，其中直接免疫荧光检查在角质形成细胞表面发现 IgG 沉淀，是诊断各型天疱疮的金标准。间接免疫荧光检查血清中存在可与角质形成细胞表面相结合的天疱疮特异性 IgG 抗体。

（四）鉴别诊断

天疱疮主要与大疱性类天疱疮（BP）鉴别。天疱疮为松弛性水疱，尼氏征阳性，组织病理为表皮内水疱，血清中有抗角质形成细胞表面成分的特异抗体，DIF 检查表皮细胞间 IgG 和 C3 沉积。而 BP 为张力性水疱，组织病理为表皮下疱，直接免疫荧光检查基底膜 IgG 和/或 C3 带状沉积，血清抗基底膜带抗体 180 抗体阳性（大于 1 ：20）。

（五）治疗

糖皮质激素是治疗天疱疮的主要药物，一般根据皮损累及面积和严重程度决定初始治疗剂量。对皮损面积占体表不到 10% 的轻症病例，泼尼松 30mg/d；皮损面积 30% 左右，泼尼松 40~50mg/d；皮损面积大于 50%，泼尼松 60~80mg/d。治疗 2~3 日无新生水疱出现或新水疱明显减少，可继续治疗 1~2 周，逐步减量，开始每次减量 20%，以后每次减量 10%。减至每日泼尼松 30mg/d 后，要延长糖皮质激素减量间隔和减少每次减少的剂量。糖皮质激素一般要维持 5~10 年甚至终生，维持量因人而异，一般为 10~15mg/d，这时可采取隔日服药。如果患者初始剂量 2~3 天不能控制病情，则要在初始剂量上增加激素用量 20%~50%，控制病情后逐渐减量。在减药过程中应密切观察病情变化，一旦有新出疹，则应暂停减药。要密切注意糖皮质激素的副作用，如消化道出血、诱发感染、骨质疏松、高血压、高血糖等。

免疫抑制剂是治疗天疱疮的常用药物，在常规剂量不能控制病情或患者有系统疾病不宜应用大剂量糖皮质激素时，可联合应用免疫抑制剂治疗。常用的有环磷酰胺、硫唑嘌呤和甲氨蝶呤。硫唑嘌呤 100~300mg/d，主要副作用是恶心和骨髓抑制；或环磷酰胺 50~200mg/d，主要副作用是出血性膀胱炎、白细胞减少、不孕不育；或甲氨蝶呤每周 7.5~20mg，主要副作用为骨髓抑制和肝脏受损。其他免疫抑制剂环孢素 A、吗替麦考酚酯也可应用。用免疫抑制剂要定期查血常规、肝肾功能。

对老年人伴有糖皮质激素禁忌证（如消化性溃疡、严重的感染、活动性肺结核等）患者，可以静脉输注免疫球蛋白（IVIg），20g/d，连续 3~5 日。IVIg 治疗天疱疮效果好，没有激素的副作用，但也要注意其副作用，严格掌握适应证。

副肿瘤性天疱疮首先要对原发肿瘤进行治疗，当肿瘤切除后，皮损可逐渐好转和消退。

二、大疱性类天疱疮

大疱性类天疱疮（bullous pemphigoid，BP）是一个好发于老年人的自身免疫性大疱性皮肤病。临床上以躯干、四肢出现瘙痒性张力性大疱为特点。

BP 最早属于天疱疮范畴，1953 年 Lever 依据不同于天疱疮的临床和病理特点，提出 BP 是一个不同于天疱疮的疾病。并在十多年后被证实 BP 患者体内有针对皮肤基底膜带的自身抗体，而不是天疱疮患者体内的针对角质形成细胞间连接成分的自身抗体。

（一）流行病学

BP 是一个好发于老年人的疾病，常在 60 岁以后发病，随着年龄增加发病率明显增高。虽然可以发生儿童，但极为罕见。BP 发病率约为百万分之七，男性明显多于女性。

（二）病因及发病机制

BP 是一种自身免疫疾病，自身抗原是构成半桥粒的主要成分，主要有 BPAG1（BP230）和 BPAG2（BP180）。BPAG1 是细胞内胞浆蛋白，分子量为 230kDa；BPAG2 是一个跨膜蛋白，分子量 180kDa，BPAG2 跨越基底细胞浆膜，细胞外部分为胶原结构。BP 抗原与血清特异抗体结合导致基底膜在透明板部位的分离，临床上出现表皮下疱。由于 BP230 位于细胞内，而 BP180 主要抗原决定簇位于细胞外的胶原区段，因此 BP180 在 BP 发病中起更重要作用。当这些特异性抗体与起相应靶抗原结合后，发生一系列免疫反应，包括补体活化、炎症细胞聚集、各种趋化因子和蛋白水解酶释放，从而降解 BP180 及其他细胞间基质蛋白，产生表皮下水疱。

（三）临床表现

BP 临床表现呈多形性，有红斑、斑丘疹、风团样皮疹、水疱和大疱。有些患者在出现典型张力性大疱确诊类天疱疮前，已有"湿疹"数月。

BP 典型损害为在正常皮肤或红斑基础上发生紧张性的厚壁大疱，圆形或椭圆形，直径 1～4cm，也可大至 10cm。疱液清亮，用手指轻轻挤压水疱，疱壁并不向周围扩展（尼氏征阴性）。水疱破溃后形成糜烂和结痂。皮损好发于躯干及四肢屈侧，早期皮损可仅表现为水肿性的红斑而没有水疱，易误诊为多形红斑或药疹。口腔黏膜损害比天疱疮的要少见且轻得多，约三分之一患者有口腔黏膜的损害，表现为口腔上颚黏膜、颊黏膜等处的水疱或糜烂面。患者自觉明显瘙痒。

有些患者仅在手足或胫前出现张力性小疱，其他部位不出现水疱和大疱。局部外用糖皮质激素制剂就可控制病情。

有些患者的 BP 可以由药物引起，涉及的药物主要有利尿药（如呋塞米、布美他尼）、镇痛药（如非那西丁）、D－青霉胺、抗生素（如阿莫西林、环丙沙星）和碘化钾等。药物引起 BP 的机制尚不明了，可能在遗传易感人群中某些药物通过改变免疫反应或改变皮肤基底膜抗原性而诱发 BP。老年人常常因各种系统疾病服药种类较多，因此，对 BP 患者必须详细询问用药史，以排除药物引起的可能，或及时停用可疑药物，对这类 BP 的治疗至关重要。

关于 BP 伴发内脏恶性肿瘤，可能与高龄有关。但有报道 BP 患者中消化道、膀胱和肺的癌症以及淋巴细胞增生性疾病发生率较正常老年人稍高。

（四）组织病理

取新出的水疱作组织病理检查，水疱位于表皮下，在疱内及疱下方的真皮内有淋巴细胞及数量不等的嗜酸性粒细胞浸润。

取皮损作直接免疫荧光检查示基底膜有带状荧光。在大疱及大疱周围皮肤的基底膜有 IgG 及 C3 的沉积。

（五）诊断

根据以下几点可诊断 BP：老年人皮肤上出现张力性的大疱；病理检查示表皮下疱，并有嗜酸性粒细胞浸润；直接免疫荧光检查示基底膜带有 IgG 和（或）C3 沉积所致的线状荧光；血清抗 BP180 抗体滴度大于 1：20。

（六）鉴别诊断

BP 应与获得性大疱性表皮松解症（EBA）相鉴别，虽然后者也好发于老年，为张力性表皮下疱，直接免疫荧光检查基底膜 IgG 和（或）C3 带状沉积，但 BP 好发于四肢屈侧，而 EBA 好发于易受摩擦、外伤的肢端及肘、膝等关节伸侧；BP 的浸润以嗜酸性粒细胞为主，而 EBA 以中性粒细胞为主；以"盐裂皮肤"做直接免疫荧光检查，BP 荧光染色在盐裂皮肤的表皮侧，而 EBA 的荧光在盐裂皮肤的真皮侧。

与天疱疮的鉴别主要依据天疱疮尼氏征阳性、组织病理为表皮内水疱、血清中有抗角质形成细胞表面成分的特异抗体、DIF 检查表皮细胞间 IgG 和 C3 沉积。

（七）治疗

BP 患者一旦确诊，应及早治疗，控制病情发展。和天疱疮的治疗一样，首选药物是糖皮质激素，但用量常常要小于天疱疮。常采用泼尼松、甲泼尼龙，用量视皮损范围及病变严重程度而定。对皮损面积占体表不到 10% 的轻症病例，初始剂量一般为 30mg/d；对皮损占体表 30% 左右的病例，为 40～50mg/d，对皮损超过体表 50% 的重症病例，则需 60～80mg/d，如果在 3～5 天内不能控制病情，仍不断有较多新水疱出现，则应及时增加药量。在控制了皮损并维持 1～2 周后逐渐减药。当减药至 15～20mg/d 时，可渐改为隔日服药。在减药过程中应密切观察病情变化，一旦有新出皮疹，则应暂停减药。在治疗期间应注意皮质类固醇的副作用及所产生的合并症，请参见天疱疮。

在常规剂量不能控制病情或患者有系统疾病不宜应用大剂量糖皮质激素时，可联合应用免疫抑制剂治疗。用法和注意事项请参阅天疱疮。

对皮损面积小、病情较轻、高龄、又伴发其他不宜用糖皮质激素治疗的 BP 患者，可采用口服四环素联合烟酰胺治疗，可取得满意疗效，但有时治疗效果不理想。四环素 500mg，qid 或米诺环素 100mg，bid，同时服用烟酰胺 200mg，tid。

局部皮损可外用糖皮质激素软膏或免疫调节剂他克莫司乳膏，糜烂面可以外用抗生素溶液或乳膏。

尽管大多数 BP 患者经治疗后可控制病情，长期缓解，但约有 10%～40% 的患者因为大剂量糖皮质激素的副作用或其他系统疾病加重而死亡。因此对于 BP 患者应强调个体化治疗，控制皮肤水疱发生固然重要，但评估激素和免疫抑制剂治疗利弊，降低严重并发症出现的风险，是每一个皮肤科医师应该牢记的。

（蒲娟娟）

第十四章

老年多器官功能不全综合征

第一节 概述

老年多器官功能不全综合征（multiple organ dysfunction syndrome in the elderly, MODSE），是指老年人在器官老化和多种慢性疾病的基础上，在某种诱因作用下短时间内同时或序贯发生两个或两个以上器官功能不全的临床综合征。其病情凶险，病死率高达70% ~ 100%。在过去的二十年中，国内外学者在 MODSE 的流行病学、临床特征、病理生理和诊断治疗等多方面进行了广泛深入的研究，但疾病的病死率未有明显下降，它是老年危重医学领域的一个尚未解决的临床问题。老年多器官功能衰竭（multiple organ failure in the elderly, MOFE）目前仍是老年危重患者死亡的最主要原因之一。

MODSE 与主要由创伤、大手术、感染中毒等外科急症引起的中、青年人中多见的一般多器官功能不全综合征（multiple organ dysfunction syndrome, MODS）虽有某些相似之处，但在发病基础、致病诱因、临床过程、救治效果等方面均有明显的不同。MODS 是指在严重感染、创伤（包括烧伤）、大手术、病理产科及心肺复苏等状态下，机体同时或相继发生两个或两个以上器官系统功能衰竭的临床综合征。患者在发病前，大多脏器功能良好，发生后一经治愈，一般不留有器官的永久性损伤，也不转为慢性。MODSE 患者是在器官老化、功能低下及多种慢性疾病的基础上，在感染、心脑血管疾病急性发作等诱因作用下，发生多器官功能不全，最终出现器官衰竭，经治疗缓解后慢性疾病仍然存在，器官损害不能完全逆转，所以是一个完全不同于一般 MODS 的临床综合征。

1. MODS 的流行病学　　MODSE 的流行病学调查国外少见报道。国内陶国枢、崔君等分别对北京市海淀区和军队的 9 089 名 60 岁以上的老年人调查表明：①MODSE 患病率居民组为7.9‰，军队组为 10.1‰；②MODSE 的患病率居民组为 657/（10 万·年），军队组为781/（10 万·年）；③MODSE 病死率 80 岁以下为 75%，90 岁以上为 100%。

MODSE 的危险因素有：①高龄，>70 岁者危险性增加；②慢性器官功能不全；③慢性支气管炎并肺部感染；④营养状况不良；⑤免疫功能低下；⑥用药不合理，出现不良反应；⑦冬季为发病高峰期。

2. MODSE 的病因学特点

（1）发病基础：MODS 常见于体格健壮的中青年者，MODSE 则常见于那些已有器官功能减退的老年人。据统计，MODSE 患者中平均患 2.4~2.9 种慢性病，最多者为 9 种，其中以心血管及肺部疾患多见（占 MODSE 的 68.4%）。在 MODSE 中，原有一个或多个器官功能不全的基础病变者占 86.2%，说明 MODSE 的发生与老年人基础病变密切相关。因此，凡是基础病变严重，抑或出现一个或多个器官功能不全的老年人，应视为易患 MODSE 的高危患者。

（2）诱发因素：感染（尤其是肺部感）是 MODSE 的首要诱发因素，占 MODSE 的 64%~74%，诱发 MODSE 的致病菌大多为革兰阴性菌或混合感染。

慢性病急性发作是 MODSE 的另一主要诱发因素，其中以心脑血管急症多见，约占 MODSE 的 9.3%，其他慢性病如糖尿病肾病、慢性肾炎、高血压肾小球硬化、慢性肝炎、肝硬化、结核病等，在病情加重或急性发作时，均可直接或间接触发 MODSE。据国内资料，由晚期肿瘤转移诱发的 MODSE 约为 5.3%~14.6%，其中晚期肺癌者占较大比例。

药物使用不当或药物毒副作用，在 MODSE 的诱发因素中占相当比例（5.5%~20%），其中最常见的是选用抗生素不当诱发肾衰竭，或肠道菌群失调导致伪膜性肠炎而诱发 MODSE。营养不良、消化道出血、食物中毒等亦可能是 MODSE 的诱发因素。

3. MODSE 的预后　MODSE 患者的病死率高，国内报道为 70%~100%，病死率随增龄上升，且与器官衰竭数目呈正相关。在相同数量的器官发生衰竭时，老年人存活时间较中青年人长，例如 4 个或 4 个以上器官衰竭者中，中青年组病死率 100%，老年组有 15%~19% 可存活，有的甚至可生存 10 年以上，提示老年人 4 个以上器官衰竭者仍有存活希望，应积极抢救。在 MODSE 中，心肺衰竭发生率较高，但预后较好；肾、脑或胃肠衰竭预后不佳，病死率可达 90% 以上，应引起足够重视。

（孙　斌）

第二节　老年多器官功能不全综合征的发病机制

有关 MODS 的发病机制，国内外学者提出了一些有价值的假说，但迄今为止尚未形成统一的认识。MODSE 的发病机制与 MODS 基本相同。

1. 发病机制

（1）低灌注学说：老年人由于动脉粥样硬化、器官老化和慢性病的影响，循环系统的代偿能力明显减退，在低灌注或感染等因素的作用下，大量细胞因子（TNF-α、IL 等）及炎症介质（PGE、TXA_2 等）的释放，致微血管舒缩功能紊乱，血流淤滞，血细胞聚集及微血栓形成，最终引起组织细胞缺血、缺氧。

（2）能量代谢障碍：由于缺血缺氧，使亚细胞水平（线粒体）生化代谢障碍，能量产生不足，发生细胞水平的能量代谢衰竭。

（3）再灌注损伤：缺血后再灌注，通过次黄嘌呤在黄嘌呤氧化酶作用下生成黄嘌呤和尿酸，同时生成氧自由基，对细胞生物膜结构产生破坏和功能损伤。

（4）免疫防御功能不全及内源性毒性物质损伤：老年人因免疫功能低下，网状内皮系统功能不全和淋巴细胞生成减少，对感染的抵御能力下降，一旦发生感染将迅速蔓延全身，导致 MODSE。此外，在严重创伤、休克或免疫功能低下时，胃肠道这个最大的贮菌库将成为 MODSE 的中心器官，肠道内细菌和内毒素破坏肠黏膜屏障，并通过损伤的肠道黏膜屏障进入循环，直接损伤器官功能和引起血流动力学改变；内毒素亦可通过白细胞介导引起微血栓即 DIC 发生，或作为抗原在体内形成免疫复合物沉淀在各器官内皮细胞上，释放毒性介质致细胞代谢紊乱、变性坏死。

2. 发病环节　尽管 MODSE 的发病机制有以上多个途径，但目前公认 MODSE 是由多种病因引起的，由多种细胞因子、炎性介质参与，共同具备全身炎症反应失控、组织氧代谢障碍、能量营养物质代谢紊乱三个基本发病环节的临床综合征。

（1）全身炎症反应失控：MODSE 的早期，机体出现全身炎症反应（systemic inflammator response，SIR），表现为高代谢（高耗氧量、氧耗与氧供出现病理性依赖、高血糖、蛋白质分解代谢增强出现负氮平衡及高乳酸血症），高动力循环（高心排血量、低外周阻力）及过度的炎症反应（体温：>38℃或<36℃，心率>90/min，呼吸>20/min 或 $PaCO_2$<4.3kPa，白细胞>$12×10^9$/L 或<$4×10^9$/L，多种细胞因子及炎症介质失控性释放）。这种炎症反应一旦失控，引发细胞-细胞相互作用，通过细胞因子或其他介质对靶器官的实质细胞产生毒性，造成细胞损伤。

（2）组织氧供需代谢障碍：患者在严重应激状态和全身炎症反应失控时，交感神经兴奋性增高，机体呈高代谢状态，氧耗增加，但这些患者此时却存在不同程度的组织缺氧，从而发生氧供需代谢障碍。

（3）组织细胞能量、营养代谢障碍机体在缺血、缺氧持续存在条件下，随疾病发展、恶化，线粒体结构与功能受损，将进一步影响能量、营养代谢。ATP 产生不足，脂肪、蛋白质代谢不能进入三羧酸循环氧化，机体营养物质代谢紊乱；蛋白质分解加强，总蛋白质合成下降，大量支链氨基酸被氧化供能，致芳香族氨基酸增高，支链氨基酸下降，机体呈负氮平衡。

（孙　斌）

第三节　老年多器官功能不全综合征的临床特征

老年人因老化和慢性疾病等生理病理变化，MODSE 临床表现与中青年 MODS 有明显不同，呈现以下特征：

1. 常在器官功能受损基础上发生　单纯的增龄因素可使老年人各器官功能普遍下降1/3，所患慢性疾病进一步使受累器官功能下降。据统计我国 MODSE 中，人均患 2.4 种重要的慢性病，多者达 9 种。这些器官一旦受到诱发因素刺激，其功能将急剧恶化，发生连锁反应，导致多器官功能衰竭。

2. 感染和慢性病急性发作是常见诱因　感染尤其是肺部感染常是主要诱因（占64%~74%），慢性病急性发作亦是主要诱因，其中心脑血管急症多见（9.3%），其他有消化道出血、败血症、手术和创伤、肾毒性药物等。

3. 器官衰竭顺序与原患慢性病相关　首发器官和顺序与原有器官功能受损程度密切相关，以肺、心居首，其次为脑、肾、胃肠和肝等。

4. 临床表现不典型，易延误诊治　MODSE 时，其临床表现与衰竭器官受损程度并非平行，病理变化严重但临床表现却较平缓。这是因为机体老化和长期慢性病作用使老年人对病变刺激的阈值提高，或反应性降低，以及老年机体免疫能力下降，对长期多种刺激（如低血流灌注、慢性炎症、感染等）产生了一定的耐受性或适应性。

5. 病程迁延，反复发作　中青年MODS多在短期内（24～72h）几乎同时出现多个器官衰竭，起病急骤，转归较快（1～2周内恢复或死亡）。MODSE则多起病隐袭，发病时间（诱因至MODSE的时间）约80%在1周以上，22.1%在2周以上，病程迁延，有时可迁延数月甚至数年，并可反复发作。

6. 受累器官多且难以完全逆转　老年患者受累器官明显多于中青年患者，病死率亦随器官衰竭的增多而增高。由于这些器官衰竭多发生在老化和慢性疾病的基础上，其损害程度重且迁延持久，很难通过治疗完全逆转。

7. 并发消化道出血或肾衰竭者病死率高　临床观察到MODSE患者出现消化道大出血和肾衰竭时，病死率显著增高，分别为96.3%和90.5%。

8. 临床经过的多样性　根据MODSE临床经过的差异，分为三种临床类型。MODSE与MODS均具有其中Ⅱ型、Ⅲ型，而Ⅲ型仅发生在MODSE。

Ⅰ型（速发或单相型）：多由感染或慢性疾病急性发作，首先诱发单一器官功能衰竭，继之在短时间内序贯发生2个或2个以上器官功能衰竭，经治疗恢复或死亡，占49.4%。

Ⅱ型（迟发型或双相型）：指在单相型基础上，虽能短期内恢复，但经过一个相对稳定的时期后，再次发生多器官衰竭，经救治恢复或死亡，占32.4%）。

Ⅲ型（反复或多相型）：系在双相型基础上，多次发生器官序贯衰竭，最后救活或死亡，占18.2%。此型仅见于MODSE。MODSE与MODS的比较见表14-1。

表14-1　MODSE与MODS的比较

项目	MODSE	MODS
年龄	≥60岁	中青年
主要诱因	肺部感染，心脑血管急症	创伤，手术，败血症，休克
发病基础	器官老化，慢性疾病	无
器官病理变化	明显，复杂（老化和诱因损伤），不易逆转	较轻，单一（诱因损伤），可逆转
器官衰竭顺序	有一定预测性，多为肺-心-肾-脑，多在诱因作用或慢性病急性发作（或加重）时出现	肺-肝-脑-心；多由出血、休克等诱因引起
发病方式	若干天后，多先发生1个器官衰竭，随后序贯发生MODS	在几天内几乎同时出现MODS
临床经过	起病隐袭，病程迁延，反复，病程较长	起病急骤，病程较短
免疫功能	低下	正常
临床分型	Ⅰ、Ⅱ和Ⅲ型	Ⅰ和Ⅱ型
病死率	高	较低
4个以上器官衰竭	部分可救治成活	全部死亡

（孙　斌）

第四节　老年多器官功能不全综合征的诊断

2004年北京301总院老年医学研究所王士雯教授等于《中国危重病急救医学杂志》发

表老年多器官功能不全综合征诊断标准（试行草案），如表14－2。

表14－2 老年多器官功能不全综合征诊断标准（试行草案）

项目	器官功能衰竭前期	器官功能衰竭期
心	新发心律失常，心肌酶正常；劳力性气促，尚无明确心力衰竭体征；肺毛细血管嵌压增高（13～19mmHg，1mmHg＝0.133kPa）	心搏量减少（射血分数≤0.40），肺毛细血管嵌压增高（≥20mmHg）；有明确的心力衰竭症状和体征
肺	动脉血二氧化碳分压45～49mmHg；动脉血氧饱和度＜0.90；pH值7.30～7.35或者7.45～7.50；200mmHg＜氧合指数≤300mmHg；不需用机械通气	动脉血二氧化碳分压≥50mmHg；动脉血氧饱和度＜0.80；动脉pH值＜7.30；氧合指数≤200mmHg；需用机械通气
肾	尿量21～40ml/h，利尿剂冲击后尿量可增加；肌酐177.0～265.2mmol/L，尿钠20～40mmol/L（或上述指标在原基础上恶化超过20%）；不需透析治疗	尿量＜20ml/h，利尿剂效果差；肌酐＞265.2μmol/L，尿钠＞40mmol/L（或上述指标在原有基础上恶化超过20%）；需透析治疗
外周循环	尿量为20～40ml/h；平均动脉压50～60mmHg或血压下降≥20%，但对血管性药物治疗反应好；除外血容量不足	尿量＜20ml/h，肢体冷、有发绀；平均动脉压＜50mmHg，血压需多种血管活性药物维持，对药物治疗反应差；除外血容量不足
肝脏	总胆红素35～102μmol/L；丙氨酸转氨酶升高≤正常值2倍；或酶胆分离	总胆红素≥103μmol/L或丙氨酸转氨酶升高超出正常值2倍以上；肝性脑病
胃肠	明显腹胀、肠鸣音明显减弱；胆囊炎（非结石性）	腹部高度胀气，肠鸣音近于消失；应激性溃疡出血或穿孔、坏死性肠炎，自发性胆囊穿孔
中枢神经	明显反应迟钝；有走向障碍；格拉斯哥昏迷评分（Glascow）9～12分	严重的弥散性神经系统损伤表现；对语言呼叫无反应；对疼痛刺激无反应；Glascow评分≤8分
凝血功能	血小板计数（51～99）×10⁹/L；纤维蛋白原≥2～4g/L；凝血酶原时间（PT）及凝血酶时间（TT）延长量少于3s；D－二聚体升高＜2倍；无明显出血征象	血小板计数≤50×10⁹/L，并进行性下降；纤维蛋白原＜2g/L；PT及TT延长3以上；D－二聚体升高≥2倍，全身出血明显

说明：①在诱因刺激下数日内出现2个或者2个以上器官功能不全或衰竭，诊断为"多器官功能不全（衰竭前期/衰竭期）"；②如果2个或2个以上器官功能达到"器官功能衰竭前期"标准，其他器官功能正常，诊断为"多器官功能不全（衰竭前期）"；③如果2个或2个以上器官功能达到"器官功能衰竭期"标准，其他器官功能正常或处于"器官功能衰竭前期"，诊断为"多器官功能不全（衰竭期）"；④上述诊断标准每项中异常值超过2条以上方可诊断。

对于MODSE的诊断，需要强调的是，MODSE是指在慢性疾病或慢性脏器功能不全的基础上，在某种致病因子的作用下，同时或相继发生2个或2个以上脏器功能不全或衰竭，其临床表现错综复杂，诊断困难。在诊断中对不属于MODSE的情况应予甄别：①机体遭受急性损伤后，病情持续恶化，24h内死亡者，虽然病程中也可能出现一些脏器功能不全或衰竭的症状，但是，因无一段短暂间歇期的出现，不应诊断为MODSE。MODSE的发生与机体遭受损伤之间必须有一定的时间间隔（＞24h）。创伤直接所致的2个或2个以上脏器功能不全或衰竭也不属于MODSE。②长期慢性疾病逐渐发展而来的多脏器功能低下，如肺心病、肺性脑病、肝肾综合征、肝性脑病、恶病质、肿瘤晚期广泛转移等导致的多脏器功能低下，均不属于MODSE。③某些局部因素导致的急性脏器功能损伤，如呼吸道分泌物堵塞导致的低氧血症；胆管堵塞导致的黄疸；急性肺水肿导致的低氧血症；临终前的中枢性呼吸抑制或心律失常；一些疾病终末期出现的急性多脏器功能不全或衰竭，都不属于 MODSE 的范畴。

MODSE 的发生必须是机体遭受了感染、创伤或缺血缺氧的打击，这种打击可以是严重的，也可能不甚严重。经积极抗感染和生命支持，患者往往经受住了这种早期打击，但出现了随之而来的"失控性的全身炎症反应"导致的多器官功能不全乃至衰竭。

（孙　斌）

第五节　老年多器官功能不全综合征的治疗

（一）病因治疗

由于 MODSE 是一个有发生、发展和结局的完整过程，最初针对原发病的治疗实际上也就是 MODSE 治疗的开始，这是必须牢固树立的一个重要的防治观念。

1. 抗生素的应用　感染是引发老年 MODSE 的主要原因，尤其是肺部感染占首要位置。由于广谱抗生素广泛应用，扰乱体内微生态平衡致菌群紊乱，感染病原谱的变化及耐药菌株不断出现，导致临床医生仅凭经验治疗失败，故老年人抗生素使用要注意以下几点：①根据致病菌及其敏感性药物选药，及时留取痰标本极为重要；②院外急性上呼吸道感染以革兰阳性球菌常见，可选用青霉素或大环内酯类抗生素；③院内感染，尤其是长期住院的慢性阻塞性肺疾病患者，肺部感染常以革兰阴性杆菌为多，可选用尤立欣、安美汀或复方替卡西林；④口腔卫生差的或吸入性肺炎的老人，常以厌氧菌为主的混合性感染多见，可选用林可霉素、克林霉素或甲硝唑；⑤建立人工气道或气管切开术后的肺部感染常以绿脓杆菌或其他假单胞菌感染为主，可选用哌拉西林、氨曲南、头孢他啶；⑥长期反复或大量应用抗生素老年人注意真菌感染，可选用氟康唑、5 - 氟胞嘧啶等，新型隐球菌或毛霉菌感染加用两性霉素 B 气管内雾化。

2. 预防和治疗全身炎症反应

（1）治疗内毒素血症：内毒素是引发 MODSE 的重要机制之一，乳果糖、新霉素有直接对抗内毒素，杀灭肠道内细菌，减少内毒素来源的作用。近代亦有多种拮抗内毒素的抗体复合物的研制，如拮抗内毒素核心部位的单抗和多抗等。

（2）适当抑制炎性介质：动物和临床研究发现单克隆抗 TNF - α 抗体、IL - 1 受体拮抗剂等有拮抗炎性介质的作用。我国现已研制成功既有强效广谱拮抗内毒素作用，也有强效拮抗炎性介质 TNF - α 作用的"血必净"注射液，与抗生素合用可以起到对细菌、毒素、炎性介质并治作用。此外炎性介质抑制剂吲哚美辛、布洛芬可减少前列腺素合成，异吡唑可抑制血栓素生成。

（3）血液净化疗法：由于血滤既对中分子物质清除率高，又保持心血管功能和血流动力学的稳定，已成为国内外部分学者用作清除炎性介质和细胞因子，减轻炎性反应的重要手段和阻断 MODSE 恶化的重要措施之一，对伴有心血管功能不全的老年患者尤为适用。

（4）免疫治疗：现代免疫治疗的目的是设法阻断机体由免疫中间产物所致炎症反应或抑制炎性介质的瀑布效应，同时积极帮助恢复机体自身的免疫调控能力和纠正"免疫麻痹"状态。最有效的方法是尽可能地早期阻挡或消除多种致病因素对宿主异常炎症反应和免疫功能的激活。应用大剂量多价免疫球蛋白和可溶性补体、受体中和循环内毒素、外毒素，以防止巨噬细胞的过度活化；注射胸腺肽类激素、γ - 干扰素、粒细胞集落刺激因子来增强细胞介导的特异免疫反应，以克服创伤后的免疫功能障碍，重建细胞免疫功能。我国对免疫功能低下老年人建议行提高免疫功能的长程治疗。如应用核酸、卡介苗、多抗甲素、干扰素等。运用中医药理论和方法也可能具有其独特的疗效。

（二）代谢支持

MODSE 发生时，机体严重缺氧和高代谢状态可引起营养不良和代谢障碍，若得不到及时纠正，病情将进一步恶化，导致全身组织细胞发生不可逆的损伤。

1. 提高氧运输，改善组织细胞缺氧　新近观点认为，氧输送不足在器官功能衰竭发生、发展过程中有重要意义，提高足够的氧灌注可能是避免 MODSE 的发生或将 MODSE 减轻至最低程度的关键措施，建议持续保持系统氧输送量高于生理需要量，则能提高此类患者存活率。

2. 营养支持　MODSE 时，全身代谢系统经历了代偿性高代谢到失控的代谢衰竭，出现高分解代谢和免疫抑制、肌肉萎缩到器官衰竭，故积极的营养与代谢支持是本病的重要治疗措施之一。应给予高热量、高蛋白，一般以葡萄糖和脂肪乳为能源底物，足量的维生素和微量元素有助于生理功能调节。加用氨基酸，促进蛋白质的合成。胃肠营养更符合生理需要优于全胃肠外营养，是营养支持的重要途径。高蛋白的胃肠营养能提高全身免疫力，降低感染率，防止胃肠黏膜萎缩，维持肠黏膜屏障功能，防止肠道菌群失调。谷氨酰胺和短链脂肪酸是保证肠黏膜屏障完整的必要营养物，也是免疫细胞调控炎症反应的重要物质。应用丙氨酸 - 谷氨酰胺二肽 280mg/（kg·d），可改善患者免疫、代谢功能。此外，谷氨酸、精氨酸在应激状态下亦为机体之必需。

（三）器官功能的维护

1. 呼吸功能的维护和治疗

（1）吸氧：氧疗是维护呼吸功能、治疗呼衰的必要手段，目的是提高氧分压，减低呼吸肌和心脏负荷。Ⅰ型呼吸衰竭应高浓度吸氧，Ⅱ型呼吸衰竭持续低流量低浓度吸氧，急性呼吸窘迫综合征患者应采用呼气末正压通气（PEEP）吸氧。

（2）维持气道通畅：在气道通畅的基础上，可酌情应用呼吸兴奋剂。对通气不足、难以纠正的低氧血症伴二氧化碳潴留者及早行机械通气。

（3）处理好机械通气导致血压下降引起器官低灌注的矛盾（可给予循环支持，加用小量多巴胺或多巴酚丁胺维持血压，或降低通气指标，采用最佳 PEEP 值，从 0.5kPa 开始，每次增力Ⅱ0.25kPa，达 1.0～1.5kPa）。

（4）积极抗感染的同时可酌情给予肾上腺皮质激素以减轻肺毛细血管通透性。

（5）及时纠正酸碱失衡和电解质紊乱，补充足够的能量和水分。

2. 循环功能的维护和治疗

（1）密切监测血压、心率等生命体征变化及周围循环状态。

（2）维持有效血容量，严格记录液体出入量，动态监测中心静脉压。

（3）加强抗心衰治疗，可联合应用洋地黄、利尿剂、ACEI 和 β 受体阻滞剂。

（4）及早纠正低血压及低灌注状态。可给予多巴胺 0.5～3.0μg/（kg·min），或多巴酚丁胺 2.5～10μg/（kg·min），处理好低血容量与心衰的矛盾。

3. 肝功能的维护和治疗

（1）补充足够的高热能及丰富的维生素、ATP 和植物蛋白。

（2）输入高支链氨基酸和低脂饮食。

（3）可给予胰高糖素－胰岛素疗法，或应用 PGE，对肿瘤坏死因子所致的肝细胞坏死有保护作用。

（4）避免使用肝毒性药物。

4. 肾功能的维护和治疗

（1）及时纠正低氧血症，缓解肾血管强烈痉挛所致的少尿、无尿，是维护肾功能的关键措施。

（2）血容量补充后，每小时尿量仍少于 0.5ml/kg，应及早应用利尿剂及血管扩张剂。

（3）已进入少尿期患者，限制入量，每日入量约为前一日液体出量＋500ml。

（4）严密观察血尿素氮（BUN）、肌酐（Cr）变化，连续性肾脏替代治疗（CRRT）可清除毒素和炎性介质，消除水肿，纠正酸碱失衡和电解质紊乱，改善心功能，无疑是最佳透析疗法。腹膜透析是利用人体自身结构达到血液净化，而不必全身肝素化，不需特殊设备，应用于老年人也是安全方便的。

（5）避免使用对肾脏有毒性的药物。

（6）加强营养支持，原则上采用高热量、低蛋白、低钠、低钾饮食。

5. 消化功能的维护和治疗

（1）H_2 受体拮抗剂的应用，可给予奥美拉唑或雷尼替丁。

（2）放置胃管防止胃扩张，观察出血情况。局部应用冰盐水、肾上腺素盐水洗胃或局部应用凝血酶、凝胶海绵。

（3）内镜下电灼止血。

（4）输少量新鲜血，尽量避免应用大量静脉止血药所引起的心、脑血管闭塞性病变的危险。

6. 中枢神经系统功能的维护和治疗

（1）吸氧或高压氧治疗。

（2）降低颅内压及脑水肿。

（3）使用保护脑细胞的药物。

（四）MODSE 的预防

（1）定期全面查体，老年人每年至少一次，动态监测各个重要器官的功能指标，及早发现潜在的疾病。

（2）对原发病和慢性疾病进行积极治疗，有效控制病情进展，阻断危重病理过程的发展。

（3）对已有脏器功能受损、营养状况不良或免疫功能低下者，平时加强营养支持和免疫功能的调理。一旦有重症感染，除及早进行抗感染治疗外，及时加强各器官功能的指标监测，以便及时有效控制 MODSE 的发生。

（4）平时适当户外锻炼，预防感冒。每当入冬换季，针对老年人不同情况及易感人群进行积极防护，可提前给予核酸、球蛋白，接种流感疫苗。近来问世的一种新的无抗原的生物免疫调节兴奋剂必思添，能增强巨噬细胞的趋化作用和杀菌作用，并增强抗体和细胞免疫功能，对反复呼吸道感染具有明显的预防作用。

　　MODSE 是一种病情复杂、病死率高的危重急症，治疗手段复杂且难度大，需多学科的密切配合，预防是关键，治疗时既要抓住主要矛盾，统筹兼顾，通观全局，又要细微调理，中西医结合，合理用药，才能不断提高其救治成功率。

（孙　斌）

第十五章

老年病康复和防治

第一节　老年常见功能障碍与康复

（一）心肺功能

心肺功能是人体整体活动能力的决定因素。随着年龄增长，在安静状态下，老年人的心率、心输出量与年轻人差别不大，但是与年轻人比较，老年人在运动中心率上升幅度下降、平均最大心率下降、左室射血分数升值减小，运动中最大心输出量下降。随着年龄的增长，即使在安静状态下，老年人各项肺功能指标就有所下降。老年人心功能与肺功能的减退共同导致最大摄氧量降低，这说明老年人的心肺储备容量减少，对于不同的应激状况的承受能力降低。

无论从解剖结构还是从生理功能，老年人的心肺功能的减退是不可避免的。但是坚持适度的运动训练，可以延缓衰退。规律的有氧运动可以增加每搏输出量，增加运动时的最大心率，减缓安静心率，增加最大心输出量，改善通气功能，提高肺活量。

（二）运动功能

人的运动功能在 20 岁时达最佳水平，之后逐渐减退。随年龄增长，骨质吸收超过骨质形成，逐渐出现骨皮质变薄，骨髓质增宽，骨胶质减少或消失，骨内碳酸钙减少，骨密度降低；关节软骨含水量、亲水性黏多糖和软骨素减少，连接和支持骨与关节的韧带、腱膜、关节囊也因纤维化和钙化而僵硬；肌细胞水分逐渐减少，肌纤维逐渐萎缩变细。

骨、关节和肌肉的衰老，再加上神经系统，包括脊髓和大脑的衰退、视觉、听觉等各种感觉的减退、周围神经传导速度减慢、神经肌肉接头功能减退等综合因素，使得老年人的运动功能有明显减退。

改善运动功能的有效方法是康复运动训练。在运动时肌肉血管阻力减小，毛细血管床开放，血流量增加，肌肉中产生的 ATP 增加，运动使肌肉的线粒体密度增加，线粒体酶的含量增加。适度运动维持应激能力，改善内环境，减少脂肪酸和胆固醇合成，促进脂肪氧化。综合有氧运动、肌肉抗阻训练和负重运动可以改善老年人的肌力、肌耐力和提高骨密度减少骨质流失。

（三）认知功能

认知功能包括感知力、思考力、知识、推理、记忆、分析、计划、注意力、判断力等等。认知功能涵盖了一切使人意识到自己的存在和环境、需求和目标、动机和问题解决最佳方案产生的整个过程。随着年龄增长，老年人表现为记忆力减退，计算力下降、注意力不集中、智力衰退、感知力与判断力降低、对外界环境适应能力降低、学习能力降低等。

认知功能的康复训练主要包括有氧运动和针对性的认知训练。有氧运动可以改善心血管功能，从而改善脑血流量。规律的运动训练可以延缓神经系统老化，提高机体对外界刺激的反应性，增强记忆力，改善注意力和分析综合能力。针对性的认知训练可以是材料归类训练、记忆训练、推理训练、创造性活动、自我管理技巧训练、定向任务训练等，一般是针对具体老年人的最主要问题选择训练方案，有大量报道证实认知训练的有效性。

（四）平衡功能

平衡是人体所处的一种稳定状态，平衡功能是人体保持姿势稳定的能力，是所有活动的前提与基础，决定了日常生活活动能力和生存质量。平衡反应是平衡功能的生理基础，是受大脑皮质控制的，属于高级水平的发育性自主反应。平衡功能的维持需要正确的视觉、前庭觉、本体感觉和触压觉的输入。平衡功能的维持还需要良好的运动控制与相应的平衡策略，如踝策略、髋策略或跨步策略。

伴随着年龄增长，老年人视觉的准确性迅速减退，视野缩小，暗环境适应性减退，视力减退。老年人前庭功能下降的特点是渐进性和双侧性，使得前庭觉失去代偿。老年人的本体感觉、触压觉的准确性和敏感度下降，同时伴有本文前面所讨论的中枢和外周神经系统的退变、骨关节肌肉系统的退变，使得老年人的维持平衡功能所需的所有基本条件都在减弱，结果是老年人平衡功能下降。在此基础上，影响感觉输入、中枢整合和运动控制平衡三大环节的疾病在老年人中常见，如糖尿病、周围神经病变、白内障、脑卒中、帕金森病、骨质疏松症、退行性骨关节病等。

老年人平衡功能减退的最大危险是跌倒次数增加。为了改善老年人平衡功能进行的康复训练，通常是综合训练，包括有氧运动、肌力训练、平衡训练、柔韧性训练、姿势矫正和心理干预。

（五）日常生活活动能力

日常生活活动（activitles of daily living，ADL）是个人为了满足日常生活的需要每天所进行的必要活动。ADL分为基础性日常生活活动和工具性日常生活活动。基础性日常生活活动是人维持最基本的生存、生活需要所必须每日反复进行的活动，包括自理活动和功能性移动两类活动，如进食、洗浴、更衣、如厕等活动和床椅之间的移动、室内步行、室外步行、上楼梯、使用轮椅等转移性活动。工具性日常生活活动是人在家庭和社区的独立生活中需要借助于工具完成的复杂活动，包括做饭、摆桌子、洗碗、铺床、扫地、掸灰、洗衣、购物、驾车、乘坐公交车、打电话、阅读、写作、管理金钱、服药等。

日常生活活动能力是否有障碍是通过日常生活活动能力的评定及结果分析判定的。常用的基础性日常生活活动能力评测方法之一是Barthel指数，它包括进食、洗澡、梳洗、穿衣、大小便控制、如厕、床椅转移、行走、上下楼梯等10项检查内容，根据是否需要帮助及帮助的程度进行评分。总分最低为0分，最高为100分。得分越高，独立性越强、依赖程度越低。得分在60分以上者生活基本自理，得分在40~60分者生活需要帮助，得分在20~40分者生活需要很大帮助，得分在20分以下者生活完全依赖他人照顾。

多因素的康复训练，包括肌力训练、耐力训练、平衡能力训练、柔韧性训练等内容，训练需达到一定的强度并且历经较长时间，对老年人的日常生活活动能力有益。

（蒲娟娟）

第二节　常见老年病康复

（一）骨关节退行性疾病

1. 临床表现与主要临床治疗

（1）颈椎病：由于颈椎间盘或椎间关节退行性变累及其邻近的脊髓、神经根、交感神经、椎动脉等组织，引起相应一系列的临床症状的疾病。神经根型颈椎病是最常见的类型，主要症状是颈后疼痛伴肩及肩胛内缘疼痛、一侧上肢疼痛、麻木、无力。主要体征是颈椎活动受限，颈神经根牵拉试验（+），颈椎、斜方肌等处压痛（+），可有手的感觉减退或过敏，可有肌力与腱反射减退。其他类型颈椎病的临床表现本节不赘述。

（2）腰椎间盘病变：由于腰椎间盘的退行性变而引起了腰椎一系列的病理变化，导致各种临床表现。随着年龄的增长，椎间盘髓核含水量减少，纤维环抗压强度变弱，椎间盘的弹性和抗负荷力减退，在反复外力作用下纤维环产生裂隙，反复累积损伤导致椎间盘突出，压迫神经，产生相应症状。主要症状是腰痛，伴有一侧下肢疼痛、麻木、无力。主要体征是腰椎压痛，坐骨神经径路压痛，直腿抬高试验（+），下肢感觉、肌力、腱反射减退。

（3）骨性关节炎：又称骨关节病、退行性关节炎，是由于关节退变，关节软骨破坏所致的慢性关节炎。骨关节病好发于负重关节，如髋关节和膝关节。主要症状是关节疼痛，负重位活动疼痛加重，休息后减轻。关节僵硬，晨起及长时间静态姿势后开始活动时明显。主要体征是关节肿胀、畸形、压痛、弹响、僵硬、肌肉萎缩。

（4）骨关节退行性疾病的常规临床治疗是止痛药物的应用，包括对乙酰氨基酚、非甾体类消炎止痛药、肌松药、激素类药物，病情严重时可考虑可待因或鸦片类药物，近年对抗抑郁、抗惊厥类药物的止痛研究越来越多，中医中药的应用历史悠久而广泛。给药途径包括口服、外用和局部或神经注射等。病情严重者采取手术治疗。

2. 康复治疗

（1）康复目标：缓解疼痛，增加脊柱或关节的活动度，提高肌力，改善运动功能。

（2）功能评定

1）疼痛评定：疼痛是骨关节退行性疾病的主要临床表现，疼痛的程度的评定多用视觉模拟尺法。将无刻度的100mm直线的0端定义为无痛，将另一端定义为可想象的最严重的疼痛，让患者在该直线上标记一点表示疼痛程度，测量该点与0端的距离并记录结果。这种评定方法将主观的疼痛感觉转化为客观的数字，评测的信度和效度经过广泛验证，可用于临床治疗疗效判定的客观指标。疼痛的评定还有等级法、痛阈测定法、行为量表法等等。

2）关节活动范围（range of motion, ROM）评定：一般采用量角器进行 ROM 评定，以解剖零位为起始体位，测量评定部位的最大主动和被动活动范围，记录结果并与健侧或人体正常值进行对比。脊柱的活动范围还可应用直尺测量，如评定腰椎屈曲的范围，可以用中指指尖与地面的最短距离表示。

3）肌力评定：徒手肌力检查（manual muscle test, MMT）是肌力评定中最简单易行，应用最广泛的方法。MMT 将肌力分为 0 ~ 5 六个等级，定义可完成全关节活动范围抗重力的肌肉力量为 3 级，每个级别有严格定义，每一组肌群有标准的测试动作，以保证评定的准确性。等速肌力评定为最准确的方法，但因需大型专用设备，操作复杂，临床应用不及 MMT 普遍。

4）日常生活活动能力（activities of daily living，ADL）评定：颈椎、腰椎、髋关节、膝关节各部位的病变都有相关的 ADL 评定量表，本节不一一介绍。

3. 康复治疗

（1）健康教育及辅助具治疗：指导患者正确认识疾病原因，认识病理改变的不可逆性，指导患者健康的生活方式，减缓疾病的进展，帮助患者树立虽长期与病共存，但可保持良好的生存质量的信心。在疾病急性发作期，适度休息，病患部位适度制动并减少负荷，必要时用腰围、手杖、夹板等辅助具帮助制动与支撑。在疾病症状缓解期控制体重、避免受凉、防止对骨关节的损伤。

（2）运动疗法：在急性期可采用手法等被动活动的方法帮助缓解疼痛，可在无痛体位进行肌肉的静力性收缩帮助减缓肌肉萎缩。在症状缓解期进行促进关节活动范围的训练、肌力训练、本体感觉训练、平衡训练、良好姿势力线训练和有氧运动训练可帮助维持功能，预防复发。治疗举例：颈椎病患者进行肌力训练，练习头手相对的颈后肌肉的静力性收缩，每次持续 6 秒，每天 1 ~ 2 次，可有效提高肌力，减少复发。膝骨关节病患者进行关节活动度训练，练习患膝的被动屈曲牵拉，每组 5 次，每天 3 ~ 5 组，可有效维持膝关节的屈曲角度，保持正常的坐位功能。

（3）物理因子治疗：用于急性期的治疗，可以帮助促进患部的血液循环、消炎止痛、消除肿胀、缓解痉挛、改善局部组织营养，既无毒副作用，又可帮助患者尽快恢复。常采用的物理因子包括短波、中低频电疗、磁疗、冷热疗、光疗、水疗、超声治疗、牵引治疗。治疗举例：腰椎间盘突出症的患者可进行腰椎的短波对置疗法，微热量，每次 15 分钟，每天 1 次，15 次 1 个疗程，可有效缓解腰神经根及周围软组织的炎症水肿。

（二）冠心病

1. 概述　心脏康复的目的，是提高心脏对运动的耐受能力，改善生活质量，并且降低心脏病的发病率和死亡率。

中国的老龄人口绝对量最多，老龄化速度居世界之首。随着年龄增加和生活方式改变，冠心病发病率明显增加，根据统计学资料显示，中国将有近半数老年人患有心脏病，其中最主要是冠心病。

心脏病康复医学自 20 世纪 80 年代进入我国，近 30 年来发展迅速，不仅引进和采用国际规范的指南和评价方式，而且充分发挥我国传统康复医学技术，如气功、太极拳等康复治疗手段，从而形成了具有中国特色的心脏康复治疗学。

2. 康复评定

（1）病史、查体和实验室检查：临床常规病史采集、体格检查和实验室结果（心电图、超声心动、核医学检查等）都是全面评价患者病情的重要结果。另外，还需要关注发病前药物使用、症状特点、发病前后运动情况差异、个人职业家庭特质以及心理状态等变化，是全面评价和制订康复治疗方案前的重要内容。心脏康复治疗目的之一是减轻患者运动中症状，所以患者的主观感受就是重要的评定内容，心功能分级是一种简单的症状量化评定法。

自觉劳累程度分级（rating of percelved exertion，RPE）也是根据患者的症状进行评定，是心脏康复评定和治疗中常用的指标之一。

（2）运动负荷试验：运动负荷试验是在某种运动形式下（运动平板、功率自行车或上肢运动仪），让患者进行一定的强度递增性的运动，通过气体分析和心电分析的信息采集，对运动过程中的心功能、呼吸功能等进行动态分析。

运动负荷实验的终点：当运动试验用来测定最大耗氧量时，终止试验的指征是耗氧量不再增加，并保持30秒以上，此时的耗氧量为最大耗氧量，这种试验过程称为极量运动试验。另外，极量运动试验的另一个指标是心率达到预计的最大心率，即年龄标准化心率（220 - 年龄）。而在临床实际应用中，实验对象是患者，一般是在达到最大耗氧量之前就出现异常症状和体征而必须终止试验，这种情况称为症状限制性试验。

在老年人运动试验过程中，要注意以下几点：①强调主观感觉的重要性。实践中发现，如果在试验过程中老年患者出现明显不适或极度疲惫，随时可能发生严重心律失常等意外情况；②避免极限量运动试验，老年患者由于心血管系统的运动耐受能力随年龄明显降低，在达到极限量运动试验中发生意外的比例明显升高。而且现已证明，次极限量甚至低水平运动试验和低强度运动处方在心脏康复的效果显现丝毫不低于大强度运动的效果，而安全性明显提高；③建议采用非标准型和间断性运动试验，防止因为目前的标准化试验（如 Bruce 方案等）对老年患者而言，功率太强和时间太长而导致危险性增加，因此在老年患者中采用非标准或间断性运动试验，起始功率较小（<3METs），允许中间短暂反复休息；④注意心率、血压、心电图等客观指标变化，由于老年人心血管反应与中青年人有可能存在的明显差异，可能出现随功率增加心率上升缓慢甚至下降，或者突然出现的收缩压升高以及房颤等变化，因此需要特别注意心率、血压和功率增加的平行关系，密切观察心电图的非典型变化，随时准备心肺复苏；⑤注意运动方式的选择，老年患者经常伴有骨关节退行性改变，可能由于不能跟上运动平板的节奏发生跌倒，伴有严重骨质疏松的患者甚至发生骨折，所以对于高龄和严重并发症的老年患者可以采用卧位功率自行车或上肢运动仪等多种安全方式来避免意外发生；⑥注意药物对实验结果的影响，注意多种药物对血压、心率等客观指标的影响，如血管扩张剂容易造成直立性低血压，洋地黄类可能增加心律失常等。

3. 康复治疗　老年人心脏康复的目的与中青年人明显不同，主要目的在于延长体力活动时间和改善生活自理的能力，提高生活质量。所以运动处方的制订要注意以下几点：①安全的运动强度，一般从低强度（2~3个METs）开始，达到运动试验中安全的最大心率的60%~70%为宜；②安全的运动方式，多建议慢步行走，运动强度（3.5km/h 为2~3个METs）容易控制；③较长的运动时间可以补偿运动强度的不足，这种低强度、长时间，中间可以短暂休息，并且随着心功能的好转逐步增加强度的训练方式已经被证明是有效的；④加强监护和自我监护，对于严重冠心病患者需要在康复机构的严密监测下进行运动训练，而大部分中轻度患者，则需要加强指导，进行家庭和自我监护。

（1）热身准备期：老年患者对运动反应的生理应答明显减慢，应在运动之前进行10~15分钟热身准备，方式包括关节活动和低强度有氧运动，使骨骼肌和心血管系统做好准备。

（2）运动类型与强度：老年冠心病患者运动时应避免剧烈的运动方式，一般来讲，可以采用中等强度的有氧运动，即40%~60%最大摄氧量。老年冠心病患者开始运动时最好从低强度开始（2~3METs），包括步行及太极拳；其中步行是心脏康复运动中最简单、应用最广泛的运动类型，如运动中没有心绞痛或心律失常等不适，再逐渐加量；重症或高龄老年可采用卧位踏车功率计，卧位踏车还可减少直立性低血压及其他意外。近几年在各地逐渐兴起的"广场健身运动"在欢快的音乐节奏声中，身体有节奏的舞动，是适合老年冠心病患者的一种安全可行的有氧运动方式。有学者对中老年冠心病患者从事太极拳活动的患者进行观察，4周后心理调节能力和情绪反应均有改善，患者的反应灵敏度和平衡能力均有明显增强。

（3）恢复期：运动之后进行整理放松运动，目的是防止突然地停止运动，血液滞留于下肢而引发直立性低血压，发生意外跌倒。可以采取牵伸运动，时间3~10分钟。

（三）脑卒中

1. 概述 脑卒中，又称为中风或脑血管意外，是指一类以局灶性神经功能缺失为共同特征的急性脑血管病。

据我国的流行病学资料，平均年发病率为130/10万，城市人口患病率约为719/10万，农村城镇人口为394/10万。随着一级预防的开展，近年来发病率有所减低。但由于我国已经加速进入老龄化社会，脑卒中发病的人群特点表现复杂化、高龄化，预后并不乐观。脑卒中后70%~80%的患者可以致残，不同程度的丧失独立的生活能力及工作能力，其中10%患者为重残，生活完全依赖他人。

2. 康复评定

（1）运动功能评定：脑卒中后最常见的运动功能障碍为病变半球对侧引起的中枢性偏瘫，在自然恢复过程中，逐渐出现肌张力由消失到强直，腱反射由减弱到亢进，肢体运动从弛缓性瘫痪到出现粗大的病理模式和协同运动，表现为上肢以屈肌张力增高为主，和下肢以伸肌张力增高为主的病理特征。所以偏瘫侧肢体的评定包括局部大肌肉、肌群的肌张力变化和肢体的运动模式变化两个方面。

1）肌张力评定：肌张力是指受检者在肌肉放松状态下，检查者被动活动肢体所感受到的阻力。在中枢神经系统损伤的情况下，因牵张反射兴奋性增高，出现病灶对侧肢体速度依赖性的肌张力增高，并常伴有腱反射亢进，称为痉挛，是上运动神经元综合征的主要表现。临床上常采用改良 Ash – worth 量表来评定肌张力。

0级：无肌张力增加；Ⅰ级：肌张力轻度增加，受累部分被动屈伸时，在活动范围终末时出现最小阻力或出现突然的卡住和放松；Ⅰ＋级：肌张力轻度增加，在关节活动范围50%之内出现突然卡住，然后在后50%的关节活动范围内出现最小阻力；Ⅱ级：肌张力增加较明显，关节活动范围的大部分肌张力均明显增加，但受累部位仍能够较容易的被动活动；Ⅲ级：肌张力严重增高，被动活动困难；Ⅳ级：挛缩：受累部位被动屈伸时呈挛缩状态而不能活动。

2）运动模式评定：Brunnstrom 总结的中枢性运动功能障碍恢复过程6阶段，即著名的 Brunnstrom 分期，最常为临床所采用。

Ⅰ期：弛缓性瘫痪；Ⅱ期：联合反应明显，协同运动出现，肌张力增加，腱反射出现；Ⅲ期：以协同运动为主，联合反应减弱，肌张力达高峰，腱反射增高；Ⅳ期：随意协同运动减弱，出现部分分离运动，肌张力开始降低；Ⅴ期：随意分离运动明显，可做一般技巧性运动，随意协同运动成分部分消失，肌张力继续减低，近正常；Ⅵ期：正常随意运动，可做精细运动，肌张力正常或近似正常。

但是由于该评定法只能定级，没有量化，治疗评价的敏感性差，所以为了进一步满足临床和研究要求，在此基础上，Fugl - Meyer 等又专门制订了 Fugl - Ieyer 评定法，包括运动、平衡、感觉、关节活动度及疼痛 5 个方面。在此不做赘述。

3）其他：对于不同损伤程度的患者，涉及到平衡功能时，需要进行平衡功能评定，可以使用 Fugl - Meyer 运动功能评定的平衡部分，也可以使用 Berg 平衡量表；对于可以步行的患者，需要进行步态的观察，或者步行能力的评定，包括 Hoffer 步行能力分级，起立行走试验和 6 分钟步行试验，有条件的可以采用步态分析系统评定。

（2）感知功能评定：感知功能障碍包括偏身感觉障碍、偏盲，实体觉缺失，失认证，失用证等，可在神经系统检查中发现。

（3）认知功能评定：脑卒中患者的认知障碍主要表现在记忆、注意、定向、学习等方面。最常用的是简易精神状态检查量表（MMSE），但是不同的教育背景会影响评定结果，所以要根据患者的不同文化程度进行分值界定。另外还可以选用韦氏智力量表（WAIS）以及多种单项检查量表。

（4）言语功能评定：包括失语症、构音障碍和吞咽障碍的检查。失语症常见的有运动性失语、感觉性失语、传导性失语和皮质性失语等等。常用汉语失语症检查法、波士顿失语症检查法等。构音障碍常用 Frenchay 构音障碍检查法。吞咽障碍比较客观的检查方法，需要通过透视录像吞咽检查和内镜下吞咽检查等形式。

（5）心理精神评定：脑卒中患者的精神心理障碍主要表现为抑郁或焦虑，临床上常用汉密尔顿抑郁量表（HAMD）和汉密尔顿焦虑量表（HAMA）以及 Zung 自评量表等。

（6）日常生活能力评定：日常生活能力提高是老年脑卒中患者最主要的康复目的，包括穿衣、梳洗、进食、洗澡、转移及大小便处理等方面的能力。临床常常采用 Barthel 指数评定，或者也可用功能独立性评测（FIM）。

（7）生存质量评定：在患者病情稳定或出院回归家庭和社会后使用，来对其生存质量进行评价。标准化的评定量表为世界卫生组织生存质量评定量表（WHOQOL - 100 scale），内容涉及生存质量 6 个大方面（身体功能、心理状态、独立能力、社会关系、生活环境、宗教信仰与精神寄托）的 24 个小方面，每个方面由 4 个条目构成，分别从强度、频度、能力和评价 4 个方面来反映同一特征，共计 100 个问题。得分越高，显示生存质量越好。另外常用的还有，健康状况 SF - 36，是一种普适性量表。包括躯体功能、躯体角色、躯体疼痛、总体健康状况，活力、社会功能、情绪方面和心理健康 8 个领域，得分越高，生存质量越好。

3. 康复治疗

（1）康复目标：老年卒中患者的康复目标是以重新获得独立生活能力、预防复发以及延长寿命提高生活质量为主要目标，这一点与中青年人重返社会和工作岗位为第一位的目标有很大的不同。

（2）康复治疗原则：老年脑卒中患者康复治疗要遵循"早期介入、综合治疗、循序渐进、持之以恒"的原则。

对于生命体征平稳、症状无进展、神志清楚的患者，即可尽早康复介入；对于具体的康复介入时间，目前各家观点尚未统一，国内一般认为，发病一个月内开始康复训练，即为早期康复治疗；对于老年患者，康复治疗介入越及时，运动功能的提高和日常生活能力的改善越有帮助。

除药物治疗外，主要采取运动疗法、作业治疗、言语训练、物理因子治疗、心理支持、康复护理、康复工程以及中医治疗（包括针灸、中药等）。目前已发现，相比单一治疗手段，老年卒中患者采取综合治疗方法，可以取得更好的效果。

在不同时期的治疗过程中，治疗项目逐渐增多，治疗时间逐渐延长，治疗强度逐渐加大；治疗中给予患者的支持越来越少，需要患者主动参与成分越来越多。

从康复介入开始，一直到患者出院，直至回归家庭，要求坚持教育患者，必须坚持正确的训练方法，持之以恒，防止运动功能的减退。

（3）康复治疗技术：老年脑卒中的康复技术与一般技术无异，基本上运动疗法都以神经发育学方法（如 Bobath 技术、Brunnstrom 技术等）和运动再学习方法为主。近年来又出现强制性运动、减重、悬吊、生物反馈技术、功能性电刺激等等，在康复训练中取得一定的效果。但需要注意的是，目前任何的技术和疗法都有一定的局限，不能普遍地解决康复进程中的所有问题，关键是如何在不同情况下选取最合适的技术。大部分研究认为，不同的康复方法和技术在康复结局方面没有明显差异。

（四）老年期痴呆

1. 概述　痴呆，是指在意识层面清楚的情况下，因脑部功能病变、退化而广泛影响大脑各项高级皮质功能，最终导致患者工作生活及社会能力的全面退化。

目前痴呆主要分为三大类，阿尔茨海默病（Alzheimer disease，AD，又称为老年性痴呆）、血管性痴呆（vascular dementia，VaD）和混合型痴呆，以及少数其他病因引起的痴呆。在全世界范围内，阿尔茨海默病约占老年期痴呆的 50%，血管性痴呆约占 20%，并有 20% 左右的老年期痴呆患者合并 AD 和 VaD 的病理变化，称为混合性痴呆，余下的大约 10% 的老年期痴呆患者由其他病因（外伤、中毒等）或脑部疾病（帕金森病、路易体痴呆等）引起。在我国，几次大规模流行病学调查显示，在 ≥65 岁老年人中，AD 的患病率在 3.4% 至 9.9% 左右，其中女性患病率是男性的 2 倍以上；而 VaD 患病率在 1.3% 左右，远小于 AD，且发病无明显性别差异。

老年期痴呆涉及的影响因素众多，在不同的研究中，结果相差较大。总体可分为三类：人口学因素、生物学因素及社会心理学因素。人口学因素包括高龄、女性、低教育程度、离婚丧偶等；生物学因素包括基因、血管性因素、雌激素等；社会心理学因素包括抑郁、孤独感、重大负性事件、不参加社会活动等。部分因素（如吸烟饮酒等）与疾病关系仍存在争议，目前比较明确的危险因素是高龄，其余因素还有待进一步研究。

2. 康复评定

（1）认知功能评测：简易智能精神状态检查量表（mim mental state examination，MMSE）是由美国 Folstein 于 1975 年设计用于筛查老年期痴呆的临床量表，包括时间与地点定向、语言、心算、即刻与短时听觉词语记忆、结构模仿等项目，满分 30 分，耗时约 5 ~ 10 分钟。该量表操作简单，现已被全世界广泛应用于老年人认知功能评估。但由于文化、语言、地区等差异，MMSE 采用筛查分界值不能统一。

蒙特利尔认知量表（Montreal cognitlve assessment，MoCA）覆盖注意力、执行功能、记忆、语言、视空间结构技能、抽象思维、计算力和定向力等方面，旨在筛查轻度认知障碍（MCI）患者。国外研究发现以 26 分为分界值，MoCA 区别正常老人和 MCI 患者及正常老人和轻度 AD 的敏感度分别为90%和100%，明显优于 MMSE（分别为18%和78%），而且有较好的特异度（87%）。

临床痴呆评定量表（clinical dementia ratlng, CDR）是医生通过与患者和其家属交谈中获得信息，加以提炼，完成对患者认知受损程度的评估，继而快速评定患者病情的严重程度。评定的领域包括记忆、定向力、判断与解决问题的能力、工作与社会交往能力、家庭生活与个人业余爱好、独立生活自理能力。以上六项功能的每一个方面从无损害到重度损害分5级，但每项功能的得分不叠加，而是根据总的评分标准将 6 项能力的评定综合成一个总分，其结果以 0、0.5、1、2、3 分表示，分别判定为正常、可疑、轻、中、重度损害等5级。

（2）精神状态评测：痴呆的精神行为症状几乎在所有痴呆患者的不同阶段都会有所表现，但在不同类型痴呆中表现不同。例如额颞叶痴呆的人格改变、行为异常是最常见、最突出症状，并贯穿于疾病全程；而 AD 患者早期出现淡漠、抑郁和焦虑，在晚期容易出现幻觉和激越等。

神经精神科问卷（neuropsychiatrlc mventory, NPI）该量表是一个较新的用于脑功能异常患者精神心理学评定的工具，可用于评定痴呆患者出现的广泛行为问题。NPI 由以下 12 个行为领域构成：妄想、幻觉、激越/攻击、抑郁/心境恶劣、焦虑、情感高涨/欣快、情感淡漠/漠不关心、脱抑制、易激惹、异常的运动行为、睡眠/夜间行为、食欲和进食障碍。NPI 评分的依据主要是与患者在一起生活的知情照料者的回答。如果没有知情观察者，则这个工具不能用，或者必须修改。与照料者访谈时患者最好不在场，以便可以公开讨论患者在场时难以描述的行为。

应该注意的是，评定抑郁情绪不要依赖于体重减轻、食欲改变、睡眠障碍和反应迟缓，因为这类症状也可以由痴呆导致，应该重点询问抑郁核心症状：悲观、无用感、绝望感和自杀倾向等。

（3）日常生活能力评测：痴呆的日常生活能力（activities of daily living, ADL）评定具有重要的实际意义。首先，日常生活能力下降是痴呆诊断的核心症状之一；其次，痴呆的进展多以生活能力的逐步下降为特征，而生活能力的恢复与改善可以作为治疗与干预手段的效果观察指标；最后，日常生活能力评定受被试者文化程度影响较小，适于文化程度低的农村地区或者严重痴呆患者不能完成认知评测者。ADL 的评定简单易行，无须受测者的配合，可由亲属、照料者等知情人提供信息，特别适用于被检者因躯体健康的原因难于配合测验的情况。ADL 评定的具体量表很多，具体评分标准也不同，可根据需要选用。

ADL 包括两个方面：基本日常能力（basic activities of daily living, BADL）和工具性日常生活能力（instrumental activities of daily living, IADL）。前者指独立生活所必需的基本功能，如穿衣、吃饭、如厕等，后者包括复杂的日常或社会活动能力，如出访、工作、家务能力等，需要更多认知功能的参与。

ADL 衰退的范围和程度直接决定患者需要的照料措施和数量，ADL 评测能够帮助护理人员对周围环境进行适当调整（如环境的安全性），能够帮助制订合适的护理目标和策略，而且能帮助医生判断患者是否需要专人照料或者人住专业护理机构。

1）记忆力训练：尽管痴呆的类型不同，但多数患者仍然会保留提取远记忆的能力，记忆训练有助于发展其他认知能力。如从日常活动中的记忆开始训练，从视觉、听觉、味觉、嗅觉及动作等方面进行刺激；反复讲述一些日常生活的基本知识，让病人认读识字卡片、各种动物和水果卡片，辨认各种几何图形等并利用数字卡片训练病人的计算能力；简化记忆的程序，把复杂的程序简化为几个单一环节，以达到保存部分记忆能力的目的。

2）定向力训练：包括时间、人物及地点三方面定向的训练。采取简单、可操作性的训练手段，如将室内的钟表换成数字较大且清晰的，训练患者识别、朗读钟表上的数字，培养时间的概念；工作人员及照顾者态度和善地与患者保持交流，加强患者对人物的熟悉；患者的活动场所，如房间、厕所、训练室内设置醒目的标志以加强患者地点定向能力。

3）注意力训练：对于中、轻度痴呆患者可以分成小组训练。指导患者进行简易的棋牌游戏，阅读各种有趣的画报、图书、报纸，根据病人的爱好选择相应的手工操作，如搭积木、拼图、填色、写字等操作，提高病人的兴趣及达到训练注意力的目的。

（2）日常生活能力训练：痴呆患者仍然存在部分动机和能力完成简单的日常生活自理。首先建立训练时间表；简化活动细节；给予口头、视觉及触觉提示或示范，包括刷牙、洗脸、进食、穿脱衣服、扣衣服扣子，大小便等，制订训练步骤，将整个练习分成若干小部分，分项、由易到难逐步训练。训练过程要有足够的耐心，多予以鼓励，达到维持病人日常生活的部分自理，尽可能保持患者尊严。

（蒲娟娟）

第三节　帕金森病的康复

帕金森病由于病理生理的因素而导致产生一系列功能障碍，并进行性发展，最终丧失日常生活能力。为维持帕金森病患者的日常生活能力及生活质量，必须在药物治疗的同时，配合康复治疗，这对预防帕金森病的继发性功能障碍，维持一定的生活能力，提高生活质量是有效的。

一、帕金森病的功能障碍

帕金森病的功能障碍分为原发性功能障碍及继发性功能障碍。

1. 帕金森病的原发性功能障碍　主要表现为运动功能障碍及高级脑功能障碍和自主神经失调。

（1）运动功能障碍：帕金森病的随意运动障碍主要表现为强直、少动、震颤、姿势反应障碍。强直与少动可导致继发性关节挛缩及变形，影响躯干则表现为特有前倾、前屈姿势。对行走的影响表现为帕金森病特有的小碎步步态，即下肢的臀部髋关节、膝关节、踝关节的动作均减少。这三关节的伸展不充分，躯干及骨盆大动作也减少，使步行幅度降低，且上肢缺乏摆动，头和躯干前倾使重心向前移位使步行有前冲倾向。强直及少动影响帕金森患者的移动能力，表现为床上翻身、坐起、座位站起困难行走始动困难，严重时则是"冰冻足"。震颤在早期可很轻，但在晚期震颤可变得相当严重，影响日常生活。姿势反应障碍，主要是平衡反应障碍，主要影响患者的直立、行走、转身等的稳定性，当平衡反应障碍严重时，由于不能调整姿势及恢复动态平衡，患者很容易跌倒，因此帕金森病的骨折发生率比对照组的高。

肌强直表现在脸面部上是面部表情缺乏、呈现特有的"假面具"脸，约有5%的帕金森病出现吞咽功能障碍，影响进食及营养。

强直及少动也影响到言语，帕金森病患者是存在言语功能的，但是由于言语的肌肉强直及少动会导致构音障碍，这与胸腔扩张、收缩活动受限有关，表现为音量低、单调、含糊不清，严重时表现为低声细语及缄默。

帕金森病的运动障碍一大特点是易产生疲劳，表现为难以持久性活动，活动时间一长就出现全身无力、无精神，如反复活动，开始运动很有力，多次以后力量逐渐降低。同样，在言语上也是开始几句的言语清晰有力，言语时间一长、一快就变得无力音小，易疲劳，对康复治疗是一个不利因素，使患者难以接受一定强度的训练，这种疲劳经过休息式睡眠可以得到恢复。帕金森病的运动功能障碍主要表现在组合的、复杂的运动困难，而单纯的运动不受影响，这一运动障碍的特性是影响康复治疗效果的因素之一。另外，也发现帕金森病患者在学习新的运动动作上用时比较长。

（2）高级功能障碍：主要表现在认知障碍，集中力及注意力缺乏，信息处理过程能力低下，记忆障碍主要是顺序关系的短期记忆障碍，精神上多表现为抑郁，到后期帕金森病常表现为痴呆、孤独、与他人接触少的倾向。高级功能障碍是影响康复治疗效果的重要不利因素。

（3）自主神经障碍：影响日常生活能力及质量的自主神经障碍主要是直立性低血压、心动过速及便秘、失禁等，严重的直立性低血压导致终身卧床不起。

2. 继发性功能障碍　主要是由于少动及强直继发引起的功能障碍，以下几方面是对帕金森患者的日常生活能力及康复治疗有一定影响的继发性功能障碍。

（1）肌萎缩无力：这是长期少动的结果。

（2）缺乏柔软性及挛缩：这是强直少动所致，一般这种改变首先发生在近端，然后是远端，先是单侧，后是双侧。挛缩常发生在旋转肌，髋、膝屈曲、髋外展、肘屈曲及足趾屈曲，上胸、背及腰脊柱、颈屈曲，肩外展及内旋、前臂旋前、腕及指屈曲。由于这些部位的相应肌肉运动受阻，导致功能进行性受限。

（3）畸形：驼背是最常见的姿势畸形，有些患者可发生侧弯畸形，甚至有的在走路及坐位时呈 C 字形曲线。这些畸形的产生是由于力量不均匀分布的结果。

（4）骨质疏松：这是长期不活动、进食困难、营养差加上老龄化因素所造成的。主动运动缺乏、平衡差及骨质疏松可导致频繁跌倒及骨折，骨折愈合延迟。

（5）心肺功能改变：是由于长期不活动及坐着不动生活方式的结果。心排血量减少及心动过速。由于肋间肌强直及驼背畸形使胸扩张受限，导致肺活量明显降低，运动时呼吸急促。这样的患者有呼吸系统合并症的危险，如肺炎，这是致死因素之一。

（6）周围循环障碍：是长期静止不动，使下肢静脉回流不畅，循环障碍。可表现为轻至中度的足及踝部水肿，睡眠后可消失。

（7）营养状态不良：在帕金森病的晚期，常伴随进食差和咀嚼、吞咽困难，以及影响营养的供给，营养状态不良常表现为无力、疲劳。

（8）压疮：这是长期不动、卧床休息的结果，一旦发生不易愈合，长期感染可致命。

（9）直立性低血压：帕金森病本身具自主神经失调导致的直立性低血压，到后期患者卧床长期不动，更加重了直立性低血压程度，限制日常生活能力。

二、帕金森病的康复评定

在对帕金森病患者进行康复治疗前，必须对患者的全身状况进行综合全面评估，首先是确定患者的身体各种功能状况；其次是阐明能力障碍的原因；最后是确定康复治疗目标及制定康复训练计划。

1. 评定的范围　包括身体功能，日常生活能力（ADL），认知、心理状况和其他状况等。

（1）身体功能：包括关节活动范围；肌力、协调性，上肢、手指功能，平衡能力、呼吸能力、构音功能、吞咽功能、步行能力及强直程度等。

（2）日常生活能力：包括基本起居移动动作；身边动作，如进食、更衣、整容、洗澡、排泄；应用动作，如家务、购物、写书、乘车、业余活动；交流能力及本职工作能力；在家庭、单位中的作用；自身心身控制能力和社交能力等。

（3）认知、心理状况：包括认知功能、精神状态、对疾病接受能力、焦虑及抑郁状态等。

（4）其他状况：包括病史、体征，治疗状况，如药物种类、疗效、不良反应，趣味、爱好，家属组成、居住及社会条件。

在进行评定时，必须对每一项进行分析，确定是直接损伤产生的还是间接继发损伤产生的，因为这二者在康复治疗措施设计上是不同的，如步行能力障碍可能是严重强直原发损伤产生的，也可能是关节活动范围缩小及姿势异常产生的。

2. 评定方法　内容不同评定方法也不同。

（1）肌力评估：一般都用 MMT 法评估。

（2）张力评估：一般用 Ashwors 评估。

（3）关节活动范围评定：可用关节量角尺进行测量。

（4）运动执行能力评估：可让患者从坐到站立用跑表计算所需时间。

（5）日常生活能力评估：一般用 Bathl 指数评估法，近来也可用 FIM 评估法评估。

（6）认知、心理评估。

3. 综合评定　在对患者单项评估的基础上，根据主要项目对帕金森病患者作综合评定。

（1）统一帕金森病分级指数：内容包括帕金森病体征、症状和药物相关波动状况，分为三部分，即精神状态、日常生活能力、运动指数，每部分分为 5 级指数，从 0～4 级。0 级是正常，4 级为最严重。这统一分级指数常用作评估患者的进展、对药物反应和康复治疗。

（2）Yahr 分期评定法：这是目前国际上较通用的帕金森病病情程度分级评定法，它把功能障碍水平和能力障碍水乎综合评定（表 15－1）。日本学者认为该评估法仅有运动功能及与移动能力相关的日常生活能力的评定，没有对日常生活能力作全面评定，为此在 Yahr 分级评估基础上，按日常生活能力分为三期，即把 Yahr Ⅰ、Ⅱ级作为日常生活能力的一期，日常生活无需帮助；Yahr Ⅲ、Ⅳ级作为日常生活能力的二期，日常生活需部分帮助；Yahr Ⅴ级作为日常生活能力的三期，需全面帮助。

表 15 – 1　Yahr 分期评定法

分期	日常生活能力	分级	临床表现
一期	正常生活不需帮助	Ⅰ级	仅一侧障碍，障碍不明显，相当于韦氏表总评 0 分
		Ⅱ级	两侧肢体或躯干障碍，但无平衡障碍，相当于韦氏量表总评 1～9 分
二期	日常生活需部分帮助	Ⅲ级	出现姿势反射障碍的早期症状，身体功能稍受限，仍能从事某种程度工作，日常生活有轻中度障碍，相当于韦氏量表总评 10～18 分
		Ⅳ级	病情全面进展，功能障碍严重，虽能勉强行走、站立，但日常生活有严重障碍，相当于韦氏量表总评 19～26 分
三期	需全面帮助	Ⅴ级	障碍严重，不能穿衣、进食、站立、行走，无人帮助则卧床，或在轮椅上生活，相当于韦氏量表总评 27 分

（3）韦氏帕金森病评定法：见（表 15 – 2）。评估标准为由 0～3 分，0 分为正常，1 分为轻度，2 分为中度，3 分为重度，总分评估是将每项分累加，1～9 分为早期，10～18 分为中度残损，19～27 分为严重进展阶段。

表 15 – 2　韦氏综合评定量表

临床表现	生活能力	计分
手动作	不受影响	0
	精细动作减慢、取物、扣纽扣、书写不灵活	1
	动作中度减慢、单侧或双侧各动作中度障碍，书写明显受影响，有小字症	2
	动作严重减慢、不能书写、扣纽扣、取物显著困难	3
强直	未出现	0
	颈、肩部有强直，激发症阳性，单或双侧下肢有静止性强直	1
	颈、肩部中度强直，不服药时有静止性强直	2
	颈、肩部严重强直，服药仍有静止性强直	3
姿势	正常、头部前屈 <10cm	0
	脊柱开始出现强直，头屈达 12cm	1
	臀部开始屈曲，头前屈达 15cm，双侧手上抬，但低于腰部	2
	头前屈 >15cm，单、双侧手上抬高于腰部，手显著屈曲、膝开始屈曲	3
上肢协调	双侧摆动自如	0
	一侧摆动幅度减小	1
	一侧不能摆动	2
	双侧不能摆动	3
步态	跨步正常	0
	步幅 44～75cm，转弯慢，分几步才能完成，一侧足跟开始重踏	1
	步幅 15～30cm，两侧足跟开始重踏	2
	步幅 <7.5cm，出现顿挫步，靠足尖走路转弯很慢	3
震颤	未见	0
	震颤幅度 <2.5cm，见于静止时的头部、肢体、行走或指鼻时手有震颤	1

续 表

临床表现	生活能力	计分
	震颤幅度 <10cm，明显不固定，手仍能保持一定控制能力	2
	震颤幅度 >10cm，经常存在，醒时即有，不能自己进食和书写	3
面容	表情丰富，无瞪眼	0
	表情有些刻板，口常闭，开始有焦虑.抑郁	1
	表情中度刻板，流涎，口唇有时分开，张开 >0.6cm	2
	面具脸，口唇张开 >0.6cm，有严重流涎	3
言语	清晰、易懂、响亮	0
	轻度嘶哑、音调平、音量可、能听懂	1
	中度嘶哑、单调、音量小、乏力呐吃、口吃不易听懂	2
	重度嘶哑、音量小、呐吃、口吃严重、很难听懂	3
生活自理能力	能完全自理	0
	能独立自理，但穿衣速度明显减慢	1
	能部分自理，需部分帮助	2
	完全依赖照顾，不能自己穿衣、进食、洗刷、起立及行走，只能卧床或坐轮椅	3

三、帕金森病的康复目标

帕金森康复治疗不能改变本身疾病的进程结局或疾病直接损伤，康复治疗对预防继发性损伤障碍及由此带来的功能残损有重要作用。它可延缓病情发展，提高日常生活活动能力。

1. 康复治疗的长期目标
（1）预防和减少继发性损伤的障碍发生。
（2）教会代偿策略。
（3）维持或提高耐抗力。
（4）帮助患者和家属调整心理状态及生活方式的修正。

2. 康复治疗的短期目标
（1）扩大及维持所有关节的最大活动范围。
（2）预防挛缩和纠正不正常姿势。
（3）预防或减轻失用性肌萎缩及肌无力。
（4）增强姿势、平衡反应、安全意识。
（5）提高步行能力。
（6）维持或增加肺活量、胸部扩张及言语表达能力。
（7）教会患者和家属能量保存的技术。
（8）提高日常生活活动能力。

要达到这些目标取决于对疾病现实的了解、认识以及其损伤和残损的程度。由于患者病情不同，存在的问题也是不同的，因此目标的设立因人而异，适当调整。在康复治疗过程中，应以鼓励为主，尽可能活动，但是运动必须与适当休息相结合，注意二者的平衡，保证患者不出现疲劳和过度消耗。

四、帕金森病的运动疗法

帕金森病的康复以运动疗法为主，针对帕金森病四大运动障碍：强直、少动、震颤和姿势反应异常进行必要的康复训练以及有效的预防由此产生的一系列继发性合并症。

1. 松弛训练　缓慢的前庭刺激，如柔顺的来回摇动和有节奏的技术可使全身肌肉松弛，这早在 100 年前帕金森病患者坐在颠簸的车上或骑马，出现戏剧性的改善强直，得到松弛效果。让患者坐在震动椅子上反复震动刺激证实，对肌张力降低有良好效果。临床上用摇动椅子或转动椅子都可以降低强直和提高运动功能，也可在垫子上支持位置完成缓慢节奏的、转动运动。本体感觉神经肌肉促进法（PNF）技术，有节奏地进行，从被动运动到主动运动，开始在小范围运动，逐步进行到全运动范围，这不仅对帕金森病的强直有松弛作用，也能克服因少动带来的损伤效应。

肢体转动运动对松弛有益，例如在仰卧位，头缓慢地转向左侧、双下肢向右侧转动，然后再反过来，头向右侧转，双下肢向左侧方向转动；仰卧位，一侧上肢肩外展 45°，肘屈曲 90°。该侧上肢肩向外转动，对侧肩向内侧转，肩缓慢转向背部，有顺序地从内侧到外侧转位；进一步训练使头、肩及下肢做从一侧到另一侧类似转动。这不仅可以松弛头颈肌肉，而且由于下肢与骨盆相连结，因此不仅松弛下肢，也同时松弛骨盆的胸腰及脊柱的肌肉，作该运动训练时开始必须慢，且运动范围要小。成功的关键是在有限范围内运动，患者没有牵拉感觉，随着肌张力的降低，治疗上要增加椎体节段参与转动运动。在侧卧位，进行胸部转动与骨盆组合，骨盆转动与胸部组合两种模式都有价值，如在侧卧位，胸部缓慢向前、向后转动，相对于骨盆运动，上肢与胸部转动同时前伸和后退。在做训练时，治疗师要观察及指导这一运动，尽可能保证各椎间隙节段得到松弛。治疗师的手可放在患者的髂嵴上，防止骨盆运动，让患者感觉到胸部运动与骨盆是分离的。一旦患者能反复自行训练，治疗师可不用辅助。同样肩缓慢有节奏前伸、后退与胸部运动同时，也可松弛肩部肌肉，最初肩屈曲和肘伸展的训练比较困难，治疗师需要引导肩运动，用一手防止胸部向后，另一手防止向前。最终患者在侧卧位时，有节奏使肩和胸向前、向后运动联合进行，使肩的相关组合和胸部肌松弛。

再反转到仰卧位，参与颈和肩部活动的肌肉可以被松弛，像一个整体运动。这种训练，肩外展到大约 90°，肘屈曲约 90°，上肢和颈有节奏地、缓慢地转动，在肩向内、向外有节奏转动时，头也缓慢地从一侧转向另一侧。两肩可以对称地转向内和转向外，亦可交替进行。一侧肩向内转，相反的另一侧肩向外转。这一训练方法可以松弛、调整参与的胸部肌肉。如果做得正确，患者及治疗师均会感觉到胸大肌和肩的内、外旋转肌，脊阔肌及颈部肌肉朝着胸锁乳突肌及斜方肌方向松弛。在做胸部肌肉松弛时，治疗师可引导患者"收起下颌"，以减少头向前的位置。

2. 关节活动范围训练　关节主动或被动训练是每天不可缺少的项目，活动训练的重点是加强患者的肌力、伸展肌肉范围、牵引缩短的屈肌，特别是挛缩的肌肉，可应用自动抑制技术方法，如 PNF 法的挛缩松弛技术有良好效果，可通过肢体旋转活动运动产生抑制，持续被动牵拉，也可通过自动抑制和用手工或机械牵引，增加活动范围，必须注意的是要在患者被牵拉的肌肉最大耐受范围内进行。治疗师要避免过度牵拉及疼痛。否则可刺激疼痛受体和产生反射性肌肉收缩，也可撕伤组织、形成瘢痕，反会造成关节范围缩小。要注意骨质疏松的可能，避免活动造成骨折。关节活动范围的训练应与其他训练结合起来，强调整体运动功能模式，包括躯干、肩、骨盆等成分的训练。俯卧在垫上，两肘支撑，可提高胸部伸展，不能耐受俯位者，采取站立位、上肢平举推墙壁或墙角，也可促进躯干部伸展。对于关节强直或关节周围韧带很紧的患者，可用关节移动技术手法辅助训练。选择分级的辅助运动，也可能使关节活动范围扩大及减轻疼痛。

3. 移动训练　帕金森病患者的训练程序的基础是在于功能运动模式受到个别身体节段的约束。强调的是姿势训练和旋转运动，有节奏相互交替运动，进行充分范围的关节运动，开始在支撑位置中进行，直到直立，无支持的位置。也可使用语言，听、触觉刺激，增强感觉，有助于患者的运动意识。训练时语言指令、音乐、拍手、进行曲、节拍、镜子和地上记号等均是有效工具。这些刺激技术在运动控制方面，会增加对外来刺激的依赖。

PNF 法对帕金森病患者的治疗，是有效的训练方法。用对角肢体与躯干 PNF 模式可达到个别训练目的。因为患者能量消耗少，许多临床问题，在整体训练和个别运动相结合的生理模式中受益。在帕金森病早期旋转运动能力丧失是典型症状之一，因此 PNF 也强调旋转。四肢运动模式强调的是柔顺、有节奏地运动，缓慢反转技术在整个运动过程中，增加运动范围。

对有屈曲挛缩倾向的屈曲姿势，重点放在活动伸肌。在上肢双侧对称对角屈曲模式训练方法（肩屈曲、外展、外旋），常用于促进躯干上部伸展，纠正脊柱后凸。训练期间，应注意呼吸运动与此相配合，增加胸部扩张。下肢重心在髋、膝伸展，应用 PNF 法的对角伸展模式（髋伸展、外展、内旋）针对典型的屈曲、内收挛缩姿势。如前面提及的，刚开始选择的 PNF 技术是有节奏的，且在早期易完成松弛及运动，首先在辅助下要求患者参与运动，然后渐渐针对阻力进行运动训练。几次重复以后，患者的运动活动全过程都处于这一模式。同时可以逐步建立起许多有效的运动，如在日常生活活动中的站立动作，可以开始作有节奏的前后摇晃，直到直立和肌张力减低。在松弛状态中，可加上起立活动运动。躯干的 PNF 法和在垫子上的移动、旋转运动、伸展、抗重力肌运动对康复都是有帮助的。例如躯干伸展与旋转，在教患者旋转或直立坐姿时，这些活动都成为有效的组成部分。旋转作为治疗在早期是有一定困难的。开始使用有节奏的活动，可促进旋转活动，首先是在侧卧位中由节段性旋转（躯干上部或躯干下部），进展到相互交替躯干旋转。一旦在侧卧位达到控制，那么可充分从俯卧到仰卧的旋转，以及可作反向旋转。头和颈模式，特别是伸展同时旋转。节律的稳定化可提高站立平衡，如对姿势肌可通过同等的拮抗和协调相互反转改善不平衡：在手法操作中，抗阻力大小很重要，抗阻力过大对张力高的患者不适用，如果出现强直，那么就应停止。

在神经发育治疗方法（NDT）中的运动转换控制、平衡训练，对帕金森病患者的旋转模式，也有许多治疗价值。如常用的头和躯干的旋转，以及姿势的转换等。治疗师进行松弛训练及辅助下调整活动的姿势也是一个有效手段。

促进面部、舌骨、舌等肌肉运动是训练中的又一重要目标，由于存在强直及少动，使进食动作差，社交活动受限制。对患者的全面心理状态和欲望有很大影响。使用按摩、牵拉、手法接触和语言指令等均可促进面部运动。特别是使用交替运动。如果影响到进食，则应做口唇、颊部、咀嚼的运动，与颈部控制结合（如头在正中位置稳定化）。冰块刺激也可促进舌、面、舌骨肌肉的正常运动。

音乐治疗对许多帕金森病患者是一种非常有效的方法。"冻足"、局部运动困难、语言不流畅等都对音乐有反应。音乐的类型及节奏因人而异。音乐治疗对患者有很大帮助。在治疗中，可教患者与音乐一起唱，一起打拍子。

4. 平衡功能训练　在坐位和站立位缓慢进行重心转移训练，可帮助患者改善肢体的稳定性。治疗者协助促进姿势及安全意识。逐渐增加活动的复杂性、增加重心转移的范围及增强上肢作业的难度，如从地上拾起东西等。在姿势方面进行姿势转换，如从坐位到站立、跨步、行走等均可增加难度及复杂性。应鼓励患者在力所能及的情况下增加活动速度。在体操球上作坐的活动可帮助增进姿势反应，提高骨盆及躯干移动能力。慢慢摇晃骨盆，跨步式进行中交替双上肢摆动，也可以坐在球上作躯干转动伴双上肢摆动模式活动。也可让患者重心稍稍偏移或移动体操球。

平衡功能训练的本质是确保运动学习和姿势协同，这对平衡是需要的。这种学习是特殊的作业。实践可扩大到包含感觉和环境条件的变化。治疗师要让患者在每天生活中尝试两倍以上的活动。

5. 日常生活活动训练　帕金森病患者的日常生活活动作要比正常人花费更多的额外时间，能量消耗也较正常人大。因此需对日常生活活动做修改。如穿宽松易脱的衣服，提高穿、脱能力。为提高起床能力，可把床头提高10cm，使头位置提高，或在床尾系一个绳子便于患者牵拉起床。要避免坐软的沙发及深凹下去的椅子，应坐两侧有扶手的沙发并提高椅子的后方，使之有一定倾斜度，便于起立。一些患者可用手杖帮助，限制前冲步态及帮助平衡，但对平衡很差的或有后冲步态的不适用。为提高进食能力，患者的坐姿一定要正确，要保持好的姿势，器皿要牢固，食物要保持温度及可口。

6. 呼吸功能训练　帕金森病患者可导致肺功能差，肺活量低。因此要教患者做深呼吸训练，增大胸廓的移动和改善肺活量，强调用胸式呼吸。增高胸廓的扩张，可用牵拉肋间肌和阻抗肋间肌运动，以及用上肢 PNF 手法双侧对称对角线，屈曲和伸展模式与呼吸训练相结合，也可用"人工呼吸"操作手法作扩胸训练。有驼背畸形的患者应调整姿势。用语言式触觉刺激，来促进呼吸控制能力。

7. 步行训练　这是帮助帕金森病患者有下列步态异常的训练。如起动慢、前冲和小碎步步态、姿势调整差、肌姿势反射差等。训练的目标是针对上述问题，加快速度、加大步幅及起动速度；增加躯干运动与上肢摆动相互交替；提高足跟、足趾步态模式及重心移动；确定调节行走的程序；练习高跨步可采用站立位向前、向后跨步运动练习。在行走时，步幅及宽度控制可通过在地板上加设标记，如行走线路标记、转移线路标记，或足印标记等，按标记指示行走得到步态控制。也可在前面设置 5～7.5cm 高的障碍物，让患者行走时跨步，避免小碎步。让患者双手持木棍或手杖，治疗师持一端，在行走时，治疗师指引患者双上肢交替摆动，可促进患者上肢交替摆动能力，并且在相对行进中，指令停止、开始变方向、转弯等动作训练。侧方行走，也可在平行杠内，扶着用 PNF、十字交叉步，侧向行走训练。步态模式的节奏可用口令、音乐旋律或节拍来指引调节控制。如对上述治疗反应不理想，可用其他方法，如颈部带上一颈圈可帮助控制头位置向前倾，但缺点是抑制头运动和活动姿势反应；一手提包，可以帮助控制向对侧倾斜。如有小碎步，那么穿鞋底摩擦力大的鞋，如橡胶底，使步伐不易滑脱。前冲步态时，穿有跟及斜跟的鞋，有时可缓解前冲。而平跟鞋可改善前冲步态，少许平底鞋可以减小后退步态。在行走时有"冻足"现象时，可用视觉暗示来促进运动程序，有时可使冻足溶解，而先用原地踏步几次的方法也可帮助冻足溶解；或者在前面放置让患者跨过去的东西也可消除冻足。

8. 帕金森病的早期康复治疗　在帮助患者减少自身重量的情况下，让患者站在平板运动仪上进行步态行走训练（BMSTT），一般可减少自身重量的 10%，如果患者仍然不能独立站立行走，那么可以减少患者的自身负重的重量。

每个患者由一个运动训练师进行辅助，必要时可增加一个助手来协助患者维持直立姿势。在进行训练时要求患者的步态有正确的支撑期和摆动期。姿势直立，伸展和屈曲大腿，膝和踝协同运动，要求达到对称、节律和相当的步幅。

每次训练的强度要求达到代谢当量超过 3.0 水平。也相当于患者年龄的最大心率的 75%。

每次训练时间为 45min，一个疗程不少于 24 次。

9. 维持治疗　帕金森病是易进展性疾病，药物治疗及康复治疗均只能减轻病状及障碍，提高生活质量，延缓病情发展，延长病程，而不能改变最终结局。为了尽可能达到上述目的，必须给予长期维持治疗，包括药物及康复治疗。关键是每天在家中进行有规则的训练和避免长期不活动。因此要让患者及家属参与训练，学会正规的伸展和移动体操，掌握补偿技能或克服少动和"冻足"，这种方法是很重要的。针对帕金森病设计的体操是有益的，具体操作如下。

（1）面肌体操：①闭眼运动；②皱眉运动；③交替瞬眼运动；④交替鼓腮、凹腮运动；⑤皱鼻；⑥张口呈"O"形；⑦口角交替向左右移动；⑧反复吹口哨、吹气训练；⑨舌尖分别向左、右顶腮；⑩伸舌运动。

（2）头、颈部体操：①头向左、右转动各 4 次；②头向左、右侧斜各 4 次；③头、下颌、颈同时向后收缩、向前收缩各 4 次，向后收缩稍稍保持不动 3～4s。

（3）肩部体操：①单肩向上耸，至能碰及耳垂，双肩交替进行，各 4 次；②双肩同时向上耸，至能碰及两耳垂；③双肩向后，双肩胛骨尽可能相互靠近，来回各 4 次。

（4）躯干体操

1）背部伸展体操：直立位，双上肢伸直向后，双手平放在桌上，同时挺胸、挺腹，每次来回 4 次；俯卧位作俯卧撑来回各 4 次；站立位，双手前举水平位扶在墙上，上身向前，双肘屈曲，然后双肘伸直，上身复原位。此体操双足不能移位。

2）背部旋转操：俯卧位，双上肢伸直，右上肢上举带动右半身向左转，复原位。左上肢上举带动左半身向右转；平卧位，右上肢、右半身向左，复原，左上肢、左半身向右，来回各做 8 次；注意双下肢及下半身保持不动。

3）腰椎屈曲体操：直立位，双上肢下垂，弯腰前屈，双上肢、手触及膝以下，回位，来回各 8 次。

4）腰椎旋转体操：双手叉腰，躯干向左转，复位，向右转，复位，来回各 8 次。

5）躯干侧屈体操：双上肢下垂或叉腰，躯干来回侧屈曲，来回各 8 次。

（5）上肢体操

1）上举运动：双手指交叉，掌心向外，双上肢垂直举过头，掌心向上，来回各 4 次。

2）双上肢外展运动：双上肢外侧平举达头顶，双手掌相对，拍掌，各来回 4 次。

3）双上肢左右交替屈伸，手掌向内，上肢肘前冲，另一侧屈肘。交替进行各 8 次。

4）双手交替拍打对侧肩部，各做 8 次。

5）双手交叉握拳，手举，腕左右屈伸。

（6）手指体操

1）交替握拳、松拳：双上肢手举，一手握拳，一手松拳，交替进行，各 10 次。

2）对指体操：双手拇指点对示指、中指、环指、小指，然后相反进行，来回各 10 次。

3）手指分开体操及屈曲体操：双手，上肢手举，五指分开，按着分别先后拇指、示指、中指、环指、小指屈曲，再五指伸展分开，来回各做 10 次。

（7）下肢体操

1）伸髋运动：仰卧，双膝屈曲，抬起臀部，复原，来回 10 次。

2）下肢分腿运动：直立位，右下肢向右侧横跨一步，收回，左下肢向左跨一步，收回，来回交替各 8 次。

3）下蹲运动：双下肢屈膝，下蹲，双手扶在双膝按压站起，各进行 8 次。

4）踢腿运动：直立位，双下肢交替进行向前踢腿。

5）左右交替一腿向前下蹲运动：右下肢向前跨一大步，屈膝，左下肢后伸，足跟离地，双手按压右下肢膝部，伸膝，立起，右下肢回原，左下肢跨前重复右下肢动作，左右各进行 4 次。

（8）步伐体操

1）原地踏步操：直立位，左右双膝交替抬高．尽可能膝抬高至腹部，同时摆动双臂左右交替，各做 10 次。

2）原地跨步体操：在地上放 10～15cm 高的障碍物，左右交替跨越障碍各 10 次。

3）行进体操：根据口令向前，向左，向右，走出星形。

（9）床上体操

1）翻身体操：头转向一侧，一小腿放在头转向一侧小腿上，双臂上举，摆动双臂左右几次后，顺势向头转侧用力摆动，带动躯干转动，再复至仰卧位，按上述方法向另一侧翻身，每次各做 5 次。

2）仰卧起坐：仰卧，双臂放在体侧，头、上身抬起，可借助双手推床帮助坐起，各做 4 次。

3）爬行体操：双膝、双手跪位，双肘屈曲，双臂向前爬行，再向后爬，复至原位，来回 10 次。

（10）呼吸体操

1）通气调节体操：仰卧，上身轻度抬高，下肢呈屈曲伸展，一手置于胸上，一手置于腹上，鼓腹作平静深吸气，并以手调节腹部运动，收腹时将吸入的气全部呼出，再作胸扩展深吸气，以手调节胸部运动。收胸时作呼气运动。最后同时进行扩胸和鼓腹深吸气运动，继之收胸和收腹将气全部呼出。反复作 10 次。

2）呼气体操：坐位，两腿分开，挺胸。挺胸时深吸气，双臂向两侧分开，扩胸。呼气时，双手按压胸廓两侧，弓背把气全部呼出。

3）增强呼气量体操：深呼吸气后，用吸管向有水的杯中缓缓吹气，直至全部吹完，反复进行 10 次。

10. 深部脑起搏器电刺激治疗　经外科手术把起搏器的电极放在背侧丘脑、VIM 核、苍白球、丘脑下核等部位。可根据患者的症状要求来选择相应的电极放置部位。然后把导线引到患者的锁骨下的起搏器主机上，医师通过在主机上的遥控器调节刺激电流大小进行高频刺激治疗。

（1）适应证：原发性帕金森病且药物效果不好者、VIM 核刺激对药物治疗反应不好的，但有严重震颤的患者效果是较好的，能很好控制对侧肢体的震颤。苍白球对运动障碍有较好的效果，也可改善少动、强直、震颤、步态、语言障碍。刺激丘脑下核对理解、学习效果一般，但对少动有较好的效果。

（2）注意事项：不可与有磁性的物体相近，要保持一定的距离，一般是 10cm 以外，否则影响起搏器的运转。在作心电图、肌电图时要关闭起搏器。

（蒲娟娟）

第四节　高血压的防治

1. **如何确诊自己是否得了高血压**　未服抗高血压药物的情况下，经过至少 3 次不同日血压测量，均达到收缩压 >140mmHg 和（或）舒张压 >90mmHg，方可确诊为高血压。

2. **高血压的分类与定义**　高血压分为原发性高血压和继发性发血压。原发性高血压：是指发病机制尚未完全阐明，临床上以体循环动脉血压升高为主要表现的一种独立疾病。约占所有高血压病人的 90%。继发性高血压：是因肾脏、心血管、内分泌及神经病变而引起的。有以下几种情况者，应警惕继发性高血压的可能性。发病年龄小于 30 岁。高血压程度严重（如高血压Ⅲ级以上）。血压升高伴肢体无力或麻痹，呈周期性发作。夜尿增多，尿中泡沫多或有肾脏疾病史。阵发性血压高，发做时伴头痛、心悸、皮肤苍白及多汗。下肢血压明显低上肢，腹主动脉、股主动脉和其他下肢动脉搏动减弱或不能触及。降压效果差，血压不易控制。

3. **高血压病人怎样安排自我测压**　高血压病人为了掌握血压情况及自我判断降。

4. **高血压的危害**　通常轻型高血压并发心血管病者居多，其次是脑血管病变；而重型高血压发生肾脑并发症居多，其次是心血管并发症。

5. **清晨是高血压病人最危险的时刻**　大约 2/3 的高血压病人夜间血压明显低于白天的血压（即夜间血压比白天血压平均值低 10%）。这是正常人的生理节奏，夜间入睡后，心率减慢，血压下降，使人体得到全面休息。但是，当大部分高血压病人睡醒时，哪怕眼皮一动，耳朵听到一点声音，心率就会加快，血压会突然上升。这是因为清醒后，交感神经立即兴奋起来，此外经过一夜的睡眠，没有饮水，但呼吸道又呼出不少水分，这时血液粘度较高，所以从大批高血压病的人群中已看出，清晨 6～9 点是心肌梗死、脑梗死最容易发生的危险时刻，到中午 12 点以后，危险逐渐减少。要避免这种不幸的发生，就要做到：高血压病人应尽量服用中、长效降压药物，每天服用 1～2 次，可以维持 24 小时，以保证清晨血压不明显升高。每个病人都应清醒后立即服药，并经常自测清晨起床时血压，发现血压过高时，可以在长效药的基础上加服短效降压药，因为短效降压药在半到 1 小时后可以起作用，吃完药后可以再在床上静卧 1 小时再起来活动比较安全。

早上外出晨练，一定要先吃降压药后在出去，不要到 8～9 点才吃药，以防晨练时血压骤升，发生心肌梗死、中风或高血压性脑病。

6. 高血压危险伙伴——膳食高盐　盐已逐步被世界公认为"秘密杀手"。在工业发达的西方国家，被盐送进坟墓的生命比有害化学物质造成的受害者还要多。食盐里的主要成分之一——钠，若摄取过多时，会将身体中的水分吸进血管中，以保持血液的一定浓度，而且也会将体内水分保持住避免流失，如此一来，体内保存过多的水分，血液量就增加，血压也随之升高。继而损伤全身各处的血管壁，引起血管硬化，导致心肌梗死肾功能衰竭。

7. 高血压危险伙伴——高血脂　高血压常与高血脂并存，高血压肥胖者血脂异常占23%。血脂升高，使原本因为高血压引起损伤的血管内皮上脂质沉积，使血管硬化加快。最终导致中风，心、脑、肾功能衰竭。为了早期预防动脉硬化的发展，降压、降脂需同时并举。

8. 高血压危险伙伴——肥胖　随着生活水平的提高，生活方式的改变。一方面平时活动少，而摄人的蛋白质、脂肪增多，而导致超重大腹便便，体内脂肪组织增多，游离脂肪酸增多，造成肝内脂肪堆积，导致脂肪肝的发生。另一方面，长期活动量少，使周围组织，尤其是肌肉对糖的利用率减退。这时，胰腺分泌过多的胰岛素代偿性地促进糖的利用，但常常不能奏效，因此血糖会高于正常，升高的血胰岛素及血糖对血管壁、肾脏及神经都是不良的刺激，会引起大，小动脉的硬化，很容易发生心、脑血管的并发症。

9. 高血压危险伙伴——糖尿病　目前我国高血压病人已超过去1亿，糖尿病人约1 900万。近40%的糖尿病人同时患有高血压；而约10%的高血压病人同时存在糖尿病。无论是血压升高或血糖升高，都会引起血管内皮受损，刺激肾小球和肾小管（肾脏的两个重要组成部分），最终引起肾功能损伤。损伤的肾释放出许多升压物质，这时又反过来加重高血压，造成恶性循环。高血压和糖尿病都是生活方式疾病，是由不良生活方式、环境因素引发的疾病，通过改变生活方式是可以预防的。

10. 高血压危险伙伴——吸烟　在全世界吸烟已被公认为是直接影响心血管疾病的危险因素。由于香烟中的尼古丁会促使心脏跳动过速、血管收缩和血压升高，而高血压病人由于血管内长期压力升高并且肾及肾上腺等分泌一些收缩血管的物质增多，也会引起上述变化。所以，若两者同时存在，即高血压病人大量吸烟时，会更加加重全身大、小血管的硬化，甚至堵塞。

11. 高血压病人需要做哪些检查　常规体格检查：心率、心脏大小、心脏有无杂音，四肢动脉搏动是否对称，必要时测四肢血压。尿常规：了解有无早期肾脏损害，高血压是否由肾脏疾病引起，以及是否伴有糖尿病。若尿中有大量尿蛋白、少量红细胞，提示可能是原发性高血压所致的肾损害；若发现尿糖，则须进一步查血糖，以判断是否患有糖尿病。血液生化检查：包括尿素氮、肌酐、电解质、血脂、血糖、血尿酸、血粘度等，帮助明确高血压是否由肾脏疾病引起，判断高血压对肾脏的影响程度，是否存在某些合并症。其他检查：肾、肾上腺B超、心超、心电图、24小时动态血压。

12. 高血压病人有下列症状时应去医院就医　胸闷、憋气、心慌、呼吸困难，甚至不能平卧，处于端坐位状态。夜间发作性呼吸困难。心前区剧烈疼痛，向左肩部、前臂放散，持续时间超过去15分钟，伴大汗，含服硝酸甘油不缓解。头痛、头晕、伴手足麻木、无力或视物模糊。思维迟钝、困倦或思维不清。头痛伴有恶心、呕吐。尿量减少或出现水肿（腰骶部、双下肢等）。血压急剧升高，伴严重头痛、头晕。高血压伴血糖升高，血脂升高，血尿酸升高等。性对其进行心理调节，使之保持乐观积极的心态，缓解精神紧张。

13. **高血压合并高血脂症的饮食原则** 清淡饮食，避免重油、油煎、油炸和腌制品，烹饪用植物油。适量控制碳水化合物（米饭、馒头）的摄入量以及不吃甜食，特别是胖的人。吃新鲜蔬菜和瓜果。选择瘦猪肉、禽肉、鱼、虾、豆制品等脂肪含量低的食物做为荤菜。忌食肥肉、动物内脏、奶油、动物油及油腻的汤，家禽类宜去皮食用。多吃些粗粮和膳食纤维含量高的食物，如：高粱、燕麦片、芹菜等。多吃洋葱、大蒜、山楂、香菇、大豆制品等降脂食品。不饮酒。

14. **高血压合并糖尿病的饮食的原则** 清淡饮食，定时定量，少吃多餐（将一天食物分成 3~6 顿吃）。控制主食：一般中等体型，轻体力劳动者，主食 5~6 两/日肥胖者 4~5 两/日。粉丝、土豆、山药不可多吃，可代替部分主食。选择富含膳食纤维和维生素的食物，如绿叶蔬菜、番茄、南瓜等。水果（重量为 4 两左右）宜在两餐之间吃，避免糖分高的水果，如香蕉、西瓜、荔枝等。宜选用瘦肉、蛋、牛奶、豆制品，少食肥肉、动物内脏等脂肪高的食物。不宜饮酒和饮含糖饮料。糖尿病病人有蛋白尿时尤其有早期微量蛋白尿时，应限制蛋白摄入，保护肾脏。

（吴东波）

第五节 糖尿病的防治

糖尿病是一种终身疾病，对糖尿病的治疗历来有"三驾马车"的形象比喻，即饮食治疗、体育疗法和药物治疗的综合治疗方法。其中饮食治疗是最基本的治疗方法，如果控制得好可以过正常人的生活，所以，糖尿病人在日常饮食中应注意以下几点：

（1）饮食治疗的思想准备：在糖尿病人饮食治疗初期，对病人及其家属都是一项艰苦的任务。在想多吃而不能多吃，爱吃又不能吃的矛盾中，一定要认识糖尿病的发生、发展、预后和饮食治疗的关系，坚定信心，坚持饮食治疗。

（2）适当控制主食量：在一般情况下，休息的病人每天吃主食（米、面、玉米、小米、荞麦等）250~300 克；轻体力劳动者每天 350~400 克；重体力劳动者每天 450~550 克。含碳水化合物高的食物如红薯、土豆、山药、莲菜、粉条、粉皮等，如果食用可相应减少主食量。待血糖下降和尿糖（＋）减少后，也可适当增加主食 25~50 克。主食要轮换食用或混合食用，以提高营养价值。病人要注意总结进餐与血糖、尿糖之间的变化规律，做到病情稳定、主食固定，病情波动，及时调整。要灵活掌握，具体应用，以适应机体的需要，使体重维持在标准范围之内。

（3）合理安排食物比例：控制饮食绝不是意味着尽量少吃，因为长期饥饿，热量不足可导致机体自身消耗，不仅会出现消瘦、抵抗力减弱，而且可加重糖尿病。因此，糖尿病人要遵照医嘱，合理安排每日总热量、蛋白质、脂肪及碳水化合物的适当比例，订出自己较理想的食谱。

（4）合理进食：糖尿病人每天进餐的时间，数量应保持一定的稳定性，尽量不要吃零食，戒烟、忌酒。

（5）中老年糖尿病人及合并冠心病、高脂血症的病人，在饮食中还要严格限制胆固醇的摄入量。动物脂肪、动物内脏含胆固醇较高，应少吃或不吃，鸡蛋每日最多不超过两个。

（6）食物宜粗不宜精。在主食定量范围内尽可能多吃些粗杂粮及豆类，蔬菜，以绿叶菜为好，如油菜、小白菜、韭菜、菠菜、芹菜等。这些食物中既含有丰富的维生素和无机盐，又含有较多的粗纤维，能有效地防止血糖吸收过快，还有降低胆固醇，预防动脉硬化及防治便秘的作用。

（7）严格限制蔗糖及甜食。糖尿病人不要吃食糖、糖果、蜂蜜和甜食以及含糖饮料。这些高糖食物易被机体吸收而促使血糖升高、增加胰腺负担，从而加重病情。

（8）病人与家属要学习营养治疗知识，基本掌握常用食物所含的主要营养成分，尤其是含糖量。同时，要了解哪些食物可以多吃，哪些食物可以少吃，哪些食物是禁食，要做到心中有数，还要懂得营养价值相等食物的互换法。

（9）糖尿病人能否吃水果？糖尿病人能不能吃水果，这是病人和家属十分关心的问题。水果中含有较高的果糖与葡萄糖，而且易于消化和吸收，所以吃水果后会使血糖迅速升高，对病人不利。但也不能因此一概不让病人吃水果。要根据病人的血糖、尿糖的控制情况灵活掌握。如空腹血糖不超过 11mmol/h（2 000 毫克/dl），尿糖不超过 3 个加号，又无酮症酸中毒的情况下，可以少量吃些水果，但要掌握好，不要大量吃，每天最多吃 150～200 克。据测定：香蕉、桔子、苹果、梨含糖量为中等：甜瓜、西瓜、樱桃含糖较少，可以首选食用；西红柿、黄瓜含糖很低，可以适当多吃些以代替水果。

糖尿病人若能按以上饮食要求认真照办，并持之以恒，对控制病情、预防合并症定有成效。

（吴东波）

第十六章

缓和医疗

缓和医疗——Palliative Care，也翻译为舒缓医疗、安宁疗护、姑息医学。

世卫组织提出的"缓和医疗"原则有三：重视生命并承认死亡是一种正常过程；既不加速，也不延后死亡；提供解除临终痛苦和不适的办法。缓和医疗既不让末期病人等死，不建议他们在追求"治愈"和"好转"的虚假希望中苦苦挣扎，更不容许他们假"安乐"之名自杀，而是要在最小伤害和最大尊重的前提下让他们的最后时日尽量舒适、宁静和有尊严。

面对人生的黄昏，应提倡缓和医疗，把对病人病情的关注变为对病人"全人的照顾"，并以此来提供医疗上的帮助。

一、诊室门外的焦虑

缓和医疗这个词也许人们还不太熟悉，其实它和姑息治疗、临终关怀、安宁疗护、宁养疗护这些概念基本相同，是指对生命期有限的病人及其家庭的照顾。

我在门诊中碰到太多这样的事例。一个病人来看病，说自己老咳嗽，觉得全身都不舒服。做完检查后发现患的是肺癌，而且已经转移到其他器官，这就是一个生命期有限病人。这时，病人家属往往会让病人先到诊室外面等候，然后着急地问医生："怎么办？有什么最好的方法能治他的病吗？"忧心忡忡的家属还在想着怎样治病，但医生已经束手无策。有时我会问他们，想到过门外的病人吗？他会焦虑吗？他也会从这样的举动中猜测到什么吧？

其实病人家属的心意我完全理解，但是从我的临床经验来说，几乎没有一个病人在知道真实的病情后就会垮掉。而且后续治疗需要病人的参与配合，家属代替他做选择就好吗？病人在离世前是否还需要有些安排或准备？

协和老年医学团队在北京朝阳区对1 000多位老人做过调查。有超过78%的老人希望得病后知道实情，有56%的老人希望能对自己的治疗方案做决定。只有8.9%的老人愿意在人生的最后阶段接受创伤性抢救。

对于病人来说，生病过程中充斥着羞耻、责备和恐惧等负面情绪，这些心理活动更加增添了疾病带来的痛苦。对生命期有限的病人进行缓和医疗，更强调对患者的医学人文照顾，它控制疼痛及其他症状、解决心理和精神问题，以尽可能维护患者生活品质，达到最好的生活状态。

我有这样一个患者，在知道自己患晚期癌症后问："我可以去旅游吗？"得到鼓励后，她去了自己向往已久的海边。其实，这个病人在治疗过程中依从性并不是太好。比如我给她开药，她会找各种借口拒绝服用，我希望她每两周就诊一次，她则要求延长到一个月。在我给她的诸多治疗建议中，反而是与病症无直接关系的"去旅游"最顺利地被接受。

二、生命需要"放手"

综合各种医疗组织的统计数据，近几年来我国癌症每年新增病例超过 300 万人，死亡病例超过 200 万人，甚至有预计，到 2020 年，我国癌症死亡人数将达 400 万人。这样的数据意味着什么？癌症发病及死亡率的增加，带来的必然是缓和医疗需求的急剧增长。

我以前在肿瘤内科工作，大多数医生面对中晚期癌症患者，会选择用足药量，换一种新药，即使有可能让他们遭受痛苦也希望全力延长其生命。

2012 年的时候，我有机会去台湾深入了解那里的缓和医疗。在那里，我们看到生命期有限的病人在志愿者、护工照顾下，心境平和安详。没有浑身插满鼻饲和呼吸机的管子，病人在家人的陪伴下安详离世，医生护士则报以微笑并缓缓唱着歌。面对这一幕，同行的许多医护人员都很感动。感动以后要行动，我们的现状也应该改变。

从 2015 年开始，我们在协和医院陆续开展了各种缓和医疗的讲座，关注的医护人员远超预期，30 个人的位置来了 100 多人。在 2016 年 4 月，我们开办了第一期协和老年安宁缓和医疗培训班，结果报名人数也超出我们的计划。如此迫切的需求，说明了越来越多的人认识到缓和医疗的重要。

生命期有限病人通常会被动地接受这样的"待遇"：一是过度治疗，有些直到生命的最后一刻仍在接受创伤性的治疗；二是治疗不足，受到的痛苦和不适直到死亡也没有得到充分的解脱。

1967 年，现代医学意义上的缓和医疗在英国发端，我国是在 20 世纪 80 年代开始接触到缓和医疗概念，到了 90 年代中后期，上海、郑州、大连等地方的医院开始尝试对病人进行缓和医疗。时至今日，我们的缓和医疗建设依旧亟待加强，这是社会成熟与文明的标志。

三、医生与社会都需要"缓和"

提倡缓和医疗，其实首先帮助的是医护人员自己。

我曾经有一个病人离世，主管护士很痛苦，对我说："我们协调了那么多次会诊，用了很多药，住院大夫为了他都不能下班，可是病人还是去世了，医疗手段究竟有什么用？"面对护士的困惑，我希望她了解，其实这样生命期有限的病人，死亡并非不好的结局。医学的本质是帮助，而不是只用技术手段改变生命的自然进程。医学不能避免死亡，而是避免不合理的早死。现代医学应该注重对人性和灵魂的帮助。

提倡缓和医疗，还可以缓和紧张的医患关系。

其实在我们的社会中，关于生命的教育无论小学、中学、大学甚至医学院，都有严重缺失。我们的医生在面对现代医学并不能治愈的疾病时，不知道怎样传递坏消息，给病人提出恰当的建议，往往选择回避或继续对病人进行有创治疗。而另外一方面，社会上对死亡的不科学认知和忌讳，使许多病人家属每天都在自责、愧疚、疲惫、烦躁中度日，也有的病人家属还在想尽一切办法要求医生把绝症治好。所有这些心理都有可能恶化医患关系，造成医患矛盾。通过缓和医疗，可以使医患双方都从容地面对死亡。

有媒体报道，在一些国家，小学里就常常开展死亡教育，比如让学生思考假如自己只能活三天该怎么安排等。如果从小认识死亡，当真正面对死亡时才更容易做到坦然接受。

提倡缓和医疗，还可以在一定程度上给我们本已负担沉重的医疗资源"松绑"。

缓和医疗可以节约医疗费用。媒体曾报道，北京市西城区德胜社区卫生服务中心的统计数据显示，居家（社区）缓和医疗的患者，在临终阶段的日均住院费用与大医院相比为1∶13。照此估算，目前全国200多万个癌症患者接受缓和医疗，那么费用总计可节省数十亿元。在医疗资源总体紧张的背景下这是一件利国惠民的事。

四、平静离世难在哪里

推广缓和医疗，让病人平静离世，要做到这一点，目前看来并不容易。

首先是对医疗的认识还有偏差。人们普遍认为，医疗就是去医院看病，急诊病人、慢性病人、生命期有限病人无论什么情况，大家都去同样的医院。基于这样的情况，医院的评判标准也单一而有偏差：死亡率、床位运转率、科室自负盈亏……通过各种各样的指标考量，实际上没有任何一家三甲医院愿意收治生命期有限的病人。一些医院原本设立的缓和医疗病房，往往运行几年后就被迫关闭。

现阶段缓和医疗面临着缺乏资金支持的窘境。国外缓和医疗机构多属福利性质，能得到慈善捐款和政府支持，我国绝大多数缓和医疗机构需要自负盈亏，既缺乏政府专项投入，也没有纳入医保，很多病人只能选择回家疗养。那些回家的病人及其家属，不得不面对临终过程中的一系列痛苦。比如一个癌症晚期病人，由于不能及时得到医生的指导，剧烈的癌痛可能引发其他并发症；家属由于不专业，护理方法可能加剧病人的痛苦；病人护理需要耗费大量资金，很多人无力再支付专业护理花销。生命和尊严，就这样在难以忍受的痛苦中一点点流逝。

也有些病人可以进入民营医疗机构或有医疗护理功能的养老院，但这些地方大多一床难求。在这些地方，缓和医疗通常也只有"医护＋社工＋义工"的单一组织形式。希望今后缓和医疗既有基金会和独立的医疗机构来做，也能有居家服务、白天服务晚上回家等多种形式。同时，多种形式之间也应互通，便于患者根据病情及时转换医疗模式。

在一些国家和我国台湾地区，所有的三甲医院都必须设临终关怀科，否则评估是过不了关的。台湾地区还通过立法推动临终关怀，这些也值得学习。缓和医疗支持者在逐渐增多。

"缓和医疗"有人称之为"安宁疗法"。"'缓和医疗'与'临终关怀'的概念更为相近。"林锋教授指出，它是指对生命即将走到终点的癌症晚期病人、慢性病终末期病人，放弃使用激烈的治疗手段。

"缓和医疗"理念问世近半个世纪，在我国台湾地区、香港地区，当医生判断末期病人生命只有六个月时，就会启动法律程序，病人可以提前立下医疗遗嘱，放弃呼吸机等有创抢救，进入"安宁疗护"阶段。病人可接受音乐治疗师、营养师、临床心理学家的指导，有宗教信仰者还可接受宗教人士的指导，完成宗教告别仪式。

在大陆地区，缓和医疗的支持者也在逐渐增多。"对饱受疾病折磨、身体虚弱的病人来说，做手术非常痛苦。"林锋解释说，最后的抢救更没有意义，徒增病人痛苦，倒不如让病人尽量在家属的陪伴下，安静和有尊严地离去，这是对生命的真正关怀。

另一种现实的考虑，则建立在经济和医疗资源层面上，缓和医疗的花费要比所谓的

"积极医疗"要低。

五、医生建议临终关怀亲属做好四件事

"从医疗上说，接受临终关怀的癌症病人必须得到镇痛治疗和营养支持，以减少癌痛，改善营养状况。"张蓓建议，病人不一定要去大医院，可以选择距离家近、设有肿瘤科的综合医院，接受基本的医疗支持，同时便于亲人探视。

与亲人多待一会儿，听听儿女的声音，握紧亲人温暖的双手，对临终病人来说，效果堪比镇痛药。然而，亲人在陪伴时不能只与病人"泪眼相望"。

医生建议，亲属要做好四件事。

1. 专心倾听　听他们谈人生，记录他们的音容笑貌。

2. 协助病人弥补人生的遗憾　例如推着他们到公园去感受自然之美，去见最思念的亲人和久别的朋友，一同欣赏病人最喜欢的音乐。

3. 帮助他们回顾人生，肯定他们过去的成就　可以读读以前的日记和情书，看家庭录像和相片。

4. 妥当地安排好与亲友的告别和后事的处理　追悼会上选用什么照片，对墓地有何要求，还有什么心愿要交代家人去做等等。如果当面提及这些问题令家属难以启齿，也可以让其他亲友或者病人信任的医护人员在一旁帮忙询问。

（蒲娟娟）

第十七章

营养支持患者的护理

第一节　概述

1967 年 Dudrick 和 Wlimore 通过小狗的实验证实，经腔静脉输高热量和氮源可促进动物生长发育，并在小儿外科患者中应用成功。此后，营养支持的基础理论、应用技术与营养制剂等方面均有迅速发展，并应用于临床各科，取得满意的效果。营养支持指口服普通饮食不能满足营养需要或不能口服摄入的情况下，通过肠内或肠外途径补充或提供人体必需的营养素。肠内营养可以经口服，也可以经胃造口、鼻胃管、空肠造口等途径将营养液直接输入胃肠道。肠外营养，即患者所需要的全部能量和氮量从胃肠外供给，可以采用周围静脉或中心静脉输注。临床上，在肠道功能允许的情况下首选肠内营养。

营养支持是专业性治疗，常需多学科的专家共同选择并决定最安全、最有效以及性价比最高的治疗方案。由此，美国等发达国家的临床营养支持多由营养支持小组（NST）提供。一个正规的营养支持小组主要由医师、护士、营养师和药剂师等组成，旨在提供更高级的专业化营养评估和营养支持实施技术。中国营养支持小组起步较晚，目前也仅有小部分医院拥有营养支持小组，大多数临床营养支持是由内外科医师提供的。

一、人体的能量和蛋白质的代谢

机体代谢的范围很广。从营养治疗的角度来讲，最值得关注的机体代谢是能量代谢和蛋白质代谢。机体的能量储备包括糖原、蛋白质及脂肪。糖原的含量有限，只占一天正常需要量的1/2 左右。体内无储备的蛋白质。脂肪是体内最大的能源仓库，贮量约 15kg。饥饿时消耗脂肪以供能，对组织器官的功能影响不大；但在消耗脂肪的同时，也有一定量的蛋白质被氧化供能。

机体的能量需要，可根据公式计算健康人的基础能量消耗（basal energy expenditure, BEE）：

1. Harris – Benedict 公式

BEE（男性）$= 66.47 + 13.75W + 5.0033H - 6.755A$

BEE（女性）$= 655.1 + 9.563W + 1.85H - 4.676A$

2. Shizgal – Rose 公式

BEE（男性）= 80.36 + 4.8H + 12.34W − 5.68A

BEE（女性）= 447.6 + 3.05H + 9.25W − 4.33A

3. 营养维持量

静脉 = BEE（kj）×1.5

口服 = BEE（kj）×1.2

注：W = 体重（kg）H = 身高（cm）A = 年龄（岁）。

应用近代的代谢仪可测得患者的实际静息能量消耗（resting energy expenditure，REE）。在应用 H－B 公式时应作相应校正，即计算所得的 BEE 值扣去 10%，就是患者实际的 REE 值。通常正常机体每天所需热量为 7 531 ~ 8 368kJ（1 800 ~ 2 000kcal）。以公斤体重计，每天基本需要为 104.6kJ（25kcal）。机体的热量来源：15% 来自氨基酸，85% 来自碳水化合物及脂肪。

正常机体的蛋白质（氨基酸）需要量为 0.8 ~ 1.0g/（kg·d），相当于氮量 0.15g/（kg·d）。应激和创伤时蛋白质需要量增加。营养支持时，所供氨基酸作为蛋白质合成原料，此时非蛋白质热量（kcal）与氮量（g）之比为（100 ~ 150）: 1（1kcal = 4.1 868kj）。一般对于成人及接受择期手术的人，每天摄入 0.8 ~ 1.0g/kg 蛋白质。运动员和高分解代谢（如脓血症、严重创伤、烧伤等）每天应摄入 1.2 ~ 2.0g/kg 蛋白质。

二、饥饿时的代谢变化

人体对饥饿的代谢反应是调节机体能量需求，减少活动和降低基础代谢率，从而减少机体组织的分解。饥饿时，血糖下降，为维持代谢恒定，胰岛素分泌减少，高糖素、生长激素、儿茶酚胺分泌增加，以加速糖原分解，糖生成增加。随着饥饿时间的延长，上述激素促使糖异生增加，同时消耗机体蛋白质。饥饿后期机体受内分泌的调节，体内脂肪水解增加，逐步成为机体代谢的主要能源，以减少糖异生和蛋白质分解。反应在尿氮排出量的变化，初期约 8.5g/L，后期减少至 2 ~ 4g/d。

三、创伤、感染后的基本代谢反应

可归纳为 4 个方面：①能量代谢增高。②蛋白质（氨基酸）分解代谢加速。③糖代谢紊乱。④体重下降。

1. 能量代谢增高与创伤的程度有关　腹腔感染时，能量的需要量可增加 15%。

2. 蛋白质（氨基酸）分解代谢加速与创伤的程度有关　在创伤早期，即使蛋白质摄入较多，仍可出现负氮平衡。此种反应一般持续 2 ~ 3 天，其程度及时限需根据创伤的类型和范围而定，在复杂的大手术后可延续几周。同样程度的损伤后，营养不良患者丧失的氮较营养正常患者丧失的氮少。创伤后从蛋白质储备所能动用的氮量的程度与内源性蛋白质总量也有关。

3. 糖代谢紊乱与创伤的程度有关　创伤/感染后的糖代谢紊乱与内分泌变化有明显关系，创伤后的患者常可以观察到血液中一系列激素的增高。

4. 体重下降　创伤后患者由于肌肉组织和脂肪组织的消耗增加，往往出现体重下降，以中等度创伤的胃大部分切除术为例，手术后 7 天时体重下降可达 3kg 左右；如果能及时补充营养基质，患者的体重可以不下降甚至增加。

四、营养支持的基本指征

当患者出现下列情况之一时，应提供营养支持：①近期体重下降大于正常体重的 10%。②血浆白蛋白 < 30g/L。③连续 7 天以上不能正常进食。④已明确为营养不良。⑤具有营养不良风险或可能发生手术并发症的高危患者。

（王秀清）

第二节 营养评定

营养评定（nutritional assessment）是评估个体营养状态，确定有无营养不良以及判断个体是否需要营养支持的过程。

一、营养不良的类型

营养不良包括营养不足和营养过剩，是摄入不足、消化吸收障碍或过量摄入食物导致。

（一）营养不足

1. 干瘦型或单纯饥饿型营养不良（marasmus） 主要原因为能量摄入不足，常见于慢性疾病或长期饥饿的患者，临床表现为严重的脂肪、肌肉消耗，营养评定可见皮褶厚度和上臂围减少，躯体和内脏肌肉量减小，血浆白蛋白可显著降低；发生于婴幼儿者则生长发育迟缓。

2. 低蛋白血症型或急性内脏蛋白消耗型（kwashiorkor） 常见于长期蛋白质摄入不足或创伤和感染等应激状态下，伴有明显的生化指标异常，主要为血浆白蛋白值明显下降和淋巴细胞计数下降。患者内脏蛋白质迅速下降，毛发易脱落，出现水肿及伤口愈合延迟。

3. 混合型营养不良（mixed marasmus and visceral malnutrition） 为最严重的一类营养不良，是蛋白质和能量摄入均不足所致，常见于晚期肿瘤和消化道瘘等患者。这类患者因原本能量储备少，在应激状态下，体内蛋白急剧消耗，极易发生感染和伤口不愈等并发症，病情危重，死亡率高。

（二）营养过剩

最常见的营养过剩就是超重和肥胖，也可能伴随过度摄入脂溶性维生素和一些矿物质。超重和肥胖指身体脂肪超标，与许多健康风险有关，包括高血压、心脏病、2 型糖尿病、卒中、胆囊疾病、骨关节炎、睡眠呼吸暂停综合征、其他呼吸问题以及某些癌症。

二、营养评定

临床营养专业人员通过人体组成测定、人体测量、生化检查、临床检查及多项综合营养评定方法等手段，对患者的营养代谢和机体功能等进行全面检查和评估，以确定营养不良的类型及程度，评估营养不良所致后果的危险性，用于制定营养支持计划，考虑适应证和可能的副作用，并监测营养支持的疗效。

（一）营养筛查

营养筛查通过收集容易获得的主观和客观资料，快速发现存在营养风险或营养不良的患者。下列的任何一条均提示存在营养不良或营养风险。

1.6 个月非有计划的体重下降≥10% 正常体重，或 1 个月内下降≥5%；婴儿（出生 1 周后）以及儿童体重下降（或体重不增）导致偏离正常成长标准线的正常比例。

2. BMI > 25 或 < 18.5，或比理想体重高或低 10%；在婴儿和儿童，体重、身长或 BMI 低于第 10 个百分位或高于第 85 个百分位。

3. 患慢性病。

4. 代谢需求增高，如创伤、烧伤、系统感染。

5. 饮食改变或进食方式改变，如近期手术、严重疾病、接受全胃肠外营养或管饲。

6. 食物摄入量不足。成人饮食摄入量不足持续或估计要超过 7 天以上；婴儿和儿童短期摄入量不足就存在风险。

（二）营养评估指标

应从人体测量、生化和实验室检查、身体评估、膳食或营养史等几方面进行综合评价。

1. 人体测量指标

（1）体重。是评价营养状况的一项重要指标。短期内出现体重变化，可受水、钠潴留或脱水因素的影响，故应根据病前 3~6 个月的体重变化加以判断。当实际体重仅为理想体重的 90% 以下时，即可视为体重显著下降。

（2）体重指数（body mass index，BMI）。BMI = 体重（kg）/身高（m）^{2}。正常值介于 18.5~24.9，< 18.5 为体重过轻，≥25.0 为超重，≥30.0 为肥胖。

（3）皮褶厚度。用测径器在一个或多个部位测量皮褶厚度，如三头肌、肩胛下、髂前上棘、大腿中部，可以间接反映皮下脂肪的储存。

（4）上臂肌围（Midarm muscle circumference）。可间接反映体内蛋白质贮存水平，与血清白蛋白水平相关。正常参考值男性为 24.8cm，女性为 21.0cm。

（5）生物电阻抗分析。利用生物组织（肌肉和其他非脂肪组织）导电性的差异测得相应组织的含量。

（6）近红外线干扰测量法。通过光线的反射和吸收区分脂肪组织和非脂肪组织，从而测得各自的含量。

2. 生化和实验室检查

（1）血浆蛋白。血浆蛋白水平可反映机体蛋白质营养状况，最常用的指标包括血清白蛋白、转铁蛋白、甲状腺结合前清蛋白和视黄醇结合蛋白。营养不良时该测定值均有不同程度下降。白蛋白的半衰期时间较长，一般为 14~20 天，转铁蛋白和前清蛋白的半衰期较短，分别为 8.8 天和 1.9 天，后者常能反映短期内的营养状态变化。

（2）氮平衡与净氮利用率。氮平衡（nitrogen balance，NB）是评价机体蛋白质营养状况的最可靠、最常用指标。在没有消化道及其他额外的体液丢失（如消化道瘘或大面积烧伤等）的情况下，机体蛋白质分解后基本是以尿素形式从尿中排出。因此，测定尿中尿素氮含量（注意要精确收集 24 小时尿液并计量），加常数 2~3g（表示以非尿素氮形式排出的含氮物质和经粪便、皮肤排出的氮）即为出氮量。入氮量则是静脉输入氨基酸液的含氮量（6.25g 氨基酸 = 1g 氮）。由此，可测得患者是处于正氮或负氮平衡状态，指导营养支持治疗。

（3）肌酐身高指数（creatinine height index，CHI）。肌酐身高指数是衡量机体蛋白质水平的灵敏指标，其优点在于成人体内肌酸和磷酸肌酸的总含量较为恒定。每日经尿排出的肌酐量基本一致，运动和膳食的变化对尿中肌酐含量的影响甚微，成人 24 小时尿肌酐排出量与身体组织量一致。当肝病等引起水肿等情况而严重影响体重测定时，CHI 则不受影响，价值更大。CHI 评定标准：CHI > 90% 为正常；80% ~ 90% 表示身体组织轻度缺乏；60% ~ 80% 表示中度缺乏； < 60% 表示重度缺乏。

（4）免疫功能测定。细胞免疫功能在人体抗感染中起重要作用。蛋白质热量营养不良常伴有细胞免疫功能损害，将增加患者术后感染率和病死率。通常采用总淋巴细胞计数和皮肤迟发型超敏反应来评定细胞免疫功能。

1）总淋巴细胞计数（total lymphocyte count，TLC）：TLC 是评定细胞免疫功能的简易方法。结果评定：TCL > 20×10^8/L 者为正常，TCL < 12×10^8/L 提示营养不良。但 TCL 不是评定营养不良的可靠性指标，且与预后的相关性较差，故现在临床已少用。

2）皮肤迟发型超敏反应（skin delayed hypersensitivity，SDH）：SDH 是细胞免疫功能判断的重要指标。通常于前臂表面不同部位皮内注射 0.1ml 的抗原（一般一次用 2 种抗原），待 24 ~ 48 小时后测量接种处硬结， > 5mm 为正常。

3. 身体评估　WHO 专家委员会建议从 13 个方面来描述患者的营养状况，即头发、面色、眼、唇、舌、齿、牙龈、面（水肿）、皮肤、指甲、心血管系统、消化系统和神经系统等。

4. 膳食或营养史　可以用来评估营养摄入情况的方法包括 24 小时回忆法、食物频率问卷法、食物记录、膳食史等，可根据患者的情况合理选择。

三、营养支持过程中的监测

营养支持的监测应考虑患者的疾病状况和目前的治疗情况，必须与病理、药理和目前的处理相适应。具体的监测内容：

1. 临床表现　患者的情绪；生命体征，如体温、脉搏、呼吸、血压等；水肿或脱水征象；系统的临床查体，包括肺、心脏、腹部检查等。

2. 营养参数　食欲、进食量、胃肠道功能等。

3. 人体测量　体重、体重指数、上臂周围、三头肌皮褶厚度等。

4. 功能　握力测定、呼气流速峰、情绪评分、生活质量评分、日常生活活动评分等。

5. 体液平衡　出入量、每日测体重等。

6. 生化及实验室指标　氮平衡测定、血浆蛋白（白蛋白、转铁蛋白、前清蛋白、视黄醇结合蛋白）、淋巴细胞计数、微量元素（锌、硒、镁等）、维生素（维生素 C、维生素 B_6、维生素 D、维生素 E）、血糖等。

7. 临床结果　疾病的转归、并发症、住院天数、费用、出院后随访等。

（王秀清）

第三节　肠内营养

肠内营养（enteral nutrition，EN）指经胃肠道，通过口服或管饲来提供需要的营养基质及其各种营养素的营养支持方式。

当患者不能或不愿正常摄食时，可以得到适当的营养支持，遵守"当胃肠道有功能时，应采用肠内营养"的原则，以维持或改善患者的营养状态，有利于患者的治疗与康复。

一、肠内营养的给予途径

肠内营养有3种途径：①日常饮食或经口改良饮食。②口服营养补充剂。③管饲饮食。依据疾病本身、喂养时间长短、精神状态及胃肠道功能加以选择。多数患者因经口摄入受限或不足而采用管饲。

（一）经口或鼻胃途径

1. 适应证

（1）胃肠道功能完整，代谢需要增加，短期应用。

（2）昏迷（短期应用）。

（3）需要恒速输注时（如腹泻、糖原病）。

（4）补充热量（厌食，炎性肠道疾病，肿瘤，生长迟缓）。

（5）早产儿。

2. 禁忌证

（1）严重反复呕吐，胃反流。

（2）食管炎，食管狭窄。

3. 并发症

（1）反流，吸入性肺炎。

（2）鼻腔损伤，坏死（鼻胃管引起）。

（二）鼻十二指肠/鼻空肠或空肠造口途径

1. 适应证

（1）胃内喂养有吸入危险时（早产儿、婴儿、老年人）。

（2）胃蠕动不佳（术后、早产儿）。

2. 禁忌证

（1）远端肠道阻塞。

（2）小肠吸收不良或肠道内细菌生长过盛。

（3）小肠运动障碍。

3. 并发症

（1）肠道穿孔。

（2）倾倒综合征（高渗肠内营养）。

（3）吸收不良（因与胰液及胆汁混合不全）。

（4）移位至胃。

（三）食管造口途径

1. 适应证

（1）头、颈部肿瘤。

（2）上颌面部创伤或先天性畸形。

2. 禁忌证　胸部食管阻塞等。

3. 并发症　感染，出血等。

（四）胃造口途径

1. 适应证

（1）昏迷（长期应用）。

（2）吮吸或吞咽不全。

（3）先天性畸形（食管闭锁、气管食管瘘）。

（4）长期高代谢，热量与蛋白质需要增加。

2. 禁忌证

（1）严重食管或胃反流，胃癌，胃溃疡，恶心或呕吐。

（2）胃淤积。

3. 并发症

（1）幽门梗阻。

（2）倾倒综合征，反流。

二、肠内营养制剂的分类

为满足机体代谢的需要，肠内营养制剂的成分包括碳水化合物、蛋白质、脂肪或其分解产物，含有生理需要量的电解质、维生素和微量元素等。

制剂分粉剂及溶液两种，前者需加水后使用。两种溶液的最终浓度为24%，可供能量4.18kj/ml。根据病情需要，肠内营养制剂大致可分成2类。

1. 以整蛋白为主的制剂　其蛋白质源为酪蛋白或大豆蛋白，碳水化合物为麦芽糖、糊精，脂肪源为玉米油或大豆油，不含乳糖。溶液的渗透量（压）较低（约为320mmol/L），适用于胃肠道功能正常者。

2. 以蛋白水解产物（或氨基酸）为主的制剂　其蛋白质源为乳白蛋白水解产物、肽类或结晶氨基酸，碳水化合物源为低聚糖、糊精，脂肪源为大豆油及中链三酰甘油，也不含乳糖。渗透量（压）较高（470~850mmol/L），适用于胃肠道消化、吸收功能不良者。

有些制剂中还含有谷氨酰胺、膳食纤维等。膳食纤维指可溶性果胶等，具有调整肠动力、刺激肠黏膜增生的作用。纤维素在结肠内被细菌分解为短链脂肪酸（SCFA），可被吸收供能。新产品还有适用于严重应激、糖尿病、癌症的制剂，以及增强免疫的制剂。

三、输注方式

肠内营养的输注方式包括：①分次给予。②间歇重力滴注。③连续滴注。采取哪种方法取决于肠内营养的性质，喂养管的类型与大小，管端的位置及营养素的需要量。肠内营养应以连续滴注为宜。

1. 分次给予　将配制的或即用的肠内营养置于注射器中，于5~10分钟内缓缓注入喂养管内，每次250~400ml，每日4~6次。可视患者耐受程度加以调整。

2. 间歇重力滴注　多数患者可耐受这种喂养，每次250~400ml，每日4~6次，速率为30ml/min，如感不适，可减低速率。患者有较多的下床活动时间及类似于正常肠内营养的餐次。缺点是可能发生胃排空延缓。

3. 连续经泵滴注　适用于危重、十二指肠或空肠近端喂养的患者，连续滴注可持续

16～24 小时。一般需要 3～4 日的起动期，起动期内不足的营养素应由静脉补足。

四、肠内营养支持患者的护理

(一) 护理评估

1. **健康史** 评估患者的年龄；近期饮食情况，如饮食习惯和食欲有无改变、有无明显厌食、饮食种类和进食量；是否因检查或治疗而需禁食，禁食的天数；有无额外丢失；是否存在消化道梗阻、出血、严重腹泻或因腹部手术等而不能经胃肠道摄食的病症或因素等。

评估患者既往史：患者近期或既往有无消化系统手术史、较大的创伤、灼伤、严重感染或慢性消耗性疾病，如结核、癌症等。

2. **身体评估** 评估患者有无腹部胀痛、恶心呕吐、腹泻、压痛、反跳痛和肌紧张等腹膜炎体征。生命体征是否平稳，有无休克、脱水或水肿征象。评估患者的营养状况，测量身高体重等。

3. **实验室及辅助检查** 血浆白蛋白、细胞免疫功能等检查。

4. **心理社会支持状况评估** 患者及家属对营养支持重要性和必要性的认知程度，对营养支持的接受程度，对营养支持费用的承受能力等。

(二) 护理诊断及医护合作性问题

1. **有误吸的危险** 与患者的意识、体位、喂养管移位及胃排空障碍有关。

2. **有组织完整性受损的危险** 与长期留置喂养管有关。

3. **潜在并发症** 腹胀、腹泻。

(三) 护理计划与实施

患者未发生误吸；组织完整无破损；护士及时发现腹胀、腹泻、感染等并发症，及时通知医生，及时处理。

1. **防止误吸**

(1) 加强观察。若患者突然出现呛咳、呼吸急促或咳出类似营养液的痰液，应疑有喂养管移位并致误吸的可能，应鼓励和刺激患者咳嗽，以排出吸入物和分泌物，必要时经鼻导管或气管镜清除误吸物。

(2) 取合适的体位。根据喂养管位置及病情，置患者于合适的体位。伴有意识障碍、胃排空迟缓、经鼻胃管或胃造瘘管输注营养液的患者应取半卧位，以防营养液反流和误吸；经鼻肠管或空肠造瘘管滴注者可取随意卧位。

(3) 及时估计胃内残留量。在每次输注肠内营养液前及期间（每间隔4h）抽吸并估计胃内残留量，若残留量每次大于 100～150ml，应延迟或暂停输注，必要时加用胃动力药物，以防胃潴留引起反流而致误吸。

(4) 妥善固定喂养管。经鼻胃管喂养时，应将喂养管妥善固定于面颊部，避免鼻胃管移位至食管导致误吸。

2. **避免黏膜和皮肤的损伤** 长期留置鼻胃管或鼻肠管者，可因鼻咽部黏膜长时间受压而产生溃疡。应每天用油膏涂拭鼻腔黏膜，起润滑作用；对胃、空肠造瘘者，应保持造瘘口周围皮肤干燥、清洁。

3. 预防并发症 有5%～30%的肠内营养支持患者可发生腹泻。

（1）导致腹泻的相关原因。①肠内营养剂的类型，其中乳糖、脂肪、膳食纤维的种类和含量都可能影响肠道对营养液的耐受性。②营养液的渗透压，当患者伴有营养不良或吸收不良时，高渗透压更易引起类似倾倒综合征的症状和腹泻。③营养液的输注速度过快或温度过低。④伴同药物，如抗生素可改变肠道正常菌群的平衡作用而导致某些菌群过度生长；H2受体阻滞剂可通过改变胃液的pH而易致细菌繁殖；某些药物、电解质和含镁的抗酸剂等未经完全稀释即经导管注入，可致肠痉挛和渗透性腹泻。⑤营养液污染。⑥低蛋白血症，因血浆胶体渗透压降低，组织黏膜水肿，影响营养底物通过肠黏膜上皮细胞；同时，大量液体因渗透压差进入肠腔而引起腹泻。

（2）控制营养液的浓度。从低浓度开始滴注营养液，再根据患者胃肠道适应程度逐步递增，如能量密度从2.09kj/ml渐增至4.18kj/ml或更高；以避免营养液浓度和渗透压过高引起的胃肠道不适、肠痉挛、腹胀和腹泻。

（3）控制输注量和速度。营养液宜从少量开始，250～500ml/d，在5～7天内逐渐达到全量。交错递增量和浓度更利于患者对肠内营养的耐受。输注速度从20ml/h起，视适应程度逐步加速并维持滴速为100～120ml/h；以输液泵控制滴速为佳。

（4）保持营养液的适宜滴注温度。营养液的滴注温度以接近正常体温为宜，过烫可能灼伤胃肠道黏膜，过冷则刺激胃肠道，引起肠痉挛、腹痛或腹泻。可在输注管近端自管外加热营养液，但需防止烫伤患者。

（5）用药护理。某些药物，如含镁的抗酸剂、电解质等可致肠痉挛和渗透性腹泻，须经稀释后再经喂养管注入；对严重低蛋白血症者，遵医嘱先输注人体白蛋白或血浆，以提高血浆胶体渗透压。

（6）避免营养液污染、变质。营养液应现配现用；保持调配容器的清洁、无菌；悬挂的营养液在较低的室温下放置时间小于6～8小时，若营养液含有牛奶及易腐败成分，放置时间应更短；每天更换输注营养液的配套管及贮液袋。

（7）保持喂养管通畅。喂养管阻塞的常见原因：①营养液未调匀。②药丸未经研碎即注入喂养管。③添加药物与营养液不相容，形成凝结块。④营养液较黏稠、流速缓慢、黏附于管壁。⑤管径太细。为避免喂养管阻塞，于输注营养液前、后及连续管饲过程中每间隔4小时及特殊用药前后，都应用30ml温开水或生理盐水冲洗喂养管。药丸经研碎、溶解后直接注入喂养管，避免因加入营养液后与之不相容而凝结成块黏附于管壁或阻塞管腔。

4. 健康教育

（1）告知患者饮食摄入不足和营养不良对机体可能造成危害；经口饮食和肠内营养有助于维护肠道功能。

（2）术后患者恢复经口饮食是逐步递增的过程；在康复过程中，指导患者采用均衡饮食，保证足够的能量、蛋白质和维生素等摄入。

（3）指导携带胃或空肠喂养管出院的患者及家属进行居家喂养和自我护理；于输注营养液前、后用温开水冲洗喂养管，避免喂养管阻塞。

（四）预期结果与评价

（1）患者未发生误吸。

（2）组织完整无破损。

（3）护士及时发现腹胀、腹泻、感染等并发症，及时通知医生，及时处理。

（王秀清）

第四节　肠外营养

肠外营养（parenteral nutrition，PN）指通过静脉途径提供人体代谢所需的营养素。当患者禁食，所需营养素均由静脉途径提供时，称全胃肠外营养（total parenteral nutrition，TPN）。自 20 世纪 60 年代美国的 Durick 及 Wilmore 等外科医师首先经中心静脉置管，将肠外营养支持应用于临床。随着医学科学水平的不断提高，人们对肠外营养支持的认识和概念也逐步全面和深化，由 20 世纪 70 年代初期的"静脉高营养"转变为 70 年代后期以来的"完全胃肠外营养"，90 年代又更客观地称之为"肠外营养"。30 多年来，肠外营养支持已挽救了众多危重患者及无法经口摄食患者的生命，明显提高了当代医学的治疗水平。

一、肠外营养支持的适应证

（一）疗程显著的强适应证

（1）胃肠道梗阻：如贲门、幽门梗阻、高位肠梗阻、新生儿胃肠道闭锁等。

（2）胃肠道吸收功能障碍。

（3）大剂量放疗、化疗或接受骨髓移植患者。

（4）中、重症急性胰腺炎。

（5）严重营养不良伴胃肠功能障碍。

（6）严重的分解代谢状态，伴或不伴有营养不良而胃肠道于 5～7 天内不能得到利用、处于严重分解代谢状态中的患者，如大面积烧伤、严重的复合伤、破伤风、大手术、败血症等。

（二）疗程显著的中适应证

（1）大的手术创伤及复合性外伤。

（2）中度应激。

（3）肠瘘。

（4）肠道炎性疾病。

（5）妊娠剧吐或神经性畏食。

（6）需接受大手术或大剂量化疗的中度营养不良。

（7）入院后 7～10 天内不能建立充足的肠内营养。

（8）炎性粘连性肠梗阻。

（三）肠外营养支持无肯定疗效的弱适应证

（1）营养良好的患者处于轻度应激及创伤情况下，而消化道功能于 10 天内可以恢复。

（2）肝、小肠等脏器移植后功能尚未恢复期间。

二、肠外营养支持的禁忌证

（1）无明确治疗目的，或已确定为不可治愈、无存活希望而继续盲目延长治疗者。

（2）胃肠道功能正常或可适应肠内营养者。

（3）心血管功能紊乱或严重代谢紊乱期间需要控制或纠正者。

（4）一般情况好、只需短期肠外营养，预计需要的时间少于5天者。

（5）原发病需立即进行急症手术者。

（6）预计发生肠外营养并发症的危险性大于其可能带来的益处者。

三、肠外营养基质的需要量

肠外营养剂主要包括能量物质（糖类和脂肪）、氨基酸、维生素、矿物质和微量元素等。

1. 能量　其来源包括糖和脂肪，葡萄糖每日一般需要 2 000～4 000kcal。Durick 及 Wil－more 在早期开展肠外营养时，主要以葡萄糖为能量来源。1980 年以后，人们主张 50% 的能量可由脂肪乳剂提供。单独使用葡萄糖作为非蛋白的能量来源时，可发生脂肪肝，但在使用葡萄糖及脂肪乳剂时不会发生脂肪肝。脂肪乳剂除了提供能量外，尚能预防必需脂肪酸缺乏症，主要是亚油酸。每日 500ml 脂肪乳是满足机体需要的最低量。

2. 氨基酸　国内现在广泛使用复合氨基酸注射液，含有 8 种必需氨基酸及 6～12 种非必需氨基酸。需要量以体重计算，以氮为单位，一般为 0.2～0.3g/kg，在氮丢失过多的情况下可以适当增加。

3. 维生素　维生素是体内必需的物质，参与碳水化合物、蛋白质、脂肪的代谢，人体的生长发育及伤口修复也需维生素的参与。有一部分不能经静脉供给，只能由肌内注射补充。

4. 水、电解质　根据患者的电解质平衡情况来确定水、电解质补充量，水的入量每天以 2 000ml 为基础，成人主要电解质的需要量为钠 100～126mmol、钾 60～80mmol、镁 7.5～12.5mmol、钙 5～10mmol、磷酸盐 10mmol。

5. 微量元素　微量元素存在于人体的量虽少，但作用很重要，参与酶、核酸、多种维生素和激素的作用。微量元素的每日需要量为铜 0.3mg、碘 0.12mg、锌 2.9mg、锰 0.7mg、铬 0.02mg、硒 0.118mg、铁 1.0mg。

四、肠外营养的输注途径

肠外营养的输注途径包括周围静脉和中心静脉途径。全营养混合液的渗透压不高，经周围静脉输注并无困难，适用于用量小、肠外营养支持不超过 2 周者。需长期使用肠外营养支持者，则以经中心静脉导管输入为宜；该导管常经颈内静脉或锁骨下静脉穿刺置入至上腔静脉。

五、肠外营养的输注方式

全营养混合液（total nutrients administration，TNA）：肠外营养所供的营养素种类较多。从生理角度，将各种营养素在体外混合在 3L 塑料袋内（称全营养混合液）再输入的方法最合理。同时进入体内的各种营养素，对合成代谢有利。最近有将 TNA 液制成两腔或三腔袋的产品，腔内分装氨基酸、葡萄糖和脂肪乳剂，有隔膜将各成分分开，临用前用手加压即可撕开隔膜，使各成分立即混合。

六、肠外营养支持患者的护理

(一) 护理评估

1. 健康史　评估患者的年龄、饮食和胃肠道功能：评估患者近期的饮食情况，如有无明显厌食、饮食种类和进食量；因检查或治疗所需禁食的天数；患者的胃肠道有无功能、能否利用，可利用的部位或程度；有无额外丢失和急、慢性消耗性疾病；有无肝胆系统或其他代谢性疾病；有无水、电解质代谢紊乱等内环境失衡；既往有无较大的手术、创伤或其他慢性疾病史等。

2. 身体评估　评估患者的生命体征是否平稳，有无脱水或休克等征象，营养状况、身高体重。评估患者周围静脉显露是否良好，颈部和锁骨上区皮肤有无破损，有无气管切开或其他影响静脉穿刺（置管）的因素等。

3. 辅助检查　血电解质、血生化和细胞免疫功能等检查。

4. 心理社会评估　患者及家属对肠外营养支持重要性和必要性的认知程度，对相关知识的了解程度，对肠外营养支持费用的承受能力等。

(二) 护理诊断及医护合作性问题

潜在并发症：气胸、血管或胸导管损伤、空气栓塞、导管移位、感染、糖或脂肪代谢紊乱、水及电解质紊乱、血栓性静脉炎等。

(三) 护理计划与实施

护士及时发现与肠外营养支持相关的并发症，及时通知医生及时处理。

1. 中心静脉置管、输液等技术问题所致并发症　包括穿刺致气胸、血管损伤、神经或胸导管损伤等。空气栓塞是最严重的并发症，一旦怀疑空气进入，立即置患者于左侧卧位，以防空气栓塞。术者应熟练掌握技术，严格执行操作规程和解剖标志，绝大多数并发症是可以避免的。

2. 预防感染　在治疗过程中出现感染迹象和不明原因的发热，应即刻考虑与导管和输入物有关的可能性；检测输液瓶内残液，作细菌培养和血培养；拔出导管时管尖作细菌培养，以便于及时诊断和控制感染。细菌移位也可导致败血病，须加强观察和预防。

3. 血栓性浅静脉炎　多发生于经外周静脉输注营养液时。主要原因：①输液的静脉管径细小，高渗营养液不能得到有效稀释，血管内皮受到化学性损伤。②置有导管的静脉跨越关节时，导管与静脉壁的碰触致静脉受到机械性损伤。可见输注部位的静脉呈条索状变硬、红肿、触痛，少有发热现象；一般经局部湿热敷、更换输液部位或外涂可经皮吸收的抗凝、消炎软膏后可逐步消退。

4. 导管护理　每天清洁、消毒静脉穿刺部位，更换敷料，加强局部护理。若用3M透明胶布贴封导管穿刺处者，胶布表面应标明更换日期并按时予以更换。观察穿刺部位有无红、肿、热、痛等感染征象；避免经导管抽血或输血；输液结束时，可用肝素稀释液封管，以防导管内血栓形成和保持导管通畅。

5. 营养液的配置和管理　营养液应在层流环境下，按无菌操作技术配置；保证配置的营养液在24小时内输完；TNA液输注系统和输注过程应保持连续性，期间不宜中断，以防污染；避免因营养液长时间暴露于阳光和高温下导致变质。TNA液配制后若暂时不输注，应保存于4℃冰箱内；为避免输注液体过冷而致患者不舒适，须在输注前0.5～1小时取出、置室温下复温后再输。

6. 控制输液速度 根据提供的葡萄糖、脂肪和氨基酸量，合理控制输液速度，避免快速输注导致患者脸部潮红、出汗、高热和心率加快等症状。

7. 合理安排输液种类和顺序 为适应人体代谢能力、使所输入的营养物质被充分利用，应慢速输注；但对已有缺水者，为避免慢速输注营养液导致的体液不足，应先补充部分平衡盐溶液后再输注TNA液；已有电解质紊乱者，先予以纠正，再输注TNA液。

8. 加强观察和记录 观察患者有无发生水肿或皮肤弹性消失，尿量是否过多或过少，并予以记录；根据患者的出入水量，合理补液和控制输液速度。

9. 高热患者的护理 营养液输注过程中出现的发热，多因输液过快引起；在输液结束后数小时不经特殊处理可自行消退；部分高热患者可根据医嘱予以物理降温或服用退热药。

10. 体位 在妥善固定静脉穿刺针或深静脉导管的前提下，协助患者选择合适体位。

11. 尽早经口饮食或肠内营养 TPN患者可因长期禁食胃肠道黏膜缺乏食物刺激和代谢的能量导致肠黏膜结构和屏障功能受损、通透性增加，导致肠内细菌和内毒素易位，并发肠源性全身感染。故当患者胃肠功能恢复或允许进食时，鼓励患者经口饮食。

12. 健康教育 长期摄入不足或因慢性消耗性疾病致营养不良的患者应及时到医院检查和治疗，以防严重营养不良和免疫防御能力下降；患者出院时，若营养不良尚未完全纠正，应继续增加饮食摄入，并定期到医院复诊。

（四）预期结果与评价

护士及时发现与肠外营养支持相关的并发症，及时通知医生，及时处理。

（王秀清）

参考文献

[1] 于普林，王建业. 老年医学的现状和展望. 中国实用内科杂志，2011，31：244 - 246.

[2] Deelen J, Beekman M, Capri M, et al. Identifying the genomic determinants of aging and longevity in human population studies: progress and challenges. Bioessays, 2013, 35: 386 - 396.

[3] 何琪杨. 2012 年国外衰老与抗衰老研究的重要进展. 老年医学与保健，2012，18：321 - 325.

[4] 蔡东哲，惠初华，孟祥奇. 骨质疏松症的病因病机研究进展. 中国中医骨伤科杂志，2012，20：76 - 78.

[5] Rosen SL, Reuben DB. Geriatric assessment tools. Mount Sinai Journal of Medicine. 2011, 78: 489 - 497.

[6] 孙倩倩，王双. 老年综合评估的临床应用及研究进展. 中国老年学杂志，2012，32：660 - 662.

[7] Song X, Mitnitski A, Rockwood K. Prevalence and 10 - year outcomes of frailty in older adults in relation to defi cit accumulation. J Am Geriatr Soc, 2010, 58: 681 - 687.

[8] Clegg A, Young J, Rockwood K, et al. Frailty in elderly people. Lancet, 2013, 381: 752 - 762.

[9] Basaria S, Coviello AD, Travison TG, et al. Adverse events associated with testosterone administration. N Engl J Med, 2010, 363: 109 - 122.

[10] 郭卫平，卫洪波，郑峰，区广生，等. 营养不良通用筛查工具对胃癌患者营养风险评估价值的探讨. 中华肿瘤防治杂志，2010，17：767 - 769.

[11] Heart Disease and Stroke Statistics - 2013 Update A Report From the Amencan Heart Association Circulation. 2013, 127: e6 - e245.

[12] Dao - Fu Dai, Tony Chen, Simon C. et al. Rabinovitch Cardiac Aging: From Molecular Mechanisms to Significance in Human Health and Disease. ANTIOXIDANTS & RED - OX SIGNALING, Volume 16, Number 12, 2012.

[13] Karavidas A, Lazaros G, Tsiachris D, et al. Aging and the cardiovascular system. Hellenic J Cardiol, 2010, 51: 421 - 427.

[14] Hae - Young Lee, Byung - Hee Oh. Aging and Arterial Stiff - nessirc J, 2010, 74: 2257 - 2262.

[15] Maruyama Y. Aging and arterial - cardiac interactions in the elderly. Int J Cardiol. 2012, 155 (1): 14 - 9.

［16］Anna Biernacka, Nikolaos G Frangogiannis. Aging and Cardiac Fibrosis Aging and Disease. 2011, 2（2）：158－173.

［17］Henry Shih, BA, Brian Lee, BA, et al. The Aging Heart and Post－Infarction Left Ventricular Remodeling J Am Coll Cardiol, 2011, 57：9－17.

［18］Viachaslau M Barodka, Brijen L Joshi, Dan E Berkowitz, et al. Implications of Vascular Aging. Anesth Analg, 2011, 112：1048－1060.

［19］Michel E. Safar Arterial aging－hemodynamic changes and therapeutic options Nat. Rev. Cardiol, 2010, 7, 442－449.

［20］Ping Kong, Panagiota Christia, Nikolaos G. Frangogianinis. The pathogenesis of cardiac fibrosis. Cellular and Molecular Life Sciences. 2013, 71（4）：549－574.

［21］李力. 应对人口老龄化挑战的战略选择. 2010 第二届中国老年保健（产业）高峰论坛文集. 中国老年保健协会, 2010：236－238.

［22］余晶波. 人口老龄化：老年医学面临的机遇和挑战. 现代实用医学, 2010, 22（6）：607－608.

［23］郑晓瑛, 陈立新. 中国人口老龄化特点及政策思考. 中国全科医学, 2006, 9（23）：1919－1923.

［24］计惠民. 健康管理基本理论概述. 白求恩军医学院学报, 2010, 8（5）：354－356.

［25］李元兀. 我国健康管理发展现状与前景展望. 实用心脑肺管病杂志, 2010, 18（11）：1723－1725.

［26］赵凤珍, 贺桦, 李娜, 等. 浅谈健康体检后续服务对策. 当代医学, 2010, 16（14）：43－44.

［27］王宏涛. 健康教育在健康体检中的重要意义. 现代预防医学, 2010, 37（8）：1500－1501.

［28］张宏雁, 董军, 何耀, 等. 老年人综合健康状况评估方法及其应用研究进展. 中华健康管理学杂志, 2010, 4（2）：106－107.

［29］覃朝晖, 于普林. 老年人跌倒与骨折的风险及其预防. 中国实用内科杂志, 2011, 31（1）：28－30.

［30］寒在金. 老年病诊断：老年人检验参考值和健康评估. 中华老年医学杂志, 2004, 23（3）：215－216.

［31］于普林. 老年医学概论. 中华老年医学杂志, 2004, 23（1）：69－70.

［32］Camel CK, Leipzig RM, Cohen HJ, et al. Geriatric Medicine：an evidence－based approach, 4th ed. New York：Springer－Verlag, 2003：185－201.

［33］宋岳涛, 杨颖娜. 老年病的特点与预防. 实用心脑肺血管病杂志, 2008, 16（10）：82－84.

［34］刘慧, 张天托, 吴本权, 等. 老年社区获得性肺炎住院患者的临床资料分析. 中华内科杂志, 2007, 46（10）：810－814.

［35］孙勇, 银春, 欧阳莉. 老年肺炎113例临床分析. 中华实用诊断与治疗杂志, 2009（4）：411－412.

［36］王长征. 从慢性阻塞性肺疾病的自然病程看早期治疗的重要性. 中华结核和呼吸杂志, 2010, 33 (7)：557-558.

［37］蔡柏蔷. 2010 年慢性阻塞性肺疾病的研究进展. 中华结核和呼吸杂志, 2011, 34 (4)：294-298.